CUIDADOS PALIATIVOS NO PACIENTE CRÍTICO

CUIDADOS PALIATIVOS NO PACIENTE CRÍTICO

EDITORES
Sabrina Corrêa da Costa Ribeiro
Paula Damaris Chagas Barrioso
Gisela Biagio Llobet
Gabriel Afonso Dutra Kreling
Juliana Costa de Oliveira Galvão

3ª EDIÇÃO
revisada, atualizada e ampliada

manole
editora

Editora: Eliane Usui
Projeto gráfico: Departamento Editorial da Editora Manole
Editoração eletrônica: Formato Editoração
Ilustrações: Formato Editoração, HiDesign Estúdio
Capa: Ricardo Yoshiaki Nitta Rodrigues
Imagem da capa: Freepik

CIP-BRASIL. CATALOGAÇÃO NA PUBLICAÇÃO
SINDICATO NACIONAL DOS EDITORES DE LIVROS, RJ

C973
3. ed.

Cuidados paliativos no paciente crítico / editor Sabrina Corrêa da Costa Ribeiro ... [et al.]. - 3. ed. - Barueri [SP] : Manole, 2026.
il.

Inclui bibliografia e índice
ISBN 9788520466964

1. Doentes em estado crítico - Emergências médicas. I. Ribeiro, Sabrina Corrêa da Costa.

25-99836.0 CDD: 616.029
CDU: 616-083.98

Gabriela Faray Ferreira Lopes - Bibliotecária - CRB-7/6643

Editora Manole Ltda.
Alameda Rio Negro, 967 – cj 717
Tamboré – Barueri – SP – Brasil
CEP: 06454-000
Fone: (11) 4196-6000
www.manole.com.br | https://atendimento.manole.com.br/

Impresso no Brasil
Printed in Brazil

Sobre os editores

Sabrina Corrêa da Costa Ribeiro

Professora Adjunta da Disciplina de Terapia Intensiva do Departamento de Medicina Clínica da Universidade Federal do Ceará (UFC) e Coordenadora do Núcleo de Cuidados Paliativos do Hospital Monte Klinikum. Doutora em Ciências da Saúde pela Faculdade de Medicina da Universidade de São Paulo (FMUSP). Coordenadora da Unidade Crítica de Emergência do Hospital das Clínicas da FMUSP (2015-2022). Professora de Cuidados Paliativos para a plataforma Medmastery. Médica Intensivista no Hospital Geral de Fortaleza. Membro atual do Comitê de Bioética e Ex-presidente do Comitê de Emergência da Academia Nacional de Cuidados Paliativos (ANCP).

Paula Damaris Chagas Barrioso

Mestre em Enfermagem pela Escola de Enfermagem da Universidade de São Paulo (USP), com ênfase em Cuidados Paliativos na Atenção Primária à Saúde. Especialista em Oncologia pelo Instituto de Ensino e Pesquisa do Hospital Israelita Albert Einstein. Doutoranda em Enfermagem (*Doctor of Nursing Practice*) pela University of Utah. *End-of-Life Nursing Education Consortium* (ELNEC) *Trainer*. Enfermeira licenciada nos Estados Unidos e no Brasil, com 12 anos de experiência em Cuidados Paliativos, navegação de pacientes com doenças graves e crônicas, e na educação de profissionais de saúde.

Gisela Biagio Llobet

Graduada em Biomedicina pela Universidade Federal do Rio Grande do Sul (UFRGS) e em Medicina pela Faculdade de Medicina da Universidade de São Paulo (FMUSP). Residência em Clínica Médica no Hospital das Clínicas da FMUSP (HC-FMUSP). Complementação especializada em Cuidados Paliativos no HCFMUSP. Área de atuação em Medicina Paliativa pela Associação Médica Brasileira (AMB).

Gabriel Afonso Dutra Kreling
Graduado em Medicina pela Universidade Estadual de Londrina (UEL). Especialista em Clínica Médica e Medicina Intensiva pela Faculdade de Medicina da Universidade de São Paulo (FMUSP). Médico Intensivista titulado pela Associação de Medicina Intensiva Brasileira (AMIB). Pós-graduado em Cuidados Paliativos pelo Instituto Pallium Latinoamerica – Universidad del Salvador – Buenos Aires. Doutorando em Ciências Médicas pela FMUSP.

Juliana Costa de Oliveira Galvão
Médica Emergencista pelo Hospital das Clínicas da Faculdade de Medicina da Universidade de São Paulo (HCFMUSP). Pós-graduada em Cuidados Paliativos no Adulto pelo Instituto de Ensino e Pesquisa (IEP) do Hospital Sírio-Libanês. Médica Assistente do Pronto-socorro do HCFMUSP.

Sobre os autores

Aline Sardinha

Psicóloga. Doutora em Saúde Mental pela Universidade Federal do Rio de Janeiro (UFRJ). Especialista em Terapia de Casal pela Pontifícia Universidade Católica do Rio de Janeiro (PUC-Rio) e Terapeuta Cognitivo-Comportamental certificada pela Federação Brasileira de Terapias Cognitivas (FBTC). Fundadora e Coordenadora do Núcleo de Disfunções Sexuais do IPUB/UFRJ. Autora da Terapia Cognitiva Sexual (TCS). Fundadora da Formação Terapia Cognitiva Sexual. Psicóloga clínica e professora.

Amanda Pifano Soares Ferreira

Médica Hematologista e Paliativista. Graduada pela Universidade Federal de Minas Gerais (UFMG). Residência em Clínica Médica pelo Hospital Governador Israel Pinheiro (HGIP/IPSEMG) e em Hematologia e Hemoterapia pelo Hospital das Clínicas da Faculdade de Medicina da Universidade de São Paulo (HCFMUSP). Especialização em Cuidados Paliativos Adulto pelo Hospital Sírio-Libanês/São Paulo (título AMB de Área de Atuação). Mestre pelo Programa de Ciências Médicas da FMUSP. Coordenadora do Comitê de Cuidados Paliativos e Membro do Conselho Deliberativo da Associação Brasileira de Hematologia, Hemoterapia e Terapia Celular (ABHH). Membro do Comitê de Hematologia da Academia Nacional de Cuidados Paliativos (ANCP). Médica Hematologista do Grupo Oncoclínicas e Médica Paliativista do Instituto de Oncologia Ciências Médicas (Feluma) e do Grupo Oncoclínicas.

Amanda Pinto Botêga

Intensivista Plantonista das UTIs da Gastroenterologia do Hospital das Clínicas da Faculdade de Medicina da Universidade de São Paulo (HCFMUSP), do Hospital

Samaritano Paulista e do Hospital Paulistano. Residência em Medicina Intensiva pelo HCFMUSP. Pós-graduanda em Cuidados Paliativos pelo Instituto de Ensino e Pesquisa do Hospital Sírio-Libanês.

Ana Cláudia Mesquita Garcia

Graduada em Enfermagem pela Universidade Federal de Alfenas (UNIFAL-MG). Doutora em Ciências pela Escola de Enfermagem de Ribeirão Preto da Universidade de São Paulo (EERP-USP). Pós-doutorado pela Faculdade de Medicina de Botucatu da Universidade Estadual Paulista Júlio de Mesquita Filho (Unesp) e pela Faculdade de Ciências Médicas da Universidade Estadual de Campinas (Unicamp). Docente na Escola de Enfermagem da UNIFAL-MG. Líder do Centro Interdisciplinar de Estudos em Cuidados Paliativos (CIECP).

Arabella Claudine Soares de Freitas

Residência Médica em Neurologia pelo Hospital de Clínicas da Universidade Federal de Uberlândia (HC-UFU) e em Medicina Paliativa pelo Hospital das Clínicas da Faculdade de Medicina da Universidade de São Paulo (HCFMUSP). Médica Assistente das Equipes de Cuidados Paliativos do Instituto do Câncer do Estado de São Paulo (ICESP) e Hospital Municipal Vila Santa Catarina/SBIBAE.

Arthur de Campos Soares

Graduado em Medicina pela Faculdade de Medicina da Universidade de São Paulo (FMUSP). Residência em Medicina de Emergência pelo Hospital das Clínicas da FMUSP (HCFMUSP).

Beatriz Zampar

Médica de Família e Comunidade com área de atuação em Medicina Paliativa. Mestra e Doutora em Saúde Coletiva pela Universidade Estadual de Londrina (UEL). Pós-graduada em Cuidados Paliativos, Psiquiatria e Preceptoria Clínica. Coordenadora do Grupo de Trabalho Municipal de Cuidados Paliativos e Gerente do Serviço de Atenção Domiciliar da Autarquia Municipal de Saúde de Londrina. Docente da UEL. Médica responsável pelo Ambulatório Trans de Londrina. Supervisora do Programa de Residência de Medicina de Família e Comunidade de Londrina.

Bruna Alladio Davini

Graduada em Medicina pela Faculdade de Medicina de Jundiaí. Especialista em Clínica Médica e Terapia Intensiva pelo Hospital das Clínicas da Faculdade de Medicina da Universidade de São Paulo (HCFMUSP). Titulada pela Associação Brasileira de Medicina Intensiva (AMIB). Médica Diarista da UTI de Emergências Clínicas do HCFMUSP e Plantonista das UTIs do Hospital Israelita Albert Einstein.

Carine Carrijo de Faria

Graduação em Medicina pela Universidade Federal do Rio de Janeiro (UFRJ). Residência em Medicina de Emergência pelo Hospital das Clínicas da Faculdade de Medicina da Universidade de São Paulo (HCFMUSP). *Fellowship* em Cuidados Intensivos em Emergência pelo HCFMUSP. Médica Assistente da Disciplina de Emergências Clínicas da FMUSP.

Carlos de Almeida Obregon

Graduado em Medicina pela Universidade Federal de Uberlândia. Cirurgião Geral e do Aparelho Digestivo pela Faculdade de Medicina da Universidade de São Paulo (FMUSP). Médico Assistente do Instituto do Câncer do Estado de São Paulo (ICESP-HCFMUSP).

Carolina Neiva Guedes da Silva

Graduada em Medicina pela Universidade Federal Fluminense. Residência em Clínica Médica pelo Hospital Adventista Silvestre e em Medicina Paliativa pelo Hospital do Servidor Público Estadual de São Paulo (IAMSPE-SP). Pós-graduação em Medicina Paliativa pelo Instituto Paliar. Mestranda em Cuidados Paliativos pela Faculdade de Medicina de Lisboa. Conteudista de Cuidados Paliativos da PEBMED. Professora e uma das Coordenadoras Pedagógicas dos cursos de pós-graduação do Instituto Paliar.

Caroline Souza dos Anjos

Médica Oncologista Clínica pela Universidade de São Paulo (USP) – Ribeirão Preto. Doutorado em Ciências pela USP. Área de Atuação em Medicina Paliativa pela Associação Médica Brasileira (AMB). Coordenadora da Oncologia – D'Or Maceió.

Cecilia Rezende da Silva Cunha

Psicóloga Clínica. Mestre em Psicologia Clínica pela Pontifícia Universidade Católica do Rio de Janeiro (PUC-Rio). Especialista em Psicologia Clínica pela PUC-Rio e em Psicologia Oncológica pelo Instituto Nacional de Câncer (INCA). Formação em Intervenção em Luto Normal e Luto Complicado pelo Instituto IPIR de Barcelona. Certificação em Luto Prolongado pela Columbia School of Social Work – NY. Aprimoramento em Luto e Aprimoramento em Famílias Enfrentam Crises: Psicoterapia com base na Teoria do Apego pelo 4 Estações Instituto de Psicologia – SP. Sócia Fundadora do Instituto Entrelaços. Coordenadora da Clínica do Instituto Entrelaços. Coordenadora da Pós-graduação em Psico-Oncologia da PUC-Rio.

Cesar Castello Branco Lopes

Fellow em Neurologia Cognitiva e do Comportamento e Residência em Neurologia pelo Hospital das Clínicas da Faculdade de Medicina da Universidade de São Paulo (HCFMUSP). Assistente de Neurologia do HCFMUSP. Supervisor no Pronto-socorro Neurológico, no Ambulatório de Cognição e no Ambulatório de Neurovascular do HCFMUSP.

Claudia Inhaia

Mestre pela Universidade Estadual de Campinas (Unicamp). Pós-graduada em Cuidados Paliativos no Pallium Latinoamérica e em Terapia da Dor no Instituto Israelita Albert Einstein. Médica Assistente na Casa Humana Supportive Care e Preceptora da Pós-graduação de Dor do Albert Einstein Instituto Israelita de Ensino e Pesquisa.

Cristina Bueno Terzi

Coordenadora do Serviço de Cuidados Paliativos do Hospital de Clínicas da Universidade Estadual de Campinas (Unicamp). Coordenadora do Comitê de Graduação da Academia Nacional de Cuidados Paliativos (ANCP).

Daniel Neves Forte

Médico Intensivista e Paliativista. Doutor em Ciências e Livre-docente em Bioética pela Faculdade de Medicina da Universidade de São Paulo (FMUSP). Ex-presidente da Academia Nacional de Cuidados Paliativos e do Comitê de Bioética do Hospital Sírio-Libanês. Coordenador do Curso de Especialização em Cuidados Paliativos do Instituto de Pesquisa e Ensino do Hospital Sírio-Libanês. Membro do Palliative Care Global Partners – MGH/Harvard. Supervisor e Médico Diarista da Unidade de Cuidados Intensivos da Emergência do Instituto Central do Hospital das Clínicas da FMUSP (ICHC-HCFMUSP).

Danielle Brito-Rodrigues

Fonoaudióloga. Doutoranda em Saúde, Interd. e Reabilitação e Mestre em Saúde Coletiva, ambos pela Faculdade de Ciências Médicas da Universidade Estadual de Campinas (FCM/Unicamp). Fundadora da PaliCare Reabilitação. Facilitadora do curso "Últimos Socorros". Docente do curso de Pós-graduação em Cuidados Paliativos do Instituto Terzius.

Ednalda Maria Franck

Mestre em Ciências da Saúde pelo Programa de Pós-graduação em Enfermagem na Saúde do Adulto da Escola de Enfermagem da Universidade de São Paulo (USP). Enfermeira do Núcleo Técnico Científico em Cuidados Paliativos do Hospital das

Clínicas da Faculdade de Medicina da USP (HCFMUSP). Tutora e Representante da Coordenação do Programa de Residência Multiprofissional em Saúde do Idoso em Cuidados Paliativos do HCFMUSP. Vice-presidente da Estadual São Paulo da Academia Nacional de Cuidados Paliativos (ANCP-SP). Coordenadora Adjunta do Programa de Pós-graduação em Enfermagem em Estomaterapia da Universidade de Taubaté (UNITAU).

Edvaldo Leal de Moraes

Graduado em Enfermagem pela Universidade Federal do Piauí (UFIPI). Mestre em Administração em Serviços de Enfermagem pela Escola de Enfermagem da Universidade de São Paulo (EE-USP). Doutor pelo Programa de Pós-graduação em Gerenciamento em Enfermagem da EE-USP. Pós-doutor pelo Departamento de Orientação Profissional da EE-USP. Membro Efetivo da Câmara Técnica Estadual de Doação, Distribuição e Captação de Órgãos da Secretaria de Saúde do Estado de São Paulo (CTEDDCO-SES-SP). Diretor Técnico de Saúde da Organização de Procura de Órgãos do Hospital das Clínicas da Faculdade de Medicina da USP (HCFMUSP).

Erika Pallottino

Psicóloga Clínica. Mestre em Psicologia Clínica pela Pontifícia Universidade Católica do Rio de Janeiro (PUC-Rio). Especialista em Psicologia Médica pela Faculdade de Ciências Médicas da Universidade do Estado do Rio de Janeiro (UERJ). Especialista em Psicologia Oncológica pelo Instituto Nacional de Câncer (INCA). Formação em Intervenção em Luto Normal e Luto Complicado pelo Instituto IPIR – Duelos y Pérdidas (Espanha). Certificada no Level 2 em Complicated Grief pela Columbia University School of Social Work – NY. Aprimoramento em Famílias Enfrentam Crises: Psicoterapia com base na Teoria do Apego pelo 4 Estações Instituto de Psicologia. Sócia Fundadora do Instituto Entrelaços. Coordenadora do Ambulatório de Intervenções e Suporte ao Luto. Docente e Supervisora da Pós-graduação em Psico-oncologia da PUC-Rio. Docente do Instituto Paliar e do Instituto de Ensino Albert Einstein. Membro da atual Diretoria da Associação Brasileira Multiprofissional sobre o Luto (ABMLuto). Realiza assessoria, consultoria e treinamentos para empresas com ênfase em Gestão Emocional de Resposta de Emergência, Catástrofes e Desastres.

Fabiana Tomie Becker Chino dos Santos

Enfermeira graduada pela Universidade de São Paulo (USP). Mestre em Ensino em Ciências da Saúde pela Universidade Federal de São Paulo (Unifesp). Especialista em Cuidados Paliativos pelo Instituto Pallium. Coordenadora do Grupo de Trabalho de Cuidados Paliativos e Dor do Coren-SP.

Fabiola Aureliano Carvalho

Graduada em Fonoaudiologia e Especialista em Linguagem pela Universidade de Fortaleza. Fonoaudióloga do Hospital Geral de Fortaleza. Experiência na área de Fonoaudiologia há mais de vinte anos, atuando principalmente nas áreas: Disfagia; Linguagem Compreensiva e Expressiva Oral e Escrita; Fala e Funções Miofuncionais Oral e Facial.

Fátima Martins de Oliveira Paula

Médica Geriatra pela Faculdade de Medicina de Ribeirão Preto da Universidade de São Paulo (FMRP-USP). Área de atuação em Medicina Paliativa pela USP. Médica do Núcleo de Suporte e Cuidados Paliativos da BP – A Beneficência Portuguesa de São Paulo.

Fernanda Palmas Fernandes Greco

Fisioterapeuta Emergencista e Especialista em Terapia Intensiva. Atua no Pronto-socorro do Hospital das Clínicas da Faculdade de Medicina da Universidade de São Paulo (HCFMUSP).

Fernanda Vieira Bastos

Graduada em Medicina pela Faculdade de Medicina de Marília. Residência em Clínica Médica no Hospital Sírio-Libanês e no Hospital das Clínicas da Faculdade de Medicina da Universidade de São Paulo (HCFMUSP). Especialização em Cuidados Paliativos pelo HCFMUSP.

Fernando Kawai

Hospitalista Acadêmico e Geriatra. Diretor Emérito, Residência de Cuidados Paliativos, New York – Presbyterian Queens Hospital. Professor Associado de Medicina do Weill Medical College/Cornell University.

Flávia Vanessa Carvalho Sousa Esteves

Graduada em Medicina pela Universidade Federal do Piauí. Especialista em Clínica Médica e em Terapia Intensiva pelo Hospital das Clínicas da Faculdade de Medicina da Universidade de São Paulo (HCFMUSP). Diarista da Unidade de Terapia Intensiva do Hospital São Luiz Alphaville.

Gabriel Afonso Dutra Kreling

Graduado em Medicina pela Universidade Estadual de Londrina (UEL). Especialista em Clínica Médica e Medicina Intensiva pela Faculdade de Medicina da Universidade de São Paulo (FMUSP). Médico Intensivista titulado pela Associação de Medicina Intensiva Brasileira (AMIB). Pós-graduado em Cuidados Paliativos pelo Instituto Pallium Latinoamerica – Universidad del Salvador – Buenos Aires. Doutorando em Ciências Médicas pela FMUSP.

Giordano Floripe Ginani

Graduado em Medicina pela Universidade Federal do Rio Grande do Norte. Residência em Clínica Médica pela Escola Paulista de Medicina da Universidade Federal de São Paulo (Unifesp-EPM). Residência em Nefrologia pela Faculdade de Medicina da Universidade de São Paulo (FMUSP). Especialista em Cuidados Paliativos pelo Instituto de Ensino e Pesquisa do Hospital Sírio-Libanês e Associação Médica Brasileira (AMB).

Gisela Biagio Llobet

Graduada em Biomedicina pela Universidade Federal do Rio Grande do Sul (UFRGS) e em Medicina pela Faculdade de Medicina da Universidade de São Paulo (FMUSP). Residência em Clínica Médica no Hospital das Clínicas da FMUSP (HC-FMUSP). Complementação especializada em Cuidados Paliativos no HCFMUSP. Área de atuação em Medicina Paliativa pela Associação Médica Brasileira (AMB).

Giuliana Bersani Calice

Graduada em Medicina pela Faculdade de Medicina da Universidade de São Paulo (FMUSP). Residência em Clínica Médica e Especialista em Cuidados Paliativos pelo Hospital das Clínicas da FMUSP (HCFMUSP). Médica Assistente de Cuidados Paliativos pelo Instituto do Câncer do Estado de São Paulo (ICESP).

Glauco Cabral Marinho Plens

Graduação em Medicina pela Faculdade de Medicina da Universidade de São Paulo (FMUSP). Residência Médica em Clínica Médica e Pneumologia pelo Hospital das Clínicas da FMUSP (HCFMUSP). Preceptor da Residência Médica em Clínica Médica (2020) e em Pneumologia (2023) do HCFMUSP. Doutor em Pneumologia pela FMUSP. Pós-doutorando pela University Health Network (Toronto, Canada).

Henrique Gonçalves Ribeiro

Médico Psiquiatra e Psicoterapeuta. Núcleo Técnico-Científico de Cuidados Paliativos do Hospital das Clínicas da Faculdade de Medicina da Universidade de São Paulo (HCFMUSP). Membro das Câmaras Técnicas de Psiquiatria e Cuidados Paliativos do CREMESP. Coordenador do Comitê de Saúde Mental da Sociedade Brasileira de Psico-Oncologia. Membro efetivo da International Psycho Oncology Society. Membro da Comissão de Estudos e Pesquisa em Espiritualidade e Saúde Mental da Associação Brasileira de Psiquiatria.

Iago Navas Perissinotti

Médico Neurologista pelo Hospital das Clínicas da Faculdade de Medicina da Universidade de São Paulo (HCFMUSP). Especialista em Doenças Cerebrovasculares pelo HCFMUSP. Membro Titular da Academia Brasileira de Neurologia. Médico Intensivista pela Associação de Medicina Intensiva Brasileira (AMIB). Médico Assistente do Grupo de Interconsulta do HCFMUSP.

Ian Ward Abdalla Maia

Médico Emergencista. Doutorado em Ciências Médicas pela Faculdade de Medicina da Universidade de São Paulo (FMUSP). Médico Assistente do Hospital das Clínicas da FMUSP (HCFMUSP) e da Santa Casa de São Paulo.

Ionara de Medeiros

Médica Intensivista titulada pela Associação de Medicina Intensiva Brasileira (AMIB). Formação em Terapia Intensiva e em Clínica Médica pelo Hospital das Clínicas da Faculdade de Medicina da Universidade de São Paulo (HCFMUSP).

Janete Maria da Silva

Fisioterapeuta. Mestre em Ciências da Reabilitação pela Faculdade de Medicina da Universidade de São Paulo (FMUSP). Título de Especialista em Fisioterapia em Terapia Intensiva Adulto pela ASSOBRAFIR/COFFITO e em Fisioterapia em Gerontologia pela ABRAFIGE/COFFITO. Docente do Instituto Paliar e do Centro Universitário São Camilo.

Jerocílio Maciel de Oliveira Júnior

Graduado em Medicina pela Universidade Federal do Amazonas (UFAM). Mestre em Ciências da Saúde pela Universidade Federal de Sergipe (CAPES 6). Geriatra pelo Instituto de Assistência Médica ao Servidor Público Estadual de São Paulo (IAMSPE) e Sociedade Brasileira de Geriatria e Gerontologia (SBGG). Paliativista pela Associação Médica Brasileira (AMB). Doutorando em Ciências da Saúde pela Universidade Federal de Sergipe (CAPES 6). Professor e Coordenador do Curso de Medicina da Universidade Tiradentes (SE).

Jessica de Freitas Orsolin Borges

Graduada em Medicina pelo Instituto Tocantinense Presidente Antônio Carlos – ITPAC Porto. Residência em Saúde da Família pela Fundação Escola de Saúde Pública de Palmas (FESP) e em Cuidados Paliativos pela Secretaria Estadual de Saúde do Distrito Federal (SESDF). Coordenadora Médica do Serviço de Cuidados Paliativos do Hospital Geral de Palmas Dr. Francisco Ayres.

José Pedro Soares Baima

Graduado em Medicina pela Universidade Federal do Ceará (UFC). Neurologista pelo Hospital das Clínicas da Faculdade de Medicina da Universidade de São Paulo (HCFMUSP). *Fellow* em Doenças Neuromusculares pelo HCFMUSP. Eletroneuromiografia pelo HCFMUSP.

José Renato G. do Amaral

Especialista em Clínica Médica pela Sociedade Brasileira de Clínica Médica/Associação Médica Brasileira (SBCM/AMB) e em Geriatria pela Sociedade Brasileira de Geriatria e Gerontologia/Associação Médica Brasileira (SBGG/AMB). Médico Assistente do Serviço de Geriatria do Hospital das Clínicas da Faculdade de Medicina da Universidade de São Paulo (HCFMUSP).

Juliana Costa de Oliveira Galvão

Médica Emergencista pelo Hospital das Clínicas da Faculdade de Medicina da Universidade de São Paulo (HCFMUSP). Pós-graduada em Cuidados Paliativos no Adulto pelo Instituto de Ensino e Pesquisa (IEP) do Hospital Sírio-Libanês. Médica Assistente do Pronto-socorro do HCFMUSP.

Juliana de Toledo Pierri Ribeiro Sampaio

Geriatra pelo Hospital das Clínicas da Faculdade de Medicina da Universidade de São Paulo (HCFMUSP). Preceptora da Residência de Geriatria do Serviço de Geriatria do HCFMUSP. Médica Assistente da UTI do Instituto do Câncer do Estado de São Paulo (ICESP).

Juliana dos Santos Batista

Psicóloga Clínica e Hospitalar. Especialista em Psicologia Hospitalar pelo Instituto Central do Hospital das Clínicas da Faculdade de Medicina da Universidade de São Paulo (ICHC-FMUSP). Aprimoramento em Luto pelo Instituto Quatro Estações. Paliativista pelo Hospital Sírio-Libanês. Psicóloga Sr. da UTI do Hospital Sírio-Libanês-SP e Sócia-fundadora da Curae: Cuidados e Serviços em Psicologia. Docente em cursos de pós-graduação de Psicologia Hospitalar, Cuidados Paliativos e Luto.

Juliana Mandato Ferragut

Graduada em Medicina pela Faculdade de Medicina de Jundiaí. Especialista em Doenças Infecciosas com Residência Médica pela Universidade Estadual de Campinas (Unicamp). Pós-graduada em Cuidados Paliativos pela Pinnus Loangaeva. Mestre em Saúde Pública pela Universidade Federal do Ceará. Professora e Coordenadora Pedagógica do Instituto Paliar.

Juliana Tameirão Cangussú

Médica Geriatra pela Universidade do Estado do Rio de Janeiro (UERJ). Médica Paliativista pelo Instituto de Assistência Médica ao Servidor Público Estadual de São Paulo (IAMSPE). Médica Assistente do Serviço de Telemedicina do Hospital Albert Einstein.

Juliane Garcia de Alencar

Psicóloga graduada pela Universidade Federal do Ceará. Mestre em Psicologia pela Universidade Federal Fluminense e Especialista em Cancerologia na modalidade Residência Multiprofissional pela Escola de Saúde Pública do Ceará.

Júlio César Garcia de Alencar

Médico Emergencista. Doutor em Ciências pela Faculdade de Medicina da Universidade de São Paulo (FMUSP). Professor e Diretor Geral do Hospital das Clínicas de Bauru.

Karina Turaça

Graduada em Medicina pela Faculdade de Medicina da Universidade de São Paulo (FMUSP). Emergencista pelo Hospital das Clínicas da FMUSP (HCFMUSP). Assistente e Supervisora do Pronto-socorro de Clínica Médica do HCFMUSP. Médica do Pronto Atendimento e da Unidade Móvel de Emergência do Hospital Israelita Albert Einstein.

Leonardo Borges de Barros e Silva

Graduado pela Faculdade de Ciências Médicas da Universidade de Pernambuco. Especialista em Clínica Geral e Medicina Interna pela Faculdade de Medicina da Universidade de São Paulo (FMUSP). Coordenador da Organização de Procura de Órgãos do Hospital das Clínicas da FMUSP (HCFMUSP). Médico Clínico Geral no Hospital Sírio-Libanês em São Paulo.

Letícia Andrade

Assistente Social – Hospital das Clínicas da Faculdade de Medicina da Universidade de São Paulo (HCFMUSP). Mestrado, Doutorado e Pós-doutorado em Serviço Social pela Pontifícia Universidade Católica de São Paulo (PUC-SP). Especialista em Gerontologia pela Sociedade Brasileira de Geriatria e Gerontologia (SBGG) com experiência de mais de 20 anos em atendimento hospitalar em Cuidados Paliativos e atendimento a idosos.

Lílian Mariane Bresque de Cesar

Graduada em Medicina pela Universidade do Oeste Paulista. Residência em Clínica Médica pelo Hospital Municipal Dr. Carmino Caricchio e em Geriatria pela Universidade Federal de São Paulo (Unifesp). Título de Especialista em Medicina Paliativa pela Associação Médica Brasileira (AMB).

Lívia de Kássia Leal Interaminense Olsen

Paliativista e Geriatra no Hospital Hapvida Ilha do Leite. Paliativista do Hospital do Câncer de Pernambuco. Mestre em Cuidados Paliativos no Instituto de Medicina Integral de Pernambuco (IMIP). Residências Médicas em Clínica Médica pelo Hospital Agamenom Magalhães, Geriatria pelo Real Hospital Português de Beneficência de Pernambuco e Medicina Paliativa pelo IMIP.

Livia Maria Garcia Melro

Médica Intensivista pelo Hospital das Clínicas da Faculdade de Medicina da Universidade de São Paulo (HCFMUSP). *Chair* de Publicações da ELSO-LATAM Coordenadora de UTI da Universidade Federal de São Paulo (Unifesp). Referência Técnica Nacional das UTIs da Amil.

Lívia Ponte Correia Mota

Residência em Clínica Médica pelo Hospital Universitário Walter Cantídio da Universidade Federal do Ceará (HUWC-UFC) e em Medicina Paliativa pelo Hospital das Clínicas da Faculdade de Medicina da Universidade de São Paulo (HCFMUSP). Formação em Deliberação Moral e Mediação de Conflitos (Instituto Paliar e B&CP). Membra da Academia Brasileira de Bioética Clínica. Coordenadora de Ensino e Médica Interconsultora do Hospital Geral de Fortaleza (HGF). Responsável pela Educação Continuada em Cuidados Paliativos na Rede Unimed Fortaleza.

Luca Schilling Gonçalves

Médico Psiquiatra pelo Hospital das Clínicas da Faculdade de Medicina da Universidade de São Paulo (HCFMUSP), com ano adicional na mesma instituição no Programa de Psicoterapia. Pós-graduação em Cuidados Paliativos pelo Hospital Sírio-Libanês. Médico Voluntário do Núcleo de Cuidados Paliativos do HCFMUSP. Atua em consultório particular e como Psiquiatra no Hospital Dia do Instituto A Casa na Aclimação em São Paulo.

Lucas Lentini Herling de Oliveira

Graduado em Medicina pela Universidade Federal de Ciências da Saúde de Porto Alegre. Residência em Clínica Médica pelo Hospital das Clínicas da Faculdade de Medicina da Universidade de São Paulo (HCFMUSP). Preceptor da Disciplina de

Emergências Clínicas da FMUSP em 2019. Residência em Cardiologia no Instituto do Coração (InCor) do HCFMUSP. *Fellowship* em Emergências Cardiovasculares no InCor (2022-2023).

Lucas Leopoldino Resende de Oliveira

Graduado em Medicina pela Faculdade de Medicina de Barbacena. Médico Emergencista pelo Hospital das Clínicas da Faculdade de Medicina da Universidade de São Paulo (HCFMUSP).

Luciana Dadalto

Doutora em Ciências da Saúde pela Faculdade de Medicina da Universidade Federal de Minas Gerais (UFMG). Mestre em Direito Privado pela Pontifícia Universidade Católica de Minas Gerais (PUC Minas). Sócia da Dadalto & Mascarenhas Sociedade de Advogados. Presidente da Associação Eu Decido. Administradora do portal www.testamentovital.com.br.

Márcio Veronesi Fukuda

Graduado em Medicina e Residência em Clínica Médica pela Faculdade de Medicina da Universidade de São Paulo (FMUSP). Especialização em Medicina Paliativa pelo Instituto Pallium Latinoamérica. Título de Especialista em Clínica Médica pela Sociedade Brasileira de Clínica Médica (SBCM) e área de atuação em Medicina Paliativa pela Associação Médica Brasileira (AMB). Médico do Grupo de Cuidados de Suporte do Hospital Municipal Gilson de Cássia Marques de Carvalho/IRS Sociedade Albert Einstein.

Mariana Aguiar Bezerra

Assistente Social graduada pela Universidade Estadual Paulista (Unesp). Mestra em Serviço Social pela Pontifícia Universidade Católica de São Paulo (PUC/SP). Especialista em Cuidados Paliativos pelo Hospital das Clínicas da Faculdade de Medicina da Universidade de São Paulo (HCFMUSP). Especialista em Gênero e Sexualidade pela Universidade do Estado do Rio de Janeiro (UERJ). Especialista em Gestão nas Redes de Atenção à Saúde pelo Instituto de Ensino e Pesquisa Albert Einstein.

Mariana Lectícia Beraldi

Enfermeira graduada pela Universidade Estadual de Londrina (UEL). Mestre em Saúde Coletiva pela UEL. Doutora em Ciências pelo Programa de Pós-graduação em Enfermagem da Universidade Federal de São Paulo (Unifesp). Especialista em Terapia de Família e Casal pela Unifesp e em Sexualidade Humana pelo CBI of Miami. Formação clínica em Terapia Cognitiva Sexual e, atualmente, realiza atendimento clínico em terapia de casais e terapia sexual.

Mariana Magnus

Graduada em Medicina pela Universidade Estadual de Campinas (Unicamp). Residência em Clínica Médica e em Hematologia e Hemoterapia pela Unicamp. Mestre em Fisiopatologia Médica pela Faculdade de Ciências Médicas da Universidade Estadual de Campinas (FCM/Unicamp). Pós-graduação em Medicina Paliativa pelo Instituto Paliar. Médica Assistente na Unicamp.

Mariana Oliveira Tripoli de Mattos

Graduada em Medicina pela Universidade Federal de Ciências da Saúde de Porto Alegre (UFCSPA). Residente de Medicina Intensiva do Hospital das Clínicas da Faculdade de Medicina da Universidade de São Paulo (HCFMUSP).

Millena Gomes Pinheiro Costa

Graduada em Medicina pela Universidade Federal de Goiás. Médica Emergencista formada pela Universidade de São Paulo. Pós-graduação em Medicina do Desastre.

Mirlane Guimarães de Melo Cardoso

Anestesiologista com Certificado de Área de Atuação em Dor e Medicina Paliativa. Doutora em Farmacologia e Professora Associada da Universidade Federal do Amazonas. Responsável pelo Serviço de Terapia da Dor e Cuidados Paliativos da Fundação Centro de Controle de Oncologia do Estado do Amazonas. Presidente da Comissão de Treinamento em Medicina Paliativa da Sociedade Brasileira de Anestesiologia.

Octacílio Martins Junior

Doutor em Cirurgia pela Faculdade de Medicina da Universidade de São Paulo (FMUSP). Médico Assistente do Serviço de Cirurgia de Emergência da Divisão de Clínica Cirúrgica III do Hospital das Clínicas da FMUSP (HCFMUSP). Membro Titular do Colégio Brasileiro de Cirurgiões. *Fellow* do American College of Surgeons (FACS). Instrutor dos cursos Advanced Trauma Life Support (ATLS), Advanced Trauma Operative Management (ATOM), Disaster Management and Emergency Preparedness Course (DMEP), Trauma Evaluation and Management (TEAM) do Comitê de Trauma do American College of Surgeons, Capítulo do Brasil. *Ex-International Trauma Fellow* – Division of Trauma and Critical Care, Department of Surgery University of Tennessee Medical Center, Knoxville, USA.

Paula da Silva Kioroglo Reine

Mestre em Ciências da Saúde pelo Instituto de Ensino e Pesquisa do Hospital Sírio-Libanês (IEP-HSL). Especialista em Psicologia Hospitalar pela Irmandade da Santa Casa de Misericórdia de São Paulo. Aperfeiçoamento em Cuidados Paliativos e em Processos Educacionais na Saúde pelo IEP-HSL. Tutora da Pós-graduação em Cuidados Paliativos Pediátricos do IEP-HSL. Distinção de conhecimento em Psico-oncologia pela Sociedade Brasileira de Psico-Oncologia. Cofundadora do Instituto CORA. Psicóloga do Serviço de Psicologia do Hospital Sírio-Libanês.

Paula Damaris Chagas Barrioso

Mestre em Enfermagem pela Escola de Enfermagem da Universidade de São Paulo (USP), com ênfase em Cuidados Paliativos na Atenção Primária à Saúde. Especialista em Oncologia pelo Instituto de Ensino e Pesquisa do Hospital Israelita Albert Einstein. Doutoranda em Enfermagem (*Doctor of Nursing Practice*) pela University of Utah. *End-of-Life Nursing Education Consortium* (ELNEC) *Trainer*. Enfermeira licenciada nos Estados Unidos e no Brasil, com 12 anos de experiência em Cuidados Paliativos, navegação de pacientes com doenças graves e crônicas, e na educação de profissionais de saúde.

Paula Salvador de Toledo

Médica Especialista em Cirurgia Geral (Hospital Heliópolis – SUS-SP) e em Terapia Intensiva (Universidade Estadual de Campinas/Associação de Medicina Intensiva Brasileira – Unicamp/AMIB). Pós-graduada em Cuidados Paliativos pelo Instituto Sírio-Libanês de Ensino e Pesquisa. Médica Assistente da Equipe de Cuidados de Suporte e Paliativos do Hospital Municipal Vila Santa Catarina (SBI-BAE). Pesquisadora Clínica e Professora da Pós-graduação em Cuidados Paliativos Ensino – Einstein.

Paulo de Mello Novita Teixeira

Médico Hematologista e Paliativista. Preceptor de Clínica Médica da Residência de Clínica Médica da Santa Casa de Ourinhos.

Pedro Henrique Rodrigues Santana

Médico Emergencista. Residência em Medicina de Emergência no Hospital das Clínicas da Faculdade de Medicina da Universidade de São Paulo (HCFMUSP).

Pedro Medeiros Junior

Graduado em Medicina pela Universidade de Brasília. Doutor em Pneumologia pela Universidade de São Paulo (USP). Especialização em Clínica Médica pela Sociedade Brasileira de Clínica Médica (SBCM), em Medicina Intensiva pela Associação de Medicina Intensiva Brasileira (Amib) e em Pneumologia pelo Hospital das Clínicas da Faculdade de Medicina da Universidade de São Paulo (HCFMUSP).

Rafael Lima Mc Gregor von Hellmann

Graduado em Medicina pela Universidade do Estado do Rio de Janeiro (UERJ). Residência em Medicina de Emergência pelo Hospital de Clínicas de Porto Alegre (HCPA).

Rodrigo Lima dos Santos

Graduado em Medicina pela Universidade Federal do Rio de Janeiro (UFRJ). Especialista em Clínica Médica pela Universidade Federal do Paraná (UFPR) e em Medicina Paliativa pelo Hospital das Clínicas da Faculdade de Medicina da Universidade de São Paulo (HCFMUSP).

Sabrina Corrêa da Costa Ribeiro

Professora Adjunta da Disciplina de Terapia Intensiva do Departamento de Medicina Clínica da Universidade Federal do Ceará (UFC) e Coordenadora do Núcleo de Cuidados Paliativos do Hospital Monte Klinikum. Doutora em Ciências da Saúde pela Faculdade de Medicina da Universidade de São Paulo (FMUSP). Coordenadora da Unidade Crítica de Emergência do Hospital das Clínicas da FMUSP (2015-2022). Professora de Cuidados Paliativos para a plataforma Medmastery. Médica Intensivista no Hospital Geral de Fortaleza. Membro atual do Comitê de Bioética e Ex-presidente do Comitê de Emergência da Academia Nacional de Cuidados Paliativos (ANCP).

Saionara Maria Nunes Nascimento

Graduada em Medicina pela Universidade Federal da Bahia. Emergencista e *Fellow* em Ultrassonografia *Point-of-Care* pelo Hospital das Clínicas da Faculdade de Medicina da Universidade de São Paulo (HCFMUSP). Especialista em Educação em Saúde pela FMUSP.

Silvana Maria Aquino da Silva

Mestre em Sexologia pela Universidade Gama Filho. Especialista em Psicologia em Oncologia pelo Instituto Nacional de Câncer.

Stéfany Franhan Barbosa de Souza

Fellowship em Cuidados Intensivos em Emergência pelo Hospital das Clínicas da Faculdade de Medicina da Universidade de São Paulo (HCFMUSP). Residência Médica em Medicina de Emergência pelo HCFMUSP. Graduada em Medicina pela Faculdade de Ciências Médicas da Santa Casa de São Paulo. Graduada em Fisioterapia pela Faculdade Estadual de Educação Física e Fisioterapia de Jacarezinho (atual Faculdade Estadual do Norte Pioneiro).

Tiago Pugliese Branco

Médico da Equipe de Cuidados Paliativos do Instituto Nacional de Câncer (INCA). Título de Especialista em Geriatria pela Sociedade Brasileira de Geriatria e Gerontologia (SBGG). Título de Área de Atuação em Medicina Paliativa pela Associação Médica Brasileira (AMB).

Victor Domingos Lisita Rosa

Oncologista Clínico. Mestre em Ciências pela Faculdade de Medicina de Ribeirão Preto da Universidade de São Paulo (FMRP-USP).

Victor Paro da Cunha

Médico pela Universidade Estadual do Piauí (UESPI). Residência em Medicina de Emergência pela Faculdade de Medicina da Universidade de São Paulo (FMUSP). Professor de Medicina de Emergência na Universidade Federal do Piauí (UFPI).

Vinicius Galdini Garcia

Graduado em Medicina pela Universidade de São Paulo (USP). Especialista em Clínica Médica e Terapia Intensiva pela Faculdade de Medicina da USP (FMUSP). Médico Intensivista Diarista do Hospital Samaritano Paulista.

Vitor Schlittler Abreu

Graduado em Medicina pela Faculdade de Medicina de Marília. Residência Médica em Clínica Médica e Medicina Intensiva pelo Hospital das Clínicas da Universidade de São Paulo (HCFMUSP). Especialização em Cuidados Paliativos pelo Instituto de Ensino e Pesquisa do Hospital Sírio-Libanês. Título de Especialista em Terapia Intensiva pela Associação de Medicina Intensiva Brasileira (AMIB). Título de área de atuação em Medicina Paliativa pela Associação Médica Brasileira (AMB). Médico Diarista da Equipe de Cuidados Paliativos e da UTI do AC Camargo Cancer Center. Coordenador da Pós-graduação em Cuidados Paliativos da SANAR.

Yuri Amorim Braga

Graduado em Medicina pela Universidade José do Rosário Vellano (UNIFENAS)/MG. Especialista em Clínica Médica pelo Hospital Luxemburgo/BH. Título de Especialista em Clínica Médica pela Sociedade Brasileira de Clínica Médica e em Terapia Intensiva pelo Hospital Luxemburgo. MBA em Gestão em Saúde pela Fundação Getulio Vargas/SP. Coordenador Médico da Clínica Médica do Hospital Regional Público do Araguaia e da UTI Adulto II do Hospital Regional Público do Araguaia.

Dedicatórias

Obrigada, Juliana, por ser meu porto seguro. Te admiro infinitamente.

Para Gustavo e Daniel, com todo o amor do mundo.

Para Saionara Nunes, Luciana Dadalto e Marcos Gadelha. Cada um a seu jeito, defensores incansáveis dos direitos dos pacientes.

Para Daniel Forte e Júlio Alencar pela parceria e acima de tudo pela amizade.

Para Marília e Rita, que acreditaram na minha capacidade muito antes de mim.

Para Jussara, que me ensinou que doença metastática e carnaval podem andar juntos e que envelhecer é um privilégio.

Para Thais e Pedro, os irmãos que escolhi.

Para meus alunos na Universidade Federal no Ceará. Que honram cada dia de aula com sua atenção, dedicação e vontade de cuidar. Que sentem na pele quando veem um paciente com dor e cujos olhos brilham ao ver um intensivista que trabalha de forma atenciosa e acolhedora. Que me fazem acreditar na construção de um futuro melhor, como profissionais de saúde e como cidadãos.

Sabrina Corrêa da Costa Ribeiro

Aos meus filhos, Leon e Ruben, que transformam cada dia em uma lição de amor e curiosidade. Ao meu companheiro, Lucas, que colore os dias difíceis com alegria e ternura. À minha mãe, Maria Aparecida Chagas, cujo amor sustentou meu caminho até aqui e embalou meus filhos nos momentos mais difíceis. À equipe de Cuidados Paliativos do Hospital do Servidor Público Estadual de São Paulo, que demonstrou que cuidar é unir técnica, compaixão e profundo respeito pela dignidade humana.

Paula Damaris Chagas Barrioso

A meus pais, Célia e Erbis, que têm a magia de serem porto seguro e também incentivo para os voos mais altos. À minha irmã, Daniela, por quem tenho admiração infinita. À família que me dá sentido todos os dias e que redefiniu meu conceito de amor: meu esposo Rafael e minha filha Helena. E a todos os profissionais que, paliativistas ou não, têm necessidade de cuidar do sofrimento do outro para além da doença.

Gisela Biagio Llobet

Dedico este livro aos grandes amores da minha vida: minha esposa, Carina, por quem nutro profunda admiração e gratidão, e ao meu filho, Rafael, que chegou este ano para me revelar a verdadeira beleza da vida.

Gabriel Afonso Dutra Kreling

Dedico esse livro aos grandes amores da minha vida: pais, amigos e companheiro. A magia do viver mora na beleza dos encontros e vocês garantem que a minha vida seja esplêndida. É graças a vocês e por vocês que estou aqui.

Dedico-o também aos pacientes e familiares que já cruzaram o meu caminho e ainda o cruzarão: é buscando fornecer o melhor cuidado possível a vocês que chego até aqui.

E aos colegas profissionais da saúde que se permitirão ler este trabalho: que a leitura possibilite-lhes aprender ainda mais sobre a arte do cuidar e que se somem à nossa luta pela garantia de sua boa prática em nosso país.

Cuidados Paliativos dizem respeito à vida: então, que possamos valorizá-la integralmente, do nascimento à morte, vivendo-a com a melhor qualidade possível.

Juliana Costa de Oliveira Galvão

Sumário

Seção II — Prognóstico

Seção III — O paciente idoso

Seção IV — Tomada de decisões

Seção V — Comunicação

Seção VII — Controle de sintomas

Seção VIII — Tópicos especiais

Apresentação

"Não pode acompanhante. Não pode arrancar a sonda, senão vou te amarrar. Não pode levantar. Não pode ir no banheiro, faz aí na fralda. Não pode beber água, tem que esperar a fono. Você já tomou dipirona, não deve estar doendo tanto assim. Não tem visita à noite. Não pode celular."

Infelizmente, nenhuma dessas frases é fictícia. De quantos nãos se faz a rotina de um paciente em uma unidade crítica? Quantos pacientes idosos teriam consentido com uso de contenções mecânicas se consultados? Ou mesmo com a passagem da sonda, cuja perda motivou a contenção?

Não faz parte da "rotina" essa reflexão.

"É para sua segurança", dizemos, mesmo sabendo que uma em cada três perdas de dispositivos ocorre em pacientes contidos e que a contenção é associada a aumento de incidência de *delirium* e úlceras de pressão.

Cuidado Paliativo é prevenir e aliviar sofrimento. E esse é o maior objetivo deste livro. Oferecer ferramentas para aliviar o sofrimento do paciente crítico e de seus entes queridos. Ouvir e respeitar o paciente que fala conosco e tentar escutar sempre, mesmo quando essa comunicação é dificultada. Trazer os pacientes críticos de volta ao seu lugar de protagonismo, tantas vezes subtraído pelo paternalismo e pela medicina defensiva.

Como identificar dor e falta de ar em pacientes que não conseguem se queixar? Como saber se nossas intervenções respeitam a biografia do paciente e fazem sentido para ele? Como preservar a autonomia do paciente que não consegue se expressar? Como reconquistar a confiança em uma situação de conflito? Como acolher os filhos crianças e adolescentes com pais gravemente doentes? Como controlar sintomas nas situações mais desafiadoras, seja na extubação paliativa ou na retirada de circulação extracorpórea? Como avaliar e comunicar prognóstico? O objetivo não é entregar respostas prontas, e sim indicar caminhos.

Eu tenho um sonho. Que, durante a visita multidisciplinar diária no PS ou UTI, seja dedicada à pessoa paciente ao menos metade do tempo que dedicamos ao seu índice de oxigenação e sua creatinina.

Que todo esforço seja feito para compreender não só a fisiologia do paciente, mas também a sua alma. Que dentro de um ambiente hostil e muitas vezes caótico, seja preservado o objetivo de proporcionar conforto, respeito e dignidade. Se você chegou até aqui, certamente é alguém que, dentro de tantos "nãos", tenta proporcionar a pacientes e familiares um "sim", sempre que possível. Espero que este livro seja apoio neste caminho.

Prefácio

Quando fui convidada para escrever este prefácio pela Dra. Sabrina Ribeiro, não imaginava que terminaria de escrevê-lo internada. É da cama de um hospital que escrevo essas linhas, entre quatro paredes beges, lençóis igualmente de cor bege, chão de piso bege, e vocês já devem imaginar a cor da camisola hospitalar, não é?

O lugar é frio, a CCIH (Comissão de Controle de Infecções Hospitalares) tem uma série de normas que vão deixando esse espaço inóspito para muitos níveis de seres vivos: o único jeito do paciente recuperar sua dignidade em situações impostas por aqui é pelas mãos de quem o atende; as roupas são retiradas no bloco cirúrgico ou na realização de exames; é lançado o olhar avaliativo e investigativo para os nossos sintomas; ou então são lançados olhares que duvidam desses mesmos sintomas. O poder de deixar esse lugar inóspito, um espaço tolerável ou insuportável, cabe às outras pessoas que nele estão, já que em muitos momentos de dor e sofrimento, o próprio paciente não consegue enxergar para além do sentir do corpo físico. Há alguns anos, passei por uma colectomia total. Na ocasião, por conta do olhar desatento do anestesista, fui liberada para a UTI sem medicação "de horário", apenas remédio de resgate (dipirona e metadona). Ali naquela UTI bege, senti dores intensas, as mais intensas que já tive até hoje.

A médica da equipe que foi me avaliar, além de ter feito medicação por via oral (não estava liberada para nenhuma ingestão VO, muito menos três comprimidos de gabapentina no meio do caos da madrugada), minimizou a situação insuportável de dor pela qual eu estava passando. Eu tinha picos de pressão alta e mesmo assim mantinha algum laço com a realidade, entre uma dose e outra de metadona. Nesses momentos, eu pensei: "sou fonoaudióloga, não vou broncoaspirar essa porcaria (não exatamente a palavra que eu pensei, mas vocês podem imaginar algum palavrão) de gabapentina". Além dos erros técnicos que aconteciam ali, o inesquecível para mim foi a médica se referir à minha dor como "dorzinha chata". Mas foi de um técnico de enfermagem, do meu lado esquerdo (cujo rosto não me lembro, mas lembro do seu crachá balançando), que veio o meu alívio quando disse para mim: "dorzinha chata porque não é em você". Uma frase em meio à cena de dor e angústia me fez sentir gente de novo.

Uma amiga, mãe de uma criança com questões neurológicas importantes, passou, com seu filho, seis meses internada na UTI de um hospital. Houve uma intercorrência infecciosa pós-cirúrgica. Passaram meses no quarto cálido e gelado do hospital. O respiro de alívio veio no aniversário dessa criança, quando a equipe de cuidados paliativos perguntou a ela o que era importante para o pequeno paciente naquela data tão especial. A resposta veio em uma lista. A médica paliativista conseguiu atender aquela lista! Um dos pedidos mais simples era "colocar um tênis"! Vestir um tênis! Uma peça do seu guarda-roupa tem o poder de te resgatar como sujeito de si e não apenas paciente do hospital. Naquele dia, a criança e a família não deixaram a longa internação, mas viram a dignidade retornar àquele corpo atravessado por intervenções. Entre sorrisos e lágrimas, aquele dia se tornou um respiro para cada um que acompanhava aquela internação.

Neste livro, talvez você, leitor (creio que boa parte de vocês seja médico ou então de outras especialidades clínicas), encontre uma vasta gama de termos técnicos, jargões da área médica, descrições de procedimentos, etapas de protocolos, sintomatologia, formas de fazer diagnósticos diferenciais, diversas práticas de cuidados paliativos, e seja convidado a pensar sobe prognósticos na UTI, entre outros tecnicismos. Mas eu, aqui da minha cama bege, no meu hospital bege, entre paredes beges, te convido a procurar mais que os tecnicismos em sua prática clínica. Convido a nos procurar. A procurar os sujeitos que esperam que vocês traduzam o tecnicismo deste livro em possibilidades. E é nessa procura que se dará nosso encontro: não mais médico e paciente, mas pessoa diante de outra pessoa. Pessoa que não minimiza a dor da outra pessoa. Pessoa que pergunta como uma outra pessoinha gostaria de comemorar seu aniversário no hospital. Pessoa que entende a importância que tem, para a outra, o simples fato de calçar um tênis. Pessoa que nos vê como gente.

O que nos faz gente é a interação social. Não me entendam mal: ninguém precisa gostar de estar cercado dos seus o tempo todo ou amar conhecer gente nova e não precisamos encontrar "os nossos" apenas nos vínculos familiares ou românticos. Fato é que precisamos de um cuidador para sobreviver desde a primeira infância e mantemos relações afetivas em diferentes esferas da vida. O paciente que vive o adoecimento intenso, longo, ameaçador de vida se depara com a fragilidade e a finitude, mas nesses encontros, pode viver por muitos anos! Costumam chamar a gente de "paciente paliativo". Eu confesso que não sei do que me chamar. Também falam que, depois da doença grave, a gente tem sobrevida. Eu não sobrevivo a nada, eu sou uma pessoa com várias doenças que se manifestaram em mim de maneira grave, vivo com todas elas e deixo o título de sobrevivente para o Chuck Noland e seu companheiro Wilson. Aproveitando o ensejo, guerreira é a Xena, tudo bem?

Bruna Martinovic

Bruna Martinovic é fonoaudióloga e produz conteúdo na internet. Em 2017, depois de complicações de uma extração dentária, iniciou sua jornada com o adoecimento crônico. De lá pra cá, soma 10 cirurgias, muitas internações e tratamentos agressivos para controle de doenças como o lúpus, que atingiu o sistema nervoso central. Há um ano passou pela retirada total do intestino grosso e vive com uma ileostomia.

Ainda que essa jornada de adoecimento possa assustar, seu conteúdo na internet tem leveza, humor e principalmente informação. Sua maior meta na internet é que o paciente tenha conhecimento e possa ser sempre participativo na sua jornada.

Conteúdo complementar – plataforma digital

Na plataforma digital do livro está disponibilizado para download um encarte resumindo as principais intervenções farmacológicas para controle de sintomas, incluindo posologia e dosagens.

Para ingressar no ambiente virtual, utilize o QR code abaixo, faça seu cadastro e digite o voucher:

cuidadospalia

O prazo para acesso a esse material limita-se à vigência desta edição.

Seção I

Avaliação inicial

1

Este paciente necessita de cuidado paliativo?

Karina Turaça
Sabrina Corrêa da Costa Ribeiro

EXISTEM PACIENTES COM NECESSIDADE DE CUIDADO PALIATIVO NA EMERGÊNCIA?

Cuidados paliativos consistem em uma abordagem multidisciplinar cujo objetivo é minimizar o sofrimento e preservar a qualidade de vida de pacientes com doenças graves e ameaçadoras à vida, em qualquer ambiente de cuidado. Com o envelhecimento populacional e o aumento de sobrevida de pacientes com doenças crônicas, é cada vez mais frequente que pacientes procurem a emergência com crises agudas relacionadas a doenças em fase avançada.[1] Pacientes com 75 anos ou mais de idade fazem mais de 10 milhões de visitas à emergência anualmente nos Estados Unidos, sendo que o grupo acima de 65 anos é responsável pela maior taxa de utilização de serviços de emergência quando comparado a outras faixas etárias.[2]

A busca à emergência se torna mais frequente conforme o paciente avança em sua trajetória de doença (ver Capítulo 3), sendo que vários destes pacientes acabam sendo hospitalizados.[3] Neste ambiente, muitas vezes com informações incompletas e sem diretivas prévias que expressem, seja de forma verbal ou escrita, as preferências do paciente, é que são tomadas as decisões em relação a suporte artificial de vida (início de ventilação mecânica, p. ex.) que serão determinantes na trajetória do paciente a partir desse momento.[4]

Apenas uma minoria dos pacientes com doenças crônicas avançadas e doenças ameaçadoras à vida chega ao serviço de emergência com conceito bem estabelecido de cuidados paliativos ou com planejamento de cuidado definido. Isso se deve à dificuldade de acesso a serviços de atenção básica e à escassez de equipes multidisciplinares preparadas para abordagem de atendimento e cuidados paliativos. Na maioria das vezes, cabe ao médico da emergência identificar pela primeira vez esse perfil de paciente, abordar valores e definir plano de cuidados, levando em consideração a gravidade do quadro agudo e o momento de evolução da doença em que o paciente se encontra.

A morte na emergência pode ser consequência de uma doença em fase terminal em até um terço dos casos.[5] Um estudo realizado em 4.518 pacientes acima de 56 anos de idade demonstrou que metade procurou o departamento de emergência (DE) no último mês de vida e 75% durante os últimos 6 meses, sendo que vários desses pacientes tiveram múltiplas visitas durante esse período.[6] Um questionário direcionado a profissionais de saúde atuantes na emergência no Brasil evidenciou que mais da metade dos 240 profissionais entrevistados relatava atender frequentemente pacientes com necessidades de cuidado paliativo em sua prática diária. No entanto, apenas 15,1% desses profissionais tiveram formação específica em cuidado paliativo.[7]

COMO APLICAR PRINCÍPIOS BÁSICOS DO CUIDADO PALIATIVO NA EMERGÊNCIA?

A aplicação dos princípios do cuidado paliativo ao serviço de emergência tem como base os seguintes pilares:

- Comunicação eficaz: especial atenção para comunicação empática e honesta, pois grande parte dos pacientes deseja informações verdadeiras (porém suportáveis) sobre seu estado de saúde.[8]
- Definição de objetivos de cuidado respeitando a autonomia do paciente: imprescindível conhecer trajetória da doença de base, grau de reversibilidade da situação aguda e valores e preferências.
- Reavaliação constante e ajuste do plano de tratamento.
- Controle precoce e intensivo de sintomas.
- Trabalho em equipe.
- Não antecipar nem prolongar ou adiar a morte.
- Inclusão dos familiares no cuidado.

COMO IDENTIFICAR PACIENTES COM NECESSIDADE DE CUIDADO PALIATIVO?

A identificação de pacientes com necessidade de cuidado paliativo no DE e a integração precoce deste cuidado, seja pela equipe de emergência ou através de interconsulta de uma equipe de cuidado paliativo, tem o potencial para melhorar a qualidade de vida do paciente e da família e pode resultar em aumento de satisfação com menores custos e redução de uso do DE nos pacientes em fim de vida.[9]

Uma ferramenta simples e prática para a identificação de pacientes com necessidades de cuidado paliativo, mas que não apresentam necessariamente uma doença grave e incurável, é a pergunta surpresa. A pergunta surpresa (você se surpreenderia se este paciente morresse em um ano?) demonstrou eficácia para identificar pacientes com pior prognóstico na assistência primária, em pacientes dialíticos e em pacientes oncológicos ambulatoriais[10] e em uma coorte de 10.737 pacientes acima de 65 anos que procuraram o DE.[11] Uma coorte unicêntrica brasileira publicada em 2024 incluindo 725 pacientes avaliou a aplicação da pergunta surpresa na sala de emergência, demonstrando sensibilidade limitada (53,5%), porém elevada especificidade (87%) desta ferramenta, com valor preditivo negativo de 86% para predição de mortalidade hospitalar.

O SPICT-BR é a tradução validada de um instrumento desenvolvido em 2010 e que se baseia em indicadores clínicos de doença avançada de fácil reconhecimento.[12] Conta com indicadores gerais e específicos dependendo do diagnóstico. Apesar de não ter sido desenvolvido especificamente para a emergência como outras ferramentas (*Palliative Care and Rapid Emergency Screening* – P-CaRES e *Screen for Palliative and End-of-Life Care Needs in the Emergency Department* – SPEED), o SPICT-BR tem sido bastante utilizado para identificar pacientes com necessidade de cuidado paliativo por sua abrangência, simplicidade e disponibilidade, sendo usado em mais de 30 países e contando com um aplicativo gratuito.

QUAL A IMPORTÂNCIA DA IDENTIFICAÇÃO PRECOCE DESTES PACIENTES?

Um dado inquietante demonstrado no relatório "*Dying in America*" é que, ao mesmo tempo em que mais de 50% dos pacientes acima de 65 anos procuram o DE em seu último mês de vida,[6] menos da metade tem a possibilidade de participar do processo de tomada de decisão no fim da vida.[13,14] Ao serem questionados sobre preferências em relação ao cuidado em uma situação em que não tivessem capacidade de decisão, 37% de 2.016 pessoas entrevistadas nos EUA e na Inglaterra disseram que gostariam de "morrer em paz", enquanto 30,2% expressaram o desejo de preservar a vida a qualquer custo quando no mesmo cenário. É interessante observar que em um cenário hipotético de progressão de doença (demência moderada, iniciando dificuldade para deglutir), apenas 13,8% manteriam esse desejo.[15]

Na tentativa de identificar pacientes que não desejariam ser submetidos a procedimentos invasivos e medidas prolongadoras de vida, o grupo de estudo de Kei Ouchi e Naomi George desenvolveu um guia para conversas rápidas sobre valores e prioridades do paciente,[16] detalhado no Capítulo 5, "O paciente instável".

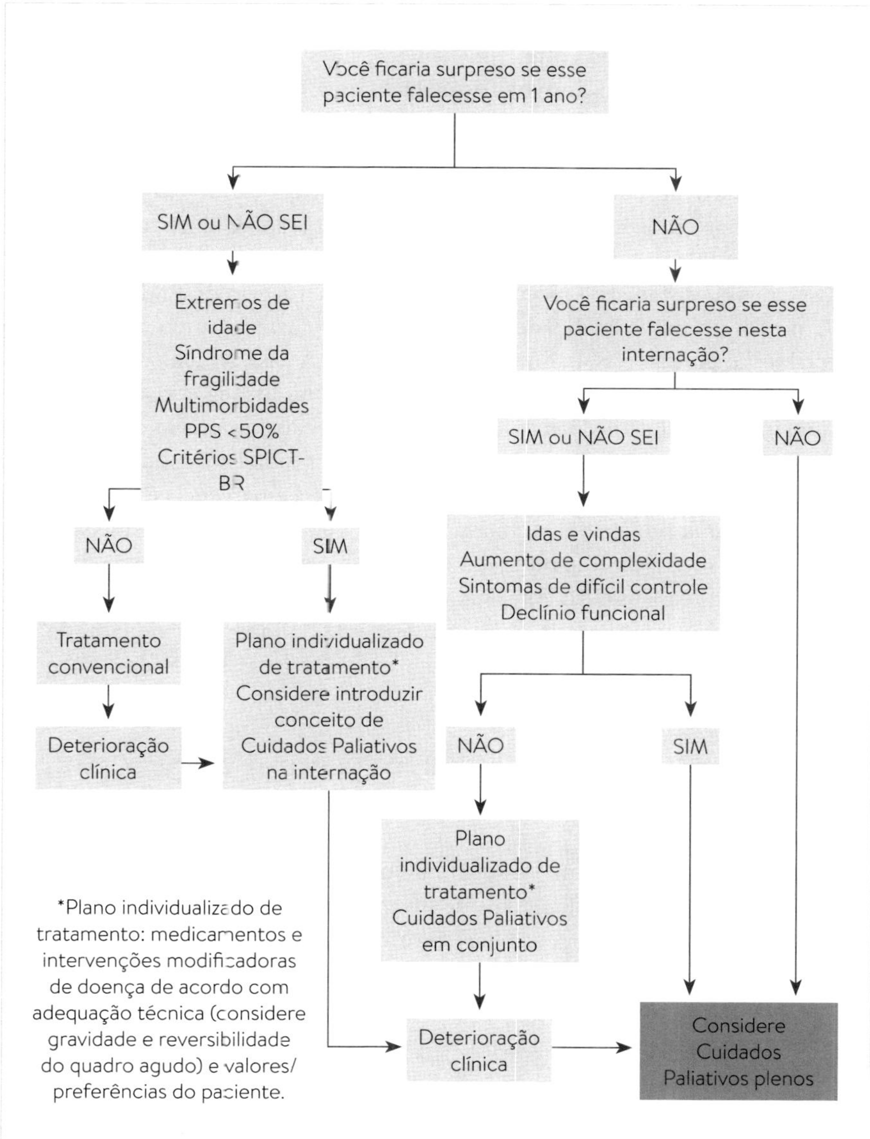

Figura 1 SPICT-BR. Identificando pacientes com necessidade de cuidado paliativo.

A experiência publicada a respeito do POLST – *Physician Orders for Life-Sustaining Treatments*,[17] ferramenta utilizada nos Estados Unidos para planejamento antecipado de cuidados, demonstrou que mais de 40% dos pacientes optaram por um cuidado intermediário entre *Full Code* (medidas invasivas totais) e *Comfort-only* (cuidado paliativo exclusivo). Esse achado sugere que as opções de tratamento devem ser individualizadas.

Diversos desafios se impõem à tomada de decisões concordantes com os valores do paciente dentro do departamento de emergência. Porém, essa visita proporciona uma oportunidade valiosa para iniciar conversas sobre objetivos de cuidado que, na maioria das vezes, não foram realizadas.

Uma revisão sistemática recente aponta que a abordagem de cuidado paliativo ainda no DE promove qualidade de vida e pode reduzir o tempo de internação hospitalar.[19] É preciso ressaltar que esta abordagem precisa ser feita de forma acolhedora e prudente. Uma conversa precoce e sem escuta adequada visando instituição unilateral de cuidados paliativos sem o estabelecimento prévio de vínculo de confiança pode ter um resultado desastroso (exemplificado no Capítulo "Anatomia da Comunicação parte I"). É importante lembrar que a emergência é um ambiente estressante e uma proposta de limitação de intervenções, especialmente se ainda não há diagnóstico definido, pode soar como negligência ou abandono. O termo "cuidados paliativos" infelizmente ainda é cercado de mitos e desinformação, podendo ser melhor compreendida uma proposta de "cuidado individualizado" ou "melhor cuidado" para aquele paciente com aqueles valores e prioridades naquela situação específica.

COMO A EQUIPE DE CUIDADO PALIATIVO PODE ATUAR JUNTO À EQUIPE DA EMERGÊNCIA?

Na maioria dos lugares que dispõem de um serviço de cuidados paliativos, a equipe é composta por profissionais de diversas áreas: médicos, enfermeiros, fisioterapeutas, terapeutas ocupacionais, nutricionistas, psicólogos, farmacêuticos, assistente social e eventualmente serviço de capelania. Todos esses profissionais atuam juntos para uma abordagem multidisciplinar do paciente, objetivando extrapolar o cuidado além da doença e enxergando o indivíduo como uma pessoa inserida dentro de um contexto familiar e social.

A equipe de cuidados paliativos pode auxiliar no manejo agudo do paciente no DE e deve ser acionada para as seguintes situações:

- Auxiliar na definição do plano de cuidados e ajuste de suporte, principalmente em casos complexos ou com diagnósticos não definidos.
- Auxiliar no controle de sintomas, incluindo terapias não farmacológicas.

- Auxiliar na comunicação com paciente e familiares para definição de cuidados.
- Realizar conferências familiares e manejo de conflitos atuais ou preexistentes.
- Avaliar questões legais e bioéticas junto à equipe assistente.

A equipe de cuidados paliativos atua, na grande maioria dos serviços brasileiros, como interconsultora, proporcionando um seguimento longitudinal do paciente durante a hospitalização, independentemente do setor de internação. A avaliação da equipe de cuidados paliativos no DE auxilia no alinhamento de condutas pelas múltiplas equipes assistentes que participarão do cuidado do paciente e no fortalecimento do vínculo das equipes com o paciente e familiares.

A indicação de seguimento ambulatorial com equipe de cuidados paliativos também pode ser benéfica para pacientes identificados como tendo necessidade de cuidado paliativo, mas que se encontram estáveis ou em programação de alta da emergência. O cenário ambulatorial é o ideal para definição de diretivas antecipadas de vontade, elaboração de plano de cuidados dinâmico concordante com objetivos e condições clínicas do paciente e manejo de sintomas visando maximizar a permanência do paciente em seu ambiente de maior conforto.

PONTOS IMPORTANTES

- Pacientes com necessidades de cuidados paliativos são cada vez mais frequentes em nossos atendimentos de emergência.[20] No entanto, o fato de um paciente ter critérios para indicação de cuidado paliativo não quer dizer que ele não possa se beneficiar de intervenções com o objetivo de prolongar a vida. Por outro lado, também não podemos concluir que todos os pacientes que procuram a emergência desejam se submeter a todos os procedimentos que possam, a qualquer custo, sustentar a vida artificialmente.
- O processo de tomada de decisão nesses casos deve ser individualizado cuidadosamente e levar em consideração a situação aguda, um prognóstico realista embasado cientificamente, os valores do paciente e a melhor forma de respeitá-los naquele cenário específico.[21] O objetivo final é o desenvolvimento de um plano que contemple objetivos de cuidado compartilhados entre paciente/família e equipe, tendo em vista o melhor e o pior cenário possível.
- A capacidade de tomar decisões rápidas, que respeitem os valores do paciente e muitas vezes com informações incompletas é um dos maiores desafios da medicina de emergência atual. O primeiro passo em direção a uma decisão correta é o uso sistemático de ferramentas validadas para a identificação precoce de pacientes que podem se beneficiar de cuidado paliativo.[10-12]
- A equipe de cuidado paliativo pode ser acionada para auxiliar em situações mais complexas em relação a controle de sintomas, definição de prognóstico,

comunicação difícil ou conflituosa. É importante lembrar que o emergencista deve possuir competências básicas em cuidado paliativo para identificar pacientes com doença avançada de forma precoce e proporcionar o melhor cuidado para estes pacientes.

REFERÊNCIAS BIBLIOGRÁFICAS

1. Lourençato F, Santos A, Ficher A, Santos J, et al. Implantação de serviço de cuidados paliativos no setor de emergência de um hospital público universitário. Rev Qual HC. 2016;127-33.
2. Pitts S, Niska R, Xu J, Burt C. National Hospital ambulatory medical care survey: 2006 emergency department summary. Nat Health Stat Report. 2008;27:w84-95.
3. Lamba S, Nagurka R, Walter S, Murphy P. Emergency-department-initiated palliative care consults - a descriptive analysis. J Palliat Med. 2012;15(6):633.
4. Lamba S. Early goal-directed palliative therapy in the emergency department. J Palliat Med. 2009;12(9):767.
5. Kompanje E. The worst is yet to come. Many elderly patients with chronic terminal illnesses will eventually die in the emergency department. Intensive Care Med. 2010 May;36(5):732-4.
6. Smith AK, McCarthy E, Weber E, et al. Half of older Americans seen in emergency department in the last month of life; most admitted to the hospital, and many die there. Health Affairs. 2012;31(6):1277-85.
7. Comitê de emergência ANCP. Avaliação da formação e de demandas educacionais em cuidado paliativo em profissionais atuantes na emergência (dados não publicados).
8. Heyland DK, Dodek P, Rocker G, et al. What matters most in end-of-life care: perceptions of seriously ill patients and their family members. CMAJ. 2006;174(5):627-33.
9. Brumpley R, Eguidanos S, Jamison P, et al. Increased satisfaction with care and lower costs: results of a randomized controlled trial of in-home palliative care. J Am Geriatr Soc. 2007;55(7):993.
10. American College of Emergency Physicians. Palliative Care Toolkit for EM providers. 2014. Disponível em: www.acep.org.
11. Downar J, Goldman R, Pinto R, et al. The "surprise question" for predicting death in seriously ill patients: a systematic review and meta-analysis. CMAJ. 2017;189(13):484-93.
12. Ouchi K, Strout N, Haydar S, et al. Association of emergency clinician's assessment of mortality risk with actual 1-month mortality among older adults admitted to the hospital. JAMA Net Open. 2019;2(9):e1911139.
13. SPICT-BR™. Disponível em: https://www.spict.org.uk/the-spict/spict-br/. Acesso em 31/07/2020.
14. Dying in America: Improving quality and honoring individual preferences near the end of life. Washington, DC: National Academies Press; 2015.
15. Clarke G, Feinstein E, Holland A, et al. Preferences for care towards the end of life when decision-making capacity may be impaired: A large scale cross-sectional survey of public attitudes in Great Britain and the United States. PLoS ONE. 12(4):e0172104.
16. EMCrit RACC. The Rapid Code status conversation with Kei Ouchi. Disponível em: https://emcrit.org/emcrit/rapid-code-status-conversations/.

17. Schmidt T, Zive D, Fromme E, et al. Physician's Orders for Life Sustaining Treatment (POLST): lessons learned from analysis of the Oregon POLST Registry. Resuscitation. 2014;85:480-5.
18. Ouchi K, George N, Schuur JD, et al. Goals-of-care conversations for older adults with serious illness in the emergency department: challenges and opportunities. Ann Emerg Med. 2019;74(2):276-84.
19. Wilson JG, English DP, Owyang CG, et al. End-of-life care, palliative care consultation, and palliative care referral in the emergency department: a systematic review. J Pain Symptom Manage. 2020;59(2):372-83.e1.
20. George N, Bowman J, Aaronson E, et al. Past, present and future of palliative care in emergency medicine in the USA. Acute Med Surg. 2020;7:e497.
21. Forte D, Kawai F, Cohen C. A bioethical framework to guide the decision-making process in the care of seriously ill patients. BMC Med Ethics. 2018;19(1):78.
22. Ribeiro SCC, Arantes Lopes TA, Costa JVG, Rodrigues CG, Maia IWA, Soler LM, Marchini JFM, Neto RAB, Scuza HP, Alencar JCG. The Physician Surprise Question in the Emergency Department: prospective cohort study. BMJ Support Palliat Care. 2024 Feb 5:spcare-2024-004797.

2

Este paciente tem indicação de UTI?

Victor Paro da Cunha

INTRODUÇÃO

Unidades de terapia intensiva (UTIs) são setores, normalmente em ambientes hospitalares, especializados para o cuidado a doentes críticos, cuja característica mais importante é apresentar uma equipe multiprofissional treinada e habilitada a prestar suporte avançado de vida, em especial manejar as possíveis disfunções orgânicas agudas que possam se estabelecer e arriscar a vida dos pacientes.

Cabe aos profissionais de saúde identificar quais pacientes apresentam benefício da alocação em ambiente de terapia intensiva, porém é bem descrito que essa decisão tende a ser complexa e varia conforme diversos fatores, nem todos eles associados exclusivamente ao *status* clínico do paciente.[4]

Para reduzir esses vieses cognitivos, algumas orientações são descritas pelos centros reguladores nacionais e internacionais; seguem algumas características que devem ser levadas em conta para indicação ou não de cuidados intensivos:[1-4]

- Paciente deve apresentar uma condição com necessidade de suporte disponível apenas em ambiente de UTI.
- Paciente deve apresentar uma lesão ou patologia com perspectiva de reversibilidade.
- Paciente e/ou familiares devem estar concordantes com as possíveis complicações ou sequelas que possam surgir desse tratamento.

Em alguns casos, o prognóstico e a reversibilidade de alguns pacientes podem ser inicialmente difíceis de serem previstos; neste contexto é aceitável também o que é descrito como "*trial* de UTI", ou seja, alocar temporariamente o paciente nessas unidades (mais informações no Capítulo "*Trial* de UTI").

INDICAÇÕES INESPECÍFICAS DE ENCAMINHAMENTO À UNIDADE DE TERAPIA INTENSIVA

Indicações inespecíficas de encaminhamento à UTI normalmente se referem à presença de disfunções orgânicas agudas ou crônicas agudizadas que tornam necessária a alocação desses pacientes em ambiente de terapia intensiva:

- Insuficiência respiratória ou obstrução de via aérea com necessidade de suporte ventilatório por meio de ventilação mecânica invasiva ou não invasiva. Necessidade de oxigenoterapia suplementar maior que 50% de FiO_2.
- Choque hemodinâmico com necessidade de uso de drogas vasoativas e/ou outras formas de suporte avançado cardiovascular (p. ex.: inotrópicos, balões intra-aórticos, circulação extracorpórea).
- Pacientes com rebaixamento do nível de consciência de instalação aguda com perda de proteção de via aérea, risco de disautonomias ou de falência respiratória ou necessidade de monitorização contínua de sistema nervoso central, especialmente se monitorização invasiva de pressão intracraniana estiver sendo realizada.
- Pacientes evoluindo com insuficiência hepática aguda e necessidade de avaliação e monitorização para formas fulminantes de lesão.
- Pacientes com injúria renal aguda apresentando emergências dialíticas ou necessidade de monitorização contínua (p. ex.: uremia, hipercalemia refratária, acidose metabólica refratária e hipervolemia).
- Pacientes com sangramentos agudos traumáticos ou não, ameaçadores à vida.
- Pacientes com distúrbios eletrolíticos graves ou disfunções metabólicas graves e persistentes (p. ex.: hipoglicemia refratária, acidoses metabólicas importantes, pH < 7,2, hipercalcemia > 6,5 mEq/L).
- Pacientes apresentando 2 ou mais disfunções orgânicas agudas.

Não só a indicação médica deve ser levada em conta na alocação de pacientes a unidade de terapia intensiva, a presença de uma equipe multiprofissional ampla e com formação extensiva em cuidados do doente crítico é fundamental para garantir resultados positivos. Nesse contexto, pacientes com alta demanda de cuidados de enfermagem (p. ex.: dependência importante para atividades básicas, múltiplas lesões por pressão ou feridas extensas com necessidade de trocas frequentes de curativos) ou cuidados prolongados de fisioterapia (p. ex.: necessidade de aspiração frequente, reabilitação neurológica, muscular e respiratória prolongadas), assim como suporte fonoaudiológico, odontológico e psicológico, são candidatos potenciais à UTI.

INDICAÇÕES ESPECÍFICAS DE ENCAMINHAMENTO À UNIDADE DE TERAPIA INTENSIVA

Dentre as causas específicas de alocação em ambiente de terapia intensiva, diversas patologias são descritas como tendo potencial benefício. Seguem algumas dessas indicações:

- Patologias cardiovasculares: síndrome coronariana aguda, choque cardiogênico, insuficiência cardíaca com falência respiratória e emergências hipertensivas.
- Patologias pulmonares: asma grave (*peak-flow* < 40% ou fadiga muscular) e tromboembolia pulmonar com sinais de instabilidade hemodinâmica. Doença pulmonar obstrutiva crônica com necessidade de ventilação não invasiva.
- Patologias neurológicas: acidentes vasculares encefálicos (AVE) isquêmicos volumosos ou candidatos à terapia de reperfusão, patologias neuromusculares com risco de insuficiência respiratória ou disautonomias, pacientes com hemorragia subaracnoide, *status epilepticus*, AVE hemorrágicos.
- Intoxicações com disfunção neurológica, respiratória ou hemodinâmica ou necessidade de terapia substitutiva renal para manejo.
- Patologias gastrointestinais: hemorragia digestiva alta (HDA) com hipotensão, taquicardia ou necessidade de vasopressores, sangramentos ou coagulopatias associadas. Hepatite fulminante, cirróticos com encefalopatia graus III ou IV ou com disfunção renal. Pancreatite aguda com 3 ou mais critérios de Ranson.
- Patologias endócrinas: cetoacidose diabética (CAD) com acidose grave (pH < 7,0), estado hiperglicêmico hiperosmolar (EHH) com coma associado, tempestade tireoidiana ou coma mixedematoso, insuficiência adrenal com instabilidade hemodinâmica.
- Pacientes em pós-operatório: necessidade de monitorização hemodinâmica, ventilatória ou monitorização de via aérea.
- Pacientes em pós-operatório neurocirúrgico: necessidade de suporte hemodinâmico, ventilatório ou de via aérea, assim como pacientes evoluindo com risco de síndrome de hipertensão intracraniana.
- Pacientes em sepse ou choque séptico.

MOMENTO PARA INDICAÇÃO DE TERAPIA INTENSIVA

Idealmente, os pacientes devem ser admitidos o mais precocemente possível a partir da sua indicação. Essa estratégia foi associada a melhores taxas de recuperação, redução do tempo de disfunções orgânicas e redução da estadia e de custos em UTIs.[2] Também é descrito em estudos observacionais que o benefício em mortalidade da alocação em ambiente de UTI tende a ser maior nos primeiros 3 dias da sua transferência; após esse momento, a "janela" de benefício do cuidado intensivo termina, voltando o paciente ao mesmo risco de morte comparativamente.[5]

Além disso, estudos tanto em departamento de emergência (DE) quanto em enfermarias demonstraram que o atraso em transferência do paciente à unidade crítica aumenta potencialmente a mortalidade hospitalar, em ambiente de enfermaria o atraso em 4 horas foi associado a um risco 3,5 vezes maior de morte,[10] enquanto que em DE um aumento de cerca de 6 horas no tempo de transferência aumentou a mortalidade em cerca de 3-5%.[7]

Alguns serviços de saúde do mundo, para garantir esse cuidado precoce, têm proposto estratégias envolvendo tanto "Times de Resposta Rápida", em que equipes especializadas em cuidados críticos avaliam pacientes que foram triados como de risco, assim como estratégias de "UTI sem fronteiras", em que pacientes potencialmente candidatos à admissão em UTI são sinalizados aos médicos intensivistas que irão avaliar esses pacientes em seus locais, iniciar medidas de estabilização e definir priorização para o ambiente de UTI, medida essa que em trabalhos observacionais mostrou benefício em mortalidade geral nas enfermarias.[2,5,9]

PRIORIDADES DE ENCAMINHAMENTOS À UNIDADE DE TERAPIA INTENSIVA

No contexto atual, com o aumento das tecnologias e recursos disponíveis para garantir suporte avançado, os centros de cuidados críticos têm se tornado mais caros e seus leitos mais escassos. Já há alguns anos têm sido estudados métodos de triagem e identificação dos pacientes que mais se beneficiaram na internação nesses serviços.

Recomendações do *guideline* de 2016 da Sociedade Americana de *Critical Care* para admissões em terapia intensiva:

- Três modelos são descritos para definir indicação de UTI:
  - Modelo de priorização: utiliza perspectiva de benefício do uso da UTI para aquele determinado paciente.
  - Modelo baseado em diagnóstico: utiliza prognóstico de patologias específicas.
  - Modelo de parâmetros objetivos: utiliza sinais vitais, achados em exames complementares e exame físico para definir gravidade.
  - Nenhum dos três foi isoladamente validado, bem como comparado aos interobservadores. Na prática, eles costumam ser utilizados de maneira associada.
- Orientações sobre alocação em UTI especializadas:

  - Evitar admissão em UTI especializadas de pacientes com patologias não associadas àquela especialidade.
- Priorizar admissão em UTI neurológicas de pacientes com hemorragias intracranianas, assim como vítimas de trauma cranioencefálico (TCE).

Paul Marik descreve um sistema com 4 níveis de prioridade para pacientes com indicação de cuidado crítico:[1]

- Prioridade 1: doentes críticos, instáveis, com indicação de tratamento intensivo e monitorização contínua.
  - Os principais exemplos são pacientes evoluindo com insuficiência respiratória e necessidade de suporte ventilatório mecânico invasivo, assim como pacientes com disfunção hemodinâmica e necessidade de infusão de drogas vasoativas para seu manejo.
- Prioridade 2: pacientes que não estão agudamente críticos, porém necessitam de monitorização contínua por um potencial risco de instabilidade.
  - Os principais exemplos são pacientes com lesões cerebrais com risco de progressão para hipertensão intracraniana ou pacientes submetidos a procedimentos cirúrgicos com risco importante de complicações.
- Prioridade 3: pacientes que estão criticamente enfermos, porém, devido a comorbidades prévias, estado de dependência ou prognóstico reservado das lesões agudas, têm pouca probabilidade de evoluir com melhora significativa do quadro.
  - Exemplos mais comuns são pacientes com doenças oncológicas metastáticas com quadros infecciosos agudos, pacientes com insuficiência cardíaca ou doenças pulmonares avançadas sem condutas modificadoras de doença com intercorrências agudas.
- Prioridade 4: os pacientes desses grupos normalmente não apresentam benefício do ambiente de terapia intensiva em relação a outras unidades hospitalares. Eles tendem a ser divididos em dois grupos de pacientes:
  - Pacientes com patologias agudas ou com comorbidades com baixo risco de complicações, por exemplo, pacientes com infecções simples não complicadas ou pacientes com formas leves de disfunções orgânicas crônicas submetidos a cirurgias simples.
  - Pacientes com doenças terminais irreversíveis, pacientes com sequelas neurológicas intensas, câncer refratário a medidas paliativas, pacientes evoluindo com disfunção de múltiplos órgãos.
  - Respeitando o princípio da autonomia, nesse grupo também devem ser incluídos os pacientes que conscientemente recusarem medidas avançadas de suporte à vida e desejam, portanto, receber cuidado objetivando conforto.

- Não devem ser incluídos nesses grupos os pacientes com morte encefálica que sejam doadores de órgãos, já que suporte avançado de vida costuma ser necessário até o momento em que a cirurgia de colheita possa ser realizada.

A idade por si só não deve ser utilizada como critério para indicar prioridade em ambientes de terapia intensiva, porém deve sempre ser levado em conta o fato de que associada ao aumento da idade costuma vir redução da reserva fisiológica, assim como comorbidades importantes.[2]

Os escores prognósticos hospitalares como o *Acute Physiology and Chronic Health Evaluation* (APACHE) e o *Simplified Acute Physiology Score* (SAPS) não devem ser utilizados isoladamente para definir prioridades em UTI, já que mesmo sendo associados à gravidade não levam em conta outros fatores decisivos, como dependência, valores de vida e presença de comorbidades.[2] O escore *Sequential Organ Failure Assessment* (SOFA), estudado de maneira mais ativa para manejo de pacientes com sepse, foi também já descrito como um bom preditor de mortalidade em pacientes admitidos a unidades de cuidado intensivo, podendo também ser utilizado para auxiliar essas decisões.[6]

Outro ponto muito descrito em diversas referências descreve que o processo de triagem e priorização de pacientes ao ambiente de terapia intensiva deve sempre ser um processo transparente, ético e justo, evitando sempre vieses de religião, etnicidade, orientação sexual, estado social ou financeiro. Maiores detalhes sobre a alocação de recursos escassos encontram-se no Capítulo "Alocação de recursos escassos e a contribuição do cuidado paliativo".

Guidelines também orientam cuidados a serem estabelecidos ao avaliar pacientes com quadros neoplásicos. Estudos mais antigos sugeriam que esses pacientes, quando expostos ao ambiente de terapia intensiva, apresentavam mortalidade aumentada, porém não houve nenhum fator isolado que pudesse separá-los da população geral. Ao mesmo tempo, avanços no tratamento do câncer como novos agentes e terapias dirigidas têm tido impacto positivo e a sobrevida geral tem aumentado, especialmente em países de alta renda, inclusive entre pacientes com doença avançada e metastática. Dessa forma, é indicado que pacientes oncológicos agudamente críticos recebam o mesmo processo de triagem e priorização indicado para a população geral, sendo sim candidatos à terapia intensiva quando apresentam *status* funcional preservado.[8] Também é orientado que a alocação desses pacientes leve em conta o desejo e a autonomia do paciente e, caso ele não tenha capacidade de decisão, seus valores e prioridades que podem ser investigados junto aos familiares.[5]

REGULAMENTAÇÃO NACIONAL

Além do já descrito sobre a literatura internacional, no Brasil o Conselho Federal de Medicina, em 28/10/2016, emitiu a Resolução n. 2.156/2016 sobre admissões e altas em UTI. A seguir encontram-se os principais aspectos da resolução:[3]

- São critérios de admissão em terapia intensiva a presença de necessidade de suporte a disfunções orgânicas e monitorização intensiva.
- Cinco níveis de prioridade são descritos pela resolução:
  - Prioridade 1: pacientes que necessitam de intervenções de suporte à vida, com alta probabilidade de recuperação e sem nenhuma limitação de suporte terapêutico.
  - Prioridade 2: pacientes que necessitam de monitorização intensiva, pelo alto risco de precisarem de intervenção imediata, e sem nenhuma limitação de suporte terapêutico.
  - Prioridade 3: pacientes que necessitam de intervenções de suporte à vida, com baixa probabilidade de recuperação ou com limitação de intervenção terapêutica.
  - Prioridade 4: pacientes que necessitam de monitorização intensiva, pelo alto risco de precisarem de intervenção imediata, mas com limitação de intervenção terapêutica.
  - Prioridade 5: pacientes com doença em fase de terminalidade, ou moribundos, sem possibilidade de recuperação. Em geral, esses pacientes não são apropriados para admissão na UTI (exceto se forem potenciais doadores de órgãos). No entanto, seu ingresso pode ser justificado em caráter excepcional, considerando as peculiaridades do caso e condicionado ao critério do médico intensivista.
- Também é descrito que os pacientes prioridade 2 e 4 devem ser preferencialmente admitidos a unidades semi-intensivas, assim como pacientes prioridade 5 devem ser priorizados para unidades de cuidados paliativos.

MODELOS NOVOS DE CUIDADOS HOSPITALARES

Com a mudança dos paradigmas atuais sobre benefício e malefício associados a internações desnecessárias, assim como a cada vez mais difundida mudança de objetivo de cuidado voltado para o conforto e a qualidade de vida dos pacientes com patologias avançadas, tem sido proposta uma mudança nos níveis de cuidados que determinados setores hospitalares oferecem à população.[11]

Enfermarias de cuidados paliativos ou cuidados para pacientes em estado avançado, assim como instituições de hospice têm se tornado cada vez mais presentes no dia a dia dos grandes centros do país, permitindo uma abordagem diferente da alocação de doentes agudamente enfermos com doenças crônicas avançadas, o que termina por reduzir os gastos envolvendo cuidados de terapia intensiva, assim como os eventos adversos associados ao uso controverso desse recurso.[11]

CONCLUSÕES

- A indicação de terapia intensiva é complexa e dependente de diversos fatores, tanto funcionais, prognósticos e fisiológicos, assim como dos valores, potencial benefício e risco de complicações associadas à internação.
- Não existe qualquer critério que, isoladamente, possa definir que um determinado paciente não deve ser admitido em unidade de terapia intensiva, excetuando situações em que a internação é indesejada ou incompatível com os valores ou diretivas antecipadas do paciente.
- A alocação de pacientes nesse ambiente deve ser realizada de maneira projetada sempre com o cuidado multiprofissional e, em diversos níveis de cuidado, garantir a melhor alocação desse recurso.
- Quando existe um grande grau de incerteza em relação ao benefício da internação em UTI, um *trial* de UTI pode ser considerado.

REFERÊNCIAS BIBLIOGRÁFICAS

1. Marik PE. Evidence-based critical care. 3. ed. Springer; 2015.
2. Smith G, Nielsen M. Criteria for admission. BMJ. 1999;318:1544.
3. Conselho Federal de Medicina. Resolução CFM n. 2.156/2016. Diário Oficial da União, 17/09/2016, Secção I, p.138-9.
4. Iwashyna TJ, et al. Estimating ICU benefit: a randomized study of physicians. Critical Care Medicine. 2019;47(1):62-8.
5. Nates JL, et al. ICU admission, discharge, and triage guidelines: a framework to enhance clinical operations, development of institutional policies, and further research. Critical Care Medicine. 2016;44:8.
6. Kline JA, et al. The Sequential Organ Failure Assessment score for predicting outcome in patients with severe sepsis and evidence of hypoperfusion at the time of emergency department presentation. Critical Care Medicine. 2009;37(5):1649-54.
7. Chalfin DB, Trzeciak S, Likourezos A, et al; DELAY-ED Study Group. Impact of delayed transfer of critically ill patients from the emergency department to the intensive care unit. Crit Care Med. 2007;35:1477-83.
8. Oud L. Critical illness in patients with metastatic cancer: a population-based cohort study of epidemiology and outcomes. J Investig Med. 2022;70(3):820-8.
9. Priestley G, et al. Introducing Critical Care Outreach: a ward-randomized trial of phased introduction in a general hospital. Intensive Care Medicine. 2004;30:1398-404.
10. Young MP, et al. Inpatients transfer to intensive care: delays are associated with increased mortality and morbidity. Journal of General Internal Medicine. 2003;18:77-83.

11. Rimar A, Friedman MI, Quinteros MG, Gooch RA, Masick KD, DaCosta N, et al. Changing the care paradigm for patients: advanced illness beds care model. Am J Hosp Palliat Care. 2021 Nov;38(11):1336-41.
12. Siegel RL, Kratzer TB, Giaquinto AN, Sung H, Jemal A. Cancer statistics, 2025. CA Cancer J Clin. 2025 Jan-Feb;75(1):10-45.
13. Kruser JM, Ashana DC, Courtright KR, Kross EK, Neville TH, Rubin E, et al. Defining the time-limited trial for patients with critical illness: an official American Thoracic society workshop report. Ann Am Thorac Soc. 2024 Feb;21(2):187-99.

3

Cuidados paliativos em pacientes críticos: trajetórias de doenças

Tiago Pugliese Branco

INTRODUÇÃO/DEFINIÇÕES

Quando pessoas portadoras de doenças ameaçadoras à vida e seus familiares perguntam sobre o seu prognóstico, estão se referindo ao tempo que lhes resta e ao que devem esperar pela frente. A resposta para essas perguntas pode ser dada por meio do que se conhece a respeito das trajetórias típicas de cada doença, também chamadas de história natural.

Conhecer a história natural da doença pode ajudar a programar um cronograma baseado nas prováveis necessidades e interações com serviços de saúde, traçando uma estratégia de cuidados até a morte. Profissionais de saúde podem, assim, planejar cuidados que integrem o tratamento modificador de doença à abordagem de cuidados paliativos.[1] Além disso, esse conhecimento pode trazer aos pacientes e familiares a sensação de controle da situação, e aos profissionais a informação necessária para definição de um modelo de cuidado mais apropriado.[1]

Essa análise permite que a abordagem de cuidados paliativos seja oferecida de maneira precoce e integrada ao tratamento usual, atendendo às necessidades do paciente, nos diferentes estágios de sua doença (Figuras 1 e 2).[2]

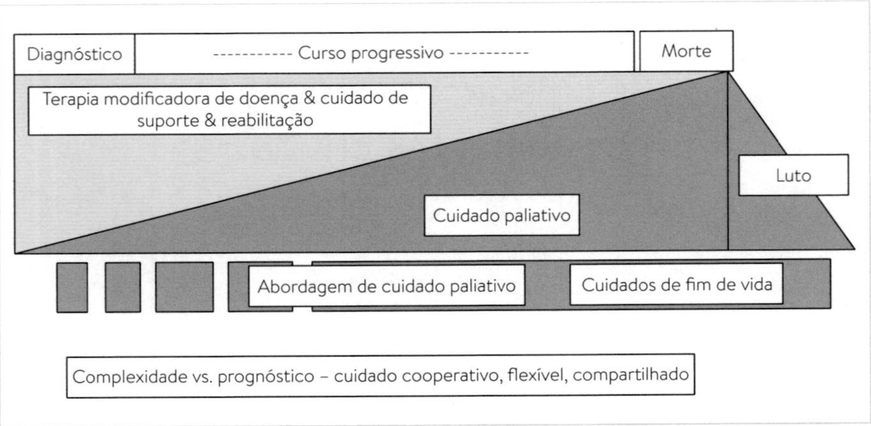

Figura 1 Modelo de cuidado paliativo integrado ao longo da trajetória de doença. Adaptada de Gómez-Batiste et al., 2017.[2]

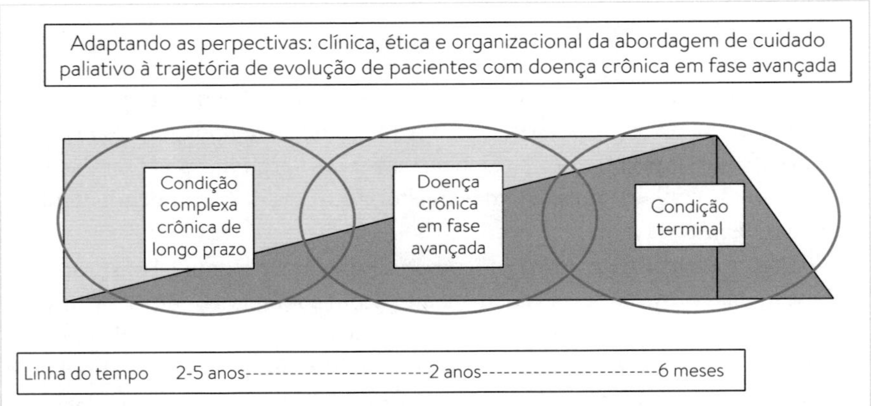

Figura 2 Fases de evolução de doenças crônicas. Adaptada de Gómez-Batiste et al., 2017.[2]

A Figura 2, que mostra a interação do tratamento modificador de doença à abordagem de cuidados paliativos, ao longo do tempo de evolução do paciente, permite a divisão deste período em três principais fases:

- Fase inicial, chamada de Condição Complexa Crônica de Longo Prazo: tratamentos são focados na doença e na sobrevida, na prevenção secundária/terciária, na construção de vínculo, na tomada de decisão compartilhada, no estabelecimento de diretivas antecipadas, na reabilitação. A assistência é realizada pelo profissional de atenção primária ou secundária.[2]

- Fase intermediária, chamada de Condição/Doença Crônica Avançada: foco na condição e qualidade de vida, avaliação multidimensional, planejamento de cuidados, estabelecimento dos valores e preferências do paciente para diferentes cenários, prevenção de crises, abordagem paliativa gradual das necessidades essenciais, reabilitação. A assistência é realizada pelo profissional de atenção primária e secundária, e de cuidados paliativos, ocasionalmente.[2]
- Fase avançada, chamada de Condição Terminal: foco em qualidade de vida, revisões e ajustes frequentes, necessidades essenciais, sedação, nutrição e hidratação, luto, cuidados oferecidos de maneira partilhada entre o profissional de atenção primária e o de cuidados paliativos.[2]

FUNCIONALIDADE

Um dos principais marcadores utilizados para definição de trajetória de cada doença crônica é a funcionalidade, que geralmente está associada inversamente à evolução da doença. Isto é, quanto mais avançada a doença na história natural, menor é a funcionalidade do indivíduo. Graficamente, o grau de funcionalidade (eixo vertical) sofre alterações ao longo do tempo (eixo horizontal) e o padrão de comportamento da queda da funcionalidade em função do tempo vai variar conforme a doença de base do paciente, conforme mostrado adiante.

Como a funcionalidade está relacionada à história natural da doença, a avaliação funcional acrescenta, também, valor prognóstico. Dentre as escalas mais utilizadas, destaca-se o PPS[3] (*Palliative Performance Scale*).

Tabela 1 PPS[3] (*Palliative Performance Scale*)

PPS	Deambulação	Atividade e evidência de doença	Autocuidado	Ingesta oral	Nível de consciência
100%	Completa	Atividade normal e trabalho; sem evidência de doença	Completo	Normal	Completo
90%	Completa	Atividade normal e trabalho; alguma evidência de doença	Completo	Normal	Completo
80%	Completa	Atividade normal com esforço; alguma evidência de doença	Completo	Normal ou reduzida	Completo

(continua)

Tabela 1 PPS[3] *(Palliative Performance Scale) (continuação)*

PPS	Deambulação	Atividade e evidência de doença	Autocuidado	Ingesta oral	Nível de consciência
70%	Reduzida	Incapaz para o trabalho; doença significativa	Completo	Normal ou reduzida	Completo
60%	Reduzida	Incapaz para *hobbies*/ trabalho doméstico; doença significativa	Assistência ocasional	Normal ou reduzida	Completo ou períodos de confusão
50%	Maior parte do tempo sentado ou deitado	Incapaz para qualquer trabalho; doença extensa	Assistência considerável	Normal ou reduzida	Completo ou períodos de confusão
40%	Maior parte do tempo acamado	Incapaz para maioria das atividades; doença extensa	Assistência quase completa	Normal ou reduzida	Completo ou sonolência +/– confusão
30%	Totalmente acamado	Incapaz para qualquer atividade; doença extensa	Dependência completa	Normal ou reduzida	Completo ou sonolência +/– confusão
20%	Totalmente acamado	Incapaz para qualquer atividade; doença extensa	Dependência completa	Mínima a pequenos goles	Completo ou sonolência +/– confusão
10%	Totalmente acamado	Incapaz para qualquer atividade; doença extensa	Dependência completa	Cuidados com a boca	Completo ou coma +/– confusão
0%	Morte	–	–		

Outra escala utilizada é a *Karnofsky Performance Status*[4] (KPS) (tradução livre).

Tabela 2 *Karnofsky Performance Status* (KPS) (tradução livre)

Valor	Nível de capacidade funcional	Definição
100	Normal, sem queixas, sem evidência de doença	Capaz de exercer atividade normal e trabalhar; nenhum cuidado especial necessário
90	Capaz de exercer atividade normal, sinais ou sintomas menores da doença	
80	Atividade normal com esforço, alguns sinais ou sintomas de doença	
70	Cuida de si mesmo, incapaz de exercer atividade normal ou realizar trabalho ativo	Incapaz de trabalhar; capaz de viver em casa e cuidar da maioria das necessidades pessoais; vários graus de assistência necessários
60	Requer assistência ocasional, mas é capaz de executar a maioria das necessidades	
50	Requer assistência considerável e cuidados médicos frequentes	

(continua)

Tabela 2 *Karnofsky Performance Status* (KPS) (tradução livre) *(continuação)*

Valor	Nível de capacidade funcional	Definição
40	Incapaz, requer cuidados especiais e assistência	Incapaz de cuidar de si mesmo; requer o equivalente a cuidado institucional ou hospitalar; doença pode estar progredindo rapidamente
30	Severamente incapaz, hospitalização indicada, apesar de morte não ser iminente	
20	Hospitalização necessária, muito doente, necessário tratamento de suporte ativo	
10	Moribundo, processo de morte em rápida progressão	
0	Morto	

Por fim, a escala do ECOG (*Eastern Cooperative Oncology Group*),[5] criada para pacientes oncológicos, também é bastante usada, tendo como vantagem a fácil aplicação.

Tabela 3 Escala do ECOG (*Eastern Cooperative Oncology Group*)

Performance status	Definição
0	Completamente ativo, sem restrições
1	Restrição para atividade extenuante; deambula e é capaz de executar trabalho leve
2	Capaz de realizar todo autocuidado e incapaz de realizar atividades de trabalho; em pé > 50% do tempo acordado
3	Capaz de realizar apenas parte do autocuidado; confinado à cama ou à cadeira > 50% do tempo acordado
4	Completamente incapaz, não executa nenhum autocuidado; totalmente confinado à cama ou à cadeira

GRUPOS DIAGNÓSTICOS

Classicamente, três trajetórias de doenças distintas foram descritas para pessoas com doenças crônicas e progressivas.[6-7] A primeira mostra uma evolução estável de funcionalidade, com queda acentuada e rápida no período de semanas a dias que precedem o óbito (Figura 3). Esse padrão é observado em portadores de câncer.[1]

A incorporação de novos tratamentos ao curso do câncer e a possibilidade de ganho de sobrevida e manutenção de qualidade de vida a médio/longo prazo mesmo em pacientes metastáticos[3] têm levado a questionamentos a respeito desta curva. Assim foi proposto o refinamento da trajetória da doença oncológica de acordo

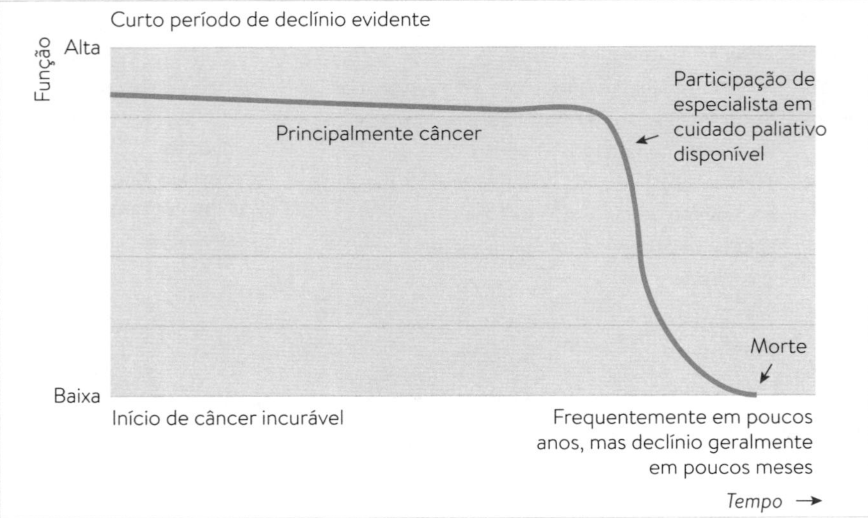

Figura 3

com possibilidades específicas (Figura 4). A curva de deterioração evidente em curto período refere-se aos pacientes candidatos a quimioterapia ou hormonioterapia. Outra curva, com ganho temporário importante de funcionalidade, seguido de declínio rápido, contempla a trajetória esperada para pacientes que respondem à terapia alvo. Resposta prolongada, com a possibilidade de remissão clínica até por anos, pode ser vista em alguns pacientes que respondem à imunoterapia. Há, ainda, uma quarta possibilidade de evolução, reconhecendo que ocasionalmente eventos adversos relacionados ao tratamento oncológico podem levar a um declínio rápido e morte do paciente antes do que seria esperado pela evolução do próprio câncer.

A Figura 4 contempla as quatro trajetórias propostas para a evolução do paciente oncológico, a depender das possibilidades terapêuticas e tolerância aos tratamentos. É importante frisar que, desde o diagnóstico de neoplasia incurável, é possível oferecer cuidados paliativos e de suporte concomitantes ao tratamento modificador de doença.

A segunda trajetória apresenta declínio gradual de funcionalidade, entremeado por episódios de deterioração aguda, com recuperação parcial (exacerbações). A morte ocorre de forma súbita e muitas vezes inesperada. Esse padrão é visto nas falências orgânicas crônicas, como doença pulmonar obstrutiva crônica e insuficiência cardíaca (Figura 5).[1]

A terceira trajetória apresenta um prolongado e gradual declínio, típico de pacientes com doenças neurodegenerativas ou idosos com fragilidade (Figura 6).

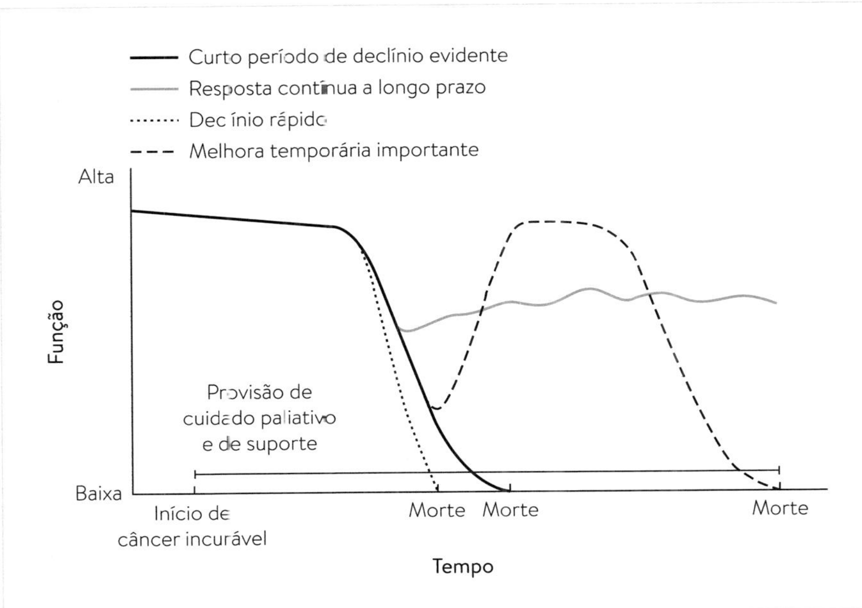

Figura 4

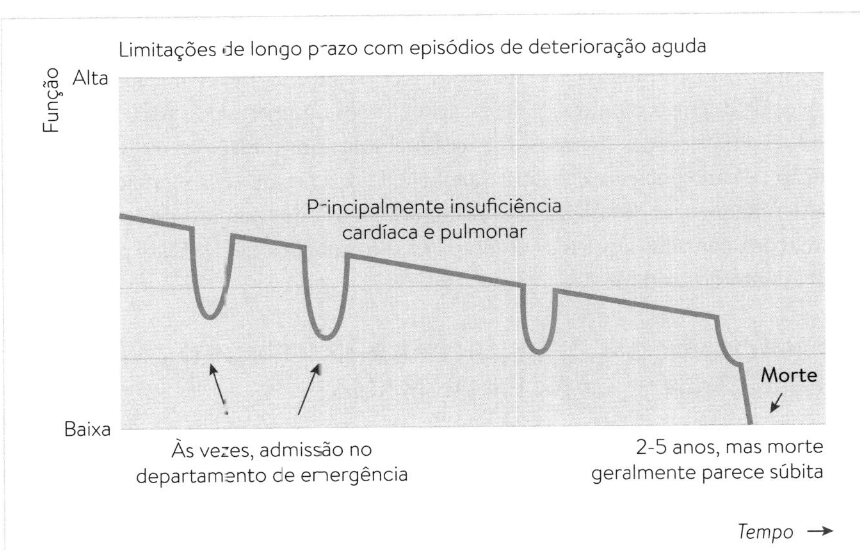

Figura 5

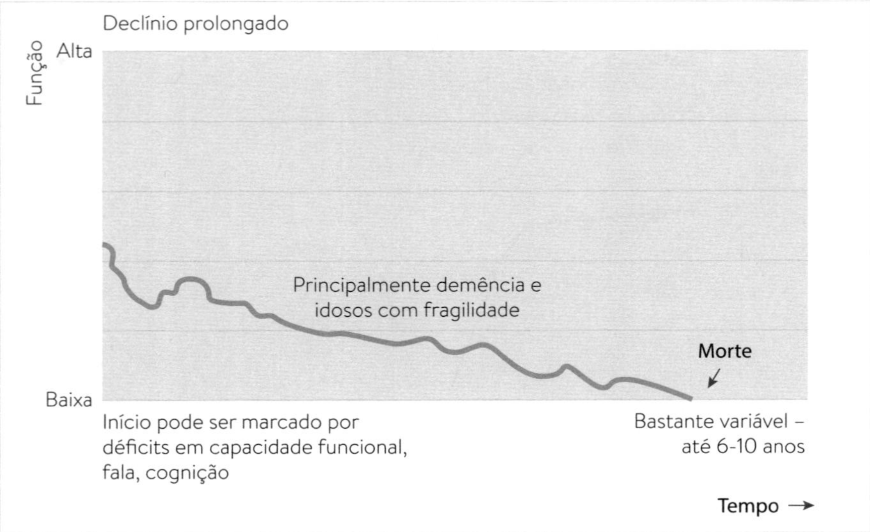

Figura 6

DADOS EPIDEMIOLÓGICOS

A Figura 7 mostra as dez principais causas de morte no Brasil, segundo o DATASUS.[10]

A seguir, ilustramos os três padrões das trajetórias de evolução através de exemplos de doenças comuns. É necessário que se compreenda as particularidades da evolução natural das diversas doenças incluídas nos padrões para uma melhor avaliação de cada paciente e de sua trajetória. Os exemplos aqui mencionados têm o objetivo de ilustrar didaticamente as generalidades de cada um dos padrões e as informações contidas aqui não esgotam as informações necessárias para o bom planejamento do cuidado.

TRAJETÓRIA COM DECLÍNIO ABRUPTO/DOENÇA ONCOLÓGICA → CÂNCER DE MAMA

O câncer de mama é uma das doenças em que os pacientes foram mais beneficiados pela incorporação de novos agentes e terapias-alvo ao arsenal de tratamento.[11] A estimativa geral de sobrevida da doença metastática, que fica em torno de três anos, pode variar de meses a vários anos a depender do subtipo, tratamentos recebidos e resposta individual.

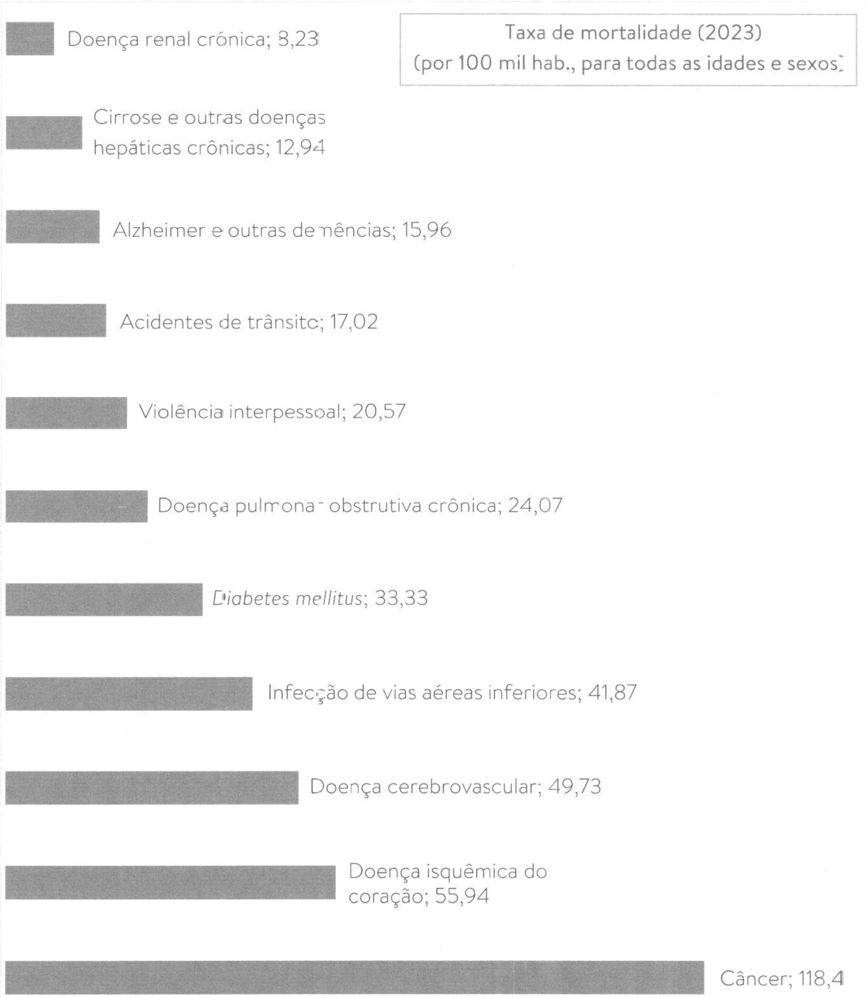

Figura 7

A maior parte dos pacientes com câncer de mama metastático recebe tratamento sistêmico, consistindo em hormonioterapia, quimioterapia, terapias-alvo e tratamento de suporte.

Em pacientes com funcionalidade preservada e boa qualidade de vida, intercorrências agudas devem ser tratadas, inclusive podendo ser instituído suporte invasivo caso haja potencial para reversibilidade e compatibilidade com os valores do paciente, pois o prognóstico estimado é de anos.

Com a progressão de doença, perda de funcionalidade e esgotamento das linhas de tratamento disponíveis, a abordagem de cuidado focado em sintomas ganha importância progressivamente e o planejamento avançado torna-se crítico para ajustar as escolhas de tratamento aos desejos e valores do paciente.

A Tabela 4 descreve características do câncer de mama metastático que apresentaram associação com sobrevida de 6 meses ou menos. Diversas variáveis como piora de funcionalidade, idade avançada, perda ponderal, doença metastática, recidiva de doença oncológica e alterações laboratoriais compatíveis com doença extensa, como elevação de desidrogenase lática e redução de albumina, são comuns em vários tipos de doença neoplásica e são associadas a sobrevida mediana menor que 6 meses.[12]

Tabela 4

Câncer de mama metastático com uma ou mais das seguintes características (qualquer subtipo):	KPS <60 (*ECOG performance status* > 2) Cálcio sérico > 11,2 mg/dL Compressão medular comprometendo deambulação Proteína C-reativa > 10 mg/L e albumina sérica < 3,5 g/dL Metástases peritoneais ou meníngeas
Câncer de mama metastático com três ou mais das seguintes características (qualquer subtipo):	KPS < 80 (*ECOG performance status* ≥ 2) DHL sérico > 500 UI/L Metástase hepática Ao menos 2 sítios de metástase Intervalo livre de doença do diagnóstico até a doença metastática < 24 meses Doença recorrente ou refratária após quimioterapia inicial Tumor com receptores de estrógeno e progesterona negativos (ambos)
Câncer de mama com metástases cerebrais e uma ou mais das seguintes características:	KPS < 80 (*ECOG performance status* ≥2) ≥ 2 metástases cerebrais + metástases extracranianas Tumor com receptores de estrógeno e progesterona negativos (ambos)
Câncer de mama metastático com uma ou mais das seguintes características:	KPS < 60 (*ECOG performance status* >2) Cálcio sérico > 11,2 mg/dL Compressão medular comprometendo deambulação Proteína C-reativa > 10 mg/L e albumina sérica < 3,5 g/dL Metástases peritoneais ou meníngeas

Adaptada de Salpeter SR, et al.[12]

TRAJETÓRIA DE FALÊNCIAS ORGÂNICAS → INSUFICIÊNCIA CARDÍACA (IC)

Para um maior detalhamento deste tópico, confira o capítulo "O paciente com insuficiência cardíaca".

A IC, assim como as outras falências orgânicas, tem um padrão de evolução semelhante ao descrito na Figura 5. A Figura 8 descreve a relação entre evolução da doença, qualidade de vida do paciente e intensidade do cuidado.[13]

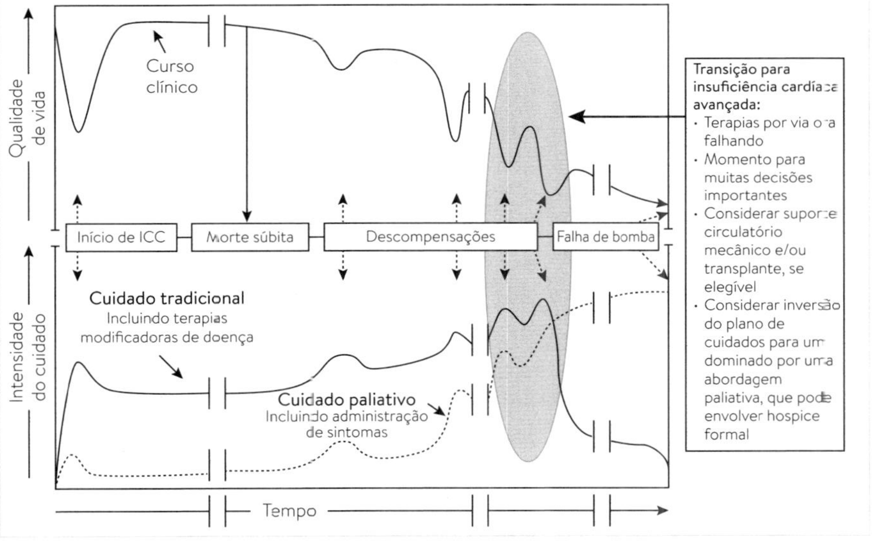

Figura 8 ICC: insuficiência cardíaca congestiva.

Os critérios propostos para encaminhamento ao serviço de cuidados paliativos na IC no tempo correto, evitando que essa ação seja feita em momento muito tardio, são expostos na Tabela 5.[14]

Tabela 5 "*I Need Help*" (mnemônico)

I	Inotrópicos	Uso prévio ou atual de dobutamina, milrinona, dopamina ou levosimendan
N	Classe funcional NYHA/ peptídeos Natriuréticos	Classe funcional III ou IV persistente ou elevação de BNP ou NT-proBNP

(continua)

Tabela 5 "*I Need Help*" (mnemônico) *(continuação)*

E	Falência orgânica (*End-organ dysfunction*)	Disfunção renal ou hepática no contexto de IC
E	Fração de Ejeção	Muito baixa, < 20%
D	Choque de Desfibrilador	Desfibrilação apropriada e recorrente
H	Hospitalização	> 1 hospitalização por IC nos últimos 12 meses
E	Edema/Escalonamento de diuréticos	Sobrecarga de volume persistente e/ou aumento da necessidade de diurético
L	Pressão arterial baixa (*Low*)	Pressão arterial (PA) baixa persistente, com PA sistólica < 90-100 mmHg
P	Medicação Prognóstica	Inabilidade para titular, ou necessidade de reduzir/retirar iECA, betabloqueador, antagonista de mineralocorticoide, inibidor de receptor da angiotensina neprisilina

BNP: *B-type natriuretic peptide*; IC: insuficiência cardíaca; iECA: inibidor da enzima de conversão da angiotensina; NT-ProBNP: *N-terminal pro b-type natriuretic peptide*; NYHA: *New York Heart Association Functional Classification*.

TRAJETÓRIA DE DEMÊNCIA/FRAGILIDADE → DEMÊNCIA DE ALZHEIMER

A escala *Functional Assessment Staging*[15] (FAST) avalia a evolução de declínio de funcionalidade do paciente, com base nos critérios descritos na Tabela 6 (tradução livre).

Tabela 6 Escala *Functional Assessment Staging* (FAST) (tradução livre)

Estágio	Características	Diagnóstico clínico
1	Sem perda de funcionalidade	Normal
2	Perda de memória subjetiva para nomes, palavras, local em que guardou objetos, compromissos. Sem perda de funcionalidade objetiva	Idoso normal
3	Déficits observados no trabalho ou contexto social. Esquecimento de encontros importantes, havendo declínio de produtividade. Alterações notadas em viagens a locais não familiares	Demência de Alzheimer inicial
4	Déficit na performance de tarefas complexas da vida diária como pagamento de contas, dificuldade para planejar e preparar refeição, realizar compras	Demência de Alzheimer leve

(continua)

Tabela 6 Escala *Functional Assessment Staging* (FAST) (tradução livre) *(continuação)*

Estágio	Características	Diagnóstico clínico
5	Dificuldade para escolher as próprias roupas. Auxílio para tarefas é necessário. Precisa de ajuda para escolha de roupas de acordo com a temporada, começa a esquecer de tomar banho regularmente e perde a capacidade para dirigir	Demência de Alzheimer moderada
6	• 6a. Assistência para se vestir • 6b. Assistência para tomar banho • 6c. Assistência para higiene pessoal • 6d. Incontinência urinária • 6e. Incontinência fecal	Demência de Alzheimer moderada
7	• 7a. Discurso limitado a aproximadamente 6 palavras ao longo de um dia • 7b. Vocabulário ininteligível, limitado a uma única palavra ao longo de um dia • 7c. Perda da habilidade de deambular • 7d. Perda da habilidade de sentar • 7e. Perda do sorriso social • 7f. Perda da sustentação cervical	Demência de Alzheimer avançada

Estudo norte-americano que acompanhou 323 residentes de instituições de longa permanência, portadores de demência avançada, com o objetivo de descrever a evolução clínica e causa de morte, evidenciou os seguintes fatos:[16]

- Durante o período de 18 meses do estudo, 55% dos pacientes da coorte faleceram, com sobrevida média de 1,3 ano.
- Infecções e problemas de alimentação foram as complicações mais comuns. Durante o estudo, 41% dos residentes apresentaram pneumonia, 51% tiveram episódio febril e 86% desenvolveram problemas de alimentação.
- Infecções e problemas de alimentação foram associados a maior mortalidade. A mortalidade em seis meses ajustada após o desenvolvimento de pneumonia, episódio febril e problema de alimentação foi de 47%, 45% e 39%, respectivamente.[17]

CONCLUSÃO

No contexto do atendimento do paciente crítico, além de entender o motivo que levou o paciente a procurar o atendimento, é de suma importância entender em que momento da trajetória de uma doença crônica o paciente se encontra. Os dados expostos neste capítulo são importantes para a construção de um plano de cuidados que seja alinhado aos valores do paciente, ao estágio de doença e que permita uma alocação racional de recursos. A despeito do curto tempo que o emergencista e o intensivista possuem para tomar as decisões, o acesso a essas informações de forma rápida pode ser decisivo para uma acertada tomada de decisão.

REFERÊNCIAS BIBLIOGRÁFICAS

1. Murray AS, Kendall M, Boyd K, Sheikh A. Illness trajectories and palliative care. BMJ. 2005;330:1007-11.
2. Gómez-Batiste X, Connor S, Murray S, Krakauer E, Radbruch L, Luyirika E, et al. Principles, definitions and concepts. In: Gómez-Batiste X, Connor S. Building integrated palliative care programs and services. 1.ed. Catalonia: Liberdúplex; 2017. p. 45-62.
3. Victoria Hospice Society. Palliative Performance Scale (PPSv2) vol 2004. Victoria Hospice Society; 2001.
4. Yates JW, Chalmer B, McKegney FP. Evaluation of patients with advanced cancer using the Karnofsky performance status. Cancer. 1980;45:2220.
5. Oken MM, Creech RH, Tormey DC, et al. Toxicity and response criteria of the Eastern Cooperative Oncology Group. Am J Clini Oncol. 1982;5:649.
6. Murtagh FEM, Preston M, Higginson I. Patterns of dying: palliative care for non-malignant disease. Clin Med. 2004;1(4):39-44.
7. Lunney JR, Lynn J, Foley DJ, Lipson S, Guralnik JM. Patterns of functional decline at the end of life. JAMA. 2003;289(18):2387-92.
8. Murray AS. Care for all at the end of life. 2008 Apr 26;336(7650):958-9.
9. Geijteman ECT, Kuip EJM, Oskam J, Lees D, Bruera E. Illness trajectories of incurable solid cancers. BMJ. 2024 Mar 1;384:e076625.
10. Secretaria de Vigilância em Saúde. Análise de saúde e vigilância de doenças não transmissíveis. Acesso em 16/8/20. Disponível em: http://svs.aids.gov.br/dantps/centrais-de-conteudos/paineis-de-monitoramento/mortalidade/gbd-brasil/principais-causas/>.
11. Chia SK, Speers CH, D'yachkova Y, et al. The impact of new chemotherapeutic and hormone agents on survival in a population-based cohort of women with metastatic breast cancer. Cancer. 2007;110:973.
12. Salpeter SR, Malter DS, Luo EJ, Lin AY, Stuart B. Systematic review of cancer presentations with a median survival of six months or less. J Palliat Med. 2012 Feb;15(2):175-85.
13. Baumwol J. 'I need help' – a mnemonic to aid timely referral in advanced heart failure. Journal of Heart and Lung Transplantation. 2017;36(5):593-4.
14. Stuart B. The NHO medical guidelines for non-cancer disease and local medical review policy: hospice access for patients with disease other than cancer. Hosp J. 1999.
15. Allen LA, Stevenson LW, Grady KL, Goldstein NE, Matlock DD, Arnold RM, et al. Decision making in advanced heart failure. A scientific statement from the American Heart Association. Circulation. 2012;125(15):1928-52.
16. Sclan SG, Reisberg B. Functional Assessment Staging (FAST) in Alzheimer's disease: reliability, validity, and ordinality. Int Psychogeriatrics. 1992;4(1):55-69.
17. Mitchell SL, Teno JM, Kiely DK, Shaffer ML, Jones RN, Prigerson HG, et al. The clinical course of advanced dementia. N Engl J Med. 2009;361(16):1529.

4

Atendimento pré-hospitalar

Saionara Maria Nunes Nascimento

Luzia é uma senhora de 74 anos, com diagnóstico de câncer de mama há 2 anos. Há 6 meses está acamada e necessita de ajuda para tomar banho e se alimentar. Foram descobertas metástases ósseas e cerebrais. Ela sente dores intensas no corpo, mesmo fazendo uso de diversas medicações. Hoje Luzia não conseguiu dormir devido à dor e seus filhos acionaram o SAMU.

INTRODUÇÃO

O atendimento pré-hospitalar (APH) é definido no Brasil a partir da Portaria n. 2.048, de 5 de novembro de 2002, que estabelece o Regulamento Técnico dos Sistemas Estaduais de Urgência e Emergência. Essa Portaria categoriza o APH em dois grupos: fixo e móvel. Neste capítulo iremos direcionar a discussão para o atendimento realizado pelo APH móvel, que é assim descrito:

> CAPÍTULO IV - ATENDIMENTO PRÉ-HOSPITALAR MÓVEL
>
> Considera-se como nível pré-hospitalar móvel na área de urgência, o atendimento que procura chegar precocemente à vítima, após ter ocorrido um agravo à sua saúde (de natureza clínica, cirúrgica, traumática, inclusive as psiquiátricas), que possa levar a sofrimento, sequelas ou mesmo à morte, sendo necessário, portanto, prestar-lhe atendimento e/ou transporte adequado a um serviço de saúde devidamente hierarquizado e integrado ao Sistema Único de Saúde.

Existem no mundo diversos modelos de APH. Sua história se iniciou em tempos de guerra, quando as remoções rápidas de soldados feridos em combate para unidades hospitalares demonstraram aumentar a sobrevida. Assim, a história do APH surge no contexto do trauma, com a perspectiva de remoção imediata para unidade de tratamento definitivo, por equipe apta a realizar remoção rápida e segura do doente, e entregá-lo vivo para o atendimento médico. Esse modelo ainda predomina em países como os Estados Unidos.

Posteriormente, com as mudanças no perfil populacional e de adoecimento, surgiram serviços de APH voltados ao atendimento de doentes clínicos, que se basearam na presença de médicos nas unidades móveis, possibilitando início de tratamento e tomadas de decisão *in loco*, com remoção apenas de acordo com a indicação do próprio médico. Esse é um modelo predominante em países como a França.

No Brasil, o serviço público mais amplo de APH móvel é o Serviço de Atendimento Móvel de Urgências (SAMU), que é um misto desses modelos. O SAMU conta primordialmente com unidades de suporte básico, compostas por um condutor socorrista e um técnico de enfermagem; e com unidades de suporte avançado, compostas por um condutor socorrista, um enfermeiro e um médico. Alguns municípios possuem também o suporte intermediário, que conta com um enfermeiro, um técnico e um condutor socorrista.

Essa trajetória histórica do APH construiu entre os profissionais socorristas um *mindset* baseado sobretudo em estratégias de salvamento e manutenção da vida no ambiente pré-hospitalar, com remoção rápida para uma unidade de cuidados definitivos que disponha de recursos avançados para tratamento, suporte artificial e/ou tomada de decisão.

Entretanto, à medida que passamos por uma transição demográfica e epidemiológica, profissionais do APH têm se deparado com aumento na complexidade de questões éticas relacionadas ao atendimento de pacientes com doenças crônicas, não curáveis, em estágios avançados.

Um estudo qualitativo realizado na África do Sul entrevistou profissionais do APH sobre a sua percepção quanto à necessidade de cuidados paliativos na sua rotina, e identificou unanimidade quanto ao reconhecimento da sua importância na garantia dos princípios de não maleficência, beneficência e autonomia dos pacientes; além do reconhecimento da necessidade premente do treinamento dos profissionais e da criação de protocolos.

Já no Brasil, um estudo qualitativo de natureza interpretativa realizado com profissionais do SAMU no Mato Grosso do Sul evidenciou que a percepção deles sobre os principais desafios relacionados com os cuidados paliativos no pré-hospitalar envolviam: sensação de despreparo devido à falta de treinamentos para lidar com questões técnicas e emocionais relacionadas ao fim de vida, entraves de comunicação com familiares em cena, dificuldades de tomadas de decisão imediatas no contexto de emergência por desconhecimento de histórico de saúde, valores prévios e ausência de diretivas, além de apreensão quanto ao risco de implementação de medidas fúteis ou prolongadoras de sofrimento nesse contexto.

Vale ressaltar que o APH é, muitas vezes, o contato inicial de um paciente com o sistema de saúde e os desafios mencionados devem ser considerados. Porém, uma conduta definida neste momento pode ser determinante para a linha de cuidado subsequente desse paciente. Se por um lado lidamos com restrição de recursos humanos, instrumentais e de tempo, sobretudo não dispondo da longitudinalidade do cuidado, por outro temos acesso ao espaço mais íntimo da vida das pessoas, e o compartilhamento destas emoções *in loco* quando feito com a técnica adequada pode ser uma ferramenta preciosa para a construção de uma decisão congruente com os valores do paciente.

Ao chegar no local, a equipe avançada do APH foi recebida por Julia e Marcos, filhos de Luzia. Julia, muito chorosa, e Marcos, agitado, pediam que "pelo amor de Deus, alguém ajudasse sua mãe".
Luzia estava deitada em seu quarto, muito gemente. A enfermeira da equipe imediatamente se aproximou e viu sobre a cômoda comprimidos de morfina. Julia informou que Luzia usava 10 mg de morfina a cada 6 horas. A enfermeira preparou um *bolus* de morfina conforme a orientação do médico da equipe, de 5 mg (equivalente a aproximadamente 15 mg de morfina oral). Preparou ainda dipirona e dexametasona. Vendo que Luzia estava muito emagrecida e desidratada, optaram por administrar a medicação por via subcutânea. Apenas após a segunda dose da medicação ela teve alívio da dor.

RECONHECENDO O PACIENTE COM INDICAÇÃO DE CUIDADOS PALIATIVOS

O reconhecimento de que se trata de um paciente com indicação de cuidados paliativos não difere em relação aos contextos hospitalares. Devemos utilizar critérios objetivos, discutidos em capítulo específico deste livro.

O APH, entretanto, nos permite fazer uma avaliação visual do ambiente em que o paciente se insere, de modo que a identificação de aparelhos hospitalares como cama, cilindros de oxigênio, cadeira para banho, dieta enteral e outros, podem nos auxiliar na rápida percepção quanto à necessidade de levantar esta discussão.

Após controlada a dor de Luzia, a equipe conseguiu colher melhor a história. Julia, Marcos e Luzia estavam mais calmos. Explicaram que Luzia estava em acompanhamento pela equipe de Cuidados Paliativos, que os tratamentos de quimioterapia não funcionaram, e que agora ela fazia radioterapia na coluna para controlar a dor, mas que alguns dias eram piores que outros. Eles não tinham o telefone da equipe que acompanhava Luiza e, sendo noite, não era possível localizá-los. Quando questionados sobre ir para o hospital, Luzia foi categórica em recusar. Preferia passar todo o tempo que lhe restava em casa, mesmo que tivesse que enfrentar a dor. Para ela, estar no hospital significava estar longe dos seus.

SITUAÇÕES DE EMERGÊNCIA

Dados internacionais mostram que a maior parte dos chamados às equipes de APH no que tange a pacientes com critérios de cuidados paliativos é feita para atendimento a pacientes com câncer, demência e doenças cardiovasculares em estágios avançados, além de atendimento a idosos frágeis.

Os principais sintomas apresentados não diferem daqueles que levam pacientes com essas condições a buscarem unidades hospitalares: dispneia, dor não controlada, crises convulsivas, hemorragias, alteração do nível de consciência e ansiedade.

O manejo dessas condições deve ser dominado pelas equipes de APH, que deve ter acesso aos recursos farmacológicos e não farmacológicos para prover o melhor cuidado aos pacientes. A discussão acerca do manejo desses sintomas é feita em capítulos específicos deste livro.

Ao chegar em uma cena de atendimento, a equipe de APH deve fornecer suporte não invasivo imediato aos pacientes, conforme indicação. Porém, a decisão quanto à instituição ou não de suporte invasivo e à remoção do paciente deve ser tomada com segurança e cautela após conhecer a história do paciente.

Os filhos de Luzia, mesmo assustados, apoiaram a decisão da mãe. A equipe, então, acolheu a decisão da paciente e da sua família. Para viabilizar uma estadia em casa com melhor qualidade, revisaram as medicações de dor de Luzia. Otimizaram a dose da morfina, orientaram o uso correto de doses de resgate, bem como orientaram sobre efeitos colaterais e sinais de intoxicação – tudo detalhado e por escrito. Por fim, o médico entregou a Julia um breve relatório do atendimento, para que pudesse mostrar aos médicos da sua mãe na próxima consulta, e os orientou a chamar novamente o APH caso fosse necessário.

REMOÇÃO DO PACIENTE

A tomada de decisão quanto à remoção do paciente para uma unidade de saúde fixa ou à sua permanência em domicílio deve ser compartilhada. É indispensável compreender em que estágio da trajetória de doença o paciente se encontra e reconhecer se o paciente está apresentando um evento agudo reversível, descompensação da doença de base ou evolução para fase ativa de morte.

Neste quesito, pacientes que já têm diretivas antecipadas ou planejamento antecipado de cuidados discutidas com suas equipes assistentes são de mais simples manejo. Para aqueles que nunca tiveram o cuidado paliativo abordado pode ser muito difícil optar pela não remoção independentemente do estágio em que se encontrem. É importante lembrar que sofrimento fora de controle é uma emergência, portanto se as medidas instituidas no local forem ineficazes para o alivio de dor ou dispneia, a remoção deve ser considerada.

Sempre que possível, a equipe de APH deve estabelecer contato com a equipe de saúde que acompanha o paciente e discutir a melhor conduta, considerando o bem-estar do paciente e de seus cuidadores, além de garantir sua reavaliação e seguimento.

Ao decidir remover um paciente do seu domicílio é preciso ter em mente que a mobilização e a transferência do paciente podem ser dolorosas, assim como o desconforto gerado pelo balanço da ambulância, acarretando sofrimento. Devemos ponderar ainda os riscos de uma internação hospitalar. Por fim, caso optado por remoção, deve-se sempre dar preferência ao encaminhamento para uma unidade onde o paciente já realize acompanhamento.

Entretanto, para muitos pacientes permanecer em domicílio em sua fase final de vida é um valor primordial. Para isso, é necessário garantir que haja compreensão dos cuidadores quanto à situação clínica do paciente, possibilitando que reconheçam e possam ofertar medidas para controle adequado dos sintomas.

É indispensável acessar a condição emocional desta família, pois lidar com a morte é difícil. Redes de apoio frágeis podem ser dificultadores da permanência em domicílio de pacientes em fase final de vida.

Uma vez optado por permanecer em domicílio, um plano de controle dos sintomas agudizados deve ser traçado. A família deve estar orientada que, em caso de dificuldade ou nova demanda, o serviço de APH poderá ser acionado novamente.

Após algumas semanas, o APH foi novamente acionado para atender um chamado naquele domicílio. Acionamento para PCR. Ao chegar no local, a equipe avançada, enquanto adentrava o domicílio, perguntou sobre o ocorrido. Os filhos informaram que ela tinha câncer com metástase e que hoje pela manhã, ao acordarem, chamaram-na e ela não respondia mais. Ao monitorizar a paciente, identificaram assistolia.

PARADA CARDIORRESPIRATÓRIA

O acionamento para atendimento a um paciente em parada cardiorrespiratória (PCR) é uma das situações mais críticas para as equipes de APH, pois o sucesso do seu tratamento está diretamente relacionado ao tempo-resposta e ao direcionamento efetivo de esforços. É crítico, ainda, reconhecer se uma situação se trata de PCR ou óbito.

Segundo a American Heart Association (AHA), PCR é a interrupção súbita e inesperada da atividade cardíaca mecânica, confirmada pela ausência de sinais circulatórios. Muitos dos pacientes para os quais as equipes de APH são acionadas estão, na verdade, passando pela evolução natural das doenças e o evento de supressão de sinais circulatórios não é súbito, tampouco inesperado, caracterizando assim óbito e não PCR.

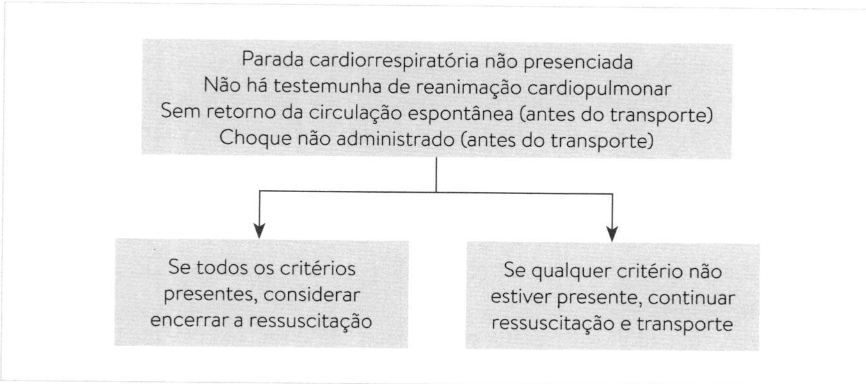

Figura 1 *Termination of Resuscitation* do ACLS. Adaptada de American Heart Association.

Entretanto, o reconhecimento imediato dessas diferenças pode ser difícil. Diversos estudos vêm sendo realizados com o objetivo de identificar critérios que indiquem que a reanimação cardiopulmonar (RCP) pode ser considerada fútil ou danosa.

Segundo o Conselho Europeu de Ressuscitação, são critérios inequívocos de contraindicação à RCP qualquer situação em que a segurança da equipe não possa ser garantida; a presença de injúria letal óbvia (ex.: decapitação, hemicorporectomia) ou sinais de morte irreversível (ex.: *rigor mortis*, putrefação); e a existência de diretiva antecipada que recomende contra a RCP.

Atualmente são considerados fatores de mau prognóstico na PCR extra-hospitalar a PCR não ter sido presenciada, o paciente estar em ritmo não chocável e a não realização de compressão torácica antes da chegada do APH. Os *guidelines* atuais das sociedades de reanimação incorporam esses conceitos às chamadas TOR (*Termination of Resuscitation Rules*). Entretanto, o grau de recomendação é fraco e o nível de evidência é baixo, destacando sempre que deve haver avaliação de múltiplos fatores.

Não iniciar ou encerrar a RCP são decisões diferentes. As equipes de APH constantemente têm poucas informações ao chegar no local, o que torna ainda mais difícil a conduta. Não raro, as equipes iniciam a RCP e colhem informações no transcorrer do procedimento, permitindo decisões mais embasadas.

Um estudo realizado na Suécia em 2015 avaliou a relação entre idade avançada e morbimortalidade em pacientes com PCR extra-hospitalar. Concluiu que a idade, apesar de ter se correlacionado com maior mortalidade, não se correlacionou com piores desfechos neurológicos em pacientes que tiveram retorno à circulação espontânea. Assim, questiona o uso da idade como fator isolado para contraindicação de RCP e recomenda a individualização da conduta.

Outro estudo, realizado na Escócia, correlacionou critérios do SPICT com risco de RCP fútil em pacientes com PCR extra-hospitalar. Segundo esse estudo, a presença de um número ≥ 3 critérios do SPICT demonstrou relação com risco de futilidade na reanimação, com apenas 2,5% dos pacientes sobrevivendo à alta hospitalar.

Em 2018, um estudo publicado por uma equipe japonesa apresentou uma ferramenta de aplicação simples e rápida para o reconhecimento de RCP fútil no APH. Foram analisadas todas as PCR registradas na base de dados nacional do Japão em um período e realizada análise de regressão logística multivariada para identificação de critérios relacionados a óbito, estado vegetativo persistente e sobrevida com dependência absoluta para atividades básicas. Foi elaborado o critério de Bokutoh, segundo o qual a presença dos 3 itens descritos na Tabela 1 indica futilidade na realização de RCP no APH – probabilidade < 1% de sobrevida com bom estado neurológico em 30 dias. Esse critério ainda não está validado para uso no Brasil, porém pode auxiliar a tomada de decisão.

Tabela 1 Critérios de Bokutoh

Critérios de Bokutoh
▪ Idade ≥ 73 anos
▪ Ritmo inicial não chocável
▪ Parada cardiorrespiratória não presenciada

É importante ter em mente que não se deve realizar uma RCP parcial ou de má qualidade, prática conhecida como "*slow code*", a fim de gerar a falsa sensação de ter prestado suporte. Existem inúmeros problemas éticos relacionados a essa prática. Se a equipe não está confortável em contraindicar a RCP ou encerrá-la, o procedimento de reanimação deve ser realizado de forma padrão.

A equipe não indicou RCP, entendendo que se tratava de evolução natural da doença. Foi constatado óbito. Chamaram os filhos no cômodo ao lado e comunicaram a triste notícia. Apesar de angustiados, já esperavam por isso.

Luzia tinha acompanhamento médico especializado, e sua Equipe de Saúde da Família também a visitava regularmente. Assim, a equipe de APH orientou Pedro e Luana, sobrinhos de Luzia, que se dispuseram a auxiliar com as questões burocráticas, com anuência dos filhos, a entrarem em contato com a Unidade de Saúde da Família para que fosse realizada a declaração de óbito.

ÓBITO

Morrer em casa não é um processo simples no Brasil. A burocracia e falta de celeridade podem causar muita angústia e sofrimento às famílias. Por isso, é indispensável que as equipes de APH estejam aptas a ofertar todo o suporte, acolhimento e informações necessárias.

Ao constatar um óbito em domicílio não suspeito de causa externa, a equipe do APH deve prestar assistência à família. A comunicação do óbito deve ser feita de forma cuidadosa e elucidativa. Auxiliar colocando a pessoa falecida no cômodo mais adequado da casa e remover roupas e fômites com sujidades pode ser uma demonstração de apoio e respeito.

A equipe deve preencher um documento de constatação do óbito e fornecer uma cópia para a família. É fundamental orientar com clareza os familiares que estiverem mais calmos e demonstrarem maior capacidade resolutiva para o momento. Idealmente, duas pessoas devem ser orientadas e o entendimento acerca das orientações deve ser checado ativamente.

Em se tratando de morte de causa natural em que a equipe do APH esteja confortável em estabelecer a causa básica da morte, caso a equipe disponha de DO, é

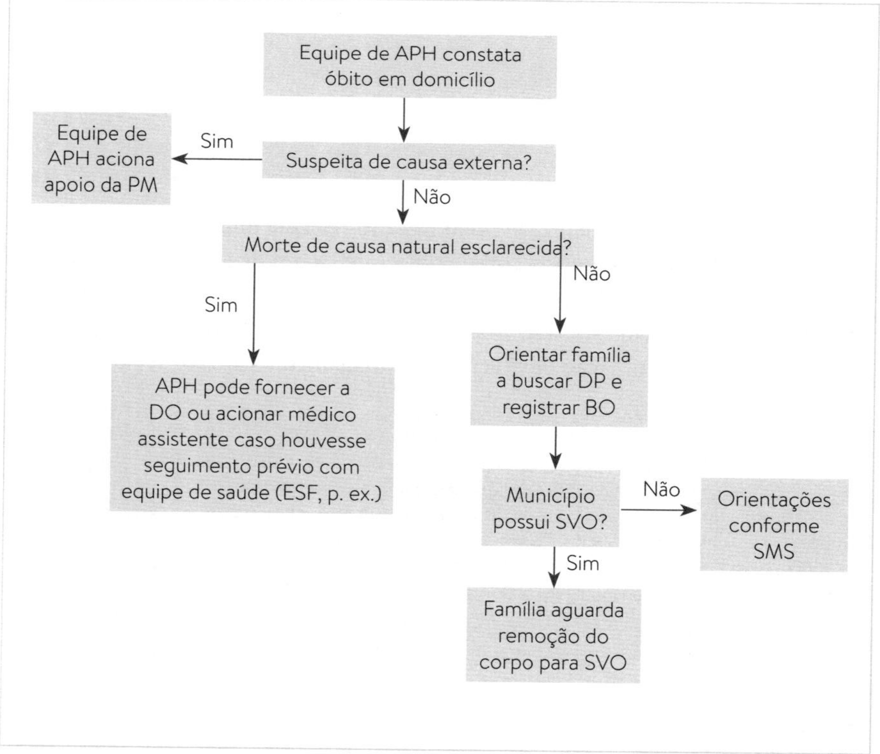

Figura 2 Fluxograma para assistência ao óbito em domicílio. APH: atendimento pré-hospitalar; BO: boletim de ocorrência; DO: Declaração de Óbito; DP: delegacia de polícia; ESF: equipe de saúde da família; PM: Polícia Militar; SMS: Secretaria Municipal de Saúde; SVO: Serviço de Verificação de Óbito.

possível fornecer o documento à família neste momento. Caso não seja possível e a pessoa falecida seja acompanhada por uma equipe de saúde, o médico desta equipe deverá ser acionado para que emita a declaração de óbito (DO). Equipes de Saúde da Família responsáveis pelo território podem ser acionadas.

Caso a pessoa não tenha esse acompanhamento ou não seja possível acionar a equipe, a família deve ser orientada que é necessário encaminhar o corpo do seu ente ao Serviço de Verificação de Óbito (SVO) para realização de necropsia e posterior emissão de DO.

Nas grandes cidades, o acionamento deste fluxo se dá com a orientação de que um familiar do falecido busque a Delegacia de Polícia do território, portando o documento emitido pelo APH e um documento oficial da pessoa falecida, e realize um boletim de ocorrência (BO). Após a abertura do BO será encaminhado ao domicílio o serviço de transporte para remoção do corpo e encaminhamento ao Serviço de Verificação de Óbito (SVO). Caso o município não disponha de SVO, a Secretaria Municipal de Saúde deve designar um médico responsável pelo fornecimento da DO.

Esse fluxo pode variar entre municípios, por isso é importante conhecer a orientação do local onde o profissional atua.

Uma vez com a DO em mãos, a família deverá entrar em contato com uma agência funerária para dar seguimento aos ritos fúnebres.

REFERÊNCIAS BIBLIOGRÁFICAS

1. Zanders R, Druwé P, Van Den Noortgate N, Piers R. The outcome of in- and out-hospital cardiopulmonary arrest in the older population: a scoping review. Eur Geriatr Med. 2021 Aug;12(4):695-723.
2. Carron PN, Dami F, Diawara F, Hurst S, Hugli O. Palliative care and prehospital emergency medicine: analysis of a case series. Medicine (Baltimore). 2014 Nov;93(25):e128.
3. Libungan B, Lindqvist J, Strömsöe A, Nordberg P, Hollenberg J, Albertsson P, et al. Out-of-hospital cardiac arrest in the elderly: A large-scale population-based study. Resuscitation. 2015 Sep;94:28-32.
4. Druwé P, Benoit DD, Monsieurs KG, Gagg J, Nakahara S, Alpert EA, et al.; REAPPROPRIATE Study Group. Cardiopulmonary resuscitation in adults over 80: Outcome and the perception of appropriateness by clinicians. J Am Geriatr Soc. 2020 Jan;68(1):39-45.
5. Cokljat M, Lloyd A, Clarke S, Crawford A, Clegg G. Identifying patients at risk of futile resuscitation: palliative care indicators in out-of-hospital cardiac arrest. BMJ Support Palliat Care. 2019 Sep 17:bmjspcare-2019-001828.
6. Mentzelopoulos SD, Couper K, Voorde PV, Druwé P, Blom M, Perkins GD, et al. European Resuscitation Council Guidelines 2021: Ethics of resuscitation and end of life decisions. Resuscitation. 2021 Apr;161:408-32.

7. Shibahashi K, Sugiyama K, Hamabe Y. A potential termination of resuscitation rule for EMS to implement in the field for out-of-hospital cardiac arrest: An observational cohort study. Resuscitation. 2018 Sep;130:28-32.
8. Gage CH, Geduld H, Stassen W. South African paramedic perspectives on prehospital palliative care. BMC Palliat Care. 2020 Oct 8;19(1):153.
9. Boaventura JR, Pessalacia JDR, Ribeiro AA, de Souza FB, da Silva Neto PK, Marinho MR. Palliative care in the pre-hospital service in Brazil: experiences of health professionals. BMC Palliat Care. 2022 Jan 4;21(1):4.
10. Panchal AR, Bartos JA, Cabañas JG, Donnino MW, Drennan IR, Hirsch KG, et al.; Adult Basic and Advanced Life Support Writing Group. Part 3: Adult Basic and Advanced Life Support: 2020 American Heart Association Guidelines for Cardiopulmonary Resuscitation and Emergency Cardiovascular Care. Circulation. 2020 Oct 20;142(16_suppl_2):S366-S468.

5

O paciente instável

Sabrina Corrêa da Costa Ribeiro

INTRODUÇÃO – CASO CLÍNICO ILUSTRATIVO

Você está de plantão. O colega do pré-hospitalar traz a paciente Celeste de 92 anos, com queixa de dispneia. Ao exame físico dirigido, algumas coisas chamam a atenção. A paciente é monitorizada e tem pressão arterial de 70x40, extremidades frias, tempo de enchimento capilar aumentado e saturação de 82% em ar ambiente. Ela está desorientada, mas responde a comandos simples.

Esse breve exame permite identificar três disfunções: hemodinâmica, respiratória e neurológica. Somadas à idade, você estima uma situação de alta mortalidade, independentemente do diagnóstico.

Você pensa: esta é uma paciente grave. Preciso suplementar oxigênio com objetivo de saturação de 90%, vamos fazer uma expansão volêmica com 500 mL de Ringer lactato pelo choque, para restaurar a pressão arterial e melhorar a perfusão periférica.

Seu próximo pensamento é: se ela não melhorar, será que vou intubar uma paciente de 92 anos?

TOMADA DE DECISÃO DE FORMA EMERGENCIAL

Uma das situações mais difíceis para quem cuida do paciente crítico é tomar decisões relativas à instituição de suporte vital em pacientes com doenças crônicas em fase avançada, em extremos de idade, com funcionalidade comprometida ou outras situações em que o benefício dessas ações parece incerto.

Decisões em relação à instituição dessas medidas devem sempre ser individualizadas, levando em consideração algumas variáveis. O mnemônico SAVED resume essas variáveis que serão detalhadas uma a uma neste capítulo.

S (PERGUNTA SURPRESA)

Este paciente é candidato a cuidado paliativo?

O Capítulo 1 detalha indicadores gerais de que o paciente tem necessidades de cuidado paliativo. Existem vários grupos de critérios (NECPAL, ACEP, SPICT), mas em uma situação de emergência, eles podem ser pouco práticos. A pergunta surpresa (você se surpreenderia se este paciente morresse em um ano?) foi estudada em vários cenários como critério de indicação de cuidado paliativo e teve sua utilidade demonstrada para identificar pacientes com pior prognóstico na assistência primária, em pacientes dialíticos e em pacientes oncológicos ambulatoriais e em uma coorte recente de 10.737 pacientes acima de 65 anos que procuraram o departamento de emergência (DE).

Se você não se surpreenderia caso seu paciente morresse em um ano, isso não quer dizer necessariamente que esse paciente não é candidato a medidas invasivas, e sim que devemos ter um olhar voltado para cuidado paliativo e sempre levar em consideração se essas medidas são potencialmente benéficas e compatíveis com os valores e as prioridades do paciente.

No ambiente da emergência e UTI, essa pergunta pode ser reformulada para: "Você se surpreenderia se este paciente morresse nesta internação?". Estudos recentes demonstraram a utilidade dessa pergunta na predição de mortalidade tanto em 510 pacientes em unidade crítica de pronto-socorro como em 207 pacientes estudados em sala de emergência. Se a resposta for: "Não, eu não me surpreenderia se este paciente morresse nesta internação", o paciente pode se beneficiar de intervenções de cuidado paliativo ou de avaliação de especialistas em cuidado paliativo durante a hospitalização. Como é impossível formular um prognóstico exato em relação a tempo de sobrevida, pode ser útil expressar estimativas de sobrevida em intervalos: horas a dias, dias a semanas, meses a anos.

Aplicação ao caso clínico

A paciente Celeste apresenta fragilidade relacionada à idade sem outras comorbidades graves. No entanto, a gravidade do quadro inicial nos faz afirmar que: não, não nos surpreenderíamos se ela morresse nesta internação e dada a idade avançada e fragilidade, devemos considerar uma abordagem e acompanhamento de cuidado paliativo.

Idade é um fator prognóstico independente e um estudo publicado em 2018 demonstrou que de 35.306 pacientes acima de 65 anos submetidos a intubação orotraqueal no DE, em média sobrevivem com retorno para casa:

- 65-74 anos: 31%, n = 18.901.
- 75-79 anos: 23%, n = 7.708.

- 80-84 anos: 19%, n = 6.877.
- 85-90 anos: 15%, n = 5.167.
- Acima de 90 anos: 14%, n = 2.810.

Importante

Idade não deve ser utilizada como critério isolado para tomada de decisão. Variáveis como escores de fragilidade ou funcionalidade são mais adequadas para avaliar a situação basal do paciente e estimar prognóstico.

A (SITUAÇÃO AGUDA)

O que está acontecendo com a paciente hoje? Esta situação é reversível?

Se a situação aguda do paciente decorre da progressão de doença de base e não pode ser revertida dentro do que é compatível com os valores do paciente, medidas de suporte artificial não estão tecnicamente indicadas, conforme a Figura 1.

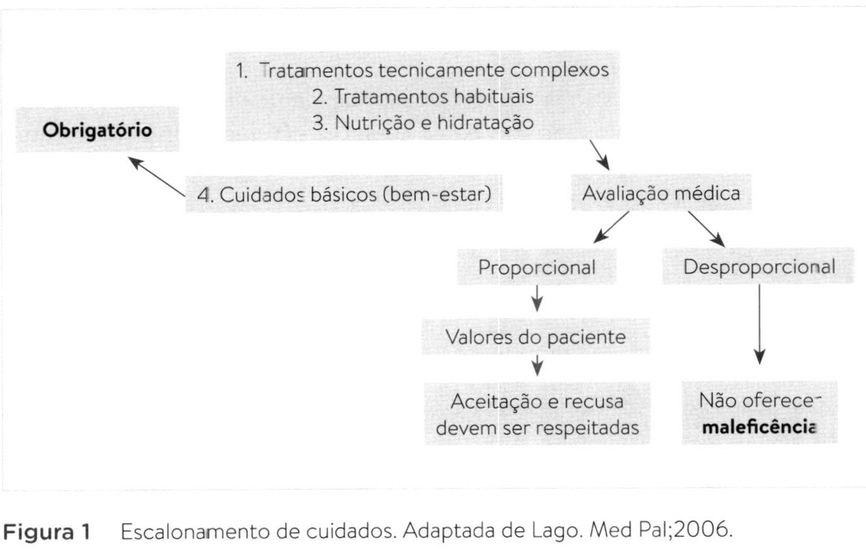

Figura 1 Escalonamento de cuidados. Adaptada de Lago. Med Pal;2006.

No entanto, mesmo em pacientes com idade avançada ou doença de base grave (cardiopatia avançada ou câncer metastático em paciente com funcionalidade preservada), na situação de uma doença aguda potencialmente reversível (pneumonia, embolia pulmonar), a instituição de medidas de suporte vital pode ser compatível com o desejo do paciente de prolongar a vida. Lembramos que se em um momento posterior essas medidas parecerem não ser mais benéficas, elas podem ser retiradas.

O diagnóstico da situação aguda é essencial para uma estimativa adequada de prognóstico e deve sempre ser investigado.

Exceções a essa regra são situações em que:

1. O paciente já se encontra em processo ativo de morte e provavelmente não se beneficiará desse diagnóstico.
2. Os meios necessários para diagnóstico ou o tratamento das condições mais prováveis não são compatíveis com os valores do paciente.

Aplicação ao caso clínico

A sra. Celeste apresentava um quadro agudo indiferenciado de choque e hipoxemia de instalação súbita sem febre ou queixas sugestivas de infecção (disúria, tosse produtiva, diarreia). Ao exame físico era evidente um edema assimétrico de membro inferior esquerdo. Foi feita a hipótese diagnóstica de embolia pulmonar e o diagnóstico presuntivo confirmado por sinais de trombose venosa profunda na ultrassonografia *point-of-care*.

Portanto, a sra. Celeste apresentava quadro agudo de uma doença potencialmente tratável (embolia pulmonar). Nesse contexto, devemos considerar instituir suporte vital, pois há a perspectiva de melhora do quadro agudo e posterior retirada desse suporte. O passo seguinte é avaliar se os riscos associados ao tratamento dessa doença aguda (trombólise + suporte vital invasivo) são compatíveis com os valores e objetivos de cuidado da paciente.

V (VALORES DO PACIENTE)

Para definição do melhor plano de cuidado é essencial compreender os valores e prioridades do paciente para avaliar qual das opções terapêuticas tem a maior probabilidade de atingir um desfecho que é o mais importante para o paciente ou, por outro lado, tem a menor probabilidade de levar a uma situação inaceitável para o paciente (p. ex., dependência ou comprometimento cognitivo duradouro).

Não devemos abordar as opções terapêuticas como itens em um cardápio – intubação ou não intubação, diálise ou não diálise –, pois estamos colocando sobre o paciente ou familiar o peso de uma decisão que deve ser técnica. Uma forma melhor de fazer essa discussão é trazer a biografia e conhecer o paciente para entender melhor quais são suas prioridades.

Outra "armadilha" é trazer o foco para o familiar: "o filho quer x, o marido deseja y". O papel da família é principalmente representar o paciente quando o próprio não tem condição de se expressar e nos ajudar, com seu conhecimento do paciente, a entender o que seria prioridade e o que seria inaceitável para ele.

Uma pergunta que muitas vezes traz respostas bastante elucidativas em relação aos valores e prioridades do paciente é: se o seu pai (marido, irmão) pudesse falar sobre sua doença e situação atual, o que ele nos diria? Essa pergunta permite que a família traga aspectos que nos ajudarão a compreender o que é prioridade e o que é inaceitável para ele, mesmo que o próprio paciente não possa se expressar.

Também é essencial ter um prognóstico realista. Lembramos o estudo citado que avaliou os desfechos de mais de 35.036 pacientes acima de 65 anos intubados por variadas causas no DE. Nesse estudo, os pacientes entre 80 e 84 anos apresentaram mortalidade hospitalar de 40% com 41% adicionais sendo transferidos para instituições de longa permanência, sendo que apenas 19% tiveram alta para casa. A idade não deve ser utilizada como critério isolado para tomada de decisão, porém colocamos esse estudo como uma ilustração de que se para um paciente muito idoso o único desfecho aceitável seria alta com independência funcional, a intubação em situação de emergência talvez tenha baixa probabilidade de trazer a esse paciente o benefício esperado.

Por outro lado, se para esse mesmo paciente entre 80-84 anos é mais importante preservar o convívio familiar e uma situação de dependência (seja ela provisória ou permanente) não é algo inaceitável, já pode fazer sentido um "*trial*" de intubação, pois existe uma chance razoável (41 + 19 = 60%) de que esse paciente tenha alta hospitalar.

É importante lembrar que sempre investiremos tudo e prestaremos todo o cuidado ao paciente. O que difere é se o objetivo desse investimento e cuidado será prolongar a vida ou melhorar a qualidade de vida. Na Tabela 1 são apresentadas algumas frases que devem ser evitadas.

Tabela 1

Em vez de:	Podemos falar:
Você quer que faça tudo? (Onde tudo é entendido como medidas invasivas)	Estamos muito preocupados com o estado do seu pai. O que precisamos saber para cuidar dele da melhor forma possível?
Por causa da idade do seu pai, não vamos mais investir nele.	Estamos em uma situação muito difícil, dada a condição de seu pai. Minha impressão é que a maior chance é dele não sobreviver, mesmo com todos os equipamentos. Minha preocupação é a de causar sofrimento a ele.

Aplicação ao caso clínico

A sra. Celeste estava acompanhada de sua filha e principal cuidadora, que chamaremos de Márcia. Ao conversar com Márcia, falei sobre a situação aguda e grave da sra. Celeste e expressei minha preocupação. Questionei quais eram as atividades diárias que davam prazer à sra. Celeste e que ela desejaria preservar. Márcia me disse que a sra. Celeste já apresentava dificuldade de deambular e encontrava prazer no convívio familiar. Ao perguntar sobre o marido da sra. Celeste, Márcia espontaneamente relatou que ele tinha tido uma morte prolongada, ligado a aparelhos e que havia sido uma situação muito sofrida para ela e para a mãe.

Perguntei se seria correto afirmar que a sra. Celeste não gostaria de passar por essa situação, de uma hospitalização prolongada ligada a aparelhos e Márcia afirmou taxativamente: "Deus me livre da minha mãe ficar ligada a aparelhos. Nem eu nem ela gostaríamos que isso acontecesse". Perguntei a Márcia se ela gostaria de compartilhar essa situação com algum outro familiar e me coloquei à disposição para conversar com essa pessoa se ela desejasse. Márcia respondeu: "Tenho um irmão, mas ele pensa como ela e como eu. Meu marido é médico, se a senhora puder conversar com ele creio que ele compreenderá melhor o que está acontecendo".

Desta conversa cheguei à conclusão de que, dada a experiência anterior vivida com o marido, condutas que levassem a sra. Celeste a uma hospitalização prolongada e ligada a aparelhos não seriam compatíveis com os valores e desejos dela.

E (ECOG/FUNCIONALIDADE, DISCUTINDO EM EQUIPE)

É importante discutir prognóstico em pacientes com doença avançada que procuram o DE ou são internados em unidades de terapia intensiva por alguns motivos: para auxiliar na decisão médica em relação à escolha do melhor tratamento de forma individualizada; para permitir que o paciente com risco de morte durante a hospitalização possa compartilhar esta informação com seus familiares se for seu desejo; e porque é direito do paciente solicitar ou recusar tratamentos que possam prolongar sua sobrevida às custas de maior sofrimento.

O fator prognóstico mais estudado e que nos auxilia a entender em que ponto da trajetória de doença o paciente (ver capítulo específico) se encontra é a capacidade funcional. Existem algumas escalas como a de Karnofsky, que vai de 0 a 100%, e o PPS, específico para cuidado paliativo. Por sua praticidade, sugerimos o uso do ECOG (*Eastern Cooperative Oncology Group*), que é simples e amplamente utilizado. Se o paciente passa mais de 50% do tempo restrito ao leito (ECOG igual ou maior que 3), a sobrevida geral é no geral inferior a um ano e estimada em meses. Escalas de fragilidade também são bastante utilizadas para essa finalidade e serão mais detalhadas no capítulo que aborda o paciente idoso.

Tabela 2

0	Assintomático capaz de realizar todas as atividades sem restrições
1	Sintomático, mas ambulatorial, com restrição a atividade física extenuante, porém capaz de executar um trabalho leve ou de natureza sedentária (trabalhar em escritório, atividades leves de cuidado da casa)
2	Sintomático, < 50% do tempo na cama durante o dia (ambulatorial e independente para autocuidado, mas incapaz de desenvolver atividades de trabalho)
3	Sintomático, > 50% do tempo na cama, mas não completamente acamado (parcialmente capaz de autocuidado)
4	Acamado (completamente incapacitado para autocuidado, completamente confinado à cama)
5	Morte

O PPS (*Palliative Performance Scale*) é uma escala específica de cuidado paliativo, que embora seja mais complicada de memorizar e calcular, contempla elementos bastante simples (deambulação, ingesta oral, nível de consciência, autocuidado e grau de comprometimento pela doença) que podem ser questionados, documentados em prontuário e levados em conta para estimar prognóstico mesmo que não haja tempo de consultar a escala e dar a porcentagem exata.

As escalas de funcionalidade ajudam a identificar em que ponto da trajetória de doença o paciente se encontra e fornecem elementos para um prognóstico mais preciso.

Na emergência e UTI sempre trabalhamos em equipe e a discussão deve incluir todos os profissionais que participam do cuidado do paciente. Cada profissional traz elementos diferentes e todos são essenciais para construir o planejamento de cuidado mais adequado ao paciente.

Importante

Cabe à equipe aplicar a evidência científica desenvolvida de forma populacional à situação específica daquele paciente da melhor forma possível, conciliando tratamentos baseados na melhor evidência possível aos valores e biografia do paciente.

Aplicação ao caso clínico

De acordo com o relato de Márcia, a sra. Celeste era bastante lúcida, porém nos últimos dois anos havia começado a ter dificuldades para deambular e fazer as atividades de casa. Alimentava-se por via oral sem ajuda, se encaixando em um PPS de 60% e um ECOG 3. Não tinha nenhuma comorbidade mais grave, sendo o comprometimento funcional relacionado principalmente à fragilidade e limitação de deambulação.

Em discussão de equipe, conversamos sobre as opções de tratamento disponíveis para a situação aguda da sra. Celeste (embolia pulmonar com comprometimento hemodinâmico). Pelo que havia sido conversado com Márcia, suporte invasivo com intubação e drogas vasoativas não nos pareceu compatível com os objetivos de cuidado da sra Celeste. Consideramos a realização de trombólise, porém a paciente apresentava alguns fatores que a colocavam em risco para sangramento (idade avançada e uso de antiagregante) e consideramos que o risco de hemorragia intracraniana ou outro sangramento grave excederia o potencial benefício.

Optamos por investir em uma medida modificadora de doença de menor risco (anticoagulação plena com enoxaparina), controle de sintomas (morfina 2 mg para dispneia), uma prova de expansão volêmica (Ringer lactato 500 mL) e suporte respiratório não invasivo (oxigenoterapia com objetivo de saturação entre 90-93% e uma tentativa de ventilação não invasiva, caso a paciente tenha boa adaptação e se sinta confortável). A paciente foi admitida em uma unidade crítica.

D (O PACIENTE TEM CAPACIDADE DE DECISÃO? SE NÃO, QUEM O REPRESENTARÁ?)

Profissionais de saúde têm o dever legal e ético de garantir que os pacientes sejam informados e participem, em maior ou menor grau de acordo com a vontade deles, das decisões relativas a seu plano de cuidado. Esse dever deriva do direito do paciente à autonomia.

Para respeitar a autonomia do paciente devemos levar sempre em consideração o direito dele de expressar suas opiniões, de fazer escolhas e de agir com base em seus objetivos e valores.

Importante

Para que uma decisão seja autônoma, algumas características devem estar presentes:

- O paciente deve ter sido adequadamente informado.
- A escolha deve ser voluntária, sem qualquer tipo de coerção.
- A escolha deve vir de um raciocínio que faça sentido com os valores e prioridades do paciente.

A avaliação da capacidade para tomar decisões é parte da rotina dos profissionais de saúde. Ela pode ser definida mais claramente como a habilidade de compreender e avaliar a natureza e as consequências de decisões relacionadas à saúde.

O fato de um paciente discordar de um determinado tratamento indicado pelo médico não quer dizer que ele não tenha compreendido ou "não saiba tomar a melhor decisão". O paciente é considerado como capaz de tomar decisões relativas ao seu tratamento quando:

- Consegue comunicar claramente sua escolha;
- Compreende e repete, com suas próprias palavras, as informações relevantes;
- Demonstra entendimento da situação atual e de suas potenciais consequências;
- Embasa sua decisão de forma lógica e racional, pesando riscos e benefícios e demonstrando de que forma essa decisão contempla suas prioridades e valores.

Vale ressaltar que, na maior parte dos casos, não é necessária a avaliação por psiquiatra ou outro tipo de perito para acesso à capacidade de decisão.

Importante

Mesmo pacientes sem plena capacidade de decisão devem ser ouvidos em relação a suas necessidades e prioridades. Frases simples como: "estou com muita dor" ou "quero ir para casa" podem trazer elementos que auxiliarão na tomada de decisão junto ao familiar que eventualmente estiver envolvido no caso.

Quando o paciente está incapaz de falar ou de tomar decisões clínicas complexas, se torna necessário o auxílio de alguém que conheça bem o paciente e/ou em quem ele tenha confiado o poder de decisão em relação a questões de saúde. Essa pessoa, mais do que decidir pelo paciente, deve nos auxiliar a compreender melhor os valores e a biografia do paciente para que em equipe seja possível entender qual plano de tratamento tem a maior probabilidade de trazer um desfecho favorável (atingir o desfecho desejado sem desrespeitar valores ou prolongar o sofrimento do paciente).

Esse tema será abordado de forma ainda mais detalhada no Capítulo "Avaliação de capacidade de tomada de decisão na emergência".

Aplicação ao caso clínico

A sra. Celeste foi trazida ao pronto-socorro pela filha Márcia, com quem morava e que era sua cuidadora principal, sendo, portanto, a escolha mais natural para trazer os valores e prioridades da sra. Celeste que auxiliaram na elaboração de um plano de tratamento compatível com esses valores.

Esse plano foi elaborado durante a conversa com a sra. Márcia, sendo compartilhado e aprovado por ela.

A sra. Celeste se encontrava sonolenta e ao ser questionada sobre o que a incomodava, não relatou ou confirmou ter tosse ou falta de ar, repetindo algumas vezes o nome da filha.

Entendemos que ela desejava a presença de Márcia e pedimos autorização para que Márcia pudesse ficar ao lado da sra. Celeste na sala de emergência o tanto quanto fosse possível.

CONCLUSÕES

- A tomada de decisões em pacientes instáveis é extremamente desafiadora. Dificilmente existe um único caminho correto a seguir e vários elementos devem ser levados em consideração.
- O acrônimo SAVED (pergunta Surpresa, situação Aguda, Valores do paciente, ECOG/funcionalidade e discussão em Equipe e capacidade de Decisão) ajuda a lembrar de elementos-chave para que essas decisões sejam tomadas da forma mais embasada possível.
- Uma discussão sobre cuidado paliativo jamais tem o objetivo de "convencer a família" a apoiar a conduta A ou B. Ao contrário, devemos ser uma "folha em branco" onde se escrevem a biografia e prioridades do paciente, sendo o plano de cuidado uma construção conjunta que parte dessa biografia e desses valores.
- É essencial deixar nossos próprios valores e prioridades de lado ao ter essas discussões. É "fácil" respeitar o paciente/família se eles têm valores e prioridades semelhantes aos nossos e de nossa família, mas os que expressam opiniões e valores que diferem dos nossos devem ser igualmente ouvidos e respeitados. O princípio da autonomia determina que seus valores devem ser respeitados ao elaborar o plano de tratamento e eles não devem ser submetidos a qualquer tipo de coação ou represália.

ANEXO – GUIA PARA CONVERSAS BREVES SOBRE MEDIDAS INVASIVAS E RESSUSCITAÇÃO CARDIOPULMONAR

Objetivo: identificar pacientes que preferem tratamentos direcionados a controle de sintomas/conforto e consideram o melhor desfecho possível após ventilação mecânica e RCP "pior que a morte".

Este paciente possui alto risco de desfecho desfavorável?

- Doença grave (em uso de O_2 domiciliar ou diálise) OU
- Idoso frágil OU
- Reside em ILP ou casa de repouso

Este paciente tem testamento vital ou diretivas antecipadas de vontade?

- SIM: confirme se o desejo do paciente continua de acordo com o que havia sido estabelecido
- NÃO: prossiga com a discussão breve sobre medidas invasivas e RCP

Figura 2 ILP: instituição de longa permanência; RCP: ressuscitação cardiorrespiratória.

Tabela 3

Passos	O que perguntar
Pergunte quanto eles sabem	Bom dia. Eu sou o dr.____. Sinto muito encontrá-los pela primeira vez em uma situação tão difícil. Quanto foi dito a vocês sobre o que ocorreu hoje com a sra. (nome da paciente)?
Comunique a má notícia	AVISO: Infelizmente trago más notícias. Poderíamos falar sobre isso agora? INFORMANDO: Estou muito preocupado com sua mãe. Devido à infecção por COVID ela está respirando com muita dificuldade. Temo que ela possa ficar muito mal ou mesmo morrer durante esta internação.
Estabeleça a urgência da situação. Faça alinhamento	Precisamos trabalhar juntos e rapidamente para tomar as melhores decisões para o cuidado dela.
Entenda a funcionalidade prévia	Para decidir que tratamentos podem trazer maior benefício para sua mãe, preciso saber mais sobre ela. Que tipo de atividades ela fazia no dia a dia antes de ficar doente?
Valores do paciente (selecione as perguntas que se apliquem)	Em algum momento ela chegou a falar sobre que tipo de tratamentos médicos ela gostaria ou não de receber? Se ela tiver pouco tempo, o que seria mais importante para ela? O que ela estaria disposta a passar pela possibilidade de viver mais tempo? Existe alguma capacidade que é tão importante para ela que ela preferiria morrer a perder? Existe alguma situação que ela consideraria pior que a morte?
Resuma	O que compreendi da nossa conversa foi ___. É isso mesmo?
Faça recomendações	Nós utilizaremos todos os recursos e tratamentos médicos que possam ajudar sua mãe a se recuperar dessa doença. Para a situação dela neste momento, isso significa cuidado focado em ________. Nós faremos _______ e não faremos _______
Estabeleça objetivos e limites (se a opção for por cuidados em terapia intensiva)	Espero que estes tratamentos ajudem sua mãe. Ainda estamos preocupados com a gravidade da situação dela. A equipe da UTI vai te atualizar e discutir com você a resposta da sua mãe a estes tratamentos nas próximas 24 a 48 horas.

Tradução técnica: Sabrina Ribeiro.

REFERÊNCIAS BIBLIOGRÁFICAS

1. American College of Emergency Physicians. Palliative medicine. Palliative care toolkit for EM providers. Disponível em: https://www.acep.org/how-we-serve/sections/palliative-medicine/news/april-2015/palliative-care-toolkit-for-em-providers/.
2. Downar J, Goldman R, Pinto R, et al. The "surprise question" for predicting death in seriously ill patients: a systematic review and meta-analysis. CMAJ. 2017;189(13):484-93.
3. Ouchi K, Jambaulikar GD, George GN, et al. The surprise question asked of emergency physicians may predict 12-month mortality between older adults admitted to the emergency department. J Palliat Med. 2018;21(2):236-40.
4. Ribeiro SCC, Carvalho RT, Dias Roger D. Criterion validity and inter-rater reliability of a palliative care screening tool applied to patients admitted to an emergency department intensive care unit. Pall and Supp Care. 2017;1:1-7.
5. You JJ, Fowler RA, Heyland DK, on behalf of the Canadian Researchers at the End-of-Life Network (CARENET) Just ask. Discussing goals of care with patients in hospital with serious illness (online). Canadian Medical Association Journal. 2013;1-8.
6. Rubin, E, Buehler A, Halpern D. States worse than death among hospitalized patients with serious illnesses. Intern Med. 2016;176(10):1557-9.
7. Ouchi K, Strout N, Haydar S, et al. Association of emergency clinician's assessment of mortality risk with actual 1-month mortality among older adults admitted to the hospital. JAMA Netw Open. 2019;2(9):e1911139.
8. Academia Nacional de Cuidados Paliativos. Guia de comunicação da ANCP para profissionais de saúde na pandemia COVID-19. Disponível em: https://paliativo.org.br/ancp/covid19/.
9. Forte DN, Kawai F, Cohen C. A bioethical framework to guide decision-making process in the care of critically ill patients. BMC Ethics. 2018;19:78.
10. Sessums L, Zembrzuska H, Jackson L. Does this patient have medical-decision capacity? JAMA. 2011;306(4):420-7.
11. Gazini L, Volicer, L, Nelson W. Ten myths about decision-making capacity. J Am Med Dir Assoc. 2010;5:263-7.
12. EMCrit-RACC. The Rapid Code Status conversation with Kei Ouchi. Disponível em: https://emcrit.org/emcrit/rapid-code-status-conversations/.
13. Ouchi K, Lawton AJ, Bowman J, Bernacki R, George N. Managing code status conversations for seriously ill older adults in respiratory failure. Ann Emerg Med. 2020 Dec;76(6):751-6.
14. Harcarik L, Kim SYH, Millum J. The ability to value: An additional criterion for decision-making capacity. Bioethics. 2005;39:288-95.

6

Ultrassonografia *point-of-care* no paciente crítico em cuidados paliativos

Arthur de Campos Soares
Lucas Leopoldino Resende de Oliveira
Saionara Maria Nunes Nascimento

João, 84 anos, já em acompanhamento com equipe de cuidados paliativos ambulatorialmente por cardiopatia grave e síndrome demencial avançada, totalmente dependente para atividades básicas da vida diária (ABVDs). Dá entrada no departamento de emergência (DE) por quadro de piora do estado geral, agitação e confusão mental há 2 dias. Na avaliação inicial, identificada lesão gangrenosa de membro inferior, sendo contraindicada abordagem pela equipe cirúrgica; entretanto, paciente sem melhora de dor e agitação mesmo com doses otimizadas de analgesia.
Como podemos prosseguir com a avaliação inicial de João ainda no DE de maneira mais confortável e menos invasiva? Caso seja necessária a realização de medidas invasivas, como podemos ter mais eficácia, menos taxas de complicações e maior conforto para João? Como a ultrassonografia à beira-leito nos auxilia nessa avaliação?

INTRODUÇÃO

A ultrassonografia à beira-leito ou POCUS (*point-of-care ultrasound*) é definida como um exame de ultrassom à beira do leito, direcionado a objetivos, realizado pelo profissional de saúde diretamente envolvido no cuidado (pessoa médica, enfermeira ou fisioterapeuta), para responder a uma pergunta diagnóstica específica ou para orientar a realização de um procedimento invasivo.

Seu uso vem aumentando progressivamente nos últimos anos principalmente em unidades de terapia intensiva, nos departamentos de emergência e no atendimento domiciliar. Ainda temos pouca evidência sobre seu uso nos pacientes em cuidados paliativos, porém existe um grande potencial dessa ferramenta para aumentar o conforto, diminuir a necessidade de idas ao hospital, reduzir tempo de internação hospitalar, reduzir custos e melhorar o controle de sintomas nesses pacientes.

É importante salientar que além de todos os aspectos técnicos e econômicos do uso do POCUS em pacientes em cuidados paliativos, existe o aumento do vínculo e da satisfação com o atendimento prestado diante da praticidade e possibilidade de análise breve dos resultados.

APLICAÇÕES

As aplicações do POCUS no cuidado paliativo no doente crítico podem ser divididas em dois grandes grupos:

1. POCUS como ferramenta diagnóstica.
2. Auxílio na realização de procedimentos.

POCUS COMO FERRAMENTA DIAGNÓSTICA

O uso do POCUS como ferramenta diagnóstica tem potencial de redução de tempo para diagnóstico, redução de uso de modalidades avançadas/invasivas de imagem e consequente redução de custos e riscos de medidas iatrogênicas. Para fins didáticos, dividiremos seu uso por sintoma/sinal a ser avaliado.

Dor abdominal

A dor abdominal é uma queixa bastante frequente nos pacientes em cuidados paliativos, com uma variedade enorme de diagnósticos diferenciais que são passíveis de serem avaliados por meio do POCUS.

Obstrução intestinal

A prevalência de obstrução intestinal em pacientes com neoplasias intra-abdominais ou pélvicas é de 3 a 15% (podendo chegar a 42% em neoplasias ovarianas), e seu diagnóstico é relevante para abordagem sintomática apropriada e para avaliação de prognóstico (em casos de obstrução intestinal por malignidade inoperável, a média de sobrevida é de 4 a 5 semanas). O POCUS tem performance diagnóstica superior à radiografia simples como exame inicial, com as vantagens de não envolver irradiação ou contraste e não precisar mobilizar o paciente de seu local de cuidado. A identificação de causa da obstrução através do POCUS nem sempre é possível; entretanto, no contexto de cuidados paliativos, a informação diagnóstica obtida pode ser o suficiente para manejo apropriado posterior.

Utiliza-se o transdutor curvilíneo, preferencialmente. Os achados ultrassonográficos típicos para obstrução intestinal são:

- Dilatação de alças de delgado – com diâmetro tipicamente maior que 2,5 cm em alças jejunais e 1,5 cm em íleo.

- Conteúdo luminal em "vai-e-vem" ("*to-and-fro*") – peristalse contra obstrução.
- Espessamento parietal.
- Grupos de alças com grande diferença de diâmetro ou movimentação.
- Ausência de peristalse (em íleo paralítico).
- Ausência de conteúdo/distensão em alças de cólon em caso de obstrução de delgado.
- Líquido livre extraluminal.

Para diferenciação de nível de obstrução, cabe reconhecer as diferenças em morfologia e topografia dos diferentes segmentos do trato gastrointestinal ao ultrassom:

- Estômago: localização subxifoide/epigástrica, camada muscular mais espessa, pregas rugosas (mais evidentes se distensão).
- Intestino delgado: menor diâmetro, pregas mucosas (mais evidentes em casos de distensão líquida – sinal do teclado).
- Cólon: visualização mais limitada em comparação com intestino delgado; cólon ascendente – melhor visualização de parede anterior e haustrações; cólon descendente – haustrações pouco evidentes; ceco – ocasionalmente, visualizável válvula ileocecal.

Obstrução/retenção urinária

Além de avaliação de dor abdominal, o diagnóstico de obstrução de via urinária é fator prognóstico em múltiplas neoplasias, e na ausência de tratamento aumenta o risco de infecções e lesão renal. Com auxílio do POCUS, é possível avaliar presença e volume de distensão vesical (bexigoma), bem como de hidronefrose,

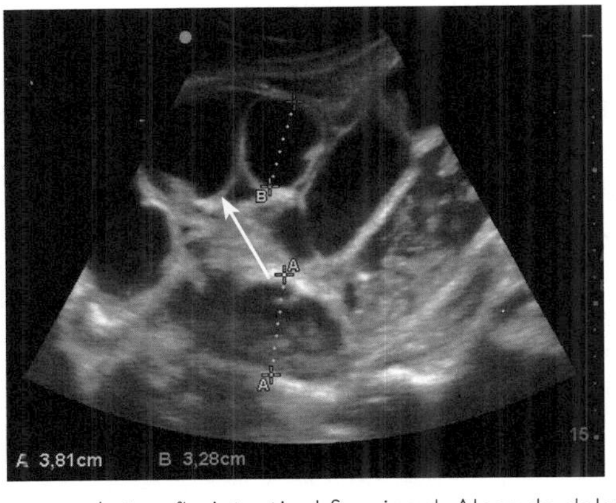

Figura 1 Paciente com obstrução intestinal funcional. Alças de delgado > 2,5 cm; presença de líquido fora de alças (seta).

com performance diagnóstica similar à da ultrassonografia realizada por radiologistas. É utilizado preferencialmente o transdutor curvilíneo.

Para estimar o volume vesical são necessárias medidas no sentido longitudinal e transversal. Como ferramenta validada, recomenda-se multiplicar as medidas obtidas, em centímetros, no corte transversal (largura e profundidade) pelas obtidas no longitudinal (altura) e pela variável de correção de 0,75, conforme demonstrado na Figura 2. Dessa forma, é possível estimar o volume urinário em mililitros (mL). Uma vez identificado bexigoma, pode ser indicada sondagem vesical, reduzindo tempo para alívio sintomático e prevenção de desfechos negativos.

Já na avaliação de hidronefrose, também feita em planos transverso e longitudinal, pode ser encontrada dilatação anecoica da pelve renal e, conforme progressão do quadro, dilatação de cálices renais.

Ascite

O POCUS pode ser utilizado para diagnóstico e quantificação de ascite, bem como em auxílio em paracentese diagnóstica ou de alívio. Para diagnóstico de ascite, pode ser visualizado líquido livre (imagem anecoica) em janelas abdominais, com uso de transdutor curvilíneo: quadrante superior direito (janela hepatorrenal), superior esquerdo (esplenorrenal) e suprapúbica (retrovesical – pode ser primeiro local de acúmulo de líquido livre).

Dispneia

Há maior corpo de evidência apoiando uso do POCUS na avaliação inicial e diferenciação etiológica de dispneia na prática clínica. Embora seu uso seja limitado em patologias pulmonares centrais (há melhor avaliação de estruturas periféricas) e em pacientes com patologias pulmonares preexistentes, demonstra melhor acu-

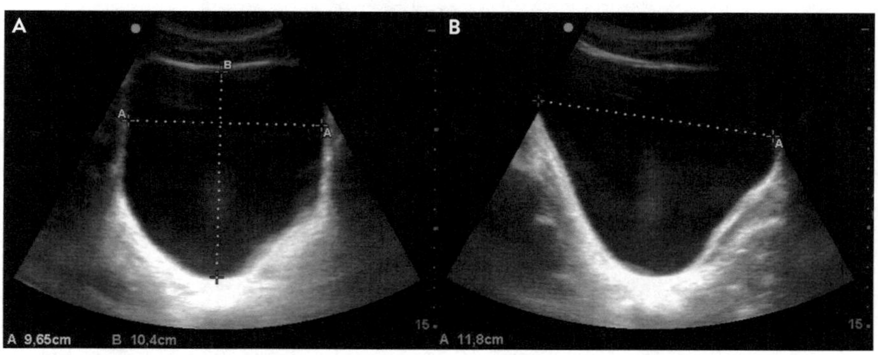

Figura 2 (A e B) Avaliação de volume vesical: sentidos transversal e longitudinal.

rácia diagnóstica em comparação com avaliação clínica simples de demais patologias, e menor necessidade de uso de outras modalidades.

A avaliação do paciente dispneico através do POCUS pode poupá-lo não apenas do desconforto de transferências entre setores hospitalares, mas evitar ser submetido a decúbito zero para realização de raio-X e tomografia.

Achados ultrassonográficos típicos de patologias específicas:

- Edema pulmonar: linhas B bilaterais.
- Embolia pulmonar: padrão A com deslizamento pleural presente; pode ter achados de TVP em avaliação de sistema venoso de membros inferiores; pode ter achados de sobrecarga de câmaras cardíacas direitas em POCUS cardíaco.
- Pneumonia: linhas B (unilaterais), com ou sem deslizamento pleural ipsilateral; consolidações (broncograma aéreo dinâmico, consolidações subpleurais – sinal do "rasgo").
- DPOC/asma: padrão A com deslizamento pleural presente e ausência de sinais de TVP.
- Derrame pleural: imagem hipo/anecoica entre linha pleural e margem pulmonar, podendo gerar sinais auxiliares – sinal da "água-viva" (pulmão atelectasiado/consolidado envolto e movendo em líquido pleural), sinal da coluna (vértebras visualizadas posteriormente ao derrame pleural).
- Pneumotórax: ausência de deslizamento pleural, presença de "*lung point*".
- Pneumonite/fibrose por irradiação (radioterapia): linhas B (unilaterais), com maior densidade em lado irradiado.

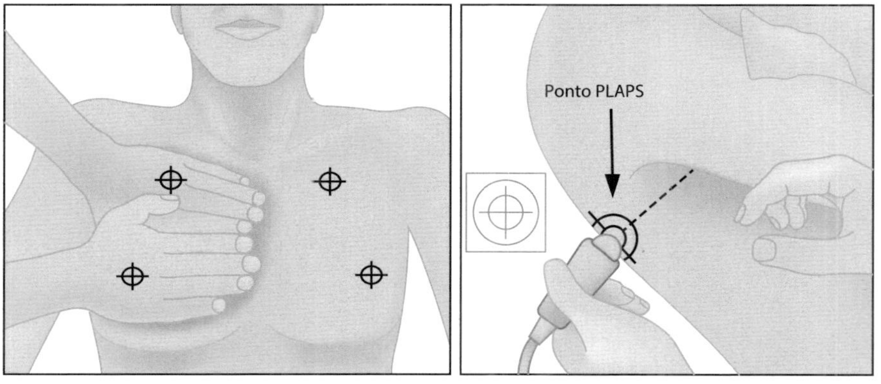

Figura 3 Pontos a serem avaliados no POCUS pulmonar. Sugerimos uso do probe curvilíneo. O ponto PLAPS demonstrado permite a avaliação pulmonar (alveolar e pleura) posterior, sendo essencial para elucidação diagnóstica em casos específicos.

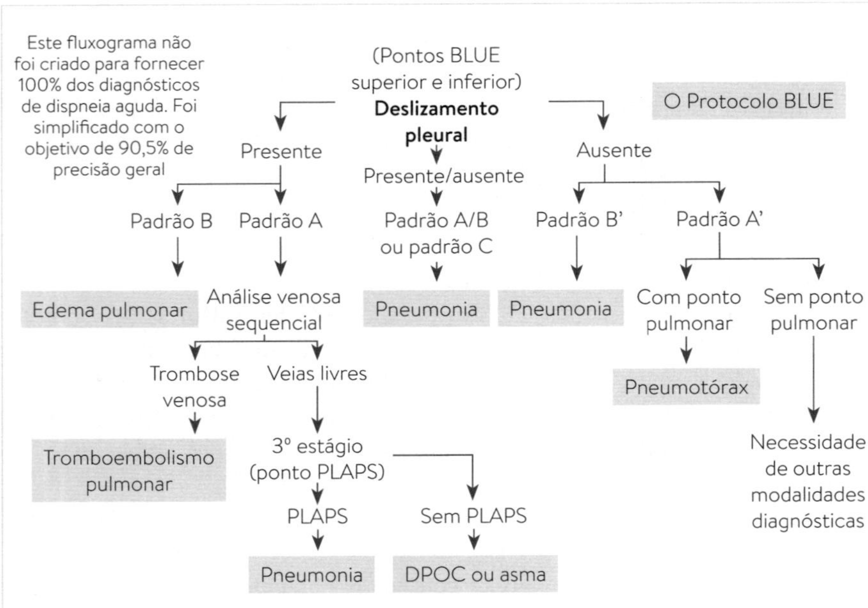

Figura 4 Protocolo BLUE.

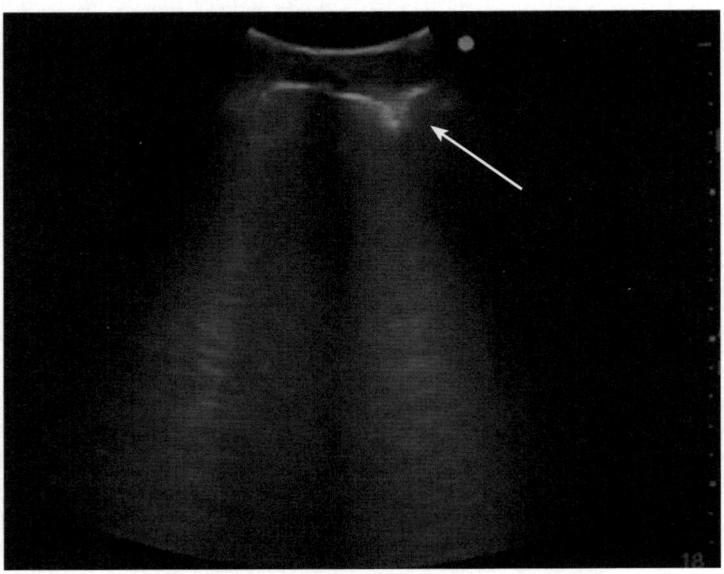

Figura 5 Linhas B pulmonares; consolidação subpleural (seta).

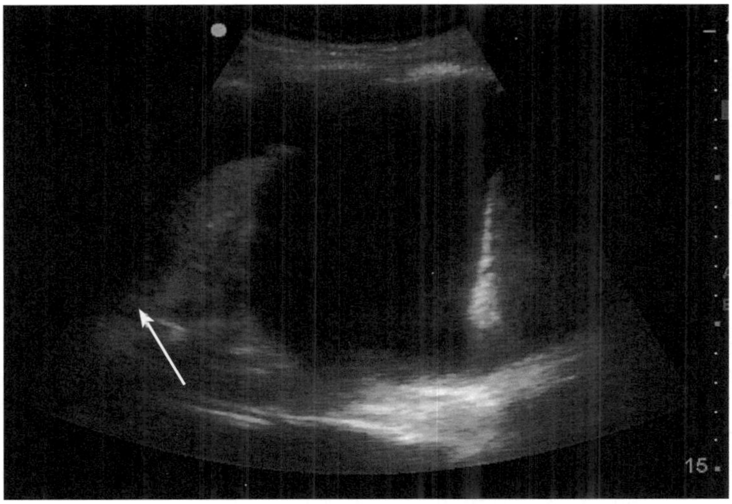

Figura 6 Derrame pleural volumoso (anecoico); parênquima pulmonar atelectasiado (seta).

Dor e edema em membros

Dor e edema unilateral ou bilateral em membros é uma situação comum em pacientes em cuidados paliativos, especialmente em casos de neoplasia avançada. Podem ser secundários a trombose venosa profunda (TVP), obstrução linfática, celulite, anasarca (por déficit nutricional, lesão hepática ou renal, ou insuficiência cardíaca), fraturas, abscessos ou lesões sólidas, ou derrames articulares.

TVP

A presença de neoplasia é fator de risco independente para fenômenos tromboembólicos, e o uso do POCUS pode minimizar tempo e complexidade de avaliação diagnóstica. Para avaliação de TVP, realiza-se compressão venosa sequencial, com transdutor linear, em pontos padronizados (veia femoral comum, bifurcação da veia safena, veia femoral, veia poplítea e trifurcação da veia poplítea). Alternativamente, pode ser feita compressão sequencial de todo o membro inferior, e pode ser utilizado o modo doppler.

A ausência de compressibilidade venosa indica obstrução luminal, possivelmente por trombo. A visualização de imagem luminal hiperecogênica favorece o diagnóstico de trombose subaguda ou crônica.

Edema

Edema subcutâneo de múltiplas etiologias pode se apresentar ao POCUS como espessamento e hiperecogenicidade de camadas da pele, evoluindo com a aparência de "pedra em calçamento" ("*cobblestones*") conforme ocorre acúmulo de fluido intersticial. O POCUS também é útil na identificação de abscessos em casos de infecção de pele e partes moles, mesmo quando não são clinicamente evidentes.

Abaulamentos - abscessos/coleções vs. lesões sólidas

Na avaliação de abaulamentos dolorosos, é possível diferenciar abscessos/coleções de lesões sólidas com o POCUS. Um abscesso/coleção será identificado ao US como uma imagem hipo/anecogênica, podendo conter debris, e podendo apresentar margens bem definidas (coleções organizadas). Em comparação, lesões sólidas serão visualizadas como imagens hiperecogênicas, podendo apresentar vascularização evidente (com fluxo ao doppler), e em casos de necrose ou coleção central podem apresentar conteúdo hipoecogênico com nível líquido.

Derrames articulares

Muitos casos de dor em pacientes em cuidados paliativos se devem à osteoartrite e outras patologias articulares. O POCUS pode ser utilizado no diagnóstico de derrames articulares, assim como em sua punção ou infiltração (se indicado). Utiliza-se o transdutor linear; o objetivo é a identificação do espaço sinovial, justaposto às margens ósseas (hiperecogênicas), que estará dilatado por conteúdo anecoico em caso de derrame articular.

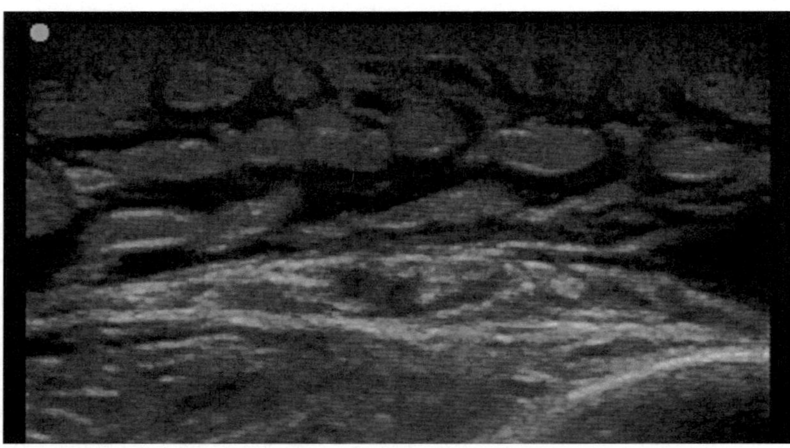

Figura 7 Edema subcutâneo, padrão de pedra em calçamento. Não permite diferenciação entre edema, celulite e erisipela.

POCUS NO AUXÍLIO À REALIZAÇÃO DE PROCEDIMENTOS

Múltiplos procedimentos podem ser facilitados pelo uso do POCUS. No contexto de cuidados paliativos em pacientes críticos, destaca-se seu uso para auxílio em paracentese, toracocentese, acessos vasculares e modalidades de analgesia (bloqueios regionais e infiltração de articulações).

A indicação de qualquer procedimento deve ser individualizada. O uso do POCUS é auxiliar na redução de eventos adversos e permite a realização de procedimentos menos traumáticos.

Particularidades da realização de procedimentos não serão abordadas neste capítulo. Para maior aprofundamento, sugerimos consulta ao livro *Procedimentos com Ultrassom no Pronto-socorro* (Velasco, Alencar e Petrini; Editora Manole, 2020).

Paracentese

Pacientes com ascites volumosas sofrem com desconforto abdominal, dispneia e sobretudo piora na sua qualidade de vida. Embora a definição de sítio de punção em pacientes com ascite volumosa não seja difícil, a utilização do ultrassom demonstra reduzir a incidência de eventos adversos, como hematoma de parede abdominal e infecção pós-procedimento.[13]

Ao avaliar o paciente com o POCUS é possível definir um sítio de punção que fuja da vascularização da parede abdominal e onde haja um bolsão amplo e profundo que evite a punção inadvertida de alça intestinal ou bexiga.

Toracocentese

Derrame pleural maligno é uma causa comum de dispneia, chegando a 15% entre pacientes com neoplasias. Sua drenagem pode oferecer alívio importante ao paciente. Entretanto, quando não realizada de modo adequado oferece risco de complicações graves, como hemorragias volumosas ou pneumotórax.

A toracocentese pode ser realizada utilizando o POCUS para marcar, previamente ao procedimento, o local onde a punção deve ser feita (conhecida como técnica estática). A avaliação para essa demarcação permite identificar derrames septados e definir um sítio de punção que fuja de pequenas loculações, evitando assim "toracocenteses secas".

Permite ainda identificar os feixes neurovasculares, evitando acidentes de punção, uma vez que há grandes variações anatômicas na distribuição desses feixes, especialmente na região posterior do tórax.

Analgesia – bloqueios regionais

O manejo de dor no paciente em cuidado paliativo é uma urgência em saúde. Esse é um tema amplo, abordado em capítulo específico.

Aqui, apresentamos o uso de POCUS como recurso auxiliar neste manejo, permitindo a realização de bloqueios de nervos periféricos de modo rápido e seguro. Este é um recurso interessante sobretudo entre pacientes com elevado risco de efeitos colaterais graves com uso de analgesia sistêmica.

Alguns bloqueios mais comumente realizados são o de plexo braquial, nervo isquiático e nervo femoral; este último é particularmente útil em pacientes com fratura de fêmur ou quadril. Para sua realização são utilizados anestésicos de meia-vida longa, como bupivacaína ou ropivacaína, potencializados por opioides, como fentanil, além de corticoides e clonidina.

Analgesia – artrocentese e infiltração articular

A presença de artrite é um preditor independente de dor particularmente nos últimos 4 meses de vida, independentemente do diagnóstico do paciente. A dor musculoesquelética, no entanto, é comumente negligenciada, por não se relacionar, habitualmente, com o diagnóstico responsável pela morte.

O POCUS pode, nesse contexto, auxiliar na identificação de derrames articulares volumosos e drenagem segura do seu conteúdo; além disso, possibilita a injeção segura de substâncias analgésicas no espaço intra-articular, garantindo uma analgesia efetiva e prolongada.

Acessos vasculares periféricos

Embora não sejam procedimentos indispensáveis (sendo facilmente substituíveis por hipodermóclise em grande parte das vezes), quando indicados podem ser fonte de dor e desconforto, especialmente em pacientes com acesso difícil e histórico de múltiplas tentativas. Dessa forma, devemos sempre que possível realizar a canulação de um acesso periférico com o auxílio da ultrassonografia, principalmente em pacientes com depleção de volume intravascular, doenças crônicas (ex.: diabetes) e com edema subcutâneo. Estudos apontam que mesmo não tendo diminuição do tempo para punção, há maior taxa de sucesso de punção periférica, quando guiada por ultrassonografia.

Após avaliação cuidadosa de João, o mesmo persistiu com sinais de desconforto a despeito de elevadas doses de analgesia, incluindo opioides, com pontuação 8 segundo a escala PAINAD. A lesão gangrenosa acometia sobretudo pé e tornozelo e à mínima manipulação local João se agitava.

A equipe contava com profissionais treinados no uso do POCUS e indicou a realização de bloqueio de nervo para adjuvância no controle álgico. Foi realizado bloqueio do nervo femoral e do nervo isquiático. Após o procedimento, a pontuação na escala PAINAD era de 3.

REFERÊNCIAS BIBLIOGRÁFICAS

1. Ferguson HJ, Ferguson CI, Speakman J, Ismail T. Management of intestinal obstruction in advanced malignancy. Ann Med Surg (Lond). 2015 Aug 1;4(3):264-70.
2. Tuca A, Guell E, Martinez-Losada E, Codorniu N. Malignant bowel obstruction in advanced cancer patients: epidemiology, management, and factors influencing spontaneous resolution. Cancer Manag Res. 2012;4:159-69.
3. Jang TB, Schindler D, Kaji AH. Bedside ultrasonography for the detection of small bowel obstruction in the emergency department. Emergency Medicine Journal. 2011;28:676-8.
4. Unlüer EE, Yavaşi O, Eroğlu O, Yilmaz C, Akarca FK. Ultrasonography by emergency medicine and radiology residents for the diagnosis of small bowel obstruction. Eur J Emerg Med. 2010 Oct;17(5):260-4.
5. Gottlieb M, Peksa GD, Pandurangadu AV, Nakitende D, Takhar S, Seethala RR. Utilization of ultrasound for the evaluation of small bowel obstruction: A systematic review and meta-analysis. Am J Emerg Med. 2018 Feb;36(2):234-42.
6. Goldberg BB, Goodman GA, Clearfield HR. Evaluation of ascites by ultrasound. Radiology. 1970 Jul;96(1):15-22.
7. Pivetta E, Goffi A, Nazerian P, Castagno D, Tozzetti C, Tizzani P, et al.; Study Group on Lung Ultrasound from the Molinette and Careggi Hospitals. Lung ultrasound integrated with clinical assessment for the diagnosis of acute decompensated heart failure in the emergency department: a randomized controlled trial. Eur J Heart Fail. 2019 Jun;21(6):754-66.
8. Petruzzelli MF, Vasti MP, Errico A, D'Agostino R, Tramacere F, Gianicolo EAL, et al. Ultrasound B-lines for detection of late lung fibrosis in breast cancer patients after radiation therapy. Ann Ist Super Sanita. 2018 Oct-Dec;54(4):294-9.
9. Varrias D, Palaiodimos L, Balasubramanian P, Barrera CA, Nauka P, Melainis AA, et al. The use of point-of-care ultrasound (POCUS) in the diagnosis of deep vein thrombosis. J Clin Med. 2021 Aug 30;10(17):3903.
10. Subramaniam S, Bober J, Chao J, Zehtabchi S. Point-of-care ultrasound for diagnosis of abscess in skin and soft tissue infections. Acad Emerg Med. 2016 Nov;23(11):1298-306.
11. Friedman N, Tseng F, Savic R, Diallo M, Fathi K, Mclean L, et al. Reliability of neck mass point-of-care ultrasound by pediatric emergency physicians. J Ultrasound Med. 2019 Nov;38(11):2893-900.

12. Smith AK, Cenzer IS, Knight SJ, Puntillo KA, Widera E, Williams BA, et al. The epidemiology of pain during the last 2 years of life. Ann Intern Med. 2010 Nov 2;153(9):563-9.
13. Patel PA, Ernst FR, Gunnarsson CL. Evaluation of hospital complications and costs associated with using ultrasound guidance during abdominal paracentesis procedures. J Med Econ. 2012;15(1):1-7.
14. Breakey N, Osterwalder J, Mathis G, Lehmann B, Sauter TC. Point of care ultrasound for rapid assessment and treatment of palliative care patients in acute medical settings. Eur J Intern Med. 2020 Nov;81:7-14.
15. Chambers WA. Nerve blocks in palliative care. Br J Anaesth 2008;101:95-100.
16. Dhamija E, Thulkar S, Bhatnagar S. Utility and potential of bedside ultrasound in palliative care. Indian J Palliat Care. 2015 May-Aug;21(2):132-6.
17. Stolz LA, Stolz U, Howe C, Farrell IJ, Adhikari S. Ultrasound-guided peripheral venous access: a meta-analysis and systematic review. J Vasc Access. 2015;16(4):321-6.
18. Egan G, Healy D, O'Neill H, et al. Ultrasound guidance for difficult peripheral venous access: systematic review and meta-analysis. Emerg Med J. 2013;30(7):521-6.
19. Kang TL, Bailitz J. Clinical ultrasound. CRC Press; 2015.
20. Thota RS, Ramkiran S, Ramanjulu R. Time to FOCUS – "Palliative Medicine Point-of--Care Ultrasound". Indian J Palliat Care. 2023 Jan-Mar;29(1):36-45.

7

Abordagem de pessoas LGBTQIA+

Mariana Aguiar Bezerra

INTRODUÇÃO

Há uma crença na área da saúde de que pessoas LGBTIQIA+ são uma "população especial", porém essa visão menospreza o fato de que todos possuem orientação sexual e identidade de gênero e desconsidera a definição da Organização Mundial da Saúde que pontua a sexualidade como um aspecto central na vida de todas as pessoas.

Dessa forma, abordagens direcionadas aos grupos minorizados não visam promover um "cuidado especializado". Elas se propõem a promover um cuidado integral e inclusivo para todas as pessoas em cuidados paliativos, considerando a diversidade sexual e de gênero como elementos fundamentais a serem abordados no cuidado.

CONCEITOS BÁSICOS

Sexo e gênero

O sexo se refere aos atributos biológicos das características físicas que definem e distinguem as espécies em macho, fêmea ou intersexo.

Pessoas intersexo nascem com algum tipo de variação natural nas características que são usadas para atribuir o sexo (genitais, cromossomos, órgãos reprodutivos e hormônios) na perspectiva binária de "homem e mulher". À frente disso, estudos pontuam a existência de mais de 40 tipos de variações dos corpos intersexo.

Já o gênero reflete conceitos culturais e sociais desenvolvidos que se referem a papéis, características e expectativas de comportamento.

Orientação sexual

A orientação sexual é composta por três componentes – atração sexual/ afetiva, prática e identidade – que não necessariamente estarão alinhados em uma mesma direção. Tendo isso em vista, a orientação sexual se refere à experiência individual de sentir atração ou relacionar-se sexualmente, afetivamente ou romanticamente com outra(s) pessoa(s); em outras palavras, para qual sexo/gênero se orienta o nosso desejo e/ou afeto e/ou romance.

O modo como a pessoa percebe sua orientação sexual pode ser *heterossexual/ heteroafetiva/heterorromântica*, quando a direção da atração, do afeto ou romance for para pessoas do gênero oposto; *homossexual/homoafetiva/homorromântica*, se o direcionamento for para pessoas do mesmo gênero; e *bissexual/biafetiva/birromântica* quando for por mais de um gênero.

Identidade de gênero

A identidade de gênero diz respeito à experiência individual e interna de pertencimento ao gênero, que pode ou não corresponder ao gênero que lhe foi atribuído no nascimento. A identidade de gênero não necessariamente está visível para as outras pessoas. Todas as pessoas possuem identidade de gênero, não apenas as pessoas trans e as travestis; da mesma maneira, não são apenas as pessoas LGB que possuem orientação sexual.

A *cisgeneridade* se refere a quem se identifica com o gênero que lhe foi designado no nascimento. Se essa pessoa durante o processo de crescimento se identificar com o gênero que lhe foi atribuído, a nomeamos como mulher/homem cis.

A identidade de gênero *trans* pode ser lida nesse conceito guarda-chuva que abarca muitas identidades e se refere às pessoas que se identificam com um gênero diferente daquele que lhes foi determinado no seu nascimento.

As pessoas trans não binárias possuem identidade de gênero que diverge de homem e mulher, podendo incluir ausência de gênero (agênero) e gênero fluido, entre outros.

A designação *travesti* se refere a uma construção de gênero feminina latino-americana e é uma identidade política. Reflete uma forma de resistência à cis-heteronormatividade e se faz urgente o correto entendimento dessa identidade para que as discriminações sociais possam ser desconstruídas.

Dessa forma, a identidade de gênero é a maneira como nós nos identificamos e difere da orientação sexual e/ou afetiva; assim, mulheres trans, travestis e homens trans podem ser heterossexuais, homossexuais e bissexuais, entre outros.

Expressão de gênero

A expressão de gênero é como a pessoa se apresenta para o mundo ou para si, incluindo vestimentas, comportamentos e formas de interação social, que pode ser alinhada ou não com as normas sociais, podendo ser alterada a qualquer momento.

A expressão de gênero pode não corresponder ao sexo biológico, assim como pode não corresponder à identidade de gênero da pessoa. Diferente deste último, a expressão de gênero diz respeito àquilo que pode ser observado pelo outro, e não à experiência interna do indivíduo.

ABORDAGEM

Ao conhecer a pessoa que será cuidada, devemos conhecê-la para além do diagnóstico e prognóstico, pois somente assim poderemos viabilizar o acolhimento e a assistência adequados.

As seguintes perguntas podem ser feitas para todas as pessoas, independentemente da identidade e da expressão de gênero visualizada pelas/os profissionais, bem como da orientação sexual:

- Como você prefere que te chamem?
- Por qual pronome você prefere ser tratada/o? (feminino, masculino ou neutro – ela/ele/ilu)
- Qual o sexo que lhe foi atribuído no nascimento?
- Você gostaria de informar sua orientação sexual?
- Você gostaria de informar sua identidade de gênero?
- Como você se autodeclara, segundo a classificação do IBGE sobre raça/cor? (branco, preto, pardo, amarelo ou indígena)
- Quem você considera como "família" e rede de apoio?
- Questione sobre as práticas sexuais da pessoa, ofereça informações sobre prevenção às infecções sexualmente transmissíveis (IST) e manutenção da qualidade da vida sexual.
- Questione se a pessoa gostaria que as suas informações sejam compartilhadas com a equipe e/ou familiares/rede de apoio.

O QUE PRECISAMOS SABER E FAZER

- Devemos optar por diálogos e perguntas neutras, sem conferir o gênero das pessoas envolvidas no processo de cuidado.
- Não devemos presumir a identidade de gênero das pessoas.

- Não podemos concluir que o nome que consta nos registros civis é a forma como a pessoa quer ser tratada.
- Não devemos determinar o gênero e o pronome com que a pessoa deseja ser tratada.
- Não podemos pressupor que todas as pessoas são heterossexuais.
- Devemos nos atentar à nossa linguagem corporal (expressões faciais, tom de voz e demais reações visíveis aos outros).
- A oferta de cuidado relacionado à sexualidade deve ser oferecida para todas as pessoas.
- Perguntar sobre as práticas sexuais não é ofensivo.
- Considerar a LGBTQIA+fobia, o racismo e demais discriminações enquanto determinantes sociais de saúde e morte.
- Garantir um atendimento que preserve o sigilo das informações.

NOME SOCIAL

Desde 2009, o nome social é um direito garantido pela Portaria n. 1820 (Carta dos Direitos dos Usuários da Saúde), a qual garante o atendimento humanizado, acessível e acolhedor para todas as pessoas, assim como afirma que é direito de qualquer pessoa, em toda a rede de serviços de saúde, receber um atendimento livre de discriminação, seja pela orientação sexual, identidade de gênero, raça/cor, entre outros.

A Carta dos Direitos dos Usuários da Saúde também garante a identificação pelo nome social e que deve constar em um campo específico para registro do nome social em todos os documentos dos usuários dos serviços de saúde. Tendo isto em vista, a partir de 2012, o Sistema Único de Saúde possibilita a impressão do Cartão Nacional de Saúde com o nome social.

LGBTQIA+FOBIA: BARREIRA DE ACESSO AOS CUIDADOS PALIATIVOS

Infelizmente, ainda há poucos estudos brasileiros que avaliam a experiência de pessoas LGBTQIA+ no acesso e uso dos serviços de saúde, porém é exponencialmente pior se comparada a escassez de pesquisas que apresentam dados sobre o acesso aos cuidados paliativos. Todavia, alguns estudos realizados em outros países apontam que as pessoas LGBTQIA+ vivenciam experiências contínuas de discriminação institucional por parte dos profissionais do sistema de saúde, bem como nos serviços de cuidados paliativos.

A LGBTQIA+fobia rotineiramente reproduzida nas instituições de saúde transforma-se em uma barreira de acesso e faz com que pessoas LGBTQIA+ evitem procurar por cuidados em saúde.[1,8,9]

A demora no acesso aos serviços de saúde e o encaminhamento tardio para os tratamentos modificadores da doença aumentam a probabilidade de agravamento da doença. Isso pode fazer com que as pessoas LGBTQIA+ percam todas as possibilidades de usufruírem dos tratamentos curativos disponíveis na rede de atenção à saúde e acessem, mais tardiamente, os cuidados paliativos.

As experiências vivenciadas por pessoas LGBTQIA+ em serviços de cuidados paliativos as submetem a um estado de medo, em razão da possibilidade de receberem um cuidado inadequado baseado em uma intersecção de fatores, incluindo o quesito raça/cor, orientação sexual, identidade de gênero, religião, expressão de gênero e classe social. Sendo assim, pessoas LGBTQIA+ experenciam a recusa na assistência de saúde ao longo da vida e, portanto, sentem medo de sofrer isso novamente nas equipes de cuidados paliativos.

PRINCIPAIS PREOCUPAÇÕES E MEDOS DAS PESSOAS LGBTQIA+

- Receio de serem tratadas de forma inadequada e desrespeitosa.
- Medo de terem a assistência em saúde recusada por causa da orientação sexual, identidade de gênero e/ou expressão de gênero.
- Medo de serem "tiradas do armário" para seus familiares e demais pessoas envolvidas no cuidado, sem o seu consentimento.
- Medo também de terem que esconder quem são ou quem amam, devido às possíveis reações negativas na interação com os profissionais.
- Medo de gastar o tempo limitado de vida no processo de educar e corrigir profissionais de saúde.
- Pessoas trans e as travestis que fazem uso de hormonioterapia se preocupam que a equipe de cuidados paliativos não compreenda suas escolhas e necessidades e não ofereça mais o acesso aos hormônios.
- Medo de vivenciar a LGBTQIA+fobia desde a admissão, assim como de vivenciar a patologização que sofrem nos serviços de saúde.
- Preocupação de não permitirem as visitas das pessoas que fazem sentido para o paciente.
- Medo de não poderem usar o banheiro de acordo com a sua identidade de gênero.
- Medo de serem alocados em enfermarias do gênero oposto ao que se identificam.
- Não terem suas experiências anteriores de violência e discriminação validadas pelos profissionais.

- Medo das suposições acerca da orientação sexual, identidade de gênero e expressão de gênero apresentadas pelas equipes e o desconforto gerado por essas situações.

CONSIDERAÇÕES FINAIS

A Política Nacional de Saúde Integral de Lésbicas, Gays, Bissexuais, Travestis e Transexuais (PNSILGBT), criada em 2011 e instituída pela Portaria n. 2836, reconhece a LGBTQIA+fobia como um determinante social de saúde, assim como as demandas e especificidades das pessoas LGBTQIA+ no processo saúde-doença.

O objetivo principal da PNSILGBT é a ampliação do acesso aos serviços de saúde pelas pessoas LGBTQIA+, por meio da garantia de um atendimento integral, com respeito e cuidado às demandas e necessidades específicas dessa população, bem como repudiar quaisquer tipos de discriminação. Para que isso se efetive, os profissionais de saúde devem acolher a diversidade sexual, de gênero e de corpos, além de incluir as "famílias de escolha" no processo de cuidado.

É urgente a mudança curricular nas graduações, residências e cursos de pós-graduação em cuidados paliativos para que amplie o escopo da assistência e seja incluído o ensino sobre saúde LGBTQIA+. Deve-se ter como objetivo também o desenvolvimento de competências profissionais que fomentem a equidade no acesso aos cuidados paliativos. A exemplo disso há o tema escolhido pela Worldwide Hospice Palliative Care Alliance (WHPCA) para o Dia Mundial de Cuidados Paliativos em 2021: "não deixem ninguém para trás", simbolizando a luta pela equidade do acesso.

Diante disso, para uma adequada prática em cuidados paliativos e promoção da qualidade de vida, é necessário conhecer conceitos básicos sobre a sexualidade, realizar uma abordagem que reconheça a LGBTQIA+fobia como um determinante social de saúde, doença e morte e que poderá ter um impacto importante na dor total. Também se faz necessário conhecer os principais agravos que acometem as pessoas LGBTQIA+, respeitando sua biografia e, assim, criar um ambiente inclusivo em que todas as pessoas possam expressar livremente quem são.

Pessoas LGBTQIA+ são muito mais que suas orientações sexuais, identidades de gênero e corpos, são acima de tudo *pessoas*. Conforme evidenciado anteriormente, infelizmente ainda vivemos em uma realidade na qual as demandas e necessidades em saúde das pessoas LGBTQIA+ são frequentemente inviabilizadas por múltiplos fatores, entre eles: desconsideração das diferenças, inequidades de acesso aos cuidados em saúde, LGBTQIA+fobia e despreparo dos profissionais.

Uma vez que os cuidados paliativos se propõem ao cuidado universal de seus pacientes, devemos buscar identificar e legitimar individualidades com o enfoque em fornecer o melhor cuidado. Dessa forma, deve-se promover e lutar pelo acesso aos cuidados paliativos para todos, embasando-se no princípio da equidade, reconhecendo e validando a diversidade humana e suas questões relacionadas.

REFERÊNCIAS BIBLIOGRÁFICAS

1. Acquaviva KD. LGBTQ-inclusive hospice and palliative care: a practical guide to transforming professional practice. New York: Harrington Park Press; 2017.
2. São Paulo (SP). Secretaria Municipal da Saúde. Coordenação da Atenção Primária à Saúde. Protocolo para o atendimento de pessoas transexuais e travestis no município de São Paulo. São Paulo: SMS/SP; 2020.
3. Vito Ciasca S, Hercowitz A, Lopes Junior A. Definições da sexualidade humana. In: Saúde LGBTQIA+: práticas de cuidado transdisciplinar. Santana de Parnaíba: Manole; 2021; p. 12-7.
4. Carvalho MFL, Menezes MS. Violência e saúde na vida de pessoas LGBTI. Rio de Janeiro: Fiocruz; 2021.
5. Jesus JG. Orientações sobre a população transgênero: conceitos e termos. Brasília: Autor; 2012.
6. Ministério da Saúde (MS). Carta dos direitos dos usuários da saúde. 2. ed. Brasília: Ministério da Saude; 2011. Disponível em: https://bvsms.saude.gov.br/bvs/publicacoes/carta_direito_usuarios_2ed2007.pdf. Acessado em: 10 janeiro de 2022.
7. Calazans G, Kalichman A, Ricardo dos Santos M, Félix Pinheiro T. Necessidades de saúde: demografia, panorama epidemiológico e barreiras de acesso. In: Saúde LGBTQIA+: práticas de cuidado transdisciplinar. Santana de Parnaíba: Manole; 2021. p. 82-91.
8. Tenório Correia da Silva A, Alberto Pessoa Rosa C, Augusto Mori Gagliotti D. LGBTQIA+fobia institucional na área da saúde. In: Saúde LGBTQIA+: práticas de cuidado transdisciplinar. Santana de Parnaíba: Manole; 2021. p. 100-6.
9. Javier NM. Palliative care needs, concerns, and affirmative strategies for the LGBTQ population. Palliative Care and Social Practice [Internet]. Jan 2021. Disponível em: https://doi.org/10.1177/26323524211039234. Acessado em: 18 julho de 2022.
10. Sprik P, Gentile D. Cultural humility: a way to reduce LGBTQ health disparities at the end of life. American Journal of Hospice and Palliative Medicine. 2019 Oct 13. Disponível em: https://journals.sagepub.com/doi/abs/10.1177/1049909119880548. Acessado em: 20 de julho de 2022.
11. Ministério da Saúde. Política Nacional de Saúde Integral de Lésbicas, Gays, Bissexuais, Travestis e Transexuais. 1. ed., 1 reimp. Brasília: Ministério da Saúde; 2013.
12. Chidiac C, Grayson K, Almack K. Development and evaluation of an LGBT+ education programme for palliative care interdisciplinary teams. Palliat Care Soc Pract. 2021 Oct 22;15:26323524211051388.

Seção II

Prognóstico

8

Escores prognósticos em UTI

Carine Carrijo de Faria
Gabriel Afonso Dutra Kreling

INTRODUÇÃO

Os escores prognósticos são instrumentos matemáticos desenvolvidos para quantificar a gravidade de pacientes e predizer desfechos em populações de doentes críticos. Embora amplamente utilizados, é essencial compreender suas limitações e aplicações adequadas.

Os escores não foram concebidos para guiar a tomada de decisão individualizada, mas para a avaliação da performance da UTI e *benchmarking* entre instituições. Este capítulo explora os principais sistemas de escore, sua criação, aplicação prática e as armadilhas comuns no seu uso.

CASO CLÍNICO

Arnaldo, 78 anos, hipertenso e diabético, com vasculopatia e coronariopatia graves, é admitido na UTI por agudização de isquemia arterial crônica em membro inferior direito, necessitando de amputação transfemoral. Seu cateterismo recente revelou lesão de tronco de coronária, com indicação de revascularização miocárdica. Na admissão, apresenta *delirium* hiperativo, disfunção renal progressiva e alterações laboratoriais sugestivas de piora clínica.

Pergunta-chave: Como podemos estimar a mortalidade e o tempo de internação de Arnaldo? Essa predição deve influenciar sua conduta terapêutica?

COMO OS ESCORES PROGNÓSTICOS SÃO CRIADOS?

Os escores prognósticos derivam de grandes bases de dados multicêntricas e utilizam modelos estatísticos para prever mortalidade e tempo de internação. Geralmente, os dados coletados incluem:

- Idade e comorbidades preexistentes.
- Sinais vitais e parâmetros laboratoriais na admissão.
- Necessidade de suporte orgânico (ventilação mecânica, drogas vasoativas, hemodiálise).
- Diagnóstico primário e causa da admissão.

As variáveis são inseridas em modelos estatísticos de predição (modelos de regressão e técnicas de *machine learning*, por exemplo), que geram um escore numérico associado a um risco de mortalidade. Esses modelos são ajustados periodicamente para manter a calibração adequada e minimizar vieses.

O QUE SÃO OS ESCORES PROGNÓSTICOS EM UTI?

Os escores prognósticos utilizados em UTI não são específicos para uma única doença, mas refletem a gravidade global do paciente crítico. Eles são desenvolvidos para avaliar o risco de mortalidade hospitalar e estimar a severidade do quadro clínico na admissão, permitindo comparação entre diferentes populações e auxiliando na avaliação da performance das UTIs.

Além desses escores gerais, existem escores prognósticos específicos para determinadas doenças, como o MELD para doença hepática terminal ou o GRACE para síndrome coronariana aguda. Esses escores podem complementar a avaliação prognóstica, fornecendo uma visão mais detalhada para doenças específicas.

A seguir, discutimos dois dos principais escores utilizados na prática intensiva: SOFA e SAPS3.

SOFA (*SEQUENTIAL ORGAN FAILURE ASSESSMENT*)

Desenvolvido para quantificar a disfunção orgânica ao longo do tempo, o SOFA avalia seis sistemas:

- **Respiratório**: relação PaO_2/FiO_2.
- **Cardiovascular**: pressão arterial média e necessidade de suporte vasoativo.
- **Hepático**: bilirrubinas.
- **Hematológico**: contagem de plaquetas.

- **Neurológico**: Escala de Coma de Glasgow.
- **Renal**: creatinina e diurese.

É um escore muito conhecido para a avaliação da disfunção orgânica em pacientes com sepse, particularmente após a publicação do Sepsis-3, com atualização da definição da síndrome que utiliza dados do SOFA. Apesar de ser amplamente utilizado na sepse, o escore pode ser utilizado para a avaliação das disfunções orgânicas em inúmeras doenças críticas.

Diferentemente das medidas prognósticas que são tipicamente realizadas uma vez no início da estadia na UTI, os escores de disfunções orgânicas como o SOFA podem ser medidos diariamente, melhorando a habilidade de capturar a natureza dinâmica dessas disfunções durante a internação na UTI.

A progressão do escore nas primeiras 48 horas é um forte preditor de mortalidade. Estudos demonstram que um aumento no SOFA dentro de dois dias de internação se associa a um risco de morte superior a 50%, independentemente do valor inicial. Isso ressalta sua aplicabilidade na avaliação dinâmica da gravidade da doença, diferentemente de outros escores que se limitam à predição estática.

O SOFA foi desenvolvido há quase 30 anos e, como todo escore prognóstico, perde sua calibração e acurácia com o passar do tempo. Além disso, o escore utiliza critérios que não são mais comuns atualmente, como o uso de dopamina como droga vasoativa. Nesse sentido, existe um movimento atual para a construção do SOFA 2.0.

Apesar de sua ampla aceitação, o SOFA não deve ser utilizado isoladamente para decisões terapêuticas. Seu valor se amplia quando interpretado em conjunto com a evolução clínica do paciente e outros parâmetros laboratoriais e fisiológicos associados aos valores e à biografia do paciente.

SAPS3 (*SIMPLIFIED ACUTE PHYSIOLOGY SCORE 3*)

O SAPS3 é calculado com dados da primeira hora de admissão e considera:

- Características do paciente (idade, comorbidades).
- Fisiologia aguda (frequência cardíaca, pressão arterial, temperatura, pH, PaO_2 etc.).
- Razão da internação (origem, tipo de admissão).

Diferente do SOFA, o SAPS3 foi projetado para *benchmarking* entre UTIs e estima a mortalidade hospitalar. É muito utilizado em pesquisas clínicas como forma de caracterizar a gravidade dos pacientes estudados, além de ser utilizado em modelos estatísticos para fazer análises ajustadas para a gravidade dos pacientes.

O SAPS3 permite calcular a razão de mortalidade padronizada (SMR), que é a divisão da mortalidade hospitalar observada entre os pacientes de uma UTI pela mortalidade hospitalar esperada para a gravidade de admissão (SAPS3) desses pacientes. Quando bem utilizado, auxilia na análise da eficiência dos processos assistenciais dentro da UTI.

No entanto, o SAPS3, assim como outros escores de mortalidade, tem limitações. Modelos prognósticos tendem a perder calibração com o tempo e necessitam de ajustes periódicos para manter sua acurácia. Além disso, fatores institucionais podem influenciar os desfechos observados e modificar a relação entre o escore e a mortalidade real dos pacientes.

USO ADEQUADO DOS ESCORES

A interpretação adequada dos escores prognósticos exige cautela e conhecimento sobre suas limitações. Eles não devem ser usados como ferramentas determinísticas, mas sim como indicadores populacionais, auxiliando na avaliação de tendências e desempenho assistencial.

Os escores possibilitam o cálculo da razão padronizada de mortalidade (SMR) e do uso padronizado de recursos (SRU – *Standardized Resource Use*). O SMR compara a mortalidade observada com a esperada, enquanto o SRU avalia se a utilização de leitos de UTI está de acordo com a gravidade dos pacientes internados. Ambos são fundamentais para o *benchmarking*, permitindo comparações entre UTIs de diferentes perfis e auxiliando gestores a identificar oportunidades de melhoria.

Além disso, os escores podem ajudar na identificação de padrões de assistência e eficiência clínica, permitindo que gestores avaliem se a UTI está utilizando recursos de maneira otimizada. No entanto, sua interpretação deve considerar fatores estruturais e organizacionais da unidade, bem como a característica dos pacientes da unidade (*case mix*), evitando conclusões precipitadas baseadas apenas em valores absolutos.

Os escores não devem ser utilizados isoladamente para tomar decisões individuais à beira-leito. Eles complementam, mas não substituem, o julgamento clínico e a abordagem centrada no paciente.

ARMADILHAS NA INTERPRETAÇÃO DOS ESCORES

1. Predição individualizada: escores são populacionais e não determinam desfechos individuais. Devem ser utilizados para análise de grandes grupos e não para decisões terapêuticas isoladas.

2. Decisão de admissão na UTI: a decisão de internação deve considerar fatores clínicos e objetivos de cuidado, e não apenas um valor numérico de escore.
3. Uso para guiar limitação terapêutica: nenhum escore foi validado para indicar suspensão de suporte de vida. As decisões sobre limitações terapêuticas devem ser baseadas em avaliação clínica e discussão com pacientes e familiares.
4. Influência de fatores externos: diferenças na organização da UTI, na capacitação da equipe e nos recursos disponíveis podem impactar a relação entre escores e desfechos reais, tornando comparações diretas entre diferentes instituições um desafio.
5. Transferências e alta da UTI: o cálculo de SMR pode ser enviesado se houver alta precoce ou transferência frequente de pacientes para outras unidades, uma vez que pacientes instáveis podem sair da UTI sem que seu desfecho final seja registrado.
6. Coleta de dados inadequada: a qualidade dos escores depende diretamente da precisão dos dados coletados. Erros na inserção de informações podem comprometer a confiabilidade dos resultados.
7. Risco de profecia autorrealizável: a interpretação dos escores pode, inadvertidamente, levar à adoção de condutas que confirmem a predição inicial, em vez de desafiar o prognóstico e buscar reverter um possível desfecho desfavorável. Se um escore indicar alto risco de mortalidade, há o perigo de que a equipe reduza a intensidade terapêutica sob a premissa de um desfecho inevitável, potencialmente privando o paciente de intervenções que poderiam modificar sua evolução. Esse viés pode ser mitigado ao integrar os escores com avaliação clínica dinâmica e decisões compartilhadas com a equipe e familiares.

USO DOS ESCORES PROGNÓSTICOS COMO FERRAMENTAS AUXILIARES À BEIRA-LEITO

Os escores prognósticos, quando aplicados corretamente, podem ser ferramentas valiosas para a equipe de saúde ao planejar e ajustar condutas no cuidado do paciente crítico. Entretanto, eles devem ser utilizados de forma complementar ao julgamento clínico e nunca como único fator de decisão.

Uso na monitorização da evolução do paciente

Uma das principais aplicações clínicas dos escores prognósticos é a avaliação dinâmica da evolução do paciente crítico. O escore SOFA, por exemplo, permite que a equipe acompanhe a progressão da disfunção orgânica, identificando pacientes que estão melhorando ou piorando ao longo do tempo. A reavaliação periódica dos escores pode direcionar condutas terapêuticas, como:

- Intensificação ou ajuste do suporte orgânico para pacientes com piora do SOFA.
- Avaliação precoce de candidaturas a terapias mais agressivas (ex.: ECMO, terapia renal substitutiva) com base no aumento de disfunções orgânicas.
- Definição de objetivos terapêuticos realistas em pacientes com deterioração progressiva, garantindo que a abordagem esteja alinhada às preferências do paciente e familiares.
- Critério objetivo de resposta para ser utilizado em casos de *trial* de UTI.

Apoio na discussão de prognóstico e comunicação

A incerteza prognóstica é um dos desafios mais significativos do cuidado do doente crítico. A literatura destaca que os escores prognósticos oferecem uma taxa-base objetiva, permitindo que a equipe tenha uma referência clara para comunicar expectativas de desfecho. No entanto, é essencial deixar claro que os escores não determinam o futuro de um paciente individualmente, mas refletem tendências populacionais.

Para otimizar a comunicação com familiares:

A. Uso da estatística para contextualizar expectativas: apresentar dados sobre mortalidade observada em pacientes com perfis semelhantes pode ajudar os familiares a entenderem a gravidade do quadro, sem criar falsas certezas.
B. Valorização da trajetória clínica: associar as informações do escore à evolução clínica do paciente para fornecer um prognóstico mais preciso.
C. Empatia e abordagem centrada no paciente: o foco da conversa deve ser sempre no que é importante para o paciente, e não apenas em números. Escores podem ajudar a embasar decisões, mas o contexto clínico e os valores do paciente são determinantes para condutas terapêuticas.

No Capítulo "Falando sobre prognóstico na UTI", exploramos formas de utilizar escores e estimativas para, por meio de uma comunicação empática, proporcionar aos pacientes e familiares uma visão mais realista de prognóstico.

Tomada de decisão compartilhada e planejamento de cuidados

Os escores também podem ser úteis no processo de definição de objetivos terapêuticos e planejamento de cuidados paliativos em pacientes com prognóstico reservado. Em pacientes com deterioração progressiva e alta mortalidade predita, a equipe pode utilizar esses dados para:

- Reavaliar as condutas terapêuticas e evitar tratamentos fúteis ou potencialmente inadequados que possam prolongar sofrimento sem benefício clínico.
- Fornecer suporte a discussões sobre limitação de suporte avançado de vida, garantindo que as decisões sejam bem fundamentadas e compartilhadas com os familiares.

O alinhamento entre a equipe de saúde, o paciente e a família sobre o prognóstico e os objetivos de cuidado é essencial para garantir que as decisões sejam tomadas com base em informações sólidas e de forma ética.

Evitar o uso isolado dos escores na decisão clínica

Embora os escores possam oferecer *insights* valiosos, o risco de sua aplicação inadequada na tomada de decisões clínicas é uma preocupação constante. Eles não devem ser usados para:

- Negar tratamento com base apenas em um valor de escore.
- Determinar alta ou descontinuação de suporte sem uma avaliação holística do paciente.
- Substituir a discussão individualizada com a família e a equipe multiprofissional.

O julgamento clínico continua sendo o fator primordial na decisão terapêutica. Os escores devem ser encarados como ferramentas auxiliares e não determinísticas, sempre integrados a uma abordagem centrada no paciente.

De maneira geral, a aplicação prática dos escores prognósticos vai além de fornecer um número preditivo de mortalidade. Seu uso adequado permite uma avaliação mais objetiva da evolução clínica, melhora a comunicação com familiares, facilita a definição de objetivos terapêuticos e pode contribuir para uma assistência mais humanizada e alinhada às preferências do paciente. No entanto, seu uso deve ser criterioso, sempre associado à análise clínica individualizada e ao contexto específico de cada paciente (Figura 1).

AVALIAÇÃO DO CASO CLÍNICO

No caso de Arnaldo, podemos utilizar os escores SOFA e SAPS3 para estimar sua gravidade e possível evolução. Na admissão, ele apresenta múltiplas disfunções orgânicas, incluindo comprometimento cardiovascular, neurológico e renal. O cálculo do SOFA ajudará a monitorar sua progressão clínica ao longo dos primeiros dias, permitindo ajustes terapêuticos conforme necessário. Caso seu SOFA

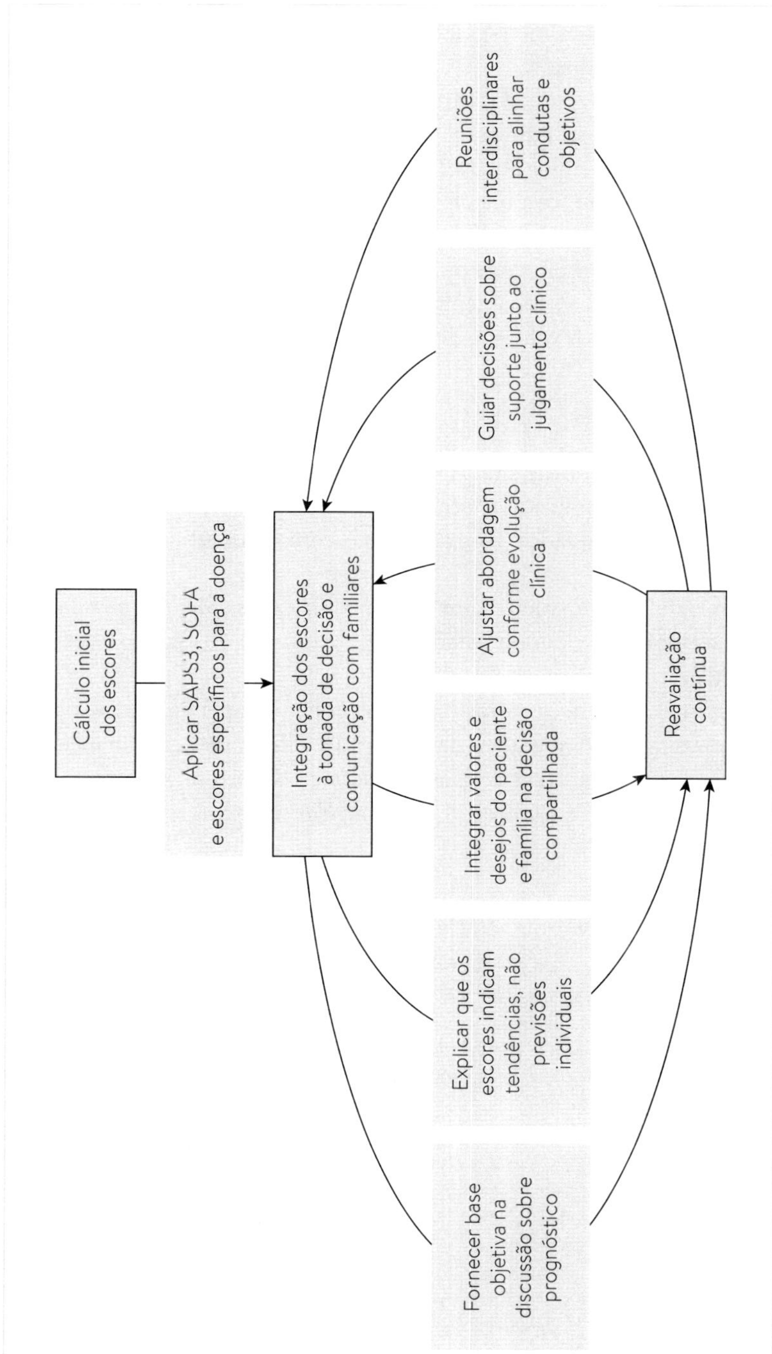

Figura 1 Uso dos escores prognósticos como ferramentas auxiliares à beira-leito.

se mantenha elevado ou aumente nas primeiras 48 horas, o risco de mortalidade será significativamente maior.

O SAPS3 pode fornecer uma estimativa inicial de mortalidade com base em suas condições clínicas na admissão. Caso o escore indique uma alta mortalidade predita, isso sinaliza uma possível necessidade de discussões precoces com a equipe e familiares sobre os objetivos do tratamento e a proporcionalidade das intervenções.

A decisão sobre a continuidade ou modificação do suporte deve integrar a avaliação clínica, a resposta ao tratamento e a comunicação transparente com a família, sempre respeitando os valores e desejos do paciente.

CONSIDERAÇÕES FINAIS

- Ferramentas prognósticas em UTI são focadas em predizer mortalidade. Possuem limitações significativas, sendo validadas para as populações específicas nas quais foram estudadas. Dos diversos escores existentes, nenhum se mostrou superior.
- Os escores de UTI possuem valor para a equipe de saúde, na medida em que podem servir de base para o passo inicial na tomada de decisão e ter impacto na construção do objetivo de cuidado.
- Estudos futuros são necessários para determinar o papel dos escores prognósticos na avaliação comparativa de UTIs, na melhora de performance, no uso de recursos e no suporte a decisões clínicas e o futuro inclui integração com inteligência artificial e técnicas de *machine learning* para aprimorar predições populacionais.

REFERÊNCIAS BIBLIOGRÁFICAS

1. Haniffa R, Isaam I, De Silva AP, Dondorp AM, De Keizer NF. Performance of critical care prognostic scoring systems in low and middle-income countries: a systematic review. Critical Care. 2018;22:18.
2. Beil M, Proft I, van Heerden D, Sviri S, van Heerden PV. Ethical considerations about artificial intelligence for prognostication in intensive care. Intensive Care Medicine Experimental. 2019;7:70.
3. Forte DN, Kawai F, Cohen C. A bioethical framework to guide the decision-making process in the care of seriously ill patients. BMC Med Ethics. 2018 Aug 20;19(1):78.
4. Niewiński G, Starczewska M, Kański A. Prognostic scoring systems for mortality in intensive care units – The APACHE model. Anaesthesiology Intensive Therapy. 2014;46(1):46-9.
5. Wong DT, Knaus WA. Predicting outcome in critical care: the current status of the APACHE prognostic scoring system. Can J Anaesth. 1991;38:3:374-83.
6. Minne L, Abu-Hanna A, de Jonge E. Evaluation of SOFA-based models for predicting mortality in the ICU: A systematic review. Critical Care. 2008;12:R161.

7. Keegan MT, Gajic O, Afessa B. Severity of illness scoring systems in the intensive care unit. Crit Care Med. 2011;39(1).
8. Strand K, Flaatten H. Severity scoring in the ICU: a review. Acta Anaesthesiol Scand. 2008;52:467-78.
9. Herridge MS. Prognostication and intensive care unit outcome: the evolving role of scoring systems. Clin Chest Med. 2003;24:751-62.
10. Becker RB, Zimmerman JE. ICU Scoring Systems allow prediction of patient outcomes and comparison of ICU performance. Critical Care Clinics. 1996;12(3).
11. Ferreira FL, Bota DP, Bross A, Mélot C, Vincent JL. Serial evaluation of the SOFA score to predict outcome in critically ill patients. JAMA. 2001 Oct 10;286(14):1754-8.
12. Moralez GM, Amado FS, Martins GA, Nassar Junior AP, Salluh JI. How to use intensive care unit scoring systems: a practical guide for the intensivist. Crit Care Sci. 2025;37:e20250347.
13. Keegan MT, Soares M. What every intensivist should know about prognostic scoring systems and risk-adjusted mortality. Rev Bras Ter Intensiva. 2016;28(3):264-9.
14. Quintairos A, Pilcher D, Salluh JI. ICU scoring systems: four decades of prognostic scores in intensive care. Intensive Care Med. 2023;49:223-5.

9

Cuidados paliativos no paciente com insuficiência cardíaca

Gabriel Afonso Dutra Kreling
Giuliana Bersani Calice

Sr. Joaquim, 72 anos, portador de insuficiência cardíaca com fração de ejeção reduzida, é admitido na UTI com dispneia intensa e fadiga incapacitante após um quadro de pneumonia viral. Nos últimos seis meses, ele apresentou três hospitalizações por descompensação da IC. Apesar do uso de terapia otimizada, incluindo diuréticos e betabloqueadores, permanece sintomático e com baixa qualidade de vida. Como podemos identificar o momento certo para integrar os cuidados paliativos e quais são as estratégias para melhorar seu conforto e tomada de decisão?

EPIDEMIOLOGIA

A insuficiência cardíaca (IC) é uma das principais causas de mortalidade e morbidade globalmente, afetando mais de 64 milhões de pessoas no mundo. Nos Estados Unidos, aproximadamente 6,2 milhões de adultos convivem com IC, e espera-se que esse número aumente em razão do envelhecimento populacional e da melhor sobrevida de pacientes com doenças cardiovasculares.

A taxa de mortalidade em cinco anos após o diagnóstico de IC pode atingir 50%, dependendo do estágio da doença e das comorbidades associadas. Além disso, a IC avançada está relacionada a um declínio funcional progressivo, altos índices de hospitalização e sintomas debilitantes que impactam significativamente a qualidade de vida dos pacientes.

O estudo PAL-HF foi um ensaio clínico randomizado que avaliou se a integração de uma equipe interdisciplinar de cuidados paliativos ao cuidado usual melhoraria a qualidade de vida e outros desfechos centrados no paciente em indivíduos com IC avançada. O estudo demonstrou melhora significativa na qualidade de vida, depressão, ansiedade e bem-estar espiritual, sem impacto nas taxas de hospitalização ou mortalidade. Esses achados reforçam a necessidade de uma abordagem paliativa precoce e integrada, garantindo melhor controle de sintomas e suporte para decisões compartilhadas.

Uma coorte americana e canadense, com 13.422 pacientes internados em UTIs cardiológicas, liderada pelo grupo TIMI, evidenciou que a decisão por medidas exclusivas de conforto foi tomada em dois terços dos pacientes que faleceram nessas unidades. O tempo mediano entre a admissão e essa decisão foi de 3,4 dias, enquanto o tempo entre a decisão e o óbito foi de apenas 3,8 horas, indicando que o cuidado de fim de vida foi iniciado de forma tardia.

Entre os pacientes que receberam apenas medidas de conforto, 87% foram submetidos ao uso de drogas vasoativas, 81,3% receberam monitorização hemodinâmica invasiva, 78,1% ventilação mecânica invasiva e 25,9% suporte circulatório mecânico. Esses dados sugerem que a priorização do conforto ocorreu em um contexto de refratariedade clínica, e não por uma identificação precoce das necessidades paliativas. Além disso, apenas 41% das mortes foram acompanhadas por uma equipe de cuidados paliativos, ressaltando a lacuna na assistência desses pacientes.

HISTÓRIA NATURAL DA INSUFICIÊNCIA CARDÍACA

A IC é uma doença crônica e progressiva, caracterizada por um declínio funcional gradual, intercalado por períodos de estabilidade e episódios de descompensação aguda. Inicialmente, os pacientes podem permanecer assintomáticos ou apresentar sintomas leves e controláveis com tratamento clínico otimizado. Com a progressão da doença, há um aumento da limitação funcional, mesmo sob terapias adequadas, levando a hospitalizações frequentes e piora progressiva da qualidade de vida.

A fase avançada da IC é marcada por sintomas refratários, como dispneia intensa, fadiga incapacitante e edema persistente, muitas vezes acompanhados de caquexia cardíaca e comprometimento multissistêmico, incluindo insuficiência renal e disfunção hepática. Para pacientes com IC de fração reduzida (ICFER), a deterioração pode ocorrer de forma mais abrupta, enquanto na IC com fração de ejeção preservada (ICFEP) a evolução tende a ser mais insidiosa, dificultando a identificação precoce da necessidade de cuidados paliativos.

A Tabela 1 ilustra a evolução clínica da doença e a necessidade progressiva de cuidados paliativos.

Tabela 1 Evolução natural da insuficiência cardíaca (IC)

Estágio da IC	Características clínicas	Declínio funcional	Necessidade de cuidados paliativos
Assintomático	Sem sintomas	Funcionalidade normal	Não necessário
Sintomas leves	Fadiga leve, dispneia aos esforços	Pequena redução funcional	Avaliação periódica
IC moderada	Limitação funcional progressiva, piora da qualidade de vida	Declínio progressivo	Introdução precoce se sintomas refratários
IC avançada	Hospitalizações frequentes, sintomas refratários, dependência de suporte farmacológico	Funcionalidade gravemente comprometida	Cuidados paliativos integrados
IC terminal	Sintomas refratários graves, falência de múltiplos órgãos	Funcionalidade mínima	Foco exclusivo em cuidados paliativos

COMO IDENTIFICAR O PACIENTE COM DOENÇA AVANÇADA

A identificação do paciente com insuficiência cardíaca avançada é essencial para a tomada de decisão clínica adequada, otimização do manejo sintomático e planejamento antecipado de cuidados.

Critérios clínicos para identificação da IC avançada

Os seguintes fatores são indicativos de insuficiência cardíaca avançada e podem guiar a equipe na tomada de decisão:

- Hospitalizações frequentes (> 2 nos últimos seis meses), indicando progressão da doença.
- Classe funcional NYHA III-IV persistente, com sintomas limitando atividades diárias básicas.
- Terapia otimizada sem resposta adequada, mesmo com o uso de betabloqueadores, diuréticos e inibidores do eixo renina-angiotensina-aldosterona.
- Presença de sintomas refratários, como dispneia intensa, fadiga incapacitante e dor torácica recorrente.
- Baixo escore no *Kansas City Cardiomyopathy Questionnaire* (KCCQ) (< 40 pontos), refletindo qualidade de vida significativamente reduzida.

- Declínio progressivo na capacidade funcional, com dependência para atividades básicas da vida diária.
- Evidências de caquexia cardíaca, perda ponderal involuntária e hipoalbuminemia.
- Sinais de comprometimento multissistêmico, incluindo insuficiência renal progressiva, hipotensão sintomática e arritmias recorrentes.

A Sociedade Europeia de Cardiologia define insuficiência cardíaca avançada conforme apresentado na Tabela 2 (tradução livre e não validada).

Tabela 2 Definição de insuficiência cardíaca avançada segundo a Sociedade Europeia de Cardiologia (tradução livre e não validada)

Todos os critérios devem estar presentes apesar do tratamento vigente otimizado: 1. Sintomas graves e persistentes de insuficiência cardíaca (NYHA graus 3 ou 4) 2. Disfunção cardíaca grave definida por redução da fração de ejeção do ventrículo esquerdo (≤ 30%); falência isolada do ventrículo direito; anormalidades valvares graves e não operáveis; anormalidades congênitas graves inoperáveis; valores de BNP ou NT-proBNP persistentemente altos ou em elevação; disfunção diastólica grave 3. Episódios de congestão pulmonar ou sistêmica com necessidade de altas doses de diuréticos intravenosos ou episódios de baixo débito com necessidade de inotrópicos ou drogas vasoativas; ou arritmias malignas causando consultas não planejadas ou hospitalização nos últimos 12 meses 4. Redução grave na capacidade de exercício entendida como sendo por causa de piora cardíaca
Adicionalmente: disfunção extracardíaca devido à insuficiência cardíaca (p. ex.: caquexia cardíaca, síndrome cardiorrenal) ou hipertensão pulmonar tipo 2.
Os critérios 1 e 4 podem ser encontrados em pacientes com doença cardíaca estrutural (como apresentado no critério 2), mas podem ter limitações importantes devido a outras condições (p.ex.: doença pulmonar grave, cirrose não cardíaca, doença renal de etiologia mista). Esses pacientes também apresentam limitação da qualidade de vida e da sobrevida e devem ser avaliados da mesma forma, apesar de que, nestes casos, as opções terapêuticas são usualmente mais limitadas.

GATILHOS PARA IDENTIFICAÇÃO DE CUIDADOS PALIATIVOS

A decisão de encaminhar um paciente para avaliação paliativa pode ser baseada em diferentes fatores clínicos, eventos de saúde e necessidades do paciente e sua família. Esses gatilhos incluem:

I. Mudança significativa na trajetória da insuficiência cardíaca

- Novo diagnóstico de IC com sintomas refratários graves.
- Antes da implantação ou substituição de CDI/CIED.
- Qualificação para transplante cardíaco ou suporte circulatório mecânico.
- Consideração de intervenção/tratamento de alto risco.
- Após ressuscitação de parada cardíaca súbita.
- Sinais ou sintomas de IC avançada.

II. Acompanhamento periódico da IC ou mudanças no estado de saúde

- Visita periódica para acompanhamento da IC.
- Desenvolvimento de nova comorbidade significativa.

III. Fatores relacionados ao paciente/família

- Desejo de comunicação adicional sobre prognóstico e cuidados.
- Solicitação de intervenções médicas excessivas.
- Sobrecarga excessiva de familiares/cuidadores.
- Dificuldades da família/equipe em reconhecer a progressão da doença.
- Pedido explícito do paciente ou familiares para discutir a morte.
- Mudanças substanciais nas circunstâncias familiares, como adoecimento ou morte de um cuidador principal.
- Declínio na capacidade de autocuidado.

O manejo das necessidades paliativas dos pacientes com IC deve ser realizado, inicialmente, pela equipe responsável pelos cuidados usuais (intensivistas, cardiologistas e emergencistas). A depender da complexidade dos sintomas e das demandas do paciente e da família, deve-se considerar o acompanhamento de uma equipe especializada em cuidados paliativos.

A trajetória do paciente com insuficiência cardíaca pode estar associada a internações em Unidades de Terapia Intensiva Cardiológicas em suas descompensações. As descompensações podem ser por progressão da doença, por um novo quadro relacionado à doença de base (novo infarto, trombose de prótese valvar, endocardite, rejeição do enxerto em transplantados), ou descompensação por outra causa orgânica (infecção, por exemplo) que compromete a função cardíaca.

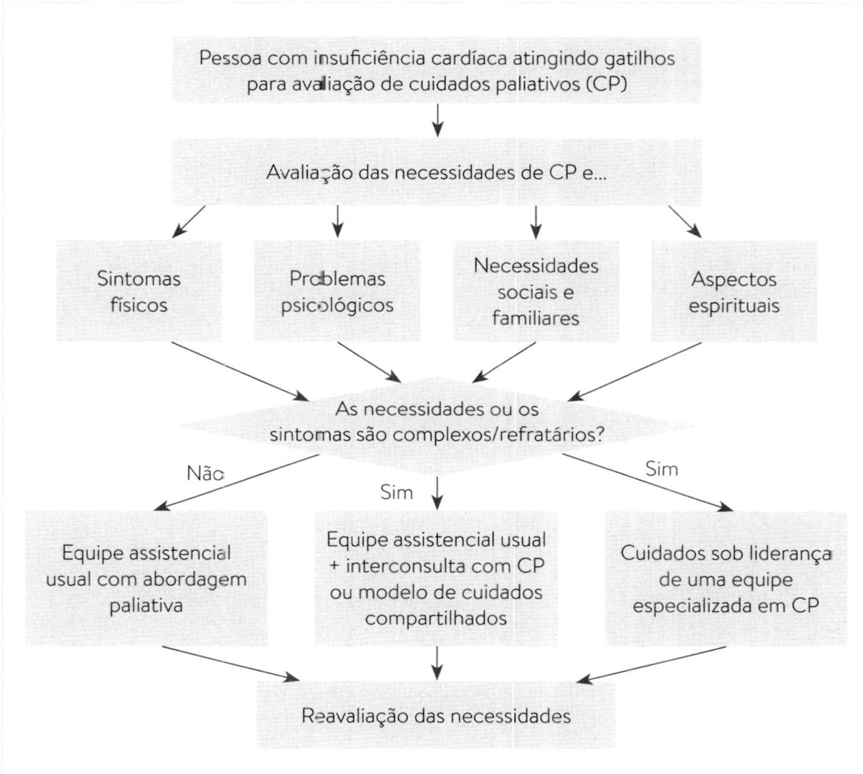

Figura 1 Fluxograma para decisão de encaminhamento para equipe de cuidados paliativos.

Na internação, deve-se ficar atento ao manejo desses pacientes e identificar situações que exigem garantir uma reavaliação das preferências e dos objetivos do paciente, descritos na Figura 2.

PRINCIPAIS SINTOMAS E NECESSIDADES DE CUIDADOS PALIATIVOS

Pacientes com insuficiência cardíaca avançada apresentam uma alta carga de sintomas que impactam significativamente sua qualidade de vida. O controle eficaz desses sintomas é fundamental dentro da abordagem paliativa para garantir o bem-estar do paciente. Os principais sintomas incluem:

Linha do tempo: cuidados paliativos na insuficiência cardíaca e internação em UTIC

Cuidados na doença crônica	Internação na UTIC	Sugerem reavaliação dos objetivos	Cuidados em fase terminal
• Tratamentos baseados em evidências • Avaliar sinais e sintomas • Discutir prognóstico e trajetória • Explorar objetivos e preferências • Estabelecer plano de cuidados avançados	• Avaliação clínica e início de tratamentos necessários • Determinar objetivos e preferências • Controle de dor e sintomas • Manter comunicação sincera e compassiva	• Necessidade de procedimentos invasivos • Necessidade de início e ajuste de DAV • Necessidade de VM • Necessidade de suporte circulatório mecânico • Necessidade de ressuscitação cardiopulmonar	• Avaliar e tratar sintomas • Esclarecer *status* de ressuscitação • Deprescrição de tratamentos não focados no conforto • Considerar cuidados domiciliares/hospice • Fornecer suporte ao luto

Figura 2 Incorporando cuidados paliativos na condução de pacientes nas Unidades de Terapia Intensiva Cardiológicas (UTIC).

Fonte: baseada em Kim JM et al.

DAV: dispositivo de assistência ventricular; VM: ventilação mecânica.

Dispneia

Um dos sintomas mais prevalentes e debilitantes, ocorrendo devido à congestão pulmonar, aumento da pressão de enchimento ventricular e baixa reserva cardíaca. O manejo inclui diuréticos para otimização da volemia, uso criterioso de opioides para reduzir a sensação de falta de ar e suporte ventilatório não invasivo quando indicado. Estratégias não farmacológicas, como posicionamento adequado do paciente, também são úteis.

Fadiga

A fadiga crônica resulta da combinação de baixo débito cardíaco, inflamação sistêmica e alterações metabólicas. Ajustes no tratamento farmacológico, suporte nutricional e reabilitação supervisionada são medidas essenciais para minimizar esse sintoma. Em casos mais avançados, a redução da polifarmácia e a priorização de medidas sintomáticas tornam-se fundamentais.

Dor torácica

Embora menos frequente do que a dispneia e a fadiga, a dor torácica pode estar presente devido a isquemia miocárdica, congestão pulmonar ou disfunção musculoesquelética secundária ao esforço respiratório. O manejo deve ser individualizado, incluindo vasodilatadores coronarianos e opioides quando necessário.

Ansiedade e depressão

Alterações emocionais são altamente prevalentes em pacientes com IC avançada e podem piorar a percepção da dispneia e da dor. Suporte psicológico, terapia cognitivo-comportamental, estratégia de relaxamento e o uso de inibidores seletivos da recaptação de serotonina (ISRS) são opções eficazes para o manejo desses sintomas.

Tabela 3 Resumo dos principais sintomas e tratamentos

Sintoma	Tratamento principal
Dispneia	Diuréticos, opioides (morfina em baixas doses), suporte ventilatório não invasivo
Fadiga	Ajuste de medicação, suporte nutricional, atividade física supervisionada
Dor torácica	Vasodilatadores coronarianos (p. ex., nitroglicerina) e opioides se necessário
Ansiedade	Terapia cognitivo-comportamental, ISRS, suporte psicológico, técnicas de relaxamento
Depressão	Psicoterapia, ISRS ou noradrenérgicos

ISRS: inibidores seletivos da recaptação de serotonina.

RECURSOS DE TRATAMENTO/TRANSPLANTE COM CONTRAINDICAÇÕES E REFLEXÕES PERTINENTES

A insuficiência cardíaca avançada pode ser tratada por diferentes estratégias incluindo terapia farmacológica, dispositivos de assistência ventricular e transplante cardíaco. Cada abordagem tem indicações e limitações, e a escolha do tratamento deve levar em conta a gravidade da doença, as comorbidades associadas e os objetivos de cuidado do paciente.

Tratamento farmacológico

A terapia medicamentosa continua sendo a base do tratamento da IC, mesmo nos estágios mais avançados. O uso de diuréticos, inibidores do sistema renina-angiotensina-aldosterona, betabloqueadores e antagonistas da aldosterona pode reduzir sintomas e melhorar a sobrevida em pacientes selecionados. No entanto, em fases terminais, podem ser necessários ajustes na prescrição para minimizar efeitos colaterais e otimizar a qualidade de vida. O uso de inotrópicos como dobutamina, levosimendan e milrinone em pacientes com IC avançada é frequente, apesar de dados insuficientes sobre sua eficácia em desfechos centrados no paciente. Um estudo comparativo entre dobutamina e milrinone em pacientes com IC avançada não candidatos a transplante demonstrou maior mortalidade no grupo que utilizou dobutamina (84% vs. 58%). Um estudo retrospectivo demonstrou impacto positivo em qualidade de vida e hospitalizações. Os potenciais riscos são arritmias, risco de infecção no cateter venoso e as limitações geradas pela infusão contínua de medicação.

Dispositivos de assistência ventricular

Os dispositivos de assistência ventricular (DAVs) podem ser indicados para pacientes com IC avançada refratária ao tratamento clínico, seja como terapia de ponte para o transplante ou como tratamento definitivo para aqueles inelegíveis ao transplante. Embora melhorem a sobrevida e a qualidade de vida, estão associados a riscos elevados de infecção, sangramento e eventos tromboembólicos. Assim, a decisão de implantar um DAV deve ser baseada em uma avaliação multidisciplinar, considerando o impacto na funcionalidade e nas preferências do paciente.

Transplante cardíaco

O transplante cardíaco continua sendo a terapia definitiva para IC avançada em pacientes selecionados, proporcionando melhor sobrevida a longo prazo e melhora significativa na qualidade de vida. As principais indicações incluem:

- IC refratária ao tratamento otimizado, com sintomas persistentes apesar da terapia máxima e fatores de mau prognóstico.
- Dependência de inotrópicos intravenosos e/ou suporte circulatório mecânico para manutenção da perfusão.
- Doença isquêmica com angina refratária sem possibilidade de revascularização.

- Arritmias ventriculares sintomáticas e refratárias ao tratamento com fármacos, dispositivos ou ablação.
- IC avançada e cardiomiopatia restritiva.

No entanto, há critérios rigorosos de exclusão, que contraindicam o transplante em muitos casos. As principais contraindicações incluem:

- Idade avançada, quando associada à fragilidade significativa.
- Comorbidades graves, como doença pulmonar crônica grave, insuficiência renal avançada irreversível ou doença hepática severa.
- Doença cerebrovascular grave sintomática.
- Doença vascular periférica grave sem possibilidade de revascularização/reabilitação.
- Infecções ativas ou história recente de neoplasia maligna.
- Adesão inadequada ao tratamento, incluindo transtornos psiquiátricos graves ou abuso de substâncias.
- Falta de suporte social adequado, comprometendo o seguimento pós-transplante.

Reflexões sobre o papel dos cuidados paliativos

O processo de decisão sobre o uso de DAVs ou o encaminhamento para transplante devem ser individualizados e centrados no paciente. Muitos pacientes com IC avançada não são candidatos a tratamentos invasivos devido à idade avançada, fragilidade ou múltiplas comorbidades, tornando a abordagem paliativa essencial para garantir conforto e qualidade de vida. Além disso, mesmo para aqueles que recebem DAVs ou são encaminhados para transplante, os cuidados paliativos devem ser incorporados desde os estágios iniciais, auxiliando no controle sintomático, no suporte psicológico e na tomada de decisões compartilhadas.

Sobrevida média pós-transplante

O transplante cardíaco proporciona uma sobrevida média de 10 a 15 anos, dependendo da idade do paciente, das comorbidades e da adesão à terapia imunossupressora. No entanto, complicações como rejeição, infecções e disfunção do enxerto podem impactar significativamente os desfechos, tornando fundamental o acompanhamento multidisciplinar para otimizar o manejo clínico e garantir suporte adequado ao paciente e sua família.

CONSIDERAÇÕES FINAIS

A insuficiência cardíaca avançada representa um desafio clínico significativo, exigindo uma abordagem multidimensional que equilibre intervenções terapêuticas avançadas com os princípios dos cuidados paliativos. O reconhecimento precoce da progressão da doença e a integração dos cuidados paliativos podem melhorar a qualidade de vida, o manejo de sintomas e a tomada de decisões compartilhada. A definição de objetivos de cuidado deve ser contínua e alinhada às preferências individuais do paciente e ao momento clínico da evolução da doença.

Após avaliação multidisciplinar, o Sr. Joaquim foi considerado um candidato não elegível para transplante cardíaco devido à presença de comorbidades e fragilidade clínica. Diante disso, a equipe optou por uma abordagem integrada de cuidados paliativos, priorizando o controle sintomático, a otimização da terapia medicamentosa e o suporte psicológico para ele e sua família.

Com o uso adequado de diuréticos e opioides em baixas doses, houve melhora significativa da dispneia, permitindo maior conforto no dia a dia. Além disso, foram discutidas preferências do paciente sobre futuras hospitalizações e medidas invasivas, estabelecendo um plano de cuidados alinhado às suas vontades. A família recebeu suporte da equipe de cuidados paliativos, garantindo um acompanhamento contínuo e a transição segura para o cuidado domiciliar.

REFERÊNCIAS BIBLIOGRÁFICAS

1. Warraich HJ, Wolf SP, Mentz RJ, Rogers JG, Samsa G, Kamal AH. Characteristics and trends among patients with cardiovascular disease referred to palliative care. JAMA Netw Open. 2019 May 3;2(5):e192375.
2. Sobanski PZ, Alt-Epping B, Currow DC, Goodlin SJ, Grodzicki T, Hogg K, et al. Palliative care for people living with heart failure: European Association for Palliative Care Task Force expert position statement. Cardiovasc Res. 2020 Jan 1;116(1):12-27.
3. Gelfman LP, Kavalieratos D, Teuteberg WG, Lala A, Goldstein NE. Primary palliative care for heart failure: what is it? How do we implement it? Heart Fail Rev. 2017 Sep;22(5):611-20.
4. Godfrey S, Peng Y, Lorusso N, Sulistio M, Mentz RJ, Pandey A, et al. Palliative care for patients with heart failure with preserved ejection fraction. Circ Heart Fail. 2023 Nov;16(11):e010802.
5. Gelfman LP, Blum M, Ogunniyi MO, McIlvennan CK, Kavalieratos D, Allen LA. Palliative care across the spectrum of heart failure. JACC Heart Fail. 2024 Jun;12(6):973-89.
6. McIlvennan CK, Allen LA. Palliative care in patients with heart failure. BMJ. 2016 Apr 14;353:i1010.
7. Rogers JG, Patel CB, Mentz RJ, Granger BB, Steinhauser KE, Fiuzat M, et al. Palliative care in heart failure: The PAL-HF randomized, controlled clinical trial. J Am Coll Cardiol. 2017 Jul 18;70(3):331-41.
8. Fagundes A, Berg DD, Bohula EA, Baird-Zars VM, Barnett CF, Carnicelli AP, et al.; CCCTN Investigators. End-of-life care in the cardiac intensive care unit: a contem-

porary view from the Critical Care Cardiology Trials Network (CCCTN) Registry Eur Heart J Acute Cardiovasc Care. 2022 Mar 16;11(3):190-7.

9. Kavalieratos D, Gelfman LP, Tycon LE, Riegel B, Bekelman DB, Ikejiani DZ, et al. Palliative care in heart failure: rationale, evidence, and future priorities. J Am Coll Cardiol. 2017 Oct 10;70(15):1919-30.
10. Kim JM, Godfrey S, O'Neill D, Sinha SS, Kochar A, Kapur NK, et al. Integrating palliative care into the modern cardiac intensive care unit: a review. Eur Heart J Acute Cardiovasc Care. 2022 Jun 14;11(5):442-9.
11. Crespo-Leiro MG, Metra M, Lund LH, Milicic D, Costanzo MR, Filippatos G, et al. Advanced heart failure: a position statement of the Heart Failure Association of the European Society of Cardiology. Eur J Heart Fail. 2018 Nov;20(11):1505-35.
12. Sami F, Acharya P, Noonan G, Maurides S, Al-Masry AA, Bajwa S, et al. Palliative inotropes in advanced heart failure: compating outcomes between milrinone and dobutamine. J Card Fail. 2022;28(12):1683-91.
13. Di Palo KE, Feder S, Baggenston YT, Cornelio CK, Forman DE, Goyal P; American Heart Association Clinical Pharmacology Committee of the Council on Clinical Cardiology and Council on Cardiovascular and Stroke Nursing. Palliative pharmacotherapy for cardiovascular disease: a scientific statement from the American Heart Association. Circ Cardiovasc Qual Outcomes. 2024;17(8):e000131.

10

O paciente com pneumopatia crônica

Sabrina Corrêa da Costa Ribeiro
Pedro Medeiros Junior

INTRODUÇÃO

Os pacientes com doenças pulmonares em fase avançada são uma população ampla e heterogênea que compreende vários grupos de diagnósticos:

Grupo de doenças	
Obstrutivas	Asma, doença pulmonar obstrutiva crônica (DPOC)
Restritivas	Fibrose pulmonar idiopática, outras intersticiopatias
Vasculares	Hipertensão pulmonar, vasculites pulmonares
Mistas	Silicose, fibroenfisema
Doenças supurativas	Bronquiectasias, fibrose cística

- Neste capítulo, nos baseamos em *guidelines* direcionados de forma mais específica a doenças obstrutivas e fibrose pulmonar, mas os conceitos podem ser úteis ao cuidar de pacientes com outras pneumopatias.
- A DPOC é a terceira principal causa de morte atualmente, representando 3,5 milhões de mortes mundialmente, o que equivale a 5% do total. Embora a doença pulmonar intersticial (DPI) seja menos prevalente do que a DPOC, a fibrose pulmonar idiopática, por exemplo, está associada a uma elevada carga de sintomas, a perda significativa em termos de qualidade de vida e a uma sobrevida que pode ser mais curta que a de algumas neoplasias. Além disso, as pessoas afetadas por doenças pulmonares podem ter necessidades de cuidados paliativos nos domínios físico, psicológico, social e espiritual/existencial, iguais ou superiores às das pessoas com câncer.
- Uma revisão sistemática recente mostrou que as intervenções de cuidados paliativos oferecidas a pessoas com doenças não malignas (sendo insuficiência

cardíaca, demência e DPOC os principais diagnósticos) resultaram em uma redução da carga de sintomas, menos visitas à emergência e menos hospitalizações. Apesar desses benefícios, as pessoas com DPOC ou DPI têm mais dificuldade de acessar cuidados paliativos que pacientes com câncer. Um obstáculo é a heterogeneidade da evolução da doença em cada indivíduo e a relativa imprevisibilidade do prognóstico de doenças intersticiais, que incluem vários diagnósticos com prognósticos marcadamente diferentes.

- Na DPOC, apenas um terço das mortes se deve a causas pulmonares, cerca de um quarto a causas cardiovasculares e cerca de um quinto a neoplasias. A incerteza quanto ao prognóstico já citada, a dificuldade no reconhecimento de necessidades de cuidado paliativo e a incerteza quanto ao momento de iniciar esses cuidados paliativos são barreiras à sua implementação. A morte de pessoas com DPOC ou DPI é muitas vezes vista como inesperada e é menos provável que morram em casa do que as pessoas que morrem por câncer, o que pode impactar na experiência e no luto.

QUANDO DEVEMOS INICIAR CUIDADOS PALIATIVOS EM PACIENTES COM PNEUMOPATIAS?

- Intervenções de cuidado paliativo primário (controle de sintomas, comunicação empática, cuidados com cuidador) devem ser iniciadas assim que o paciente ou cuidador manifestar essa necessidade – presença de sofrimento em qualquer das dimensões, sobrecarga. Essas demandas devem ser identificadas principalmente pelo relato do paciente/cuidador, no entanto, marcadores de gravidade de doença e critérios como utilização de serviços de saúde podem auxiliar na identificação dessas necessidades.
- A equipe especializada de cuidado paliativo se torna essencial no manejo de sintomas refratários, de múltiplas dimensões de sofrimento, em situações de luto complicado, sobrecarga da rede de apoio, sendo também recomendado acompanhamento especializado em pacientes candidatos a transplante pulmonar.

COMO POSSO ESTRATIFICAR OS PACIENTES COM DOENÇA PULMONAR OBSTRUTIVA CRÔNICA EM RELAÇÃO À GRAVIDADE DA DOENÇA?

- Na atualidade, utilizamos a avaliação da gravidade da obstrução, de acordo com o VEF1 e a presença de sintomas e histórico de exacerbações. A doença pode ser classificada com base em dois parâmetros distintos e será validada pela presença de uma letra (A, B ou E) e um número (1, 2, 3 ou 4).

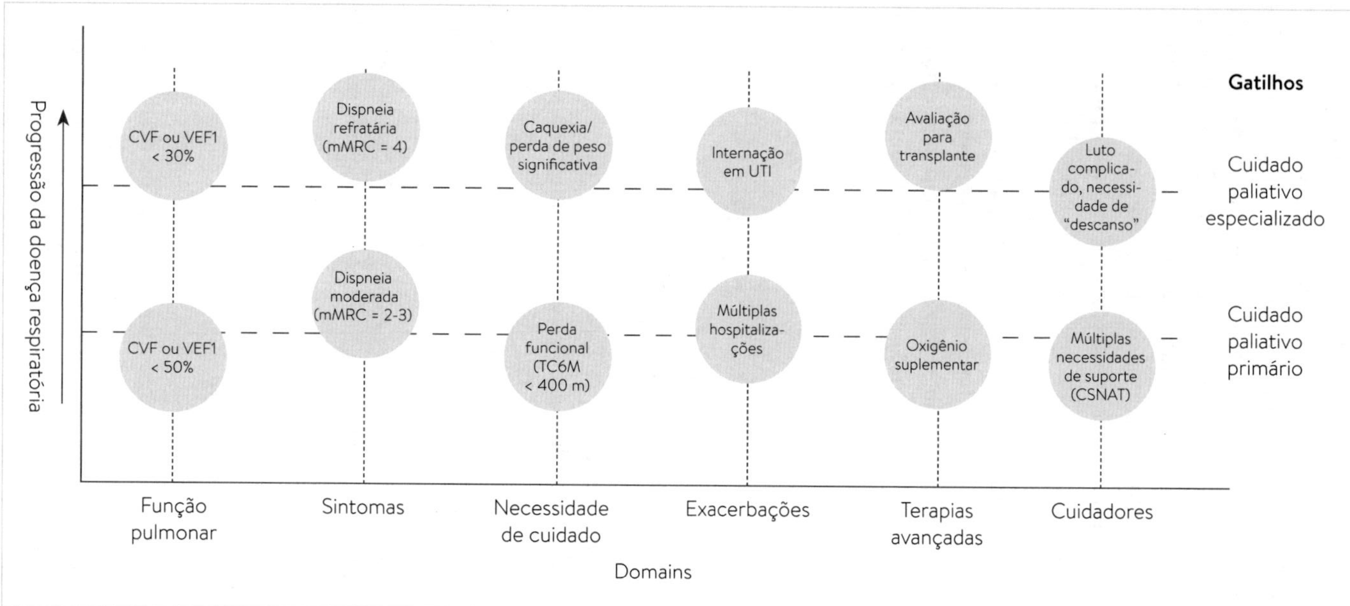

Figura 1 Critérios para início de cuidado paliativo primário e especializado em pacientes com doença respiratória.

CSNAT: *Care Support Needs Assessment Tool*; CVF: capacidade vital forçada; TC6M: teste de caminhada de 6 minutos; VEF1: volume expiratório forçado no primeiro segundo.

Fonte: traduzida e adaptada de Sullivan, Am J Respir Crit Care Med 2022.

- Segundo a classificação utilizada a partir do GOLD 2023, o número indica a gravidade da obstrução através do VEF1, enquanto as letras classificam o paciente de acordo com a intensidade de sintomas, utilizando os escores mMRC (que quantifica dispneia e está descrito no capítulo correspondente) e CAT (que avalia o impacto dos sintomas sobre a rotina do paciente), além de levar em consideração a frequência das exacerbações.

Tabela 1 Classificação de gravidade da doença pulmonar obstrutiva crônica (DPOC) segundo grau de obstrução ao fluxo expiratório (VEF1 pós-broncodilatador)

GOLD 1	Leve	VEF1 ≥ 80% do previsto
GOLD 2	Moderado	50% ≤ VEF1 < 80% do previsto
GOLD 3	Grave	30% ≤ VEF1 < 50% do previsto
GOLD 4	Muito grave	VEF1 < 30% do previsto

VEF1: volume expiratório forçado no primeiro segundo.
Fonte: adaptada de GOLD Report 2023.

Tabela 2 Ferramenta de classificação "ABE" do GOLD 2023

Histórico de exacerbações		
≥ 2 exacerbações ou ≥ 1 com hospitalização	E	
0 ou 1 exacerbação sem hospitalização	A	B
	mMRC 0-1 CAT < 10	mMRC ≥ 2 CAT ≥ 10
	Sintomas	

CAT: *COPD Assessment Test*; mMRC: *Modified Medical Research Council*.
Fonte: adaptada de GOLD Report 2023.

CAT (*COPD Assessment Test*)

- Pacientes com DPOC apresentam uma trajetória pouco previsível, marcada por períodos de melhora e exacerbações. Apesar da mortalidade durante as exacerbações estar decrescendo, ela pode variar de 23% até 80% a depender do estudo.
- São considerados critérios indicadores de doença avançada/encaminhamento para hospice:
  - Sistema cardiopulmonar: obstrução grave com VEF1 < 30% ou progressão importante, dispneia ao repouso/mínimos esforços ou dispneia refratária, hipoxemia (saturação < 88% em ar ambiente), hipercapnia (pO_2 > 55mmHg), *cor pulmonale*, dependência de corticoides por via oral, exacerbações e/ou internações frequentes.

- Sistema nutricional: perda de peso não intencional, albumina baixa.
- Funcionalidade: declínio funcional com dependência para atividades básicas ou instrumentais da vida diária.

COMO POSSO ESTIMAR O PROGNÓSTICO DO PACIENTE COM DOENÇA PULMONAR INTERSTICIAL?

- A grande variabilidade em relação à evolução prevista e o prognóstico entre as doenças intersticiais fibrosantes dificulta a avaliação delas como um grupo. A Figura 2 explicita a diferença do curso previsto para diferentes diagnósticos.

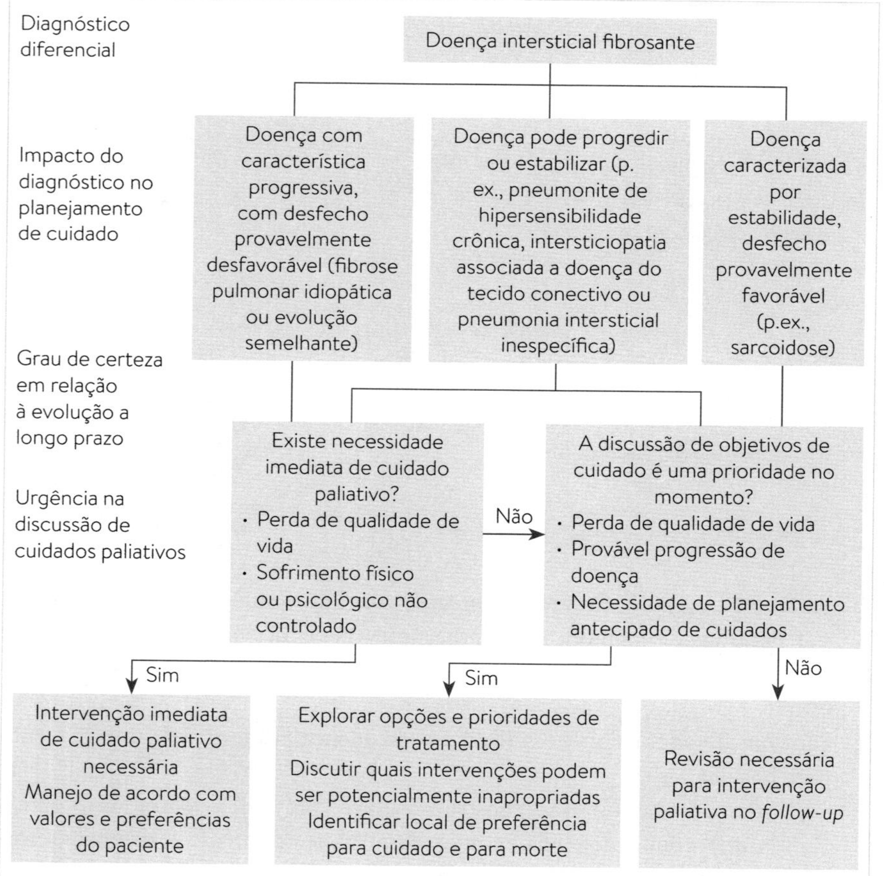

Figura 2 Algoritmo baseado na evolução das doenças intersticiais pulmonares.
Fonte: traduzida e adaptada de Kreuter, Lancet Resp Med 2017.

Tabela 3 Categorias de critérios de encaminhamento para cuidado paliativo de acordo com a literatura para pessoas com doença pulmonar obstrutiva ou doença intersticial grave

Com base em necessidades de cuidado paliativo	Por critérios relacionados a doença de base/uso de serviços de saúde
Sintomas físicos ou psicológicos (sintomas fora de controle, dor, dispneia, perda de peso, caquexia)	Internações hospitalares, consultas em emergência por exacerbações
Declínio funcional (aumento na necessidade de cuidados, redução da velocidade da marcha ou baixa performance no TC6m, dificuldade nas atividades da vida diária)	Doença avançada – VEF1<30% do predito, insuficiência respiratória, GOLD 3-4
Suporte a tomada de decisões: planejamento antecipado, coordenação do cuidado, encaminhamento a hospice	Uso de terapias de suporte ventilatório (oxigênio suplementar, ventilação não invasiva ou invasiva domiciliar)
Paciente ou cuidador solicita cuidado paliativo	Progressão de doença – piora de função pulmonar, falência cardíaca, hipoalbuminemia, multimorbidade
Outro (preocupações éticas)	Prognóstico – “pergunta surpresa”, expectativa de vida 6-12 meses
	Comorbidades – câncer, insuficiência renal, diabetes
	Novo diagnóstico (específico para doença intersticial pulmonar)
	Cuidados de fim de vida, esgotamento de recursos terapêuticos
	Outros (p. ex., fragilidade)

TC6M: teste de caminhada de 6 minutos; VEF1: volume expiratório forçado no primeiro segundo.
Fonte: traduzida e adaptada de Janssen DJA, Eur Resp J 2023.

QUAIS PACIENTES COM PNEUMOPATIA PODEM SER CANDIDATOS A TRANSPLANTE PULMONAR?

- Pacientes de 65 anos ou menos, portadores de uma pneumopatia terminal não neoplásica, com condição ambulatorial preservada, sem outras comorbidades, com perfil psicossocial adequado, e sem outras alternativas terapêuticas, seriam considerados potenciais candidatos ao transplante.
- O paciente deve ser avaliado ainda em um momento de estabilidade clínica, o que permitiria a ele entrar em lista de espera e obter o melhor doador possível. Nas doenças obstrutivas, o VEF1 abaixo de 20-25% tem sido utilizado como principal critério, mas em fibrose pulmonar, uma CVF < 60% costuma coincidir com o início da dispneia e deve sinalizar para a inclusão em lista de espera.

- A idade limite do receptor é variável conforme o procedimento proposto:
  - Menos de 55 anos para transplante coração-pulmão.
  - Menos de 60 anos para transplante pulmonar bilateral.
  - Menos de 65 anos para transplante pulmonar unilateral.

QUAIS AS CONTRAINDICAÇÕES AO TRANSPLANTE PULMONAR?

- São contraindicações absolutas:
  - Instabilidade clínica grave.
  - Infecção extrapulmonar ativa.
  - Disfunção de órgãos-alvos, especialmente rim e fígado, que serão afetados pelas drogas imunossupressoras.
  - Neoplasia tratada há menos de dois anos.
  - Infecção por HIV, positividade para antígeno da hepatite B, hepatite C com dano hepático comprovado anatomopatologicamente.
  - Coronariopatia intratável com angioplastia ou disfunção ventricular esquerda severa.
  - Tabagismo ativo.
  - Ausência de adequada estrutura social e familiar de apoio.
- São consideradas contraindicações relativas, sendo analisadas caso a caso: uso de altas doses de corticoide, analfabetismo, coronariopatia, ventilação mecânica, osteoporose, infecções crônicas, cirurgia torácica prévia, pacientes obesos ou desnutridos, neoplasias prévias.

QUAIS OS PRINCIPAIS SINTOMAS EM PACIENTES COM PNEUMOPATIAS GRAVES?

- Pacientes com DPOC e doenças intersticiais em fase avançada apresentam uma grande carga de sintomas, incluindo: dispneia, tosse, sibilância, anorexia, constipação, depressão, ansiedade, fadiga.
- Os sintomas mais comuns no paciente com DPOC são: dispneia, tosse e expectoração, sendo a tosse o principal sintoma na fase inicial da doença.
- A maioria dos pacientes com DPOC relata que os sintomas impactam sua rotina de forma significativa. Uma revisão incluindo 2.441 pacientes demonstrou que 92,5% dos pacientes relataram ter apresentado sintomas na última semana e 33-50% que os sintomas estavam presentes na maioria dos dias.
- Não existe uma correlação linear entre a redução do VEF1 e a presença de sintomas, porém a intensidade aumenta com a progressão da doença. Um estudo que incluiu 2.994 pacientes demonstrou uma prevalência de dispneia ex-

tremamente elevada entre pacientes caracterizados como tendo doença grave (91,2%) ou muito grave (99,2%). Mesmo pacientes com doença caracterizada como leve (42,2%) a moderada (69,8%) apresentaram dispneia em uma frequência significativa.

- A intensidade dos sintomas apresenta grande variabilidade diária, semanal e sazonal. Pacientes relatam que o período da manhã costuma ser o mais crítico e tosse e dispneia são os sintomas de maior impacto sobre bem-estar e atividades da vida diária. O período do inverno costuma ser o mais crítico.
- Em relação à doença intersticial pulmonar, os sintomas mais incapacitantes são dispneia, tosse e fadiga. Esses sintomas podem persistir a despeito do manejo adequado da doença de base e aumentam de intensidade conforme a progressão da doença.

APLICAÇÃO DOS CUIDADOS PALIATIVOS NO PACIENTE COM DOENÇA PULMONAR

- De acordo com o *guideline* de 2023 da ERS (*European Respiratory Society*), intervenções de cuidado paliativo devem ser iniciadas no momento em que for identificada a necessidade do paciente, independentemente da fase de doença.
- Uma revisão sistemática de 2023 em pacientes com doenças respiratórias demonstrou benefício de intervenções de cuidado paliativo no manejo de dispneia e melhora no planejamento de cuidado. Estudos não incluídos na revisão por questões metodológicas haviam demonstrado redução no número de hospitalizações.
- Pacientes que tiveram acesso a cuidado paliativo relataram compreender melhor a própria doença, além de lidar melhor com os sintomas, reduzindo a frequência dos sentimentos de pânico e solidão.
- Um estudo retrospectivo pequeno realizado em pacientes com doença intersticial demonstrou que pacientes que receberam cuidados paliativos receberam opioides (96% vs. 27%, P < 0,001) e benzodiazepínicos com maior frequência (39% vs 14%, P = 0,022) e de forma mais precoce. A sobrevida foi maior nos pacientes que receberam cuidado paliativo especializado (média: 23,9 meses) do que nos pacientes que receberam cuidado usual (média:11,4 meses). Uma proporção significativamente maior de pacientes no grupo de intervenção foi encaminhada para serviços de saúde, incluindo nutricionistas (27% vs. 5%, P = 0,026), assistentes sociais (54% vs. 11%, P < 0,001) e serviços de reabilitação pulmonar (62% vs. 16%, P < 0,001). Mais pacientes no grupo de intervenção paliativa também completaram discussões sobre planejamento antecipado de cuidado (39% vs. 11%, P = 0,014)

PONTOS IMPORTANTES

- As doenças crônicas pulmonares são um grupo heterogêneo, mas que apresenta em comum a elevada carga de sintomas em sua fase avançada. A recomendação atual é de que cuidados paliativos devem ser introduzidos assim que a necessidade é observada, independentemente da fase de doença.
- A gravidade de pacientes com DPOC é avaliada através do grau de obstrução (medido pelo VEF1), intensidade de sintomas e frequência de exacerbações. Já as doenças intersticiais formam um grupo heterogêneo cujo prognóstico deve ser avaliado de forma individualizada, havendo correlação entre a redução do VEF1 e a incidência de dispneia.
- Dispneia e tosse são os sintomas mais comuns e intervenções de cuidado paliativo como controle farmacológico de dispneia com opioides e acompanhamento multiprofissional apresentam impacto positivo sobre a intensidade dos sintomas e a qualidade de vida desses pacientes.

REFERÊNCIAS BIBLIOGRÁFICAS

1. Sullivan DR, Iyer AS, Enguidanos S, et al. palliative care early in the care continuum among patients with serious respiratory illness: An official ATS/AAHPM/HPNA/SWHPN policy statement. Am J Respir Crit Care Med. 2022 Sep 15;206(6):e44-e69.
2. Janssen DJA, Bajwah S, Boon MH, Coleman C, Currow DC, Devillers A, et al. European Respiratory Society clinical practice guideline: palliative care for people with COPD or interstitial lung disease. Eur Respir J. 2023 Aug 17;62(2):2202014.
3. Quinn KL, Shurrab M, Gitau K, et al. Association of receipt of palliative care interventions with health care use, quality of life, and symptom burden among adults with chronic noncancer illness: a systematic review and meta-analysis. JAMA. 2020;324:1439-50.
4. World Health Organization. Chronic obstructive pulmonary disease (COPD). Disponível em: https://www.who.int/news-room/fact-sheets/detail/chronic-obstructive-pulmonary-disease-(copd). Acessado em 25/02/2025.
5. Ahmadi Z, Wysham NG, Lundstrom S, et al. End-of-life care in oxygen-dependent ILD compared with lung cancer: a national population-based study. Thorax. 2016;71:510-6.
6. Chen E, O'Mahony S. Palliative care in the older adult with advanced lung disease. Ann Palliat Med. 2025 Jan;14(1):90-100.
7. Kreuter M, Bendstrup E, Russell AM, Bajwah S, Lindell K, Adir Y, et al. Palliative care in interstitial lung disease: living well. Lancet Respir Med. 2017 Dec;5(12):968-80.
8. Camargo JJ, Schio SM, Sanchez L. Transplante de pulmão – Indicações atuais. Disponível em: https://www.sbct.com.br/Livro-Virtual/01/38%20transplante_pulmao_indicacoes_atuais.pdf. Acessado em 05/03/2024.
9. Miravitlles M, Ribera A. Understanding the impact of symptoms on the burden of COPD. Respir Res. 2017 Apr 21;18(1):67.
10. Choudhuri AH. Palliative care for patients with chronic obstructive pulmonary disease: current perspectives. Indian J Palliat Care. 2012 Jan;18(1):6-11.

11. Santos MF, Reis-Pina P. Palliative care interventions in chronic respiratory diseases: A systematic review. Respir Med. 2023 Nov-Dec;219:107411.
12. Iyer AS, Sullivan DR, Lindell KO, Reinke LF. The role of palliative care in COPD. Chest. 2022 May;161(5):1250-62.

11

O paciente hepatopata crônico

Giuliana Bersani Calice
Juliana Costa de Oliveira Galvão

EPIDEMIOLOGIA

As doenças do fígado são responsáveis por uma considerável parcela de óbitos por ano em diversos países e agregam morbidade importante com gastos relevantes para os sistemas de saúde. Estima-se que 2 milhões de mortes ao ano possam ser atribuídas às doenças hepáticas, representando 4% de todas as causas de morte do mundo. Entre as principais etiologias relacionadas à cirrose estão: hepatite viral crônica, hepatopatia alcoólica, esteato-hepatite não alcoólica (NASH) e doença hepática gordurosa não alcoólica (DHGNA).[1]

Um estudo brasileiro recente, publicado na revista *Lancet* em 2024, trouxe dados referentes às taxas de mortalidade dos brasileiros entre o período de 1996 a 2022 e evidenciou aproximadamente 20 óbitos por hepatopatia crônica a cada 100 mil pessoas. As principais causas em nosso país foram: neoplasia maligna hepática e de vias biliares e hepatopatia alcoólica.

A cirrose hepática corresponde ao estágio final dessas doenças do fígado e sua única chance de cura em fases avançadas é o transplante. Por ser uma doença crônica de caráter progressivo e frequentemente sem possibilidades de cura diante das dificuldades que envolvem um procedimento de transplante de órgão, é recomendado que esses pacientes sejam acompanhados também pela equipe de Cuidados Paliativos conforme discussão a seguir.

IDENTIFICANDO O PACIENTE COM DOENÇA AVANÇADA

De maneira geral, pacientes com cirrose hepática avançada apresentam complicações associadas: ascite, icterícia, sangramento de varizes, encefalopatia hepática, peritonite bacteriana espontânea (PBE), síndrome hepatorrenal, hepatocarcinoma e síndrome hepatopulmonar.

O prognóstico é muito variável, mas a média de sobrevida de paciente com cirrose compensada supera os 12 anos, enquanto quadros de descompensação sem possibilidade de transplante envolvem sobrevida média de 2 anos.[2]

Os fatores que demonstram pior prognóstico são:

- Child-Pugh 5-6 pontos: considerado falência hepática; os de classe C têm 45% de sobrevida em 1 ano e 38% em 2 anos em média.
- MELD (*Model for End-Stage Liver Disease*) 30-39: 67% de mortalidade em 1 ano.
- Síndrome hepatorrenal: mortalidade em 90 dias ao redor de 60%.
- Varizes hemorrágicas: alta taxa de mortalidade com ou sem hemostasia.
- Síndrome hepatopulmonar.
- Admissão em UTI devido a hipotensão e necessidade de droga vasoativa.
- Hiponatremia.
- Icterícia.

ESCORES PROGNÓSTICOS ESPECÍFICOS

Em paciente com descompensação aguda da cirrose e com disfunção orgânica aguda associada, condição chamada de *Acute-on-Chronic Liver Failure* (ACLF), a presença de uma disfunção aguda (ACLF grau 1) apresenta mortalidade em 90 dias de cerca de 40%, sendo que a presença de três disfunções orgânicas agudas ou mais (ACLF grau 3) apresenta mortalidade em 90 dias de aproximadamente 80%.[3]

Em pacientes que após 3 a 7 dias permanecem em ACLF graus 2 ou 3, a mortalidade em 180 dias é de 90% sem o transplante. Porém, pacientes com o mesmo perfil que foram submetidos ao transplante nos primeiros 28 dias da internação apresentam mortalidade em 180 dias de 19%. Portanto, em pacientes elegíveis ao transplante, mesmo em descompensações graves, o prognóstico e a tomada de decisão devem ser cuidadosamente avaliados e, geralmente, feitos após 3 a 7 dias da internação em UTI, já que a intervenção do transplante aumenta significativamente as chances de sobrevida.[4]

Nesses pacientes com descompensação aguda e disfunção orgânica associada, recomenda-se o uso do CLIF-C ACLF, escore prognóstico desenvolvido pela *European Association for the Study of the Liver – Chronic Liver Failure Consortium* (*EASL-CLIF Consortium*), que adaptou o SOFA às alterações específicas do paciente hepatopata (análise de encefalopatia hepática, uso de INR/TP ao invés da contagem de plaquetas etc.). Estudos recentes evidenciaram que esse foi o melhor escore para predizer mortalidade em 28 dias: valores maiores que 70 pontos indicaram mortalidade próxima a 100% nesse período.[5]

Vale ressaltar que nem sempre a terapia cirúrgica de transplante estará disponível nos centros de saúde e, além disso, as diversas contraindicações estabelecidas devem ser consideradas no planejamento terapêutico objetivando aumentar as chances de melhor desfecho.

As contraindicações e indicações de transplante hepático devem ser consultadas junto à equipe cirúrgica local responsável pelo procedimento e em bases de dados de cadastro de pacientes. De forma geral, as contraindicações absolutas de transplante hepático segundo a Portaria do Ministério da Saúde n. 541 de 2002 envolvem:[6]

- Colangiocarcinoma de grandes dutos.
- Doença alcoólica com menos de 6 (seis) meses de abstinência.
- Tumores metastáticos de qualquer origem, exceto os neuroendócrinos.
- Infecção extra-hepática não controlada.
- Polineuropatia amiloidótica familiar avançada grau IV.
- Doença cardíaca ou pulmonar ou neurológica avançada não relacionada à hepatopatia.

Nos Estados Unidos, para identificar os pacientes hepatopatas com doenças avançadas candidatos aos hospices, pode-se utilizar um escore elaborado com essa finalidade. Nele, pacientes enquadrados como estágio terminal têm a expectativa de vida estimada em 6 meses ou menos. A agência federal de saúde do país utiliza os critérios descritos na Tabela 1 para essa análise e eles podem auxiliar também na identificação de pacientes em estágio avançado de doença.[7,8]

As avaliações de critérios como Child-Pugh (Tabela 2) e MELD também podem auxiliar como ferramentas prognósticas específicas dessa patologia.

APLICAÇÃO DOS CUIDADOS PALIATIVOS NO PACIENTE HEPATOPATA

Por se tratar de uma doença crônica, progressiva e com frequentes descompensações clínicas, é indicada a abordagem pela equipe de Cuidados Paliativos de forma precoce. Entre os objetivos principais estão: controle de sintomas, acesso a valores e elaboração de plano de cuidado individualizado para auxílio na definição das medidas terapêuticas a serem adotadas em caso de necessidade de internação hospitalar.

Vale ressaltar que a entrada da equipe de Cuidados Paliativos no cuidado do paciente não impossibilita nem contrindica a realização de tratamentos com po-

Tabela 1 Critérios de terminalidade de doença hepática segundo critérios americanos da Agência Federal de Saúde – CMS

O paciente terá a sua condição em saúde considerada em estágio terminal se ele preencher os critérios a seguir, evidenciando que os critérios 1 e 2 devem estar presentes, enquanto os referentes ao critério 3 auxiliarão na correta documentação para indicação de transferência para hospice.

Critério 1: paciente apresenta os dois critérios a seguir:

- Tempo de protrombina prolongado por mais de 5 segundos acima do controle ou INR > 1,5
- Albumina sérica < 2,5 g/dL

Critério 2: paciente apresenta pelo menos um dos critérios a seguir:

- Ascite refratária ao tratamento ou paciente não aderente
- Peritonite bacteriana espontânea
- Síndrome hepatorrenal (creatinina e ureia elevadas com oligúria (< 400 mL/dia) e concentração de sódio na urina < 10 mEq/L)
- Encefalopatia hepática refratária ao tratamento ou paciente não aderente
- Sangramento varicoso recorrente, apesar da terapia intensiva

Critério 3: a documentação dos seguintes fatores apoiará a elegibilidade para suporte em hospice:

- Desnutrição progressiva
- Perda muscular com redução de força e resistência
- Alcoolismo ativo continuado (> 80 g de etanol/dia)
- Carcinoma hepatocelular
- Positividade para HBsAg (hepatite B)
- Hepatite C refratária ao tratamento com interferon

Tabela 2 Child-Pugh

Parâmetros	1 ponto	2 pontos	3 pontos
Bilirrubina sérica	< 2 mg/dL	2 a 3 mg/dL	> 3 mg/dL
Albumina sérica	> 3,5 g/dL	2,8 a 3,5 g/dL	< 2,8 g/dL
Ascite	Ausente	Facilmente controlada/leve	Mal controlada/ moderada
Encefalopatia	Nenhuma	Graus 1 e 2	Graus 3 e 4
Tempo de protrombina (segundos de prolongamento)/INR	< 4 < 1,7	4 a 6 1,7 a 2,3	> 6 > 2,3

O escore de Child-Pugh é calculado somando os pontos dos cinco fatores. A classe de Child-Pugh é A (escore de 5 a 6), B (7 a 9) ou C (acima de 10).

tencial curativo, nesse caso, o transplante hepático. Entre as áreas de principal atuação está o manejo dos sofrimentos: físico, psíquico, religioso e do cuidador.

A Associação Americana de Estudos de Doenças Hepáticas (AASLD) publicou em 2022 uma diretriz sobre os Cuidados Paliativos, suas funções e possíveis benefícios nessa população específica de pacientes. Foi evidenciado que a atuação dessa equipe auxilia no controle de sintomas, aumenta a qualidade de vida, fornece o suporte a questões de saúde mental e pode reduzir os custos de saúde. Além disso, há benefícios também nas questões que envolvem o cuidador, suas preocupações e suporte no momento do luto.[9]

A respeito da elaboração de um plano de cuidado avançado, é dever da equipe de Cuidados Paliativos acessar os valores do paciente, elucidar a trajetória de doença e os principais cenários possíveis, objetivar construção de diretivas de vontade e identificar o principal representante de saúde em situação de perda da capacidade de decisão do paciente. Em casos nos quais a equipe é convocada de forma precoce, é possível fazer essa avaliação de forma antecipatória a cenários críticos de saúde, auxiliando no manejo deles.

SINAIS E SINTOMAS ASSOCIADOS

Os principais sintomas sinalizados como de necessidade de manejo estão representados na Tabela 3.[2,10]

Tabela 3

• Câimbras: recomenda-se pesquisar níveis de eletrólitos, com destaque para potássio e magnésio. Baclofeno (5-10 mg até 3 vezes ao dia) pode ser utilizado como sintomático.
• Distúrbios do sono: deve-se pesquisar sinais de encefalopatia hepática, transtornos do humor e prurido, direcionando o manejo conforme principal suspeita associada. Em casos de final de vida e ansiedade extrema, o uso de benzodiazepínicos pode ser considerado.
• Fadiga: buscar avaliar possíveis etiologias. Não há abordagem farmacológica direcionada para tal, devendo ser instituído suporte por equipe interdisciplinar para otimização de energia, por exemplo.
• Prurido: sendo essa uma queixa frequente desses pacientes, deve-se orientar o uso de roupas largas, evitar banhos quentes e sabonetes esfoliantes e manter a pele constantemente hidratada. Para manejo farmacológico em casos de prurido secundário à obstrução de via biliar e acúmulo de sais biliares, pode-se utilizar ácido ursodesoxicólico, colestiramina e sertralina.

(continua)

Tabela 3 (*continuação*)

• Disfunção sexual: essa condição tem alta prevalência em pacientes com doença hepática grave (evidências sugerem que 7 a cada 10 pacientes podem apresentar essa queixa). Por esse motivo, essa questão deve ser ativamente investigada e as terapêuticas guiadas de acordo com o nível de importância dessa condição para o paciente em questão. Tadalafila pode ser uma opção farmacológica para o manejo desses casos.
• Depressão e ansiedade: possuem alta prevalência nesse perfil de pacientes, devendo ser pesquisadas ativamente e excluídas causas orgânicas para tal. Em caso de necessidade de terapia medicamentosa recomenda-se convocar especialista diante da complexidade de interações possíveis a depender do medicamento em questão.
• Náuseas e vômitos: deve-se pesquisar ativamente possíveis etiologias para tais condições de forma a tratar a causa de base (ascite volumosa, constipação, distúrbios hidroeletrolíticos, doença do refluxo gastroesofágico, gastroparesia).
• Ascite: medidas não invasivas como diureticoterapia para controle de ascite são recomendadas. Intervenções invasivas como paracentese de alívio podem ter benefício no controle de sintomas de pacientes que tenham expectativa de vida superior a dias/horas, podendo ser objeto de decisão compartilhada entre equipe e paciente/unidade familiar.
• Encefalopatia hepática: o uso de lactulose para prevenção de encefalopatia hepática deve ser mantido enquanto houver resposta e tolerância. Em casos de piora do nível neurológico deve-se sempre pesquisar o fator que deflagrou tal quadro. Em etiologias atribuídas à constipação frequentemente faz-se necessária a realização de clister.

PONTOS IMPORTANTES

- Os pacientes hepatopatas crônicos apresentam um desafio singular por sua trajetória marcada por exacerbações frequentes, declínio progressivo e necessidade de idas frequentes aos serviços de saúde.
- Algumas ferramentas prognósticas são capazes de auxiliar os profissionais de saúde no entendimento quanto à fase da doença e devem ser utilizadas para tal.
- O acionamento da equipe de Cuidados Paliativos nesses casos tem potencial de gerar benefícios no que diz respeito a: controle de sintomas, manejo de sofrimento psíquico, espiritual e do cuidador, além da possibilidade de elaboração de plano de cuidado avançado individualizado.
- Em pacientes potenciais candidatos a tratamento curativo, ou seja, transplante, também está indicado o seguimento conjunto com equipe de Cuidados Paliativos que poderá auxiliar no controle de sintomas e no manejo dos sofrimentos do paciente e de sua família, especialmente se houver falta de condição clínica ou escassez de doadores.

REFERÊNCIAS BIBLIOGRÁFICAS

1. Guimarães JSF, Mesquita JA, Kimura TY, Oliveira ALM, Leite MF, Oliveira AG. Burden of liver disease in Brazil, 1996-2022: a retrospective descriptive study of the epidemiology and impact on public healthcare. The Lancet Regional Health – Americas. 2024;33100731.
2. Philips CA, Kedarisetty CK. Palliative care for patients with end-stage liver disease. J Clin Exp Hepatol. 2023 Mar-Apr;13(2):319-28.
3. Moreau R, Jalan R, Gines P, Pavesi M, Angeli P, Cordoba J, et al.; CANONIC Study Investigators of the EASL-CLIF Consortium. Acute-on-chronic liver failure is a distinct syndrome that develops in patients with acute decompensation of cirrhosis. Gastroenterology. 2013 Jun;144(7):1426-37, 1437.e1-9.
4. Gustot T, Fernandez J, Garcia E, Morando F, Caraceni P, Alessandria C, et al.; CA NONIC Study Investigators of the EASL-CLIF Consortium. Clinical course of acute-on-chronic liver failure syndrome and effects on prognosis. Hepatology. 2015 Jul;62(1):243-52.
5. Velarde-Ruiz Velasco JA, García-Jiménez ES, Aldana-Ledesma JM, Tapia-Calderón DK, Tornel-Avelar AI, Lazcano-Becerra M, et al. Evaluation and management of emergencies in the patient with cirrhosis. Rev Gastroenterol Mex (Engl Ed). 2022 Apr-Jun;87(2):198-215.
6. Ministério da Saúde. Portaria n. 541, de 14 de março de 2002. Disponível em: https://bvsms.saude.gov.br/bvs/saudelegis/gm/2002/prt0541_14_03_2002.html.
7. Centers for Medicare & Medicaid Services. LCD – Hospice – Determining terminal status (L33393). Disponível em: https://www.cms.gov/medicare-coverage-database/view/lcd.aspx?LCDId=33393.
8. Premkumar M, Anand AC. Overview of complications in cirrhosis. J Clin Exp Hepatol. 2022 Jul-Aug;12(4):1150-74.
9. Rogal SS, Hansen L, Patel A, Ufere NN, Verma M, Woodrell CD, et al. AASLD Practice Guidance: Palliative care and symptom-based management in decompensated cirrhosis. Hepatology. 2022 Sep;76(3):819-53.
10. Ozdogan OC. Palliative care in cirrhotic patients: Brief summary of recent AASLD guidance. Hepatology Forum. 2022;3(3):100-2.

12

O paciente com lesão neurológica aguda

Iago Navas Perissinotti
José Pedro Soares Baima

INTRODUÇÃO

A lesão neurológica aguda (LNA) é uma entidade heterogênea e representa um desafio para o paliativista. A capacidade de recuperação funcional do sistema nervoso após injúria é influenciada por múltiplos fatores externos e internos, incluindo o local, tamanho e mecanismo de lesão, capacidade de plasticidade do parênquima remanescente e estímulos externos durante a reabilitação.[1,2] A quantidade de variáveis envolvidas dificulta muito a tentativa de estabelecer um prognóstico na fase aguda.

Evidências em traumatismo cranioencefálico[3] e no acidente vascular cerebral hemorrágico (AVCh)[4] mostram que a mortalidade nesses pacientes está diretamente relacionada à retirada de suporte artificial de vida, mostrando que uma prognosticação prematura e niilista pode contribuir para uma profecia autorrealizável. Apesar disso, a sobrevida muitas vezes ocorre às custas de dependência funcional e necessidade de cuidados intensos, levando a altos custos financeiros e estresse do cuidador.[5] Em contraste com outros tipos de falência orgânica, a disfunção neurológica nem sempre leva ao óbito no curto prazo e, pela natureza súbita e inesperada, raramente o paciente consegue ter suas diretrizes de cuidado definidas verbalmente ou por escrito. Por esses motivos, a decisão por ajuste de suporte nos pacientes com LNA frequentemente envolve decisões tomadas por familiares e deve ser feita com cautela, levando em conta valores, dados prognósticos e a capacidade de cuidados a longo prazo do sistema de saúde em que o paciente está inserido.

ALTERAÇÕES DE CONSCIÊNCIA

Sequelas neurológicas podem acometer todas as funções dos sistemas nervoso central, periférico e autônomo. No entanto, lesões que promovem acometimento do nível de consciência são de particular importância no contexto paliativo, por provocarem um alto grau de dependência funcional, grande prejuízo na qualidade de vida e reduzirem a capacidade de interação com a família. O sistema responsável pela consciência é denominado sistema ativador reticular ascendente (SARA) e inicia-se na formação reticular mesencefálica, ascendendo ao tálamo bilateralmente e projetando-se para o córtex de forma difusa, ativando-o.[6] Lesões em qualquer uma dessas topografias podem afetar a consciência, de forma temporária ou definitiva. Esse sistema é modulado por múltiplas outras vias no tronco encefálico, por meio de terminações noradrenérgicas, dopaminérgicas, histaminérgicas, serotoninérgicas, colinérgicas e glutamatérgicas. A explicação detalhada da complexidade desse sistema está fora do escopo deste capítulo, porém o reconhecimento das topografias associadas ao rebaixamento de consciência, assim como da influência dos múltiplos transmissores, é fundamental para compreender a fisiopatologia do coma e estados correlatos. As topografias associadas à alteração de consciência, assim como alguns exemplos das principais patologias nessas regiões, estão resumidos na Tabela 1.

Tabela 1 Topografias associadas à alteração de consciência e exemplos das principais patologias nessas regiões

Topografia	Exemplos de lesões
Formação reticular mesencefálica	Acidente vascular mesencefálico, herniação cerebral uncal
Tálamo bilateral	Infarto da artéria de Percheron, trombose venosa de seio reto, encefalite necro-hemorrágica aguda, encefalopatia de Wernicke
Córtex difusamente	Encefalopatias metabólicas, lesão axonal difusa, hipertensão intracraniana

O consenso da Associação Americana de Neurologia apresenta a definição de alguns termos importantes na avaliação dos distúrbios de consciência, resumidos na Tabela 2.[7]

Um diagnóstico diferencial crucial é a síndrome do encarceramento (*locked-in syndrome*), caracterizada por lesão extensa do tronco encefálico inferior ou, em casos raros, do sistema nervoso periférico (forma "periférica"), com preservação relativa do córtex e do mesencéfalo. Os pacientes apresentam quadriplegia e afonia, mas mantêm a consciência e a capacidade de se comunicar por meio de piscamento ou movimentos oculares. A consciência pode variar de mínima até

Tabela 2 Termos importantes na avaliação dos distúrbios de consciência

Alteração de consciência	Definição
Coma	Estado no qual não há evidência de vigília (olhos permanecem constantemente fechados) ou percepção de si ou do ambiente
Estado vegetativo	Abertura ocular preservando o ciclo sono-vigília, porém sem evidência de comportamento espontâneo que sugira percepção de si ou do ambiente
Estado vegetativo persistente	Estado vegetativo com duração de mais de 1 mês após o insulto neurológico
Estado vegetativo crônico	Estado vegetativo com duração de mais de 3 meses após insulto neurológico não traumático e 12 meses após o traumatismo cranioencefálico
Estado de consciência mínima	Estado de alteração grave de consciência, porém com alguma evidência mínima de percepção e interação com o ambiente (ex.: fala ininteligível, capacidade de seguir comandos simples, fixação visual no examinador, manipulação de objetos etc.)
Recuperação do estado de consciência mínima	Recuperação da capacidade de comunicação por meios verbal, gestual ou da capacidade de utilização funcional de objetos

plenamente preservada. Sem uma avaliação cuidadosa, esses indivíduos podem ser erroneamente considerados como portadores de distúrbios da consciência. Mesmo quando reconhecidos, enfrentam o risco de ter suas preferências ignoradas, devido ao tempo e esforço necessário para acessá-las, além de estarem vulneráveis à dor e ao sofrimento não reconhecido. O acompanhamento por profissionais especializados como fonoaudiólogos e terapeutas ocupacionais e o uso de tecnologias como tábuas de comunicação e dispositivos de rastreamento da movimentação ocular pode ajudar a incluir esses pacientes nas decisões de cuidado e aliviar o sofrimento.[8]

Mesmo em pacientes sem respostas observáveis, nossa capacidade de detectar a consciência através da observação clínica parece ser limitada. Um estudo publicado em 2024 no *New England Journal of Medicine* avaliou 353 pacientes com estados alterados da consciência e mostrou que um quarto desses pacientes eram capazes de realizar tarefas cognitivas quando avaliados através de eletroencefalograma (EEG) ou ressonância magnética funcional (RNMf).[9] Esse fenômeno é conhecido como dissociação cognitivo-motora e reforça a importância não só do desenvolvimento de novas tecnologias para acessar a consciência, mas de estimular a tentativa de comunicação pela equipe de saúde e pela família, mesmo com pacientes incapazes de produzir uma resposta detectável.[10]

ACIDENTE VASCULAR CEREBRAL

O acidente vascular cerebral (AVC) é uma das principais causas de morbimortalidade no Brasil e no mundo. Apesar dos avanços no tratamento, ainda é grande o número de pacientes que enfrentarão o desfecho de morte ou de incapacidade permanente, e a decisão de intervenções salvadoras de vida às custas de um elevado grau de incapacidade tem de estar alinhada com os valores que o paciente defende e acredita. De uma maneira geral, o AVC isquêmico (AVCi) possui menor letalidade, porém um pior prognóstico funcional em relação ao hemorrágico.[11,12] Escalas específicas podem ser usadas para predizer a mortalidade durante a internação, como a ICH[13] para o AVCh e a da WFNS[14] para a hemorragia subaracnoide (HSA). Essas escalas podem ajudar o médico a informar aos familiares sobre as condições do paciente, bem como auxiliar na tomada de decisões. No entanto, é importante lembrar que a medicina oferece tratamentos de fase aguda cada vez mais eficazes e disponíveis, como terapias de reperfusão no AVCi e medidas de suporte neurointensivo, o que pode vir a modificar significativamente o prognóstico médio desses pacientes no futuro.

A craniectomia descompressiva em pacientes abaixo de 60 anos é tanto uma medida salvadora de vida como também é capaz de promover melhores desfechos funcionais.[15] A cada dois pacientes submetidos à cirurgia, um sobreviverá.[15] Além disso, o desfecho funcional avaliado pela escala de Rankin[16] mediano dos pacientes submetidos à cirurgia descompressiva foi significativamente melhor em relação aos controles. Apesar disso, a maioria dos pacientes ainda evoluirá com um grau significativo de incapacidade, com 45% dos sobreviventes incapazes de deambular após 3 meses (Rankin 4-5).[15] Em algumas séries de casos, nenhum paciente retornou ao trabalho desempenhado antes do evento isquémico,[17] além de terem sido reportadas altas taxas de depressão ao longo do acompanhamento.[18]

Apesar desses dados, uma parcela significativa de pacientes e familiares, ao ser questionada, afirma que daria consentimento retrospectivo, ou seja, concordaria novamente que o familiar ou o próprio paciente fosse submetido à cirurgia e não se arrepende do procedimento realizado.[19] Além disso, estudos retrospectivos mostram boa percepção de qualidade de vida mesmo em indivíduos com altos graus de incapacidade física,[17] reforçando a importância dos valores individuais e familiares na tomada de decisão.

Em pacientes com mais de 60 anos, o cenário é diferente. A craniectomia descompressiva é associada a uma menor mortalidade, porém não leva a melhores desfechos funcionais.[20] Além disso, nenhum dos pacientes em ambos os grupos apresentou escores na escala de Rankin de 0-2 (incapacidade leve ou ausente).[20] Portanto, a decisão pela craniectomia descompressiva neste grupo de pacientes deve ser altamente individualizada, levando em conta as condições clínicas do paciente, a funcionalidade prévia e atual e os valores individuais e familiares.

PARADA CARDIORRESPIRATÓRIA

A situação pós-parada cardiorrespiratória (PCR) é motivo frequente de pedidos de interconsulta para o neurologista, com o objetivo de tentar estimar o prognóstico neurológico a longo prazo, para auxiliar nas decisões sobre ajuste de suporte artificial de vida. A encefalopatia hipóxico-isquêmica pós-PCR é bastante heterogênea, a depender do tempo de isquemia, condições de reanimação e doença de base. Portanto, o prognóstico desses pacientes é bastante variável, podendo oscilar entre desde evolução com mínima incapacidade até estado vegetativo persistente. Fatores de confusão como uso de sedativos, disfunções metabólicas ou o uso de hipotermia terapêutica devem sempre ser lembrados e levados em consideração, uma vez que podem influenciar interferir significativamente na avaliação.

Pacientes com resposta motora menor ou igual a 3 na escala de coma de Glasgow após 72 horas do retorno à circulação espontânea devem ser submetidos à avaliação prognóstica, que deve incluir o exame dos reflexos fotomotor e corneopalpebral, o potencial evocado somatossensitivo do nervo mediano (PESS) N20, o eletroencefalograma (EEG), a enolase neurônio-específica (ENE) e a tomografia (TC) ou ressonância magnética (RNM).[21]

A presença de dois ou mais dos preditores a seguir indica uma alta probabilidade de desfecho desfavorável e justifica a discussão sobre limitações de suporte artificial de vida ou avaliação de critérios de abertura de protocolo de morte encefálica:[21]

- Ausência de reflexo fotomotor e corneopalpebral em ≥ 72 horas.
- Onda N20 do PESS ausente bilateralmente em ≥ 24 horas.
- EEG com supressão ou surtossupressão em ≥ 24 horas.
- ENE ≥ 60 ug/L em 48 ou 72 horas.
- *Status* mioclônico ≤ 72 horas.
- Injúria anóxica difusa na TC ou RNM.

Na ausência de marcadores precoces de mau prognóstico, recomenda-se a realização de avaliações periódicas utilizando escalas padronizadas como a *Coma Recovery Scale-Revised* (CRS-R)[22] na fase subaguda da evolução (acima de 30 dias). Resultados de CRS-R acima de 6 têm valor prognóstico independente e podem ajudar a predizer a recuperação da consciência após 24 meses do evento.[7] A recuperação, no entanto, pode demorar meses, vir acompanhada de altos graus de incapacidade e levar a altos custos financeiros e pessoais, com impactos para toda a família. É fundamental que os familiares sejam parte colaborativa de um planejamento de cuidado baseado nos valores do paciente e que contemple tanto a adequação ou não da manutenção de suporte artificial de vida como o manejo de eventuais intercorrências que venham a surgir.

Apesar de diretrizes anteriores sugerirem que a maior parte dos pacientes com lesões hipóxico-isquêmicas teriam baixa probabilidade de recuperação após 3 meses do evento e serem historicamente classificados como estado vegetativo "permanente", trabalhos mais recentes mostram que até 17% dos pacientes podem obter algum grau de recuperação do estado vegetativo em seis meses e, portanto, o uso do termo "permanente" é inadequado e deve ser substituído por crônico, acompanhado do tempo de evolução a fim de evitar a ideia de irreversibilidade absoluta da condição.[7] Apesar disso, é fundamental que a alta probabilidade de incapacidade permanente seja enfatizada, especialmente em pacientes na fase crônica dos estados alterados de consciência.

TRAUMATISMO CRANIOENCEFÁLICO

O traumatismo cranioencefálico (TCE) ainda é objeto de grande debate na comunidade científica, pela ampla possibilidade de desfechos e dificuldade de predição. A idade parece ser um dos fatores prognósticos mais importantes, sendo continuamente associada a piores desfechos.[23] Deve-se lembrar que a neuroplasticidade desempenha um papel muitas vezes surpreendente na recuperação dos pacientes, em especial nos mais jovens. Apesar disso, tentativas de estabelecer um valor único de corte não se mostraram confiáveis e, portanto, a idade não deve ser interpretada isoladamente na avaliação prognóstica.[23,24] Isoladamente, a ausência bilateral de reflexo fotomotor na admissão parece ser o preditor prognóstico mais confiável, tanto de mortalidade quanto de prognóstico funcional em 6 meses.[24] No entanto, a diretriz da Sociedade Americana de Cuidados Neurocríticos recomenda fortemente não ancorar a avaliação em parâmetros clínicos ou de neuroimagem isolados. Escores prognósticos como CRASH-basic, CRASH-CT, IMPACT-core e IMPACT-extended podem ser utilizados para integrar essas informações e fornecer melhores predições em médio e longo prazo.[24]

Além das condutas neurocirúrgicas e neurointensivas específicas, algumas medidas parecem estar associadas a melhores tempos de recuperação em pacientes com TCE de maneira geral. Uma metanálise recente mostrou que a traqueostomia precoce, realizada na primeira semana, leva a menor estadia na UTI, tempo de ventilação, internação hospitalar e possibilidade mais precoce de reabilitação quando comparada com a traqueostomia realizada após sete dias.[25] O uso da amantadina também parece estar associado a um menor tempo até a recuperação neurológica em pacientes com TCE grave e alterações persistentes de consciência.[26] As doses utilizadas foram de 200 a 400 mg divididos em duas tomadas diárias, por quatro semanas. Entretanto, o desfecho funcional após 6 semanas foi semelhante, mostrando que a medicação não é capaz de melhorar o desfecho final, apenas de acelerar o processo. Apesar disso, seu uso rotineiro no contexto de TCE grave com alterações persistentes de consciência é recomendado pela diretriz[7] da Academia Americana de Neurologia.

É importante ressaltar que lesões traumáticas possuem prognóstico em geral melhor do que as não traumáticas, especialmente em pacientes que já se encontrem em estado de consciência mínima.[7] Por esse motivo, o acompanhamento longitudinal e multidisciplinar torna-se ainda mais fundamental.

OUTRAS PATOLOGIAS NEUROLÓGICAS AGUDAS

Apesar de historicamente as doenças neurológicas serem consideradas irreversíveis e de mau prognóstico, temos observado um crescente aumento no arsenal terapêutico, em especial no campo da neurologia vascular e neuroimunologia. Um exemplo de patologia com evolução dramática, porém com excelente prognóstico, é a encefalite antirreceptor NMDA. Para um observador não habituado, o quadro é catastrófico, com muitos pacientes permanecendo meses em UTI, sob ventilação mecânica e com necessidade de suporte invasivo. No entanto, a evolução com o tratamento, apesar de longa, costuma ser favorável, com 81% dos pacientes apresentando sintomas leves ou ausentes após 24 meses.[27] O mesmo ocorre em outras doenças com mecanismo imunomediado, como miastenia *gravis*, polirradiculoneurite desmielinizante crônica inflamatória (PDIC) e a síndrome de Guillain-Barré.

Infelizmente, o mesmo não pode ser dito para doenças de caráter neurodegenerativo, nas quais os mecanismos patogênicos ainda não foram suficientemente elucidados a ponto de existirem tratamentos modificadores de prognóstico. Portanto, coordenação entre o paliativista e o neurologista é fundamental, a fim de integrar informações quanto ao prognóstico neurológico da doença com a funcionalidade global do paciente e seus desejos e expectativas.

CONCLUSÃO

Lesões neurológicas agudas constituem uma miríade de situações com prognósticos muito distintos. A restrição ou retirada prematura de suporte com base em prognosticação incorreta pode levar à morte pacientes que poderiam ter condições de recuperação e bons desfechos. Embora seja desejável utilizar ferramentas objetivas e linguagem quantitativa, é fundamental ter cautela ao aplicar modelos estatísticos a casos individuais, reconhecendo sempre as limitações desses instrumentos e a incerteza inerente à prática clínica. Mesmo com os avanços na acurácia dos métodos prognósticos, a incerteza continuará sendo uma parte inevitável da neuroprognosticação. Por esse motivo, é fundamental que o médico domine as abordagens centradas no paciente, conduzindo conversas prognósticas com clareza, sensibilidade e alinhamento aos valores da pessoa assistida. A tomada de decisão compartilhada é essencial para garantir um cuidado personalizado. Além de avaliar prognóstico e indicar tratamentos modificadores, o neurologista deve articular-se com a equipe de cuidados paliativos. Diante da frequência de incapacidades persistentes, o paliativista contribui tanto para o controle de sintomas quanto para a construção de planos de cuidado individualizados, respeitando os valores do paciente em cada fase da doença.

REFERÊNCIAS BIBLIOGRÁFICAS

1. Malec JF, Basford JS. Postacute brain injury rehabilitation. Arch Phys Med Rehabil. 1996;77(2):198-207.
2. Nudo RJ. Recovery after brain injury: Mechanisms and principles. Front Hum Neurosci. 2013;7(DEC):1-14.
3. Izzy S, Compton R, Carandang R, Hall W, Muehlschlegel S. Self-fulfilling prophecies through withdrawal of care: do they exist in traumatic brain injury, too? Neurocrit Care. 2013;19(3):347-63.
4. Becker KJ, Baxter AB, Cohen WA, et al. Withdrawal of support in intracerebral hemorrhage may lead to self-fulfilling prophecies. Neurology. 2001;56(6):766-72.
5. Foley KM, Caver AC. Palliative care and neurology: Time for a paradigm shift. Neurology. 2014 Aug 5;83(6):561-7. Palliat Care. 2001;19(4):789-99.
6. Posner JB, Saper CB, Schiff N, Plum F. Plum and Posner's diagnosis of stupor and coma. Oxford University Press; 2013.
7. Giacino JT, Katz DI, Schiff ND, et al. Practice guideline update: Disorders of consciousness. Report of the Guideline Development, Dissemination, and Implementation Subcommittee of the American Academy of Neurology; the American Congress of Rehabilitation Medicine; and the National Institute on Disability, Independent Living, and Rehabilitation Research. Neurology. 2018;91(10):450-60.
8. Taylor LP, Besbris JM, Graf WD, Rubin MA, Cruz-Flores S, Epstein LG. Clinical guidance in neuropalliative care. Neurology. 2022;98(10):409-16.
9. Bodien YG, Allanson J, Cardone P, et al. Cognitive motor dissociation in disorders of consciousness. New England Journal of Medicine. 2024;391(7):598-608.
10. Puma JL, Schiedermayer DL, Gulyas AE, Siegler M. Talking to comatose patients. Arch Neurol. 1988;45(1):20-2.
11. Paolucci S, Antonucci G, Grasso MG, et al. Functional outcome of ischemic and hemorrhagic stroke patients after inpatient rehabilitation: a matched comparison. Stroke. 2003;34(12):2861-5.
12. Andersen KK, Olsen TS, Dehlendorff C, Kammersgaard LP. Hemorrhagic and ischemic strokes compared. Stroke. 2009;40(6).
13. Hemphill JC, Bonovich DC, Besmertis L, Manley GT, Johnston SC. The ICH score: A simple, reliable grading scale for intracerebral hemorrhage. Stroke. 2001;342(4):891-7.

14. Report of World Federation of Neurological Surgeons Committee on a universal subarachnoid hemorrhage grading scale. J Neurosurg. 1988;68(8):985-6.
15. Vahedi K, Hofmeijer J, Juettler E, et al. Early decompressive surgery in malignant infarction of the middle cerebral artery: a pooled analysis of three randomised controlled trials. Lancet Neurology. 2007;6(3):215-22.
16. Van Swieten JC, Koudstaal PJ, Visser MC, Schouten H, Van Gijn J. Interobserver agreement for the assessment of handicap in stroke patients. Stroke. 1988;19(5):604-7.
17. Vahedi K, Benoist L, Kurtz A, et al. Quality of life after decompressive craniectomy for malignant middle cerebral artery infarction [1]. J Neurol Neurosurg Psychiatry. 2005;76(8):1181-2.
18. Beez T, Munoz-Bendix C, Steiger HJ, Beseoglu K. Decompressive craniectomy for acute ischemic stroke. Crit Care. 2019;23(1):1-16.
19. Rahme R, Zuccarello M, Kleindorfer D, Adeoye OM, Ringer AJ. Decompressive hemicraniectomy for malignant middle cerebral artery territory infarction: Is life worth living? J Neurosurg. 2012;117(4):749-54.
20. Jüttler E, Unterberg A, Woitzik J, et al. Hemicraniectomy in older patients with extensive middle-cerebral-artery stroke. New England Journal of Medicine. 2014;370(12):1091-100.
21. Nolan JP, Sandroni C, Böttiger BW, et al. European Resuscitation Council and European Society of Intensive Care Medicine Guidelines 2021: Post-resuscitation care. Resuscitation. 2021;161:220-69.
22. Kalmar K, Giacino JT. The JFK Coma Recovery Scale – Revised. Neuropsychological Rehabilitation. 2005;15(3-4):454-60.
23. Hukkelhoven CWPM, Steyerberg EW, Rampen AJJ, et al. Patient age and outcome following severe traumatic brain injury: an analysis of 5600 patients. J Neurosurg. 2003;99(4):666-73.
24. Muehlschlegel S, Rajajee V, Wartenberg KE, et al. Guidelines for neuroprognostication in critically ill adults with moderate-severe traumatic brain injury. Neurocrit Care. 2024;40(2):448-76.
25. De Franca SA, Tavares WM, Salinet ASM, Paiva WS, Teixeira MJ. Early tracheostomy in severe traumatic brain injury patients: A meta-analysis and comparison with late tracheostomy. Crit Care Med. 2020;(3):E325-E331.
26. Giacino JT, Whyte J, Bagiella E, et al. Placebo-controlled trial of amantadine for severe traumatic brain injury. New England Journal of Medicine. 2012;366(9):819-26.
27. Dalmau J, Graus F. Antibody-mediated encephalitis. New England Journal of Medicine. 2018;378(9):840-51.

13

Cuidados paliativos na emergência: paciente oncológico

Caroline Souza dos Anjos
Victor Domingos Lisita Rosa
Gisela Biagio Llobet

INTRODUÇÃO E EPIDEMIOLOGIA

O câncer é um problema de saúde pública mundial. No Brasil, o Instituto Nacional de Câncer José Alencar Gomes da Silva (INCA), órgão do Ministério da Saúde, estima para cada ano do triênio 2023-2025 704 mil novos casos de câncer.[1]

Excetuando-se a neoplasia maligna de pele não melanoma, os homens são mais acometidos por câncer de próstata, cólon/reto, pulmão, estômago e cavidade oral, enquanto as mulheres são mais acometidas por câncer de mama, cólon/reto, colo uterino e pulmão.[1]

Diante da grande dimensão territorial do Brasil, significativas diferenças regionais culturais, sociais e econômicas determinam diferentes perfis de ocorrência da doença e de acesso ao tratamento através do Sistema Único de Saúde (SUS). Por exemplo, a despeito dos esforços para aumentar o acesso das mulheres à mamografia de rastreamento, dados demostram que, na maioria dos estados do país, há um tempo maior que 180 dias entre o diagnóstico do câncer de mama e o início do tratamento oncológico no SUS.[2]

O tratamento oncológico vem evoluindo com a medicina de precisão, descrição de *driver mutations* para terapia de alvo celular e a incorporação da imunoterapia com os inibidores de *check point*. O acesso a essas modalidades de tratamento sistêmico traz a perspectiva de manutenção da qualidade de vida diante de um perfil mais tolerável de efeitos adversos mesmo para pacientes com doença metastática.[3,4] Estes, outrora com opções limitadas de tratamento, ganham a possibilidade de gozar de sobrevida importante, chegando a permanecer sem evidência de doença em atividade em exames de imagem, o que tem levado ao questionamento da validade da curva de evolução da doença oncológica proposta por Murray et al.[5] Novas curvas de trajetória de doença foram propostas para contemplar as repercussões de terapias oncológicas mais atuais (ver capítulo "Cuidados paliativos em pacientes críticos: trajetórias de doenças").[6]

Diante do exposto, o profissional de saúde que receberá o paciente oncológico na emergência e nas unidades de terapia intensiva deverá avaliar o paciente com um olhar mais reflexivo, uma vez que a presença do câncer como diagnóstico e a presença de metástase não são suficientes para determinar o prognóstico do mesmo e não definem o tipo de medidas que devem ser instituídas (invasivas *versus* não invasivas). Mesmo na doença metastática, medidas de suporte artificial de vida em situações consideradas potencialmente reversíveis podem ser proporcionais, levando sempre em consideração tanto os valores e prioridades do paciente como a possibilidade e efetividade de terapia oncológica específica. Nesse contexto, a comunicação com o médico oncologista assistente é fundamental para o manejo mais adequado da urgência/emergência oncológica.

Importante

O paciente oncológico que procura o serviço de emergência não está, obrigatoriamente, em processo ativo de morte!

Dentre as urgências oncológicas mais comuns,[7-9] o paciente com câncer pode procurar o serviço de emergência por:

- Hipercalcemia maligna.
- Síndrome de compressão medular (SCM).
- Sangramento tumoral.
- Síndroma da veia cava superior (SVCS).
- Síndrome de lise tumoral.
- Neutropenia febril.

HIPERCALCEMIA MALIGNA

- Ocorre em cerca de 10 a 30% dos pacientes com câncer e é caracterizada por cálcio sérico maior que 10,5 mg/dL. Sua ocorrência é um sinal de mau prognóstico, com mortalidade de cerca de 40% em 1 mês, a depender da neoplasia.[9]
- Tumores de ocorrência mais comum: mieloma múltiplo, neoplasia maligna de mama, carcinoma epidermoide de cabeça e pescoço, carcinoma de pulmão, rim e colo uterino.[7-9]
- Os sintomas comuns são: confusão mental, constipação intestinal, hiporexia, náuseas, dor abdominal e rebaixamento do nível de consciência.[9]

Tabela 1 Principais causas de hipercalcemia da malignidade

Causa	Frequência
Secreção de PTHrp (proteína relacionada ao paratormônio)	80%
Destruição óssea focal secundária a metástases ósseas	20%
Secreção de PTH (paratormônio)	< 1%
Secreção de 1,25-OH-vitamina D (geralmente ligada à presença de linfomas)	< 1%

A gravidade da hipercalcemia depende dos níveis séricos de cálcio (total ou iônico) conforme a Tabela 2 e da sua velocidade de instalação, uma vez que, se iniciada de forma aguda, mais graves são os sinais e sintomas.[8,9]

Tabela 2 Classificação da gravidade do quadro

Classificação	Cálcio total	Cálcio iônico
Leve	10,5 a 11,9 mg/dL	< 3 mmol/L
Moderada	12,0 a 13,9 mg/dL	3 a 3,5 mmol/L
Grave	> 14 mg/dL	> 3,5 mmol/L

O tratamento da hipercalcemia visa o controle dos sintomas, a melhora da qualidade de vida e a prevenção de complicações. Deverá seguir o fluxograma da Figura 1.

O uso de bifosfonatos injetáveis está indicado após iniciada a hidratação venosa vigorosa,[9] podendo-se utilizar o ácido zoledrônico ou o pamidronato (Tabela 3).

Tabela 3 Características dos bifosfonatos

Ácido zoledrônico	Pamidronato
• Preferencial • Não há ajuste de dose para função renal na urgência • 4 mg (SF 0,9% 100 mL) EV em 15 minutos • Considerar nova dose após 7 dias	• Uso mais seguro se disfunção renal (ClCr < 30 mL/min) • 60 a 90 mg (SF 0,9% 250 mL) EV em 2 horas • Considerar nova dose após 7 dias

Outros medicamentos disponíveis no tratamento da hipercalcemia: 1) denosumabe 0,3 mg/kg SC (com possível repetição após 7 dias); 2) calcitonina 4 a 8 UI/kg SC ou IM a cada 6-8 horas para quadros graves e refratários às medidas já descritas (efeito rápido, porém efêmero por taquifilaxia).[9]

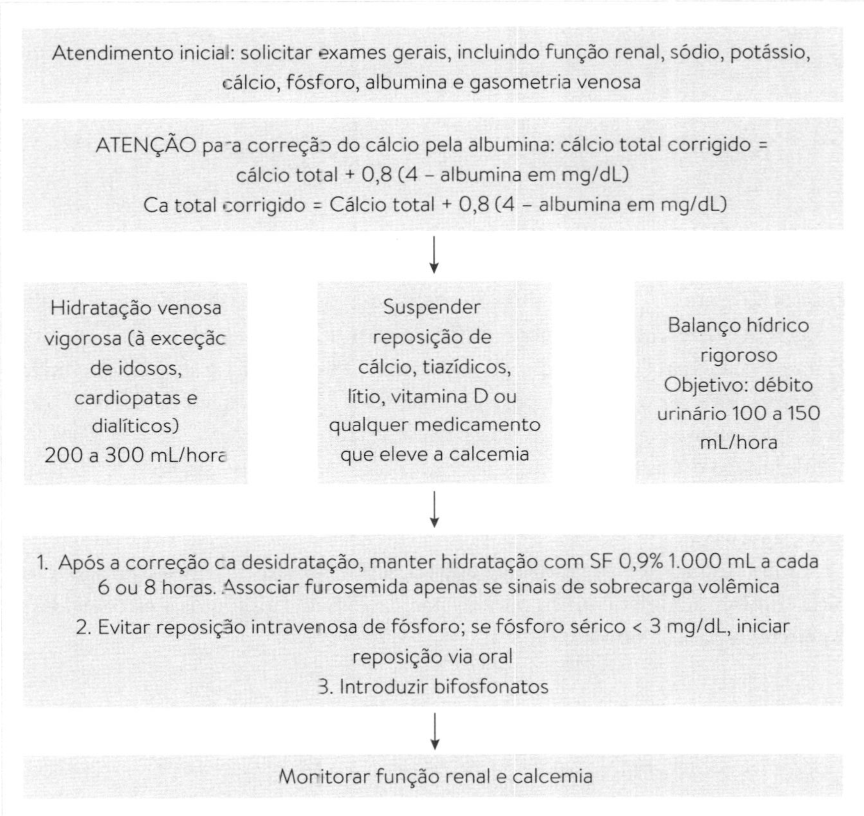

Figura 1

SÍNDROME DE COMPRESSÃO MEDULAR (SCM)

Ocorre quando uma tumoração extradural comprime o saco dural e seus componentes (medula espinal e/ou cauda equina).[10]

Até 15% dos pacientes oncológicos cursarão com SCM durante a evolução da doença. Cerca de 60-80% dos casos acometem a coluna torácica e a coluna cervical é a menos acometida (10%).[11]

As neoplasias mais relacionadas são: próstata, mama, pulmão, linfoma não Hodgkin, mieloma múltiplo, rim e sarcomas.[10,11]

Os pacientes apresentam dor em 95% dos casos que piora no decúbito, cursa com aumento de intensidade em curto período e, em cerca de 7 semanas, surgem os sintomas neurológicos. Déficit motor é encontrado em cerca de 60-85% dos casos ao diagnóstico; outros sintomas incluem parestesia, retenção urinária e constipação.[10,11]

Padrão-ouro para o diagnóstico: ressonância magnética de coluna (RNM) total (risco de haver mais de um ponto de compressão).

O tratamento de suporte inclui tratamento adequado da dor, usualmente com opioides, e corticoterapia em dose alta, além de avaliação urgente de equipe especialista (Figura 2). Existem duas modalidades de terapia definitiva: cirurgia e radioterapia.[11] A escolha do tratamento é determinada pelo *performance status* do paciente e sua expectativa média de sobrevida. O tempo entre suspeição clínica e tratamento deve ser o mínimo possível visando a não instalação de sequelas definitivas (paraplegia e perda do controle esfincteriano).[11]

A definição do tratamento deve ser realizada, idealmente, em equipe multidisciplinar com a presença do cirurgião de coluna, oncologista clínico, radio-oncologista e paliativista.[10,11]

A radioterapia é sempre indicada após descompressão cirúrgica e pode ser instituída como modalidade única para os pacientes não candidatos a cirurgia. É útil também para paliação de dor.[11]

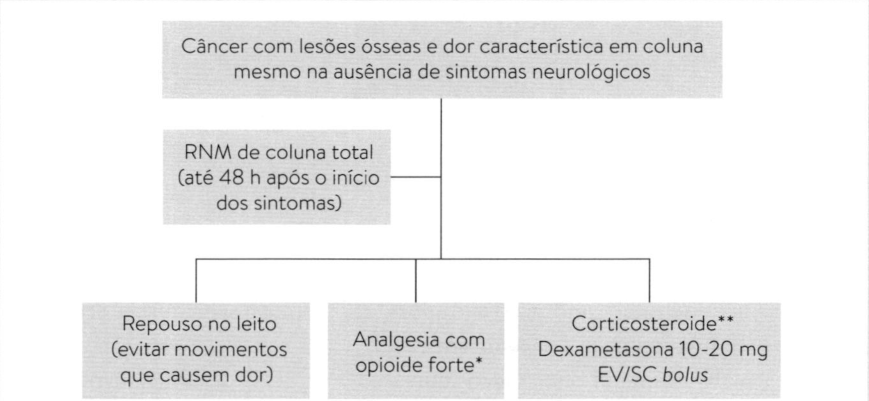

Figura 2 Abordagem do paciente com síndrome de compressão medular (SCM).

*Em pacientes virgens de opioides, sugere-se iniciar com 2 mg EV/SC (preferência por via SC) a cada 4 horas com realização de doses de resgate se necessário e atentar para risco de constipação intestinal. **Não há evidência científica confirmando seu real benefício, porém o uso visa, sobretudo, reduzir edema vascular e controlar a dor. Após a dose de ataque, devem ser mantidos 4 mg EV/SC a cada 6 horas até terapia definitiva. RNM: ressonância nuclear magnética.

SANGRAMENTO TUMORAL

- Sangramento de difícil controle pode ocorrer em até 10% dos pacientes com câncer avançado. O sangramento em grande quantidade causa grande angústia ao paciente e aos familiares e, em alguns, pode ser a causa imediata do óbito.[11-13]
- É mais comum em tumores avançados de cabeça e pescoço, ginecológicos e de trato gastrointestinal.[12]
- As principais manifestações clínicas são: hematêmese, hematúria, epistaxe, sangramento vaginal e sangramentos cutâneos.[13,14]
- Além de cessar o sangramento, o objetivo é tratar a causa de base levando-se em consideração a probabilidade de reversão da doença de base (Figura 3 e Tabela 4).[12]
- É necessário identificar causas que contribuem para exacerbação do sangramento, como o uso de anti-inflamatórios não esteroidais (AINE) e antiagregantes plaquetários.
- Durante internação, a profilaxia de eventos tromboembólicos em pacientes com doença avançada deve ser criteriosamente avaliada devido aos grandes riscos de exacerbar sangramentos tumorais.[12]
- É importante ressaltar que sangramento tumoral refratário às condutas instituídas é uma indicação de sedação paliativa visando conforto e dignidade do paciente.

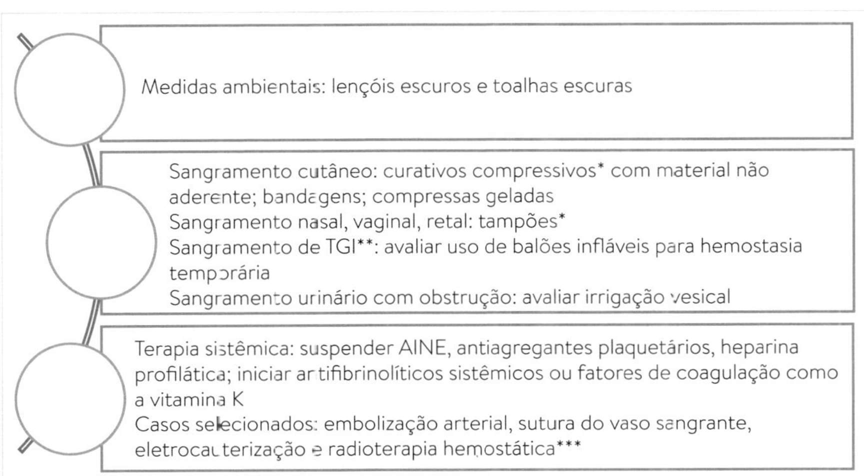

Figura 3 Abordagem em pacientes com sangramento tumoral.

*Pode-se utilizar adrenalina ou ácido tranexâmico para embeber o curativo ou o tampão, ou aplicar diretamente na lesão sangrante. **Trato gastrointestinal. ***Avaliar previamente o *performance status* do paciente e a perspectiva do tratamento oncológico. AINE: anti-inflamatórios não esteroidais.

Tabela 4 Terapia sugerida em sangramento tumoral

Terapêutica	Sítios de sangramento/etiologia/comentário
Reposição de vitamina K	Deficiência de fatores de coagulação II, VII, IX e X
Produtos do sangue	• Plaquetas < 20.000: 1 U concentrado de plaquetas para cada 10 kg de peso • Concentrado de hemácias • Plasma fresco congelado: deficiência de fatores de coagulação
Antifibrinolíticos	• Ácido tranexâmico 10 mg/kg EV 3-4x/dia • Ácido aminocaproico 4-5 g em 250 mL de SF em 1 hora e depois 1 g em 50 mL contínuo por 8 horas ou até o controle do sangramento
Endoscopia	Hemoptise, sangramento gastrointestinal, hematúria
Embolização	Tumor de cabeça e pescoço, pelve, pulmão, fígado e trato gastrointestinal. A necrose tumoral pode causar dores severas, além de náuseas e vômitos
Cirurgia	Ligadura de vasos, ressecção do tumor ou órgão sangrante
Tampão e agentes tópicos	Nasal, reto, vagina e pele
Radioterapia hemostática	Sangramento gastrointestinal, hemoptise, hematúria, sangramento vaginal, cabeça e pescoço
Lesões cutâneas	• Ácido tranexâmico 250 mg (1 comprimido diluído em 50 mL de soro) para embeber gaze • Adrenalina 1 ampola para embeber gaze

Ao receber um paciente oncológico com doença avançada e/ou metastática, alguns questionamentos são pertinentes. Por exemplo:

1. O paciente é recém-diagnosticado e nunca foi submetido a terapia oncológica sistêmica? Nessa situação, os sintomas clínicos podem estar relacionados ao volume de doença. A queda do *performance status* (PS) pode ser decorrente de crise visceral e a terapia sistêmica pode ser considerada a despeito de PS reduzido, pois é a tentativa de controlar a atividade de doença, logo, controlando os sintomas e melhorando a qualidade de vida do doente, mesmo que a conduta não se traduza em ganho de sobrevida.
2. Qual a performance/funcionalidade do paciente? Nos pacientes politratados (múltiplas linhas de terapia oncológica sistêmica), conhecer sua funcionalidade é imprescindível. A Oncologia clínica utiliza os escores KPS e ECOG para essa avaliação. Pacientes com KPS prévio ≤ 70% ou ECOG > 2 já apresentam funcionalidade prejudicada e deveriam receber cuidados paliativos em conjunto com a terapia oncológica desde o diagnóstico, idealmente. Nesse cenário, as

medidas modificadoras de doença e de suporte invasivo devem ser cuidadosamente avaliadas.

3. Qual o sítio primário da doença? Os tumores malignos, a despeito da medicina de precisão, ainda são tratados de acordo com sua histologia e sítio primário de doença. Alguns grupos de tumores apresentam avanços terapêuticos importantes e, mesmo na presença de doença avançada/metastática, apresentam excelente controle da doença e sobrevida considerável (Tabela 5). Nesse grupo de doenças, a doença metastática e/ou avançada não indica necessariamente proximidade da finitude e o paciente pode se beneficiar de terapias modificadoras e/ou instituição de suporte invasivo durante intercorrências agudas. Sempre é válida a recomendação da avaliação da *performance*/funcionalidade prévia do paciente e a avaliação de seus valores e preferências para definição do objetivo de cuidado.

Importante
Atentar que a idade do paciente, isoladamente, não é utilizada para definição de indicação de medidas invasivas ou não invasivas.

Tabela 5 Divisão dos tumores malignos recidivados ou metastáticos de acordo com os grupos de melhorias em relação ao tratamento sistêmico e sobrevida

Mais avanços terapêuticos	Menos avanços terapêuticos
Próstata	Sarcomas
Mama	Tumores de SNC
Melanoma	Pâncreas
Cólon/reto	Hepatocarcinoma
Rim	Colo uterino
Pulmão	Vesícula biliar/vias biliares

SNC: sistema nervoso central.

SÍNDROME DA VEIA CAVA SUPERIOR (SVCS) MALIGNA

Resulta da obstrução ao fluxo sanguíneo na veia cava superior, por conta de tromboembolismo, compressão mecânica tumoral ou invasão tumoral da veia.

Ocorre principalmente em pacientes portadores de neoplasia de pulmão avançada e linfoma não Hodgkin, sendo que o câncer de pulmão de não pequenas células é responsável por 50% dos casos de etiologia neoplásica. Pode ser a apresentação inicial de um tumor desconhecido em até 60% das neoplasias intratorácicas.[15]

O quadro clínico pode envolver desde sintomas leves até ameaçadores à vida, incluindo edema de face, engurgitamento de veias da cabeça, pescoço e tórax, pletora, dispneia, disfonia, cianose, convulsões e coma.

O padrão-ouro para avaliação é a tomografia com contraste endovenoso, porém alterações como alargamento de mediastino ou derrame pleural também podem ser visualizadas em radiografia de tórax.

O tipo de câncer, a extensão de doença e a exposição prévia a tratamento oncológico têm forte relação com o prognóstico e com a possibilidade de intervenções terapêuticas.[15]

Tabela 6 Manejo[15,16]

1. Elevação da cabeceira. Evitar hiper-hidratação, uso de diurético se necessário
2. Anticoagulação se evidência de trombose e ausência de contraindicação
3. Corticoide* se diagnóstico de linfoma ou timoma (corticossensíveis)
4. Avaliação quanto à possibilidade de: trombólise, trombectomia, colocação de *stent* endovascular
5. Avaliação urgente do oncologista e radioterapeuta: a prioridade é redução do volume de doença**

* Não utilizar se suspeita de linfoma ainda não confirmado por biópsia, pois pode comprometer o diagnóstico. Sem indicação para neoplasia pulmonar.

** Para pacientes com possibilidade de terapia modificadora de doença, pode haver indicação de intubação orotraqueal para proteção de via aérea; atentar para risco de via aérea difícil. Para pacientes politratados ou sem *performance* para tratamento específico, considerar avaliação de paliativista e controle rigoroso de sintomas, com sedação paliativa se necessário.

COMPLICAÇÕES ASSOCIADAS À TERAPIA ONCOLÓGICA

Síndrome de lise tumoral

Mais frequente em pacientes onco-hematológicos, podendo ocorrer de forma espontânea ou após início de terapia citotóxica, porém também há relatos em pacientes com tumores de órgão sólido e grande volume de doença, com a síndrome se desenvolvendo após início de terapia sistêmica.

Laboratorialmente, cursa com hiperuricemia, hipercalemia, hiperfosfatemia e hipocalcemia, além de disfunção renal associada a depósito tubular de ácido úrico e fosfato de cálcio.

Sintomas incluem náusea, parestesia, arritmias, letargia, convulsões.

O manejo envolve hidratação agressiva com cristaloide, monitorização cardíaca, de débito urinário e eletrólitos.

Alopurinol deve ser administrado preventivamente para todos os pacientes de alto risco, porém rasburicase é a opção terapêutica para hiperuricemia instalada.

Deve ser avaliada a indicação e proporcionalidade de terapia de substituição renal.

Neutropenia febril

Definida como febre (temperatura ≥ 38°C por 1 hora ou medição única ≥ 38,3°C) associada a neutropenia (contagem absoluta < 500 neutrófilos/µL ou com expectativa de queda abaixo desse limiar nas próximas 48 horas).

Associada a elevado risco de óbito, porém há grande impacto de antibioticoterapia precoce.

O manejo inicial deve incluir anamnese e exame físico direcionados à elucidação de foco infeccioso, além de coleta de exames laboratoriais incluindo hemoculturas. Antibioticoterapia, preferencialmente com betalactâmico com cobertura para *Pseudomonas* (caso não haja sítio provável identificado), deve ser iniciada na primeira hora. Porém, a escolha do antibiótico ideal depende do perfil epidemiológico e idealmente deve seguir protocolos institucionais.[16]

Uso de fator de estimulação de colônia de granulócitos tem maior evidência de forma preventiva, devendo ter avaliação individualizada para pacientes com neutropenia febril.

Critérios da Multinational Association of Supportive Care in Cancer (MASCC) podem ser utilizados para avaliar risco do paciente e considerar alta do departamento de emergência, prosseguindo tratamento ambulatorialmente.[16]

CONSIDERAÇÕES FINAIS

Pacientes com câncer devem receber atenção, com excelência, para se obter um diagnóstico preciso e um manejo adequado no cenário de cuidado paliativo. Dentre as urgências oncológicas mais comuns em pacientes com câncer em cuidados paliativos, destacam-se: hipercalcemia de malignidade, síndrome de compressão medular e sangramento tumoral.

Embora a ocorrência de qualquer uma dessas situações esteja relacionada a uma menor sobrevida, o reconhecimento e o diagnóstico precoce visando o controle dos sintomas são importantes para proporcionar melhoria na qualidade de vida do paciente em situação de emergências oncológicas.

É importante lembrar que o termo "paciente com câncer metastático" engloba desde pacientes com câncer de mama que podem ter vários anos de sobrevida até pacientes com neoplasias de prognóstico bastante reservado e menos responsivas a tratamento, como câncer de pâncreas. Portanto, reconhecer a trajetória da doença e o *performance status* são elementos essenciais da tomada de decisão, assim como os valores e prioridades do paciente, a discussão em equipe e a colaboração com o médico oncologista.

REFERÊNCIAS BIBLIOGRÁFICAS

1. Instituto Nacional de Câncer José Alencar Gomes da Silva. Estimativa 2023: Incidência de câncer no Brasil. Rio de Janeiro: INCA; 2022. Disponível em https://www.gov.br/inca/pt-br/assuntos/cancer/numeros/estimativa. Acessado em 28/03/2025.
2. Ferreira NAS, Carvalho SMF, Valenti SE, Bezerra IMP, Batista HMT, de Abreu LC, et al. Treatment delays among women with breast cancer in a low socio-economic status region in Brazil. BMC Womens Health. 2017;17(1):13-21.
3. Reyes DK, Pienta KJ. The biology and treatment of oligometastatic cancer. Oncotarget. 2015;6(11):8491-524.
4. Farkona S, Diamandis EP, Blasutig IM. Cancer immunotherapy: the beginning of the end of cancer? BMC Med. 2016;14:73-91.
5. Murray AS. Care for all at the end of life. 2008 Apr 26;336(7650):958-9.
6. Geijteman ECT, Kuip EJM, Oskam J, Lees D, Bruera E. Illness trajectories of incurable solid cancers. BMJ. 2024 Mar 1;384:e076625.
7. Klemencic S, Perkins J. Diagnosis and management of oncologic emergencies. West J Emerg Med. 2019;20(2):316-22.
8. Higdon MI, Atkinson CJ, Lawrence KV. Oncologic emergencies: Recognition and initial management. Am Fam Physic. 2018;97:741-8.
9. Gonçaves JA, dos Anjos CS, Fuzita WH. Hipercalcemia da malignidade. In: dos Anjos CS, Fuzita WH, Ono LA. Manual de urgências e emergências. 1.ed. Manaus: ISENP; 2019. p.18-22.
10. Reichi A, Gomes U. Síndrome de compressão medular. In: dos Anjos CS, Fuzita WH, Ono LA. Manual de urgências e emergências. 1.ed. Manaus: ISENP; 2019. p.44-8.
11. Patchell RA, Tibbs PA, Regine WF, Payne R, Saris S, Kryscio RJ, et al. Direct decompressive surgical resection in the treatment of spinal cord compression caused by metastatic cancer: a randomised trial. Lancet. 2005;366(9486):643-8.
12. Reichi A, Pinheiro C. Sangramento tumoral. In: dos Anjos CS, Fuzita WH, Ono LA. Manual de urgências e emergências. 1.ed. Manaus: ISENP; 2019. p.76-80.
13. Johnstone C, Rich SE. Bleeding in cancer patients and its treatment: a review. Ann Palliat Med. 2018;7(2):265-73.
14. Alexander S. Malignant fungating wounds: managing pain, bleeding and pshychosocial issues. J Wound Care. 2009;18(10):418-25.

14

Onco-hematologia: desvendando os desafios nos cuidados paliativos

Paulo de Mello Novita Teixeira
Amanda Pifano Soares Ferreira

INTRODUÇÃO

As neoplasias hematológicas (NH) compreendem uma série de doenças com prognósticos, tratamentos, fisiopatologias, apresentações clínicas variáveis, acometimento de diversas faixas etárias e taxas de sobrevida bastante diferentes. Algumas dessas doenças possuem um comportamento clínico bastante intenso, com alto fardo de sintomas, tratamentos bastante agressivos e com tempo de internação hospitalar prolongado.

A Organização Mundial da Saúde (OMS) define cuidado paliativo como uma abordagem que melhora a qualidade de vida de pacientes e seus familiares que enfrentam doenças ameaçadoras à vida e isso parece bastante apropriado para os pacientes com NH. Entretanto, esses pacientes são mundialmente menos encaminhados para serviços de cuidados paliativos e/ou hospices[1] e costumam, nos últimos 30 dias de vida, ter mais admissões hospitalares, internações maiores do que 14 dias, mais uso de quimioterapia e maior número de internações em UTI do que pacientes portadores de neoplasias sólidas.[2]

O que difere esse paciente dos outros pacientes portadores de cânceres de órgãos sólidos? Qual a visão do médico hematologista em relação aos cuidados paliativos, baseado em evidências atuais, que contribuem para o encaminhamento tardio e em menor número? Como o médico hematologista avalia que seu paciente está chegando ao fim da vida? Qual o prognóstico das principais neoplasias hematológicas hoje?

SINTOMAS DOS PACIENTES COM NEOPLASIAS HEMATOLÓGICAS

- Diversos estudos comparam a carga de sintomas nos pacientes com doenças hematológicas e pacientes com neoplasias sólidas (NS).
- Um estudo evidenciou maior incidência de *delirium* e sonolência.
- Outros estudos apresentam resultados semelhantes: sem diferenças estatísticas em relação a sintomas de dor, dispneia, náusea e anorexia entre os dois grupos, entretanto pacientes com NH tendem a apresentar taxas mais altas de cansaço, sensação de cansaço e sonolência do que pacientes com NS.[4]
- Em um estudo com pacientes admitidos em hospice,[5] pacientes com NH apresentaram maiores taxas de perda de apetite e fadiga, que se intensificaram conforme o fim de vida se aproximou.

De maneira geral, notamos que a carga de sintomas entre esses dois grupos de pacientes é a mesma, entretanto pacientes com NH costumam apresentar maiores incidências de fadiga, sonolência e cansaço. Existem tratamentos farmacológicos bastante apropriados para dor, dispneia e náusea, entretanto, para esses sintomas mencionados anteriormente, não existe um tratamento farmacológico com resultados tão eficazes quanto opioides para dor e dispneia, por exemplo.

- Em um estudo de coorte retrospectiva com 48.147 pacientes com câncer, sendo 3.518 portadores de NH, foram analisadas as características dos pacientes admitidos em unidades de cuidados paliativos (hospices) e seus desfechos. Os pacientes com NH apresentaram piores escores de funcionalidade, menor tempo de permanência nas unidades, maior probabilidade de falecer em menos de 24 horas após a admissão ou dentro de 7 dias, além de maior chance de necessitarem de cuidados de fim de vida em regime de internação.

São pacientes que, apesar de apresentarem uma carga de sintomas similar à dos pacientes com NS, tendem a ser encaminhados a serviços especializados no fim de vida de maneira tardia e com pior *performance-status*.

PERCEPÇÃO DOS MÉDICOS HEMATOLOGISTAS A RESPEITO DE CUIDADO PALIATIVO

Em um estudo que investigou a comunicação entre médicos hematologistas e pacientes com NH, conduzido em dois centros terciários, verificou-se que a maioria dos profissionais abordava os objetivos da consulta, oferecia recomendações terapêuticas com finalidade curativa ou voltadas à extensão da sobrevida em contextos de doenças incuráveis, além de fornecer informações prognósticas. No entanto, a discussão sobre cuidados paliativos era realizada por apenas uma minoria dos hematologistas e, quando presente, restringia-se, em geral, ao contexto de falha do tratamento proposto.

Corrobora esses achados outro trabalho[8] com 66 médicos entrevistados, dos quais 23 cuidavam exclusivamente de pacientes com neoplasias hematológicas e cujos resultados reforçam a associação entre cuidados paliativos e fim de vida.

A trajetória das NH favorece o desenvolvimento de uma relação médico-paciente mais próxima, intensa e protetora do que aquela observada em outras especialidades. Apesar de muitos hematologistas demonstrarem atitudes favoráveis aos cuidados paliativos, ainda é comum a existência de barreiras e dificuldades no encaminhamento oportuno desses pacientes para esse tipo de abordagem.

COMO HEMATOLOGISTAS AVALIAM O FIM DE VIDA EM SEUS PACIENTES?

Em um estudo[10] com 20 hematologistas e transplantadores a respeito de reconhecimento e transição para cuidados de fim de vida em pacientes com NH, alguns aspectos foram discutidos:

- Identificar o fim de vida em pacientes com NH é mais desafiador do que em pacientes com NS, pois mesmo em pacientes com doença refratária a chance de cura por meio de regime mais intenso ou mesmo transplante alogênico existe, mesmo em possibilidades muito pequenas.
- Da mesma maneira, iniciar a transição para cuidados de fim de vida é mais difícil e existe uma tendência a se utilizar tratamentos mais agressivos nos pacientes, sobretudo os mais jovens. O declínio de *performance-status* durante (e não antes) o tratamento parece ser um elemento que favorece, assim como toxicidades relacionadas ao tratamento, muito embora exista uma preferência em valorizar a possibilidade de cura (nas doenças potencialmente curáveis) do que a qualidade de vida dos pacientes.
- Barreiras para iniciar cuidados de fim de vida: a possibilidade de tratamentos e expectativas não realistas de resultados positivos tanto de pacientes como de médicos. Além disso, o tipo de relação intensa entre os pacientes e seus médicos torna conversas de fim de vida um tema difícil de ser abordado.
- Algumas métricas utilizadas para avaliar qualidade de fim de vida que se aplicam a pacientes com neoplasias sólidas (como menos do que uma visita ao pronto-socorro [PS] no último mês de vida ou morte fora de PS e/ou UTI) não se aplicariam a pacientes com NH.

- Os escores prognósticos específicos de doenças hematológicas como IPS,[11] IPI,[12] FLIPI[13] são utilizados no diagnóstico e perdem utilidade quando há progressão de doenças.

Em uma coorte retrospectiva envolvendo 383 pacientes que faleceram devido a NH,[14] alguns achados foram bastante interessantes:

- 65,3% dos pacientes apresentaram alguma discussão de objetivo de cuidado relacionado ao fim de vida documentado, taxa similar à de pacientes com neoplasias sólidas.
- Em apenas 1/3 essa discussão ocorreu 30 dias antes dos pacientes falecerem e isso foi associado a menos mortes dentro do hospital.
- Em apenas 1/3 essa discussão foi com os pacientes ambulatorialmente, o que também se associou a menos mortes em ambiente hospitalar.
- Em 46,4% o hematologista estava presente, e isso se associou tanto a taxas menores de tratamentos intensos na proximidade da morte (morte em ambiente hospitalar em internações em UTI), quanto maiores taxas de uso de hospice.
- Embora seja um estudo com limitações, ele levanta questões interessantes, como o tempo e o local apropriado para discussões de objetivos de cuidados e como é decisivo o envolvimento do hematologista nessa questão.

PROGNÓSTICO DE NEOPLASIAS HEMATOLÓGICAS

Uma das principais barreiras ao encaminhamento adequado de pacientes com NH para serviços especializados em cuidados paliativos é a incerteza prognóstica. Essa dificuldade se deve, em grande parte, ao fato de que muitos dos escores prognósticos historicamente utilizados foram desenvolvidos antes da incorporação de novas terapias que, atualmente, têm transformado de maneira significativa a história natural dessas doenças.

É preciso, entretanto, reconhecer uma questão conceitual fundamental: embora o prognóstico seja uma ferramenta valiosa para orientar a intensidade das intervenções paliativas, ele não deve ser critério exclusivo para a indicação de cuidados paliativos. A própria definição da abordagem paliativa não se baseia no tempo de vida estimado, mas sim na presença de uma doença grave e ameaçadora à vida, que impacta a qualidade de vida do paciente. Portanto, mesmo diante de incertezas prognósticas, é ético e clinicamente adequado considerar precocemente a integração dos cuidados paliativos em pacientes com doenças hematológicas de curso potencialmente severo e imprevisível.

Ao invés de focar em "fatores prognósticos" propriamente ditos, vamos propor uma abordagem baseada na trajetória de algumas dessas doenças.

TRAJETÓRIAS DAS NEOPLASIAS HEMATOLÓGICAS

Em 2022, Shaulov et al.[15] propuseram uma divisão das NH com base na sua trajetória em três grupos distintos:

1. Doenças agressivas – "a montanha-russa".
2. Doenças indolentes – "a guerra de atrito".
3. Falências medulares – "os grilhões da transfusão".

A montanha-russa

Neste grupo de doenças encontram-se as leucemias agudas, linfomas agressivos, pacientes submetidos a transplante de medula óssea e pacientes com doença do enxerto *versus* hospedeiro aguda. O aspecto mais marcante dessa trajetória é a imprevisibilidade, sendo a cura um objetivo alcançável até dias antes da morte.

Um exemplo clássico é o paciente séptico no nadir da quimioterapia, que pode se recuperar completamente da sepse e em remissão completa de uma leucemia aguda, por exemplo. São um grupo de pacientes com alta carga de sintomas físicos, alguns de difícil manejo, como a sonolência. São submetidos a exames dolorosos como biópsia de medula óssea, inserção de cateteres de longa permanência, risco de infecção. Esses pacientes carregam uma alta carga de estresse emocional, têm que processar um volume grande de informação em pouquíssimo tempo e não é de surpreender que 32% deles desenvolvam algum grau de transtorno de estresse agudo e 17% desenvolvam depressão.

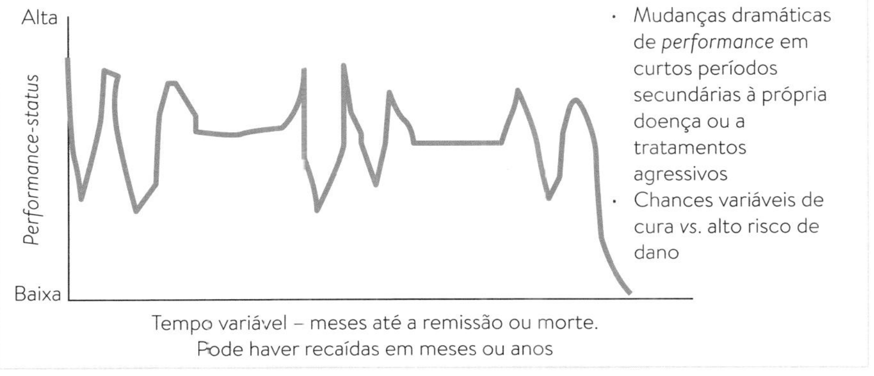

Figura 1 Trajetória das neoplasias hematológicas agressivas – a montanha-russa.
Fonte: adaptada de Shaulov et al., 2022.[15]

A guerra de atrito

Neste grupo estão doenças como leucemia linfoide crônica, linfomas indolentes, muitos casos de mieloma múltiplo. Apesar de serem consideradas doenças incuráveis, a sobrevida pode ser longa, apresentando períodos de queda no *status* funcional devido a recidivas/recaídas, sempre acompanhadas de múltiplas e sempre crescentes linhas de tratamento. Além disso, quanto mais drogas novas surgem, abrem-se portas para novas combinações de tratamento e maior é a chance de que longos períodos de remissão possam ser alcançados. Prognosticar essas doenças passa a ser um desafio, e decidir se um tratamento pode ser deletério (em um paciente previamente submetido a inúmeros tratamentos prévios) ou benéfico é ainda mais complicado.

Modalidades novas de tratamento, como *Car-T cell* (que é aprovado tanto para neoplasias agressivas quanto para doenças indolentes), estão cada vez mais disponíveis e os dados em relação à qualidade de vida e ao impacto de fim de vida desses novos agentes estão surgindo.

Sintomas físicos e psicológicos são proeminentes neste grupo. Mieloma múltiplo, por exemplo, é uma doença notoriamente reconhecida por seus sintomas dolorosos. Linfomas podem se comportar como as neoplasias sólidas e levar à compressão extrínseca de estruturas. Algumas das medicações utilizadas podem causar sintomas adversos graves, como neuropatia periférica.

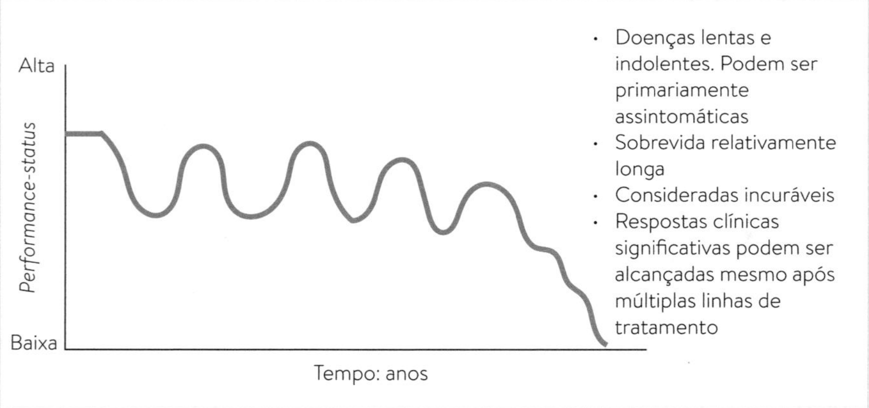

Figura 2 Neoplasias indolentes – a guerra de atrito.
Fonte: adaptada de Shaulov et al., 2022.[15]

Os grilhões da transfusão

Neste grupo estão os pacientes com falências medulares e citopenias periféricas graves. Doenças como neoplasias mielodisplásicas, mielofibrose, aplasia medular e fase final das NH com infiltração medular são exemplos. Caracteriza-se pela dependência transfusional. Sintomas relacionados à anemia (dispneia, dor torácica, fadiga, sonolência), assim como sangramentos cutâneos-mucosos, e mesmo hemorragias fatais (TGI, SNC) podem acontecer, além de hemossiderose. Neutropenia crônica grave resulta frequentemente em infecções recorrentes, bacterianas e mesmo fúngicas, com deterioração clínica. O tratamento adequado dessas infecções requer identificação de patógenos, exames radiológicos e frequentemente internação hospitalar. Dependência transfusional é apenas um dos grilhões ou amarras desse grupo, que frequentemente necessita de internações para receber hemocomponentes e tratamento antimicrobiano. Óbitos podem ocorrer subitamente nesse grupo.

Muito embora esses três grupos ilustrem bem a complexidade das doenças hematológicas, cabe lembrar que muitas das doenças não se encaixam perfeitamente em uma dessas três categorias. Além disso, uma doença pode mudar de categoria, por exemplo, uma neoplasia mielodisplasia pode se transformar em uma leucemia mieloide aguda, por exemplo.

Integrando cuidados paliativos a esses pacientes

Em pacientes com a trajetória montanha-russa, o cuidado paliativo deve ser integrado de maneira precoce e longitudinal. Nesse grupo, inclusive, existe

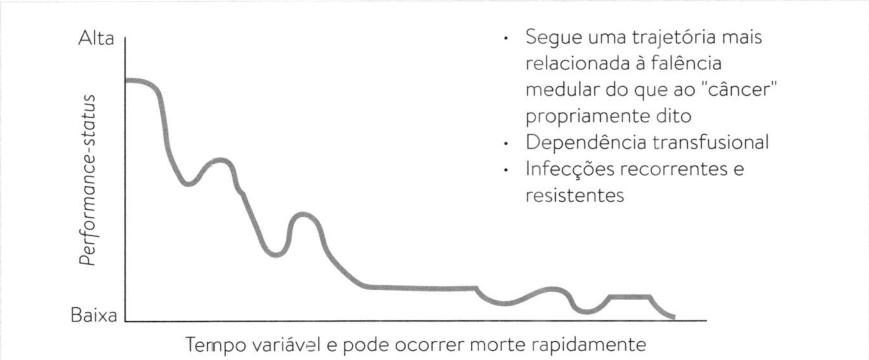

Figura 3 Falências medulares – os grilhões da transfusão.
Fonte: adaptada de Shaulov et al., 2022.[15]

evidência de benefício na integração de CP no cenário de transplante de medula óssea, assim como nos pacientes com leucemias agudas.[16,17] Em ambos os cenários, houve melhora principalmente nos escores de qualidade de vida, ansiedade e diminuição de transtorno de estresse pós-traumático. Nos pacientes com leucemias agudas, essa integração favoreceu discussões de fim de vida e resultou na realização de menos quimioterapia em fim de vida.[17] Para esse grupo de pacientes, em específico, seria muito interessante que o médico hematologista tivesse uma formação em cuidado paliativo, visto que são pacientes que passam por longos períodos de internação.

Pacientes que pertencem ao grupo guerra de atrito talvez se beneficiem mais de cuidados paliativos pontuais, no momento de progressão da doença e sintomas descompensados.[18]

Precisamos ainda desenvolver modelos de cuidados paliativos para pacientes com dependência transfusional e naqueles pacientes portadores de neoplasias hematológicas com baixa carga de sintomas e até mesmo assintomáticos; novos estudos nessa direção são necessários.

CONSIDERAÇÕES FINAIS

- Pacientes com NH apresentam prevalências de dor, dispneia, náusea e vômitos semelhantes às dos pacientes portadores de NS e tendem a apresentar mais sintomas relacionados a fadiga, sonolência e vertigens.
- Hematologistas, de maneira geral, tendem a associar o cuidado paliativo a cuidados de fim de vida e é necessário envolver mais esse profissional, cuja relação com seu paciente tende a ser muito intensa.
- Mesmo associando cuidados paliativos à fase final de vida, é difícil, aos hematologistas, identificar e fazer a transição para cuidados de fim de vida.
- Apesar de haver conversas relacionadas a prognóstico, geralmente elas se dão ou na consulta inicial e não são mais reavaliadas, ou muito próximas ao fim de vida, levando a mais tratamentos intensivos, especialmente nessa fase.
- Os escores prognósticos utilizados em Hematologia são geralmente aplicados no momento do diagnóstico e nos dão a ideia de sobrevida e risco das diversas doenças, mas não há escores definidos para serem aplicados ao longo da doença e que permitam avaliar proximidade de morte.
- O prognóstico da maioria das doenças hematológicas vem melhorando muito, seja por melhorias nos tratamentos de suporte e redução das complicações, seja pelo surgimento de novos tratamentos que estão modificando as histórias naturais das doenças, cujas taxas de sobrevida ainda estão sendo definidas.

- *CAR-T Cell* é uma nova modalidade de tratamento bastante promissora, que em breve fará parte do arsenal terapêutico dos hematologistas e que os médicos paliativistas devem conhecer e entender.

REFERÊNCIAS BIBLIOGRÁFICAS

1. Howell DA, Shellens R, Roman E, Garry AC, Patmore R, Howard MR. Haematological malignancy: Are patients appropriately referred for specialist palliative and hospice care? A systematic review and meta-analysis of published data. Palliat Med. 2011;25(6):630-41.
2. Hui D, Didwaniya N, Vidal M, Shin SH, Chisholm G, Roquemore J, et al. Quality of end-of-life care in patients with hematologic malignancies: A retrospective cohort study. Cancer. 2014;120(10):1572-8.
3. Fadul NA, Osta BE, Dalal S, Poulter VA, Bruera E. Comparison of symptom burden among patients referred to palliative care with hematologic malignancies versus those with solid tumors. J Palliat Med. 2008;11(3):422-7.
4. Hochman MJ, Yu Y, Wolf SP, Samsa GP, Kamal AH, LeBlanc TW. Comparing the palliative care needs of patients with hematologic and solid malignancies. J Pain Symptom Manage [Internet]. 2018;55(1):82-88.e1.
5. LeBlanc TWW, Smith JM, Currow DC. Symptom burden of haematological malignancies as death approaches in a community palliative care service: A retrospective cohort study of a consecutive case series. Lancet Haematol [Internet]. 2015;2(8):e334-8.
6. LeBlanc TW, Abernethy AP, Casarett DJ. What is different about patients with hematologic malignancies? A retrospective cohort study of cancer patients referred to a hospice research network. J Pain Symptom Manage [Internet]. 2015;49(3):505-12.
7. Alexander SC, Sullivan AM, Back AL, Tulsky JA, Goldman RE, Block SD, et al. Information giving and receiving in hematological malignancy consultations. Psychooncology. 2012;21(3):297-306.
8. LeBlanc TW, O'Donnell JD, Crowley-Matoka M, Rabow MW, Smith CB, White DB, et al. Perceptions of palliative care among hematologic malignancy specialists: A mixed-methods study. J Oncol Pract. 2015;11(2):e230-8.
9. Wright B, Forbes K. Haematologists' perceptions of palliative care and specialist palliative care referral: A qualitative study. BMJ Support Palliat Care. 2017;7(1):39-45.
10. Odejide OO, Salas Coronado DY, Watts CD, Wright AA, Abel GA. End-of-life care for blood cancers: A series of focus groups with hematologic oncologists. J Oncol Pract. 2014;10(6):e396-403.
11. Moccia AA, Donaldson J, Chhanabhai M, Hoskins PJ, Klasa RJ, Savage KJ, et al. International prognostic score in advanced-stage Hodgkin's lymphoma: Altered utility in the modern era. J Clin Oncol. 2012;30(27):3383-8.
12. Shipp MA, et al. A predictive model for agressive non-Hodgkin's lymphoma. N Engl J Med. 1993;329(14):987-94.
13. Solal-Céligny P, Roy P, Colombat P, White J, Armitage JO, Arranz-Saez R, et al. Follicular lymphoma international prognostic index. Blood. 2004;104(5):1258-65.
14. Odejide OO, Uno H, Murillo A, Tulsky JA, Abel GA. Goals of care discussions for patients with blood cancers: Association of person, place, and time with end-of-life care utilization. Cancer. 2020;126(3):515-22.

15. Shaulov A, Aviv A, Alcalde J, Zimmermann C. Early integration of palliative care for patients with haematological malignancies. Vol. 199, British Journal of Haematology. 2022;199:14-30.
16. El-Jawahri A, Le Blanc T, Van Dusen H, Traeger L, Greer JA, Pirl WF, et al. Effect of inpatient palliative care on quality of life 2 weeks after hematopoietic stem cell transplantation: A randomized clinical trial. JAMA. 2016;316(20):2094-103.
17. El-Jawahri A, Leblanc TW, Kavanaugh A, Webb JA, Jackson VA, Campbell TC, et al. Effectiveness of integrated palliative and oncology care for patients with acute myeloid leukemia: A randomized clinical trial. JAMA Oncol. 2021 Feb 1;7(2):238-45.
18. El-Jawahri A, Nelson AM, Gray TF, Lee SJ, LeBlanc TW. Palliative and end-of-life care for patients with hematologic malignancies. J Clin Oncol [Internet]. 2020;38.

15
O paciente em processo ativo de morte

Sabrina Corrêa da Costa Ribeiro
Paula Damaris Chagas Barrioso

COMO IDENTIFICAR O PACIENTE QUE ESTÁ MORRENDO?

Ahmed, 77 anos, portador de fibrose pulmonar, demência leve e cuidados paliativos já definidos, é internado pela terceira vez no ano por dispneia e piora da expectoração. Hoje se apresenta mais sonolento, com extremidades frias, oligúria e padrão respiratório irregular. Os exames mostram aumento de bilirrubinas e piora da função renal. O filho de Ahmed pergunta: Doutora, meu pai vai morrer?

Neste caso e em muitos outros semelhantes, a pergunta não se refere a valores isolados que refletem a gravidade de cada disfunção orgânica, e sim a uma impressão geral de irreversibilidade, tendo essa questão um cunho que se parece mais com: "O que realmente está acontecendo? O que devo fazer?".[1]

Uma definição proposta para paciente em processo ativo de morte[1] é a de um paciente cuja morte é inevitável em um curto período (dias a semanas), a despeito de todo o cuidado médico. O paciente em processo ativo de morte é distinto do paciente "crítico", "grave" ou "com múltiplas disfunções orgânicas" no sentido em que há o entendimento de que essas disfunções agudas ainda podem ser manejadas ou revertidas por meio de intervenções e tratamentos.

Por outro lado, é nos setores de cuidado ao paciente crítico que muitos pacientes com doenças avançadas em fase final de vida são encaminhados por uma situação aguda ou agravo e progridem para um processo ativo de morte. Em qualquer situação, é imprescindível, associada ao tratamento específico, a abordagem dos cuidados paliativos. O objetivo já não é somente prolongar a vida, mas também o alívio do sofrimento tanto do paciente quanto de um filho que questiona se o seu pai está morrendo.

A identificação do processo ativo de morte é fundamental para o planejamento da assistência e alinhamento das expectativas. A família desempenha um papel ativo no cuidado do paciente em fim de vida, tanto em relação à preparação prática, como à interação com o paciente, que se dá de forma diferente a depender do prognóstico estabelecido. É importante para os familiares saber se devem investir prioritariamente na esperança ou na despedida.

O estudo SUPPORT, realizado nas décadas de 80-90,[2] sugeriu que, uma vez que o paciente era admitido na unidade de terapia intensiva (UTI), as suas preferências não eram levadas em consideração e o único desfecho almejado pela equipe era a alta da UTI. A equipe de saúde, ao receber o paciente e identificar um quadro irreversível, pode desenvolver um plano de cuidado mais realista, evitando que tratamentos inadequados sejam instituídos e que os desejos e valores do paciente sejam desrespeitados.

Nossas previsões relacionadas a prognóstico são com frequência excessivamente otimistas e pouco acuradas.[3] Uma revisão sistemática que incluiu 1,2 milhão de pacientes[4] demonstrou que tratamentos não benéficos como antibióticos foram instituídos em 11-75% de pacientes que estavam morrendo (média 38%), demonstrando assim o quanto as nossas condutas podem estar equivocadas em relação ao que é proporcional nos últimos dias ou horas de vida.

Alguns indicadores relacionados ao risco de entrar em processo ativo de morte merecem destaque, sendo eles:[5]

- Permanência no hospital acima de sete dias.
- Acamado ou semicomatoso.
- Com ingesta oral reduzida ou dificuldade de ingerir medicações.
- Declínio funcional sem causa reversível identificada.
- Sem melhora, mesmo após 48-72 h da admissão, apesar de terapia otimizada para doença de base.
- Hospitalizações ou visitas à emergência frequentes nos últimos 6 meses.

A presença desses indicadores requer uma atenção maior e sugere a necessidade urgente de avaliação e controle de sintomas, comunicação da gravidade da situação e de plano de cuidados e diretivas antecipadas (se não estiverem previamente definidas) com o paciente, idealmente, ou com seu representante.

Os sinais mais familiares de que a morte está próxima são relacionados a disfunções neurológicas como sonolência, dificuldade de se manter alerta, fadiga.[6,7] Um estudo em 100 pacientes com câncer demonstrou que a porcentagem de pacientes alertas/sonolentos/comatosos foi de 56%/44%/0%, respectivamente, uma semana antes da morte, 26%/62%/12%, nas últimas 24 horas, e 8%/42%/50%, nas últimas 6 horas de vida.

O padrão respiratório pode se tornar mais superficial ou haver alternância entre episódios de apneia e episódios de taquipneia com padrão superficial. Outro sinal comum é a presença de secreções respiratórias (*death rattle*), conhecida popularmente como "sororoca". Este ruído acontece quando secreções se acumulam na faringe posterior ou traqueia, situação que pode incomodar mais aos familiares e equipe que ao próprio paciente.

Alterações hemodinâmicas associadas com múltiplas disfunções orgânicas podem incluir hipotensão, pulsos finos, extremidades frias e livedo. Esses sinais geralmente indicam que a morte acontecerá em horas a poucos dias. Anúria com retenção de líquidos e edema é um achado comum nos últimos dias de vida.

A pele, como maior órgão, também apresenta indicações de que a finitude se aproxima. Na maioria das vezes as alterações são mais objetivas, como mudanca de turgor, cor ou integridade, no entanto, manifestações subjetivas como dor ao toque e movimento necessitam ser avaliadas e mitigadas por meio de um plano de cuidado atencioso a esses detalhes. Além disso, algumas lesões são preditoras de morte, como: úlcera terminal de Kennedy (UTK), lesão tecidual terminal de Trombley-Brennan, sinal de Welam (ver Capítulo "Cuidados com a pele e ferida").

Uma revisão publicada em 2025 incluindo 15 estudos demonstrou que alguns sinais possuem alta especificidade para predizer morte em 72 horas. É importante ressaltar que a grande maioria dos estudos foi realizada em pacientes com neoplasias, o que limita sua aplicação em pacientes com outros diagnósticos. Hipoxemia e hipotensão foram os maiores preditores de morte em 48 horas, com valor preditivo positivo de 95% e negativo de 81,4%.

Em uma comparação entre os doentes que sobreviveram mais de 72 horas e os que não sobreviveram, foram observadas várias alterações na respiração, padrão circulatório, condição física, integridade da pele, na ingesta oral, na dor, na consciência e nas condições psicológicas ou espirituais.

Os resultados demonstraram que os doentes que viveram apenas 72 horas ou menos apresentaram sintomas como um rápido declínio do estado geral de saúde, redução do débito urinário, incontinência fecal, secreções respiratórias ruidosas, respiração de Cheyne-Stokes, cianose periférica e recusa alimentar.

Além disso, verificou-se que dois desses sintomas se apresentaram exclusivamente nos doentes que morreram nas 72 horas seguintes: respiração com movimento mandibular e ausência de pulso da artéria radial. Um estudo em 50 pacientes que tinham outros diagnósticos que não câncer avaliou um modelo que incluía "ausência de pulso da artéria radial OU respiração com movimento mandibular OU índice de choque superior a um", demonstrando uma precisão impressionante e prevendo a morte no prazo de sete dias em 83,9% dos casos (obs.: índice de choque ou *shock index* = pressão arterial sistólica dividida pela frequência cardíaca).

A Tabela 1 relaciona alguns desses sinais com o tempo médio até a morte.

Tabela 1 Sinais e tempo até a morte

Sinal	Horas até a morte (Média +/- desvio padrão)/mediana
Secreções respiratórias (*death rattle*)	57 +/- 82 / 23
Respiração com movimento mandibular	7,6 +/- 18 / 2,5
Cianose de extremidades	5,1 +/- 11 / 1
Ausência de pulso radial	2,6 +/- 4,2 / 1

Adaptação livre de Morita et al.[7]

COMO MANEJAR OS SINTOMAS E CUIDADOS NOS ÚLTIMOS DIAS/HORAS DE VIDA?

Existem iniciativas que integram práticas baseadas em evidência e *guidelines* com o objetivo de proporcionar assistência multidimensional ao paciente em fim de vida. Uma das mais conhecidas é o *Liverpool Care Pathway*.[8]

O impacto do planejamento para cuidados de conforto do *BEACON project* foi avaliado por meio da análise de dados de pacientes que morreram antes (n = 3.243) e depois (n = 2.824) da implementação do projeto. Após a implementação, a taxa de uso de opioides subiu de 62% para 73%, sinalizando um maior controle de sintomas; mais pacientes receberam consulta de cuidados paliativos (de 17% a 31%); mais pacientes tinham diretivas avançadas e menos pacientes estavam com sondas nasoenterais no momento da morte.

Para objetivo didático, dividiremos as intervenções no final da vida entre não farmacológicas e farmacológicas.

AMBIENTE E CUIDADOS

A emergência e as unidades de terapia intensiva são lugares isolados, movimentados e longe do ideal para um paciente em processo ativo de morte. Idealmente, desde que seja viável, esses pacientes deveriam ser encaminhados para um final de vida em um ambiente mais privativo, como o quarto de enfermaria. No entanto, é possível tentar proporcionar privacidade e presença de um familiar, caso seja o desejo do paciente. Um grande medo dos familiares e pacientes em fim de vida é o abandono.

O paciente deve receber a mesma atenção que os demais e expressões como: "não tem o que fazer", "não vamos mais investir" devem ser proscritas. O plano terapêutico deve ser elaborado de maneira multidisciplinar e ser descrito em termos do que será feito: analgesia, avaliação seriada do controle de sintomas, intervenções de enfermagem e fisioterapia.

Alguns serviços instituíram um chamado "código branco" onde, de forma semelhante à deterioração clínica (código amarelo) ou em situação de parada cardiorrespiratória (código azul), este bipe é acionado quando existem sintomas novos ou em piora que necessitam de atenção imediata nos pacientes sem indicação de ressuscitação cardiopulmonar ou medidas invasivas.

ABORDAGEM NÃO FARMACOLÓGICA

A necessidade de monitorização deve ser repensada e a aferição de sinais vitais deve ser feita com a frequência mínima de acordo com o protocolo da instituição para este cenário.[5] Familiares e o próprio paciente (se consciente) deverão ser orientados em relação às mudanças que são esperadas no processo de morte, como perda do apetite, sonolência, hipotensão e hipoxemia, para que não interpretem a mudança na monitorização e nas condutas como "abandono" ou "desistência" e sim como aceitação de um processo natural. Deve-se manter atenção a qualquer sinal de dor, dispneia ou desconforto e compartilhar quais medidas estão sendo tomadas para que o processo seja o mais confortável, digno e natural possível. Intervenções de enfermagem comuns como a mudança de decúbito devem diminuir em amplitude e frequência. O alívio de pressão em proeminências ósseas pode ser realizado com a utilização de coxins ou travesseiros, evitando dessa maneira o desconforto da mudança programática de decúbito.

O banho, a higienização íntima e/ou troca de curativos não devem ser suspensos, mas sim adaptados para que sejam dispensados com delicadeza. A administração de analgésico de resgate antes dessas atividades é essencial para prevenção de dor. O objetivo é ofertar conforto, asseio e dignidade durante esse momento.

Os cuidados com lesões preexistentes, por exemplo, feridas oncológicas ou lesões por pressão devem ser continuados, mas deve-se levar em conta que o objetivo já não é mais a cicatrização, e sim a diminuição do desconforto, causado principalmente por odor, sangramento, excesso de exsudato e dor. Nestes casos, a conduta para as lesões e as alterações cutâneas até as últimas horas de vida deve ser compartilhada com a família. O intuito é aliviar qualquer angústia relacionada à falência natural da pele que prediz o momento final de vida e que geralmente é um fator desencadeador de sofrimento, principalmente entre os familiares que ofertaram cuidado até a chegada no hospital.

Em pacientes que permanecem com a via oral pérvia deve-se utilizar a alimentação de conforto sem restrições e assim como desejarem, esse tipo de dieta pode ser adaptado de acordo com a capacidade de deglutição. Se possível, oferecer aos familiares a possibilidade de trazer os alimentos preferidos.

Uma angústia comum é a redução de ingesta oral e o medo de que o paciente esteja com fome ou sede. Essa preocupação deve ser acolhida e contextualizada como característica do processo de morte. É importante lembrar que um estudo retrospectivo recente incluindo mais de 40.000 pacientes demonstrou associação entre a infusão de fluidos nas últimas 24 horas com piora no controle de sintomas, incluindo náusea e dispneia e com uma qualidade do cuidado em geral inferior, com menos discussões sobre cuidados de fim de vida e menor quantidade de medicações para controle de sintomas quando elas estariam indicadas.

Deve ser explicado que nas últimas horas de vida, o paciente evolui com uma diminuição de consciência e perda gradual da via oral. Os sistemas corporais entram em um processo de falência natural para esta fase com menor necessidade de aporte energético, sendo assim, o jejum é fundamental para prevenir complicações. Embora a medida mais segura seja a suspensão de dieta, a alimentação tem papel simbólico de cuidado e familiares podem se angustiar com a suspensão da alimentação. Para isso, um plano preventivo de sofrimento deve incluir uma comunicação transparente com a família que alerte previamente e sempre que possível a necessidade de condutas que serão instituídas nos últimos momentos de vida. Essa ação é essencial para que os familiares criem vínculo de confiança quando chegar o momento da descontinuação da alimentação.

O acúmulo de secreção em cavidade oral nas últimas horas de vida pode ser otimizado pelo uso de medicações anticolinérgicas, posicionamento da cabeça (lateralizada) que melhore a drenagem e higienização do excesso de secreção com gaze de algodão. Medidas mais invasivas como aspiração não são indicadas pelo risco de causar desconforto. Familiares e profissionais não habituados com a finitude devem ser orientados em relação ao ruído causado pelo acúmulo de secreção, que é consequência natural da perda da capacidade de deglutição.

Outra manifestação comum é o ressecamento da mucosa oral, que pode ser diminuído com auxílio de gaze de algodão ou *swab* umidificado com água sempre que conveniente. Os lábios devem ser hidratados com protetores labiais e a região dos olhos e rosto deve ser limpa com compressa de algodão umidificada. Essas ações mais simples podem ser ensinadas e ofertadas pelos acompanhantes do paciente, desde que eles desejem prover algum cuidado. O objetivo é manter o asseio do paciente e a proximidade das pessoas que sempre proveram o cuidado.

A retirada de dispositivos (cateteres, sondas...) é indicada, principalmente se ocasionam algum desconforto ao paciente, mas deve-se avaliar cuidadosamente a retirada de acesso venoso central ou gastrostomia (se preexistente), pois podem ser vias úteis para administração de medicação caso a via oral não seja viável.

Outra alternativa como via de administração de medicamentos é a via subcutânea, muito utilizada nos últimos dias de vida em virtude de trazer maior conforto, menor necessidade de troca de dispositivos e favorecer a titulação de algumas medicações muito utilizadas nesta fase (ver Capítulo "Hipodermóclise").

INTERVENÇÕES FARMACOLÓGICAS - PARTICULARIDADES NO PACIENTE EM PROCESSO ATIVO DE MORTE

Um estudo recente (Verhoef, 2020) que analisou as necessidades de cuidado paliativo em 420 pacientes com câncer que buscaram o departamento de emergência durante os últimos 3 meses de vida evidenciou que os sintomas mais comuns foram dispneia (21%) e dor (17%). A maioria dos pacientes (76%) foi hospitalizada e 24,8% morreram em até 7 dias após a visita à emergência, sendo que 71,2% morreram no hospital. Fatores associados à maior mortalidade foram: câncer de pulmão, icterícia, disfunção neurológica, dispneia e hipercalcemia.

Um dos grandes desafios do controle de sintomas em pacientes em fase final é a incapacidade do paciente de expressar os sintomas de forma verbal. Recomendamos a utilização seriada das escalas não verbais de dor e dispneia descritas nos capítulos específicos e o tratamento dos sintomas identificados em prescrição de horário, nunca "se necessário".

Os opioides são a base do tratamento da dor. Doses baixas como morfina 2 mg SC podem ser utilizadas inicialmente para pacientes sem uso prévio de opioide, no entanto, o paciente deve ser reavaliado com frequência (ao menos a cada meia hora) para avaliar a necessidade de doses adicionais. Pacientes em uso crônico de opioide devem ter como dose inicial 10-15% da dose total diária.

Em relação ao tratamento de dispneia, oxigenoterapia não deve ser indicada em pacientes sem hipoxemia. Se indicada, uma cânula nasal no geral é menos desconfortável e mais bem tolerada que a administração por máscara. Cateter nasal de alto fluxo e ventilação não invasiva geralmente não têm indicação nesta fase, a não ser que o paciente já esteja em uso dessas interfaces e relate piora do desconforto com a retirada. Nessa situação, pode ser necessário ajuste de opioides e sedativos.

A medicação de escolha é a morfina e a dose inicial pode ser de 2 mg SC no paciente virgem de opioide e 10-15% da dose diária no paciente usuário crônico. Como há efeito teto para dispneia, morfina acima de 20 mg nas 24 h usualmente não promove alívio adicional do sintoma. Nestes casos, benzodiazepínico em dose ansiolítica pode trazer benefício. Sugere-se midazolam 5 a 10 mg em bomba de infusão contínua nas 24 h. Apesar de não haver comprovação na literatura, clorpromazina 12,5 mg 12/12 h pode ser associada a esse esquema, sem atrasar, porém, a avaliação quanto à necessidade de sedação paliativa.

O *delirium* pode ter uma variedade de causas e a abordagem inicial inclui a identificação e resolução da causa de base se isso for possível. Em situação de *de-*

lirium terminal, depois de excluir e ocasionalmente até tratar empiricamente dor e dispneia como causa de agitação, pode-se utilizar o haloperidol, 1 mg SC/EV inicialmente a cada 2 horas, até controle, e posteriormente a cada 6 ou 8 horas. Em pacientes com via oral preservada, quetiapina 12-25 mg inicialmente e a cada 8 horas ou risperidona 0,5-1 mg 12/12 horas são alternativas.

Para sintomas refratários devemos utilizar a sedação paliativa, descrita em capítulo específico. A medicação de escolha é o midazolam, que pode ser utilizado por via endovenosa ou subcutânea, com dose inicial de 2,5-5 mg em *bolus*. O paciente em fim de vida pode necessitar de sedação de forma emergencial em situações extremas como hemorragias, obstrução tumoral de via aérea, dispneia intensa e dor intolerável.

Desprescrevendo

Medicações não essenciais devem ser suspensas. Frequentemente, os pacientes estão utilizando várias medicações no fim da vida, o que aumenta o risco de interações medicamentosas indesejadas e efeitos adversos, além de não beneficiar o paciente nessa fase devido à curta expectativa de vida.[9]

A maior parte das medicações pode ser interrompida sem causar problemas, especialmente as que têm como objetivo principal prevenção primária ou secundária (ácido acetilsalicílico, estatinas). Exceções são medicações que atuam sobre o sistema nervoso central e sistema cardiovascular que podem necessitar de uma redução gradual devido ao risco de efeito rebote (betabloqueadores, clonidina).

Controle glicêmico não deve ser realizado em pacientes em processo ativo de morte e hipoglicemiantes e insulina podem ser suspensos, já que hiperglicemia raramente é fonte de desconforto nesses pacientes. Anticonvulsivantes no geral são mantidos, assim como medicações que possam auxiliar no controle de sintomas (por exemplo, um paciente com insuficiência cardíaca pode se beneficiar de manter diuréticos para controle de edema e dispneia).

Pacientes com necessidade de isolamento por doença infectocontagiosa

Pacientes com doenças altamente contagiosas ou mesmo hospitalizados em uma situação em que há grande restrição de visitas podem acabar passando seus momentos finais longe de seus entes queridos e aos cuidados de equipes pouco preparadas para os cuidados de pacientes nessa fase e sobrecarregadas de trabalho. Um objetivo de cuidado importante é manter a conexão terapêutica com o paciente e família, utilizando-se de formas criativas e alternativas para criar um ambiente familiar, seja por meio de videochamadas entre paciente e família, áudios que podem ser enviados para a equipe e colocados para o paciente com mensagens de amor ou despedida, um objeto familiar pode ser trazido. A morte em isolamento é um fator de risco para luto complicado e estas famílias devem receber apoio durante a internação e após a morte.

Abordagem à família e/ou rede social

Ações de prevenção às complicações no processo de luto são parte fundamental do cuidado destinado aos familiares e rede social do paciente, constituindo um dos eixos de cuidado em fase final de vida. Infelizmente, no cenário da emergência ou de terapia intensiva, pela rapidez dos eventos relacionados à finitude da vida, nem todas as intervenções serão possíveis de serem efetivadas. Todavia, assegurar que as expectativas dos familiares sejam alinhadas, que haja controle eficaz de sintomas, permitir rituais de despedida e comunicar de forma compassiva por si só são medidas que irão auxiliar e prevenir complicações durante o luto.[11]

Outra questão a ser considerada é a identificação de pessoas próximas ao paciente com risco de complicação durante o luto, que pode ser realizada por toda a equipe profissional. Uma vez identificado esse risco, essas pessoas devem ser orientadas e encaminhadas aos serviços de suporte a enlutados.[12]

O momento de identificação do óbito é muitas vezes angustiante para o acompanhante do paciente. Nestas situações, profissionais devem se solidarizar e acolher a pessoa presente. O pedido de licença para continuar os cuidados e medidas simples como o posicionamento do corpo sem vida, o cerramento dos olhos, o silêncio respeitoso, desligamento de qualquer equipamento ruidoso e o espaço para despedidas e rituais devem ser ações frequentes e padrões para uma assistência de qualidade.[13]

CONSIDERAÇÕES FINAIS

Cuidar de um paciente e sua família durante o processo ativo de morte em cenários como emergência ou unidades de terapia intensiva é sem dúvida um grande desafio, mas também uma oportunidade única de ofertar a continuidade de cuidados e promover dignidade diante da finitude. A delicadeza do cuidar em sua essência baseada em competência técnica, habilidade e atitude deve ser prioridade para toda a equipe.

O trabalho em equipe é fundamental para a identificação da proximidade da morte, tomada de decisões, plano de cuidados e alinhamento da comunicação.

Recomenda-se que as instituições elaborem protocolos e *guidelines* que considerem a singularidade de cada situação e, ainda, promovam o treinamento dos seus profissionais.

Muito mais do que o objetivo de salvar ou prolongar a vida a qualquer custo, o alívio de sofrimento é o cerne de todo planejamento de cuidado diante de pacientes em situações irreversíveis em progressão para óbito. Na fase final devem ser sempre priorizadas medicações para controle de sintomas, enquanto as demais intervenções (exames, profilaxias, controle glicêmico) no geral devem ser descontinuadas.

Uma boa comunicação é essencial para que a transição de cuidados seja entendida como um ajuste de objetivo e um cuidado intensivo focado em conforto e nunca como abandono terapêutico. O paciente deve sempre ser reavaliado e assistido pela equipe em todas as suas necessidades e a família deve ser acolhida.

A morte em isolamento é duplamente difícil para os pacientes e famílias. A equipe deverá se utilizar de todos os recursos disponíveis e se colocar à disposição para ser elo entre familiares e pacientes, seja através de mensagens, videoconferências, objetos ou sons familiares, criando um ambiente de acolhimento e cuidado.

REFERÊNCIAS BIBLIOGRÁFICAS

1. Iwashyna T. Recognizing a patient is acutely dying. Ann Am Thorac Soc. 2020 Oct;17(10):1195-8.
2. The SUPPORT principal investigators. A controlled trial to improve care for seriously ill hospitalized patients. JAMA. 1995;274:1591-8.
3. Glare P, Virik K, Jones M, et al. A systematic review of physicians' survival predictions in terminally ill cancer patients. BMJ. 2003;327:195-8.
4. Cardona-Morrell M, Kim J, Turner RM, et al. Non-beneficial treatments in hospital at the end of life: a systematic review on extent of the problem. Int J Qual Health Care. 2016;28:456-69.
5. The BEACON project. Disponível em: https://www.uab.edu/medicine/palliativecare/training/resources/beacon. Acesso em 17/08/2020.
6. Pantilat S, Anderson W, Gonzales M, Widera E. Hospital-based palliative medicine: A practical, evidence-based approach. Wiley; 2015.
7. Morita T, Ichiki T, Tsunoda J, et al. A prospective study on the dying process in terminally ill cancer patients. Am J Hospice Pall Care. 2008;45(4):217-23.
8. Ellershaw J, Dewer S, Murphy D. Achieving a good death for all. BMJ. 2010;341:c4861.
9. Verhoef M, de Nijs E, Horeweg N. Palliative care needs of advanced cancer patients in the emergency department at the end of life: an observational cohort study. Support Care Cancer. 2020;28(3):1097-107.
10. McNeil M, Amos K, Kvale E. The burden of polypharmacy in patients near the end of life. J Pain Sympt Manage. 2016;51(2):178.
11. Hudson P, et al. Bereavement support standards and bereavement care pathway for quality palliative care. Palliative and Supportive Care. 2017.
12. Wan J, Prigerson HG. "Caregrieving" in palliative care: Opportunities to improve bereavement services. Palliative Medicine. 2018;32(7).

13. Henry C, et al. Personal care at the end of life and after death. Nursing Times. 2012;108. Online issue.
14. Simões C, Carneiro R, Carcoso Teixeira A. High specificity clinical signs of impending death: A scoping review. Int J Nurs Stud. 2025 Apr;164:105015.
15. Lindskog M, Mogensen H, Tavelin B, Eknert J, Lundström S, Strang P. Fluid therapy is associated with lower care quality and higher symptom burden during last days of life of patients with cancer – a population-based register study. BMC Palliat Care. 2024 Jul 18;23(1):178.

16

O paciente crítico crônico

Amanda Pinto Botêga
Vinicius Galdini Garcia

INTRODUÇÃO

O cuidado do paciente crítico é recente na história da medicina.[1] Seu protótipo fora proposto pela enfermeira Florence Nightingale ao ordenar pela gravidade os feridos em combate na guerra da Crimeia de 1853.[2] Cem anos mais tarde, por influência do anestesista Bjorn Ibsen e sua introdução à ventilação mecânica durante a epidemia dinamarquesa de poliomielite, surgiu o modelo de terapia intensiva conforme conhecido nos moldes atuais.[3,4]

Ao longo de anos, o principal objetivo das Unidades de Terapia Intensiva (UTI) foi a elevação de sobrevida a curto prazo,[5] através da substituição temporária de funções orgânicas por aparelhos cada vez mais tecnológicos, bem como da utilização de *bundles* de cuidado.[6]

Em 1976, com a publicação do estudo "*Survival, hospitalization charges and follow-up results in critically ill patients*", no *New England Journal of Medicine*, iniciou-se uma mudança do olhar dos intensivistas para qualidade de vida e desfechos entre os sobreviventes.[7]

Atualmente nota-se um prolongamento do tempo de permanência em UTI devido ao aumento da recuperação dos pacientes perante a injuria inicial, graças ao avanço de terapias de suporte orgânico. Como consequência, surge o paciente crítico crônico, tema que será abordado neste capítulo.

CASO CLÍNICO

Marcelo, sexo biológico masculino, 24 anos, em uso de esquema RIPE para tratamento de tuberculose pulmonar. Sem outros antecedentes patológicos.

Internou em UTI com agitação psicomotora e icterícia, associadas a hiperamonemia e alteração de coagulograma (fator V 4% e TP > 100 segundos). Preenchidos critérios para hepatite fulminante secundária à medicação não paracetamol. Listado para transplante hepático. Submetido a intubação orotraqueal (IOT) e iniciada terapia de substituição renal (TSR) contínua devido à hiperamonemia.

Evoluiu com disfunção múltipla de órgãos, com necessidade de droga vasoativa (DVA) em dose elevada, manutenção de TSR e manejo de paciente neurocrítico devido ao risco de hipertensão intracraniana (HIC).

Submetido a transplante hepático 3 dias após admissão, sem disfunção de enxerto. Necessitou de nova abordagem cirúrgica para reconfecção de anastomose vascular, devido a sangramento em dreno abdominal.

Apresentou estabilidade clínica ao evento inicial, ainda necessitando de suporte orgânico.

Desligada sedação, com despertar lento e oscilação do nível de consciência. Falha de extubação 11 dias após IOT devido à fadiga por fraqueza muscular. Realizada traqueostomia no décimo sexto dia de internação. Prosseguido desmame de ventilação mecânica e reabilitação motora em conjunto com a fisioterapia. Redução de DVA, com manutenção de doses baixas por período prolongado da internação. Dieta enteral não tolerada por gastroparesia, optado em conjunto com nutrição e nutrologia por suporte nutricional parenteral. Fez uso de associações de antimicrobianos como esquema alternativo para tratamento de tuberculose pulmonar. Realizadas múltiplas transfusões de concentrados de hemácias ao longo da internação por anemia multifatorial do doente crítico.

Paciente permaneceu em UTI durante 2 meses, com redução progressiva de necessidade de suporte orgânico. Recebeu alta para enfermaria com depressão e ansiedade; fraqueza muscular e necessidade de auxílio para atividades básicas; em nebulização em traqueostomia; caquexia, recebendo dieta enteral e treinamento com fonoaudiologia; com lesões de pele em região sacral, com proposta de seguimento de reabilitação.

DEFINIÇÃO

- Ausência de consenso para definição.
- São pacientes críticos com estabilidade após resolução do insulto inicial, mas que ainda necessitam de suporte orgânico e internação prolongada em UTI.[1]
- Síndrome clínica complexa com envolvimento de diferentes órgãos e sistemas, caracterizada por repercussões neurocognitivas, musculoesqueléticas, endócrino-metabólicas, hemodinâmicas, imunológicas, nutricionais, associada à dependência prolongada de ventilação mecânica.[8]

- Ventilação mecânica prolongada (4 a 21 dias) não é sinônimo de doença crítica crônica. Apesar de ser uma importante característica, não é obrigatória para sua definição.[9]
- A traqueostomia, por si só, não determina um paciente como crítico crônico, entretanto trata-se de um marcador prático da ausência de expectativa de desmame de ventilação mecânica.[8,10]
- Transição para doença crítica crônica considerada em algum momento da segunda semana de internação em UTI.

Nota: coorte retrospectiva sugeriu que após o décimo dia, características e morbidades prévias dos pacientes são mais importantes para predizer risco de mortalidade intra-hospitalar que a gravidade do insulto agudo que levou à internação.[11]

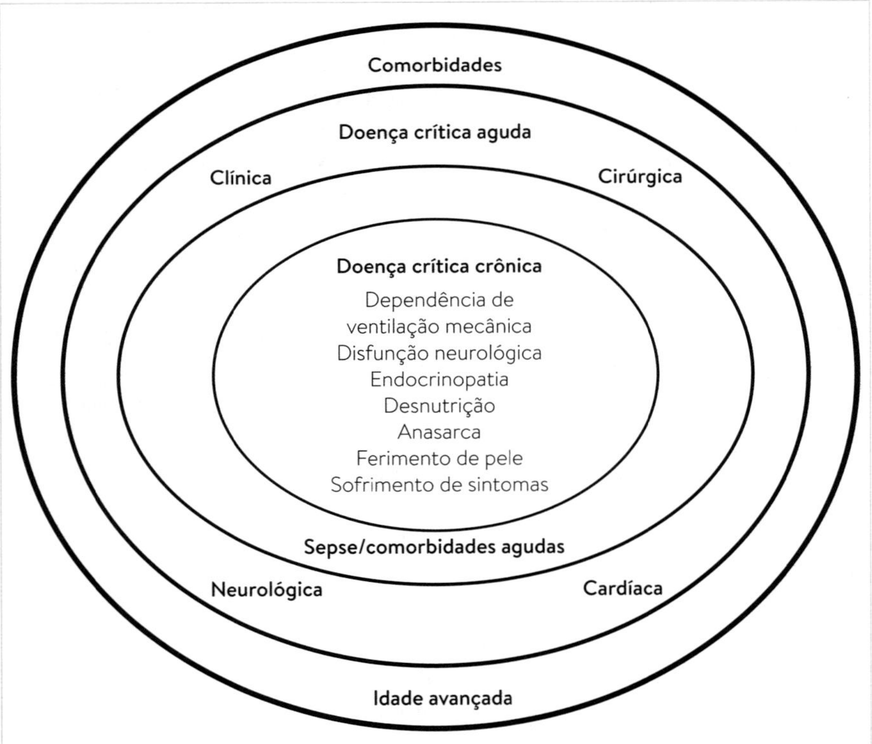

Figura 1 Complexidade da doença crítica crônica com acometimento de múltiplos órgãos e sistemas em pacientes geralmente idosos e com comorbidades, os quais necessitam de suporte orgânico e internação prolongada, após estabilização de insulto agudo inicial. Adaptado de: Chronic Critical Illness.[8]

EPIDEMIOLOGIA

Incidência e prevalência

- De 5 a 20% das internações em UTI resultam em doentes críticos crônicos. A ausência de definição padronizada para essa síndrome justifica a variação da prevalência em literatura.[12,13]
- Uma coorte prospectiva de 2013 realizada em centro único no sul do Brasil encontrou incidência de 11% de doentes críticos crônicos do total de internados em UTI (10). Há deficiência de dados recentes.[14]
- Nos Estados Unidos, uma coorte retrospectiva evidenciou que 7,6% dos pacientes internados em UTI preenchiam critérios para definição de paciente crítico crônico.[15]

Fatores de risco

- Dados nacionais: sepse na admissão, alterações neurológicas, extremos nutricionais e necessidade de ventilação mecânica invasiva correlacionaram-se a 92% de cronicidade quando apresentadas em conjunto. Não foi evidenciada associação clara entre idade e comorbidades prévias.[12,14]
- Dados internacionais: idade superior a 65 anos, comorbidades prévias e baixa funcionalidade.[10]

Uso de leitos, reinternação e mortalidade

- Apesar de uma incidência não tão alta, pacientes com doença crítica crônica são responsáveis pelo uso de 32,8% de leitos de UTI-dia.[11]
- Doentes críticos crônicos que recebem alta hospitalar apresentam taxa de reinternação superior a 40% em 6 meses.[10]
- A mortalidade intra-hospitalar deste perfil de pacientes é próxima a 50%.[10,16]
- A maioria desta população não sobrevive após um ano do evento agudo. A taxa de mortalidade varia de 47 a 68%, podendo chegar a 95% nos pacientes com mais de 75 anos ou mais de 65 anos com dependência funcional.[8,10,12]

FISIOPATOLOGIA

A Tabela 1 resume os elementos responsáveis pela fisiopatologia da doença crítica crônica. A Figura 2 demonstra a integração e os desfechos delimitados por esses elementos.[10,16,17]

Tabela 1

Sistema	Via	Estímulo	Efeito
Sistema neuroendócrino	Eixo hipotálamo-pituitária-adrenal	↑ Cortisol ↑ Vasopressina ↑ Epinefrina	Retenção hídrica e vasoconstrição Fragilidade da pele Redução de perfusão tecidual Catabolismo Polineuropatia
Sistema nervoso autonômico (SNA)	↑ SNA simpático	↑ Catecolaminas	Ativação de leucócitos Produção de citocinas inflamatórias
	↓ SNA parassimpático	↓ Acetilcolina ↓ Estímulo vagal	Redução da ação anti-inflamatória
Sistema imune	Síndrome da resposta inflamatória sistêmica (SIRS)	Síndrome de catabolismo com inflamação e imunossupressão persistentes (PICS)	Inflamação crônica Disfunção de múltiplos órgãos Catabolismo proteico
	Síndrome da resposta anti-inflamatória compensatória (CARS)		Resposta anti-inflamatória exacerbada Imunossupressão crônica Suscetibilidade a novos insultos

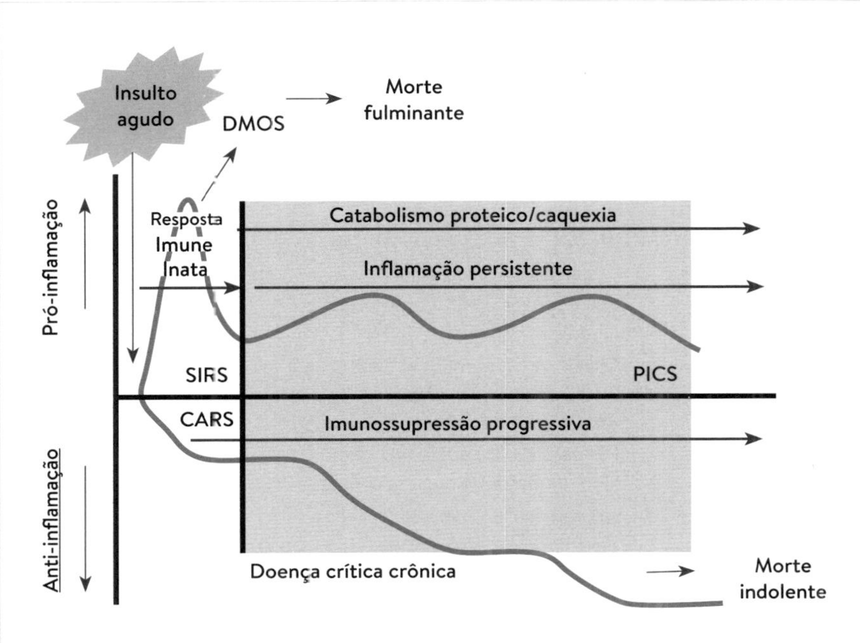

Figura 2 Resposta inflamatória (SIRS) e anti-inflamatória compensatória (CARS) perante o evento agudo inicial, seguida de supressão imune persistente associada a síndrome catabólica (PICS). Adaptada de: Persistent inflammation and immunosuppression: a common syndrome and new horizon for surgical intensive care.[17]

CARACTERÍSTICAS CLÍNICAS

Tabela 2

Neurológico/ psiquiátrico	▪ Coma: - Prolongado - Alteração estrutural ausente na maioria dos casos ▪ *Delirium:* - Persistente e recorrente[18] ▪ Disfunção cognitiva: - Problemas de memória, atenção, concentração e/ou perda de função cognitiva global[19] - Considerada por muitos pacientes como o pior desfecho ▪ Redução da funcionalidade[8] ▪ Depressão

(continua)

Tabela 2 *(continuação)*

Cardiovascular	▪ Hipotensão e uso prolongado de vasopressor[20] ▪ Falência cardiovascular - Disfunção orgânica tardia mais comum[21]
Respiratório	▪ Ventilação mecânica prolongada ▪ Falha de desmame ventilatório - Realização de traqueostomia[10] ▪ Maior risco de pneumonia associada a ventilação mecânica[22]
Gastrointestinal	▪ Disfunção do trato gastrointestinal (TGI)[23] - Gastroparesia e íleo metabólico - Náuseas e vômitos - Diarreia → associada a antibiótico e/ou *C. difficile*[24] ▪ Desnutrição - Semelhante a kwashiorkor - Necessidade de suporte nutricional - Risco de síndrome de realimentação
Renal	▪ Disfunção renal prolongada - Quanto mais grave a lesão renal aguda, mais severa a sequela - Seguimento por creatinina sérica prejudicado pela sarcopenia ▪ Alteração de eletrólitos comuns: - Hipo/hipernatremia - Hiper/hipocalcemia - Hipofosfatemia e hipomagnesemia[20]
Endócrino- -metabólico	▪ Hiperglicemia: associada ao estresse - Aumento de hormônios contrarreguladores - Ação de citosinas inflamatórias - Resistência periférica à insulina - Produção elevada de glicogênio através do lactato[20] ▪ Doença metabólica óssea: - Aumento de reabsorção óssea - Deficiência de vitamina D[20] ▪ Função anormal da tireoide: - Redução da liberação pulsátil de TSH - Queda dos níveis séricos de T3[20] ▪ Insuficiência adrenal - Nível sérico insuficiente de corticoide[20] ▪ Hipogonadismo hipogonadotrópico: - Associado a depleção muscular[20]
Hematológico/ infeccioso	▪ Múltiplas transfusões de hemocomponentes[12] ▪ Risco de infecções recorrentes: - Quebra de barreira (dispositivos, pele frágil) - Exposição a microrganismos virulentos e resistentes - Imunodeficiência [24]

(continua)

Tabela 2 (continuação)

Neuromuscular	▪ Polineuropatia do doente crítico[25] - Fraqueza muscular (predomínio em membros inferiores), falha de desmame, reflexos tendinosos profundos reduzidos - Predomínio motor, embora possa ser sensitivo - Disfunção axonal difusa de nervos periféricos - Hiperglicemia, inflamação e DVA são fatores de risco ▪ Miopatia[25] - Fraqueza, falha de desmame ventilatório, paresia - Miopatia difusa não necrotizante + atrofia muscular + degeneração não gordurosa de fibras musculares + fibrose - Associa-se a uso de corticoide e bloqueador neuromuscular - Sepse e DMOS são fatores de risco
Outros	▪ Fragilidade → úlcera por pressão[10] ▪ Retenção hídrica → edema[10] ▪ Caquexia[10]
Sintomas frequentes	Nervosismo; tristeza; preocupação; insônia; sonolência; dor; dificuldade de comunicação; boca seca; sede e fome não saciáveis; náusea; dispneia (durante ventilação mecânica máxima e desmame) Perda ponderal; perda de apetite; fadiga

Nota: sintomas reportados pelos pacientes através do instrumento MSAS-C (*Condensed Form of the Memorial Symptom Assessment Scale*).[26]

TRATAMENTO

- Ausência de protocolo específico para o manejo do paciente crítico crônico.[8,12]
- Importância de abordagem multidisciplinar para melhores resultados durante internação e após a alta hospitalar (Figura 3).[8,12]
- Recomendam-se:
  - Desmame ventilatório: redução de pressão de suporte (10-15 mmHg), seguida de ventilação espontânea com auxílio de traqueostomia.
  - Suporte nutricional:
  - Utilização preferencial de TGI (na impossibilidade de via oral, utilizar via enteral).
  - Calorias recomendadas: 20-25 kcal/kg/dia; proteína: >1,2 g/kg/dia; atenção para *overfeeding* e síndrome de realimentação.
  - Controle glicêmico: malefícios associados à hiperglicemia.
- Reabilitação funcional e cognitiva:
  - Medidas preventivas mais eficazes.
  - Estratégias de reabilitação ativa e passiva.

  - Evitar medicações com potencial deliriogênico e com impacto em força muscular.
- Cuidado com úlcera por pressão: impacto na autoestima do paciente e dificuldade de seu manejo.
- Evitar complicações.
- Cuidados paliativos recomendados em associação com tratamento modificador de doença.

CUIDADOS PALIATIVOS EM DOENÇA CRÍTICA CRÔNICA

Considerando a definição atual de Cuidados Paliativos pela Organização Mundial da Saúde (OMS), que diz: "Abordagem que melhora a qualidade de vida de pacientes (adultos ou crianças) e de seus familiares que enfrentam problemas associados a doenças que ameaçam a vida. Previne e alivia sofrimento por meio da investigação precoce, avaliação correta e tratamento da dor e de outros problemas físicos, psicossociais ou espirituais",[27] todo paciente crítico crônico tem indicação de Cuidados Paliativos em conjunto ao tratamento clínico.

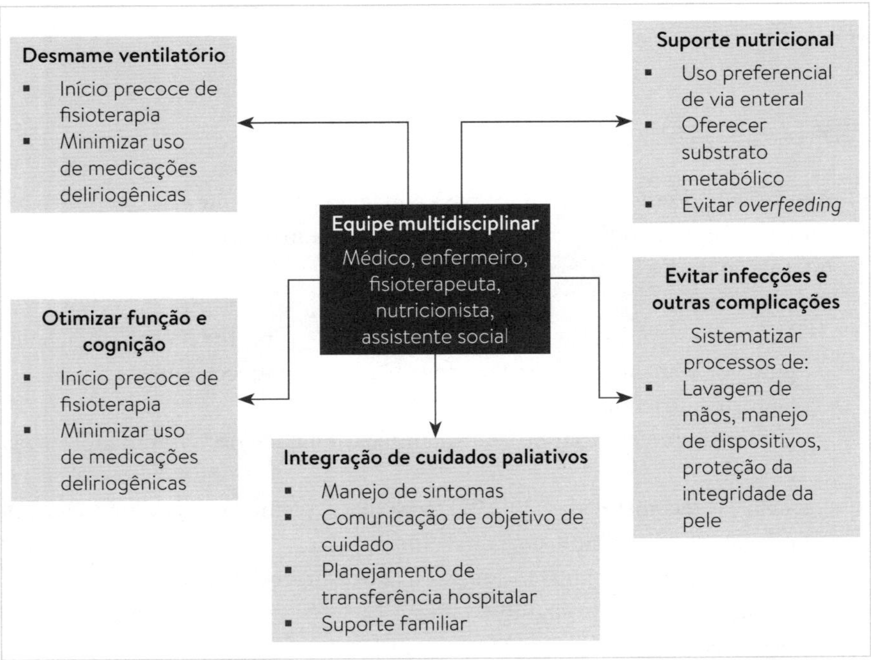

Figura 3 Cuidado multidisciplinar do paciente crítico crônico. Adaptado de: Chronic Critical Illness.[8]

- É fundamental para o manejo do paciente crítico crônico ao longo da internação, tanto para controle de sintomas físicos quanto para o manejo de outras esferas de sofrimento.
- Essa abordagem também deve se estender para cuidadores e toda a rede de apoio, devido ao risco de depressão, ansiedade e síndrome do estresse pós-traumático dos mesmos.[28]
- É essencial que o vínculo de confiança entre equipe, paciente e cuidadores seja estabelecido, para que as informações sobre prognóstico e expectativa de desafios futuros (recuperação de cognição, impacto familiar, social e financeiro) sejam compartilhadas, resultando em tomada de decisão de maneira individualizada e centradas na pessoa.[29]

CONSIDERAÇÕES FINAIS

A doença crítica crônica, caracterizada por fisiopatologia complexa e elevada morbimortalidade, vem se tornando cada vez mais prevalente em UTIs, com ocupação prolongada de leitos e necessidade da atuação da equipe multidisciplinar em seu manejo.

É responsável por efeitos físicos, psicológicos, sociais e financeiros para os pacientes e sua rede de apoio. Além disso, apresenta importante impacto na economia e na sociedade, não apta a receber pessoas frágeis, dependentes e responsáveis pela alocação de grande parte dos recursos de saúde de um país. Diante disso, a decisão pelo uso das diversas terapias disponíveis deve ser cautelosa, tendo por base consciência prognóstica e valores do paciente, visando qualidade de vida, e não apenas sua sobrevida.

REFERÊNCIAS BIBLIOGRÁFICAS

1. Preiser JC, Herridge M, Azoulay E (eds.). Post-intensive care syndrome. Springer International Publishing; 2020.
2. Wallace DJ, Kahn JM. Florence nightingale and the conundrum of counting ICU beds. Critical Care Medicine. 2015 Nov;43(11):2517.
3. Ibsen B. The anaesthetist's viewpoint on the treatment of respiratory complications in poliomyelitis during the epidemic in Copenhagen, 1952.
4. Reisner-Sénélar L. The birth of intensive care medicine: Björn Ibsen's records. Intensive Care Medicine. 2011 Jul;37(7):1084-6.
5. Teixeira C, Rosa RG. Post-intensive care outpatient clinic: is it feasible and effective? A literature review. Revista Brasileira de Terapia Intensiva. 2018 Jan;30:98-111.
6. Kelly FE, Fong K, Hirsch N, Nolan JP. Intensive care medicine is 60 years old: the history and future of the intensive care unit. Clinical Medicine. 2014 Aug;14(4):376.
7. Cullen DJ, Ferrara LC, Briggs BA, Walker PF, Gilbert J. Survival, hospitalization charges and follow-up results in critically ill patients. New England Journal of Medicine. 1976 Apr 29;294(18):982-7.

8. Nelson JE, Cox CE, Hope AA, Carson SS. Chronic critical illness. American Journal of Respiratory and Critical Care Medicine. 2010 Aug 15;182(4):446-54.
9. Moitra VK, Guerra C, Linde-Zwirble WT, Wunsch H. Relationship between ICU length of stay and long-term mortality for elderly ICU survivors. Critical Care Medicine. 2016 Apr;44(4):655.
10. Wiencek C, Winkelman C. Chronic critical illness: prevalence, profile, and pathophysiology. AACN Advanced Critical Care. 2010 Jan;21(1):44-61.
11. Iwashyna TJ, Hodgson CL, Pilcher D, Bailey M, van Lint A, Chavan S, et al Timing of onset and burden of persistent critical illness in Australia and New Zealand: a retrospective, population-based, observational study. The Lancet Respiratory Medicine. 2016 Jul 1;4(7):566-73.
12. Loss SH, Nunes DS, Franzosi OS, Salazar GS, Teixeira C, Vieira SR. Chronic critical illness: are we saving patients or creating victims?. Revista Brasileira de Terapia Intensiva. 2017 Jan;29:87-95.
13. Carson SS, Bach PB. The epidemiology and costs of chronic critical illness. Critical Care Clinics. 2002 Jul 1;18(3):461-76.
14. Loss SH, Marchese CB, Boniatti MM, Wawrzeniak IC, Oliveira RP, Nunes LN, et al. Prediction of chronic critical illness in a general intensive care unit. Revista da Associação Médica Brasileira. 2013 May 1;59(3):241-7.
15. Kahn JM, Le T, Angus DC, Cox CE, Hough CL, White DB, et al. The epidemiology of chronic critical illness in the United States. CRITICAL CARE MEDICINE. 2015 Feb;43(2):282.
16. Mira JC, Gentile LF, Mathias BJ, Efron PA, Brakenridge SC, Mohr AM, et al. Sepsis pathophysiology, chronic critical illness and PICS. Critical Care Medicine. 2017 Feb;45(2):253.
17. Gentile LF, Cuenca AG, Efron PA, Ang D, McKinley BA, Moldawer LL, et al. Persistent inflammation and immunosuppression: a common syndrome and new horizon for surgical intensive care. The Journal of Trauma and Acute Care Surgery. 2012 Jun;72(6):1491.
18. Nelson JE, Tandon N, Mercado AF, Camhi SL, Ely EW, Morrison RS. Brain dysfunction: another burden for the chronically critically ill. Archives of Internal Medicine. 2006 Oct 9;166(18):1993-9.
19. Hopkins RO, Weaver LK, Pope D, Orme Jr JF, Bigler ED, Larson-Lohr V. Neuropsychological sequelae and impaired health status in survivors of severe acute respiratory distress syndrome. American Journal of Respiratory and Critical Care Medicine. 1999 Jul 1;160(1):50-6.
20. Mechanick JI, Brett EM. Endocrine and metabolic issues in the management of the chronically critically ill patient. Critical Care Clinics. 2002 Jul 1;18(3):619-41.
21. Viglianti EM, Kramer R, Admon AJ, Sjoding MW, Hodgson CL, Bellomo R, et al. Late organ failures in patients with prolonged intensive care unit stays. Journal of Critical Care. 2018 Aug 1;46:55-7.
22. Jeffcote T, Foong M, Gold G, Glassford N, Robbins R, Iwashyna TJ, et al. Patient characteristics, ICU-specific supports, complications, and outcomes of persistent critical illness. Journal of Critical Care. 2019 Dec 1;54:250-5.
23. Schulman RC, Mechanick JI. Metabolic and nutrition support in the chronic critical illness syndrome. Respiratory Care. 2012 Jun 1;57(6):958-78.
24. Kalb TH, Lorin S. Infection in the chronically critically ill: unique risk profile in a newly defined population. Critical Care Clinics. 2002 Jul 1;18(3):529-52.
25. Lorin S, Nierman DM. Critical illness neuromuscular abnormalities. Critical Care Clinics. 2002 Jul 1;18(3):553-68.

26. Nelson JE, Meier DE, Litke A, Natale DA, Siegel RE, Morrison RS. The symptom burden of chronic critical illness. Critical Care Medicine. 2004 Jul 1;32(7):1527-34.
27. World Health Organization. National cancer control programmes: policies and managerial guidelines. World Health Organization; 2002.
28. Carson SS, Cox CE, Wallenstein S, Hanson LC, Danis M, Tulsky JA, et al. Effect of palliative care-led meetings for families of patients with chronic critical illness: a randomized clinical trial. JAMA. 2016 Jul 5;316(1):51-62.
29. Nelson JE, Hanson LC, Keller KL, Carson SS, Cox CE, Tulsky JA, et al. The voice of surrogate decision-makers. Family responses to prognostic information in chronic critical illness. American Journal of Respiratory and Critical Care Medicine. 2017 Oct 1;196(7):864-72.

17

Síndrome pós-UTI

Stéfany Franhan Barbosa de Souza

CASO CLÍNICO

Leonardo, 56 anos, casado, assistente de recursos humanos, sem religião definida, natural e procedente de São Paulo, previamente hígido, apresenta IMC 32, não tabagista, etilista social. Hipertenso, porém não faz uso de medicações contínuas.

Interna por pneumonia secundária a COVID-19 com progressão gradativa de suporte ventilatório, encaminhado à UTI e intubado com indicação de prona. Progrediu lentamente com dificuldade do desmame de ventilação mecânica e necessidade de traqueostomia.

Leonardo estava há dias sem sedação e evoluiu com desmame e posterior liberação da ventilação mecânica, mas manteve-se com algum grau de sonolência e confusão mental por algumas semanas antes da alta hospitalar para casa.

Durante a internação, iniciou reabilitação motora e fonoaudiológica, porém recebeu alta em uso de traqueostomia, gastrostomia e cadeira de rodas. Sua família, muito presente nas comunicações telefônicas (não estavam permitidas visitas presenciais), fora orientada a iniciar acompanhamento em Unidade Básica de Saúde para acompanhamento das disfunções adquiridas na internação prolongada.

A primeira consulta foi agendada 1 mês após a alta hospitalar. Na consulta o paciente estava emagrecido, hipotrófico, com discurso introspectivo, fazendo uso de poucas palavras para responder as perguntas do médico. Apresentou queixas de fadiga e anedonia. A esposa, Maria, relatou que desde a alta, o marido não parecia estar se esforçando para recuperar as forças, que sentia medo de ficar sozinho, queixando-se com frequência das dificuldades para fazer as tarefas básicas de autocuidado. Além disso, não estava conseguindo comer direito, apesar de já ter progredido para dieta por via oral parcial. Notou que o esposo estava apresentando dificuldade de raciocínio, confundindo as informações ou se esquecendo de coisas triviais do dia a dia. Além disso, mantinha dispneia aos moderados esforços, necessitando da cadeira de rodas para realizar a maior parte dos trajetos dentro e fora de casa.

Durante oportunidade de privacidade, Maria comentou com o médico que estava querendo ajudar o marido, mas que muitas vezes perdia a paciência e acabavam discutindo, o que piorava ainda mais a situação. Desabafou que se sentia culpada por ter pensamentos e desejos de ter a vida prévia de volta, pois sabe que não terá isso e que não se sente contente com a vida atual. Disse que se sente como mãe do Leonardo, não como esposa.

Quais são os problemas apresentados por Leonardo? Como o médico poderia reunir tantas queixas para realizar um diagnóstico para este paciente?

INTRODUÇÃO

Os cuidados em Unidades de Terapia Intensiva (UTI) vêm sendo aprimorados desde a criação das primeiras unidades, por volta de 1950, até os dias atuais. Paralelamente a essa evolução, observou-se uma redução da mortalidade dos pacientes críticos, acompanhada de um aumento significativo no número de sobreviventes. Como consequência, a demanda por cuidados pós-internação tornou-se progressivamente maior, destacando a necessidade de suporte contínuo para esses pacientes.

A síndrome pós-UTI resulta de uma combinação de fatores como imobilidade prolongada, ventilação mecânica, uso de sedação e bloqueadores neuromusculares, além do estresse auditivo, físico e psicológico. O impacto desses fatores em pacientes internados em UTI começou a chamar a atenção em 1976, motivando a publicação dos primeiros estudos sobre o tema, embora ainda sem a caracterização formal de uma síndrome.

Com o avanço da medicina no novo milênio, um número cada vez maior de pacientes sobrevive a doenças graves e retorna ao convívio familiar após internações prolongadas, impulsionando a produção de pesquisas sobre o tema. Esse campo de estudo tem se expandido rapidamente, especialmente diante dos desafios impostos pelos sobreviventes da pandemia de COVID-19, que evidenciaram ainda mais a relevância da síndrome pós-UTI.

SÍNDROME PÓS-UTI (*POST INTENSIVE CARE SYNDROME* - PICS)

Definição

A síndrome pós-UTI caracteriza-se pelo surgimento de nova disfunção ou piora de condições preexistentes após a permanência em Unidade de Terapia Intensiva, afetando principalmente os domínios cognitivo, psiquiátrico e físico. Essa condição não se restringe apenas aos pacientes, mas também pode impactar familiares e cuidadores.

Geralmente, é identificada no período imediato após a internação, mas também pode surgir semanas a meses após a hospitalização para o tratamento de doenças graves. A síndrome pós-UTI pode afetar 50% a 70% dos pacientes que passaram por unidades críticas e, entre esses, até 50% podem apresentar sintomas persistentes após um ano da alta hospitalar.

Apresentação e divisão da síndrome pós-UTI

- PICS relacionada ao doente.
- PICS relacionada à família.

PICS relacionada ao doente

A síndrome é composta por três domínios: a saúde mental ou psicológica; a capacidade cognitiva; e a funcionalidade física.

Os fatores de risco para o desenvolvimento de PICS estão relacionados a fatores anteriores à internação e a fatores relacionados à internação e estão detalhados na Figura 1.

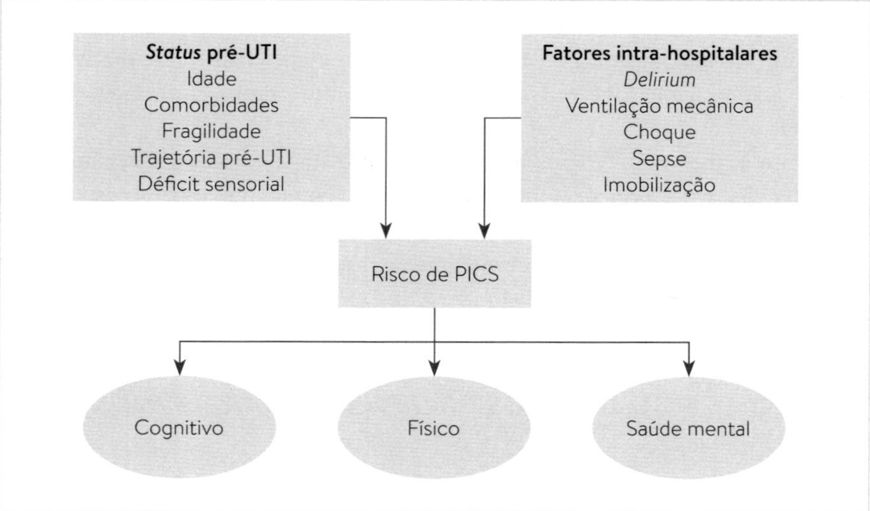

Figura 1 Fatores de risco para o desenvolvimento de síndrome pós-UTI (PICS) e os três domínios principais.
Fonte: baseada em Rolfsen ML et al.

- Saúde mental:
  - Depressão: o paciente pode desenvolver sintomas depressivos ainda durante a internação hospitalar. Fatores como o afastamento dos familiares e da rotina de trabalho, a dependência da equipe para cuidados básicos e a perda de autonomia geram grande angústia, especialmente em indivíduos com histórico de doença psiquiátrica prévia, exposição a altos níveis de sedação e elevado grau de dependência funcional. Após a alta, dificuldades motoras, aumento da dependência física e financeira, perda de funcionalidade e a adaptação a uma nova realidade de reabilitação podem agravar esse quadro. Sintomas como anedonia, desinteresse pelo tratamento e pelas pessoas, introspecção, isolamento, medo e angústia são frequentes. Além disso, distúrbios alimentares e do sono podem persistir por mais de um ano após a hospitalização, dificultando o processo de recuperação e o retorno ao estado pré-internação.

O médico conseguiu detectar que Leonardo apresenta sintomas possíveis de depressão, como anedonia, fadiga, má aceitação alimentar e perda de interesse.

  - Estresse pós-traumático: inicialmente estudado em soldados sobreviventes de guerras. O paciente pode apresentar sensação de estar revivendo situações do passado, pesadelos e alucinações; apresentar sintomas fisiológicos como taquicardia, sudorese, tremores, agitação e náuseas; sentir medo de ficar sozinho ou evitar lugares e pessoas; desenvolver crenças relacionadas ao ocorrido ou ter dificuldade de conversar sobre o assunto. As pessoas mais suscetíveis são aquelas que apresentaram períodos de agitação, estiveram sedadas, utilizaram contenção física e mantêm presente memória de eventos traumáticos. Pode ter duração prolongada, mas em geral apresenta melhora no primeiro ano após a alta.
  - Ansiedade: medo repentino, tensão muscular, taquicardia, medo de morte iminente, sintomas gastrointestinais, sudorese, sensação de opressão no peito e inquietação podem estar presentes; principalmente em pacientes que tiveram que se afastar das atividade laborais ou que permaneceram algum tempo em ventilação mecânica. Esses sintomas podem persistir mesmo após o primeiro ano após alta hospitalar.

Medo de estar sozinho, medo de morrer ou passar mal sem que outra pessoa possa socorrer, apresentados por Leonardo, também configuram sintomas de ansiedade.

- Alterações cognitivas: déficits de atenção, memória, funções cognitivas e redução da velocidade de processamento das informações são alterações frequentes das capacidades cognitivas em pacientes após a internação em UTI. O risco de comprometimento cognitivo é maior em indivíduos com prejuízo cognitivo prévio, histórico de *delirium*, hipoxemia, sedação prolongada e disglicemias.

> A familiar do paciente notou que ele parece estar com lentificação e alterações confusionais não apresentadas antes da internação.

- Alterações físicas: alterações pulmonares, como dispneia aos esforços, baixa tolerância às atividades físicas, hiper-reatividade brônquica e broncoespasmos, além de déficits motores, neuromusculares e redução da funcionalidade (incluindo capacidade de deambulação e atividade sexual), podem estar presentes em até 30% dos pacientes entre 3 e 6 meses após a alta hospitalar.

> Necessidade de cadeira de rodas porque o paciente se cansa mesmo na locomoção dentro de casa pode estar associada tanto à perda de força muscular e ao baixo grau de recuperação, quanto às sequelas pulmonares do paciente.

PICS relacionada à família

Os familiares de pacientes internados em UTI enfrentam uma verdadeira maratona de espera e desgaste emocional diante da incerteza sobre o desfecho clínico do ente querido. Na maioria dos serviços, o tempo de visitação é restrito a poucos minutos por dia e, durante a pandemia de COVID-19, as visitas foram proibidas em muitos hospitais, sendo os boletins médicos transmitidos, na maior parte das vezes, por telefone.

O impacto psicológico desse processo é significativo: 29% a 89% dos familiares apresentam sintomas de ansiedade, 13% a 73% desenvolvem depressão, e até 48% manifestam algum grau de estresse pós-traumático. As principais queixas estão relacionadas à dificuldade de comunicação com a equipe assistencial. Muitos profissionais de saúde não receberam treinamento adequado para essa função, o que gera incompatibilidade entre o vocabulário médico e o entendimento da família, além de pouca percepção sobre a real compreensão do ouvinte. Muitas vezes, a equipe não ajusta o discurso, dedica pouco tempo para esclarecer dúvidas e permite escasso espaço para que os familiares formulem perguntas.

Além disso, a falta de linearidade nos boletins médicos gera angústia, especialmente quando há mudanças súbitas no quadro clínico, que não haviam sido mencionadas como possíveis. Isso contribui para o desenvolvimento da síndrome pós-UTI nos familiares.

Outro fator desafiador é a introdução tardia de temas como valores e princípios do paciente, transição de cuidados e ajuste do suporte terapêutico. Dependendo da abordagem, isso pode gerar angústia e sobrecarga emocional, especialmente quando a família sente que precisa tomar decisões sozinha, em vez de participar de um processo de tomada de decisão compartilhada, conforme discutido no Capítulo "O papel da família na tomada de decisões".

Durante a internação, muitos familiares têm dúvidas sobre as possíveis sequelas e prognóstico do paciente. Nem sempre percebem que, mesmo recebendo alta, ele pode necessitar de assistência para atividades básicas, como alimentação, higiene e mudança de decúbito, além de conviver com complicações futuras e o uso de dispositivos de suporte, como traqueostomia, gastrostomia, ventilação mecânica, bolsa de colostomia, drenos, sonda vesical e nasoenteral, cadeira de rodas e andadores.

Apesar da complexidade desses cuidados, raramente há treinamento adequado para orientar familiares leigos sobre as necessidades do paciente após a alta hospitalar. Essa lacuna na assistência pode comprometer a adaptação da família e a qualidade de vida do paciente no domicílio, tornando essencial a implementação de estratégias para educação e suporte aos cuidadores.

Somados a essa realidade e à falta de preparo para lidar com todas essas mudanças de rotina, dificuldade de acesso à reabilitação e acompanhamento pós-alta, ainda existem os desafios financeiros para muitas famílias. Até um terço dos sobreviventes podem estar desempregados após 60 meses da alta hospitalar e dependentes financeiramente de outros membros da família.

Por isso, acompanhar um familiar em processo de reabilitação, dependência física e possíveis alterações psíquicas e cognitivas pós-UTI aumenta muito o risco de estresse do cuidador e o predispõe ao desenvolvimento de PICS familiar. Há transformação do familiar em cuidador, trazendo rotinas estressantes de cuidados, obrigações e compromissos para organizar as terapias e acompanhamentos ambulatoriais; ter que lidar e dar suporte emocional ao doente e aos demais membros da família, assumindo responsabilidades diversas que podem desencadear doença física e mental. Os profissionais de saúde que lidam com essas famílias devem atentar-se tanto aos sintomas de PICS no doente, quando nos familiares. Abordar ativamente os sintomas pode facilitar o diagnóstico e ajudar a guiar a intervenção terapêutica.

FERRAMENTAS PARA AVALIAR AS DISFUNÇÕES ENVOLVIDAS NA SÍNDROME PÓS-UTI E AJUDAR NO DIAGNÓSTICO E PLANEJAMENTO DO TRATAMENTO

O paciente que apresenta síndrome pós-UTI geralmente inicia acompanhamento ambulatorial dias a semanas após a alta hospitalar. Neste período de adaptação do cuidado e experimentação de uma nova realidade, seja temporária ou definitiva, é que se instalam de forma mais claras os sintomas dessa síndrome. Por isso, o médico ambulatorial deve fazer uma avaliação na terceira ou quarta semana após a alta hospitalar, tendo claras as características a serem buscadas para um diagnóstico rápido e planejamento de intervenção precoce. As queixas dos pacientes podem vir de forma pontual ou isolada, dificultando o diagnóstico,

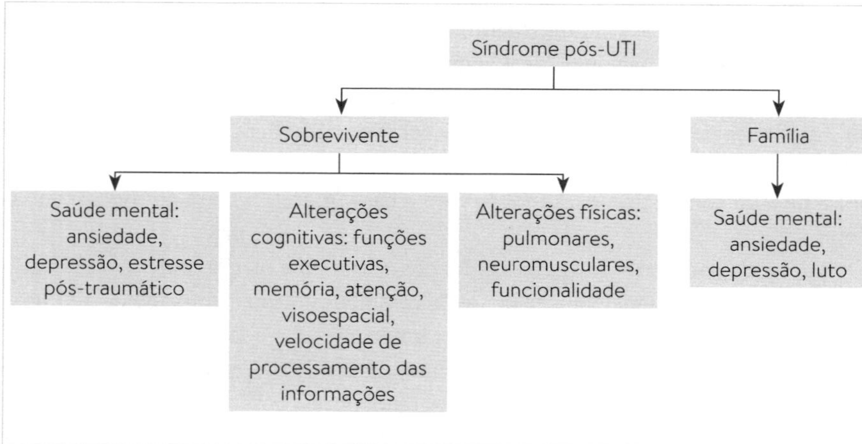

Figura 2 Adaptada de: Needham DM et al.[8]

ou mesmo a apresentação pode estar mesclada às alterações da doença de base do paciente, como ocorre em pacientes neurológicos. O diagnóstico é clínico. Uma vez aventada a hipótese de síndrome pós-UTI, existem ferramentas para ajudar o médico a organizar o raciocínio e a incluir déficits a serem abordados no tratamento do paciente.

A seguir seguem algumas ferramentas e sugestões para a avaliação do paciente com suspeita de síndrome pós-UTI.

Cognitivas:

- MOCA (*Montreal Cognitive Assessment*) e MINI-Cog: são exames que avaliam o estado mental do paciente (Anexos 1 e 2 no final do capítulo).

Emocionais:

- Escala de impacto de evento revisada para estresse pós-traumático tardio (*impact of event scale-6*): avalia a presença de estresse pós-traumático (Anexo 3).
- Escala de ansiedade e depressão hospitalar *(Hospital Anxiety Depression Scale* – HADS): avalia sintomas de depressão e ansiedade (Anexo 4).

Físicas:

- Questionário Internacional de Atividade Física (*International Physical Activity Questionnaire*): avalia nível de atividade física.
- Índice de Barthel: avalia a função do paciente na realização das atividades de vida diária (Anexo 5).
- Índice de Lawton e Brody: avalia a capacidade de realização das atividades instrumentais da vida diária.

- Dinamometria isocinética: identifica desequilíbrios mioarticulares durante a realização do movimento, ajudando no planejamento da reabilitação.
- Teste de caminhada de 6 minutos: avalia a capacidade de exercícios, podendo ser utilizado para avaliar o progresso perante a reabilitação.

Disfagia:

- Escala Funcional de Ingestão por Via Oral (*Functional Oral Intake Scale*) e Ferramenta de Avaliação Alimentar-10 (*Eating Assessment Tool-10*): avaliam o risco de disfagia e a possibilidade de progressão de dieta.
- Qualidade de vida: *Short-Form Health Survey version 2*: avalia a percepção do indivíduo da qualidade de vida relacionada à saúde nas últimas 4 semanas, incluindo função social, saúde mental, dor, vitalidade, saúde geral, aspecto e função física e emocional.

PREVENÇÃO

Inicia-se ainda em ambiente hospitalar. Baseia-se em minimizar ou evitar os gatilhos que predispõem ao aparecimento de PICS.

- Reduzir sedação: o tempo prolongado de uso de sedação aumenta a possibilidade de surgimento de agitação, confusão mental e distúrbios psicológicos e psiquiátricos. Realizar despertares diários e introduzir precocemente medidas antidelirium, bem como evitar o uso de contenção mecânica, segue a mesma linha de raciocínio.
- Reabilitação fisioterápica: fisioterapia respiratória, motora passiva, motora ativa com estímulo de sedestação e deambulação precoce, incentivando o ganho de autonomia mecânica.
- Reabilitação fonoaudiológica: reabilitação da capacidade mastigatória e da coordenação da musculatura da deglutição, objetivando a alimentação por boca, facilitando o manejo e cuidado deste paciente em casa, diminuindo o risco de broncoaspiração. A alimentação é um ato social que impacta no convívio com outras pessoas e é associado à independência e autoestima da pessoa. Não ser capaz de alimentar-se sem ajuda aumenta o estresse psicológico.
- Engajamento familiar: a presença do familiar dentro das unidades de cuidados intensivos contribui para um melhor desfecho mental tanto para o paciente quanto para os familiares. Os benefícios incluem a diminuição dos episódios de *delirium*, menor estresse psicológico e melhora na moral da equipe que acompanha o paciente.

- Aplicação de *Bundle* ADCDEF: aplicação de 6 elementos predeterminados que comprovadamente reduzem risco de *delirium*, necessidade de contenção mecânica, tempo de UTI, altas para instituições de alta permanência e reinternações em unidades críticas, já explorados no Capítulo "O paciente crítico crônico".
  - A (*Assess and manage pain*): prevenir dor, garantir conforto.
  - B (*SAT and SBT*)*: despertar diário, diminuir sedação, considerar liberação da ventilação diariamente.
  - C (*Choice of analgesia and sedation*): cuidado com escolha e menor dose possível do agente analgésico e sedativo.
  - D (*Delirium: assess, prevent and manage*): prevenir, identificar e manejar *delirium*.
  - E (*Early mobility*): mobilização precoce.
  - F (*Family*): engajamento e empoderamento da família.
- Diário do paciente registro diário por membros da equipe de cuidados das unidades intensivas de detalhes ocorridos na rotina do paciente durante a internação. Objetiva ser mostrado para os pacientes após internação para diminuir fatos imaginários e memórias fantasiosas. Resultado com significância estatística para diminuir incidência de estresse pós-traumático.

Além disso, a preocupação em dispor de estrutura física otimizada também mostra efeito positivo na saúde mental dos pacientes. Hoje há valorização de ambientes com luz natural, janelas, climatizados e com privacidade.

> A vivência de Leonardo na UTI deixou evidente que ele teve inúmeros fatores de risco para o desenvolvimento de PICS, com intubação e a não participação da família no processo de estadia hospitalar. Apesar de ter tido acesso ao tratamento multidisciplinar oferecido no serviço de atendimento, ainda apresentou uma soma de prejuízos, desde funcionais, cognitivos e até mentais.

Além da prevenção, o manejo da PICS acontece durante todo o percurso do paciente crítico, desde a internação com a prevenção até a alta hospitalar e o cuidado ambulatorial, conforme descrito na Figura 3.

TRATAMENTO

O tratamento da síndrome pós-UTI é multidisciplinar e deve ser iniciado tão logo feito o diagnóstico. As especialidades citadas a seguir são fundamentais para prevenção, diagnóstico, acompanhamento e tratamento em curto, médio e longo prazo dos pacientes e seus familiares.

---

* SAT: *Spontaneous Awakening Trial*; SBT: *Spontaneous Breathing Trial*.

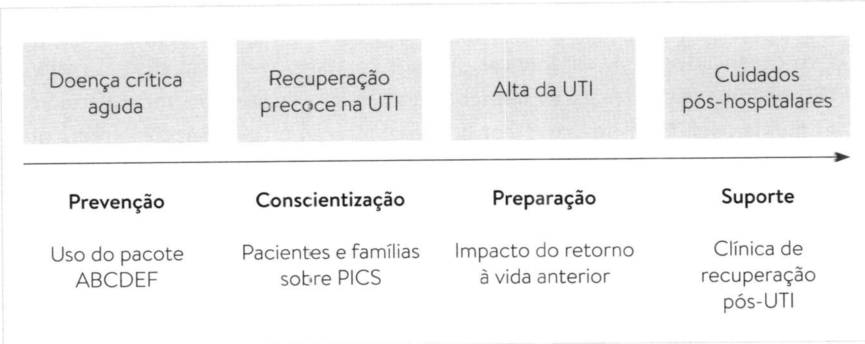

Figura 3 Linha de cuidado do paciente com síndrome pós-UTI (PICS).

Especialidades

- Fisiatria: especialidade médica que realiza diagnóstico funcional e realiza plano de tratamento de pessoas com deficiências permanentes, transitórias e pequenas incapacidades, como no caso das dores crônicas.
- Fisioterapia: especialidade capaz de realizar avaliação de funcionalidade e comportamento motor, com uso de diversos recursos terapêuticos para trabalhar postura, força muscular, equilíbrio estático e dinâmico, comprometimento atual e sequelas neurológicas. Pacientes que permaneceram muito tempo internados, mesmo que não estiveram totalmente acamados, apresentam perda importante das habilidades citadas. Por isso, necessitam de reabilitação durante a internação – visando prevenir as perdas funcionais e a instalação de sequelas permanentes preveníveis, bem como para tratamento específico voltado ao paciente grave, como cuidados e reabilitação pulmonar – e após a internação para prevenir a progressão das perdas adquiridas pela doença ou pelo tempo prolongado no leito e ambiente hospitalar, evitar a instalação de complicações pela falta de mobilidade e restabelecer a capacidade funcional.
- Terapia ocupacional: especialidade voltada à edificação da sistematização e utilização da atividade humana para o desenvolvimento de projetos e habilidades funcionais. Treino de habilidades domiciliares, como uso do vaso sanitário, vestir-se, manipular objetos de uso corriqueiro, treino de atividades funcionais, são alguns exemplos. Além disso, produção e adaptação de órteses para a prevenção de deformidades e facilitação das atividades de vida diária.
- Fonoaudiologia: especialidade que realiza a avaliação, diagnóstico e reabilitação das funções auditivas, vestibulares, da linguagem, da voz e da fluência da articulação da fala e dos sistemas funcional, orofacial, cervical e de deglutição. Pode estar muito prejudicada nos pacientes que passaram por internações em

UTI, devido à ventilação mecânica e ao acometimento neurológico ou cognitivo desencadeado pelas doenças. Muitos pacientes vão para casa em uso de dispositivos auxiliares para a alimentação, seja por disfagia ou por má aceitação alimentar, sendo responsável por broncoaspiração e reinternações frequentes. No entanto, muitos apresentam capacidade de recuperação dessa função com o auxílio terapêutico. A capacidade de comunicação prejudicada afeta o paciente em diversos aspectos. A dificuldade de se comunicar e expressar suas necessidades aos familiares gera angústia tanto ao paciente quanto ao cuidador, podendo ser um limitante para que o paciente retome suas funções sociais e laborais, contribuindo para o desenvolvimento de ansiedade e depressão.

- Nutrição: especialidade capacitada para avaliar e corrigir e adaptar a alimentação dos pacientes. Durante a internação o paciente pode apresentar desnutrição importante, chegando a perder 30% ou mais de massa corporal nos primeiros 10 dias, seja por limitação da dieta ou pelo processo de doença, com até 53% dos pacientes em estado de desnutrição na alta hospitalar. O acompanhamento nutricional após a alta visa a retomada com brevidade do padrão nutricional prévio, feita de forma otimizada para a realidade pós-internação.
- Psiquiatria: especialidade que atua no diagnóstico e acompanhamento dos distúrbios mentais surgidos ou agravados pela doença ou pelo estresse da permanência em ambiente hospitalar. O ambiente hospitalar, as situações pessoais e as observadas com outros pacientes, como intercorrências, urgências e morte, limitação da funcionalidade, excesso de ruídos e luminosidade em período integral, provocam desorientação, agitação e ansiedade em muitos pacientes. A memória ou a criação mental de fatos ocorridos durante o período de internação desencadeiam um reviver das sensações ruins experimentadas que podem permanecer por longo prazo após a internação. Muitas vezes há necessidade de tratamento medicamentoso associado à terapia.
- Psicologia: conjuntamente com a psiquiatria, voltada não só para o paciente, mas também para a família, para identificar e abordar gatilhos e fontes de frustrações que gerem dificuldades entre o paciente e seus familiares e meio social.
- Serviço social: tem papel essencial no processo de desospitalização, na organização de rede de apoio, no apoio de acesso a benefícios, no suporte ao cuidador.

O objetivo do tratamento é recuperar o paciente de forma global para que ele consiga atingir sua máxima funcionalidade, saúde mental e cognitiva para o retorno às atividades funcionais e laborais, quando possível. O desafio em nosso país está em conseguir acesso a esses profissionais e essas terapias em tempo hábil para aproveitar ao máximo os benefícios que elas podem trazer, prevenindo complicações que impeçam o alcance desses objetivos, ou que gerem reinternação precoce, aumentando os riscos para o paciente e os gastos públicos.

Leonardo conseguiu inicialmente encaminhamento para se consultar com a psiquiatria, fonoaudiologia e fisioterapia. Ele e sua esposa, Maria, ainda no mesmo dia passaram em consulta com a psicóloga da UBS e se comprometeram a seguir em terapia durante o tempo necessário. O médico marcou nova consulta em 2 meses para avaliar os progressos e ajustar o plano de tratamento.

ANEXO 1 *Montreal Cognitive Assessment* (MOCA), versão experimental brasileira.

MONTREAL COGNITIVE ASSESSMENT (MOCA)
Versão Experimental Brasileira

Nome: ________ Data de nascimento: __/__/__
Escolaridade: ________ Data de avaliação: __/__/__
Sexo: ________ Idade: ____

VISUOESPACIAL / EXECUTIVA

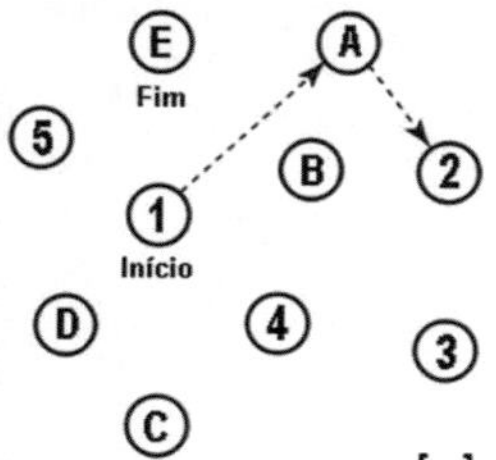

[ ]

Copiar o cubo

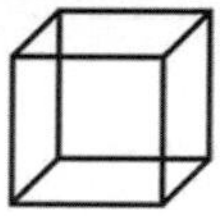

[ ]

Desenhar um RELÓGIO (onze horas e dez minutos) (3 pontos)

[ ] Contorno [ ] Números [ ] Ponteiros

Pontos: ___/5

NOMEAÇÃO

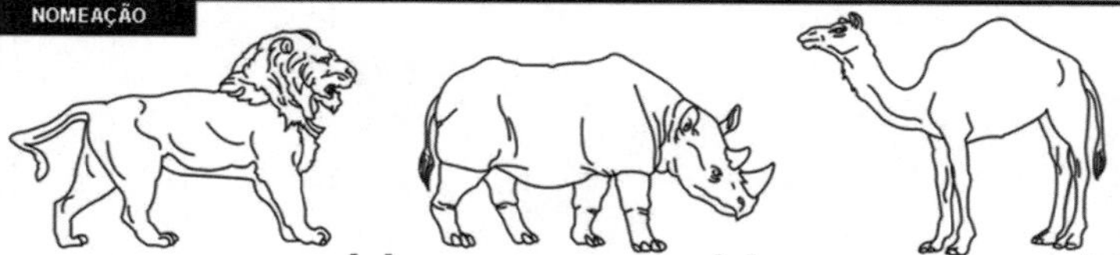

[ ] [ ] [ ]

___/3

MEMÓRIA

Leia a lista de palavras, O sujeito de repeti-la, faça duas tentativas Evocar após 5 minutos

	Rosto	Veludo	Igreja	Margarida	Vermelho
1ª tentativa					
2ª tentativa					

Sem Pontuação

ATENÇÃO

Leia a seqüência de números (1 número por segundo)
O sujeito deve repetir a seqüência em ordem direta [ ] 2 1 8 5 4
O sujeito deve repetir a seqüência em ordem indireta [ ] 7 4 2
___/2

Leia a série de letras. O sujeito deve bater com a mão (na mesa) cada vez que ouvir a letra "A". Não se atribuem pontos se ≥ 2 erros.
[ ] F B A C M N A A J K L B A F A K D E A A A J A M O F A A B
___/1

Subtração de 7 começando pelo 100 [ ] 93 [ ] 86 [ ] 79 [ ] 72 [ ] 65
4 ou 5 subtrações corretas: 3 pontos; 2 ou 3 corretas 2 pontos; 1 correta 1 ponto; 0 correta 0 ponto
___/3

LINGUAGEM

Repetir: Eu somente sei que é João quem será ajudado hoje. [ ]
O gato sempre se esconde embaixo do Sofá quando o cachorro está na sala. [ ]
___/2

Fluência verbal: dizer o maior número possível de palavras que comecem pela letra F (1 minuto). [ ] ____ (N ≥ 11 palavras)
___/1

ABSTRAÇÃO

Semelhança p. ex. entre banana e laranja = fruta [ ] trem - bicicleta [ ] relógio - régua
___/2

EVOCAÇÃO TARDIA

	Rosto	Veludo	Igreja	Margarida	Vermelho	
Deve recordar as palavras SEM PISTAS	[ ]	[ ]	[ ]	[ ]	[ ]	Pontuação apenas para evocação SEM PISTAS
OPCIONAL: Pista de categoria						
OPCIONAL: Pista de múltipla escolha						

___/5

ORIENTAÇÃO

[ ] Dia do mês [ ] Mês [ ] Ano [ ] Dia da semana [ ] Lugar [ ] Cidade
___/6

© Z. Nasreddine MD www.mocatest.org
Versão experimental Brasileira: *Ana Luisa Rosas Sarmento*
Paulo Henrique Ferreira Bertolucci - José Roberto Wajman
(UNIFESP-SP 2007)

TOTAL ___/30
Adicionar 1 pt se ≤ 12 anos de escolaridade

ANEXO 2 Mini-Cog©. Adaptado de https://www.apsf.org/pt-br/article/a-seguranca-do-cerebro-a-proxima-meta-da-nossa-especialidade/.

Mini-Cog© Instruções de uso e pontuação
ID: ______ Data: ______

Desenho do relógio ID: ______ Data: ____

Etapa 1: Registro de três palavras

Olhe diretamente para a pessoa e diga "*Por favor, ouça atentamente. Vou dizer três palavras que eu quero que você repita para mim agora e tente memorizar. As palavras são: [selecione uma lista de palavras nas versões abaixo]. Por favor, repita as palavras para mim*". Se a pessoa não conseguir repetir as palavras após três tentativas, passe para a Etapa 2 (Desenho do relógio).
As listas de palavras a seguir e outras listas foram usadas em um ou mais estudos clínicos. Para usos repetidos, recomendamos uma lista de palavras alternativas.

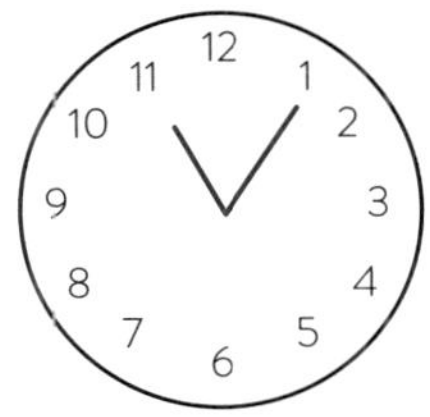

Versão 1	Versão 2	Versão 3	Versão 4	Versão 5	Versão 6
Banana	Líder	Vila	Rio	Capitão	Filha
Amanhecer	Estação	Cozinha	Nação	Jardim	Paraíso
Cadeira	Mesa	Bebê	Dedo	Imagem	Montanha

Etapa 2: Desenho do relógio

Diga: "*Agora, quero que você desenhe um relógio. Primeiro, coloque todos os números nos lugares certos*". Depois disso, diga: "*Agora desenhe os ponteiros marcando 11:10*".
Use um círculo já impresso para esse exercício. Repita as instruções se precisar, pois não se trata de um teste de memória. Passe para a Etapa 3 se o relógio não for concluído em três minutos.

Etapa 3: Lembrar de três palavras

Peça para a pessoa repetir as três palavras da Etapa 1. Diga "*Quais foram as três palavras que pedi para você memorizar?*" Registre abaixo o número da versão da lista de palavras e as respostas da pessoa.

Mini-Cog©	Pontuação	Resultado	Impressão
Desenho correto do relógio e horário. Desenho semelhante ao correto, com número em posições próximas ao lugar correto, sem que haja repetição dos números	2	0-2 pontos	Maior probabilidade de demência
Não fez o desenho ou desenho incompleto, repetido ou inadequado do relógio ou hora	0	3-5 pontos	Menor probabilidade de demência
Repetição das palavras	1 ponto para cada acerto		

ANEXO 3 IES-R (Weiss & Marmar, 1997; adaptada por Rocha et. al, 2006).

A seguir encontra-se uma lista de dificuldades que são sentidas, por vezes, pelas pessoas após acontecimentos de vida dificeis. Por favor, leia cada um dos itens e indique, com um círculo, a resposta que melhor descreve como se sente atualmente em relação a uma situação em concreto.

	Nunca	Um pouco	Modera-damente	Muitas vezes	Extrema-mente
1. Qualquer lembrança traz consigo sentimentos sobre o que aconteceu.	0	1	2	3	4
2. Tive dificuldades em dormir continuamente.	0	1	2	3	4
3. Outras coisas continuam a fazer-me pensar sobre o que aconteceu.	0	1	2	3	4
4. Senti-me irritada(o) ou zangada(o).	0	1	2	3	4
5. Evitei ficar perturbada(o) quando pensava ou me lembrava disso.	0	1	2	3	4
6. Pensei sobre o que aconteceu quando não o desejava.	0	1	2	3	4
7. Senti como se não tivesse acontecido ou que não era real.	0	1	2	3	4
8. Afastei-me de coisas que me lembravam o sucedido.	0	1	2	3	4
9. Surgiram-me imagens do que aconteceu.	0	1	2	3	4
10. Estive agitada(o) e assustava-me facilmente.	0	1	2	3	4
11. Tentei não pensar sobre isso.	0	1	2	3	4
12. Eu percebi que ainda tinha muitos sentimentos sobre o que aconteceu, mas não os suportava.	0	1	2	3	4
13. Os meus sentimentos sobre isso estavam como que paralisados.	0	1	2	3	4
14. Dei comigo a agir ou a sentir como se estivesse nos momentos em que aquilo aconteceu.	0	1	2	3	4
15. Tive dificuldades em adormecer.	0	1	2	3	4
16. Tive momentos de emoções intensas sobre o que aconteceu.	0	1	2	3	4
17. Tentei apagar da minha memória o que aconteceu.	0	1	2	3	4
18. Tive dificuldade em concentrar-me.	0	1	2	3	4

(continua)

ANEXO 3 IES-R (Weiss & Marmar, 1997; adaptada por Rocha et. al, 2006). *(continuação)*

(continuação)	Nunca	Um pouco	Moderadamente	Muitas vezes	Extremamente
19. As recordações do que aconteceu causaram-me sensações físicas como suores, dificuldade em respirar, náusea ou aperto no coração.	0	1	2	3	4
20. Sonhei sobre o que aconteceu.	0	1	2	3	4
21. Senti-me defensivo ou em alerta.	0	1	2	3	4
22. Tentei não falar sobre o que aconteceu.	0	1	2	3	4

ANEXO 4 Escala HAD – avaliação do nível de ansiedade e depressão. Adaptada de https://www.fmb.unesp.br/Home/ensino/Departamentos/Neurologia%2CPsicologiaePsiquiatria/ViverBem/had_com_escore.pdf.

DADOS PESSOAIS			
NOME			
ORIENTAÇÕES PARA REALIZAÇÃO DO TESTE			
Assinale com "X" a alternativa que melhor descreve sua resposta a cada questão.			
1. Eu me sinto tensa(o) ou contraída(o):			
( ) a maior parte do tempo [3]	( ) boa parte do tempo [2]	( ) de vez em quando [1]	( ) nunca [0]
2. Eu ainda sinto que gosto das mesmas coisas de antes:			
( ) sim, do mesmo jeito que antes [0]	( ) não tanto quanto antes [1]	( ) só um pouco [2]	( ) já não consigo ter prazer em nada [3]
3. Eu sinto uma espécie de medo, como se alguma coisa ruim fosse acontecer			
( ) sim, de jeito muito forte [3]	( ) sim, mas não tão forte [2]	( ) um pouco, mas isso não me preocupa [1]	( ) não sinto nada disso [1]
4. Dou risada e me divirto quando vejo coisas engraçadas			
( ) do mesmo jeito que antes [0]	( ) atualmente um pouco menos [1]	( ) atualmente bem menos [2]	( ) não consigo mais [3]
5. Estou com a cabeça cheia de preocupações			
( ) a maior parte do tempo [3]	( ) boa parte do tempo [2]	( ) de vez em quando [1]	( ) raramente [0]
6. Eu me sinto alegre			
( ) nunca [3]	( ) poucas vezes [2]	( ) muitas vezes [1]	( ) a maior parte do tempo [0]
7. Consigo ficar sentado à vontade e me sentir relaxado:			
( ) sim, quase sempre [0]	( ) muitas vezes [1]	( ) poucas vezes [2]	( ) nunca [3]

(continua)

ANEXO 4 Escala HAD – avaliação do nível de ansiedade e depressão. Adaptada de https://www.fmb.unesp.br/Home/ensino/Departamentos/Neurologia%2CPsicologiaeP-siquiatria/ViverBem/had_com_escore.pdf. (*continuação*)

8. Eu estou lenta(o) para pensar e fazer coisas:			
( ) quase sempre [3]	( ) muitas vezes [2]	( ) poucas vezes [1]	( ) nunca [0]
9. Eu tenho uma sensação ruim de medo, como um frio na barriga ou um aperto no estômago:			
( ) nunca [0]	( ) de vez em quando [1]	( ) muitas vezes [2]	( ) quase sempre [3]
10. Eu perdi o interesse em cuidar da minha aparência:			
( ) completamente [3]	( ) não estou mais me cuidando como eu deveria [2]	( ) talvez não tanto quanto antes [1]	( ) me cuido do mesmo jeito que antes [0]
11. Eu me sinto inquieta(o), como se eu não pudesse ficar parada(o) em lugar nenhum:			
( ) sim, demais [3]	( ) bastante [2]	( ) um pouco [1]	( ) não me sinto assim [0]
12. Fico animada(o) esperando as coisas boas que estão por vir			
( ) do mesmo jeito que antes [0]	( ) um pouco menos que antes [1]	( ) bem menos do que antes [2]	( ) quase nunca [3]
13. De repente, tenho a sensação de entrar em pânico:			
( ) a quase todo momento [3]	( ) várias vezes [2]	( ) de vez em quando [1]	( ) não senti isso [0]
14. Consigo sentir prazer quando assisto a um bom programa de televisão, de rádio ou quando leio alguma coisa:			
( ) quase sempre [0]	( ) várias vezes [1]	( ) poucas vezes [2]	( ) quase nunca [3]
RESULTADO DO TESTE OBSERVAÇÕES:			
Ansiedade: [ ] questões (1,3,5,7,9,11,13) Depressão: [ ] questões (2,4,6,8,10,12 e 14)		Escore: 0-7 pontos: improvável 8-11 pontos: possível (questionável ou duvidosa) 12-21 pontos: provável	
NOME RESPONSÁVEL PELA APLICAÇÃO DO TESTE			
DATA			

Referências:
Zigmond AS, Snaith RP.The Hospital Anxiety and Depression Scale. Acta Psychiatrica Scandinavica. 1983;67,361-70.
Botega NJ, Bio MR, Zomignani MA, Garcia JR C, Pereira WAB. Transtornos do humor em enfermaria de clínica médica e validação de escala de medida (HAD) de ansiedade e depressão. Revista de Saúde Pública. 1995;29(5):355-63.

ANEXO 5 Escala Modificada de Bartel. Adaptada de https://www.acaoavc.org.br/profissionais-de-saude/escalas-de-avaliacao-em-avc/escalas-de-avaliacao-em-avc-indice-de-barthel.

Escala modificada de Barthel

Nome: __________ D.N______/________/________ HD: ________________

CATEGORIA 1: HIGIENE PESSOAL
1. O paciente é incapaz de realizar higiene pessoal, sendo dependente em todos os aspectos.
2. Paciente necessita de assistência em todos os passos da higiene pessoal.
3. Alguma assistência é necessária em um ou mais passos da higiene pessoal.
4. Paciente é capaz de conduzir a própria higiene, mas requer mínima assistência antes e/ou depois da tarefa.
5. Paciente pode lavar as mãos e face, limpar os dentes e barbear, pentear ou maquiar-se.
CATEGORIA 2: BANHO
1. Totalmente dependente para banhar-se.
2. Requer assistência em todos os aspectos do banho.
3. Requer assistência para transferir-se, lavar-se e/ou secar-se; incluindo a inabilidade em completar a tarefa pela condição ou doença.
4. Requer supervisão por segurança no ajuste da temperatura da água ou na transferência.
5. O paciente deve ser capaz de realizar todas as etapas do banho, mesmo que necessite de equipamentos, mas não necessita que alguém esteja presente.
CATEGORIA 3: ALIMENTAÇÃO
1. Dependente em todos os aspectos e necessita ser alimentado.
2. Pode manipular os utensílios para comer, usualmente a colher, porém necessita de assistência constante durante a refeição.
3. Capaz de comer com supervisão. Requer assistência em tarefas associadas, como colocar leite e açúcar no chá, adicionar sal e pimenta, passar manteiga, virar o prato ou montar a mesa.
4. Independência para se alimentar em um prato previamente montado, sendo a assistência necessária para, por exemplo, cortar carne, abrir uma garrafa ou um frasco. Não é necessária a presença de outra pessoa.
5. O paciente pode se alimentar de um prato ou bandeja quando alguém coloca os alimentos ao seu alcance. Mesmo tendo necessidade de algum equipamento de apoio, é capaz de cortar carne, servir-se de temperos, passar manteiga, etc.
CATEGORIA 4: TOALETE
1. Totalmente dependente no uso do vaso sanitário.
2. Necessita de assistência no uso do vaso sanitário.
3. Pode necessitar de assistência para se despir ou vestir, para transferir-se para o vaso sanitário ou para lavar as mãos.
4. Por razões de segurança, pode necessitar de supervisão no uso do sanitário. Um penico pode ser usado à noite, mas será necessária assistência para seu esvaziamento ou limpeza.
5. O paciente é capaz de se dirigir e sair do sanitário, vestir-se ou despir-se, cuida-se para não se sujar e pode utilizar papel higiênico sem necessidade de ajuda. Caso necessário, ele pode utilizar uma comadre ou penico, mas deve ser capaz de esvaziá-los e limpá-los.

(continua)

ANEXO 5 Escala Modificada de Bartel. Adaptada de https://www.acaoavc.org.br/profissionais-de-saude/escalas-de-avaliacao-em-avc/escalas-de-avaliacao-em-avc-indice-de-barthel. (*continuação*)

CATEGORIA 5: SUBIR ESCADAS
1. O paciente é incapaz de subir escadas.
2. Requer assistência em todos os aspectos relacionados a subir escadas, incluindo assistência com os dispositivos auxiliares.
3. O paciente é capaz de subir e descer, porém não consegue carregar os dispositivos, necessitando de supervisão e assistência.
4. Geralmente, não necessita de assistência. Em alguns momentos, requer supervisão por segurança.
5. O paciente é capaz de subir e descer, com segurança, um lance de escadas sem supervisão ou assistência mesmo quando utiliza os dispositivos.
CATEGORIA 6: VESTUÁRIO
1. O paciente é dependente em todos os aspectos do vestir e incapaz de participar das atividades.
2. O paciente é capaz de ter algum grau de participação, mas é dependente em todos os aspectos relacionados ao vestuário.
3. Necessita assistência para se vestir ou se despir.
4. Necessita assistência mínima para abotoar, prender o sutiã, fechar o zíper, amarrar sapatos etc.
5. O paciente é capaz de vestir-se, despir-se, amarrar os sapatos, abotoar e colocar um colete ou órtese, caso eles sejam prescritos.
CATEGORIA 7: CONTROLE ESFINCTERIANO (BEXIGA)
1. O paciente apresenta incontinência urinária.
2. O paciente necessita de auxílio para assumir a posição apropriada e para fazer as manobras de esvaziamento.
3. O paciente pode assumir a posição apropriada, mas não consegue realizar as manobras de esvaziamento ou limpar-se sem assistência e tem frequentes acidentes. Requer assistência com as fraldas e outros cuidados.
4. O paciente pode necessitar de supervisão com o uso do supositório e tem acidentes ocasionais.
5. O paciente tem controle urinário, sem acidentes. Pode usar supositório quando necessário.
CATEGORIA 8: CONTROLE ESFINCTERIANO (INTESTINO)
1. O paciente não tem controle de esfíncteres ou utiliza o cateterismo.
2. O paciente tem incontinência, mas é capaz de assistir na aplicação de auxílios externos ou internos.
3. O paciente fica geralmente seco ao dia, porém não à noite e necessita dos equipamentos para o esvaziamento.
4. O paciente geralmente fica seco durante o dia e a noite, porém tem acidentes ocasionais ou necessita de assistência com os equipamentos de esvaziamento.
5. O paciente tem controle de esfíncteres durante o dia e a noite e/ou é independente para realizar o esvaziamento.

(continua)

ANEXO 5 Escala Modificada de Bartel. Adaptada de https://www.acaoavc.org.br/profissionais-de-saude/escalas-de-avaliacao-em-avc/escalas-de-avaliacao-em-avc-indice-de-barthel. *(continuação)*

CATEGORIA 9: DEAMBULAÇÃO
1. Totalmente dependente para deambular.
2. Necessita da presença constante de uma ou mais pessoas durante a deambulação.
3. Requer assistência de uma pessoa para alcançar ou manipular os dispositivos auxiliares.
4. O paciente é independente para deambular, porém necessita de auxílio para andar 50 metros ou supervisão em situações perigosas.
5. O paciente é capaz de colocar os braces, assumir a posição ortostática, sentar e colocar os equipamentos na posição para o uso. O paciente pode ser capaz de usar todos os tipos de dispositivos e andar 50 metros sem auxílio ou supervisão.
Não pontue esta categoria caso o paciente utilize cadeira de rodas.
CATEGORIA 9: CADEIRA DE RODAS*
1. Dependente para conduzir a cadeira de rodas.
2. O paciente consegue conduzi-la em pequenas distâncias ou em superfícies lisas, porém necessita de auxílio em todos os aspectos.
3. Necessita da presença constante de uma pessoa e requer assistência para manipular a cadeira e transferir-se.
4. O paciente consegue conduzir a cadeira por um tempo razoável e em solos regulares. Requer mínima assistência em espaços apertados.
5. Paciente é independente em todas as etapas relacionadas à cadeira de rodas (manipulação de equipamentos, condução por longos percursos e transferências).
Não se aplica aos pacientes que deambulam.
CATEGORIA 10: TRANSFERÊNCIAS CADEIRA/CAMA
1. Incapaz de participar da transferência. São necessárias duas pessoas para transferir o paciente com ou sem auxílio mecânico.
2. Capaz de participar, porém necessita de máxima assistência de outra pessoa em todos os aspectos da transferência.
3. Requer assistência de oura pessoa para transferir-se.
4. Requer a presença de outra pessoa, supervisionando, como medida de segurança.
5. O paciente pode, com segurança, aproximar-se da cama com a cadeira de rodas, frear, retirar o apoio dos pés, mover-se para a cama, deitar, sentar ao lado da cama, mudar a cadeira de rodas de posição e voltar novamente para a cadeira com segurança. O paciente deve ser independente em todas as fases da transferência.

(continua)

ANEXO 5 Escala Modificada de Bartel. Adaptada de https://www.acaoavc.org.br/profissionais-de-saude/escalas-de-avaliacao-em-avc/escalas-de-avaliacao-em-avc-indice-de-barthel. *(continuação)*

Pontuação da escala de Barthel modificada

Item	Incapaz de realizar a tarefa	Requer ajuda substancial	Requer moderada ajuda	Requer mínima ajuda	Totalmente independente
Higiene pessoal	0	1	3	4	5
Banho	0	1	3	4	5
Alimentação	0	2	5	8	10
Toalete	0	2	5	8	10
Subir escadas	0	2	5	8	10
Vestuário	0	2	5	8	10
Controle de bexiga	0	2	5	8	10
Controle intestino	0	2	5	8	10
Deambulação	0	3	8	12	15
Ou cadeira de rodas*	0	1	3	4	5
Transferência cadeira/cama	0	3	8	12	15
					100

Interpretação do resultado	75 a 51 pontos - dependência moderada
100 pontos – totalmente independente	50 a 26 pontos – dependência severa
99 a 76 pontos – dependência leve	25 e menos pontos – dependência total

REFERÊNCIAS BIBLIOGRÁFICAS

1. Cattelan J, Castellano S, Merdji H, Audusseau J, Claude B, Feuillassier L, et al. Psychological effects of remote-only communication among reference persons of ICU patients during COVID-19 pandemic. J Intensive Care. 2021;9:5. Acessado em: 03/08/22.
2. Folstein MF, Folstein SE, McHugh PR. "Mini-mental state". A practical method for grading the cognitive state of patients for the clinician. J Psychiatr Res. 1975;12:189-98. Acessado em: 12/07/22.
3. Huang C, Huang L, Wang Y Li X., Ren L, Gu X, et al. 6-month consequences of COVID-19 in patients discharged from hospital: A cohort study. Lancet. 2021;397:220-32. Disponível em: https://doi.org/10.1016/ S0140-6736(20)32656-8. Acessado em 22/07/22.
4. Kamdar BB, Suri R, Suchyta MR, Digrande KF, Sherwood KD, Colantuoni E, et al. Return to work after critical illness: A systematic review and meta-analysis. Thorax. 2020;75:17-27. Acessado em: 09/08/22.
5. Marra A, Pandharipande PP, Girard TD, Patel MB, Hughes CG, Jackson JC, et al. Co-occurrence of post-intensive care syndrome problems among 406 survivors of critical illness. Crit Care Med. 2018;46:1393-401. Acessado em: 03/08/22.
6. Maruiti MR, Galdeano LE, Farah OGD. Ansiedade e depressão em familiares de pacientes internados em unidades de cuidados intensivos. Acta Paul Enferm. 2008;21(4). Acessado em 10/08/22.
7. Nakanishi N, Liu K, Kawakami D, Kawai Y, Morisawa T, Nishida T, et al. Post-intensive care syndrome and its new challenges in coronavirus disease 2019 (Covid-19) pandemic: A review of recent advances and perspectives. J Clin Med. 2021:10(17):3870. Acessado em 12/08/22.
8. Needham DM, Davinson J, Cohen H, Hopkins RO, Weinert C, Wunsch H, et al. Improving long term outcomes after discharge from intensive care unit: report of a stakeholders' conference. Crit Care Med. 2012;40(2). Acessado em 25/07/22.
9. Pun BT, Balas MC, Barnes-Daly MA, Thompson JL, Aldrich JM, Barr J, et al. Caring for critically ill patients with the ABCDEF bundle: Results of the ICU liberation collaborative in over 15,000 adults. Crit Care Med. 2019;47:3-14. Acessado em 12/08/22.
10. Rawal G, Yadav S Kumar R. Post-intensive care syndrome: an overview. Journal of Translational Internal Medicine. 2017;5(2):90-2. Acessado em: 15/08/22.
11. Rolfsen ML, Wilcox ME, Mart MF, Jackson JC, Sevin CM, Ely EW. Communicating to patients and families about postintensive care syndrome. Chest. 2025 Jan 31:S0012-3692(25)00137-0.
12. Silva CL, Rodrigues MB, Miura CRM. Manifestações físicas da síndrome pós unidade de terapia intensiva e a funcionalidade do doente: revisão integrativa. Brazilian Journal of Health Review, Curitiba. 2021;4(4):17311-28. Acessado em 29/07/22.
13. Turan Z, Topaloglu M, Ozyemisci Taskiran O. Medical Research Council-sumscore: a tool for evaluating muscle weakness in patients with post-intensive care syndrome. Crit Care. 2020;24:562. Acessado em: 28/07/22.
14. Wu X, Liu X, Zhou Y, Yu H, Li R, Zhan Q, et al. 3-month, 6-month, 9-month, and 12-month respiratory outcomes in patients following COVID-19-related hospitalisation: A prospective study. Lancet Respir Med. 2021. Acessado em 25/07/22.

Seção III

O paciente idoso

18

Fragilidade no idoso em emergência e UTI

José Renato G. do Amaral
Juliana de Toledo Pierri Ribeiro Sampaio

INTRODUÇÃO

Uma das características mais evidentes do envelhecimento humano é a heterogeneidade entre indivíduos de mesma faixa etária, que se acentua de modo diretamente proporcional ao avançar da idade.

O idoso "robusto" seria aquele que, ao longo dos anos, está sujeito às alterações próprias da senescência, sem sofrer ou pouco sofrendo as repercussões de condições deletérias que, embora comuns, afetam negativamente a experiência do envelhecimento. Portanto, deve ser capaz de gozar plenamente de sua funcionalidade, autonomia e independência.

Em um outro extremo desse espectro da heterogeneidade da saúde dos idosos, encontramos os ditos "frágeis", indivíduos que parecem apresentar uma "senescência avançada", não necessariamente proporcional à sua idade cronológica, e frequentemente acompanhada de incapacidades e doenças crônicas.

Embora o reconhecimento de características comuns aos idosos frágeis, como dependência, multimorbidades, fraqueza, perda cognitiva, desnutrição, idade muito avançada e alto risco de mortalidade seja até intuitivo, e sua identificação como tal tenha utilidade prática, não há ainda um consenso sobre o que define um idoso como frágil, mas alguns conceitos já se consagraram, como o proposto por Linda Fried:

> Fragilidade é um estado de vulnerabilidade fisiológica relacionado à idade, resultante de reservas homeostáticas multissistêmicas comprometidas e de capacidade reduzida do organismo de resistir aos estressores.

FISIOPATOLOGIA

A alteração central na síndrome da fragilidade é um declínio, em espiral, da energia – tanto da entrada (*input*) como do seu gasto (*output*) – em decorrência de disfunções neuroendócrinas, imunológicas e de acentuada perda de massa muscular. A Figura 1 ilustra a espiral da fragilidade.

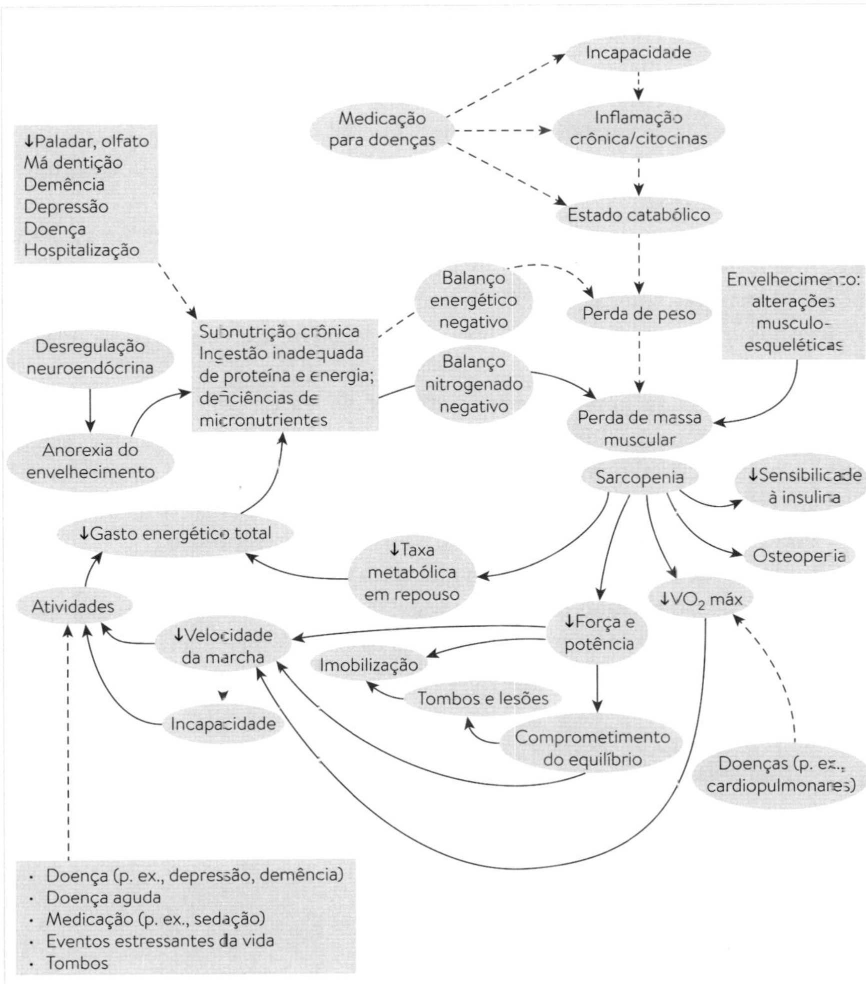

Figura 1 O ciclo da fragilidade. Observe como há várias “entradas” para o ciclo, que se perpetua como uma espiral em que a troca de energia com o meio é sempre decrescente. Adaptada de Fried et al.[10]

IMPORTÂNCIA

Embora idosos representem 14% da população brasileira, a população acima dos 50 anos consome 48,5% dos recursos do Sistema Único de Saúde (SUS) destinados aos hospitais. Vale lembrar que 75,3% dos idosos do Brasil têm no SUS sua única assistência.

Dados europeus demonstram que a fragilidade tem uma forte correlação com demanda por serviços de saúde. Em consultas médicas, por exemplo, espera-se que indivíduos frágeis procurem um médico 45% mais que indivíduos robustos. Um sujeito multimórbido procura um médico 23% mais do que alguém sem tal condição, e cada limitação no desempenho de atividades de vida diária aumenta o número esperado de visitas por ano em 3,7%.

As internações hospitalares de idosos, sobretudo os mais frágeis, são mais demoradas e mais custosas, bem como a mortalidade intra-hospitalar desse grupo é cerca de cinco vezes maior.

As maiores causas de hospitalização em idosos são urgências cardiovasculares (insuficiência cardíaca, infarto, arritmias), respiratórias (pneumonia e doença pulmonar obstrutiva crônica [DPOC] descompensada), acidente vascular cerebral, transtornos articulares e ajustes de dispositivos (mau funcionamento de sondas ou próteses, por exemplo).

Além dos desafios impostos pela multimorbidade e da polifarmácia que habitualmente a acompanha, idosos frágeis frequentemente apresentam déficits sensoriais, incontinências, dificuldade de locomoção, disfunções cognitivas, alta suscetibilidade a *delirium* e a iatrogenias. Esses pacientes têm maior chance de internação, mais eventos cerebrovasculares, diabetes, neoplasias e osteoporose.

Estudos epidemiológicos mostram que cerca de 9% dos idosos brasileiros podem ser classificados como frágeis, e quase 50% como pré-frágeis. Na Europa, a incidência de fragilidade entre idosos excede os 10%. A incidência de fragilidade aumenta proporcionalmente à idade (Tabela 1).

Tabela 1 Epidemiologia da fragilidade no Brasil – dados do estudo FIBRA

Faixa etária	Prevalência
65-69 anos	4%
70-74 anos	7%
75-79 anos	9%
80-84 anos	16%
≥ 85 anos	26%

Muitos outros fatores estão envolvidos na vulnerabilidade ao mau prognóstico, portanto a idade, isoladamente, não deve ser o único parâmetro para tal avaliação.

A identificação precoce da síndrome de fragilidade deve ser útil desde o planejamento de políticas públicas até a estruturação mais individualizada dos cuidados de um paciente específico, pois, a partir deste diagnóstico, pode-se programar e inferir quais os tipos de suporte que serão requeridos para este determinado grupo populacional ou indivíduo.

No contexto do cuidado do paciente crítico, o reconhecimento da fragilidade também tem importância na determinação prognóstica, ainda mais quando há interação entre as diversas equipes de profissionais da saúde entre si e com os familiares do paciente, o que permite o planejamento mais adequado dos cuidados a serem instituídos desde a admissão hospitalar até o momento da alta e seguimento pós-hospitalar.

COMO IDENTIFICAR O IDOSO FRÁGIL?

As propostas de classificação de um idoso como frágil têm sido feitas a partir de enquadramento em critérios baseados no fenótipo clínico ou no acúmulo de deficiências.

Os critérios fenotípicos mais consagrados são os propostos por Linda Fried e seu grupo e se encaixam bem no modelo fisiopatológico resumido na Figura 1.

Os critérios de Fried estão sumarizados na Tabela 2. Além de serem a primeira proposta consistente de sistematização da fragilidade, são bem validados como preditores de maior vulnerabilidade em idosos. A maior desvantagem de seu emprego rotineiro é que sua aplicação, na prática, é trabalhosa, e para o fim que se destina, há outras alternativas mais simples com resultados semelhantes.

Tabela 2 Critérios fenotípicos propostos por Fried et al. (a partir de dados do *Cardiovascular Health Study* – CHS) – adaptados e simplificados. Três critérios positivos definem fragilidade, um ou dois critérios positivos, pré-fragilidade

Critério	Como avaliar
Perda involuntária de peso	Perda de 4,5 kg ou ≥ 5% do peso habitual no último ano
Fraqueza	Força de preensão palmar, aferida por dinamômetro, abaixo do percentil 20 da média normatizada por sexo e massa corpórea
Lentificação	Velocidade de marcha, em um trecho de 4,6 m, abaixo do percentil 20 da média normatizada por sexo e estatura
Exaustão	Resposta "sim" ao questionamento a esse respeito

(continua)

Tabela 2 Critérios fenotípicos propostos por Fried et al. (a partir de dados do *Cardiovascular Health Study* – CHS) – adaptados e simplificados. Três critérios positivos definem fragilidade, um ou dois critérios positivos, pré-fragilidade *(continuação)*

Critério	Como avaliar
Baixa atividade física (Minnesota)	Gasto energético abaixo do percentil 20 de um questionário padronizado

Como alternativa mais prática de classificação baseada em fenótipo, temos a escala FRAIL: cinco critérios, cujas iniciais, em inglês, formam o acrônimo que lhe dá nome e significa "frágil" (Tabela 3, tradução livre).

Tabela 3 Escala FRAIL: três critérios positivos definem fragilidade; um ou dois, pré-fragilidade

Critério	Como avaliar
F*atigue* (fadiga)	Autorreferida (resposta "não" a "Sente-se cheio de energia?")
R*esistance* (resistência)	Capacidade de subir um lance de escadas
A*mbulation* (deambulação)	Capacidade de caminhar um quarteirão
I*llnesses* (doenças)	Mais de cinco doenças
L*oss of weight* (perda de peso)	Perda de mais de 5% do peso habitual

Além dos critérios fenotípicos há aqueles baseados em "acúmulos de déficits". Em essência, são derivados de uma avaliação abrangente e apresentados como um índice "pontuação obtida/pontuação total possível", em que, quanto menor o índice, mais frágil o indivíduo.

O índice mais conhecido é o *Frailty Index*, ou Índice de Fragilidade, proposto por Rockwood et al., a partir de dados obtidos no *Canadian Study of Health and Aging*. As críticas a esse sistema concentram-se na falta de um arcabouço conceitual tão bem elaborado como o modelo fenotípico e na necessidade de realização de uma avaliação geriátrica abrangente (AGA) para obtenção da pontuação.

Por outro lado, a progressiva simplificação das escalas de AGA, bem como a disseminação de seu uso acabaram por, frequentemente, tornar mais fácil a aplicação de índices do que aplicar os testes e as questões exigidas por alguns critérios fenotípicos. No Hospital das Clínicas da FMUSP, Aliberti et al. desenvolveram uma

AGA que pode ser realizada em dez minutos (a "TAGA" – *Targeted Geriatric Assessment*) e que apresenta boa correlação com instrumentos mais detalhistas.

Por fim, em uma reanálise dos dados do *Canadian Study of Health and Aging*, Rockwood et al. chegaram a um esquema simples, derivado dos achados que levaram à elaboração do Índice de Fragilidade, que acabou se consagrando como um instrumento prático de identificação de indivíduos frágeis: o *Clinical Frailty Scale* (CFS), ou Escala Clínica de Fragilidade (ECF – Tabela 4).

Tabela 4 Versão brasileira da Escala Clínica de Fragilidade (ECF)

1. **Muito ativo:** pessoas que estão robustas, ativas, com energia e motivadas. Essas pessoas normalmente se exercitam regularmente. Elas estão entre as mais ativas para a sua idade.
2. **Ativo:** pessoas que não apresentam nenhum sintoma ativo de doença, mas estão menos ativas que as da categoria 1. Frequentemente se exercitam ou são muito ativas ocasionalmente (ex.: em determinada época do ano).
3. **Regular:** pessoas com problemas de saúde bem controlados, mas não se exercitam regularmente além da caminhada de rotina.
4. **Vulnerável:** apesar de não depender dos outros para ajuda diária, frequentemente os sintomas limitam as atividades. Uma queixa comum é sentir-se mais lento e/ou mais cansado ao longo do dia.
5. **Levemente frágil:** estas pessoas frequentemente apresentam lentidão evidente e precisam de ajuda para atividades instrumentais de vida diária (AIVD) mais complexas (finanças, transporte, trabalho doméstico pesado, medicações). Tipicamente, a fragilidade leve progressivamente prejudica as compras e passeios desacompanhados, preparo de refeições e tarefas domésticas.
6. **Moderadamente frágil:** pessoas que precisam de ajuda em todas as atividades externas e na manutenção da casa. Em casa, frequentemente têm dificuldades com escadas e necessitam de ajuda no banho e podem necessitar de ajuda mínima (apoio próximo) para se vestirem.
7. **Muito frágil:** completamente dependentes para cuidados pessoais, por qualquer causa (física ou cognitiva). No entanto, são aparentemente estáveis e sem alto risco de morte (dentro de 5 meses).
8. **Severamente frágil:** completamente dependentes, aproximando-se do fim da vida. Tipicamente incapazes de se recuperarem de uma doença leve.
9. **Doente terminal:** aproximando-se do fim da vida. Esta categoria se aplica a pessoas com expectativa de vida < 6 meses, sem outra evidência de fragilidade.

(continua)

Tabela 4 Versão brasileira da Escala Clínica de Fragilidade (ECF) *(continuação)*

Pontuando fragilidade em pessoas com demência
O grau de fragilidade corresponde ao grau de demência. Sintomas comuns na demência leve incluem esquecimento dos detalhes de um evento recente, apesar da recordação do evento em si, repetindo a mesma pergunta/história e afastamento de eventos sociais. Na demência moderada, a memória recente está muito comprometida apesar de aparentemente lembrar bem de fatos do passado. Quando solicitados, eles são capazes de fazer o cuidado pessoal. Na demência severa, elas não conseguem realizar cuidados pessoais sem ajuda.

Fonte: adaptada de *Canadian Study on Health & Aging, Revised 2008*; Rockwood K, et al.[7]

Tem sido demonstrado que escalas mais subjetivas, como a ECF, aplicam-se, de modo fidedigno, à identificação da fragilidade e sua correlação com desfechos negativos, e podem substituir escalas mais sofisticadas sem depender de equipamentos ou exames mais detalhistas, apresentando inclusive boa reprodutibilidade entre diferentes examinadores.

Em ambientes como o setor de emergência e UTI, sugerimos que instrumentos mais simples e de aplicação mais fácil, como a ECF ou a Escala FRAIL, sejam usados para a identificação de idosos mais vulneráveis.

Alguns instrumentos para avaliação do prognóstico do idoso atendido na emergência, como a escala ISAR (*Identification of Seniors At Risk*), não se destinam propriamente à avaliação de fragilidade, mas, na prática, valem-se de parâmetros que lhe são correlatos, como dependência para autocuidado e atividades de vida diária, hospitalizações e número de medicamentos em uso, além de alterações visuais e cognitivas. No Brasil, foi desenvolvido um instrumento (PRO-AGE) que, em um estudo inicial, mostrou maior poder de predição de hospitalização e internação prolongada quando comparado ao IASR e ao já citado FRAIL.

FRAGILIDADE COMO PREDITORA DE DESFECHOS

A identificação de um idoso como frágil desde seu atendimento hospitalar inicial, no contexto do cuidado do doente crítico, permite à equipe assistencial:

- Dimensionar a gama de serviços que podem vir a ser necessários.
- Planejar ou impedir intervenções terapêuticas potencialmente inapropriadas, principalmente no caso de indivíduos extremamente frágeis, em que este diagnóstico feito tardiamente pode levar à perda da oportunidade da comunicação honesta com o paciente e à não incorporação de seus valores e objetivos nas tomadas de decisões compartilhadas.

- Prever o risco de morte ou de necessidade de institucionalização.
- Prever demais desfechos ruins, como possíveis hospitalizações em sequência, perda de funcionalidade e aumento da dependência.
- Programar o nível de assistência que o paciente demandará durante a internação, prevenindo assim desfechos como quedas, úlceras por pressão, engasgos ou baixo aporte nutricional.

Em um estudo de coorte realizado entre 2015 e 2016, no qual se estudou a prevalência da fragilidade nos idosos atendidos na emergência e qual a forma mais adequada de sua avaliação nesse ambiente, foi demonstrada uma associação significativa entre a presença de fragilidade e o risco de se ter um desfecho desfavorável (até quatro vezes maior), como morte, reinternações, perda de funcionalidade e institucionalização.

O PROGNÓSTICO DO IDOSO FRÁGIL NO AMBIENTE DE CUIDADO DO PACIENTE CRÍTICO

Em metanálise publicada em 2015, foram considerados 11 grandes estudos de coorte que, após definirem e identificarem idosos residentes na comunidade como frágeis, pré-frágeis e robustos, mantiveram seguimento dos seus pacientes por um tempo médio de aproximadamente 6 anos para avaliar, entre outros desfechos, as associações entre fragilidade e mortalidade. Os achados apontam para um risco 48% maior de morte entre os frágeis quando comparados aos pré-frágeis e, quando comparados com aqueles classificados como robustos, mortalidade duas vezes maior. Os pré-frágeis tiveram um risco de mortalidade de 1,335 vez em comparação com os robustos.

Em outra revisão de literatura, publicada em 2016, foi verificada a associação entre a fragilidade reconhecida por meio de diferentes métodos de avaliação e diversos desfechos negativos no prazo médio de um ano após o seu diagnóstico:

- Risco de mortalidade de 1,8 a 2,3 vezes.
- Risco de perda de atividades básicas de vida diária de 1,6 a 2,0 vezes.
- Risco para hospitalização de 1,2 a 1,8 vez.
- Risco de limitação física de 1,5 a 2,6 vezes.
- Risco de quedas e fraturas de 1,2 a 2,8 vezes.

Recentemente, diversos estudos têm apontado a relação entre fragilidade e prognóstico no departamento de emergência. Fragilidade tem correlação com maior mortalidade a curto (7-30 dias), médio (90 dias) e longo prazo (6 meses) para pacientes avaliados no departamento de emergência, além de maior probabilidade de internação hospitalar e maior duração da internação. Há maior acurácia na previsão de mortalidade em 30 dias ao associar a avaliação de fragilidade a alterações de sinais vitais no pronto atendimento.

Um dos maiores estudos sobre o prognóstico de idosos na emergência avaliou os desfechos associados à intubação orotraqueal, e verificou uma mortalidade de 33% durante a internação, com apenas 24% dos pacientes submetidos à ventilação mecânica retornando para casa imediatamente após a alta, ao invés de serem institucionalizados. Embora esse estudo não tenha avaliado fragilidade, foi demonstrado que a mortalidade e a necessidade de institucionalização aumentaram de modo diretamente proporcional à idade (Figura 2). No atendimento à parada cardiorrespiratória intra-hospitalar, a presença de fragilidade está associada não somente a maior mortalidade intra-hospitalar e institucionalização entre os sobreviventes, como também a maior mortalidade a longo prazo (um ano), conforme apontado por um estudo recente multicêntrico com mais de 3.700 pacientes.

Uma coorte brasileira, o estudo ORCHESTRA, avaliou que dos pacientes maiores de 16 anos admitidos em UTIs brasileiras, 18,9% eram frágeis. Após análises ajustadas, fragilidade foi associada a maior mortalidade intra-hospitalar, principalmente em pacientes admitidos com valores de SOFA menores. Esses pacientes tinham, ainda, menor probabilidade de terem alta para casa, tinham maior tempo de internação em UTI e hospitalar, além de o uso de suportes orgânicos artificiais ser mais comum quanto maior a pontuação no Índice de Fragilidade modificado.

Em uma coorte australiana e neozelandesa avaliou-se o impacto da fragilidade na doença crítica persistente (momento em que a gravidade da doença aguda não é mais preditiva de mortalidade do que as características clínicas prévias do paciente, tipicamente após o décimo dia de internação na UTI). A fragilidade aumentou o risco de desenvolver e de falecer por doença crítica persistente. Além disso, a

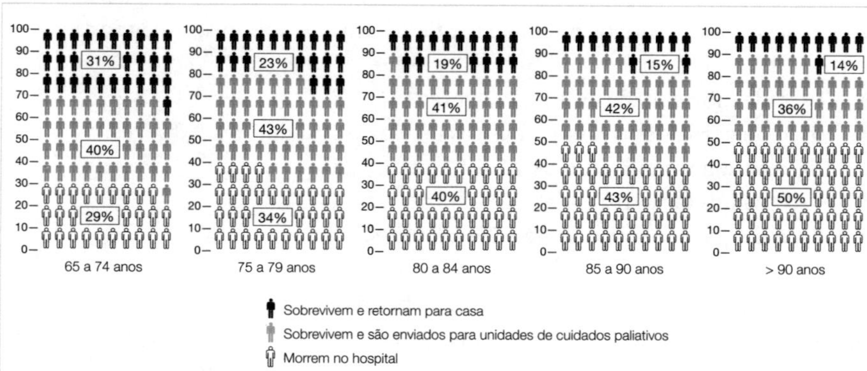

Figura 2 Evolução de pacientes submetidos à intubação orotraqueal no departamento de emergência.

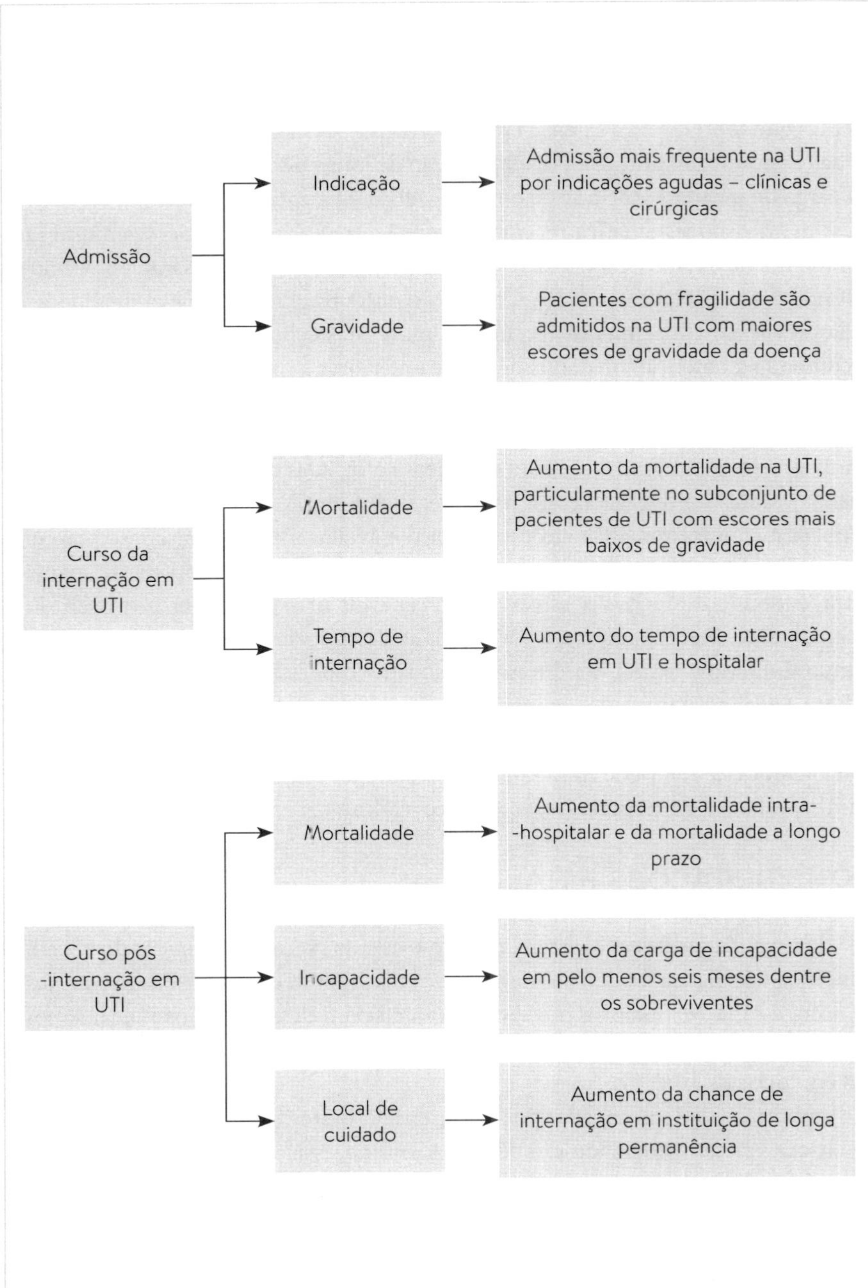

Figura 3 O paciente frágil com doença crítica nos diferentes momentos da internação hospitalar (baseado em De Biasio JC, et al. 2020).

importância da fragilidade como preditor de mortalidade aumenta com o tempo de permanência na UTI.

Além de ser um fator de risco para mortalidade intra-hospitalar, dentre os pacientes que sobrevivem à doença crítica, a fragilidade está associada com o aumento da chance de ter alta para uma instituição de longa permanência e pelo aumento da carga de incapacidade por pelo menos seis meses após a alta.

Uma revisão sistemática recente explorou a trajetória de pacientes muito idosos (acima de 80 anos, faixa etária em que a fragilidade está presente em 30-50%) admitidos em UTI, destacando a correlação entre fragilidade e baixa qualidade de vida prévias ao adoecimento agudo com piores desfechos a longo prazo. O grupo recomenda a obtenção de dados de saúde anteriores à internação (fragilidade, declínio cognitivo, capacidade de realizar atividades de vida diária e comorbidades) e avaliação prognóstica na UTI (de acordo com a melhor evidência científica disponível) para guiar conversas com o paciente e/ou seus responsáveis. É necessário avaliar valores e preferências do paciente, incluindo desfechos aceitáveis ou não, explicar a condição médica e o prognóstico e avaliar a compreensão, sempre oferecendo suporte emocional. Incerteza prognóstica deve ser expressa de maneira clara, expondo desfechos possíveis como cenários mais ou menos prováveis. Frequentemente, é acordado o uso de medidas de suporte orgânico como teste por tempo limitado ("*trial*"), sendo que a resposta do paciente após as medidas pode refinar a avaliação prognóstica inicial e redirecionar o plano terapêutico. É importante ressaltar que pacientes muito frágeis podem levar mais tempo para evidenciar melhora, o que pode indicar a necessidade de estabelecer um período maior para reavaliação da resposta orgânica após a admissão em UTI nessa população.

CONSIDERAÇÕES FINAIS

Há uma demanda cada vez maior para o estudo das características do envelhecimento, haja vista a tendência mundial de crescimento da população idosa. Nesse sentido, é cada vez maior a pressão para que sejam desenvolvidos mecanismos e planos terapêuticos que permitam às pessoas desfrutarem de uma velhice funcional em todos os aspectos.

Embora a idade avançada, por si só, enseje piores prognósticos em diversos cenários, a heterogeneidade dos idosos torna necessária a distinção entre quais respondem bem a estratégias mais agressivas de intervenção e quais apresentam-se propensos a sofrer clara desvantagem no balanço entre os riscos e benefícios dessas intervenções.

A identificação de idosos frágeis, portanto, deve ajudar a equipe assistencial a definir o planejamento mais adequado, desde a admissão no setor de emergência, onde frequentemente já se decidem muitas condutas em poucas horas.

Nesse contexto, sugerimos o uso de modelos práticos de avaliação de fragilidade (como a ECF), que demonstraram boa correlação com as avaliações mais minuciosas no que diz respeito ao diagnóstico da fragilidade e seu uso como forma de prognosticar desfechos negativos, incluindo mortalidade intra e extra-hospitalar, institucionalização e perda de funcionalidade a longo prazo, que podem ter maior relevância para o paciente do que a própria sobrevida.

Essa avaliação deve ser utilizada para auxiliar a comunicação clara com o paciente e/ou seu representante a respeito da gravidade do quadro atual, riscos futuros e valores, como modo de elaborar um plano terapêutico individualizado e adequado para cada paciente.

Um idoso frágil não se comporta propriamente como o portador de uma doença terminal, e mesmo a fragilidade costuma ser bastante heterogênea; a decisão de qual estratégia assistencial a ser adotada na emergência (mais paliativa ou mais intervencionista) deve levar em consideração, além da fragilidade em si, a natureza e o prognóstico da enfermidade aguda, os riscos inerentes ao seu diagnóstico e tratamento e, sobretudo, as expectativas e valores do paciente e seus familiares.

REFERÊNCIAS BIBLIOGRÁFICAS

1. Chang SF, Lin PL. Frail phenotype and mortality prediction: A systematic review and meta-analysis of prospective cohort studies. International Journal of Nursing Studies. 2015;52(8):1362-74.
2. Rockwood K, Howlett S, MacKnight C, Beattie B, Bergman H, Hébert R, et al. Prevalence, attributes, and outcomes of fitness and frailty in community-dwelling older adults: report from the Canadian Study of Health and Aging. Journal of Gerontology: Medical Sciences. 2004;59A(12):1310-7.
3. Theou O, Campbell S, Malone ML, Rockwood K. Older adults in the emergency department with frailty. Clinics in Geriatric Medicine. 2018;34(3):369-86.
4. Avelino-Silva TJ, Farfel JM, Curiati JAE, Amaral JRG, Campora F, Jacob-Filho W. Comprehensive geriatric assessment predicts mortality and adverse outcomes in hospitalized older adults. BMC Geriatrics. 2014;14:129. Disponível em: http://www.biomedcentral.com/1471-2318/14/129. Acesso em: 20 de julho de 2020.
5. Theou O, Squires E, Mallery K, Lee JS, Fay S, Goldstein J, et al. What do we know about frailty in the acute care setting? A scoping review. BMC Geriatrics. 2018;18(1):139.
6. Aprahamian I, Aricó GVA, Romanin CFV, Caldas TG, Yoshitake NTA, Bataglini L, et al. Frailty could predict death in older adults after admission at emergency department? A 6-month prospective study from a middle-income country. The Journal of Nutrition, Health & Aging. 2019;23(7):641-7.
7. Rockwood K, Song X, MacNight C, Bergman H, Hogan DB, McDowell I, et al. A global clinical measure of fitness and frailty in elderly people. CMAJ. 2005;173(5):489-95.
8. Vermeiren S, Vel a-Azzopardi R, Beckwée D, Habbig A-K, Scafoglieri A, Jansen B, et al. Frailty and the prediction of negative health outcomes: a meta-analysis. Journal of the American Medical Directors Association. 2016;17(12):1163.e1-1163.e17.

9. Lewis ET, Dent E, Alkhouri H, Kellett J, Williamson M, Asha S, et al. Which frailty scale for patients admitted via Emergency Department? A cohort study. Archives of Gerontology and Geriatrics. 2018;80:104-14.
10. Fried LP, Tangen CM, Walston J, Newman AB, Hirsch C, Gottdiener J, et al. Frailty in older adults: evidence for a phenotype. Journal of Gerontology: Medical Sciences. 2001;56(3):M146-M156.
11. O'Caoimh R, Costello M, Small C, Spooner L, Flannery A, O'Reilly L, et al. Comparison of frailty screening instruments in the emergency department. Int J Environ Res Public Health. 2019;16(19):1-13.
12. Almeida OLS, Pontes VCB, Ferriolli E. Sarcopenia, dinapenia e síndrome da fragilidade. In: Duarte PO, Amaral JRG (eds.). Geriatria: prática clínica. 1. ed. Barueri: Manole; 2020. p. 200-12.
13. Athari F, Hillman KM, Frost SA. The concept of frailty in intensive care. Australian Critical Care. 2017;32(2019):175-8.
14. Curiati PK, Gil-Junior LA, Morinaga CV, Ganem F, Curiati JAE, Avelino-Silva TJ. Predicting hospital admission and prolonged length of stay in older adults in the emergency department: The PRO-AGE Scoring System. Ann Emerg Med. 2020 Sep;76(3):255-65.
15. Aliberti MJR, Apolinario D, Suemoto CK, Melo JA, Fortes-Filho S, Saraiva MD, et al. Targeted Geriatric Assessment for fast-paced healthcare settings: development, validity, and reliability: Targeted Geriatric Assessment. Journal of the American Geriatrics Society. 2018;66(4).
16. Ouchi K, Jambaulikar GD, Hohmann S, George NR, Aaronson EL, Sudore R, et al. Prognosis after emergency department intubation to inform shared decision-making. J Am Geriatr Soc. 2018;66:1377-81.
17. Zampieri FG, Iwashyna TJ, Viglianti EM, Taniguchi LU, Viana WN, Costa R, et al.; ORCHESTRA Study Investigators. Association of frailty with short-term outcomes, organ support and resource use in critically ill patients. Intensive Care Med. 2018 Sep;44(9):1512-20.
18. Darvall JN, Bellomo R, Bailey M, Young PJ, Rockwood K, Pilcher D. Impact of frailty on persistent critical illness: a population-based cohort study. Intensive Care Med. 2022 Mar;48(3):343-51.
19. De Biasio JC, Mittel AM, Mueller AL, Ferrante LE, Kim DH, Shaefi S. Frailty in critical care medicine: a review. Anesth Analg. 2020 Jun;130(6):1462-73.
20. Fernando SM, McIsaac DI, Rochwerg B, Cook DJ, Bagshaw SM, Muscedere J, et al. Frailty and associated outcomes and resource utilization following in-hospital cardiac arrest. Resuscitation. 2020 Jan 1;146:138-44.
21. Hu FY, Streiter S, O'Mara L, Sison SM, Theou O, Bernacki R, Orkaby A. Frailty and survival after in-hospital cardiopulmonary resuscitation. J Gen Intern Med. 2022 Nov;37(14):3554-61.
22. Ueno R, Reddy MP, Jones D, Pilcher D, Subramaniam A. The impact of frailty on survival times up to one year among patients admitted to ICU with in-hospital cardiac arrest. J Crit Care. 2024 Oct;83:154842.
23. Guidet B, Vallet H, Flaatten H, Joynt G, Bagshaw SM, Leaver SK, et al. The trajectory of very old critically ill patients. Intensive Care Med. 2024 Feb;50(2):181-94.
24. Lin JW, Lin PY, Wang TY, Chen YJ, Yen DH, Huang HH. The association between frailty evaluated by Clinical Frailty Scale and mortality of older patients in the emergency department: A prospective cohort study. Clin Interv Aging. 2024 Jul 25;19:1383-92.

25. Javadzadeh D, Karlson BW, Alfredsson J, Ekerstad E, Hellberg J, Herlitz J, et al. Clinical Frailty Scale score is a predictor of short-, mid- and long-term mortality in critically ill older adults (≥70 years) admitted to the emergency department: an observational study. BMC Geriatr. 2024 Oct 21;24(1):852.
26. Kabell Nissen S, Rueegg M, Carpenter CR, Kaeppeli T, Busch JM, Fournaise A, et al. Prognosis for older people at presentation to emergency department based on frailty and aggregated vital signs. J Am Geriatr Soc. 2023 Apr;71(4):1250-8.

19

Trauma no idoso

Octacílio Martins Junior
Gisela Biagio Llobet

INTRODUÇÃO

- Trauma é a principal causa de mortes em adultos jovens.
- É a quinta causa de óbito nos idosos.[1]
- É seis vezes mais mortal quando comparado ao mesmo trauma com o jovem.[2]
- A queda da própria altura é responsável por mais de 40% dos casos de trauma no idoso.
- Abordagem de cuidado paliativo é subutilizada nessa população.[3]

DADOS EPIDEMIOLÓGICOS

A população de idosos vem aumentando significativamente no mundo. Projeta-se que o número de idosos deverá superar 1 bilhão em 2030, sendo que, em 2050, 1 a cada 6 pessoas terá 65 anos ou mais.[4] O Brasil vive o processo de envelhecimento populacional de forma acelerada. Segundo projeções do IPEA, a proporção de idosos no país, que em 2010 era de 7,3% da população brasileira, pode ultrapassar os 40% em 2100. A expectativa de vida do brasileiro segue a mesma tendência de aumento: era de apenas 45,5 anos em 1940 e atingiu a marca de 76,4 anos em 2023.[5]

Com o envelhecimento populacional, aumenta o número de idosos que sofrem trauma, sendo o mecanismo mais comum entre essa população o de queda da própria altura e acidentes automobilísticos.[23] Estima-se que, em 2050, cerca de 40% das vítimas de trauma terão 65 anos ou mais.[6] Essa população apresenta maior morbimortalidade em consequência das lesões sofridas, quando comparada a adultos jovens.[23] Nos pacientes geriátricos, o trauma resulta em maior mortalidade, perda de funcionalidade em sobreviventes e institucionalização.[2,7,23] Apesar disso, pacientes geriátricos são frequentemente subtriados para centros de trauma de menor complexidade.[8]

FISIOPATOLOGIA – ALTERAÇÕES FISIOLÓGICAS DO IDOSO

Baixa reserva funcional, presença de comorbidades e polifarmácia são particularidades que interferem na avaliação, no diagnóstico e no tratamento dos idosos vítimas de trauma.

O idoso possui alterações funcionais e anatomopatológicas próprias da idade que diminuem sua reserva fisiológica funcional e alteram a resposta do organismo perante o trauma. Pequenas alterações como hipotensão, febre, taquicardia e quadros infecciosos leves podem desestabilizar o frágil equilíbrio de suas funções, levando a quadros muitas vezes irreversíveis.

O uso de medicações psicotrópicas pode predispor a quedas, bem como mascarar sintomas. A resposta ao trauma também pode ser atenuada por medicações de uso crônico como anti-hipertensivos. Já o uso de anticoagulantes e antiagregantes plaquetários pode predispor a desfechos piores, principalmente em casos de trauma craniano.[8]

As principais alterações do idoso que mais interessam ao cirurgião estão listadas na Tabela 1.

Tabela 1 Principais alterações nos órgãos e sistemas corpóreos do idoso

Órgãos e sistemas	Alterações
Cardiovascular	Fibrose endocárdica, espessamento de átrios e ventrículo esquerdo, alterações valvares, aterosclerose
Respiratório	Diminuição da expansibilidade, resposta diminuída à hipóxia, aumento do gradiente alvéolo-arterial, aumento do *shunt*, alterações do gradiente ventilação-perfusão
Renal e urinário	Diminuição da filtração glomerular, retenção de escórias nitrogenadas incapacidade de concentração da urina, hipostenúria e noctúria, hiperplasia nodular da próstata, enfraquecimento do jato urinário, gotejamento, retenção urinária
Digestivo	Diminuição da saliva, da motilidade esofágica e das secreções gástricas. Aumento da litogênese biliar, diminuição da função hepática obstipação
Nervoso	Diminuição do consumo de oxigênio pelo cérebro, da síntese de acetilcolina, catecolaminas e dopamina. *Delirium*, distúrbios de memória, alteração da personalidade, sensação de inutilidade social, dificuldade para localizar a dor, menor acuidade visual e auditiva, confusão mental
Nutrição e metabolismo	Perda da massa muscular, diminuição da água corpórea total, maior estresse oxidativo com apoptose ou necrose

(continua)

Tabela 1 Principais alterações nos órgãos e sistemas corpóreos do idoso *(continuação)*

Órgãos e sistemas	Alterações
Imunológico	Diminuição dos linfócitos T, da produção e neutralização dos anticorpos, da reação de hipersensibilidade tardia, IL-2 e IL-10. Involução do timo
Endócrino	Diabetes tipo II (pode precipitar doenças que exigem tratamento cirúrgico como colecistites etc.)
Hematológico	Diminuição progressiva na produção de células hematopoiéticas da medula óssea, levando a leucopenia

AVALIAÇÃO INICIAL

Segue a mesma sistematização de atendimento do paciente jovem, que é baseada no protocolo do ATLS (*Advanced Trauma Life Support*) do Colégio Americano de Cirurgiões (Tabela 2). As prioridades são rigorosamente as mesmas e algumas alterações de abordagem devem ser lembradas na utilização dos preceitos do ABCDE do trauma devido a características próprias dos idosos.[1]

Tabela 2 ABCDE do trauma

A (***A****irway*)	Vias aéreas e controle da coluna cervical
B (***B****reathing*)	Ventilação
C (***C****irculation*)	Circulação
D (***D****isability*)	Estado neurológico
E (***E****xposure/****E****nvironmental control*)	Exposição/controle da temperatura

A (*Airway*/via aérea)

- Administrar O_2 suplementar.
- Intubação precoce; cuidado com próteses dentárias (intubação); macroglossia e microstomia; fragilidade da mucosa oral e faríngea; artrite cervical.

B (*Breathing*/respiração)

- Cuidado com o uso de O_2 suplementar em pacientes que dependem de estímulos hipoxêmicos.
- Hemo e pneumotórax são mal tolerados pelo idoso, avaliar drenagem precoce.

- Pequenas fraturas de arcos costais são suficientes para alterar a mecânica respiratória. Deve-se promover controle da dor precocemente.

C (*Circulation*/circulação)

- Reserva cardíaca baixa e arritmias frequentes.
- Diminuição da resposta de taquicardia diante de situações de hipovolemia.
- Diminuição da taxa de filtração glomerular e da capacidade de reabsorver Na^+ e excretar K^+ ou H^+.
- Uso de anticoagulantes (CUIDADO!).
- Uso de betabloqueadores, antiarrítmicos e diuréticos.

D (*Disability*/estado neurológico)

- Escala de coma de Glasgow (Tabela 3).

Tabela 3 Escala de coma de Glasgow

Parâmetro	Resposta	Pontuação
Abertura ocular	Espontânea	4
	Ao comando verbal	3
	Pressão sobre os olhos	2
	Nenhuma	1
Resposta verbal	Orientado e conversando	5
	Desorientado	4
	Palavras	3
	Sons incompreensíveis	2
	Nenhuma	1
Resposta motora	Ao comando	6
	Localiza a dor	5
	Flexão normal	4
	Flexão anormal	3
	Extensão	2
	Nenhuma	1

- Volume cerebral diminuído.
- Alterações degenerativas da acuidade visual e auditiva podem alterar a avaliação neurológica.
- Perda de memória frequente independente do trauma.

- Lesões degenerativas da coluna vertebral e osteoporose podem levar a fraturas com compressão medular.

E (*Exposure*/Exposição)

- Cuidado com a hipotermia no idoso!
- Uso de manta térmica e ambiente com controle de temperatura; administração de soluções cristaloides e hemoderivados previamente aquecidos.
- Nos idosos que usam medicações que alteram a coagulação, mesmo com Glasgow 15, está indicada a realização de tomografia de crânio.

DIAGNÓSTICO/AVALIAÇÃO COMPLEMENTAR

- Monitorização contínua durante o atendimento inicial (oximetria, frequência cardíaca e respiratória, cardioscopia).
- Passagem de sonda vesical e controle do débito urinário.
- Passagem de sonda nasogástrica ou orogástrica (quando contraindicada a nasogástrica) para esvaziamento gástrico e prevenção de vômitos e broncoaspiração em trauma grave.
- Na suspeita de fratura de base de crânio – olhos de guaxinim, perda de liquor pelo nariz (liquorreia) ou ouvido (otorreia), hematoma retroauricular (sinal de Battle) –, está contraindicada a passagem de sonda por via nasal.
- Em suspeitas de fratura de bacia, realizar imobilização temporária com lençol envolvendo a pelve na altura dos trocânteres, para controlar temporariamente a perda sanguínea decorrente da fratura de pelve.
- Na sala de emergência, utilizar o FAST (*Focused Assessment with Sonography for Trauma*) para pesquisar a presença de líquido livre (sangue) intra-abdominal.[9]
- O ATLS recomenda radiografia de tórax e de pelve na sala de trauma.
- Após estabilização do paciente, indicar tomografia para avaliação mais criteriosa.
- Muitos centros de trauma realizam angiotomografia de corpo inteiro em traumas graves com mecanismo de trauma importante.[10]
- Algumas "armadilhas" devem ser lembradas para uma melhor avaliação do paciente idoso traumatizado (Tabela 4).

Tabela 4 "Armadilhas" na avaliação do paciente idoso traumatizado

Não reconhecimento da necessidade de intubação precoce
Manipulação indevida da coluna cervical osteoporótica
Falha na avaliação de fraturas de costelas e contusão pulmonar

(continua)

Tabela 4 "Armadilhas" na avaliação do paciente idoso traumatizado (*continuação*)
Demora na instituição da monitorização hemodinâmica
Subestimação da perda sanguínea em fraturas
Não reconhecimento de alterações causadas pelo uso de medicamentos
Não avaliar a presença de acidose metabólica (gasometria arterial)

TRATAMENTO

Laparotomia de urgência em pacientes idosos está associada a altas taxas de mortalidade que variam de 9,2 a 18,2%, mas que podem chegar até a 48% em idosos acima de 75 anos.[11,12] Portanto, a indicação deve ser precisa.

Cirurgia de controle de dano (*damage control surgery*) no idoso pode e deve ser utilizada. Muitas vezes um procedimento abreviado com controle do sangramento e da contaminação associado a fechamento temporário da cavidade abdominal (peritoneostomia) e encaminhamento do idoso para a UTI – para reposição sanguínea e de fatores de coagulação, correção da acidose e dos distúrbios hidroeletrolíticos – evita e previne a tríade fatal (hipotermia/acidose/coagulopatia) e fornece condição de reabordagem para o tratamento definitivo. Em relação ao fechamento temporário da cavidade abdominal na cirurgia de controle de danos, temos preferência pela técnica de Barker.[13]

Em caso de pacientes idosos vítimas de trauma que se apresentem com choque hemodinâmico à avaliação inicial, recomenda-se parcimônia no uso de vasopressores até que seja elucidada a etiologia do choque. Vale lembrar que, frequentemente, esses pacientes são usuários de anti-hipertensivos e/ou betabloqueadores que podem influenciar diretamente no *status* hemodinâmico no contexto de choque e seu uso deve ser ativamente pesquisado. A escolha do vasopressor deverá ser cuidadosamente direcionada à etiologia do choque atribuída a cada caso.[23]

Já a hipotensão permissiva deve ser conduzida de forma cautelosa com monitorização atenta de alguns parâmetros clínicos para garantir correta perfusão tecidual nesses pacientes que já possuem menor reserva fisiológica. Parâmetros como *base excess*, dosagem sérica de lactato, débito urinário e nível neurológico devem ser acessados com frequência nesse perfil de paciente.[23]

Especificamente na população idosa, o controle da dor deve ser feito o quanto antes, podendo inclusive envolver uma abordagem multimodal para analgesia com uso de medicamentos de classes distintas para evitar intoxicação por opioides. Controles álgicos precoces evitam surgimento de quadros confusionais agudos (*delirium*) e influenciam diretamente no prognóstico dos pacientes idosos internados.[23]

Nos Estados Unidos, a criação de uma unidade de tratamento específico para idosos traumatizados em um centro de trauma nível II nos EUA mostrou que um fator determinante no tratamento do idoso traumatizado é o emprego precoce (dentro de 24 horas pós-trauma) de equipe especializada em idosos. Nesse serviço foi criada uma unidade comandada por um cirurgião de trauma com a participação de um grupo multiprofissional com geriatria, fisioterapia respiratória e motora, reabilitação, terapia ocupacional, nutricionista, farmacêutico e cuidados paliativos. O uso desse time levou a diminuição das complicações pulmonares, cardíacas, renais e lesões por pressão.[14]

PAPEL DO CUIDADO PALIATIVO NO TRAUMA GERIÁTRICO

Pacientes idosos e multimórbidos têm alto risco para desfecho desfavorável após trauma. Para esse perfil de pacientes, manutenção de qualidade de vida pode ser até mais importante que sobrevivência.

O Colégio Americano de Cirurgiões recomenda o rastreio de necessidade de cuidado paliativo em todas as vítimas de trauma.[15] Na avaliação inicial, deve-se identificar se o paciente já possui diretivas antecipadas de vontade e realizar avaliação prognóstica ampla, levando em consideração a gravidade das lesões, idade e comorbidades.

Todos os pacientes de alto risco para evolução desfavorável pós-trauma devem ter seus objetivos de cuidado avaliados dentro de 72 h da admissão conforme preconizado pelo *American College of Surgeons*.[15] Existem dados que demonstram que essa indicação precoce de avaliação de cuidados paliativos é capaz de reduzir tempo de internação em leito de cuidado intensivo e agilizar alta hospitalar, além de reduzir a quantidade de procedimentos invasivos.[22] Apesar dessa recomendação, menos da metade dos pacientes candidatos recebem avaliação de equipe paliativista.[3] A realidade é que na maioria dos centros referenciados de trauma não existe protocolo sistematizado para tal, fazendo com que a indicação dependa do julgamento do cirurgião do trauma.

Um trabalho recente propôs a sistematização da comunicação voltada a pacientes vítimas de trauma em todas as fases do atendimento.[16] No atendimento pré-hospitalar à vítima de trauma é importante avaliar se o paciente já tem diretivas antecipadas de vontade ou testamento vital, informando a equipe do departamento de emergência para que o nível de intervenções realizadas seja consistente com os objetivos de cuidado do paciente. No atendimento inicial ao trauma, sempre que possível, conversas com o paciente e familiares devem ser realizadas em paralelo ao atendimento do paciente grave. Pacientes idosos vítimas de trauma que já tinham, na admissão, plano de cuidados definindo limitações terapêuticas tiveram internações mais curtas em UTI, sem repercussão na mortalidade hospitalar.[17]

Para pacientes vítimas de trauma grave, a maior parte das conversas voltadas à comunicação de prognóstico, esclarecimento de objetivos de cuidado e transição para medidas de conforto será realizada no ambiente da UTI. É importante considerar a elevada sobrecarga emocional de familiares forçados a tomarem decisões por entes queridos incapazes de se comunicarem por consequências do trauma, sendo essencial a comunicação empática e consistente.[16]

Para guiar conversas significativas que resultem em intervenções consistentes com os objetivos de cuidado do paciente, é importante fazer avaliação prognóstica adequada. Inserir no diálogo uma previsão do melhor cenário possível, pior cenário e o mais provável pode auxiliar a estabelecer quais intervenções seriam adequadas aos valores e preferências do paciente. Nessa população, o desfecho tem relação com as condições clínicas de base e fragilidade do paciente, gravidade do trauma e resposta a intervenções iniciais.[18]

O *Trauma-Specific Frailty Index* (TSFI) estabelece uma nota baseada em 15 variáveis associadas a fragilidade, sendo que TSFI > 0,27 esteve associado a risco 1,5 vez maior de óbito ou alta para instituição.[19]

O *Geriatric Trauma Outcome Score* (GTOS), cuja pontuação associa idade, *Injury Severity Score* e transfusão nas primeiras 24 h da internação, prevê mortalidade na internação.[20]

Em um estudo recente com 516 idosos vítimas de trauma, *Palliative Performance Scale* (PPS) baixo (≤ 70%) esteve associado a risco 2,6 vezes maior de falecer na internação. Mesmo 6 meses após o trauma, pacientes com pior funcionalidade basal tinham maior risco de dependência, menor recuperação e pior qualidade de vida.[21]

Esses dados ilustram a vulnerabilidade dos pacientes idosos vítimas de trauma. O cirurgião na sala de trauma pode utilizar ferramentas simples para triar pacientes candidatos a abordagem paliativa. Baixa funcionalidade deve ser um gatilho para iniciar conversas sobre riscos de desfecho ruim e objetivos de cuidado do paciente, de forma precoce e proativa. Assim, intervenções podem ser adaptadas às preferências do paciente. Avaliação de especialista em cuidados paliativos deve ser solicitada para pacientes de alto risco, complexos ou com deterioração clínica ao longo da internação.

CONSIDERAÇÕES FINAIS

- O atendimento ao paciente idoso vítima de trauma demanda etapas importantes que se iniciam com o diagnóstico precoce, passam pela reanimação fisiológica acompanhada de monitoramento contínuo e a ponderação da necessidade de abordagem cirúrgica. Existem algumas armadilhas no atendimento ao trauma no idoso, devido às alterações fisiológicas dessa faixa etária, perfil de multimorbidades, polifarmácia e baixa reserva.

- Deve-se ter em mente que muitas vezes, apesar de todos os esforços depreendidos, os resultados podem não ser os esperados. Preservação de funcionalidade é muito importante para a maioria dos idosos. Recomenda-se triagem para necessidade de abordagem de cuidado paliativo nas primeiras 72 h do trauma, para auxiliar a estabelecer um plano de cuidados condizente com os objetivos do paciente.
- Especial atenção deve ser dada à comunicação com o idoso e seus familiares. Para dificuldades com o processo de tomada de decisões, conflitos ou manejo de sintomas refratários, acionar profissionais especializados em cuidado paliativo pode ser de grande valia.

REFERÊNCIAS BIBLIOGRÁFICAS

1. American College of Surgeons. Suporte Avançado de Vida no Trauma, Advanced Trauma Life Support (ATLS). 10. ed. American College of Surgeons; 2019.
2. Osler T, Hales K, Baack B, Bear K, Hsi K, Pathak D, et al. Trauma in the elderly. Am J Surg. 1988;156(6):537-43.
3. Fiorentino M, Hwang F, Pentakota SR, Livingston DH, Mosenthal AC. Palliative care in trauma: Not just for the dying. J Trauma Acute Care Surg. 2019;87(5):1156-63.
4. He W, Goodkind D, Kowal P. An aging world: 2015. Washington, DC: U.S. Census Bureau; 2016.
5. IBGE. Tábua completa de mortalidade para o Brasil – 2023. Rio de Janeiro: IBGE, Coordenação de População e Indicadores Sociais; 2024.
6. Banks SE, Lewis MC. Trauma in the elderly: considerations for anesthetic management. Anesthesiol Clin. 2013;31(1):127-39.
7. Hildebrand F, Pape HC, Horst K, Andruszkow H, Kobbe P, Simon TP, et al. Impact of age on the clinical outcomes of major trauma. Eur J Trauma Emerg Surg. 2016;42(3):317-32.
8. Llompart-Pou JA, et al. Severe trauma in the geriatric population. World J Crit Care Med. 2017 May 4;6(2):99-106.
9. Scalea TM, Rodriguez A, Chiu WC, Brenneman FD, Fallon WF, Kato K, et al. Focused Assessment with Sonography for Trauma (FAST): results from an international consensus conference. J Trauma. 1999;46(3):466-72.
10. Wurmb TE, Quaisser C, Balling H, Kredel M, Muellenbach R, Kenn W, et al. Whole-body multislice computed tomography (MSCT) improves trauma care in patients requiring surgery after multiple trauma. Emerg Med J. 2011;28(4):300-4.
11. Svenningsen P, Manoharan T, Foss NB, Lauritsen ML, Bay-Nielsen M. Increased mortality in the elderly after emergency abdominal surgery. Dan Med J. 2014;61(7):A4876.
12. Symons NR, Moorthy K, Almoudaris AM, Bottle A, Aylin P, Vincent CA, et al. Mortality in high-risk emergency general surgical admissions. Br J Surg. 2013;100(10):1318-25.

13. Brock WB, Barker DE, Burns RP. Temporary closure of open abdominal wounds: the vacuum pack. Am Surg. 1995;61(1):30-5.
14. Mangram AJ, Mitchell CD, Shifflette VK, Lorenzo M, Truitt MS, Goel A, et al. Geriatric trauma service: a one-year experience. J Trauma Acute Care Surg. 2012;72(1):119-22.
15. American College of Surgeons. Trauma Quality Improvement Program palliative care best practice guidelines. Disponível em: https://www.facs.org/-/media/files/quality-programs/trauma/tqip/palliative_guidelines.ashx.
16. Cook M, Zonies D, Brasel K. Prioritizing communication in the provision of palliative care for the trauma patient. Curr Trauma Rep. 2020;6(4):183-93.
17. Ballou JH, Dewey EN, Zonies DH. Elderly patients presenting to a level I trauma center with physician orders for a life sustaining treatment form: a propensity-matched analysis. J Trauma Acute Care Surg. 2019;87(1):153-60.
18. Maxwell CA, Patel MB, Suarez-Rodriguez LC, Miller RS. Frailty and prognostication in geriatric surgery and trauma. Clin Geriatr Med. 2019 Feb;35([illegible]):13-26.
19. Joseph B, Pandit V, Zangbar B, Kulvatunyou N, Tang A, O'Keeffe T, et al. Validating trauma-specific frailty index for geriatric trauma patients: a prospective analysis. J Am Coll Surg. 2014 Jul;219(1):10-17.e1
20. Zhao FZ, Wolf SE, Nakonezny PA, Minhajuddin A, Rhodes RL, Paulk ME, et al. Estimating geriatric mortality after injury using age, injury severity, and performance of a transfusion: The Geriatric Trauma Outcome Score. J Palliat Med. 2015 Aug;18(8):677-81.
21. Hwang F, Pentakota SR, McGreevy CM, Glass NE, Livingston DH, Mosenthal AC. Preinjury Palliative Performance Scale predicts functional outcomes at 6 months in older trauma patients. J Trauma Acute Care Surg. 2019;87(3):541-51.
22. Duncan AJ, Holkup LM, Sang HI, Sahr SM. Benefits of early utilization of palliative care consultation in trauma patients. Crit Care Explor. 2023 Aug 28;5(9):e0963.
23. De Simone B, Chouillard E, Podda M, Pararas N, de Carvalho Duarte G, Fugazzola P, et al. The 2023 WSES guidelines on the management of trauma in elderly and frail patients. World J Emerg Surg. 2024 May 31;19(1):18.

20

O paciente com demência

Cesar Castello Branco Lopes

CASO 1

João, 75 anos, engenheiro aposentado, foi internado no pronto-socorro há um dia devido a um quadro de confusão mental que evoluiu para sonolência. Foi transferido para a UTI por piora do quadro neurológico. O médico do pronto-socorro citou um possível diagnóstico de demência, razão pela qual a equipe da UTI ficou receosa quanto à proporcionalidade de medidas invasivas. Na reunião familiar, a filha disse que seu pai recebeu o diagnóstico de demência vascular depois de um AVC isquêmico há 3 anos. Ele parou de trabalhar, pois confundia-se com tabelas e cálculos, mas a filha disse que ele ainda dirigia no bairro, ia para a academia sozinho e gostava de ir pescar com os amigos. Após avaliação minuciosa, João realizou uma tomografia de crânio, já que se tratava de um quadro de demência vascular e a equipe suspeitou da possibilidade de um novo evento isquêmico. A tomografia revelou um hematoma subdural agudo de volume significativo.

CASO 2

Maria, 89 anos, professora de português, está na sua terceira internação hospitalar dos últimos 6 meses por conta de uma pneumonia adquirida na comunidade. A paciente recebeu o diagnóstico de doença de Alzheimer há 12 anos; no último ano tornou-se acamada e perdeu a capacidade de comunicação. A equipe do pronto-socorro ficou na dúvida se internava a paciente na UTI, apesar do quadro respiratório grave, por conta do quadro demencial avançado.

DEFINIÇÕES

Demência é definida como uma síndrome caracterizada por um declínio cognitivo e/ou comportamental cujos sintomas interferem nas atividades de vida diária (AVD), levando a um prejuízo funcional em relação a níveis prévios e não explicáveis por *delirium* ou transtorno psiquiátrico maior.

A demência possui diferentes causas que podem ser separadas de forma prática entre as neurodegenerativas (primárias) e as não neurodegenerativas (secundárias), grupo que pode incluir causas potencialmente reversíveis. Essa diferenciação é importante porque o planejamento de cuidados paliativos pode mudar consideravelmente de acordo com a etiologia do quadro demencial.

A apresentação clínica da demência é muito ampla e varia muito de acordo com o estágio em que o paciente se encontra. De forma simples, a demência pode ser separada em três fases: leve, moderada e avançada.

Apesar de ser uma condição que afeta o sistema nervoso central, a demência predispõe o paciente a uma série de intercorrências clínicas e neuropsiquiátricas, cujo manejo pode ser desafiador.

EPIDEMIOLOGIA

A prevalência de demência na população idosa no Brasil é de 5,1% a 17,5%, variando de acordo com a região estudada e com o delineamento do estudo, e aumentando de forma significativa com a idade. Em 2019, a estimativa é de que havia 2,46 milhões de pessoas vivendo com demência no Brasil, e as projeções indicam que esse número atingirá 5,05 milhões em 2039 e 8,74 milhões em 2049.

Apesar da alta prevalência, há ainda uma alta taxa de subdiagnóstico, especialmente em países em desenvolvimento, como o Brasil. A dificuldade no diagnóstico adequado da demência pode ser atribuída a diversos fatores, incluindo o estigma, a crença de que problemas de memória são inerentes ao envelhecimento e a falta de capacitação adequada dos profissionais de saúde.

AVALIAÇÃO INICIAL

Para sistematizar a abordagem inicial de pacientes com demência que são internados em ambiente hospitalar crítico, criamos um roteiro de perguntas importantes a serem respondidas e esclarecidas, resumidas na Figura 1. Essa etapa permite um planejamento terapêutico adequado, que seja individualizado para o paciente e que respeite os princípios da boa prática médica.

Perguntas norteadoras

1. Existe um quadro demencial? Ele foi confirmado e investigado?

O diagnóstico da demência é sempre clínico, baseado em história clínica, avaliação de funcionalidade e avaliação cognitiva. No entanto, a avaliação de pacientes idosos internados pode superestimar as dificuldades cognitivas. Por isso, a entre-

1. Existe um quadro demencial? Ele foi confirmado e investigado?
A confirmação diagnóstica é essencial para evitar confusões com quadros transitórios como o *delirium*. A entrevista com familiares é imprescindível.

2. Qual é a causa da demência?
Nem toda demência é doença de Alzheimer. Conhecer a etiologia ajuda a estimar o curso clínico e definir intervenções apropriadas.

3. Em qual estágio do quadro demencial o paciente se encontra? Qual a sua funcionalidade?
Avaliar gravidade e funcionalidade é fundamental para traçar metas realistas e definir um planejamento de cuidado tecnicamente adequado.

4. Há algum evento agudo que justifique a piora clínica ou neurológica?
Investigar causas potencialmente reversíveis, como infecções, distúrbios metabólicos ou eventos neurológicos agudos.

5. O paciente tem um testamento vital ou expressou de alguma forma suas prioridades e preferências?
Identificar previamente os valores do paciente é essencial para garantir condutas proporcionais e evitar intervenções indesejadas.

Figura 1 Sistematização da abordagem inicial do paciente com demência em cenários de cuidados ao paciente crítico.

vista com a família é fundamental para entender se o diagnóstico foi confirmado e se ele foi investigado adequadamente.

2. Qual é a causa da demência?

Nem toda demência é igual e nem toda demência é causada pela doença de Alzheimer. Determinar a etiologia da demência permite entender melhor qual a evolução esperada e quais são as perspectivas terapêuticas disponíveis. A avaliação da causa da demência será detalhada a seguir e é resumida na Tabela 1.

3. Em qual estágio do quadro demencial o paciente se encontra? Qual a sua funcionalidade?

A apresentação do quadro demencial é muito ampla e varia muito com o estágio em que o paciente se encontra. A qualidade de vida, a funcionalidade e a autonomia declinam de forma importante ao longo da progressão da demência. A programação de cuidados paliativos varia muito ao longo de cada estágio.

A escala de FAST é muito utilizada para graduar a funcionalidade do quadro demencial (presente na Tabela 4).

4. Há algum evento agudo que justifique a piora clínica ou neurológica?

O profissional de saúde deve investigar de forma adequada e extensiva se existe algum motivo específico que justifique a descompensação atual do quadro do paciente, principalmente com foco em causas tratáveis e reversíveis.

É importante discernir de forma clara se estamos diante de uma progressão lenta e esperada do quadro demencial ou se estamos diante de uma intercorrência aguda, cujo tratamento pode melhorar a qualidade de vida do paciente.

A avaliação diagnóstica do evento agudo será detalhada a seguir e as principais causas agudas que podem causar a descompensação de pacientes com demência estão presentes na Tabela 3.

5. O paciente tem alguma diretiva antecipada de vontade?

Antes de discutir e seguir um determinado plano terapêutico, a equipe de saúde deve primeiro consultar o paciente (caso esteja lúcido e consciente) e sua família se houve a prévia delimitação de um plano de cuidados. Mesmo que não tenha sido redigido um documento formal, deve ser investigado se o paciente expressou previamente de alguma forma como gostaria de ser cuidado. O contato com os profissionais que já conhecem o paciente também pode ajudar.

ABORDAGEM DIAGNÓSTICA DA DEMÊNCIA

O diagnóstico da demência é sempre clínico. Não existe um exame complementar que estabeleca o diagnóstico. Ele deve ser dado após uma avaliação minuciosa da história clínica, do exame cognitivo e da avaliação funcional do indivíduo. Embora o diagnóstico de demência possa ser feito em ambiente hospitalar, deve-se ter atenção quanto aos vários fatores confundidores que podem enviesar a avaliação do quadro quando feito na fase aguda. Por isso, avaliar de forma minuciosa o histórico do indivíduo antes da intercorrência que o levou ao hospital permite entender o panorama de forma mais fidedigna. Além disso, é válido o esforço de ouvir mais de um membro do círculo familiar e social para evitar avaliações enviesadas por subjetividade e distorção emocional.

A diferenciação etiológica pode ser difícil de realizar na fase de piora aguda e nas fases avançadas da demência, quando os quadros convergem para acometimento cerebral difuso. Espera-se que o quadro já tenha sido investigado previamente e que a família tenha ciência dessa etapa. Mesmo assim, é importante que o profissional conheça as diferentes causas de demência.

Na Tabela 1 são listadas as principais causas de demência.

Tabela 1 Diferentes causas de demência

Tipo de demência	Mecanismo patológico	Características clínicas	Curso clínico	Observações importantes
Doença de Alzheimer	Deposição de beta--amiloide e tau fosforilada	· Início com déficits de memória · Progressão para múltiplos domínios cognitivos	Progressivo	Responsável por ~60% dos casos de demência
Demência vascular (CCV)	Lesões vasculares cerebrais (isquêmicas/hemorrágicas)	· Heterogênea · Pode ter déficits focais · Associada a fatores de risco vascular	Variável (pode ser escalonado em degraus ou estável)	2ª causa mais comum Melhor prevenção com controle vascular
Demência por corpos de Lewy	Deposição de alfa-sinucleína	· Parkinsonismo · Alucinações visuais · Flutuação cognitiva · Transtornos do sono	Progressivo	Sensível a antipsicóticos (evitar) Boa resposta a inibidores da colinesterase
Demência frontotemporal	Deposição de tau ou TDP-43	· Alterações comportamentais precoces · Desinibição · Afasia progressiva	Progressivo	Mais comum em < 65 anos Déficit de memória pode aparecer tardiamente
Demências potencialmente reversíveis	Diversas causas (metabólicas, estruturais etc.)	· Quadro variável conforme etiologia · Sinais de alarme: evolução rápida, sintomas sistêmicos, crise epiléptica	Dependente da causa. Pode ser reversível ou parcialmente reversível	Causas incluem: · Deficiência de B12 · Hipotireoidismo · Hidrocefalia · Neoplasias · Infecções · Encefalites imunomediadas

Atenção
A exata caracterização da funcionalidade prévia do paciente pode ser difícil. É frequente a divergência entre membros da família em relação a essa estimativa. Delinear com os familiares e acompanhantes mais próximos e que mais participam do cuidado ajuda a prevenir equívocos nesta etapa.

ABORDAGEM DIAGNÓSTICA DO EVENTO AGUDO

Pacientes com demência frequentemente são hospitalizados devido a complicações agudas que podem acelerar significativamente o declínio cognitivo e funcional, tornando a investigação rigorosa uma etapa crucial no manejo desses casos

A demência é um fator de risco importantíssimo para o *delirium*, já que diminui as reservas cerebrais de resistência diante dos insultos sistêmicos. Além disso, a demência dificulta a percepção da gravidade do *delirium* e dificulta o seu manejo.

Por outro lado, mesmo em pacientes idosos sem demência o *delirium* pode simular a dificuldade cognitiva típica de quadros demenciais. Isso pode levar a equipe a fazer um diagnóstico equivocado de demência quando ela não estava presente previamente.

Os objetivos desta etapa estão apresentados na Figura 2.

1. Identificar causas potencialmente reversíveis
Como infecções urinárias ou respiratórias e distúrbios metabólicos (hiponatremia, hipoglicemia).

2. Diferenciar piora por causas sistêmicas x neurológicas
Discriminar entre causas como sepse, distúrbios eletrolíticos e insultos neurológicos agudos (AVC, hemorragias, crises epilépticas)

3. Diferenciar progressão natural da demência x eventos agudos tratáveis
Evitar assumir que toda piora clínica é progressão natural da doença neurodegenerativa.

4. Diferenciar *delirium* superposto à demência x *delirium* isolado
Delirium pode ocorrer mesmo sem demência prévia; importante reconhecer o quadro corretamente para guiar o tratamento.

Figura 2 Objetivos da abordagem diagnóstica do evento agudo.
AVC: acidente vascular cerebral.

A Tabela 2 apresenta características clínicas que podem auxiliar no diagnóstico diferencial entre demência e *delirium*.

Tabela 2 Diferenciação entre demência e *delirium*

Característica	Demência	*Delirium*
Início	Insidioso (meses a anos)	Agudo (horas a dias)
Progressão	Progressão lenta e contínua	Flutuante
Duração	Crônica (anos)	Aguda (dias a semanas)
Consciência	Normal (até fases avançadas)	Rebaixada ou hiperalerta
Atenção	Preservada nas fases iniciais	Gravemente prejudicada
Memória	Déficit de memória recente proeminente	Memória globalmente afetada
Pensamento	Organizado, mas empobrecido	Desorganizado, ilógico
Alucinações	Raras (exceto em Lewy)	Frequentes (visuais vívidas)
Reversibilidade	Irreversível	Frequentemente reversível

A Tabela 3 apresenta resumidamente insultos agudos comuns que podem causar a descompensação do paciente com demência.

A identificação correta dos insultos agudos permite traçar um plano de cuidados alinhado com o diagnóstico e o contexto do paciente, evitando intervenções inapropriadas e garantindo que as medidas terapêuticas estejam dentro do que é tecnicamente apropriado e em alinhamento com os valores e preferências do paciente, expressos por ele mesmo ou através de familiares ou entes queridos.

PROGNÓSTICO

Os pacientes com quadros neurodegenerativos evoluem de maneira progressiva e paulatina para um quadro de perda global da funcionalidade, com comprometimento das funções neurológicas básicas, como capacidade de transferência, continência, deglutição e de higiene respiratória. Não é uma tarefa fácil estimar a expectativa de vida em pacientes com demência, mesmo quando estão em estágio avançado. Alguns pacientes podem permanecer em estágio avançado por anos, sendo que essa sobrevida sofre muita influência da qualidade dos cuidados recebidos, da presença de comorbidades clínicas relevantes e do *status* de saúde prévio do paciente.

A questão é que não há ferramentas com elevada acurácia para estimar a sobrevida desses pacientes, tal como existe em outras áreas. O foco da equipe não deve ser em estimar a sobrevida temporal do paciente com demência avançada. Com base nas necessidades e desejos expressos pelo paciente e pela família, a equipe de saúde deve focar em traçar um plano de cuidados que esteja alinhado com essas necessidades.

Tabela 3 Insultos agudos que podem levar à descompensação do paciente com demência

Diagnóstico	Quando suspeitar	Que exame solicitar
Infecção urinária	• Agitação súbita • Febre ou hipotermia • Piora da incontinência	• Urina tipo I + urocultura • Hemograma completo • PCR
Pneumonia	• Tosse produtiva • Febre • Aumento de secreções • Hipoxemia	• Radiografia de tórax • Hemograma + PCR • Gasometria arterial (se grave)
Sepse	• Hipotensão • Taquicardia • Hipotermia ou hipertermia • Confusão aguda	• Hemograma completo • PCR/procalcitonina • Hemoculturas • Eletrólitos
Hiponatremia	• Cefaleia • Náuseas/vômitos • Convulsões • Sonolência	• Sódio sérico • Osmolaridade sérica e urinária
Hipoglicemia	• Sudorese • Tremores • Agitação • Coma	• Glicemia capilar • Glicemia sérica
Constipação grave	• Distensão abdominal • Recusa alimentar • Agitação	• Exame físico abdominal • Radiografia abdominal (se necessário)
Retenção urinária	• Dor suprapúbica • Agitação • Incontinência paradoxal	• Ultrassom de bexiga (resíduo pós-miccional) • Cateterismo de alívio
Efeito de medicamentos	• Benzodiazepínicos • Anticolinérgicos • Opioides	• Revisão da farmácia • Dosagens medicamentosas (se aplicável)
Trauma craniano (hematoma subdural)	• História de queda • Cefaleia • Sonolência • Sinais neurológicos focais	• TC de crânio sem contraste
AVC agudo	• Déficit neurológico focal • Alteração súbita do estado mental	• TC ou RNM de crânio • Avaliação neurológica emergencial
Dor não diagnosticada	• Expressão facial de dor • Gemidos • Resistência ao toque	• Escalas de dor (PAINAD) • Avaliação empírica com analgésicos

AVC: acidente vascular cerebral; PCR: proteína C reativa, RNM: ressonância nuclear magnética; TC: tomografia computadorizada.

Para determinar a elegibilidade para hospice nos Estados Unidos, foram definidos critérios que indicam uma expectativa de vida provavelmente inferior a seis meses. Para isso, o paciente deve estar no estágio 7c ou pior da escala FAST e deve ter apresentado no último ano pelo menos uma das seis complicações listadas. A Tabela 4 apresenta esses critérios, incluindo a escala FAST detalhadamente.

Tabela 4 Diretrizes para estimativa de sobrevida inferior a 6 meses em pacientes com demência (critérios para hospice)

Critério 1 Estágio 7c ou além na escala FAST (*Functional Assessment Staging*) com todas as características dos estágios 6a a 7c:	
Estágio FAST	Definição
Estágio 1	Sem dificuldades objetivas ou subjetivas.
Estágio 2	Queixas subjetivas de esquecimento.
Estágio 3	Dificuldade no trabalho (percebida por colegas) e em viagens para locais novos.
Estágio 4	Capacidade reduzida para tarefas complexas (ex.: planejar jantares, gerenciar finanças).
Estágio 5	Necessita ajuda para escolher roupas adequadas ao dia/estação/ocasião.
Estágio 6a	Não consegue se vestir sem assistência (ocasionalmente/frequentemente).
Estágio 6b	Não consegue se banhar sem assistência (ocasionalmente/frequentemente).
Estágio 6c	Não consegue realizar a mecânica do toalete sem assistência (ocasionalmente/frequentemente).
Estágio 6d	Incontinência urinária (ocasional/frequente).
Estágio 6e	Incontinência fecal (ocasional/frequente).
Estágio 7a	Fala limitada a < 6 palavras inteligíveis/dia.
Estágio 7b	Fala limitada a 1 palavra inteligível/dia.
Estágio 7c	Incapaz de deambular sem ajuda.
Estágio 7d	Incapaz de sentar-se sem apoio.
Estágio 7e	Incapaz de sorrir.
Estágio 7f	Incapaz de sustentar a cabeça.
Critério 2 Pelo menos uma das seguintes condições médicas no último ano:	
Pneumonia por aspiração	
Pielonefrite ou outra infecção do trato urinário superior	
Septicemia	
Úlcera por pressão múltipla (estágios 3 ou 4)	
Febre recorrente após tratamento com antibióticos	
Problemas alimentares: ingestão insuficiente para sustentar a vida. Ex.:	
• Perda de peso > 10% em 6 meses (pacientes com sonda) **ou**	
• Albumina sérica < 2,5 g/dL	

PLANO TERAPÊUTICO

O plano terapêutico deve ser individualizado, sempre levando em conta o contexto da internação, a trajetória prévia do quadro demencial e o respeito aos valores e plano de cuidado estabelecidos pelo paciente e/ou sua família.

Na Tabela 5 estão listadas algumas orientações de como lidar com complicações típicas da fase avançada da demência.

Tabela 5 Orientações de manejo de complicações relacionadas à demência avançada

Nutrição/ alimentação por sonda	• Evitar alimentação por sonda, pois não prolonga a vida nem melhora a qualidade de vida. • Priorizar alimentação manual, com refeições pequenas, calóricas e de textura adequada. • Seguimento com nutricionista e fonoaudiólogo.
Infecções (ITU/ pneumonia)	• Tratar infecções baseando-se nos objetivos de cuidado do paciente. • Evitar tratar bacteriúria assintomática. • Usar critérios clínicos para iniciar antibióticos. • Tentar tratar em ambiente não hospitalar.
Manejo da dor	• Usar escalas como PAINAD para avaliação. • Adotar abordagens não farmacológicas (ex.: musicoterapia, reposicionamento). • Usar analgésicos com cautela, evitando iatrogenia medicamentosa.
Dispneia	• Opioides de ação rápida para alívio agudo. • Oxigenoterapia se saturação < 88%. • Tratar ansiedade associada. • Tratar comorbidades pulmonares se houver.
Delirium	• Identificar causas reversíveis (infecções, desidratação). • Antipsicóticos apenas para sintomas graves (haloperidol, risperidona). • Foco em intervenções ambientais (rotina, objetos familiares).
Medicações continuadas	• Desprescrever medicamentos sem benefício claro (ex.: colinesterásicos estatinas). • Usar critérios como Beers para orientar a desprescrição.
Cuidado espiritual	• Acessar a espiritualidade do paciente e de sua família. • Atender às necessidades espirituais individuais (rituais, presença de líderes religiosos).

ITU: infecções do trato urinário.

As questões norteadoras, que devem ser respondidas sistematicamente na abordagem inicial, ajudam a definir os objetivos do plano de cuidados e ajudam a escolher as opções terapêuticas disponíveis que melhor se alinham a esses objetivos. No Quadro 1, trazemos exemplos desta forma de condução ajustada aos casos norteadores deste capítulo e resumimos os desfechos de cada caso.

Quadro 1

Caso 1

1. Existe um quadro demencial? Ele foi confirmado e investigado?
Sim. O paciente possui quadro demencial que já foi investigado.

2. Qual é a causa da demência?
Comprometimento cognitivo vascular, causado por um AVC isquêmico prévio.

3. Em qual estágio do quadro demencial o paciente se encontra? Qual a sua funcionalidade?
Paciente em estágio inicial, com comprometimento leve. Perdeu funcionalidade para o trabalho e para algumas atividades instrumentais, mas ainda mantém uma rotina que lhe traz satisfação.

4. Há algum evento agudo que justifique a piora clínica ou neurológica?
Sim. Foi identificado um hematoma subdural como o causador do quadro atual. A piora neurológica não foi atribuída a um quadro de demência avançada.

5. O paciente e a família têm alguma diretriz antecipada de vontades?
Não.

Planejamento de cuidados baseados nas perguntas norteadores: trata-se de um paciente com demência leve de causa não neurodegenerativa, com bom funcionamento na sua rotina, com uma piora aguda causada por um evento potencialmente reversível (hematoma subdural). Diante disso, a proposta de intervenção cirúrgica, mesmo que invasiva e complexa, faz sentido neste momento e presume-se que será capaz de lhe devolver funcionalidade e qualidade de vida.

Desfecho do caso: João foi submetido a drenagem cirúrgica do hematoma sem intercorrências. Ficou internado na UTI por 5 dias e na enfermaria por mais 10 dias. Três meses depois da alta, João ficou com um declínio cognitivo um pouco mais acentuado do que antes da internação, mas ainda conseguia fazer as coisas que ele julgava mais importantes em sua vida.

Este caso ressalta a necessidade de fazer uma boa avaliação da causa da demência, do estágio em que ela se encontra e da funcionalidade do paciente para seguir um plano terapêutico que esteja alinhado com o contexto. Não é porque esse paciente tem diagnóstico de demência que ele não pode ser submetido a um procedimento cirúrgico, que no caso foi bem indicado e trouxe melhora funcional e de qualidade de vida.

Caso 2

1. Existe um quadro demencial? Ele foi confirmado e investigado?
Sim. O paciente possui quadro demencial que já foi investigado.

2. Qual é a causa da demência?
Doença de Alzheimer.

3. Em qual estágio do quadro demencial o paciente se encontra? Qual a sua funcionalidade?
Paciente em estágio avançado, FAST 7c, acamada há um ano, com perda da comunicação verbal.

4. Há algum evento agudo que justifique a piora clínica ou neurológica?
Sim, foi identificada uma pneumonia. No entanto, o quadro demencial em estágio avançado é o principal fator precipitante da intercorrência atual.

(continua)

Quadro 1 *(continuação)*

5. O paciente e a família têm alguma diretriz antecipada de vontades?

Sim. Apesar de não trazer escrita o geriatra assistente e os familiares já haviam alinhado como seriam os cuidados na fase avançada, com base nos valores da paciente. Relataram que, na fase inicial do quadro, Maria sempre repetia que não gostaria de ficar acamada e que jamais gostaria de receber comida por uma sonda, já que ela havia cuidado do marido que usou sonda por um tempo devido a um câncer.

Planejamento de cuidados baseados nas perguntas norteadoras: trata-se de uma paciente com demência avançada, de causa neurodegenerativa, em estágio avançado, que está acumulando intercorrências infecciosas que são decorrentes do quadro avançado e com delineamento de cuidados já estabelecido pela família. Sendo assim, optou-se pelo tratamento do quadro infeccioso em domicílio, em regime de *homecare*.

Desfecho do caso: Maria realizou o tratamento em casa sem intercorrências. Ela ficou bem depois deste episódio de pneumonia, mas veio a falecer 9 meses depois de um outro episódio de infecção. Ela faleceu em casa, sem sonda e na companhia dos filhos, netos e bisnetos.

Este caso ressalta algumas particularidades dos cuidados na fase avançada da demência. O conhecimento e o preparo da família ajudaram muito na elaboração de um plano de cuidados que respeitasse o que a paciente expressou como seu desejo.

REFERÊNCIAS BIBLIOGRÁFICAS

1. Academia Brasileira de Neurologia. Departamento Científico de Neurologia Cognitiva e do Envelhecimento. Declínio cognitivo subjetivo, comprometimento cognitivo leve e demência – diagnóstico sindrômico: recomendações do Departamento Científico de Neurologia Cognitiva e do Envelhecimento da Academia Brasileira de Neurologia [Internet]. Dement Neuropsychol. 2022 Set, 16(3 Suppl 1). Disponível em: https://doi.org/10.1590/1980-5764-DN-2022-S101PT. Acesso em: 29/03/2025.
2. Brasil. Ministério da Saúde. Secretaria de Atenção Primária à Saúde. Departamento de Gestão do Cuidado Integral. Relatório nacional sobre a demência: Epidemiologia, (re)conhecimento e projeções futuras [Internet]. Brasília: Ministério da Saúde; 2024. Disponível em: http://bvsms.saude.gov.br/bvs/publicacoes/relatorio_nacional_demencia_brasil.pdf. Acesso em: 29/03/2025.
3. Mitchell SL. Advanced dementia. N Engl J Med. 2015;373(13):1276-7.
4. Nakamura AE, et al. Dementia underdiagnosis in Brazil. The Lancet. 2015;385(9966): 418-9. Disponível em: https://linkinghub.elsevier.com/retrieve/pii/S0140673615601532. Acesso em: 29/03/2025.
5. Gupta E, Patel P. Palliative care in dementia. Ann Palliat Med. 2024;13(4):791-807.
6. Walsh SC, Murphy E, Devane D, et al. Palliative care interventions in advanced dementia. Cochrane Database Syst Rev. 2021;9(9):CD011513.
7. Inouye SK. Delirium in older persons. N Engl J Med. 2006;354(11):1157-65.

21

Cirurgias no paciente idoso

Carlos de Almeida Obregon

Irineu tem 88 anos e tem como antecedentes doença pulmonar obstrutiva crônica (DPOC) e insuficiência cardíaca com fração de ejeção preservada. Apesar da idade avançada e das comorbidades, é totalmente independente para atividades básicas da vida diária (ABVDs) e parcialmente dependente para atividades instrumentais da vida diária (AIVDs) – visto que requer auxílio para locomoção e transporte (devido à baixa acuidade visual).
Há dois meses tem se queixado de constipação e feito uso de laxativos por meios próprios. Entretanto, há aproximadamente uma semana evoluiu com dor hipogástrica em cólica progressiva e há um dia não elimina flatos. Após muita insistência de seu neto, aceitou ser trazido ao pronto-atendimento para avaliação.
Após ser avaliado e submetido a exames complementares, foi constatado abdome agudo obstrutivo secundário a provável neoplasia maligna do cólon sigmoide. Seu quadro clínico era delicado, pois apesar de não apresentar complicações imediatamente ameaçadoras à vida (como obstrução em alça fechada ou perfuração), deveria ser operado com brevidade. Entretanto, a idade avançada e as comorbidades de Irineu nos obrigam a analisar seu tratamento de forma individualizada e objetiva. Por onde começamos?

Nas últimas décadas, o crescimento da expectativa de vida no Brasil (passando de 57 anos em 1970 para 76 anos em 2023) alterou a concepção de senescência historicamente adotada por cientistas sociais e profissionais de saúde.[1] Graças à adoção de medidas de prevenção primária e secundária, é cada vez mais frequente lidarmos com pacientes idosos com boa funcionalidade e autonomia.[2]

Além disso, projeções do IBGE (Instituto Brasileiro de Geografia e Estatística) demonstram um importante aumento da proporção de idosos na população, tendo quase duplicado nos últimos vinte anos (de 8,7 para 15,6%).[1] É esperado que esse aumento reflita no aumento de pacientes idosos em acompanhamento médico por conta de comorbidades ou mesmo requerendo cirurgias. Um estudo epidemiológico feito em 2010 nos Estados Unidos revelou um aumento do percentual de cirurgias realizadas em pacientes com idade superior a 65 anos, de 19% para 35%.[3]

O processo de envelhecimento provoca declínio gradual das reservas fisiológicas, e essa mudança aparenta ter muito maior impacto em desfechos negativos e complicações que a própria idade cronológica. Desta forma, é imperativa a avaliação desse declínio de forma objetiva e bem fundamentada. Mesmo pacientes idosos comprometidos podem tolerar adequadamente um procedimento cirúrgico, contanto que haja boa condução do procedimento pela equipe multidisciplinar e evolução pós-operatória adequada.[2]

Um detalhe frequentemente desconhecido ou negligenciado é que o curso de muitas doenças cirúrgicas no idoso pode ser diferente do observado em pacientes jovens. Como resultado, é frequente que pacientes idosos sejam diagnosticados tardiamente com doenças potencialmente mais graves. Por exemplo, é estimado que aproximadamente 50% das apendicites em pacientes acima dos 65 anos sejam complicadas, contra menos de 25% em pacientes mais jovens.[2] O treinamento adequado de profissionais de saúde e baixos limiares de suspeição são ferramentas importantes para prevenir complicações associadas a atraso de diagnósticos.

Uma vez que envelhecimento, multimorbidade e fragilidade são associados a piores desfechos cirúrgicos, especialmente em cenários críticos, é necessária comunicação clara para a tomada de decisão compartilhada com o paciente e os familiares, alinhando o plano terapêutico aos valores e objetivos de cuidado do paciente nessas situações de alto risco. A discussão de possíveis complicações e repercussões a longo prazo, considerando o "melhor e pior cenário", pode ser uma ferramenta útil para auxiliar pacientes e famílias a refletirem sobre as incertezas associadas ao procedimento e a contemplar a aceitabilidade de desfechos diversos.[4]

Importante

Em cenários de urgência e emergência, a avaliação funcional do paciente idoso pode ser inviabilizada. Entretanto, o profissional deve se atentar aos seguintes domínios, sempre que possível:

- **Funcionalidade:** o quanto e de que forma o paciente é ativo e autônomo?
- **Nutrição:** houve perda ponderal? Houve redução da ingesta alimentar?
- **Cognição:** há déficit cognitivo preexistente? Ele pode ser estimado?
- **Fragilidade:** há sinais de sarcopenia? Força anormalmente reduzida? Marcha lenta? Exaustão autorreferida?
- **Valores:** qual a qualidade de vida atual percebida pelo paciente? Há compreensão adequada em relação aos riscos e benefícios do procedimento cirúrgico?

AVALIAÇÃO

Frequentemente, cirurgiões são chamados para avaliar pacientes idosos com patologias cirúrgicas, tanto em cenários de urgência como eletivos. Além das prioridades gerais – sempre importantes independentemente da idade – como condições clínicas atuais e pregressas, achados do exame físico e de exames complementares, é essencial ter cuidado especial com:

- Medicamentos em uso (e possíveis interações medicamentosas), tendo em vista a maior tendência do paciente idoso de ter comorbidades e usar múltiplas classes de medicamentos.
- Funcionalidade e autonomia prévias (avaliação de independência para ABVDs e AIVDs), pois pacientes com maior grau de dependência possuem maior risco de imobilidade no pós-operatório (o que acarreta maior risco de atelectasia e tromboembolismo venoso).[2] A inatividade (definida como a incapacidade de deixar a casa por conta própria por pelo menos duas vezes na semana) é um fator independente de mau prognóstico cirúrgico.[5] Considerando o provável diagnóstico oncológico do paciente exposto no caso clínico, o uso de ferramentas objetivas pode auxiliar na estimativa de funcionalidade, como os escores KPS (*Karnofsky Performance Status*) e ECOG (*Eastern Cooperative Oncology Group*), expostos nas Tabelas 1 e 2.
- Cognição. Apesar de ser uma variável pouco valorizada por cirurgiões (raramente fazendo parte da história e do exame físico), pacientes com déficit cognitivo possuem risco muito maior para *delirium* pós-operatório. A presença de déficits sensoriais (sobretudo visuais e auditivos) pode potencializar esse risco, inclusive estando associada a eventos adversos graves, como quedas durante a internação.
- Fragilidade. Apesar de frequentemente ser associado à funcionalidade e autonomia, e do senso comum interpretar como "fácil" o reconhecimento de um indivíduo frágil, há vários componentes associados com o fenótipo de fragilidade e nem sempre seu reconhecimento é simples. Fragilidade é descrita como uma síndrome geriátrica na qual a queda nas reservas de vários órgãos e sistemas deixa o indivíduo menos capaz de responder ao estresse orgânico.[2] Para rastreio e categorização de fragilidade, é comum a utilização de testes clínicos para avaliação de força muscular, tolerância aos esforços repetidos e equilíbrio. Existem vários instrumentos validados para a avaliação deste domínio, conforme aprofundado no Capítulo "Fragilidade no idoso em emergência e UTI". Porém, independentemente do instrumento escolhido, há associação de fragilidade pré-operatória com maior mortalidade intra e extra-hospitalar, complicações pós-operatórias, tempo de internação e não retorno ao domicílio após a alta.[8]
- Estado nutricional. A má nutrição é um fator de risco independente para morbidade e mortalidade pós-operatória, e infelizmente é subdiagnosticada em pacientes idosos. Dados estadunidenses estimam a prevalência de desnutrição em 15% para idosos residentes na comunidade, entre 35-65% dos idosos

Tabela 1 Escore KPS (*Karnofsky Performance Status Score*)

Apto a conduzir atividades normais e trabalhar. Sem necessidade de cuidados especiais.	100	Normal, sem queixas, sem evidências de doença.
	90	Apto às atividades normais. Mínimos sinais ou sintomas.
	80	Atividades normais com esforço. Alguns sinais ou sintomas de adoecimento.
Incapaz de trabalhar. Apto a permanecer em casa e realizar a maior parte das tarefas pessoais. Necessidade de assistência variável.	70	Capaz do autocuidado. Incapaz de trabalhar ativamente.
	60	Requer assistência ocasional, mas é apto à maior parte do autocuidado.
	50	Requer assistência considerável e frequentes cuidados médicos.
Incapaz do autocuidado. Requer cuidados institucionais ou hospitalares. Doença pode estar progredindo rapidamente.	40	Inabilitado. Requer cuidados e assistência especiais.
	30	Gravemente inabilitado. Internação hospitalar é indicada, apesar de não se considerar morte iminente.
	20	Muito adoecido. Internação hospitalar e suporte ativo necessários.
	10	Moribundo. Fase ativa de morte.
	0	Morte.

Fonte: adaptada de Gerlach et al., 2014.[6]

Tabela 2 Escore ECOG (*Eastern Cooperative Oncology Group*)

Escore	*Status* do paciente
0	Completamente ativo, apto a conduzir todas as atividades que conduzia previamente ao adoecimento sem restrições.
1	Restrito para atividades fisicamente extenuantes, mas capaz de deambular e de conduzir trabalhos de menor intensidade.
2	Capaz de deambular e de exercer autocuidado, mas incapaz de realizar atividades de trabalho. Ativo por mais de 50% do tempo.
3	Capaz de conduzir apenas uma parte do autocuidado. Confinado à cama ou à cadeira por mais de 50% do tempo.
4	Completamente incapaz e restrito ao leito/cadeira. Não é capaz de realizar o autocuidado.

Fonte: adaptada de Steinberg et al., 2020.[7]

internados em hospitais de cuidados agudos e de 25-60% dos idosos institucionalizados.[2] Como agravante, muitos idosos sofrem com dificuldades para alimentação (que podem estar associadas a restrições financeiras, mobilidade limitada, má dentição e distúrbios gastrointestinais crônicos), que colaboram para a maior predisposição à desnutrição e sarcopenia.[2] O índice de massa corporal (IMC) isoladamente é incapaz de triar adequadamente pacientes com risco nutricional. O uso de ferramentas validadas como o PONS (*Perioperative Nutrition Screen*), exemplificado na Figura 1, possui melhor acurácia para detectar risco nutricional.[9] Por fim, para pacientes em risco, a atuação de equipe multidisciplinar em terapia nutricional (EMTN) é fundamental não apenas para definir a segurança de se prosseguir com cirurgia (para casos eletivos), mas para acompanhar o pós-cirúrgico e prevenir complicações.

- Valores e preferências do paciente. Nas últimas décadas, atenção especial tem sido dada à autonomia do paciente, contrapondo decisões unilaterais (ou "paternalistas") do médico à tomada de decisão compartilhada como um modelo mais adequado, que integra o conhecimento técnico do profissional de saúde com a visão de mundo e avaliação de riscos toleráveis ao paciente. Essa integração busca garantir que as decisões tomadas estejam de acordo com o que mais

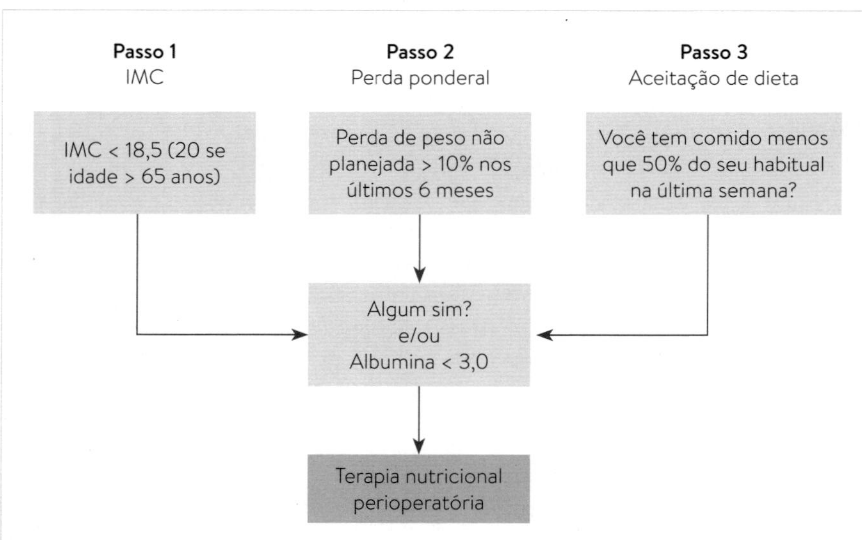

Figura 1 Esquematização do PONS (*Perioperative Nutrition Screen*) enquanto método de triagem para pacientes com risco nutricional e necessidade de avaliação por EMTN.
Nota: perceba que o valor do IMC é diferente quando lidamos com pacientes com idade acima de 65 anos.
Fonte: adaptada de Williams et al., 2020.[9]

importa para o paciente (por exemplo, cognição, funcionalidade, tempo ou qualidade de vida). No contexto perioperatório, é importante informar sobre os objetivos do procedimento cirúrgico, riscos de complicações e alternativas ao procedimento, auxiliando o paciente a imaginar o impacto para sua qualidade de vida em diferentes cenários. Além do consentimento cirúrgico em si, em caso de evolução desfavorável, ter acessado previamente o valor que o paciente atribui à independência física e à autonomia cognitiva pode ser valioso para a tomada de decisões por familiares e cirurgiões em quadros arrastados e de múltiplas complicações, sempre alinhando as intervenções com os objetivos de cuidado do paciente. Pode ser útil apresentar diferentes possibilidades de desfecho para cada intervenção (por exemplo, abordagem cirúrgica ou tratamento clínico com foco em conforto) como o "melhor cenário", "pior cenário" e o cenário mais provável considerando a avaliação global do paciente.[4]

Após indicada internação hospitalar, foram instituídas as primeiras medidas de cuidado e Irineu foi alocado em leito de enfermaria. O cirurgião responsável pelo seu cuidado solicitou avaliação por outros profissionais, visando avaliação global que permitisse decidir pela conduta mais assertiva.

A equipe de geriatria conduziu avaliação clínica ampla e chegou às conclusões de que o paciente tem autonomia preservada e boa cognição. Entretanto, foi considerado frágil por pontuar 3 dos 5 critérios do questionário FRAIL e com moderado risco para *delirium* pelo escore AWOL.[10] Desta forma, o procedimento cirúrgico não foi contraindicado, mas foram orientadas ressalvas quanto à prudência de se abreviar o tempo de cirurgia (a fim de evitar longa exposição aos agentes anestésicos), do pós-operatório imediato ser feito em UTI (sobretudo pelo risco de descompensação das comorbidades prévias), manutenção da euvolemia (evitando desidratação e sobrecarga hídrica) e atenção para fisioterapia motora e respiratória precoce (para reduzir o risco de atelectasia, tromboembolismo venoso e pneumonia).

A EMTN qualificou o paciente como em risco nutricional devido à baixa ingesta alimentar recente, mas não orientou adiamento da cirurgia por conta do quadro obstrutivo atual. Foram orientadas medidas para abreviação do jejum pós-operatório e mobilização precoce (a fim de impedir íleo prolongado).

O paciente compreendeu seu diagnóstico, os riscos envolvidos no tratamento (incluindo a possibilidade de confecção de colostomia, infecção pós-operatória, descompensação de comorbidades de base, internação prolongada com perda de funcionalidade associada) e os objetivos da abordagem cirúrgica (resolução da obstrução, controle de sintomas e ganho de sobrevida). Foi informado de que o desfecho mais provável com a abordagem cirúrgica seria a resolução da obstrução sem necessidade de colostomia, com possibilidade de complicações infecciosas e nutricionais pós-operatórias, porém com boas perspectivas de retorno ao domicílio. Também compreendeu que, em caso de manejo clínico, o quadro obstrutivo provavelmente iria se perpetuar, resultando em infecção grave, disfunções orgânicas e óbito intra-hospitalar. Juntamente com sua família, optou por fazer o procedimento cirúrgico, deixando claro que seu maior objetivo era retornar ao convívio familiar. No dia seguinte, foi realizada retossigmoidectomia com anastomose colorretal, e o paciente apresentou boa evolução pós-operatória. Foi encaminhado ao oncologista para avaliação de tratamentos adjuvantes.

O caso do Sr. Irineu retrata uma situação muito próxima do ideal, visto que o paciente preservava boa autonomia e psiquismo, houve tempo hábil para avaliação multiprofissional (pois, apesar de urgente, seu quadro era estável) e o motivo do adoecimento, apesar de grave, era passível de resolução completa. No entanto, é frequente lidarmos com situações e ambientes menos favoráveis:

- Em hospitais de menor complexidade ou mesmo em centros terciários (mas com pacientes clinicamente instáveis – onde não há tempo hábil para avaliação por outros profissionais), é comum o cirurgião assumir o protagonismo da escolha entre indicar ou não um procedimento cirúrgico, devendo utilizar as ferramentas de triagem habitualmente utilizadas pela geriatria e EMTN para categorizar o risco de forma individual.
- De maneira geral, a decisão de contraindicar uma cirurgia é habitualmente mais difícil e desafiadora do que a própria indicação. Apesar dos dados de triagem previamente expostos auxiliarem na avaliação do paciente, devemos também levar em consideração a gravidade (e reversibilidade) do diagnóstico atual e o porte da cirurgia proposta. Por exemplo, outro paciente com o mesmo diagnóstico que o Sr. Irineu poderia:
  - Ser submetido à retossigmoidectomia sem anastomose (com colostomia terminal), caso estivesse gravemente desnutrido ou fosse operado em um contexto de perfuração ou sepse abdominal.
  - Ser submetido à colostomia em alça para derivação do trânsito intestinal (sem ressecção do tumor), caso fosse um paciente de maior gravidade clínica (comorbidades descompensadas), doença multimetastática e baixa performance (ECOG 3 ou 4).
  - Ter sua cirurgia contraindicada, caso fosse admitido com doença multimetastática e vários preditores clínicos de desfecho desfavorável (desnutrição, síndrome demencial avançada, fragilidade) e evolução para óbito em questão de dias (KPS 10 e 20).
  - Optar por não realizar o procedimento cirúrgico, a depender do risco de desfechos funcionais piores e do valor atribuído pelo paciente ao estilo de vida atual, ciente da provável evolução para óbito.
- Outro ponto de difícil avaliação pelo cirurgião é quando, mesmo com a melhor avaliação pré-operatória possível, comunicação adequada com paciente e familiares e boas condições técnicas cirúrgicas, o paciente evolui com complicações pós-operatórias, como deiscências, infecções, descompensação de doenças de base ou associação de disfunções orgânicas novas. Especialmente quando há sucesso na abordagem cirúrgica, porém a evolução ocorre com grande morbidade associada, cria-se um panorama de grande sofrimento moral para todos os envolvidos, exigindo delicadeza na consideração de novas intervenções.

Nesse cenário, é essencial a reavaliação global do paciente, reacessando o prognóstico diante das novas condições e discutindo com o paciente e/ou seus familiares para realinhamento do plano terapêutico.

A Figura 2 propõe um fluxograma para avaliação de pacientes idosos com proposta de abordagem cirúrgica no departamento de emergência e UTI.

Veja agora este outro caso que sinaliza uma situação mais desafiadora.

> Vera é uma senhora de 83 anos portadora de doença de Alzheimer avançada. Vive em casa de repouso e foi trazida ao pronto-atendimento por ambulância após os funcionários da instituição reportarem que ela está gemente por mais de oito horas. Contam que apresentou quatro episódios de diarreia líquida ao longo do dia, e que tem estado mais apática. Alimenta-se exclusivamente por gastrostomia e não verbaliza.
>
> Tem antecedente de hipotireoidismo e de fibrilação atrial. Fez uso de anticoagulantes durante muitos anos, até que fossem suspensos devido ao avançar da idade e risco de quedas.
>
> Ao exame físico, está desidratada e com extremidades frias. Possui abertura ocular somente aos estímulos e murmura sons incompreensíveis. O pulso é arrítmico e taquicárdico. Está hipotensa e com enchimento capilar lentificado. À palpação, o abdome é distendido, timpânico e difusamente doloroso à palpação. Havia a suspeita de irritação peritoneal embora fosse difícil sua interpretação por conta das condições da paciente.
>
> Foram realizadas medidas iniciais, como oxigenoterapia suplementar, coleta de sangue e urina para exames laboratoriais e expansão volêmica com cristaloides. Devido à suspeita de sepse abdominal, foi iniciada antibioticoterapia empírica com ceftriaxone e metronidazol. Seus exames apontavam alterações importantes: leucocitose (23.000) com neutrofilia, acidose metabólica (pH 7,21/bicarbonato 14/BE -6), hiperlactatemia e disfunção renal aguda (creatinina 2,1 mg/dL). Foi realizada tomografia computadorizada de abdome e pelve sem contraste, com achado de aeroportia extensa, distensão e densificação de alças do intestino delgado e cólon ascendente (Figura 3). Tal achado sinalizava o diagnóstico de isquemia mesentérica aguda, já com sinais tardios (necrose intestinal transmural).

Perceba agora a diferença com o caso anterior:

- Paciente: a Sra. Vera tem importante comprometimento em muitos domínios da avaliação geriátrica: cognição (portadora de síndrome demencial avançada), funcionalidade (dependente para todos os cuidados) e fragilidade. Apesar de não descrito, é muito possível que também exista comprometimento nutricional. Não é possível acessar os valores da Sra. Vera diretamente com a paciente, sendo importante acessar as percepções dos familiares.
- Contexto clínico: a Sra. Vera foi admitida em contexto emergencial, com sinais clínicos de sepse (foco infeccioso e sinais de disfunção multiorgânica). Infelizmente, nesse cenário, o tempo para tomada de decisões é escasso (e isso interfere diretamente no poder de tomada de decisões do cirurgião/emergen-

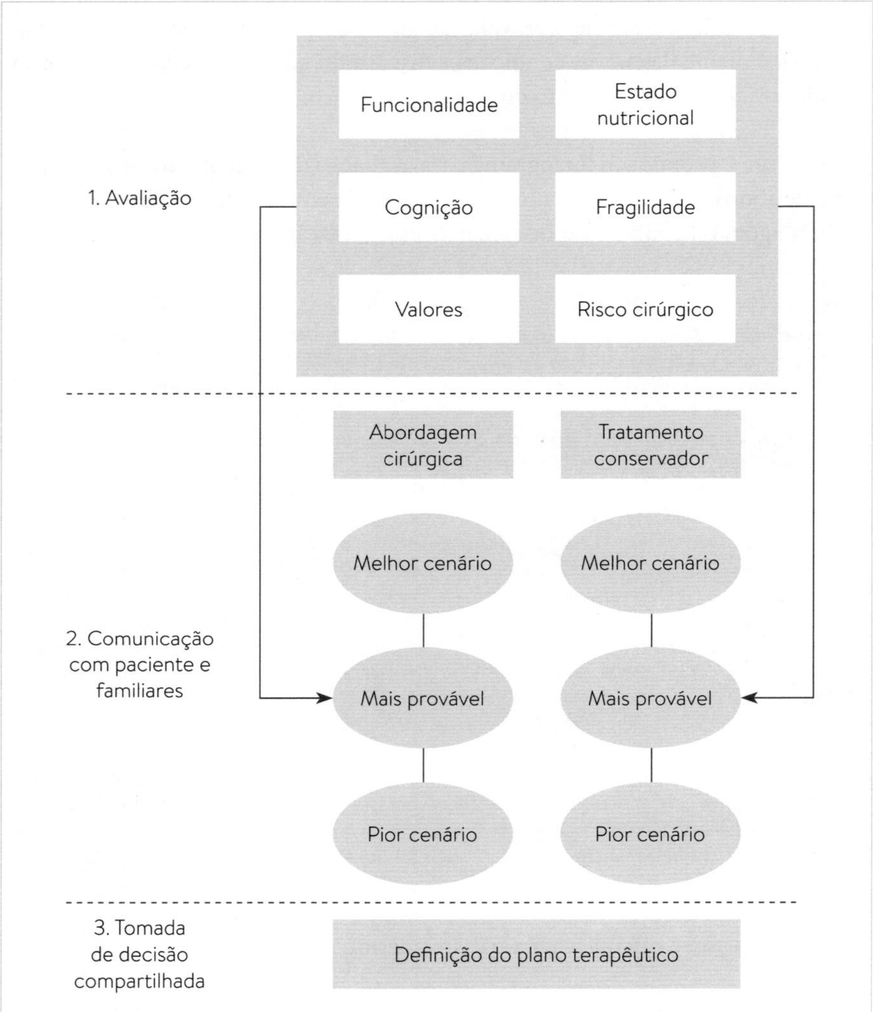

Figura 2 Avaliação pré-operatória de pacientes cirúrgicos idosos. Após a avaliação inicial do paciente, incluindo no mínimo uma análise sumária de funcionalidade, estado nutricional, cognição, fragilidade, valores e risco cirúrgico associado ao porte e urgência do procedimento, propõe-se a comunicação das alternativas terapêuticas (cirúrgicas ou não) com paciente e familiares, pontuando cenários de evolução possíveis, do melhor ao pior. Com a avaliação dos itens descritos acima, é possível individualizar a evolução esperada, esclarecendo o cenário mais provável para aquele paciente especificamente. Assim, busca-se atingir um consenso sobre o melhor plano terapêutico, já tendo elencado informações importantes caso o pós-operatório ocorra de forma diferente da prevista.

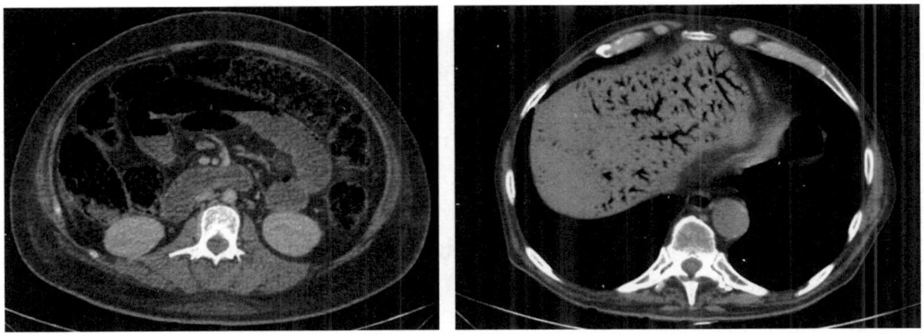

Figura 3 Distensão de alças de delgado com achado crítico de pneumatose intestinal (gás na parede intestinal) vistas à primeira imagem e aeroportia (vista à segunda imagem), ambas características de abdome agudo vascular (isquemia mesentérica) em fase tardia.
Fonte: acervo pessoal.

cista – visto que dificilmente haverá tempo hábil para que mais especialidades sejam convocadas e participem desse processo).

- Reversibilidade: o diagnóstico em questão (abdome agudo vascular) possui elevadíssima morbimortalidade, sobretudo em casos tardios (em que há necrose intestinal estabelecida). Em casos similares, a realização de enterectomias extensas constitui medida potencialmente salvadora, mas que traz enorme risco de múltiplas reoperações, síndrome do intestino curto e dependência de nutrição parenteral que inviabilizam perspectivas de desospitalização.[12] Entretanto, em contextos como os da Sra. Vera, a maioria dos pacientes termina por falecer a despeito da terapêutica empregada.[13] Neste caso, há uma clara preocupação do cirurgião com a provável irreversibilidade do quadro, com o peso decisório tendendo ao manejo clínico perante os riscos. É importante compartilhar essa opinião com os familiares, tomando o cuidado para não oferecer a cirurgia como uma "medida heroica" se, de fato, não houver viabilidade.

Vera foi acomodada em leito com monitorização multiparamétrica após tomografia. Foi realizada analgesia endovenosa (doses tituladas de morfina) para controle da dor. Os gemidos cessaram e a paciente adotou um semblante mais sereno. Seus familiares mais próximos chegaram ao pronto-socorro minutos após.

Em reunião conjunta com a equipe multiprofissional, foi explicado o contexto do atual adoecimento e o diagnóstico aos familiares. Houve adequada compreensão da gravidade clínica e do prognóstico. Foi reforçado que o procedimento cirúrgico agregaria elevado risco de morbidade sem diferenças justificáveis de sobrevida. Os familiares expressaram preocupação com o sofrimento de Vera. Apesar de nunca terem discutido previamente sobre as preferências de cuidado dela, e a progressão da síndrome demencial não permitir acessar seus valores e objetivos atuais, trouxeram que ela sempre havia sido uma pessoa ativa e que atualmente passava o dia todo acamada, dependente para todos os cuidados e praticamente sem reconhecer familiares. Neste sentido, mesmo no cenário muito improvável de sucesso cirúrgico sem grandes complicações, foi tomada a decisão compartilhada de priorizar conforto, respeitando-se a evolução natural do quadro, sem abordagem cirúrgica e sem a instituição de medidas de suporte artificial à vida, que potencialmente agregariam sofrimento.

Foram otimizadas medidas de conforto e a paciente faleceu após 10 horas da admissão.

RECOMENDAÇÕES FINAIS

- A decisão quanto à indicação (ou contraindicação) cirúrgica em pacientes idosos deve ser pautada em características do paciente (autonomia/funcionalidade, cognição, fragilidade e nutrição) e da doença (gravidade clínica, porte da cirurgia proposta e reversibilidade), sempre aliadas à comunicação clara e empática sobre riscos e benefícios, adequando o plano de cuidados aos valores e preferências do paciente. Apesar de existirem indicadores objetivos para alguns desses atributos de forma isolada, a interpretação de todos em conjunto é individualizada.
- Independente do paciente, da doença ou da cirurgia, sempre é recomendada vigilância quanto a potenciais riscos adicionais corridos pelo paciente idoso (menor reserva fisiológica, maior risco de *delirium*, maior risco nutricional e maior risco de descompensação de comorbidades preexistentes). O acompanhamento conjunto por equipe especializada em geriatria e gerontologia auxilia a minimizar tais riscos.
- Em situações de grande incerteza, elevada carga sintomática ou má evolução pós-operatória, a avaliação conjunta por equipe especialista em cuidados paliativos pode ser de grande valia, se disponível.

REFERÊNCIAS BIBLIOGRÁFICAS

1. Agência Gov. Expectativa de vida sobe para 76,4 anos no Brasil após queda durante a pandemia [Internet]. EBC; 2024 [citado em 2024 Out 10]. Disponível em: https://agenciagov.ebc.com.br/noticias/202408/expectativa-de-vida-sobe-para-76-4-anos-no-brasil-apos-queda-durante-a-pandemia.
2. Dardik A, Berger DH, Rosenthal RA. Surgery in the geriatric patient. In: Townsend Jr. CM, Beauchamp RD, Evers BM, Mattox KL (eds.). Sabiston textbook of surgery. 20. ed. Philadelphia, PA: Elsevier – Health Sciences Division; 2016. p. 328-57.

3. Hall MJ, DeFrances CJ, Williams SN, Golosinskiy A, Schwartzman A. National Hospital Discharge Survey: 2007 summary. Natl Health Stat Report. 2010 Oct 24;(29):1-20, 24, 26.
4. Angelos P, Taylor LJ, Roggin K, Schwarze ML, Vaughan LM, Wightman SC, et al. Decision-making in surgery. Ann Thorac Surg. 2024 Jun;117(6):1087-94.
5. Pace Participants, Audisio RA, Pope D, Ramesh HS, Gennari R, van Leeuwen BL, et al. Shall we operate? Preoperative assessment in elderly cancer patients (PACE) can help. A SIOG surgical task force prospective study. Crit Rev Oncol Hematol. 2008 Feb;65(2):156-63.
6. Gerlach U, et al. Chronic intestinal failure after Crohn disease. JAMA Surg. 2014;149. Disponível em: https://doi.org/10.1001/jamasurg.2014.1072.
7. Steinberg A, et al. Israeli Position Paper: Triage decisions for severely ill patients during the COVID-19 pandemic. Rambam Maimonides Med J. 2020;11:e0019. Disponível em: https://doi.org/10.5041/RMMJ.10411.
8. Lin HS, Watts JN, Peel NM, Hubbard RE. Frailty and post-operative outcomes in older surgical patients: a systematic review. BMC Geriatr. 2016 Aug 31;16(1):157.
9. Williams D, Villalta E, Aronson S, Murray S, Blitz J, Kosmos V, et al. Tutorial: Development and implementation of a multidisciplinary preoperative nutrition optimization clinic. JPEN J Parenter Enteral Nutr. 2020;44.
10. Brown EG, et al. Predicting inpatient delirium: The AWOL delirium risk-stratification score in clinical practice. Geriatr Nurs. 2017 Nov-Dec;38(6):567-72. Disponível em: https://doi.org/10.1016/j.gerinurse.2017.04.006.
11. Neves H. Gás venoso portal. Estudo de caso. Radiopaedia.org. 2025. Disponível em: https://doi.org/10.53347/rID-19680.
12. Cruz RJ Jr, et al. Surgical and medical approach to patients requiring total small bowel resection: managing the "no gut syndrome". Surgery. 2017 Oct;162(4):871-9. Disponível em: https://doi.org/10.1016/j.surg.2017.05.012.
13. Gupta PK, Natarajan B, Gupta H, Fang X, Fitzgibbons RJ Jr. Morbidity and mortality after bowel resection for acute mesenteric ischemia. Surgery. 2011 Oct;150(4):779-87.

22

Do hospital ao lar: estratégias para a desospitalização de pacientes dependentes de cuidado

Letícia Andrade
Paula Damaris Chagas Barrioso

Com o aumento das doenças crônicas e ameaçadoras à vida, a transição do hospital para o domicílio tem se tornado um desafio crescente para os sistemas de saúde e as famílias. Pacientes com necessidades complexas, especialmente aqueles em fase final de vida, requerem cuidados contínuos para prevenir complicações, reduzir reinternações e preservar sua autonomia. Contudo, a fragilidade clínica, a sobrecarga dos cuidadores e as barreiras no acesso aos serviços de saúde podem comprometer esse processo. Para superar esses obstáculos, é fundamental adotar estratégias integradas e multidisciplinares, adaptadas às necessidades individuais de cada paciente.[1,2]

O planejamento da alta hospitalar deve ser iniciado no momento da internação, com foco na transição estruturada e segura para o cuidado domiciliar. Em internações de média ou longa duração, há mais tempo para desenvolver um plano que contemple os aspectos clínicos, sociais e emocionais do paciente e sua rede de apoio. Porém, em internações de curta duração, como as realizadas em serviços de emergência, a equipe de saúde precisa agir rapidamente, garantindo que o tratamento seja continuado e prevenindo complicações pós-alta.

Estudos sobre desospitalização de pacientes em cuidados paliativos revelam que muitos necessitam de cuidados técnicos complexos no domicílio. As principais demandas incluem o manejo de lesões de pele (22,9%), suporte nutricional por via oral (80,6%) ou gástrico (18,7%), cuidado com estomias (27,1%) e uso de sonda vesical ou cistostomia (16,1%).[3] Essas necessidades destacam a importância de um planejamento de alta bem estruturado, que envolva todos os membros da equipe multiprofissional e garanta que as intervenções necessárias sejam adequadas e contínuas.

Dentro desse contexto, o profissional de serviço social desempenha um papel crucial, coordenando os recursos e serviços necessários para a continuidade de cuidado, mas a efetividade desse processo depende da colaboração de toda a equipe multiprofissional, assegurando que o paciente e sua família recebam o apoio necessário. Um planejamento de alta bem elaborado facilita a adesão ao tratamento, melhora a qualidade do cuidado e fortalece o suporte familiar. Em contrapartida, a falta de um planejamento adequado pode resultar em descontinuidade no cuidado, aumento do sofrimento do paciente e da família, e até em reinternações evitáveis.

Reconhecendo os desafios dessa transição, diversas instituições de acreditação hospitalar e comissões de segurança do paciente desenvolveram checklists para orientar a alta hospitalar segura. Esses instrumentos foram criados para mitigar falhas na comunicação entre os diferentes níveis de atenção à saúde, um momento crítico frequentemente associado a eventos adversos evitáveis. A adoção desses checklists pode garantir que a transição entre a internação e o cuidado domiciliar ou de continuidade na rede seja mais segura e eficiente.

A Tabela 1 apresenta um modelo de checklist para garantir uma alta hospitalar segura.

Embora os checklists sejam úteis para estruturar o cuidado, é crucial que a equipe de saúde vá além dos protocolos, compreendendo os determinantes sociais, econômicos e culturais que influenciam o processo saúde-doença. A atuação integrada e o desenvolvimento de estratégias político-institucionais são essenciais para garantir que a alta hospitalar seja um ponto de continuidade do tratamento, não uma fonte de vulnerabilidade para o paciente e sua família.

Uma avaliação social abrangente deve ser parte fundamental do planejamento da alta, considerando as condições de vida do paciente, sua rede de apoio, recursos disponíveis e possíveis barreiras ao cuidado.

Além disso, alguns aspectos específicos devem ser considerados para uma alta hospitalar segura:

- **Diagnóstico, prognóstico e grau de dependência:** o diagnóstico clínico e o nível de dependência do paciente impactam diretamente no planejamento do cuidado após a alta. Pacientes com total dependência demandam maior suporte e recursos especializados.
- **Cuidadores**: é essencial identificar quem será o responsável pelo cuidado do paciente, principalmente em casos de perda de autonomia. Informações e orientações devem ser fornecidas diretamente ao paciente sempre que ele estiver lúcido e em condições de tomar decisões sobre seu próprio tratamento.
- **Dispositivos, materiais hospitalares e insumos:** a necessidade de equipamentos e materiais deve ser avaliada, especialmente quando há piora clínica ou progressão da dependência durante a internação. Entre os recursos frequentemente requisitados estão cadeiras de rodas, andadores, bengalas, camas hospitalares, materiais para curativos, medicamentos de alto custo e oxigênio domiciliar. O

Tabela 1 *Checklist* de alta hospitalar segura

1. Hospitalar
    a. Avalie se a internação hospitalar ainda é necessária.
2. Atenção primária
    a. Identifique quem é o médico que acompanha o paciente. Caso não haja, solicite que uma equipe assuma este papel.
    b. Entre em contato com o médico assistente e notifique sobre a internação, diagnóstico e previsão de alta.
    c. Agende um retorno de segurança com o médico assistente em 7-14 dias após a alta hospitalar (considere as particularidades de cada paciente).
3. Segurança medicamentosa
    a. Reconcilie as medicações de uso regular do paciente na admissão hospitalar.
    b. Ensine o paciente a usar adequadamente as medicações prescritas e explique como elas interagem com suas medicações de uso regular.
    c. Reconcilie as medicações prescritas na alta com as medicações regulares do paciente.
4. Seguimento
    a. Realize contato telefônico com o paciente 72 horas após a alta (para pacientes com *LACE Score** elevado).
        i. Se necessário, oriente o paciente e seus cuidadores a retornarem ao serviço para reavaliação, treinamento de cuidados e orientações.
    b. Se necessário, planeje a coleta de exames (laboratório, imagem etc.) após a alta.
    c. Se necessário, agende seguimento com especialista.
5. Atenção domiciliar
    a. Serviços de *homecare* podem fornecer informações sobre as condições preexistentes do paciente.
    b. Envolva os serviços de *homecare* no cuidado.
    c. Se necessário, programe visita do *homecare* após a alta.
6. Comunicação
    a. Forneça resumo de alta, formulário de reconciliação medicamentosa e o contato da equipe hospitalar ao paciente, ao cuidador e ao médico assistente.
7. Educação do paciente
    a. Oriente o paciente e cuidadores e peça que repitam as informações para checar o entendimento.
    b. Explique como as novas medicações agem sobre os diagnósticos realizados.
    c. Explique as informações contidas no sumário de alta.
    d. Oriente sobre potenciais sintomas, sinais de alerta, o que esperar da sua evolução em casa e quais as circunstâncias que devem levar o paciente a retornar ao hospital.

* *LACE Score*: (L) *Lenght of Stay*, (A) *Acuity on Admission*, (C) *Comorbidity*, (E) *Emergency Department Visits*. Pontuação ≥ 10 indica alto risco de readmissão hospitalar.
Adaptada de Soong C et al.[4]

serviço social deve orientar sobre os direitos do paciente e os procedimentos necessários para obtenção desses insumos.

- **Oxigênio domiciliar**: a disponibilização segue normas municipais e exige um relatório médico detalhado. O profissional de saúde deve verificar as diretrizes específicas da localidade onde o paciente residirá.
- **Medicamentos:** deve-se garantir a continuidade do tratamento, avaliando se os medicamentos necessários estão disponíveis na atenção básica ou requerem encaminhamento para farmácias de alto custo.[5] Em cuidados paliativos, algumas medicações podem ser de difícil acesso, exigindo prescrições específicas e adequação às regras estaduais.

- **Serviços de atenção domiciliar:** para pacientes em estado avançado de debilidade ou acamados, o acesso a serviços de atenção domiciliar é crucial. Os profissionais de saúdes responsáveis pela alta hospitalar devem avaliar a possibilidade de encaminhamento para programas como Estratégia de Saúde da Família (ESF), Melhor em Casa (EMADs) ou serviços vinculados a hospitais terciários, verificando os critérios e documentos necessários para inclusão do paciente nesses programas.[1]

A articulação desses elementos contribui significativamente para a efetividade da desospitalização e continuidade de cuidados, minimizando riscos e garantindo uma transição mais segura para o paciente e sua família.

Na Tabela 2 apresentamos um quadro sucinto sobre o que averiguar e as respectivas providências por ocasião da alta.

O PACIENTE EM FASE FINAL DE VIDA

Numerosos estudos documentam os riscos associados à alta hospitalar, especialmente em pacientes em fase final de vida, que frequentemente passam por múltiplas transições entre diferentes ambientes de cuidado nos últimos seis meses de vida. Essas transições estão associadas a desafios significativos, incluindo controle inadequado de sintomas, suporte de vida insuficiente ou excessivo e dificuldades no respeito às preferências do paciente.[6]

É fundamental prestar atenção a aspectos específicos na alta desses pacientes. Tanto familiares quanto pacientes relatam falhas na comunicação com as equipes de saúde, principalmente em relação à transmissão de informações sobre prognóstico, manejo de sintomas e orientações sobre onde buscar suporte em caso de dúvidas ou intercorrências.[7]

A orientação detalhada sobre sintomas e seu manejo é fundamental para prevenir reinternações e garantir a segurança do paciente após a alta. Antecipar possíveis emergências, fornecendo informações claras sobre sintomas que podem surgir

Tabela 2

O que/quem conhecer	O que fazer	Outros profissionais envolvidos
Diagnóstico, prognóstico e grau de dependência	Orientar sobre necessidades do paciente relativas ao diagnóstico e necessária organização familiar para o cuidado	Equipe assistencial (médico, enfermagem, nutrição, fisioterapeuta etc.)
Cuidadores/familiares	Orientar sobre necessidades do paciente relativas à adesão ao tratamento e seguimento (ambulatorial, domiciliar), formação ou acionamento de rede de suporte social	Equipe assistencial (médico, enfermagem, nutrição, fisioterapeuta etc.)
Necessidade de dispositivos, materiais hospitalares, insumos	Averiguar serviços ou organizações que os disponibilizam e formas de encaminhamento	Equipe médica para relatórios médicos com justificativa de uso dos materiais/dispositivos
Oxigênio domiciliar	Checar no município de moradia do paciente as regras estabelecidas para solicitação e disponibilização, incluindo prazo entre solicitação e instalação	Equipe médica para relatórios médicos com justificativa de uso, tipo (concentrador ou cilindro) e prescrição
Medicamentos prescritos no serviço de urgência	Se há prescrição de medicamentos de alto custo, averiguar o serviço onde o paciente é matriculado e se terá acesso ao medicamento, caso contrário, encaminhar para farmácias de referência da região	Equipe médica para prescrição adequada (LME, receita especial etc.)
Serviços de atenção domiciliar no território (Melhor em Casa, ESF, serviços específicos)	Orientar a família e o paciente sobre encaminhamento e melhor adequação do cuidado em domicílio diante do quadro clínico Averiguar formas de encaminhamento, documentos necessários, tempo de espera, serviços oferecidos e especificações necessárias no relatório médico	Equipe médica para relatórios médicos com diagnóstico, prescrição medicamentosa, justificativa de indicação de assistência domiciliar e demais informações necessárias

e suas opções de tratamento, não apenas melhora o conforto e a qualidade de vida do paciente, mas também reduz a ansiedade dos cuidadores.[8] Para isso, é essencial elaborar um plano de cuidados para situações emergenciais antes da alta, incluindo um relatório com instruções específicas sobre como agir diante de eventos críticos, e quais serviços de saúde devem ser acionados em cada situação.

Além disso, a dificuldade de acesso a insumos pode representar um obstáculo significativo para a desospitalização segura. Para minimizar esse risco, o hospital deve garantir que o paciente receba medicações e demais insumos necessários até que o acesso contínuo esteja assegurado. Uma iniciativa do sistema de saúde do Reino Unido implementou a distribuição dos chamados kits "*Just-In-Case*", que contêm medicamentos e suprimentos essenciais fornecidos no momento da alta para serem utilizados pela equipe de saúde distrital em casos de sintomas não controlados.

Outro fator relevante é o registro em prontuário e no sumário de alta acerca da condição de saúde do paciente, a discussão sobre cuidados paliativos, o planejamento de cuidado elaborado até aquele instante e as orientações dos próximos passos. Informações como "não realização de intubação", "não realização de RCP" e preferências ou desejos do paciente devem constar no relatório de alta e devem ser informadas diretamente à equipe que realizará seguimento.[6,7,9]

PONTOS IMPORTANTES

- Realize uma reunião com a família para alinhar expectativas e fornecer informações sobre o prognóstico.
- Quando possível, treine os cuidadores/familiares para os cuidados domiciliares necessários.
- Forneça um sumário de alta detalhado, com informações sobre o planejamento de cuidados.
- Elabore um plano de cuidados para situações de emergência.
- Garanta um encaminhamento seguro e contato com o médico assistente/equipe de acompanhamento (ESF, EMAD, *home care* etc.).
- Disponibilize os insumos e medicamentos necessários para os cuidados imediatos após a alta.
- Realize a reconciliação de medicamentos e oriente o uso adequado.
- Forneça um contato de emergência e oriente sobre os serviços a serem acionados.

CONSIDERAÇÕES FINAIS

A Política Nacional de Cuidados Paliativos (PNCP) reconhece a desospitalização como um elemento crucial para a continuidade do cuidado, assegurando que pacientes com necessidades complexas e dependentes recebam atendimento adequado no domicílio ou em unidades de atenção primária, quando apropriado. A PNCP destaca a importância de um planejamento estruturado da alta, com integração entre os diferentes níveis de atenção da RAS, garantindo suporte clínico, social e logístico. Estratégias como a definição de fluxos para transporte, o fortalecimento da atenção domiciliar e a capacitação das equipes multiprofissionais são essenciais para prevenir reinternações, reduzir complicações e preservar a autonomia do paciente.[10]

Ao planejar a desospitalização, é fundamental reconhecer que, para alguns pacientes, o domicílio pode não ser o local mais apropriado para o fim de vida. A avaliação das condições do paciente, dos familiares, cuidadores e do ambiente domiciliar é crucial para identificar as limitações no suporte necessário. Esse processo demanda uma abordagem sensível e abrangente, que considere a vontade do paciente, as possibilidades reais de cuidado familiar e o apoio da comunidade e dos serviços disponíveis, assegurando uma transição digna e respeitosa.

REFERÊNCIAS BIBLIOGRÁFICAS

1. Oliveira MJS, Boniatti MM, Filippin LI. O idoso, a desospitalização e a família: os desafios para prática do cuidado domiciliar. Rev Urug Enferm. 2021 jul;16(2):1-8.
2. Brasil. Ministério da Saúde. Desospitalização: reflexões sobre o cuidado e a atuação multiprofissional [Internet]. Brasília: Ministério da Saúde; 2017 [citado 1 Abr 2025]. Disponível em: https://bvsms.saude.gov.br/bvs/publicacoes/desospitalizacao_reflexoes_cuidado_atuacao_multiprofissional.pdf.
3. Olario PS, Moreira MC, Moreira IB, Martins JCA, de Souza AT. Desospitalização em cuidados paliativos: perfil dos usuários de uma unidade no Rio de Janeiro/Brasil. Cogitare Enferm. 2018;23(2):e53787. Disponível em: https://revistas.ufpr.br/cogitare/article/view/53787. Acesso em: 1 abr. 2025.
4. Soong C, Daub S, Lee J, Majewski C, Musing E, Nord P, et al. Development of a checklist of safe discharge practices for hospital patients. J Hosp Med. 2013 Aug;8(8):444-9.
5. Brasil. Ministério da Saúde. Portaria de consolidação n. 2. Consolidação das normas sobre as políticas nacionais de saúde do Sistema Único de Saúde. Disponível em: http://bvsms.saude.gov.br/bvs/saudelegis/gm/2017/MatrizesConsolidacao/Matriz-2-Politicas.html. Acesso em: 1 abr. 2025.
6. Tolle SW, Tilden VP, Rosenfeld AG, Hickman SE. Family reports of barriers to optimal care of the dying. Nurs Res. 2000;49:310-7.
7. Benzar E, Hansen L, Kneitel AW, Fromme EK. Discharge planning for palliative care patients: a qualitative analysis. J Palliat Med. 2011 Jan;14(1):65-9.
8. Merlane H, Booth Z. Discharge planning in end-of-life care. Br J Nurs. 2020 Feb 27;29(4):202-3.
9. Thomas C. Improving hospital discharge for patients at the end of life. Nursing Times [online]; 2017;113(10):53-6. Disponível em: https://www.nursingtimes.net/clinical-archive/end-of-life-and-palliative-care/improving-hospital-discharge-for-patients-at-the-end-of-life-23-10-2017/.
10. Brasil. Ministério da Saúde, Gabinete do Ministro. Portaria GM/MS n. 3.681, de 7 de maio de 2024. Institui a Política Nacional de Cuidados Paliativos – PNCP no âmbito do Sistema Único de Saúde - SUS, por meio da alteração da Portaria de Consolidação GM/MS n. 2, de 28 de setembro de 2017. Brasília: Ministério da Saúde; 2024. Disponível em: https://bvsms.saude.gov.br/bvs/saudelegis/gm/2024/prt3681_22_05_2024.html.

Seção IV

Tomada de decisões

23

Avaliação de capacidade de tomada de decisão na emergência

Sabrina Corrêa da Costa Ribeiro
Juliana Costa de Oliveira Galvão

Ana tem 80 anos e buscou a emergência por ter apresentado hoje dois episódios de sangramento vermelho vivo, em quantidade moderada, nas fezes. Foi diagnosticada com uma hemorragia digestiva baixa e orientada quanto à necessidade de internação hospitalar para realização de uma colonoscopia. Ana, porém, recusou o exame e a internação.

QUAL A IMPORTÂNCIA DO TEMA?

A capacidade para tomar decisões relativas ao próprio cuidado é fundamental para que o direito à autonomia possa ser exercido de forma adequada e torna-se um componente essencial do consentimento informado. Um dos principais determinantes da capacidade para tomar decisões é a cognição. Doenças ou tratamentos que levem a comprometimento cognitivo podem dificultar ou até mesmo impedir que o paciente possa exercer sua autonomia. Pacientes com traumatismo craniano, doenças psiquiátricas ou neurodegenerativas estão em risco de ter sua capacidade de decisão comprometida.

Capacidade e cognição são conceitos que se relacionam, mas são distintos. Cognição é um conceito mais geral que descreve e quantifica as várias funções cerebrais (aprendizagem, atenção, memória, linguagem, raciocínio, tomada de decisões). Capacidade se refere à habilidade do indivíduo de tomar uma decisão e difere conceitualmente de *status* funcional, que inclui atividades básicas e instrumentais da vida diária. Uma pessoa funcionalmente incapaz de realizar uma tarefa (p. ex., tomar banho) pode ser capaz de decidir de que forma outra pessoa pode auxiliá-la a realizar a tarefa em questão, por exemplo.

Existe um motivo ético para que esta distinção entre capacidade, cognição e funcionalidade seja ressaltada. Perguntas como: "Você poderia me descrever em suas próprias palavras os riscos de sair do hospital neste momento e os motivos pelos quais deseja fazer isso?" dão ao paciente uma oportunidade de expressar seu entendimento, valores, os riscos que está disposto a correr e os potenciais benefícios que importam para ele. Os profissionais de saúde devem fazer perguntas como essas a pacientes que conseguem se comunicar por uma obrigação moral e profissional de conhecer os valores do paciente e respeitá-lo em sua individualidade, independentemente do diagnóstico ou de seu grau de comprometimento funcional ou mesmo cognitivo.

É importante salientar que o fato de um paciente apresentar uma doença neurológica ou psiquiátrica não quer dizer necessariamente que ele seja incapacitado para tomar decisões. Mesmo pacientes com doenças como esquizofrenia ou demência podem manter sua capacidade preservada para tomada de decisões.

QUANDO DEVEMOS CONSIDERAR UMA AVALIAÇÃO DA CAPACIDADE DE DECISÃO?

O enfoque deste capítulo compreende os pacientes adultos, sendo a avaliação da capacidade de decisão em pacientes pediátricos um tema complexo que não será contemplado. Em termos gerais, um paciente adulto é considerado capaz de tomar decisões relacionadas ao próprio cuidado desde que adequadamente informado.

A presença de declínio cognitivo é indicação para avaliar a capacidade de decisão. Além disso, situações clínicas de alto potencial de gravidade e/ou momentos cruciais do tratamento em que se deve fazer escolhas são situações nas quais deve haver avaliação da capacidade de decisão do paciente para se certificar de que está apto para realizá-las.

Entre os diagnósticos de risco para comprometimento da capacidade de decisão estão:

- Doença de Alzheimer.
- Doença de Parkinson.
- Esquizofrenia, depressão e abuso de substâncias.
- Traumatismo cranioencefálico.

Mesmo pacientes sem diagnóstico prévio de doenças neurológicas ou psiquiátricas podem ter sua capacidade de decisão comprometida. Em um estudo com 302 pacientes hospitalizados não selecionados, 31% foram considerados incapazes de tomar decisões. Entre os fatores associados à incapacidade foram identificados idade e declínio cognitivo, mensurado através da pontuação no MMSE (*Mini Mental State Exam*).

Um estudo realizado em 3.746 pacientes acima de 60 anos demonstrou que 42,5% precisaram de decisões de fim de vida, e destes, 70,3% foram considerados incapazes de tomar essas decisões. Entre os que foram julgados incapazes, em torno de um terço não tinha formalizado diretivas antecipadas.

Além de condições relacionadas ao paciente, condições relativas à decisão a ser tomada podem criar a necessidade de uma avaliação da capacidade. Decisões relacionadas a tratamentos de alto risco em que a magnitude de benefícios *versus* potenciais malefícios seja muito discordante, ou mesmo situações em que a decisão do paciente pareça muito diferente das que ele tomou ao longo da vida, merecem especial cuidado.

Não devemos presumir que o paciente é incapaz de tomar decisões com base exclusivamente no fato de que a decisão tomada contraria a orientação médica. No entanto, ao mesmo tempo em que o conceito de autonomia permite que o paciente tome suas próprias decisões individuais, o profissional de saúde deve garantir que essa decisão seja tomada por um paciente capacitado e devidamente informado com base em dados e premissas verdadeiras.

É importante salientar que toda vez que for feita a avaliação da capacidade de decisão de um paciente deve-se garantir correto e completo registro desse processo em prontuário para documentação e acesso posterior aos motivos que resultaram no plano de cuidado adotado.

COMO FAZER ESTA AVALIAÇÃO?

A capacidade de tomar decisões médicas, no geral, é definida por meio de quatro domínios ou critérios que envolvem: compreensão, contextualização, racionalização e expressão de uma escolha. A Tabela 1 traz esses pontos de forma simplificada.

Tabela 1

Compreender	Repete com suas próprias palavras e de forma crítica as informações relevantes à decisão a ser tomada
Demonstrar	Entende a situação atual e suas potenciais consequências, aplicando-as à sua realidade
Embasar	Explica sua decisão de forma lógica e racional, pesando riscos e benefícios e demonstrando de que forma essa decisão contempla suas prioridades e valores
Comunicar	Consegue explicar claramente qual a opção escolhida

Estudos mais recentes, no entanto, têm ampliado esses domínios adicionando um quinto elemento referente a valores. Discorre-se que, para além desses quatro critérios, a decisão também se baseia nos valores prévios do paciente, subdividindo essa categoria em: possuir valores relevantes à situação, conseguir acessá-los, ser capaz de aplicá-los de forma lógica ao cenário em questão e conseguir agir, ou seja, tomar a decisão de acordo com o valor acessado.

Apesar de a gravidade do comprometimento cognitivo estar relacionada à maior probabilidade de incapacidade para tomar decisões, ferramentas de avaliação de desempenho cognitivo como o MMSE não são suficientes para avaliação de capacidade. No entanto, existem instrumentos específicos validados para tal função.

O Mac CAT-T (*MacArthur Competency Assessment Tool for Treatment*) e o ACED (*Assessment of Capacity for Everyday Decisions*) são ferramentas validadas para avaliação de capacidade, porém esses instrumentos são pouco usados na prática diária. Podem ser úteis em situações em que há discordância entre as partes envolvidas ou possibilidade de litígio, pois demonstram aumentar a concordância entre avaliadores.

No cenário de emergência, o processo de avaliação da capacidade de tomada de decisões torna-se ainda mais desafiador diante da necessidade de condutas rápidas, uma vez que frequentemente há ameaça à vida iminente e/ou risco de perda de funcionalidade (amputações etc.) e o atraso nesse processo aumenta de forma considerável os riscos de pior desfecho. Nesse contexto, foi desenvolvida a ferramenta CURVES, um mnemônico (*Choose and Communicate, Understand, Reason, Value, Emergency, Surrogate*) publicado na revista *CHEST* em 2010, capaz de auxiliar na avaliação da capacidade de decisão dos pacientes nesses cenários. Abordaremos seus principais pontos a seguir de forma detalhada.

A recusa de Ana causou estranhamento à equipe, que tratou de tentar entender o que estava por trás desta decisão. A equipe que a atendia explicou de forma acessível o que era uma hemorragia digestiva, o risco de um sangramento maciço e morte. Explicaram ainda sobre a colonoscopia, como era sua realização e a possibilidade de tratar o sangramento com o mesmo procedimento.

Paciente consegue escolher e comunicar a sua escolha (*Choose and communicate*)

O paciente deve ser capaz de escolher por si só entre as opções ofertadas pela equipe de saúde como possíveis para seu tratamento, sem que seja manipulado para tal. Além disso, ele deve ser capaz de comunicar a sua decisão, seja pela fala ou por meios de comunicação alternativa (escrita, sinais, uso de pranchas etc.).

Mudanças repentinas de opinião no contexto de doença neurológica ou psiquiátrica devem levantar suspeitas em relação à capacidade de decisão do paciente.

Paciente compreende a escolha em questão (*Understand*)

Tanto em termos éticos como legais, a habilidade de compreender o significado de uma informação é um elemento essencial da capacidade de decisão. Por esse motivo, deve-se avaliar se o paciente compreende do que se trata o insulto agudo que está apresentando, quais as suas consequências e quais os riscos e benefícios de cada possibilidade de tratamento ou da recusa dele.

Após uma explanação acessível e didática, deve ser solicitado que o paciente explique, com suas próprias palavras, o que compreendeu para garantir que o entendimento tenha sido adequado sobre os potenciais riscos, benefícios, alternativas possíveis e próximos passos de acordo com a sua escolha.

Um paciente que consegue explicar em termos gerais uma doença ou o tratamento escolhido, como é afetado por isso e o que pode ocorrer no futuro, provavelmente compreende de forma adequada seu diagnóstico e prognóstico

> Ana confirmou que estava ciente de tudo isso, não era a primeira vez que apresentava este sangramento. Tinha o diagnóstico prévio de angiodisplasia de cólon e há cerca de 6 meses havia tido um sangramento que cessou espontaneamente. Recentemente esteve internada para realização de uma colonoscopia e havia passado muito mal durante o preparo.

Paciente consegue embasar a decisão com argumentos lógicos (*Reason*)

Em caso de decisão por aceite ou recusa, os argumentos apresentados pelo paciente para tal devem ser bem embasados e possuir sentido no contexto apresentado. O paciente elabora sua escolha de forma racional quando é capaz de comparar opções e inferir as consequências disso associando-as a argumentos coerentes que justifiquem sua escolha de forma autêntica e coesa.

> Ainda preocupada, a médica que a atendia perguntou a Ana por que ela achava melhor não fazer o exame ou ao menos permanecer internada em observação. Explicou que era possível monitorar seus níveis de anemia e, caso concordasse pela realização da colonoscopia, poderia ser realizado um preparo mais lento e menos agressivo.
> Ana explicou que mora sozinha com seu esposo e que ele demanda cuidados; além de que seu aniversário de casamento seria em dois dias e ela estava nos preparativos finais de suas bodas de diamante, não podia se ausentar neste momento.

Consegue tomar uma decisão compatível com seus valores (*Value*)

A escolha feita pelo paciente, além de lógica, deve ser também condizente com os seus valores. Perguntas que permitam acessar melhor essas informações devem ser feitas para explorá-las. No caso apresentado, por exemplo, a pergunta: "Por que você crê que não fazer o exame é melhor que fazê-lo?" provavelmente trará esses valores, pois ela requer que a paciente compare as consequências de fazer o exame com as de não fazer.

Ana conta sobre a sua família, diz que para ela e seu esposo são muito importantes os momentos em que conseguem reunir todos. Acredita que pela sua idade momentos como este serão cada vez mais raros, por isso faz questão de fazer esta festa. Além disso, seu esposo está cada vez mais esquecido devido à demência e ela quer que ele aproveite cada oportunidade. Disse estar tranquila, pois mora próximo ao hospital e tem fácil acesso, poderia retornar a qualquer momento caso voltasse a ter sangramento ou apresentasse mal-estar.

CASO O PACIENTE ESTEJA INCAPACITADO PARA TOMAR DECISÕES: O QUE FAZER? (*EMERGENCY SITUATION E SURROGATE*)

Se o paciente não estiver apto a tomar decisões, ou seja, se ele não preencher os critérios anteriormente mencionados, faz-se necessário definir se o evento agudo é classificado como uma situação de emergência e se há outras pessoas envolvidas que possam tomar essa decisão pelo paciente para que os próximos passos sejam definidos.

Situações de emergência, nesse contexto, são classificadas como aquelas em que há grande risco de morte imediata ou ameaça severa a um membro, ou seja, situações em que o tempo é ainda mais crucial para o melhor desfecho do caso.

Em uma situação de emergência, a equipe deve procurar por outras formas de representação do paciente: um procurador de saúde (idealmente apontado pelo paciente anteriormente), um membro familiar mais próximo (uma hierarquia possível é: marido/esposa, seguidos de filhos adultos, pais e irmãos) ou um documento com validade legal em que constem os seus valores e/ou desejos de cuidado.

Em caso de representação por familiares, ao tomar uma decisão, deve-se basear na biografia do paciente, privilegiando preferências e valores expressos por ele durante todo seu período de convivência. É função do profissional de saúde levar esse foco para os valores do paciente, e não do familiar. A função deste é ajudar o profissional de saúde a conhecer melhor o paciente. A pergunta: "O que devo saber sobre seu pai/mãe/irmão/companheiro(a) para cuidar dele(a) da melhor forma possível?" pode trazer informações preciosas para o cuidado do paciente (ver Capítulo "O paciente instável").

Caso se configure uma situação de emergência como a descrita, o paciente não possua capacidade de decisão preservada e não haja familiares, procuradores de saúde nem registro de diretivas prévias, o médico poderá agir com base no consentimento presumido, ou seja, instituindo medidas que seriam aceitas e adequadas para a maior parte das pessoas naquele contexto.

Importante

Mesmo quando julgamos que o paciente se encontra incapacitado para tomar decisões complexas, devemos sempre ouvi-lo. Em perguntas e sentenças simples pode ser possível entender o que o incomoda, o que deseja (p. ex., "Estou com dor, quero ir para casa") e traçar um plano que possibilite da melhor forma possível o alívio do sofrimento e a realização de objetivos. Por exemplo, podemos possibilitar que o paciente retome a convivência familiar saindo da UTI e indo para a enfermaria, mesmo que não seja viável o retorno do paciente para casa.

PONTOS IMPORTANTES

- A avaliação da capacidade de decisão do paciente faz parte da rotina do médico emergencista e deve sempre ser corretamente registrada em prontuário quando acessada.
- Existem ferramentas desenvolvidas para essa finalidade que podem auxiliar em casos complexos, mas, de forma resumida, para ter a sua capacidade de decisão considerada como preservada, o paciente deve ser capaz de: compreender, contextualizar, embasar e comunicar sua opção.
- O mnemônico CURVES torna-se uma excelente ferramenta para a avaliação da capacidade de decisão em cenários de intercorrências agudas.
- A escolha do paciente por algo diferente do que seria a recomendação médica não equivale à falta de capacidade de decisão.
- Em situações em que o paciente é incapaz de decidir, deve-se identificar um familiar ou procurador de saúde que possa auxiliar na tomada de decisão, sempre considerando a biografia, os valores e os desejos prévios expressos pelo paciente.
- Em situações específicas consideradas de emergência (ameaça iminente à vida e/ou integridade de membro) e ausência de familiares ou procuradores de saúde, o médico deverá agir com base na presunção de consentimento implícito.

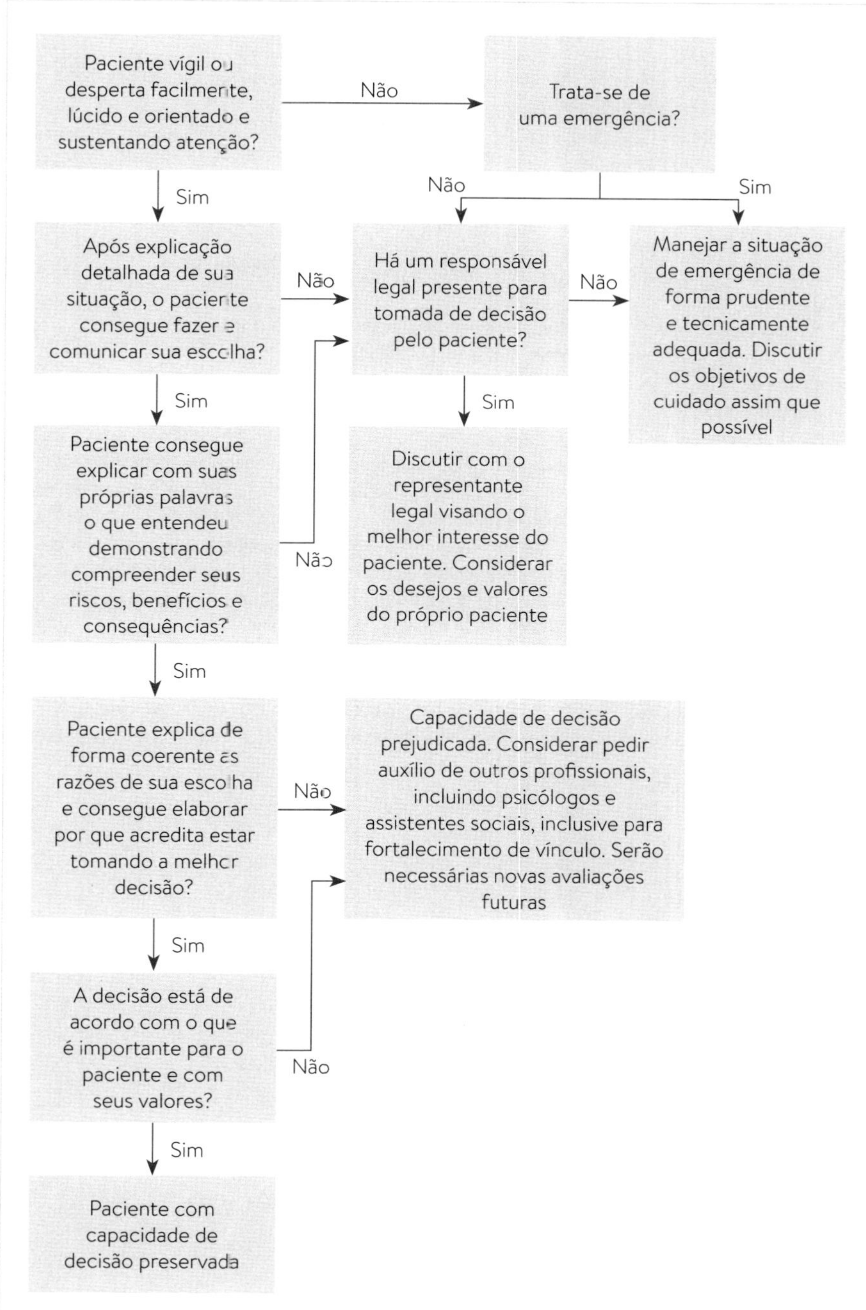

Figura 1 Avaliação da capacidade de tomada de decisão.

REFERÊNCIAS BIBLIOGRÁFICAS

1. John S, Rowley J, Bartlett K. Assessing patients decision-making capacity in the hospital setting: A literature review. Aust J Rural Health. 2020;28(2):141.
2. Lai JM, Karlawish J. Assessing the capacity to make everyday decisions: a guide for clinicians and an agenda for future research. Am J Geriatr Psychiatry. 2007 Feb;15(2):101-11.
3. Karlawish J. Assessment of decision-making capacity in adults. https://www.uptodate.com. Acesso em 17/07/2020.
4. Ganzini L, Volicer L, Nelson W. Ten myths about decision-making capacity. JAMDA. 2005;6(3):100-4.
5. Etchells E, Darzins P, Silberfeld M, et al. Assessment of patient capacity to consent to treatment. J Gen Intern Med. 1999;14(1):27-34.
6. Palmer B, Harmell A. Assessment of healthcare decision-making capacity. Arch Clin Neuropsychol. 2016;31(6):530-40.
7. Shibu J, Rowley J, Bartlett K. Assessing patients decision-making capacity in the hospital setting: A literature review. Australian Journal of Rural Health. 2020;28(5).
8. Lamon S, Jeon Y, Chiarella M. Assessing patient capacity to consent to treatment: an integrative review of instruments and tools. J Clin Nurs. 2013;22(17-18):2387.
9. Raymont V, Bingley W, Buchanan A, et al. Prevalence of mental incapacity in medical inpatients and associated risk factors: cross-sectional study. Lancet. 2004;364:1421-7.
10. Silveira M, Kim S, Langa K. Advance directives and outcomes of surrogate decision making before death. N Engl J Med. 2010;362(13):1211.
11. Harcarik L, Kim SYH, Millum J. The ability to value: An additional criterion for decision-making capacity. Bioethics. 2025;39:288-95.
12. Chow GV, et al. CURVES: A mnemonic for determining medical decision-making capacity and providing emergency treatment in the acute setting. CHEST. 2010;137(2):421-7.

24

Aspectos ético-legais do atendimento ao paciente crítico

Luciana Dadalto
Sabrina Corrêa da Costa Ribeiro

CONSIDERAÇÕES INICIAIS

Na emergência e na terapia intensiva, os profissionais de saúde se deparam frequentemente com a necessidade de tomar decisões e, em paralelo, com o medo de essas decisões serem questionadas judicialmente.

No ordenamento jurídico brasileiro, vige o direito constitucional de ação, previsto no inciso XXXV do art. 5º da Constituição Federal, que significa que todo cidadão brasileiro tem o direito de provocar a atividade jurisdicional, ajuizando uma ação, independentemente de ter razão em seu pleito.

Neste contexto, o medo de processo judicial, motivador da nefasta medicina defensiva que assola os profissionais de saúde brasileiro, precisa ser substituído pela compreensão de que a melhor forma de diminuir o risco de ser processado é conhecer as normas jurídicas pertinentes à prática da emergência e da terapia intensiva e aliá-las às evidências científicas na boa prática médica diária.

Com o objetivo de auxiliar nesta compreensão, o presente capítulo pretende analisar casos reais, com detalhes modificados para preservar a confidencialidade, sob a perspectiva ética, bioética e jurídica.

CASO A

José Cláudio, 56 anos, com doença pulmonar obstrutiva crônica (DPOC), dependente de oxigênio, internado por dispneia. Evoluiu com acidose respiratória e rebaixamento, sendo intubado e transferido para a UTI. Ao despertar, José Cláudio imediatamente puxa o tubo endotraqueal e exige ir para casa. Apesar da suplementação de oxigênio, a saturação do paciente é de 82% em máscara de oxigênio, bem abaixo do seu basal.

1. *Como avaliar se o paciente tem capacidade de decisão?*
2. *Posso deixar o paciente ir, mesmo com risco de morte?*
3. *Que tipo de documentação devo fazer?*

A Declaração Universal sobre Bioética e Direitos Humanos da Unesco, da qual o Brasil é signatário, elenca dentre seus princípios o da autonomia das pessoas quanto à tomada de decisões, "desde que assumam a respectiva responsabilidade e respeitem a autonomia dos outros. No caso das pessoas incapazes de se autodeterminarem, devem ser tomadas medidas especiais para proteger os seus direitos e interesses".[1] O Capítulo "Avaliação da capacidade de tomada de decisão na emergência" desta obra enfrenta, com profundidade, a discussão acerca de quando o paciente será capaz de se autodeterminar.

Além de estar na normativa internacional, a autonomia do indivíduo também está resguardada pelo ordenamento jurídico brasileiro na Constituição Federal e no Código Civil. Há ainda proteção da autonomia do indivíduo nas normas deontológicas das profissões de saúde. Contudo, segundo o art. 4º, inciso XI, da Lei n. 12.842/2013 (Lei do Ato Médico), a alta é ato privativo do médico, razão pela qual o termo mais adequado para o desejo do paciente de ir embora da instituição hospitalar é alta à revelia.

Ocorre que, no caso em tela, a saída do paciente da instituição hospitalar acarreta risco de morte; portanto, está-se diante de verdadeira recusa de tratamento – tema que durante muito tempo gerou controvérsia no Brasil pois, de um lado, tínhamos o Conselho Federal de Medicina (CFM) afirmando em diversos artigos do Código de Ética Médica,[2] na Resolução n. 2.232/2019[3] e no Parecer Consulta n. 33/2000[4] que o médico pode desrespeitar a vontade do paciente em situações de risco de morte; de outro lado, existiam inúmeros questionamentos no Supremo Tribunal Federal acerca dessa postura paternalista do CFM, pois ela ia de encontro ao direito humano e fundamental à autodeterminação. Em setembro de 2024, o Supremo Tribunal Federal, através do Recurso Extraordinário n. 1.212.272, pacifica este tema deliberando e expressando de forma inequívoca que se a decisão (de recusa de transfusão no caso específico) for tomada por um paciente adulto de forma livre e informada, o médico NÃO pode impor um procedimento que ele recusou, mesmo diante de risco iminente de morte.

Portanto, no caso de alta à revelia e outras formas de recusa terapêutica, a conduta mais prudente da equipe deve ser:

1. Conversar com o paciente, a fim de compreender as razões de seu desejo e de informá-lo dos riscos dessa atitude.
2. Caso o paciente reafirme o desejo, deve o médico:

2.1 Redigir um termo de alta à revelia e recusa terapêutica em duas vias e colher a assinatura do paciente.
2.2 Anotar todo o procedimento no prontuário (comunicação e documentação) e anexar uma via do termo.
2.3 Entregar para o paciente um relatório de seu estado clínico, no qual deve estar claro que não havia indicação de alta e que o paciente decidiu, unilateralmente, sair do hospital e recusar o tratamento.

Saliente-se a imprescindibilidade de que neste relatório conste a motivação da conduta do paciente. Saliente-se ainda que o paciente não deve ser penalizado ou destratado por exercer seus direitos, mesmo que esse exercício implique em contradição à orientação médica; assim, deve o médico entregar ao paciente, além do relatório clínico, a receita de medicações de uso contínuo e encaminhamento para seguimento, caso seja necessário. Não se pode olvidar: o objetivo do profissional de saúde deve ser, sempre, proporcionar o melhor cuidado e prover da melhor forma o atendimento à saúde, respeitando a autodeterminação do paciente.

CASO B

Irineu, 62 anos, com insuficiência renal crônica não dialítica, anticoagulado por arritmia. Chega com choque hipovolêmico causado por hemorragia digestiva. É estabilizado, intubado e submetido a endoscopia. O choque agrava a insuficiência renal e o paciente evolui com necessidade de diálise de emergência em terapia intensiva.

No entanto, não há vaga de UTI no momento, nem previsão. A família questiona o médico plantonista sobre a vaga e a possibilidade de realização da diálise na emergência. No entanto, o procedimento não pode ser realizado fora da UTI por falta de máquina adequada, além da emergência não dispor de equipe de enfermagem e médica qualificada para assistir uma diálise contínua, que é indicada em casos de pacientes críticos com instabilidade hemodinâmica como Irineu.

1. *Como proceder em relação aos familiares?*
2. *Posso ser responsabilizado caso o paciente morra por falta de recurso?*
3. *A que instâncias posso recorrer?*

Em primeiro lugar, é preciso ficar claro que a responsabilidade profissional pode se dar em três esferas: a) administrativa, em caso de infração às normas deontológicas; b) cível, em caso de ato ilícito civil; c) penal, em caso de crime ou contravenção penal. Na primeira esfera, o médico responderá perante o Conselho Regional de Medicina no qual está inscrito. Nas esferas cível e criminal, ele responderá perante o Poder Judiciário, de acordo com a natureza do ato.[5]

Deve-se, contudo, ressaltar que, nas três esferas, a responsabilidade é pessoal e não pode ser presumida, sendo necessária a comprovação de que o dano causado ao paciente foi resultado da ação ou omissão do profissional.[6] Logo, se a morte do paciente ocorrer por falta de recurso, não há que se falar em responsabilização pessoal do médico.

Todavia, todo médico que estiver diante da situação narrada, ou seja, falta de vaga em UTI, deve comunicar ao paciente – se ele estiver consciente – ou aos familiares dele – quando o paciente não estiver consciente (como no caso concreto apresentado) – em observância ao dever ético e legal de informar.[6]

Ademais, deve o médico solicitar a vaga ao serviço de regulação, em caráter de urgência, e informar ao responsável técnico da UTI acerca da situação, vez que é deste a coordenação-geral e chefia da equipe da unidade em conformidade com o estabelecido na Resolução CFM n. 2.271/2020.[7]

CASO C

Cláudia, 72 anos, trazida pelo atendimento pré-hospitalar com parada cardiorrespiratória, sem dados de história. O médico inicia as manobras de ressuscitação e ao expor a paciente percebe que ela tem um cateter venoso implantado; o médico, então, imagina que possa ser um paciente em diálise com parada por hipercalemia. Após administração de bicarbonato e gluconato de cálcio, a paciente retorna à circulação espontânea, porém ainda intubada e com necessidade de noradrenalina. Cláudia é transferida para a unidade crítica da emergência.

Meia hora depois, chega a irmã da paciente. A equipe conta a ela o que aconteceu. Ela diz que Cláudia jamais desejaria ser ligada a aparelhos, já tinha uma qualidade de vida bastante comprometida pela diálise e já havia expressado o desejo de não ser internada novamente ou ser submetida a medidas de prolongamento de vida. No entanto, ela não deixou nada disso por escrito. Como proceder?

A Resolução CFM n. 1.805/20068 faculta ao médico limitar ou suspender procedimentos e tratamentos que prolonguem a vida do doente em fase terminal de enfermidade grave e incurável.

A Resolução CFM n. 1.995/20129 dispõe sobre as Diretivas Antecipadas de Vontade e afirma que a vontade do paciente deve ser levada em consideração, ainda que informada pelo seu representante legal.

É importante ressaltar que a constitucionalidade de ambas as resoluções já foi reconhecida pelo Poder Judiciário e, portanto, para além de infração ética, o descumprimento do disposto nessas resoluções pode ensejar responsabilização civil (por ofensa a direitos fundamentais do paciente) por meio de processo judicial.

Percebe-se que o caso em tela se adequa às supracitadas resoluções. Deve o médico, primeiramente certificar-se sobre quem é o representante legal desta paciente. Ela é casada? Possui filhos? Ou a irmã é a única familiar? Caso a irmã seja a única familiar, deve o médico garantir que esta era a vontade da paciente, discutir o caso com a equipe, assegurando que todos os profissionais compreendem a importância de respeitar a vontade da paciente e posteriormente realizar uma reunião com essa irmã, preferencialmente com outro profissional de saúde presente, informando as consequências da não manutenção do suporte vital.

Depois, deve fazer o relato da reunião em prontuário e respeitar a manifestação de vontade da paciente. Isso posto, deve continuar cuidando da paciente segundo as melhores práticas, sem utilizar procedimentos em desacordo com os valores pessoais dela. Medidas instituídas anteriormente podem ser suspensas a partir do momento em que o profissional de saúde recebe a informação (não disponível anteriormente) de que não são compatíveis com os valores e desejos do paciente.

No caso em questão, foi realizada reunião com os familiares presentes (2 irmãos e sobrinho), que demonstraram estar em consenso em relação à vontade da paciente de não ter sua vida prolongada por meios artificiais. Durante a reunião foi discutido e optado por suspender vasopressores (ver Seção "Ajuste de suporte vital") e instituir medidas de conforto. A paciente foi a óbito em poucas horas.

É importante deixar claro que a recusa do suporte artificial de vida não se confunde com eutanásia e não pode ser justificativa para o abandono terapêutico, pois, conforme o art. 2º da Resolução CFM n. 1.805/2006 e o parágrafo único do art. 41 do Código de Ética Médica,[10] "o doente continuará a receber todos os cuidados necessários para aliviar os sintomas que levam ao sofrimento, assegurada a assistência integral, o conforto físico, psíquico, social e espiritual, inclusive assegurando-lhe o direito da alta hospitalar".

CASO D

Você está de plantão no atendimento pré-hospitalar e é chamado para atender um paciente de 75 anos arresponsivo. Ao avaliar, você verifica que o paciente se encontra bastante emagrecido, com uma gastrostomia. Sua impressão é de um paciente com doença grave em fase avançada e que não se beneficiará de suporte avançado de vida. No entanto, os familiares se encontram em desespero, pedindo que você "faça tudo", pois "até ontem ele estava ótimo".

O caso em tela é um típico caso de aplicação do parágrafo único do art. 41 do Código de Ética Médica:

É vedado ao médico:

Art. 41 Abreviar a vida do paciente, ainda que a pedido deste ou de seu representante legal.

> Parágrafo único. Nos casos de doença incurável e terminal, deve o médico oferecer todos os cuidados paliativos disponíveis sem empreender ações diagnósticas ou terapêuticas inúteis ou obstinadas, levando sempre em consideração a vontade expressa do paciente ou, na sua impossibilidade, a de seu representante legal.

O médico deve ter a sensibilidade de perceber que os familiares estão em desespero e que em situações de desespero é comum que peçam para o profissional realizar ações obstinadas. Deve, ainda, ter a consciência de que o cumprimento desse pedido implica em prática antiética, já que a obstinação terapêutica é vedada pelo parágrafo único do art. 41, e que o médico não pode praticar conduta antiética nem a pedido do paciente, nem de seu representante legal.

Diante desta realidade, tão comum para os profissionais de saúde no Brasil, o profissional deve utilizar-se das ferramentas de comunicação para acolher o sofrimento da família e explicar que "fazer tudo" não significa utilizar-se de toda a tecnologia existente, mas sim de oferecer o melhor cuidado ao paciente e, neste caso, o melhor cuidado significa não iniciar o suporte artificial de vida.

É importante perceber que caso o médico cumpra o desejo dos familiares, ele violará, ainda, os arts. 32 e 35 do Código de Ética Médica, vejamos:

> É vedado ao médico:
>
> Art. 32 Deixar de usar todos os meios disponíveis de promoção de saúde e de prevenção, diagnóstico e tratamento de doenças, cientificamente reconhecidos e a seu alcance, em favor do paciente.
>
> Art. 35 Exagerar a gravidade do diagnóstico ou do prognóstico, complicar a terapêutica ou exceder-se no número de visitas, consultas ou quaisquer outros procedimentos médicos.

Diante de pedidos de obstinação terapêutica (também conhecida como distanásia), é preciso que o médico tenha segurança técnica de que o prolongamento artificial da vida do paciente com doença grave em fase avançada é conduta não benéfica ao paciente, contrária às evidências científicas e ao princípio da beneficência.

Ademais, "a distanásia não pode ser praticada com o objetivo de aliviar o sofrimento da família, mas apenas em situações muito específicas – sempre a pedido do paciente – em que o prolongamento artificial (seja por máquinas ou por medicamentos) seja imprescindível para que o paciente consiga resolver algumas questões práticas, como, por exemplo, realizar um último desejo".[11]

Isso posto, a conduta adequada no caso concreto é informar à família de que não será possível cumprir o que ela está pedindo, pois configura conduta antiética. É importante que essa comunicação seja compassiva e que o médico compreenda que o pedido, em verdade, é uma demonstração de sofrimento dos familiares diante da morte iminente. Assim, recomenda-se que, sempre que possível, seja a família encaminhada para a equipe de psicologia hospitalar.

CASO E

Maria Paula é diarista em uma unidade de Terapia Intensiva que recebeu Claudio, 30 anos, com insuficiência respiratória por COVID. Claudio preenchia os critérios de indicação de ECMO (terapia de oxigenação por membrana extracorpórea), que foi iniciada com boa resposta.

Claudio foi mobilizado precocemente e Maria Paula fez um vídeo do paciente caminhando em EMCO e postou em uma rede social, na qual possui um perfil de ensino de Terapia Intensiva com alguns milhares de seguidores.

1. *Maria Paula está cometendo uma infração ética? E se Maria Paula tivesse obtido consentimento de Cláudio, ela poderia postar o vídeo?*
2. *E se em vez de postar em rede social, Maria Paula utilizasse o vídeo para finalidade didática em um evento científico?*

O Conselho Federal de Medicina trata da questão da publicidade médica no Código de Ética Médica e na Resolução CFM n. 2.336/2023.

O artigo 9º da referida Resolução fala sobre os direitos dos médicos e dispõe em seus incisos XV e XVI ser direito do profissional:

> XV – emitir comentário genérico sobre o prazer com o trabalho, alegria em receber seus pacientes e acompanhantes, motivações com os desafios do dia a dia de sua profissão, gerando corrente positiva para a boa imagem da medicina, desde que:
> a) não identifique pacientes ou terceiros;
> b) não adote tom pejorativo, desrespeitoso, ofensivo, sensacionalista ou incompatível com os compromissos éticos exigidos pela medicina para com suas instituições, outros colegas, especialidades ou técnicas e procedimentos;
> XVI – revelar resultados comprováveis de tratamentos e procedimentos desde que não identifique pacientes; [...]

Já o artigo 14 da Resolução n. 2.336/2023 permite o uso da imagem de pacientes com finalidade educativa, voltada a:

> I – elaboração de material direcionado à população a respeito de doenças e procedimentos em medicina e/ou relacionados à especialidade com RQE, sendo permitido o uso de imagens, quando necessário, para informar sobre manifestações, sinais e sintomas que recomendem a procura de avaliação médica, podendo descrever as soluções técnicas possíveis para o caso;
> II – a demonstração de resultados de técnicas e procedimentos, respeitados os seguintes princípios:
> a) qualquer uso de imagem deve ser acompanhado de texto educativo contendo as indicações terapêuticas, fatores que influenciam possíveis resultados e descrição das complicações descritas em literatura científica;
> b) demonstrações de antes e depois devem ser apresentadas em um conjunto de imagens contendo indicações, evoluções satisfatórias, insatisfatórias e complicações decorrentes da intervenção, sendo vedada a demonstração e ensino de técnicas que devem limitar-se ao ambiente médico;
> c) quando aplicável, apresentar evolução para diferentes biotipos e faixas etárias, bem como evoluções imediatas, mediatas e tardias das intervenções demonstradas;
> d) a captura de imagens por equipes externas de filmagem, durante a realização de procedimentos, fica autorizada apenas para partos, quando a parturiente e/ou familiares assim desejarem e houver anuência do médico;
> e) é vedado o uso de imagens de procedimentos que identifiquem o paciente;
> f) é vedada qualquer edição, manipulação ou melhoramento das imagens;
> g) autorretratos repostados dos pacientes e depoimentos sobre a atuação do médico devem ser sóbrios, sem adjetivos que denotem superioridade ou induzam a promessa de resultado;
> h) quando são apresentadas imagens obtidas de banco de imagens, deve ser citada sua origem conforme regras de direitos autorais;
> i) quando as imagens forem de banco de dados do próprio médico ou serviço ao qual pertença:
> 1. obter autorização do paciente para o uso de sua imagem;
> 2. respeitar o pudor e a privacidade do paciente que cedeu as imagens;
> 3. garantir o anonimato do paciente que cedeu as imagens, mesmo que tenha recebido autorização para divulgação.

No que tange aos eventos científicos, o inciso IV do artigo 13 permite ao profissional "utilizar em trabalhos e eventos científicos, destinados exclusivamente a médicos e estudantes de medicina, imagens, transmitidas em tempo real, com a aplicação de técnicas de abordagem, desde que obtenha prévia autorização do paciente ou de seu representante legal".

Dessas regras é possível depreender que:

A. Ainda que Maria Paula tenha o consentimento de Claudio, ela estará cometendo uma infração ética aos ditames de sua profissão ao postar o vídeo em sua rede social.
B. A utilização do vídeo em um evento científico para fins didáticos é permitida desde que o evento seja apenas para médicos. Ademais, Maria Paula precisará do consentimento expresso de Claudio ou de seu representante legal.

É importante lembrar que atualmente muitos eventos científicos – ainda que exclusivos para médicos – são disponibilizados em redes sociais abertas para público leigo, o que coloca uma nova camada de discussão ética nesse tema, ainda não regulamentada pelo Conselho Federal de Medicina.

CONSIDERAÇÕES FINAIS

Sabe-se que a emergência e a terapia intensiva apresentam desafios singulares aos profissionais de saúde, pois a iminência da morte aliada ao pouco tempo para a tomada de decisão coloca uma maior pressão na conduta profissional.

Todavia, essas peculiaridades não justificam o desrespeito à direitos dos pacientes e nem às normas deontológicas da Medicina. Cabe, portanto, ao médico intensivista e/ou emergencista atualizar-se acerca das normas jurídicas e deontológicas e pautar sua atuação sempre nestas, visando o melhor interesse do paciente, entendido não como o prolongamento artificial da vida a qualquer custo, mas sim como um cuidado centrado na pessoa e não na doença. O melhor atendimento é aquele que alia as evidências científicas ao reconhecimento do paciente protagonista de sua vida e de seu tratamento, obtendo consentimento sempre que necessário, respeitando seus direitos à autodeterminação e à privacidade.

REFERÊNCIAS BIBLIOGRÁFICAS

1. ONU. Declaração Universal sobre Bioética e Direitos Humanos. Artigo 5º. Disponível em: http://unesdoc.unesco.org/images/0014/001461/146180por.pdf. Acesso em 13 set. 2018.
2. Conselho Federal de Medicina. Resolução 2217/2018. Disponível em: https://sistemas.cfm.org.br/normas/visualizar/resolucoes/BR/2018/2217. Acesso em 20 jul. 2020.
3. Conselho Federal de Medicina. Resolução 2232/2019. Disponível em: https://sistemas.cfm.org.br/normas/visualizar/resolucoes/BR/2019/2232. Acesso em 20 jul. 2020.
4. Conselho Federal de Medicina. Parecer consulta 33/2000. Disponível em: https://sistemas.cfm.org.br/normas/visualizar/pareceres/BR/2000/33. Acesso em 20 jul. 2020.

5. França GV. Direito Médico. 16. ed. São Paulo: Gen; 2019.
6. Pereira AGD. Direitos dos pacientes e responsabilidade médica. Coimbra: Coimbra Editora; 2015.
7. Conselho Federal de Medicina. Resolução 2271/2020. Disponível em: https://sistemas.cfm.org.br/normas/visualizar/resolucoes/BR/2020/2271. Acesso em 05 ago. 2020.
8. Conselho Federal de Medicina. Resolução 1805/2006. Disponível em: https://sistemas.cfm.org.br/normas/visualizar/resolucoes/BR/2006/1805. Acesso em 20 jul. 2020.
9. Conselho Federal de Medicina. Resolução 1995/2012. Disponível em: https://sistemas.cfm.org.br/normas/visualizar/resolucoes/BR/2012/1995. Acesso em 20 jul. 2020
10. Conselho Federal de Medicina. Resolução 2217/2018. Disponível em: https://sistemas.cfm.org.br/normas/visualizar/resolucoes/BR/2018/2217. Acesso em 20 jul. 2020.
11. Dadalto L. Investir ou desistir: análise da responsabilidade civil do médico na distanásia. In: Rosenvald N, Milagre M (orgs.). Responsabilidade civil: novas tendências. 1.ed. v. 1. Indaiatuba: Foco; 2017. p. 487-97.
12. Código de Ética Médica, 2019. Disponível em: https://portal.cfm.org.br/images/PDF/cem2019.pdf. Acesso em 06/07/2022.
13. Dadalto L. Cuidados paliativos Aspectos jurídicos. 1.ed. Foco; 2021. p.137-46.
14. Conselho Federal de Medicina. Resolução 1947/2011. Disponível em: https://sistemas.cfm.org.br/normas/visualizar/resolucoes/BR/2011/1947. Acesso em 06 jul. 2022.
15. Conselho Federal de Medicina. Resolução 2126/2015. Disponível em: https://sistemas.cfm.org.br/normas/visualizar/resolucoes/BR/2015/2026. Acesso em 06 jul. 2022.
16. Conselho Federal de Medicina. Manual de publicidade médica. Disponível em: https://portal.cfm.org.br/publicidademedica/arquivos/cfm1974_11.pdf. Acesso em 6 jul. 2022.
17. Supremo Tribunal Federal. Testemunhas de Jeová têm direito de recusar procedimento que envolva transfusão de sangue, decide STF. Disponível em: https://noticias.stf.jus.br/postsnoticias/testemunhas-de-jeova-tem-direito-de-recusar-procedimento-que-envolva-transfusao-de-sangue-decide-stf/.

25

O papel da família na tomada de decisões

Arthur de Campos Soares
Sabrina Corrêa da Costa Ribeiro

O lugar do médico deve ser sempre o de condutor do processo terapêutico, e não o de senhor do destino de seus pacientes.[1]

Joana, de 87 anos, era acompanhada previamente por doença renal crônica (DRC) não dialítica, hipertensão arterial sistêmica (HAS), *diabetes mellitus* tipo 2 (DM2), doença pulmonar obstrutiva crônica (DPOC) O_2-dependente, insuficiência cardíaca com fração de ejeção reduzida (ICFER) e demência moderada. Apesar de ser parcialmente dependente para atividades de vida diária, era muito envolvida em atividades do convívio familiar. Devido à progressão de doença renal, é admitida no departamento de emergência com quadro de edema pulmonar por hipervolemia, e torna-se dependente de terapia renal substitutiva, apresentando também quadro persistente de *delirium* hipoativo. Em primeiro contato para discussão sobre objetivos de cuidado, sua família reforça que gostaria que fossem mantidas medidas invasivas de suporte, incluindo cateter de longa permanência para hemodiálise após eventual alta hospitalar.

Como podemos envolver a família de Joana nessa decisão? Qual seu papel nesse processo?

INTRODUÇÃO

Como o estabelecimento de diretivas antecipadas de vontade ainda é incomum, o processo de tomada de decisão sobre objetivos de cuidado muitas vezes envolve discussões entre a equipe profissional de saúde e familiares dos pacientes, principalmente no caso de pacientes sem capacidade de tomada de decisão.

Nessas situações, é importante estar ciente de implicações éticas e legais, bem como de particularidades da comunicação nesse contexto.

Os principais desafios nesse processo incluem: alcançar sincronia de informações sobre condição clínica e prognóstico; aplicar julgamento substitutivo (colocar-se no lugar do paciente); estabelecer um contínuo entre medidas prolongadoras de vida e voltadas à qualidade de vida e controle de sintomas (em vez de "todas as intervenções" *versus* exclusivamente medidas de conforto); e interpretar cuidadosamente os valores e declarações previamente expressas pelo paciente.

Para uma comunicação eficaz, é essencial o estabelecimento de conexão e vínculo com os familiares envolvidos, bem como abertura à manifestação e compreensão de emoções.

Importante

Se o paciente tiver um testamento vital, as instruções contidas nele deverão ser cumpridas. Diretivas verbais trazidas pelos familiares ou documentadas no prontuário em consultas anteriores são igualmente válidas e devem ser respeitadas.

POR QUE É NECESSÁRIO ENVOLVER A FAMÍLIA?

A indicação e a prescrição de cuidados em saúde, incluindo decisões de objetivos de cuidado no contexto de cuidados paliativos, são prerrogativa da equipe profissional de saúde. Entretanto, tais decisões devem ser tomadas preferencialmente de forma consensual entre a equipe, a pessoa paciente (se possível) e seus familiares ou representantes legais.

É importante ressaltar que embora coloquemos a perspectiva do paciente como central no planejamento de cuidado, o paciente também pode se tornar dependente de cuidadores. Na maioria das vezes, estes serão membros da família ou amigos,[2] que se tornam coordenadores do cuidado e passam a ter responsabilidade na tomada de decisões.

Uma vez que o estabelecimento de diretivas antecipadas de vontade ainda é incomum, é frequente no caso de pacientes sem capacidade de tomada de decisão a necessidade de abordagem familiar para melhor compreensão da biografia do paciente, de seus valores, prioridades e sua percepção sobre o que é sofrimento. A demanda da família por envolvimento nesse processo não deve ser subestimada, e traz benefícios (quando feito de forma adequada) para além de melhor compreensão de valores da pessoa,[3] tendo impacto também no processo de luto e redução de estresse do cuidador.[4]

COMO A FAMÍLIA TOMA DECISÕES SOBRE O CUIDADO?

The family, not just the patient, deals with and attempts to understand the meaning of cancer, and it is the meaning of cancer to the family that sets the context within which dynamic processes occur.

Frances Marcus Lewis, 1990

O processo de doença gera impacto sobre as relações familiares. Membros da família de pacientes críticos possuem maior incidência de sofrimento psíquico,[5] que pode ser particularmente desencadeado pelo sofrimento agudo do paciente em si (principalmente em situações de mau controle de sintomas). Mudanças na dinâmica familiar são muitas vezes necessárias, com incorporação das funções (familiares, sociais e econômicas) do paciente.

Decisões relativas a opções terapêuticas são muitas vezes embasadas em desejos previamente manifestados e influenciadas pela representação e significado da pessoa no contexto familiar.[6] Essa influência pode se sobrepor aos valores e desejos do paciente, não sendo incomuns solicitações de "fazer todo o possível". Entretanto, esses paradigmas podem ser questionados pela própria família, ao entrar em contato com a percepção do prolongamento de sofrimento.[5] Além dos fatores supracitados, outros envolvidos no processo decisório são a qualidade de vida prévia do paciente e suas condições de saúde associadas/comorbidades.[7]

Uma preocupação neste processo é em relação à concordância entre percepções da família e do paciente. Familiares tendem a favorecer mais opções terapêuticas prolongadoras de vida em relação aos próprios pacientes, embora maior concordância fosse atingida quando todas as pessoas envolvidas tinham o mesmo nível de conhecimento sobre o processo de doença e opções terapêuticas, e quando familiares estavam cientes das preferências do paciente.[8]

QUE OBSTÁCULOS SÃO ENFRENTADOS NO ENVOLVIMENTO DA FAMÍLIA?

Os principais obstáculos enfrentados no envolvimento da família em decisões de objetivos de cuidado são relativos à comunicação entre equipe e família, devido à natureza superficial deste relacionamento, e principalmente em situações de falha de comunicação adequada do prognóstico do paciente.[9]

Outro desafio a esse envolvimento é a possível dificuldade de compreensão da criticidade do quadro clínico do paciente devido à disponibilidade de tecnologias avançadas de suporte à vida. A gravidade do quadro pode ser ofuscada pela esperança atrelada a terapias avançadas, assim como a equipe profissional de saúde pode manter a convicção de que problemas irreversíveis poderiam ser solucionados se todos os recursos estivessem disponíveis.[8]

Com isso em mente, alguns conceitos são importantes para melhor condução desta comunicação:

- Construção de vínculo: as interações com a família devem ser feitas em ambiente apropriado e confortável, preferencialmente de forma pessoal. Deve ser dedicado tempo para identificação e conhecimento de cada membro da família participante e seu relacionamento com o paciente, bem como os membros da equipe profissional de saúde.

- Sucessão de responsabilidade: talvez o primeiro desafio seja o de determinar quem abordar para decisões de cuidado. Na ausência de um procurador de saúde já determinado pelo próprio paciente, em geral considera-se a hierarquia de cônjuge, filhos adultos e então pais.[10] É útil determinar em conjunto quem terá a "palavra final". Todavia, a equipe deve considerar as decisões que melhor incorporam os valores do paciente; reconhecendo que a melhor fonte para essa informação pode não ser o familiar mais próximo.
- Opinião substituta: diz respeito a como o paciente, se capaz de compreender completamente sua condição, tomaria as decisões colocadas. Difere de decisões "no melhor interesse" do paciente, em que familiares usam os próprios valores para tomar a melhor decisão no lugar do paciente. Envolve colocar-se no lugar do paciente em discussão e minimiza sentimentos de culpa ou responsabilidade individual sobre as decisões tomadas.[11]
- Sincronia sobre situação clínica e prognóstico: todas as pessoas envolvidas devem ter conhecimento equivalente sobre a condição clínica e prognóstico do paciente; assim, qualquer interação com a família deve passar por avaliar essa compreensão, bem como o grau de aceitação do quadro atual. Muitas vezes, mais do que uma reunião ou conversa será necessária para progredir na tomada de decisões, priorizando inicialmente esse alinhamento de conhecimento.
- Diretivas específicas vs. baseadas em valores: a equipe deve tentar determinar se o paciente, enquanto capaz de tomar decisões, havia expressado diretivas específicas. Na sua ausência, devem ser avaliados os valores do paciente sobre qualidade de vida, sobrevida, crenças e confiança na biomedicina tradicional; a partir disso, tenta-se determinar que abordagens seriam mais consistentes com tais valores. Quanto mais baseadas em desejos e valores dos pacientes, mais úteis as recomendações da equipe serão. Cabe ressaltar o risco de interpretação errônea de declarações prévias dos pacientes, se retiradas de contexto (ex.: declaração "não quero ser intubado" associada a contexto de lesão cerebral grave, porém não de lesão pulmonar reversível).
- Intervenções prolongadoras de vida vs. voltadas à qualidade de vida e controle de sintomas: estabelecer um contínuo entre estes polos, em vez da dicotomia todas as intervenções vs. somente medidas de conforto, é mais apropriado e pode ajudar a família a construir o histórico de valores do paciente. Esse contínuo reflete a gama de decisões terapêuticas a serem tomadas pela equipe, que vão além de reanimação cardiopulmonar. Em caso de prognóstico incerto ou de dificuldade da família de aceitação de prognóstico, pode-se propor acordos intermediários, como *trial* de terapias invasivas.
- Respondendo a emoções: é razoável esperar a manifestação de emoções, e cabe sempre perguntar sobre o interesse da família em compartilhá-los. Con-

tudo, deve haver abertura para a real compreensão de emoções compartilhadas por cada um, evitando presunção de significados por trás de declarações e evitando respostas gerais como "eu compreendo".

O QUE NÃO FAZER DURANTE O COMPARTILHAMENTO DE DECISÕES?

- Delegar à família decisões técnicas – ex.: "vocês querem que a paciente realize hemodiálise?": esse é um erro comumente cometido quando um paciente crítico não tem capacidade de decisão. No Brasil, não existe qualquer dispositivo legal que defira a escolha de tratamentos e cuidados de saúde a familiares. O Estatuto da Pessoa com Deficiência deixa claro em seu art. 84 que "a curatela afetará tão somente os atos relacionados aos direitos de natureza patrimonial e negocial"
- Reforçar a dicotomia todo e qualquer recurso para prolongar a vida (envolvendo suporte artificial de vida) vs. nenhuma medida modificadora de doença – ex.: "vocês querem que tudo seja feito pelo paciente?: "tudo" pode ser tudo o que prolongue a vida, ou tudo o que traga conforto ou qualidade de vida. Uma abordagem mais adequada é estabelecer um contínuo entre tratamentos prolongadores de vida e voltados à qualidade de vida e controle de sintomas, reajustando o planejamento de acordo com a evolução clínica do paciente.
- Não priorizar a construção de vínculo e sincronia de informações sobre quadro clínico e prognóstico: a compreensão adequada do quadro clínico atual e do prognóstico é um passo essencial que antecede o planejamento e a tomada de decisão.
- Fornecer informações demasiadamente técnicas, sem adequá-las ao nível de compreensão do familiar ouvinte; fornecer um excesso de dados, que podem tirar a atenção do foco principal (por exemplo, falar sobre a função renal normal, balanço e eletrólitos em um paciente com lesão neurológica grave e possível progressão para morte encefálica).
- Continuar fornecendo informações adicionais durante um momento de forte emoção, em que a capacidade de absorção e compreensão pode estar comprometida. Pausas com escuta acolhedora são a melhor estratégia neste momento.

E SE A VONTADE DO FAMILIAR DIFERE DA VONTADE DO PACIENTE?

A vontade do paciente adulto e capaz mentalmente deve ser respeitada, independentemente da idade e estado de fragilidade dele. De acordo com nosso Código de Ética, art. 24: "É vedado ao médico deixar de garantir ao paciente o exercício do direito de decidir livremente sobre a sua pessoa ou seu bem-estar, bem como exercer sua autoridade para limitá-lo".

Ao mesmo tempo, é essencial o acolhimento dos familiares, que assim como o paciente, se encontram em grande sofrimento. A mediação de um profissional da psicologia e uma postura acolhedora e sem julgamentos pela equipe de saúde podem ser fundamentais para que não haja quebra de confiança e a discordância não se transforme em conflito.

Outra situação desafiadora se coloca quando o paciente se encontra incapaz de expressar suas preferências e os familiares insistem em intervenções que a equipe de saúde entende como inapropriadas ou tecnicamente inadequadas.

Neste cenário, se apesar da concordância entre equipes, tentativas de mediação e acolhimento o conflito entre equipe e familiares permanecer, a American Thoracic Society (ATS) sugere os seguintes passos:

- Solicitar a opinião de especialistas que possam mediar o conflito.
- Notificar aos familiares de que esta primeira medida foi instituída.
- Pedir uma segunda opinião médica.
- Pedir um parecer a um comitê interdisciplinar de bioética.
- Oferecer aos familiares a possibilidade de transferência para outro serviço.
- Implementar a resolução que resultou do processo intra-hospitalar de deliberação.

PONTOS IMPORTANTES NA DISCUSSÃO SOBRE OBJETIVOS DE CUIDADO COM FAMILIARES

1. O paciente é nosso principal objeto de cuidado e, quando lúcido e consciente, é ele que deve expressar seus valores e prioridades e guiar a equipe no processo de decisão compartilhada.
2. No caso do paciente incapacitado para tomar decisões, utilizar como guia diretivas antecipadas de vontade e/ou procurador em saúde, caso existam.
3. Determinar quem deve ser abordado para tomada de decisão, se há membros-chave ausentes, e tentar manter os que melhor conheciam o paciente no centro da tomada de decisão.
4. Preparar ambiente adequado de conversa, com silêncio e conforto para os participantes.
5. Estabelecer vínculo: nomes e relação de todos os membros com o paciente, expectativas e reações à condição atual do paciente. Reforçar comunicação sincera e atenção ao cuidado com conforto e dignidade do paciente.
6. Estabelecer sincronia de informações sobre quadro clínico e prognóstico atual do paciente.
7. Discutir "como decidir" antes de "o que decidir": questionar sobre manifestações prévias de diretivas específicas e, caso ausentes, estabelecer histórico de valores sobre qualidade de vida e percepções sobre o que seria sofrimento no

fim de vida. Esclarecer diferença entre opinião substituta e decisões "no melhor interesse" do paciente.

8. Compartilhar interpretação do significado de valores e declarações prévias do paciente, bem como das impressões da família, e a partir disso estabelecer quais são os objetivos de cuidado.
9. Definidos esses objetivos, o próximo passo é construir o plano de cuidado, descrevendo o que é compatível ou não com esses objetivos e, portanto, será ou não realizado.
10. Discutir procedimentos e diretivas específicas, se apropriado.
11. Manter atenção às respostas emocionais da família, e apoiar conforme necessário e apropriado.
12. Estabelecer um prazo para observação da resposta do paciente e reavaliação com reajuste do objetivo de cuidado e plano terapêutico, caso necessário.

Foram realizadas quatro conferências familiares com a família de Joana. Em primeira reunião, foi dado maior enfoque ao estabelecimento de vínculo com a equipe (com reconhecimento do papel de Joana dentro do núcleo familiar, e identificação de sua filha mais velha como principal responsável pelo cuidado), e ao esclarecimento sobre o quadro clínico atual e prognóstico desfavorável. Em reuniões subsequentes, foi identificado que apesar de Joana não ter determinado procurador de saúde nem ter registrado diretivas antecipadas de vontade, havia manifestado previamente valores claros de priorização de independência e tempo de convívio próximo da família. A partir disso, foi dividida com a família a recomendação de não manutenção de terapia renal substitutiva (TRS), uma vez que isso iria de encontro a seus valores previamente expressos. Inicialmente, a reação da família foi a de favorecer medidas prolongadoras de vida (pois previamente Joana já era dependente dos cuidados da família), e o acordo realizado com a equipe foi de *trial* de TRS. Após realização de visita presencial à paciente, em última conferência familiar foi manifestado incômodo da família com a manutenção de sofrimento e desconforto e frustração com o fato de a TRS não ter trazido melhora clínica evidente. Foi aceita, então, recomendação da equipe de suspensão de TRS, com posterior transferência da paciente para leito de enfermaria de cuidados paliativos, com priorização do controle de sintomas e presença da família durante a fase final de vida de Joana.

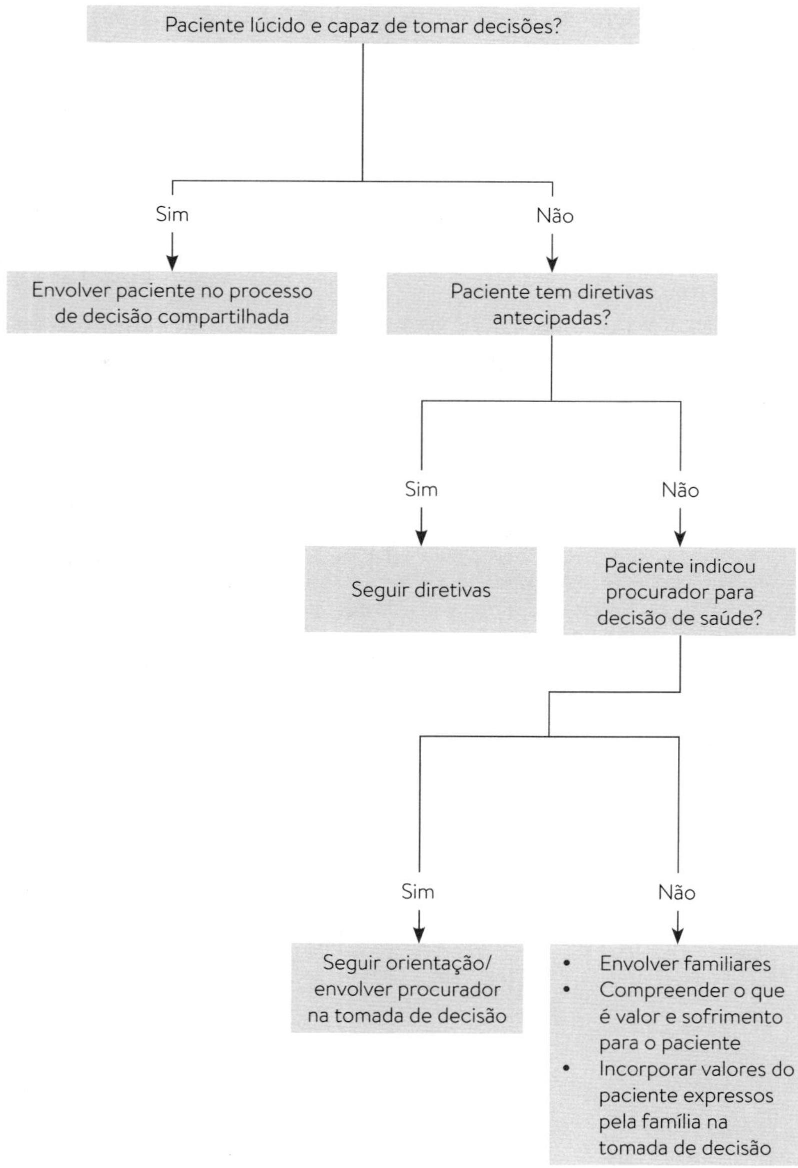

Figura 1 Papel da família na tomada de decisões.

REFERÊNCIAS BIBLIOGRÁFICAS

1. Bussinguer ECA, Barcellos I. A. O direito de viver a própria morte e sua constitucionalidade. Ciência & Saúde Coletiva. 2013;18(9):2691-8.
2. Burns CM, et al. Uncovering an invisible network of direct caregivers at the end of life: A population study. Palliative Medicine. 2013;27(7):608-15.
3. Nelson JE, et al. In their own words: Patients and families define high-quality palliative care in the intensive care unit. Critical Care Medicine. 2010;38(3):808-18.
4. Lago PM, Garros D, Piva JP. Participação da família no processo decisório de limitação de suporte de vida: paternalismo, beneficência e omissão. Revista Brasileira de Terapia Intensiva 2007;19(3):364-8.
5. Milberg A, Wåhlberg R, Krevers B. Patients' sense of support within the family in the palliative care context: what are the influencing factors? Psycho-Oncology. 2014;23(12):1340-9.
6. Monteiro MC, et al. The decision-making process in families of terminal ICU patients. Psico-USF. 2019;24:437-48.
7. Gomes HÁ, et al. Limitação de esforço terapêutico na pessoa com lesão encefálica grave. Revista Bioética. 2014;22(2):282-90.
8. Symmons SM, et al. Decision-making in palliative care: patient and family caregiver concordance and discordance – systematic review and narrative synthesis. BMJ Supportive & Palliative Care. 22 mar. 2022.
9. Curtis JR, et al. The family conference as a focus to improve communication about end-of-life care in the intensive care unit: opportunities for improvement. Critical Care Medicine. 2001;29(2) N26-33.
10. Finucane TE, Denman SJ. Deciding about resuscitation in a nursing home theory and practice. Journal of the American Geriatrics Society. 1989;37(8):684-8.
11. Areen J. The legal status of consent obtained from families of adult patients to withhold or withdraw treatment. JAMA: The Journal of the American Medical Association. 1987;258(2):229.

LEITURA RECOMENDADA

1. Lethborg C, Kissane D. Family dynamics in the context of serious illness. In: Cherny N, et al. (eds.). Oxford Textbook of Palliative Medicine. [s.l.] Oxford University Press; 2021. p. 301-7.
2. Van Oosterhout SPC, et al. Experiences of bereaved family caregivers with shared decision making in palliative cancer treatment: a qualitative interview study. BMC Palliative Care. 2021;20(1).

26

Trial de UTI

Vitor Schlittler Abreu

CONTEXTO

O momento da decisão sobre a admissão de um paciente na Unidade de Terapia Intensiva (UTI), ou mesmo o escalonamento de suporte artificial à vida em um paciente já internado na unidade, envolvem muita responsabilidade e atenção por parte do profissional de saúde.

Existem situações claras de indicação ou não indicação, como:

- Indicação clara: paciente jovem sem comorbidades com quadro de meningite meningocócica, no qual há grande chance de recuperação com funcionalidade e qualidade de vida preservadas.
- Não indicação clara: paciente nonagenário com demência avançada, dependente para todas as atividades básicas diárias, já com limitações de suporte definidas previamente, que se apresenta com quadro de abdome agudo vascular.

Porém, quando o prognóstico e o desfecho são incertos, torna-se crucial uma reflexão estruturada para tomada consciente da decisão. Isso porque ela representa potenciais danos ao paciente e seus familiares, como distanásia e altos custos financeiros, que poderiam ser evitados; assim como para o sistema de saúde, especialmente o público, onde eventualmente não há recursos disponíveis para todos os pacientes.

DEFINIÇÃO

A definição mais utilizada é a de Quill e Holloway:[1]

O *Trial* de UTI é uma estratégia estruturada de tomada de decisão compartilhada, na qual clínicos, pacientes e seus representantes estabelecem um plano para a utilização de suporte avançado à vida por um período definido, reavaliando sua eficácia com base em critérios clínicos previamente acordados.

QUANDO DEVE SER CONSIDERADO

É bastante comum a incongruência entre percepções quanto ao prognóstico do paciente, por parte dos familiares e da equipe médica:

- Visão do familiar – otimista demais: talvez por influência de vieses cognitivos, fatores culturais ou religiosos, ou mesmo pela falta de informação adequada pelo médico, essa percepção inacurada seja comum. Cox et al.[2] demonstraram que de 126 pacientes que necessitaram de ventilação mecânica prolongada com necessidade de traqueostomia, apenas 9% deles estavam vivos e sem limitação funcional importante após 1 ano. A percepção inicial dos familiares era que a sobrevida seria de 93%, e a ausência de limitação funcional importante seria de 71%.
- Visão do médico – pessimista demais: especialmente no ambiente de terapia intensiva. Wildman et al.[3] mostraram que de 832 pacientes com doença pulmonar obstrutiva crônica (DPOC) ou asma internados na UTI, a sobrevida foi de 40%, contra 10% apenas quando foi predito pela equipe assistente. Talvez o avanço da sobrevida, oriundo de evolução das terapias disponíveis, ainda não tenha contrabalanceado a experiência do profissional; além de vieses cognitivos também permearem diariamente a prática médica.

O *Trial* de UTI é uma ferramenta de tempo do tipo negociação, indicada quando o prognóstico do paciente, em um momento específico, é incerto, quando os seus valores não estão claros, ou também para servir como recurso para ganho de confiança e vínculo com o paciente e seus familiares.

Tabela 1 Principais objetivos do *Trial*

▪ Construir consenso
▪ Reduzir a incerteza do prognóstico
▪ Preparação do paciente e seus familiares para desfechos negativos
▪ Preparação do paciente e seus familiares para decisões de limitação de suporte
▪ Alinhar expectativas entre equipe médica, paciente e familiares sobre os potenciais benefícios e limitações das intervenções
▪ Esclarecer valores, prioridades e preferências terapêuticas do paciente

Adaptada de Bruce et al.,[4] Aslakson, 2015[5] e Kruser et al.[11]

Deve-se considerar as características intrínsecas do paciente (p. ex., idade, funcionalidade, comorbidades), o prognóstico específico de sua patologia de base (p. ex., estádio oncológico, classe funcional NYHA para insuficiência cardíaca ou GOLD para DPOC) e a gravidade do quadro agudo (p. ex., sepse ou choque séptico, disfunções orgânicas, tempo de internação hospitalar).

Esses critérios podem ser estruturados conforme apresentado na Tabela 2, sendo que a presença de 1 deles já é indicativo para considerar o *Trial* de UTI.

Tabela 2 Algoritmo "FRAIL" para consideração de *Trial* de UTI. Traz os componentes de síndrome de fragilidade (F e R), potencial de melhora limitado (A e I) e ausência de resposta ao tratamento atual ou outras condições que levam a pior desfecho (L)

F	*Functional Impairment* (perda de funcionalidade) – pacientes que têm sua funcionalidade reduzida e necessitam de auxílio para atividades básicas de vida diária
R	*Recurrent Hospitalizations* (hospitalizações recorrentes) – 2 ou mais admissões hospitalares não planejadas nos últimos 12 meses
A	*Advanced Malignancy and Chronic Diseases* (câncer avançado e doenças crônicas) – exemplos são cânceres metastáticos e DPOC GOLD IV
I	*Irreversible Organ Failure* (falência orgânica irreversível) – exemplos são falência renal e cardíaca mesmo com tratamento clínico otimizado
L	*Long Hospital Stay* (estadia hospitalar prolongada) – longo tempo de internação hospitalar atual, pela ausência de melhora ou por complicações

Adaptada de Cheung et al.[6]

ELEMENTOS ESSENCIAIS PARA CONDUZIR UM *TRIAL* DE UTI

A American Thoracic Society em 2024 fez um consenso de especialistas sobre *Trial* de UTI e sugeriu que sua implementação requer uma abordagem estruturada, dividida em quatro fases sequenciais: considerar, planejar, oferecer suporte e reavaliar (Figura 1). O primeiro passo, considerar, envolve a discussão com o paciente e/ou seus representantes sobre seus objetivos e prioridades, esclarecendo expectativas quanto ao nível aceitável de recuperação e as incertezas do prognóstico. Na fase de planejamento, a equipe deve definir diretrizes claras, incluindo a duração do *Trial* e os critérios clínicos de melhora ou piora, além de acordar quais terapias são aceitáveis para o paciente durante esse período. Também é essencial permitir que o paciente ou seus familiares concordem ou recusem a proposta, garantindo um processo de decisão compartilhada.

A fase de suporte foca na comunicação contínua com a equipe multiprofissional e com os familiares, garantindo que mudanças significativas no quadro clínico

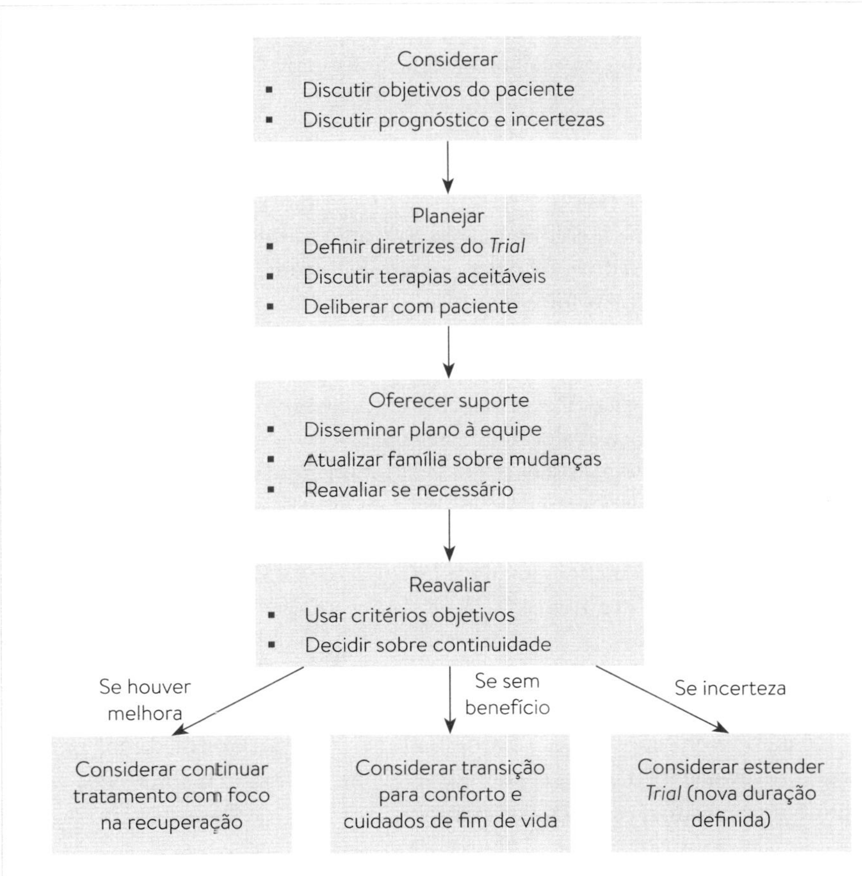

Figura 1 Elementos essenciais ao conduzir um *Trial* de UTI.

sejam discutidas e, se necessário, reavaliadas. O plano deve ser disseminado entre os profissionais envolvidos e revisado conforme a evolução do paciente. Por fim, a fase de reavaliação utiliza critérios clínicos para determinar se o suporte deve ser mantido com foco na recuperação, se a abordagem deve ser redirecionada para o conforto exclusivo ou se o *Trial* deve ser estendido. Todas as decisões tomadas ao longo do processo devem ser registradas no prontuário, garantindo transparência e alinhamento das condutas.

Além desses elementos essenciais, algumas estratégias adicionais podem otimizar a condução do *Trial* de UTI, como a participação de equipes interdisciplinares especializadas (oncologia, cuidados paliativos, cirurgia), além da personalização da comunicação de acordo com as preferências do paciente e seus familiares. Seguir essa estrutura pode aumentar a eficácia do *Trial* de UTI, assegurando que as decisões sejam pautadas na melhor evidência disponível e alinhadas aos valores do paciente.

DURAÇÃO

Não há consenso na literatura quanto ao tempo ideal de duração do *Trial*, devendo ser individualizado caso a caso, porém há recomendação de não ser inferior a 3 dias. O fator mais importante de todo o processo é criar vínculo com o paciente e seus familiares e acompanhar todos os eventos que possam ocorrer no decorrer do tempo. Reuniões familiares para rediscussão do objetivo do *Trial* são extremamente encorajadas. Dessa maneira, ele pode ser prolongado ou até mesmo encurtado a depender da evolução do paciente.

Os pacientes oncológicos são os que mais foram estudados quanto ao benefício e tempo ideal do *Trial*. Dentre eles, os com neoplasias sólidas provavelmente já têm o prognóstico definido após 3-4 dias do início, enquanto os com neoplasias hematológicas ou com menor gravidade (*SOFA score* < 15) podem se beneficiar de maior tempo do *Trial* (8 a 15 dias).[7]

QUAIS TIPOS DE SUPORTE/INTERVENÇÕES

Quando se é proposto um *Trial* de UTI, não necessariamente todos os tipos de suporte artificial ("*Full-code*") devem ser considerados, mas sim os que façam sentido no contexto da dúvida. Por exemplo:

- Paciente dialítico com insuficiência cardíaca classe funcional III da NYHA, faz suas atividades com restrições em casa, com razoável independência, o que está de acordo com seus valores. Internado por descompensação do tipo perfil C (congestão e baixo débito) por não estar tolerando suas sessões de hemodiálise.

Neste caso, o *Trial* pode ser considerado, pois se houver compensação cardíaca ele pode recuperar o básico de sua funcionalidade prévia. Provavelmente a investigação de causa isquêmica, o uso de vasopressor e inotrópico para que consiga dialisar, e posterior ajuste de vasodilatadores configuram o suporte artificial proporcional ao *Trial*. Porém, caso haja piora clínica importante, o uso de altas doses de vasopressor (ou mesmo a combinação deles) ou a intubação orotraqueal com alto grau de probabilidade não resultarão na reversão do quadro.

Nessa linha, o termo mais correto seria "*Trial* proporcionado", sendo papel da equipe entender qual intervenção neste *Trial* é "proporcional" a cada paciente, baseando-se nos objetivos de cuidado, e propor apenas os suportes artificiais que façam sentido de serem tentados.

PRINCIPAIS DETERMINANTES DE MORTALIDADE

Lacuyer et al.[8] demonstraram que em 188 pacientes com neoplasias hematológicas ou de órgãos sólidos que utilizaram ventilação mecânica e tinham uma disfunção orgânica ao menos além da hematológica, elegíveis a um *Trial* de UTI de 5 dias, as características da neoplasia não foram determinantes para a mortalidade, mas sim o número crescente de disfunções orgânicas, especialmente após o 3º ao 5º dia. Todos os pacientes que iniciaram ventilação mecânica, uso de vasopressor ou terapia de substituição renal após o 3º dia de internação na UTI não sobreviveram. Assim, sugere-se que o acúmulo de disfunções orgânicas durante um *Trial* de UTI de 3 a 5 dias possa servir como indicativo de falha do mesmo.

Tabela 3 Determinantes de mortalidade se iniciados após 3 dias do *Trial* de UTI em pacientes oncológicos

▪ Ventilação mecânica
▪ Uso de vasopressor
▪ Terapia de substituição renal

Adaptada de Lacuyer et al.[8]

VANTAGENS E FACILITADORES

Como demonstrado na casuística de Chang et al.,[9] o simples uso do *Trial* como ferramenta na UTI, quando bem indicado, reduziu significativamente o tempo médio de internação na unidade em mais de 1 dia, sem que houvesse diferença na mortalidade hospitalar de 209 pacientes estudados.

Alguns pontos são importantes para o sucesso do *Trial* e são descritos na Tabela 4.

Tabela 4 Facilitadores do *Trial*

▪ Partir de objetivo de cuidado já definido previamente, baseado nos valores do paciente
▪ Selecionar bem o caso elegível, de forma criteriosa
▪ Utilizar variáveis claras e objetivas para determinar sucesso ou falha
▪ Determinar o tempo adequado de forma individualizada
▪ Tomar a liderança e manter a horizontalidade na condução do caso
▪ Utilizar comunicação empática e reuniões frequentes para atualizar os envolvidos

Adaptada de Bruce et al.[4] e Aslakson.[5]

DIFICULDADES

Alguns fatores são definidos como dificultantes para a realização do *Trial*:[4,5]

- Não aceitação por parte do paciente/familiar que o representa.
- Discordância entre equipes médicas.
- Quando mais tempo é necessário.
- Quebra de comunicação ou vínculo.
- Mudanças no curso clínico.

A duração do *Trial* também pode se tornar um problema, caso torne-se muito longo ou muito curto (Tabela 5).

Tabela 5 Problemas na duração inadequada do *Trial*

	Muito longo	Muito curto
Paciente e familiares	Distanásia Desgaste emocional	Limitação muito precoce Sensação de "apressado" Perda de confiança na equipe
Equipe de saúde	Fadiga de compaixão Desgaste emocional *Burnout* Queda na qualidade da assistência	Pressão por definição apressada Erro na prognosticação Desgaste emocional *Burnout*
Gestor	Aumento de custos Aumento de complicações associadas à assistência Imagem do hospital de estimular distanásia	Aumento da mortalidade hospitalar Imagem do hospital de excesso de limitação de suporte

Adaptada de Vink et al.[10]

O PROCESSO DE TOMADA DE DECISÃO DURANTE O *TRIAL* DE UTI

A tomada de decisão no *Trial* de UTI deve ser compartilhada entre clínicos, pacientes e seus representantes, com diferentes graus de influência para cada aspecto do processo. De acordo com consenso de especialistas da ATS de 2024, os critérios clínicos de melhora ou piora durante o *Trial* devem ser determinados principalmente pela equipe da UTI, considerando sua expertise para interpretar a evolução clínica. Já a definição da duração deve ser uma decisão colaborativa, na qual os médicos oferecem um embasamento técnico sobre o tempo necessário para uma resposta significativa, enquanto os pacientes podem estabelecer limites baseados em suas preferências. Por outro lado, a decisão sobre o nível aceitável de recuperação ou desfecho clínico ao final do *Trial* deve ser prioritariamente do paciente ou de seus representantes, pois envolve valores pessoais e qualidade de vida. Essa abordagem estruturada visa equilibrar a expertise médica com as preferências individuais, garantindo um processo mais transparente e alinhado.

CONSIDERAÇÕES FINAIS

O *Trial* de UTI é uma ferramenta muito útil em momentos em que a incerteza sobre o prognóstico em determinada situação ou mesmo sobre os valores do paciente possa surgir. Permite a tomada de decisão mais estruturada, tempo para análise mais detalhada de variáveis importantes, evita distanásia, pode reduzir custos e, sobretudo, fortalece o vínculo com o paciente e seus familiares.

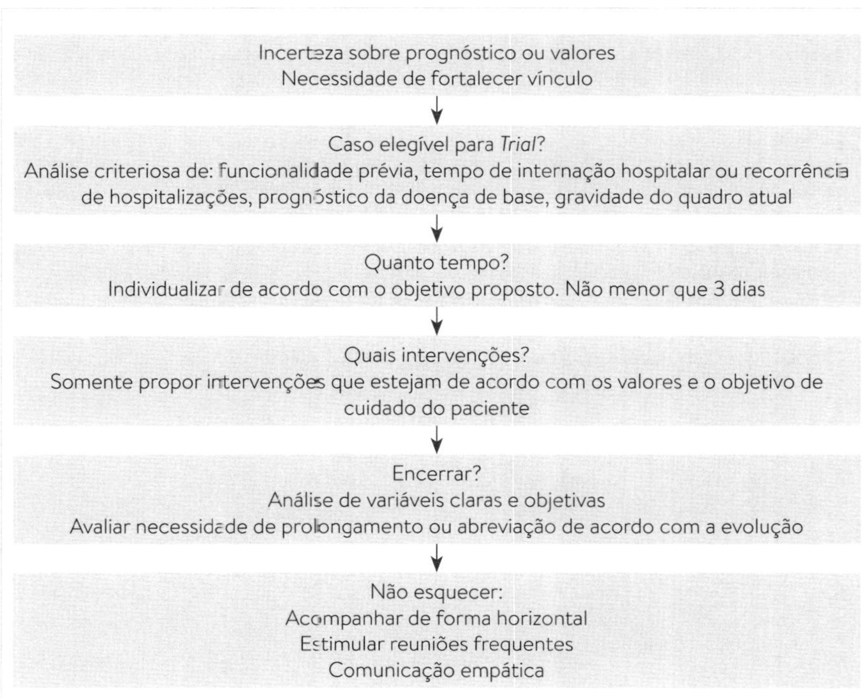

Figura 2 Processo de tomada de decisões e planejamento do *Trial* de UTI.

REFERÊNCIAS BIBLIOGRÁFICAS

1. Quill TE, Holloway R. Time-limited trials near the end of life. JAMA. 2011;306(13).
2. Cox CE, Martinu T, Sathy SJ, Clay AS, Chia J, Gray AL, et al. Expectations and outcomes of prolonged mechanical ventilation. Crit Care Med. 2009 November;37(11):2888-94.
3. Wildman MJ, Sanderson C, Groves J, Reeves BC, Ayres J, Harrison D, et al. Implications of prognostic pessimism in patients with chronic obstructive pulmonary disease (COPD) or asthma admitted to intensive care in the UK within the COPD and asthma outcome study (CAOS): multicentre observational cohort study. BMJ. 2007;335:1132.
4. Bruce CR, Liang C, Blumenthal-Barby JS, Zimmerman J, Downey A, Pham L, et al. Barriers and facilitators to initiating and completing time-limited trials in critical care. Crit Care Med. 2015;43(12).
5. Aslakson R. Time-limited trials in the ICU: Seeing the forest beyond the bark and trees. Crit Care Med. 2015;43(12).
6. Cheung EHL, Cheung HCH, Yip YY. Raising awareness for time-limited trial discussion upon ICU triage and admission. Intensive Care Med. 2022;48:240-1.
7. Shrime MG, Ferket BS, Scott DJ, Lee J, Barragan-Bradford D, Pollard T, et al. Time-limited trials of intensive care for critically ill patients with cancer: how long is long enough? JAMA Oncol. 2016 January 1;2(1):76-83.
8. Lecuyer L, Chevret S, Thiery G, Darmon M, Schlemmer B, Azoulay E. The ICU Trial: A new admission policy for cancer patients requiring mechanical ventilation. Crit Care Med. 2007;35(3).
9. Chang DW, Neville TH, Parrish J, Ewing L, Rico C, Jara L, et al. Evaluation of time-limited trials among critically ill patients with advanced medical illnesses and reduction of nonbeneficial ICU treatments. JAMA Intern Med. 2021 Jun;181(6):786-94.
10. Vink EE, Azoulay E, Caplan A, Kompanje EJO, Bakker J. Time-limited trial of intensive care treatment: an overview of current literature. Intensive Care Med. 2018;44:1369-77.
11. Kruser JM, Ashana DC, Courtright KR, Kross EK, Neville TH, Rubin E, et al. Defining the time-limited trial for patients with critical illness: an official American Thoracic Society workshop report. Ann Am Thorac Soc. 2024;21(2):187-99.

27

Definindo objetivos de cuidado – afinal, o que é "cuidado proporcional"?

Gabriel Afonso Dutra Kreling
Sabrina Corrêa da Costa Ribeiro

INTRODUÇÃO

Durante um plantão, emergencistas e intensivistas são expostos a diversas situações, de maior ou menor importância, em que se exige uma tomada de decisão. Provavelmente, uma das mais angustiantes seja a respeito de procedimentos invasivos em pacientes com uma doença avançada. Muitas vezes, essa preocupação pode tirar o foco da parte mais importante do processo de tomada de decisão: o cuidado centrado na pessoa.

> Imagine-se em um plantão em que o Sr. Carlos, um homem de 75 anos com câncer de pulmão metastático, em primeira linha de quimioterapia e com ECOG 1 previamente à internação, é admitido na UTI por um quadro de choque séptico secundário a uma pneumonia lobar. Algumas horas após o início do seu plantão, o Sr. Carlos começa a apresentar hipotensão arterial refratária a volume e oligúria, porém, ao ler o prontuário do paciente para entender o plano terapêutico, você se depara com a seguinte descrição: "Paciente com câncer de pulmão metastático, em quimioterapia, internado por choque séptico em piora clínica. Conduta:
>
> 1. Solicito culturas e inicio antibiótico.
> 2. Prescrevo expansão volêmica.
> 3. Cuidados intensivos.
> 4. Cuidados proporcionais – familiares cientes da gravidade."

Para a sua tomada de decisão diante desse quadro, o que a informação contida no plano terapêutico "cuidados proporcionais" ajudou? Neste caso, o que se pode entender por "cuidados proporcionais"?

DEFINIÇÕES

O cuidado centrado na pessoa incentiva a colaboração ativa e a tomada de decisão compartilhada entre pacientes, famílias e agentes de saúde para projetar e gerenciar um plano de atendimento personalizado e abrangente. As preferências, valores, tradições culturais e condições socioeconômicas do paciente e da família são respeitados. Os pacientes e suas famílias são uma parte integrante e proativa da equipe de atendimento e desempenham um papel nas decisões.[1]

Apesar de comumente utilizado em prontuários e passagens de plantão, o termo "cuidados proporcionais" não auxilia de maneira objetiva na tomada de decisão em um cuidado centrado na pessoa e não é um termo encontrado na literatura médica. O termo no geral é utilizado para se referir a pacientes que apresentam algum tipo de teto terapêutico ou limitação de suporte e a ausência de uma definição precisa e de equivalência na literatura internacional limita sua utilidade.

Um ato, para ser considerado proporcional, deve ser ao mesmo tempo adequado, necessário e proporcional em sentido estrito. A verificação dessas condições passa pela seguinte análise:

1. Adequação – relação de causalidade entre o meio adotado e as finalidades buscadas. Ou seja, deve-se fazer a seguinte pergunta: os meios adotados são ou seriam capazes de atingir o fim adequado?
2. Necessidade – deve-se fazer as seguintes perguntas: o ato é realmente indispensável? Haveria outra ação adequada a atingir a finalidade buscada sem que fosse necessário arcar com efeitos colaterais tão negativos?
3. Proporcionalidade propriamente dita – avalia a relação entre o bem esperado e o mal produzido. Os benefícios acarretados superam as desvantagens igualmente trazidas pelo mesmo?
4. Se em algum desses passos a resposta for negativa, o ato é, então, desproporcional.[2]

Essa análise à beira-leito é difícil e pouco usual. Para uma avaliação mais pragmática e que auxilie na tomada de decisão no cuidado centrado no paciente, existe na literatura médica o termo "objetivos de cuidado" e que sugerimos serem determinados para o planejamento terapêutico dos pacientes críticos.

Entende-se "objetivos de cuidado" como os "objetivos abrangentes do cuidado médico que são formados pelos valores e pelas prioridades do paciente, estabelecidos dentro do contexto clínico existente e usados para orientar decisões sobre o uso ou a limitação de intervenções médicas específicas".

A definição de "objetivos de cuidado" abrange quatro pontos-chave: objetivos abrangentes da assistência; valores e prioridades do paciente; contexto clínico; e decisões de intervenção médica.

> **Importante**
> É fundamental ressaltar que a definição de objetivo de cuidado precede a formulação do plano de tratamento ou seja, para determinar que intervenções são apropriadas, devemos sempre ter em vista se elas são compatíveis com o objetivo de cuidado estabelecido.

Além disso, existem três dimensões que destacam a importância do conceito de "objetivos de cuidado": é um mecanismo que promove e protege a autonomia do paciente e o cuidado centrado no paciente; ajuda a evitar intervenções indesejadas e a identificar cuidados necessários; oferece apoio psicológico aos pacientes e seus familiares.[3]

Em relação aos benefícios esperados, um estudo de 2019[4] avaliou o impacto de uma intervenção que incluiu a realização de conversas sobre objetivo de cuidado e consulta precoce com a equipe de cuidado paliativo em 283 pacientes identificados como de alto risco para um desfecho desfavorável. Após a intervenção, houve redução das transferências para a UTI e uma tendência ao aumento das mortes em casa, sem aumento de mortalidade.

QUAIS PODEM SER OS OBJETIVOS DE CUIDADO?

Para orientar a tomada de decisões no fim de vida e alinhar as escolhas terapêuticas com os valores dos pacientes, podemos categorizar "objetivos de cuidado" em seis domínios:[5]

1. Ser curado.
2. Viver mais.
3. Melhorar ou manter funcionalidade/qualidade de vida/independência.
4. Estar confortável.
5. Alcançar objetivos de vida.
6. Prover apoio à família/cuidador.

Algumas vezes, o objetivo de cuidado trazido pelo paciente pode parecer irreal ou inatingível. A primeira ferramenta é checar se a equipe de saúde teve a capacidade de realizar a comunicação do quadro clínico e do prognóstico de maneira realista (ver Capítulo "Falando sobre prognóstico na UTI"), pois objetivos de cuidado aparentemente incompatíveis com a realidade clínica podem estar embasados na falta de conhecimento sobre a doença.

Se mesmo após a garantia do entendimento do prognóstico de maneira realista os objetivos de cuidado do paciente forem incompatíveis com a realidade, a equipe deve determinar e informar os limites técnicos em caso de procedimentos e intervenções fúteis.

Carlos traz como valores preservar sua autonomia, passar o Natal com a família e permanecer em casa (próximo dos netos) o maior tempo possível. Em suas palavras: "Eu quero viver muito, doutor. Mas quero viver bem". Ao explorar o que é viver bem para Carlos, ele cita atividades como caminhar, encontrar amigos na praça e brincar com os netos.

QUAIS AS PREOCUPAÇÕES E MEDOS DOS PACIENTES?

Além de compreender quais os valores e prioridades do paciente, para respeitar sua autonomia é fundamental entender o que significa sofrimento para ele. Existe alguma situação que ele considere pior que a morte?

Um estudo que incluiu 180 pacientes demonstrou que a maioria deles considerava pior que a morte as seguintes situações: incontinência fecal e urinária (68,9%), depender de um tubo para respirar (67,2%), ser alimentado de forma artificial (55,6%) e depender continuamente do cuidado de outros (53,9%).[11]

Essa discussão é fundamental, pois, em termos gerais, em nossa cultura é muito mais simples não instituir medidas invasivas incompatíveis com os valores do paciente do que retirá-las posteriormente, apesar de contarmos com embasamento ético-legal e institucional para essa conduta.

Ao ser questionado sobre seus medos e preocupações, Carlos traz: ficar preso em uma cama. Sentir dor. Precisar que os outros cuidem dele. Não estar presente no Natal e no aniversário da neta, que seria no início do ano seguinte.

Importante

Para alguns pacientes, o maior valor é viver mais. O maior sofrimento é morrer. Observamos esse objetivo com frequência em pacientes jovens, mas pacientes idosos também podem ter a sobrevida como valor principal. Devemos ser cuidadosos na escuta do real valor do paciente, em vez de tentar conduzi-lo ao curso de tratamento que julgamos adequado. Também não podemos negligenciar o poder de recuperação mesmo de pacientes extremamente idosos. Um estudo em 372 nonagenários internados na UTI demonstrou que 70% tiveram alta hospitalar e mais da metade teve sobrevida superior a um ano.[12]

QUAL O MELHOR PLANO DE TRATAMENTO PARA ATINGIR OS OBJETIVOS DE CUIDADO?

Identificar os objetivos de cuidado do paciente é o cerne do planejamento terapêutico que é construído a partir da decisão compartilhada. A Figura 1 mostra de maneira gráfica os principais componentes para a elaboração dos objetivos de cuidado.

De maneira geral, a tomada de decisão deve envolver uma avaliação técnica acurada e detalhada da doença (biologia) e o reconhecimento aprofundado dos valores do paciente e da sua biografia, e neste momento identificar os objetivos de cuidado.

Após isso, devemos confrontar a biologia e a biografia e identificar, de maneira multidisciplinar, quais as melhores condutas terapêuticas disponíveis e recomendadas, os tratamentos potencialmente inapropriados e os tratamentos fúteis ou inaceitáveis para este momento. A partir disso, deve-se realizar, por meio de uma comunicação empática, honesta e adaptada, a deliberação e a confecção do plano terapêutico.[6]

Pacientes e famílias diferem entre si, também, na forma com que preferem participar do processo de tomada de decisão[13]. Uma fala frequente é: "Doutor, vocês que sabem. Acreditamos que vão fazer o melhor". Em outro lado do espectro, temos pacientes que desejam participar ativamente do processo decisório.

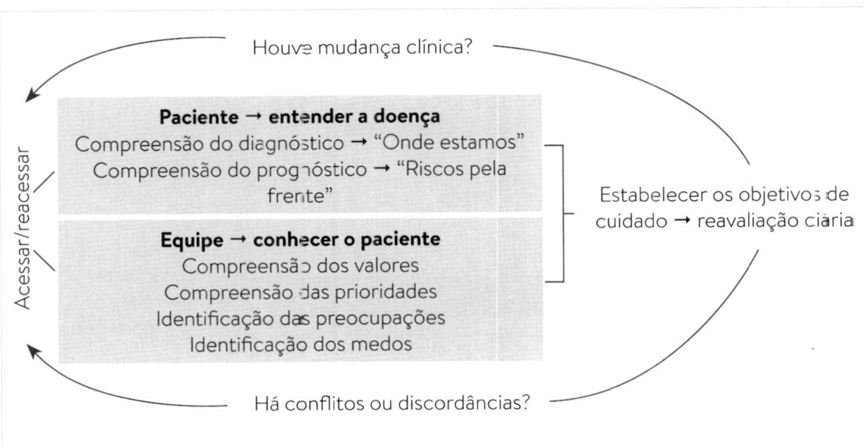

Figura 1 Elaboração dos objetivos de cuidado.

A maneira como será feita a comunicação do plano terapêutico deve, portanto, ser diferente para esses dois casos. No primeiro caso, a condução clínica tende a ser mais paternalista pelo perfil do paciente ou da família, e o processo decisório será comunicado como uma recomendação. No outro caso, a postura de condução clínica tende a ser mais baseada no perfil do paciente e da família que desejam ter mais controle do processo decisório, e neste caso, devemos comunicar o plano terapêutico como uma sugestão (Figura 2).

Carlos deseja participar ativamente do seu planejamento de tratamento, ao mesmo tempo que valoriza a opinião da equipe.

É imprescindível garantir que esse plano seja seguido, sendo necessário documentar em prontuário qual o objetivo de cuidado, qual o plano terapêutico (com as ações desejadas, as recomendáveis, as potencialmente inapropriadas, as fúteis e as inadequadas) e fazer com que toda a equipe saiba do planejamento através das passagens de plantão.

Devemos também lembrar que esse plano deve ser revisto periodicamente, a depender da evolução clínica do paciente (que pode modificar prognóstico e ter potencial de reversibilidade) e de eventuais mudanças de prioridades e de preferências durante o processo de adoecimento. Em uma mesma situação biológica (funcionalidade/comorbidades/doença aguda), diferentes biografias – e diferentes objetivos de cuidado – exigem diferentes planos terapêuticos. Da mesma maneira que em uma mesma situação biográfica, com os mesmos valores, diferentes momentos biológicos envolvem diferentes objetivos de cuidado e exigem diferentes planos terapêuticos.[7]

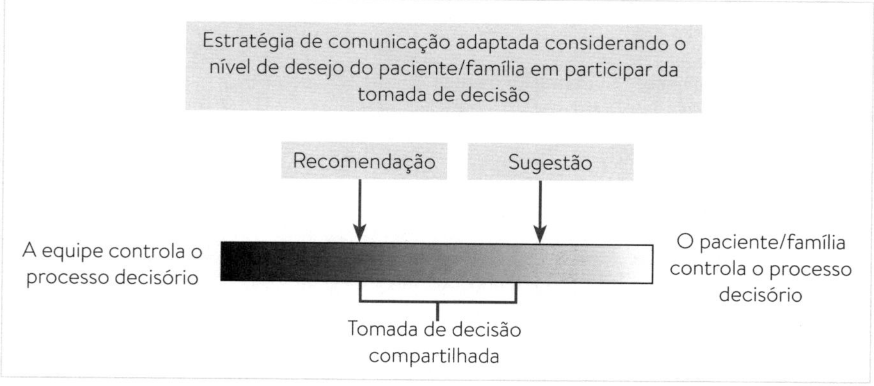

Figura 2 Adaptação da comunicação do plano terapêutico na tomada de decisão compartilhada com base na postura de controle do paciente e da família no processo decisório.[7,14]

APÓS OUVIR AS PRIORIDADES, VALORES E PREOCUPAÇÕES DE CARLOS, QUE OBJETIVO DE CUIDADO DEFINIREMOS E QUAL PLANO DE TRATAMENTO VAMOS SUGERIR A ELE?

Após explorar os valores de Carlos, podemos resumi-los da seguinte forma:

Valor	Sofrimento
Viver mais	Sentir dor
Manter independência e funcionalidade	Ficar dependente
Priorizar convívio familiar	Ficar acamado

Em resumo, tratamentos que tenham uma probabilidade razoável de fazer com que Carlos viva mais, sem que ele sinta dor e sem um alto risco de que ele se torne acamado/dependente, são compatíveis com seu objetivo de cuidado.

Considerando o diagnóstico atual de Carlos (choque séptico), podemos considerar:

Potencialmente benéficos	Potencialmente inapropriados
• Internação em UTI • Antibioticoterapia • Tratamento sintomático de dor e dispneia • Correção clínica de distúrbios eletrolíticos • Suporte inicial com vasopressores • Oxigenoterapia • Interfaces ventilatórias não invasivas	• RCP (ressuscitação cardiopulmonar) No contexto de piora clínica e disfunção progressiva de múltiplos órgãos apesar das intervenções iniciais: • Intubação orotraqueal • Hemodiálise

Este quadro é apenas uma sugestão, não uma "fórmula". Durante a evolução de Carlos, pode ficar evidente sua recuperação, o suporte iniciado pode ser gradualmente retirado e o foco principal pode tornar-se a reabilitação. Por outro lado, caso ele evolua com piora progressiva e múltiplas disfunções, possivelmente será adequado transicionar para um plano que privilegie progressivamente medidas de conforto.

O DESAFIO DA PRESERVAÇÃO DA AUTONOMIA NO PLANEJAMENTO DE CUIDADO DO PACIENTE CRÍTICO

- As limitações da capacidade de exercer a autonomia são comuns em pacientes com doença crítica aguda. Embora a maioria deseje participar nos processos de decisão médica, mais de 40% dos pacientes fora de ventilação mecânica não têm autonomia total, e essa proporção é provavelmente mais elevada nos doentes que recebem ventilação mecânica.

- Condições externas ao indivíduo, como falta de informação ou comunicação, pressão social, assimetria de poder em relação aos profissionais de saúde e falta de recursos financeiros ou não financeiros também podem ser limitantes ao exercício da autonomia.
- Esses condicionamentos externos podem até ser não intencionais, como quando os profissionais de saúde não avaliam corretamente a compreensão dos pacientes ou formulam as suas recomendações de uma forma que pode tornar difícil para os doentes ou os seus familiares compreenderem e eventualmente discordarem.
- Devemos estar atentos aos nossos próprios vieses e preconceitos como potenciais dificultadores da preservação da autonomia em populações vulneráveis como idosos, pessoas com deficiência, pessoas que sofrem discriminação racial ou por condição socioeconômica. Por exemplo, pessoas com deficiência ou idosos frágeis podem ser rotulados como incapazes sem avaliação adequada de sua capacidade.
- O respeito à autonomia não deve ser confundido com a terceirização de decisões técnicas para os familiares (por exemplo, pedir que o familiar determine quanto "da perna do seu pai será cortada"). A autonomia nunca deve ser solitária, e sim fruto de um processo colaborativo em um compromisso conjunto de transparência e troca entre profissionais de saúde, paciente e familiares, visando o objetivo de cuidado de acordo com os valores do paciente e construir o plano de cuidados com base nesse objetivo.
- Existem pacientes que expressam a preferência de não participar diretamente do processo decisório, colocando as decisões de saúde nas mãos da equipe, com ou sem a participação dos familiares. Esse posicionamento não isenta a equipe de avaliar de forma ampla e interprofissional a biografia, os valores e as preferências do paciente que deverão nortear essas decisões.
- A Tabela 1, adaptada do artigo publicado por Ramos JG et al. em 2025, detalha alternativas ao consentimento informado, que podem ser formas éticas de preservar alguma participação de indivíduos com autonomia limitada no processo decisório. No caso de Carlos, a interação tomou a forma de um assentimento informado.
- Em resumo, pacientes em estado crítico são vulneráveis e sua autonomia corre o risco de ser desrespeitada, tanto porque podem ser sujeitos a ações paternalistas inapropriadas como porque podem ser vistos como agentes totalmente autônomos, quando não o são. Para ajudar a superar esses desafios, a capacidade de exercer a autonomia deve ser sempre avaliada com exatidão, as vulnerabilidades devem ser reconhecidas e a tomada de decisões por parte do paciente crítico não deve ser vista como um processo solitário, e sim um processo conjunto, colaborativo e dinâmico entre o paciente, seus entes queridos e a equipe de saúde.

Tabela 1

Descrição	Definição	Considerações	Exemplo – interação hipotética com um profissional de saúde
Consentimento informado	Uma escolha informada em relação a uma decisão que é expressamente feita pelo paciente ou por seus representantes	Requer autorização autônoma	Por causa de sua piora clínica, nós recomendaríamos uma cirurgia, que tem seus potenciais riscos e benefícios. Existe a opção de manejo conservador, que possui outros riscos. Eu gostaria de confirmar que você compreende as opções e pode tomar uma decisão informada que esteja de acordo com suas preferências.
Assentimento	A expressão do direito à informação que é feita por uma pessoa com autonomia ou competência limitada	Pode ser uma ferramenta utilizada para garantir que indivíduos cuja autonomia é limitada não sejam alienados do processo de tomada de decisão	Por causa de sua piora clínica, nós recomendaríamos uma cirurgia, que tem os seguintes riscos e benefícios. Você concorda?
Assentimento informado	Uma forma de concordância com uma recomendação ou a expressão de uma disposição de aceitar tratamento por um indivíduo autônomo depois deste individuo ter recebido as informações relevantes	Após o recebimento de informações de forma adequada, o indivíduo autônomo não toma de forma expressa a decisão em questão, em vez disso delegando a autoridade de tomar a decisão para o profissional de saúde	Por causa de sua piora clínica, nós recomendaríamos uma cirurgia, que tem os seguintes riscos e benefícios. Você concorda?
Não dissentimento informado	Modelo em que a equipe toma uma decisão e informa o paciente/familiar, após tê-los informado adequadamente, de que prosseguirá a não ser que haja uma objeção	Este modelo requer que todos os elementos do consentimento informado estejam presentes, com exceção da escolha ativa ou concordância. Na literatura, este modelo tem sido discutido no contexto de DNR e do medo subsequente de parecer estar "autorizando" a morte de uma pessoa querida	Devido a uma piora na condição dele, com base em tudo que nós já conversamos, nós acreditamos que medidas como uma nova cirurgia ou início de suporte artificial não trariam benefícios. Vamos continuar a cuidar dele e dos sintomas e estar com vocês durante todo o processo. Se vocês não tiverem nenhuma objeção, prosseguiremos dessa forma.

Fonte: traduzida e adaptada de Ramos JGR et al., 2025.[15]

O plano desenvolvido com base nos valores expressos foi compartilhado da seguinte forma:

- *Carlos, posso ver que você compreende adequadamente a gravidade do câncer que está tratando e da infecção pulmonar que te trouxe aqui. Pelo que conversamos, é importante para você ter mais tempo de qualidade, preservar sua autonomia e ficar o maior tempo possível em casa perto da família. Situações de sofrimento seriam sentir dor, ficar acamado e dependente de cuidados. Entendi corretamente?*
- *Sim, doutor, é isso mesmo.*
- *Levando isso em consideração, nossa sugestão é que você seja internado na UTI, onde receberá antibióticos adequados, oxigênio e medicações para melhorar a pressão. E veremos qual será sua reação. Torcemos para que a infecção melhore e em breve você volte para casa para continuar seu tratamento.*
- *Tenho fé que vai ser assim, Deus vai permitir.*
- *É tudo que nos desejamos.*
- *Mas tá difícil, né?*
- *Estamos preocupados. Por isso, eu gostaria de falar com o senhor da outra possibilidade. Da que não queremos. Podemos falar um pouco?*
- *Pode, doutor. Eu quero saber a verdade.*
- *Pode acontecer de mesmo com os antibióticos, oxigênio e a internação na UTI a melhora não acontecer e os órgãos começarem a falhar. Infelizmente, precisamos pensar nesse cenário. Se as coisas começarem a piorar dessa forma, não recomendamos tentar reiniciar seu coração se ele parar. Ou colocar um tubo para respirar. Caso sua situação piore o suficiente para que essa seja a única opção, entendemos que a possibilidade de você morrer apesar de tudo ou, no caso de sobreviver, se tornar acamado ou dependente é muito alta. O que você pensa disso?*
- *Todo mundo vai morrer, doutor. Eu e o senhor, ninguém sabe nem o dia nem a hora. Eu tenho sido muito bem cuidado. Confio em vocês para fazer o melhor por mim.*
- *Obrigada, Carlos. Obrigada. Faremos o melhor, sim, e sempre te falaremos toda a verdade.*
- *É isso que eu quero.*

CONSIDERAÇÕES FINAIS

- Os objetivos de cuidado se baseiam nos valores, prioridades e percepção de sofrimento do paciente, levando em consideração a situação aguda e seu prognóstico, e devem ser definidos antes do planejamento terapêutico.
- Definidos os objetivos de cuidado, a partir deles podem ser avaliadas: quais as intervenções adequadas para atingir estes objetivos e quais apresentam grande potencial de trazer sofrimento.
- Durante a evolução do paciente, seus objetivos podem mudar ou uma situação de piora clínica pode inviabilizar os objetivos inicialmente propostos, sendo que estes terão de ser ajustados.
- A depender da preferência relativa à sua participação no processo de tomada de decisão (delegar para a equipe ou participar ativamente do planejamento), o plano de tratamento pode ser colocado em forma de sugestão ou recomendação.

REFERÊNCIAS BIBLIOGRÁFICAS

1. Catalyst NEJM. What is patient-centered care?. NEJM Catalyst. 2017;3.1. Disponível em: https://catalyst.nejm.org/doi/full/10.1056/CAT.17.0559#:~:text=The%20primary%20goal%20and%20benefit,population%20outcomes%20may%20also%20improve.
2. Godoy MK. O princípio da proporcionalidade como ferramenta no processo de tomada de decisão pelo método principialista, frente a conflitos bioéticos na relação do médico com o paciente. Dissertação (Mestrado em Bioética, Ética aplicada e Saúde Coletiva). Rio de Janeiro: Universidade do Estado do Rio de Janeiro; 2016.
3. Secunda K, Wirpsa MJ, Neely KJ, Szmuilowicz E, Wood GJ, Panozzo E, et al. Use and meaning of "goals of care" in the healthcare literature: a systematic review and qualitative discourse analysis. J Gen Intern Med. 2020 May;35(5):1559-66.
4. Deptola AZ, Riggs J. Inpatient goals-of-care conversations reduce intensive care unit transfers in high-risk patients. Am J Hosp Palliat Care. 2019 Jul;36(7):583-6.
5. Kaldjian LC, Curtis AE, Shinkunas LA, Cannon KT. Goals of care toward the end of life: a structured literature review. Am J Hosp Palliat Care. 2008 Dec-2009 Jan;25(6):501-11.
6. Forte DN, Kawai F, Cohen C. A bioethical framework to guide the decision-making process in the care of seriously ill patients. BMC Med Ethics. 2018;19:78.
7. Curtis JR, White DB. Practical guidance for evidence-based ICU family conferences. Chest. 2008 Oct;134(4):835-43.
8. Myers J, Cosby R, Gzik D, Harle I, Harrold D, Incardona N, et al. Provider tools for advance care planning and goals of care discussions: a systematic review. Am J Hosp Palliat Care. 2018 Aug;35(8):1123-32.
9. Vale TG. Cuidados proporcionais e desproporcionais com os pacientes. Disponível em: https://osaopaulo.org.br/colunas/cuidados-proporcionais-e-desproporcionais-com-os-pacientes/.
10. Taboada P. The ethics of foregoing treatment at the end of life. Disponível em: https://hospicecare.com/policy-and-ethics/ethical-issues/essays-and-articles-on-ethics-in-palliative-care/the-ethics-of-foregoing-treatment-at-the-end-of-life/
11. Rubin EB, Buehler AE, Halpern SD. States worse than death among hospitalized patients with serious illnesses. JAMA Intern Med. 2016 Oct 1;176(10):1557-9.
12. Becker S, Müller J, de Heer G, Braune S, Fuhrmann V, Kluge S. Clinical characteristics and outcome of very elderly patients ≥90 years in intensive care: a retrospective observational study. Ann Intensive Care. 2015 Dec;5(1):53.
13. Mittel A, Hua M. Supporting the geriatric critical care patient: decision making, understanding outcomes, and the role of palliative care. Anesthesiol Clin. 2019 Sep;37(3):537-46.
14. Forte DN, Stoltenberg M, Ribeiro SCDC, de Almeida IMMO, Jackson V, Daubman BR. The hierarchy of communication needs: a novel communication strategy for high mistrust settings developed in a Brazilian COVID-ICU. Palliat Med Rep. 2024 Feb 9;5(1):86-93.
15. Ramos JGR, Vasconcelos C, Dadalto L. Practical approaches to the tasks of preserving autonomy and respecting vulnerability among critically ill adult patients: a narrative review. Critical Care Science. 2025;37:e20250234.

28

"A família recusa cuidados paliativos" - respondendo a demandas por tratamentos inapropriados

Sabrina Corrêa da Costa Ribeiro

INTRODUÇÃO

> Maria Eunice tem 88 anos e doença de Alzheimer em fase avançada. Ela é trazida para a emergência pela filha Dora por um quadro agudo de sonolência e dispneia.
> Na avaliação inicial, Maria Eunice se encontra hipotensa, mal perfundida e hipoxêmica. Dora é taxativa desde a entrada: "Minha mãe é tudo que eu tenho, doutor. Faça tudo o que o senhor puder por ela".
> O jovem plantonista da emergência se sente muito incomodado. Sua percepção é que medidas invasivas trariam sofrimento a Maria Eunice, com uma baixa probabilidade de benefício em quantidade ou qualidade de vida.
> A contragosto, anota em prontuário: "Filha Dora não deseja cuidado paliativo - investimento pleno. Indico intubação orotraqueal por rebaixamento".

Como agir quando o paciente ou familiar solicita alguma medida que você acredita que não seria benéfica e traria sofrimento ao paciente? Essa situação tem se tornado mais frequente e a solicitação por tratamentos considerados inapropriados pela equipe de saúde tem sido uma fonte estressante e relativamente comum de conflito. Sugerimos aqui alguns passos que podem ser utilizados para otimizar a comunicação e viabilizar o encontro de alternativas que contemplem o objetivo comum entre a família e a equipe de saúde: o melhor interesse do paciente.

O QUE SIGNIFICA "FAZER TUDO"?

O pedido para que o profissional "faça tudo" pode ter vários significados diferentes[2] e deve ser explorado com frases como:

- *Estamos fazendo a avaliação inicial para entender melhor o que está acontecendo com sua mãe. Enquanto isso, eu gostaria de perguntar:*
- *Qual a sua maior preocupação em relação ao estado atual da sua mãe?*

- *O que posso fazer para assistir sua mãe da melhor forma?*

O pedido "faça tudo" pode ter vários subtextos englobando aspectos afetivos: "*Não abandone minha mãe*"; espirituais: "*Só Deus sabe qual a hora certa*"; ou mesmo cognitivos: "*Não tinha noção de como a doença está avançada e como ela está frágil*".

O espectro possível do "fazer tudo" vai desde:

- Tomar qualquer medida para prolongar a vida dela independentemente do sofrimento envolvido, até
- Fazer todo o possível para aliviar o sofrimento dela, mesmo que a sobrevida seja breve.

A dificuldade de acesso a serviços de saúde, especialmente no serviço público, também pode contribuir para a sensação de que "mais" (mais exames, maior tempo de internação, mais intervenções) equivale a cuidado e "menos" a abandono. O Sistema Único de Saúde é a única forma de acesso à saúde de 7 em cada 10 brasileiros.[3] Uma pesquisa feita pelo Datafolha demonstrou que a maior dificuldade entre os usuários do SUS é de marcar consulta com um especialista. Para 29% dos pacientes, essa espera passava de 12 meses.[4] Portanto, a visita a um serviço de emergência vem carregada de expectativas.

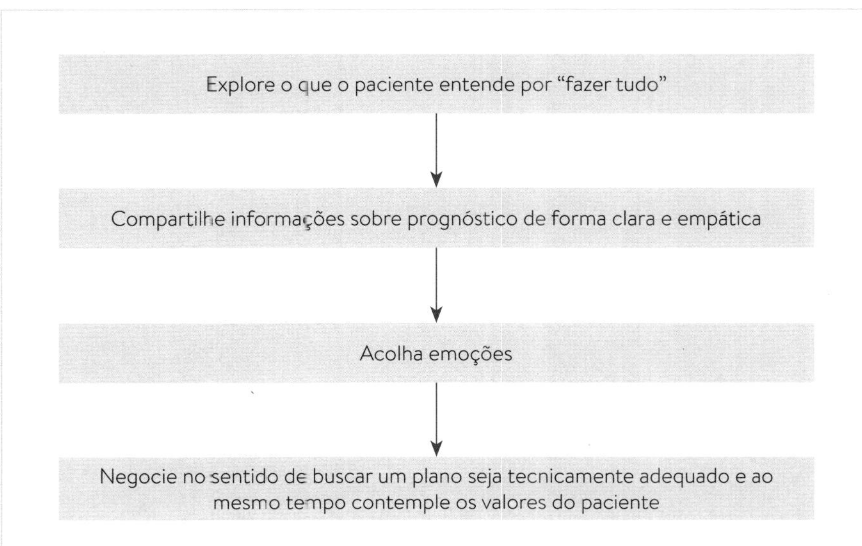

Figura 1 Discutindo opções de tratamento com pacientes/famílias que pedem: "Faça tudo".

Pacientes extremamente idosos, frágeis e com multimorbidades são especialmente vulneráveis a serem negligenciados ou vítimas de frases inadequadas como: "Não tenho nada a fazer por sua mãe". Garantir o acolhimento, a transparência e reforçar que prestará o melhor cuidado independentemente do que aconteça é o primeiro passo para o estabelecimento de um vínculo de confiança.

Em algumas situações, a expectativa de quem traz o paciente está alinhada ao que a equipe considera que seja o melhor tratamento para ele. Neste capítulo, focaremos nas situações de potencial conflito em que isso não acontece. Em nosso caso, a resposta às perguntas citadas anteriormente pode ser:

- *O que mais me preocupa é minha mãe morrer. O que eu espero é que você faça o que precisar para que isso não aconteça.*

A fala pede por um objetivo de cuidado de estender a vida, considerado pouco realista e potencialmente inapropriado pelo plantonista. O próximo passo da nossa reflexão é:

O PEDIDO É POR UM TRATAMENTO FÚTIL OU POTENCIALMENTE INAPROPRIADO?

Como já foi introduzido no Capítulo 19, "O papel da família na tomada de decisões", existe uma distinção importante a ser feita entre tratamentos[5] **fúteis** e **potencialmente inapropriados** (Figura 2).

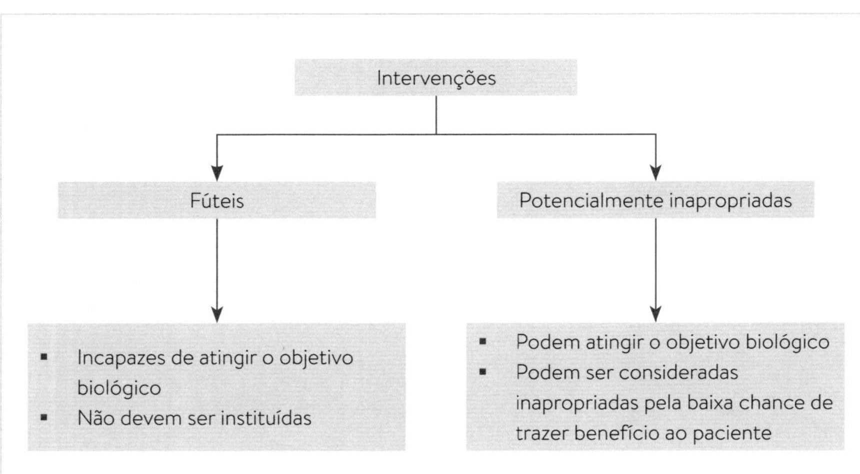

Figura 2 Intervenções fúteis ou potencialmente inapropriadas.

No caso descrito, considerando que a causa do quadro agudo de Maria Eunice seja uma pneumonia, por exemplo, a instituição de medidas de suporte avançado pode ser potencialmente inapropriada, mas não pode ser considerada fútil, uma vez que existe a possibilidade que o tratamento com antibiótico associado a outras medidas de suporte possa atingir o objetivo biológico de prolongar a vida.

Essa distinção é fundamental, **pois um tratamento fútil não deve ser oferecido ou implementado**.[6] Repare que até o momento, nossa conversa com a filha Dora não versa sobre procedimentos específicos. Questionar a família sobre a realização de procedimentos específicos é, além de inadequado, fonte frequente de conflitos.

Um tratamento ou medida de suporte podem ser potencialmente inapropriados por motivos relacionados a:

- Prognóstico: a equipe julga que a probabilidade de obter o desfecho desejado é muito baixa e a de prolongar sofrimento é maior.
- Desejos e valores: a intervenção proposta parece estar em desacordo com os valores expressos pelo paciente ou trazer sofrimento importante.

Em relação a Maria Eunice, a percepção de um prognóstico desfavorável é provavelmente acertada. No prosseguimento da conversa, o primeiro passo seria, após estabelecimento de vínculo de confiança e sincronia emocional (ver Capítulo "Anatomia da Comunicação Parte 1"), alinhar com Dora o "Onde estamos". Cabe pedir permissão para atualizar sobre o prognóstico e reforçar a relação de confiança em relação à transparência.

– *Posso dividir com você a impressão da equipe sobre o estado atual da senhora Maria Eunice?*
– *Pode, sim. Minha mãe é muito forte, fazia tudo sozinha até dois anos atrás. Tenho certeza de que ela vai sair dessa.*

Quando nos deparamos com a esperança, nosso primeiro impulso é interpretar como negação. Não precisamos combater a esperança. Podemos acolher de forma empática.

– *É tudo que nós queremos.*

Trabalhando com uma comunicação que contemple o melhor e o pior cenário, conseguimos manter a esperança e ter um plano caso a situação se agrave de forma irreversível. Para detalhes sobre a elaboração e comunicação de prognóstico, consulte o Capítulo 31 ("Falando sobre prognóstico na UTI").

- *Pode falar.*
- *Olha, eu não tenho como dizer com certeza o que acontecerá com sua mãe, mas posso te dizer o que costuma acontecer com pacientes com situação semelhante à dela. De pacientes com idade próxima à dela, com uma fragilidade semelhante e uma pneumonia grave, em torno de seis em cada dez sobrevivem. Quatro em cada dez, infelizmente, morrem durante a internação.*
- *Morrer? Eu não acredito.*
- *Eu sinto muito. Deve ser muito difícil ouvir isso.*

Essa fala contempla "Onde estamos" e "Riscos pela frente". O passo seguinte da comunicação tem foco nos valores do paciente e na percepção dele de sofrimento.

- *Nesse tempo todo de doença, o que você acha que foi mais difícil pra sua mãe?*
- *Ah, tudo. Parar de dirigir, primeiro. Precisar da ajuda dos outros pras contas, depois pras coisas da casa. Ela adorava fazer a comidinha dela, deixar a casa limpinha.*
- *Se dona Maria Eunice pudesse falar com a gente sobre a situação atual dela, o que você acha que ela diria?*

Expressando cuidado e utilizando uma abordagem baseada em valores, é muito raro obter uma resposta como: "*Ela diria que quer ficar viva, custe o que custar*". Em nossa experiência com essa abordagem, basear o plano de tratamento em reversão com medidas clínicas otimizadas (antibioticoterapia, oxigênio, internação hospitalar) e recomendar que em situação de piora medidas invasivas (intubação, reanimação) teriam baixa probabilidade de beneficiar a paciente em termos de sobrevida e alto risco de complicações e de aumento de sofrimento costuma ser bem aceito. Observe que é um plano baseado em cuidado que contempla o objetivo de prolongar a vida da paciente estabelecendo como limite intervenções que trariam sofrimento e baixa probabilidade de beneficiar a paciente. Nesta situação é obtido um assentimento informado – a autoridade de tomada de decisões é delegada à equipe de saúde pelo paciente/familiar que, após fornecimento de informações adequadas, consente ou não com o plano proposto.

E SE A DEMANDA JÁ COMEÇA PELO PROCEDIMENTO CONSIDERADO INAPROPRIADO?

Especialmente se houve uma abordagem inapropriada em outro momento, a seguinte situação se torna cada vez mais comum:

– *Doutor, já me falaram desse tal de paliativo e eu não quero. Minha mãe é uma guerreira, tem muita vontade de viver e eu quero que intube, faça diálise, quero que ela receba tudo que tem direito!*

Esta situação deve ser manejada de forma diferente a depender da resposta a uma pergunta: O procedimento solicitado é fútil ou potencialmente inapropriado?

Solicitação de uma intervenção fútil

Digamos que a solicitação se refira a Maria Eunice, e que esta se encontre com múltiplas disfunções, em padrão respiratório agônico, já em uso de antibioticoterapia e mantendo hipotensão apesar de doses altas de vasopressores. Nesta situação, a morte breve de Maria Eunice é inevitável e a indução com um agente anestésico necessário para intubação e a instalação de ventilação com pressão positiva provavelmente vão precipitar o processo de morte, considerando o efeito dessas intervenções sobre a hemodinâmica. E é isso que devemos comunicar a Dora.

A resposta à solicitação expressa poderia ser:

– *Eu sinto muito. Posso ver que você ama muito sua mãe e deseja o melhor para ela. Nós também desejamos, por isso demos a ela oxigênio, antibióticos para tratar a pneumonia, medicações para manter a pressão arterial que estava muito baixa, mas o que podemos ver é que infelizmente ela está piorando e os órgãos estão parando. Intubá-la não vai tratar a pneumonia e, com a pressão tão baixa, corremos o risco dela morrer mais rápido, seja durante o procedimento ou mesmo ao receber os sedativos. Como ela está piorando rapidamente apesar de tudo o que já foi feito, o melhor a fazer neste momento é cuidar da senhora Maria Eunice, evitando qualquer tipo de sofrimento, e proporcionar a presença de quem ela ama ao seu lado.*

Responder desta forma, ao mesmo tempo que valida o sentimento da filha de querer o melhor para a mãe, a coloca junto à equipe com um objetivo comum – o melhor cuidado.

Um procedimento fútil não deve ser realizado ou oferecido. No entanto, a maior parte das discordâncias não se refere a procedimentos fúteis e sim a procedimentos potencialmente inapropriados.

Solicitação de um procedimento potencialmente inapropriado

Utilizando a mesma solicitação de Dora do exemplo anterior, vamos imaginar que o pedido seja feito durante a entrada de Maria Eunice na sala de emergência e a paciente se encontre hipotensa, mal perfundida, hipoxêmica e a suspeita é de sepse por uma pneumonia.

Considerando que grande parte dos pacientes idosos com doença avançada e fragilidade intubados na emergência morrem dentro do hospital (e a maioria dos que sobrevivem são institucionalizados), a instituição de suporte ventilatório em uma paciente como Maria Eunice não caracteriza um procedimento fútil, uma vez que pode atingir o objetivo biológico de prolongar a vida, mas pode ser considerado potencialmente inapropriado. A resposta à solicitação de Dora neste momento poderia ser algo como:

- *Vejo que você está muito preocupada com sua mãe. Nós também estamos. A impressão é que ela está novamente com pneumonia, o que está afetando a respiração, deixando-a sonolenta e com a pressão baixa. Esses são todos sinais de uma infecção grave e começaremos a tratá-la o mais rápido possível. Vamos iniciar oxigênio, soro e o antibiótico imediatamente.*

Não havendo falência respiratória iminente, o procedimento potencialmente inapropriado (intubação) não é a prioridade no cuidado clínico de Maria Eunice, mesmo mantendo o objetivo inicialmente posto pela filha de prolongar a vida.

A forma mais prudente de lidar com essa solicitação é acolher a filha, validar o desejo dela de fazer o melhor pela mãe e, a partir de uma escuta sem julgamentos, construir uma relação que permita uma conversa a respeito de prognóstico, riscos, valores e percepção de sofrimento da paciente, construção de um objetivo de cuidado comum e um plano de cuidado que pode incluir ou não procedimentos invasivos.

Em situações de conflito instalado, o final do Capítulo "O papel da família na tomada de decisões" traz recomendações que incluem mediação, solicitação de uma segunda opinião e acionamento de comitê de ética. Felizmente, utilizando escuta e comunicação adequada, a grande maioria das situações de conflito pode ser evitada ou contornada.

CONCLUSÕES

- O pedido de "fazer tudo" pode ter vários significados e deve ser acolhido e adequadamente explorado através da escuta.

- Procedimentos individuais não devem ser discutidos com o paciente ou família como um "cardápio". O processo de decisão adequado envolve a definição de um objetivo de cuidado, seguido das recomendações em relação aos tratamentos e condutas mais adequados para aquele objetivo.
- Intervenções fúteis não devem ser realizadas. No entanto, a maior parte dos conflitos se relaciona a intervenções consideradas potencialmente inapropriadas.
- Uma construção de vínculo inicial adequada, com escuta e acolhimento, seguida de um processo de decisão compartilhada que tenha como base do planejamento os valores do paciente, pode evitar situações de conflito.
- Termos como: "não temos nada para fazer", "parar de investir" e "limitar os cuidados" devem ser evitados, pois geram a impressão de descaso e abandono, além de não refletirem a realidade da implementação de um plano de cuidado paliativo, que demanda "investimento" de tempo, habilidade e conhecimento técnico.

REFERÊNCIAS BIBLIOGRÁFICAS

1. Comunicação e compartilhamento de decisão na assistência a pacientes graves | evento híbrido. Hospital Sírio-Libanês e Universidade de Harvard. Coordenado por Daniel Neves Forte.
2. Quill TE, Arnold R, Back AL. Discussing treatment preferences with patients who want "everything". Ann Intern Med. 2009 Sep 1;151(5):345-9.
3. Tajra A. 7 em cada 10 brasileiros dependem do SUS para tratamento, diz IBGE. Disponível em: https://noticias.uol.com.br/saude/ultimas-noticias/redacao/2020/09/04/7-em-cada-10-brasileiros-dependem-do-sus-para-tratamento-diz-ibge.htm.
4. Jornal Nacional. Marcar consulta com especialista é o maior problema no SUS, diz pesquisa. Disponível em: http://g1.globo.com/jornal-nacional/noticia/2018/06/marcar-consulta-com-especialista-e-o-maior-problema-no-sus-diz-pesquisa.html.
5. Kon AA, Shepard EK, Sederstrom NO, Swoboda SM, Marshall MF, Birriel B, et al. Defining futile and potentially inappropriate interventions: a policy statement from the Society of Critical Care Medicine Ethics Committee. Crit Care Med. 2016 Sep;44(9):1769-74.
6. Hayes MM, Turnbull AE, Zaeh S, White DB, Bosslet GT, Wilson KC, et al. Responding to requests for potentially inappropriate treatments in intensive care units. Ann Am Thorac Soc. 2015 Nov;12(11):1697-9.
7. George N, Jambaulikar G, Sanders J, Ouchi K. A time-to-death analysis of older adults after emergency department intubation. Journal of Palliative Medicine. 2020;23(3):401-5.
8. Forte DN, Stoltenberg M, Ribeiro SCDC, de Almeida IMMO, Jackson V, Daubman BR. The hierarchy of communication needs: a novel communication strategy for high mistrust settings developed in a Brazilian COVID-ICU. Palliat Med Rep. 2024 Feb 9;5(1):86-93.
9. Ramos JGR, Vasconcelos C, Dadalto L. Practical approaches to the tasks of preserving autonomy and respecting vulnerability among critically ill adult patients: a narrative review. Critical Care Science. 2025;37:e20250234.

Seção V

Comunicação

29

Anatomia da comunicação parte 1 – Hierarquia das necessidades de comunicação: uma estratégia baseada em neurociência (níveis 1 e 2: estabelecimento de vínculo e sincronia emocional)

Daniel Neves Forte
Sabrina Corrêa da Costa Ribeiro

CASO ILUSTRATIVO: "A FAMÍLIA NÃO ACEITA CUIDADOS PALIATIVOS"

Zélia tem 86 anos e um quadro de parkinsonismo associado à doença de Alzheimer há 7 anos. Há 8 meses sofreu uma queda e, desde então, se encontra completamente acamada, necessitando de ajuda para comer, trocar-se, tomar banho. Zélia mora com a filha Dora, que conta com a ajuda de cuidadores profissionais. Há dois dias, Dora tem notado que a mãe está dormindo mais e tem recusado a alimentação ofertada. Hoje, Dora foi acionada pela cuidadora no trabalho com o relato de que Zélia estava arresponsiva. Dora ficou desesperada e chamou o SAMU. A equipe do atendimento pré-hospitalar fez um primeiro atendimento e removeu Zélia para o hospital mais próximo.

Na entrada da emergência, Zélia é identificada como uma paciente com necessidade de atendimento emergencial imediato e encaminhada para a sala de emergência. A avaliação inicial evidencia: Glasgow 7 (abertura ocular 1, resposta verbal 2, resposta motora 4), saturação 88% em ar ambiente, PA 90x60 mmHg, FC 120 bpm, bem perfundida, temperatura 37,9°C, glicemia capilar 91. Ausculta pulmonar com roncos difusos e uso discreto de musculatura acessória respiratória.

Zélia foi monitorizada, recebeu oxigenoterapia por cânula nasal (mantendo saturação de 95% após), o protocolo de sepse foi acionado, culturas coletadas, primeira dose de antibiótico administrada. Após essas medidas de estabilização inicial, o médico chama Dora para conversar.

– *Oi. Sou o dr. Teodoro. O que a senhora sabe do caso da D. Zélia?*

– *Como assim, doutor, o que eu sei? Eu sei tudo, eu moro com ela! O que está acontecendo com a minha mãe?* – Pergunta Dora, com um misto de ansiedade e irritação.

– *Vou perguntar de novo. O que é que a senhora sabe do caso dela?*

– *Eu que lhe pergunto, o que é que está acontecendo? Há dois dias ela estava ótima e hoje desse jeito? Eu quero saber o que minha mãe tem!*

– *A senhora sabe que ela tem uma demência avançada e está com uma infecção grave, né?*

Dora, cada vez mais assustada, entra em desespero com aquelas palavras. Demência avançada... Grave...

– *Então, a senhora precisa decidir agora. Minha opinião é que o melhor é dar conforto para ela. Mas, se precisar, a senhora quer que intube?*

Dora começa a tremer... A vista fica escura, a boca seca. A mãe é tudo para ela. Não podia haver outra resposta.

– *Eu quero que faça tudo por ela!*

– *Então a senhora não aceita os cuidados paliativos?*

– *Doutor, eu acho que o senhor é que não está entendendo. Eu quero que façam tudo pela minha mãe, ouviu? Tudo!*

Dr. Teodoro, irritado, volta para a sala de emergência e pede material de intubação. Ao ver a decepção e o desconforto estampados no rosto do restante da equipe, se justifica: essa familiar é difícil. Ela disse que não aceita cuidados paliativos.

Variações desse cenário acontecem diariamente em salas de emergência pelo mundo inteiro. Mudam as pessoas, os diagnósticos, a situação aguda. Mas a estrutura geral é a mesma.

O MÉDICO QUE O PACIENTE NÃO ESCOLHEU: COMO SE COMUNICAR EM SITUAÇÕES DE DESCONFIANÇA?

A estratégia de comunicação aqui descrita foi desenvolvida por Daniel Forte e aprimorada em conjunto com seus colaboradores, no cenário da UTI COVID durante a pandemia, partindo do entendimento de que a maioria dos modelos de comunicação estudados e ensinados possuem foco principal na parte cognitiva, de transmissão de informação, dedicando muito pouco ao que na realidade é a base da comunicação e da relação: a criação de uma relação de confiança e a sincronia emocional entre paciente/familiar e profissional de saúde.

A hierarquia das necessidades de comunicação reconhece três níveis específicos de comunicação que são essenciais em contextos de alta emoção e baixa confiança:

1. O primeiro nível é estabelecer confiança.
2. O segundo nível é entrar em contato com as emoções dos pacientes e familiares, ajudando a reduzir o nível de estresse e exercendo a empatia.
3. O terceiro nível inclui o conteúdo mais tradicional da divulgação de informações sobre o prognóstico e a tomada de decisões compartilhada.

Ao se deparar com desafios de comunicação, o profissional de saúde deve recuar um nível e sintonizar-se novamente com as emoções e/ou restabelecer a confiança.

A IMPORTÂNCIA DAS EMOÇÕES: POR QUE O PRIMEIRO PASSO PRECISA SER A CONFIANÇA?

Esta abordagem tem uma base biológica baseada na evolução do sistema nervoso. As tarefas cognitivas que são frequentemente o foco exclusivo das estratégias de comunicação tradicionais exigem a utilização do córtex frontal. No entanto, está bem documentado que, quando confrontados com o estresse, as emoções intensas que surgem da amígdala e do sistema límbico podem ser motores extremamente potentes do comportamento humano. Em termos práticos, um paciente ou familiar dominado por uma forte emoção tem dificuldade de compreender e processar informações complexas que sejam dadas neste momento, assim como de tomar decisões com base mais racional. Nessas situações, operamos com o cérebro mais

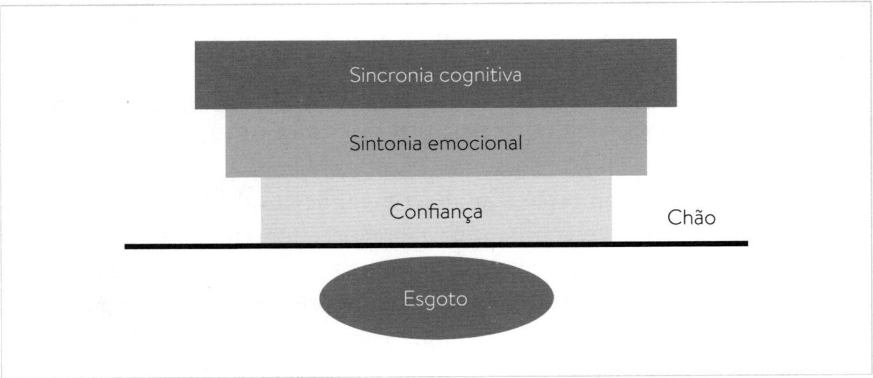

Figura 1 Hierarquia das necessidades de comunicação.
Fonte: Forte et al., 2024.

ancestral, deixando de usar o neocórtex e privilegiando respostas rápidas que nos preparam para lutar ou fugir.

Com base nesse conhecimento inicial sobre biologia das emoções, podemos repensar o caso da D. Zélia e a interação entre o médico e a filha, fazendo a seguinte reflexão: se era esperado que essa filha estivesse com medo nessa situação, se é conhecido esse padrão de resposta cortical ao medo, por que então profissionais de saúde querem fazer deliberações complexas sobre prognóstico e opções de tratamento com quem está em modo luta ou fuga com o córtex pré-frontal "desativado" por conta do medo?

Esse mesmo conhecimento científico pode nos apoiar na construção de um outro caminho, através da empatia. Sabe-se que empatia não é algo exclusivo de seres humanos, sendo comum em mamíferos sociais e apresentando diversos níveis (de Waal, 2017). Há uma empatia afetiva e uma empatia cognitiva. A primeira refere-se à capacidade de sentir o que o outro sente, e a segunda, de entender o que causou aquele sentimento e agir para resolver o problema. Mais do que simplesmente conseguir sentir o que o outro sente, diversas espécies de mamíferos sociais, como canídeos, primatas, elefantes e cavalos, entre outras, conseguem consolar um outro indivíduo no momento em que demonstra medo ou tristeza.

Estudando a atitude de consolo em animais, observou-se que ela é composta por três comportamentos:

1. Quem consola precisa deixar-se tomar pela emoção do outro (alguns simplesmente não deixam, e se retiram).
2. Quem quer consolar o outro então precisa regular a sua própria emoção, saindo do modo luta/fuga/congelamento.
3. Finalmente, o animal consola ressoando a emoção do primeiro. Quando ele faz isso, o outro se acalma. E o animal que consola é recompensado com uma emoção boa e se sente bem.

Levando essa dinâmica para a relação entre profissional de saúde e paciente, estabelece-se um ambiente mais tranquilo e de confiança, o que possibilita a discussão de questões cognitivas mais complexas.

Para isso, orientamos que profissionais:

1. Perguntem não somente o que o paciente/familiar sabe sobre a doença, o que os coloca na defensiva e aumenta as reações de luta/fuga, mas principalmente **o que lhes preocupa** sobre a situação.
2. Reconheçam e controlem sua própria emoção, geralmente de medo e em especial quando o paciente/familiar demonstra esperança e os profissionais ficam com medo porque creem que as pessoas "não entenderam a gravidade" (é im-

portante lembrar que esperança é uma reação humana ao medo, e quem tem esperança tem medo. Quem diz crer em milagre, já compreendeu que a situação é tão crítica que só o impossível ajudaria... Isso pode ajudar a controlar o medo dos profissionais para poder fazer o terceiro passo).

3. Ressoar a emoção. Em vez de responder à emoção com novas informações e tentar "consertar" o problema (empatia cognitiva), simplesmente ressoar a emoção que for expressa usando a empatia afetiva para consolar e acalmar o medo.

Por exemplo:

– D. Dora, o que lhe preocupa na situação da D. Zélia?

– Doutor, ela é tudo para mim! Ela estava ótima, de repente a cuidadora me liga e fala que ela está sem responder, sem respirar direito, eu fiquei desesperada! Desde que ela começou a morar comigo, eu só vou do trabalho pra casa, preparo a comida dela, ensinei a cuidadora a dar devagarinho, quando não estou sempre tem alguém com ela, não sei como isso aconteceu! – A filha começa a chorar. O profissional respeita o choro com uma pausa e em seguida acolhe e valida a emoção.

– Puxa, estou vendo o quanto ela é importante para a senhora e como a senhora cuida dela com carinho. Deve ter sido realmente assustador vê-la desse jeito.

– Doutor, ela me criou sozinha, ela é tudo para mim. – Chora mais um pouco, respira e se acalma.

– E agora, doutor? O que vai acontecer? – Restaurou a função do pré-frontal e saiu do modo luta/fuga.

A partir do momento em que a confiança foi restabelecida e a emoção devidamente acolhida, é possível prosseguir com a sequência da sincronia cognitiva, que abordaremos no próximo capítulo. Algumas vezes o próprio familiar ou paciente demanda que a conversa vá para a próxima etapa:

– Doutor, eu entendi que as coisas estão difíceis. E agora?

Outras vezes esse direcionamento pode partir do profissional de saúde. A solicitação de consentimento a cada passo da conversa demonstra respeito ao ritmo e às demandas do outro.

– D. Dora, tudo bem falarmos um pouco agora sobre como a situação da D. Zelia pode evoluir nos próximos dias?

A Tabela 1, adaptada de Forte et al., correlaciona os níveis confiança e ressonância emocional com o comportamento a ser adotado, sua justificativa neurobiológica e exemplos de aplicação prática.

Tabela 1

Nível	Comportamento	Justificativa	Exemplo
1. Confiança	Olhe nos olhos do paciente/familiar.	Este é um comportamento neurobiológico que sinaliza confiança, essencial para que haja cooperação. Promove secreção de ocitocina, reduzindo o estresse e aumentando a conexão.	Manter contato visual com o familiar/paciente.
1. Confiança	Comprometa-se com valores em comum.	Reafirmar o compromisso com pontos importantes para o paciente/familiar ajuda a construir confiança e pode melhorar as chances de resolução de conflitos.	"Para começar nossa conversa, eu gostaria de me comprometer a fazer duas coisas. A primeira é falar sempre a verdade, seja algo bom ou ruim. A segunda é sempre cuidar da sua mãe (filho, de você) da melhor forma possível."
1. Confiança	Avalie a receptividade.	Deixe espaço para opiniões divergentes ou para outras pactuações.	"O que você acha disso?" Alguns pacientes podem dizer: "Obrigada, doutor, mas eu já sei o suficiente. Você poderia conversar com a minha filha?", sinalizando sua preferência em relação a como lidar com informações. Outros pacientes e familiares agradecem e expressam alívio. Ao observar sinais não verbais de desconexão (evitar o olhar, parecer alheio ou desconfortável), devemos reavaliar a conexão e reconectar com a pactuação feita anteriormente. Por exemplo: "Sinto muito ter que dar notícias tão difíceis. Mas prometi sempre dizer a verdade. E você pode contar conosco para tentar priorizar no seu tratamento o que é mais importante para você."

(continua)

Tabela 1 *(continuação)*

Nível	Comportamento	Justificativa	Exemplo
2. Ressonância emocional	Questionar sobre e compreender as preocupações do paciente/familiar.	O objetivo desta etapa não é apenas compreender os aspectos cognitivos da percepção do paciente/familiar, e sim identificar as fontes de sofrimento e preocupações e entrar em sincronia com as emoções. A empatia é a base do cuidado e reduz o estresse, trazendo alívio a ambas as partes envolvidas.	"Você gostaria de compartilhar comigo como tem sido conviver com [insuficiência cardíaca, câncer, etc.]? E o que mais te preocupa hoje?"
2. Ressonância emocional	Ouvir, sincronizar as próprias emoções com a do paciente/familiar	Entre os primatas, os que são capazes de regular seu próprio estresse são os que conseguem consolar os demais. Na relação entre paciente e profissional de saúde, essa autorregulação é necessária para uma real escuta ativa. A compreensão de quais emoções são nossas e quais são deles nos auxilia a modular nossas próprias emoções e nos conectar de maneira mais honesta e profunda. Manter em mente que temos todos um objetivo em comum (o bem-estar do paciente) facilita a cooperação e resolução de conflitos. É importante lembrar que a esperança é uma resposta natural ao medo e que não precisa ser "corrigida" ou ajustada. Em vez disso, podemos acolher a esperança e manter a sincronia emocional, o que consequentemente reduz o medo.	"Eu sei que vai acontecer um milagre e salvar minha mãe." Profissionais que ouvem esta frase podem autoeregular suas emoções (frequentemente medo, relacionado à preocupação de que "ele não entendeu a gravidade". Devemos, em vez de responder com mais argumentos cognitivos, nos lembrar de que a esperança é uma resposta natural ao medo e que a esperança do milagre denota compreensão de que a "cura" é humanamente impossível. Uma resposta possível é: "É tudo que nós gostaríamos..." Em vez de tentar "consertar" a esperança, essa resposta sincroniza com o sentimento do interlocutor sem afirmar que temos qualquer expectativa de que esse "milagre" realmente acontecerá.

(continua)

Tabela 1 *(continuação)*

Nível	Comportamento	Justificativa	Exemplo
2. Ressonância emocional	Ressoar com a emoção expressa.	Estabeleça uma conexão, podendo ser utilizado o recurso da repetição em tom mais baixo e acolhedor, validando o sentimento expresso, especialmente a esperança e o medo.	"Nós comemoraremos juntos se um milagre acontecer." Ou "Deve estar sendo muito difícil lidar com tudo isso. Saiba que estarei aqui sempre para apoiá lo." Ou "Vejo que isto (ir para casa, alimentação via oral, presença da família, p. ex.) é importante para você. Será importante e um objetivo para nós também." Ou "Entendo que isto te preocupa. Obrigada por compartilhar, teremos sempre esta questão em mente."
2. Ressonância emocional	Perguntar-escutar-ressoar.	Repita o processo até que uma relação de confiança tenha sido estabelecida e o paciente/familiar tenha saído do modo fuga/medo. Os seres humanos que estão tomados por medo/pavor têm uma atividade reduzida no córtex frontal (que é necessário para o planeamento e o raciocínio). Assim, quando alguém está aterrorizado, em um modo de luta/fuga, não é capaz de pesar as opções de tratamento como faria normalmente.	"Você poderia me falar um pouco mais sobre isso?" Ou "E o que mais te preocupa?" Ou "O que mais você gostaria que nós fizéssemos em relação ao cuidado da sua mãe?"

LIDANDO COM "O MILAGRE" - UM EXEMPLO DE RESSONÂNCIA EMOCIONAL

Podemos ilustrar com o caso de D. Zélia e dr. Teodoro uma postura comum entre profissionais de saúde de reagir com medo ao se deparar com a esperança. A reação acaba sendo a de tentar "fazer entender melhor", respondendo a essa emoção com argumentos cognitivos e criando uma situação de oposição e animosidade.

– A senhora sabe que ela tem uma demência avançada e está com uma infecção grave, né?

Dora, cada vez mais assustada, entra em desespero com aquelas palavras. Demência avançada... grave... Nesse momento lembra-se de tudo que passaram juntas e se apega à esperança.

– Doutor, eu tenho muita fé que Deus vai operar um milagre e curar a minha mãe.

Nesse momento, o profissional de saúde reage com medo. Como assim, milagre? Não existe milagre. Dora não deve estar entendendo direito. A resposta vem carregada de informações cognitivas.

– Olha, eu acho que a senhora não está entendendo. Sua mãe é uma pessoa idosa, está com os órgãos parando, a creatinina está dois e meio, a saturação não melhora.

Dora acaba reagindo ao medo do médico com mais esperança.

– Doutor, o senhor não sabe do que está falando. A minha mãe é uma guerreira. Na última vez que ela internou o médico falou igual o senhor que ela ia morrer e olha só ela aí...

Dr. Teodoro se sente ofendido, prossegue com mais medo e uma necessidade cada vez maior de acabar com o que ele interpreta como uma expectativa de cura e milagre (que na realidade é uma esperança) e "convencer" Dora de que ele está certo.

Neste cenário, a relação se deteriora e o vínculo se fragiliza.

Ao lidar com a esperança de forma acolhedora e valorizando o conteúdo do sentimento, esse diálogo poderia evoluir de outra forma:

Dora, cada vez mais assustada, entra em desespero com aquelas palavras. Demência avançada... grave... Nesse momento lembra-se de tudo que passaram juntas e se apega à esperança.

– Doutor, eu tenho muita fé que Deus vai operar um milagre e curar a minha mãe.

Aqui o profissional de saúde reconhece o medo de Dora e o seu próprio medo de não conseguir corresponder às expectativas e de não ter explicado adequadamente. Controla o medo, reconhece a fala como uma manifestação emocional e conecta com a emoção, respondendo simplesmente:

– *É tudo que a gente gostaria.*

Esta fala breve reconhece o desejo de Dora pelo impossível e conecta com a esperança no sentido de que "estamos juntos no desejo de que o impossível aconteça". Ele não diz que o milagre ocorrerá, apenas de que se alegraria. E quem de nós não se alegraria ao ver um de nossos pacientes se recuperar quando isso parecia impossível? Depois dessa fala, Teodoro permanece alguns segundos em silêncio.

Tendo sua esperança acolhida e respeitada, Dora pode retomar a oscilação para o lado do medo e perguntar, como já vimos acontecer múltiplas vezes:

– *Mas tá difícil, né, doutor?*

– *Sim, Dora. Infelizmente está difícil.*

Os diálogos contidos neste capítulo são apenas uma ilustração para os conceitos. Cada profissional de saúde possui seu próprio estilo e pode interpretar esses conceitos de forma a contemplar suas características como comunicador e as necessidades individuais daquele paciente/familiar no momento daquela interação específica. O que trazemos como base é a essência da estratégia, de iniciar sempre pelo estabelecimento de vínculo e prosseguir para a ressonância emocional para posteriormente atender às questões cognitivas.

Em algumas situações, felizmente muito raras, é impossível ou até perigoso para o profissional de saúde iniciar a conversa devido à hostilidade dos interlocutores, que pode se configurar em ameaça à segurança física ou psicológica do profissional. A Figura 1, que ilustra estes níveis, contém um nível abaixo do chão, traduzido do termo original *toxic level* ou nível tóxico como "esgoto". Nesses casos, o imperativo é preservar o profissional e buscar uma solução em outros âmbitos, pois a segurança da equipe é um valor inegociável.

PONTOS IMPORTANTES

- Olhar nos olhos, estabelecer o compromisso inicial de falar a verdade e buscar o melhor cuidado para o paciente é uma estratégia baseada em neurobiologia para construir vínculos de confiança.
- Este comportamento de consolar, comum a mamíferos com vínculo, somado a explicitar os valores necessários para autonomia (falar a verdade) e para beneficência (buscar o melhor pelo paciente) é a **base** da hierarquia das necessidades da comunicação.
- Durante qualquer interação com o paciente/familiar, quando uma emoção forte se expressa, é importante retornar ao comportamento da empatia afetiva, e quando necessário, voltar até a base e reconstruir confiança.

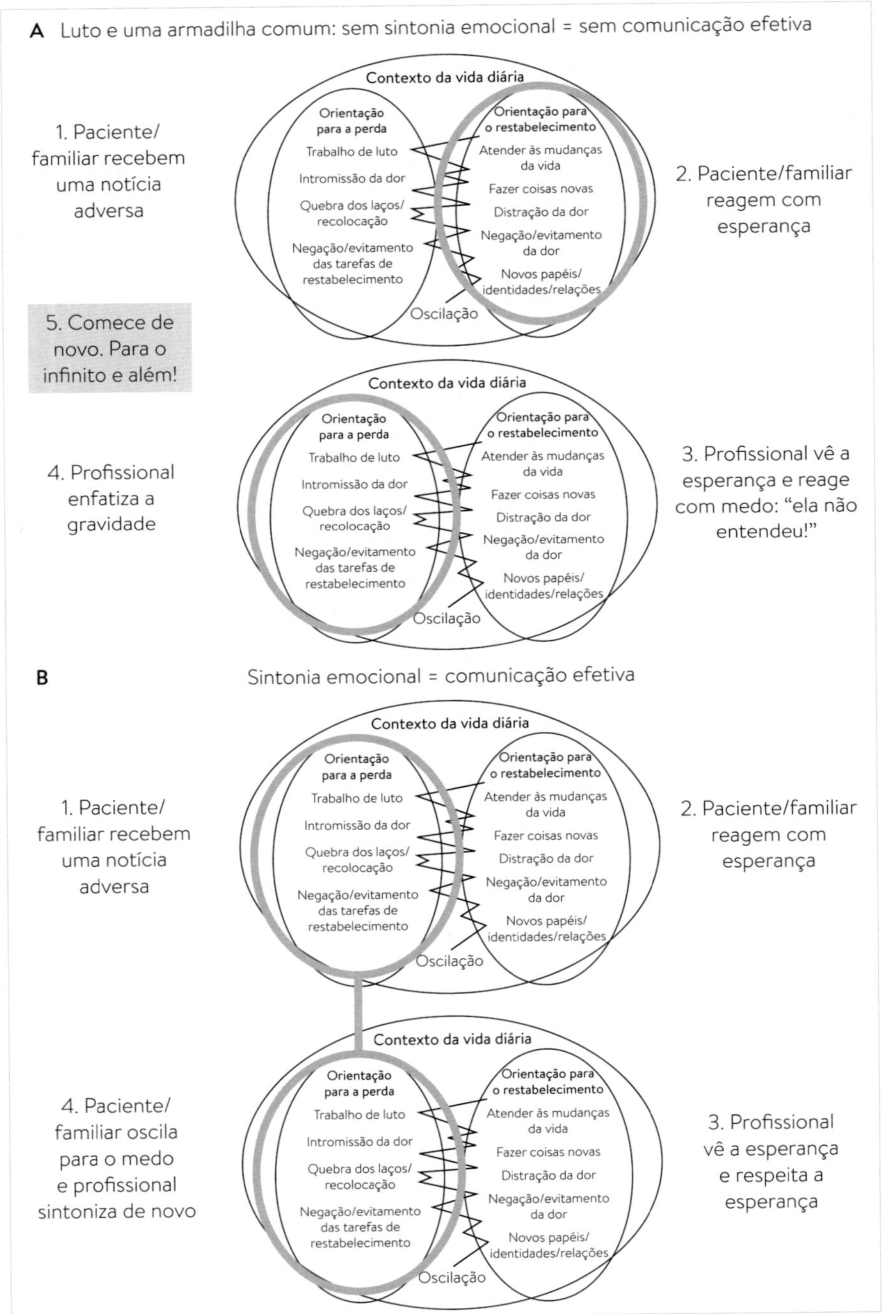

Figura 2 Sintonia emocional – lidando com a esperança com base no modelo dual do luto. (A) A armadilha do combate à esperança. (B) Como lidar com a esperança para uma comunicação mais efetiva.

Fonte: adaptada de Forte et al., 2024.

- Em um momento de alta intensidade emocional, o paciente/familiar tem sua capacidade de retenção de informações da esfera cognitiva e de tomada racional de decisão comprometidas, sendo necessários o acolhimento e a retomada de vínculo e sincronia emocional antes de passar para tarefas mais "cognitivas".
- Essa interação baseada em escuta e empatia constrói vínculos e acalma as pessoas, o que beneficia e traz alívio não apenas para pacientes/familiares, como também para os profissionais.
- A esperança no "milagre" não denota falta de compreensão da situação, e sim uma reação natural de esperança. Essa esperança não deve ser "combatida" com mais explicações, e sim acolhida como uma parte da oscilação esperada entre medo e esperança.

REFERÊNCIAS BIBLIOGRÁFICAS

1. Will JF. A brief historical and theoretical perspective on patient autonomy and medical decision making: Part I: The beneficence model. Chest. 2011 Mar;139(3):669-73.
2. Barry MJ, Edgman-Levitan S. Shared decision making – pinnacle of patient-centered care. N Engl J Med. 2012 Mar 1;366(9):780-1.
3. Vidal EIO, Kovacs MJ, Silva JJ, Silva LM, Sacardo DP, Bersani ALF, et al. Posicionamento da ANCP e SBGG sobre tomada de decisão compartilhada em cuidados paliativos. Cadernos de Saúde Pública. 2022.
4. Forte DN. Shared decision-making: why, for whom, and how? Cad Saude Publica. 2022 Sep 23;38(9):e00134122.
5. Kandel ER, Schwartz JH, Jessell TM (eds.). Principles of neural science. 5. ed. New York: McGraw Hill; 2014.
6. Mobbs D, Petrovic P, Marchant JL, et al. When fear is near: Threat imminence elicits prefrontal-periaqueductal gray shifts in humans. Science (1979). 2007;317(5841):1079-83.
7. De Waal FBM, Preston SD. Mammalian empathy: Behavioural manifestations and neural basis. Nat Rev Neurosci. 2017;18(8):498-509.
8. Forte DN, Stoltenberg M, Ribeiro SCDC, de Almeida IMMO, Jackson V, Daubman BR. The hierarchy of communication needs: A novel communication strategy for high mistrust settings developed in a Brazilian COVID-ICU. Palliat Med Rep. 2024 Feb 9;5(1):86-93.
9. Nagasawa M, et al. Social evolution: Oxytocin-gaze positive loop and the coevolution of human-dog bonds. Science (1979). 2015;348(6232):333-6.
10. Hajjar LA, et al. (eds.). Medicina de emergência: abordagem prática. 18. ed. Barueri: Manole; 2024.
11. Forte DN, Kawai F, Cohen C. A bioethical framework to guide the decision-making process in the care of seriously ill patients. BMC Med Ethics. 2018 Aug 20;19(1):78.
12. Dadalto L, Guirro U. Bioética e cuidados paliativos. 2. ed. São Paulo: Editora Foco; 2024.

30

Anatomia da comunicação parte 2 – Sincronia cognitiva da teoria à prática: O processo de tomada de decisão

Sabrina Corrêa da Costa Ribeiro
Daniel Neves Forte

Neste capítulo, para demonstrar de forma prática a utilização da estratégia baseada na hierarquia das necessidades de comunicação, relatamos uma reunião familiar em situação de conflito.

Os profissionais de saúde se utilizam inicialmente dos conceitos do capítulo anterior (iniciar pelo vínculo e sintonia emocional) e somente a partir daí prosseguem para a sincronia cognitiva e o planejamento de cuidado.

O principal objetivo é organizar e colocar em prática os elementos cognitivos do processo de tomada de decisão compartilhada e baseada nos valores do paciente. Mais uma vez, cada etapa deve ser realizada de forma sequencial, e quando emoções intensas surgirem, deve-se voltar para a etapa de sintonia emocional e/ou vínculo de confiança. Afinal, discutir plano de tratamento sem ter um entendimento comum de diagnóstico e prognóstico pode levar a um resultado desastroso.

As etapas da sincronia cognitiva, ilustradas na Figura 1, são:

1. **Onde estamos:** entendimento comum em relação ao diagnóstico, problemas ativos e situação atual do paciente.
2. **Riscos pela frente**: prognóstico, contemplando a incerteza que caracteriza o paciente crítico e abrindo possibilidades tanto para o pior como para o melhor cenário.
3. **Valores e sofrimento:** compreensão das prioridades e do que significa sofrimento para o paciente, através de sua fala ou, se isso for impossível, de sua biografia e de informações trazidas pelos amigos e familiares.
4. **Objetivo de cuidado:** com base nos valores do paciente e no contexto atual da doença, é estabelecido um objetivo de cuidado.

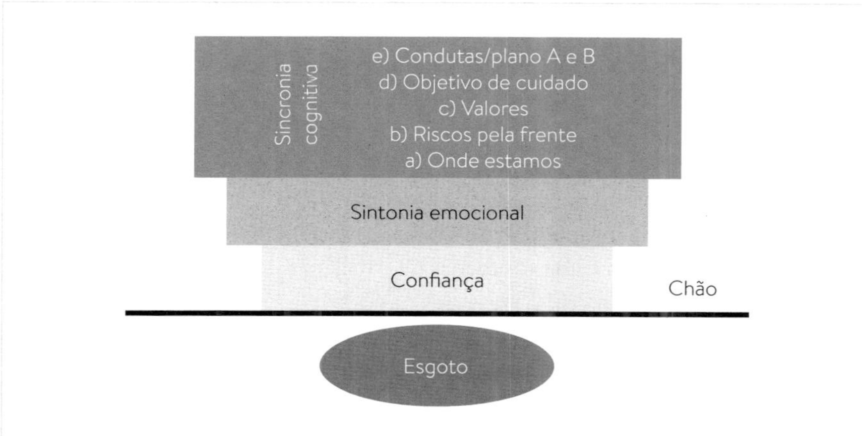

Figura 1 Hierarquia das necessidades de comunicação.
Fonte: Forte et al., 2023.

5. **Plano de cuidado:** com base no objetivo, são definidas as estratégias e tratamentos para atingi-lo, tanto no melhor quanto no pior cenário.

A reunião aqui relatada é baseada em situações da vivência prática dos autores, com nomes e detalhes modificados. Os participantes são:

- Juliana **(J)**: enfermeira intensivista e paliativista.
- Bruno **(B)**: médico intensivista.
- Lúcia **(L):** paciente.
- Walter **(W):** marido de Lúcia.
- Ana **(A)**, Carlos **(C)** e Vera **(V)**: filhos de Lúcia.

HISTÓRIA DA PACIENTE

Lúcia, 81 anos, foi admitida com dor torácica e alterações laboratoriais e eletrocardiográficas sugestivas de infarto agudo. Na entrada também foi identificada uma anemia com hemoglobina 6,6 (VR 11,5-16). Lúcia evoluiu com edema agudo, sendo intubada e encaminhada para cateterismo de urgência. Foram evidenciadas duas lesões críticas, tratadas com *stents*. Lúcia foi extubada 48 horas após o cateterismo, mas evoluiu com hemorragia digestiva, lesão renal aguda dialítica e episódios de choque e má perfusão durante a diálise.

Bruno pede a Juliana que avalie Lúcia com urgência. Ela se encontra em *delirium* e com piora da parte respiratória, sendo instalado cateter nasal de alto fluxo, a 50 L e FiO_2 60% no momento da avaliação.

"Nós achamos que ela não tem reserva e que se ela for intubada, não vai sair da ventilação. Mas a família é muito difícil e já teve vários conflitos com membros da equipe da UTI, inclusive com ameaça de processo judicial."

Juliana marcou uma reunião com os filhos e marido de Lúcia que, em *delirium* hiperativo e confusa, não tinha condições de participar do processo de tomada de decisão naquele momento.

Lidando com hostilidade e o modo fuga-medo – construção de vínculo e sintonia emocional

Os familiares chegaram e Juliana os levou para uma sala. Ana, com uma expressão de raiva, disse que ficaria em pé. Vera olhava para fora, Walter estava em silêncio e Carlos se mexia inquieto na cadeira. Foram feitas as apresentações e Juliana disse que Bruno, o médico intensivista diarista, chegaria em alguns minutos.

A: *É bom que ele chegue logo mesmo porque eu quero saber por que minha mãe está assim. O que aconteceu nesse cateterismo?*

V: *É, porque meu marido fez cateterismo e não foi intubado. Por que intubaram minha mãe? Aliás, o médico do cateterismo não deu uma palavra com a gente, quando eu fui saber minha mãe estava intubada na UTI?*

C: *E esse sangramento? E essa anemia? Minha mãe nunca teve isso, ela tinha seus problemas, andava com dificuldade, mas agora está assim e eu quero saber o que foi que vocês fizeram.*

Juliana ouviu atentamente e reconheceu sua própria angústia, desconforto e medo em relação à postura hostil com a qual havia sido recebida e as falas que soavam quase como acusações. Exercitando a hierarquia da comunicação, ela controlou seus próprios sentimentos e, em vez de entrar em uma discussão ou tentar responder as perguntas com explicações e argumentos, tentou se conectar com a emoção dos familiares.

J: *Eu sinto muito que vocês estejam passando por essa situação. Nem posso imaginar como está sendo difícil. Realmente, conversei ontem com a neta dela, a Kelly, que me contou que há menos de um mês ela ainda cozinhava em casa. Deve ser muito assustador ver uma piora tão rápida.*

Era. Tendo seus sentimentos de medo e indignação validados, os familiares começaram a fazer várias reclamações, que iam desde troca de hostilidades com médicos que não pareciam saber o que fazer quando a paciente piorou na madrugada até reclamações relacionadas à equipe da diálise.

V: *A gente teve um tio que fez diálise e que logo depois morreu. Nossa mãe tinha pavor de entrar na diálise.*

Juliana guardou essa informação e pensou que a piora da dispneia durante a diálise talvez fosse um sintoma amplificado por ansiedade e medo relacionados a esse antecedente.

Neste momento, Bruno chega e Juliana aproveita a oportunidade para demonstrar sua escuta.

J: *Bom, este é o dr. Bruno, creio que todos vocês já o conhecem.*

A: *Conheço, sim, é um dos poucos que para pra falar com a gente. Bom dia, dr. Bruno.*

No ambiente ainda hostil, Juliana pede consentimento.

J: *Tudo bem se eu resumir para o dr. Bruno tudo o que conversamos até aqui?*

Sinalizaram que sim.

J: *Vou dar a vocês algumas das explicações que vocês pediram e o que eu não souber informar, ele complementa.*

Juliana tenta começar restaurando o vínculo.

J: *Em primeiro lugar, eu e o dr. Bruno vamos nos comprometer com duas coisas com vocês. Primeiro, que vamos falar toda a verdade, mesmo que essa verdade seja difícil.*

C: *É pra isso que a gente está aqui, doutora. A gente quer saber das coisas direito, seja o que for.*

J: *O segundo compromisso é que vocês podem contar comigo e com o dr. Bruno para cuidar da D. Lúcia da melhor forma possível, independentemente do que aconteça no futuro.*

V: *É isso que a gente deseja!*

J: *Eu sinto muito pelas experiências que vocês nos relataram. Não é o que nós desejamos proporcionar e faremos tudo o que estiver ao nosso alcance para que daqui para a frente seja diferente.*

Neste momento, Ana finalmente se sentou e olhou nos olhos de Juliana. Os demais já faziam contato visual e a escutavam atentamente. Juliana fez questão de olhar para cada um e incluí-los todos na explicação que viria a seguir.

J: *Bruno, os filhos da D. Lucia me trouxeram várias dúvidas que vou tentar responder na medida do meu conhecimento. Se for necessário você me complementa, tudo bem?*

Neste momento, os filhos e o marido de Lúcia estavam todos sentados e ouvindo Juliana atentamente. Pareciam ter saído do modo de fuga-medo e estar prontos para usar o neocórtex para a próxima etapa: a sincronia cognitiva.

Sincronia cognitiva

De forma didática, a estratégia descrita por Forte e colaboradores estrutura o processo de tomada de decisão da sincronia cognitiva em cinco etapas consecutivas: 1) passado e presente (onde estamos); 2) futuros possíveis (riscos pela frente); 3) o que importa para o paciente (valores); 4) o que buscaremos (objetivo de cuidado); e 5) como chegaremos lá (planejamento de cuidado). Entender que essas etapas têm uma ordem lógica facilita a compreensão pelo paciente/familiares e auxilia na organização das ideias do profissional. O objetivo principal da reunião familiar deve estar claro para todos: construir um plano de cuidado que seja bom para o paciente e alinhado e transparente e para todos os envolvidos.

Onde estamos

A autonomia só pode ser exercida por quem está adequadamente informado. Quando há grande desalinhamento entre a expectativa de um paciente ou familiar (de cura e retorno para casa na mesma condição anterior) e os desfechos mais prováveis (morte ou sobrevida com limitação funcional) fica difícil ou mesmo impossível tomar as melhores decisões. A primeira parte da conversa deve deixar todos os familiares e a equipe na mesma página, de forma que haja um conhecimento comum do diagnóstico e da situação atual. Ao menos três grandes dificuldades precisam ser superadas para se atingir um entendimento comum do que está acontecendo até o momento (Tabela 1).

Em nosso exemplo, Juliana buscou chegar no "onde estamos" construindo a história da refratariedade do quadro de Lúcia através das perguntas feitas por seus familiares. Como em uma redação com título, começo, meio e fim, o caso é resumido de forma narrativa sem abordar nesta etapa quaisquer questões que envolvam futuro ou decisões a serem tomadas. O objetivo é alinhar todos com tudo o que já aconteceu. Fale em português e depois traduza para "mediquês". Comece por um

Tabela 1

Dificuldade	Exemplo	Como superá-la
Sob emoções intensas, humanos não conseguem utilizar sua capacidade de planejar e ponderar	Paciente/familiar com muito medo ou raiva	Primeiro, sintonia emocional para acalmar, e só depois informar
Em situações de medo/ansiedade, pulamos direto para as conclusões e decidir o que fazer. Porém, sem informações adequadas, as decisões não são adequadas	Querer decidir logo se intuba ou não intuba	Validar a emoção ("Esta pergunta é importante, mas para respondermos bem e planejarmos adequadamente, precisamos alinhar outras informações antes. Podemos conversar sobre o que estamos vendo até agora?")
Carga de informações técnicas muito grande, com muitos termos técnicos e detalhes incompreensíveis para quem é leigo	Passar o plantão para o familiar ("Do ponto de vista neurológico ele está ainda em *delirium*, a noradrenalina está diminuindo, ainda está intubado precisando de altos parâmetros na ventilação mecânica...")	Transmitir informações de forma narrativa, começando pela história de onde estamos, depois prognóstico, sem tomar decisões antes de completar o processo todo de sincronia cognitiva

título, como em uma redação. O título da redação do nosso caso ilustrativo (não existe apenas uma resposta certa) poderia ser: "Estamos preocupados, pois D. Lúcia está piorando". Esse título norteará a discussão.

J: *Vou começar pela pergunta da Ana sobre o cateterismo. Nem todo infarto é igual. Alguns atingem uma parte maior do coração e isso acaba atrapalhando a respiração. O nome disso é edema agudo e foi por isso que levamos D. Lúcia com tanta pressa para o cateterismo. O infarto foi tão sério que afetou a respiração e Lúcia foi intubada não por causa do procedimento e sim da dificuldade de respirar. Foi isso mesmo, Bruno?*

B: *Sim, foi exatamente isso.*

C: *Entendi, doutora. Estou lembrando agora que realmente ela estava respirando com dificuldade. Mas e a anemia? E o rim? E o sangramento?*

J: *Tudo o que a gente faz para ajudar o paciente tem seu lado ruim. E sim, essas complicações têm a ver com o tratamento exatamente como o senhor imaginou. Para desentupir as artérias do coração, colocamos algo que se chama stent. Quando isso acontece, é necessário usar medicações para afinar o sangue, para evitar que esses stents se fechem e causem um novo infarto. No entanto, isso pode facilitar que acon-*

çam sangramentos, e a gravidade da situação, assim como a própria intubação, pode causar sangramentos no estômago. Tentamos usar medicações para prevenir isso, mas no caso dela não funcionou e o sangramento aconteceu. Em relação ao rim, o infarto causou o que a gente chama de choque, que é quando o coração não consegue bombear direito o sangue pro corpo e o rim é um dos primeiros a sofrer. O contraste que é usado no cateterismo também pode ajudar a piorar essa situação.

V: *Mas, doutora, a senhora já viu isso acontecer com outros pacientes?*

J: *Infelizmente sim, Vera. É sempre uma situação muito difícil, pois ao mesmo tempo que temos que cuidar do coração, não podemos mais administrar os medicamentos que colaboraram para o sangramento. Lembre do nosso trato, de falar sempre a verdade. Então a resposta é sim, os tratamentos que fizemos podem ter contribuído para o sangramento e provavelmente fizeram parte da causa. Mas não havia outra forma de cuidar do infarto, que era o que estava acontecendo de mais grave e que ameaçava a vida dela de forma imediata.*

Juliana fez uma pausa. Os familiares permaneciam atentos.

J: *Então a situação atual é a seguinte. Infelizmente, apesar de tudo que estamos fazendo, Lúcia não está melhorando e está tendo cada vez mais complicações e ficando cada vez mais frágil. Isso nos entristece também e nem posso imaginar como está sendo difícil para vocês acompanhar esse processo.*

Carlos e Ana choraram um pouco. Vera segurou as lágrimas.

Walter, o marido, que estava em silêncio até aquele momento, olhou firme e falou:

W: *Eu entendo, doutora. Agora eu entendo. Eu só queria saber por que é que não explicaram pra gente com calma, desse jeito, antes.*

A: *É, porque a gente não quer brigar aqui no hospital. A gente não está aqui para fazer barraco.*

Bruno fez sua primeira intervenção.

B: *Sim, Ana, eu sei. Vocês estão aqui por outra coisa. Vocês estão aqui como uma família unida que são para garantir que a D. Lúcia seja bem tratada, da forma que ela merece.*

Essa frase desarma Ana, que enche os olhos de lágrimas.

A: *É isso, dr. Bruno. É isso.*

Observe que o reconhecimento verbalizado por Bruno do valor deles como família, de sua união e boas intenções reforçou a sincronia emocional e, neste momento, dissipou-se o clima de animosidade. De forma espontânea, Carlos fez a pergunta que conduziria a conversa para a próxima etapa:

C: *Ok, doutora, a gente entendeu tudo. Mas e agora? E daqui pra frente?*

Riscos pela frente – prognóstico: melhor e pior cenário

Uma vez que haja um entendimento comum entre os familiares e a equipe a respeito da situação atual, é possível olhar para a frente. Este momento é delicado, pois o paciente crítico pode evoluir de formas inesperadas e sempre há algum grau de incerteza. Com base nos escores prognósticos e na percepção da equipe, podemos apresentar aos familiares um melhor e um pior cenário. Não nos deteremos na discussão desta etapa, pois ela é abordada em um capítulo específico: "Falando sobre prognóstico na UTI".

J: *É impossível saber exatamente o que acontecerá com a senhora Lúcia, pois ela é uma pessoa única com sua própria história. Mas posso compartilhar com vocês o que acontece com pacientes com uma situação parecida com a da Lúcia, tanto na literatura médica como na minha experiência e do dr. Bruno. Vocês acham que isso seria útil?*

W: *Sim, nós queremos saber.*

J: *Pacientes com um histórico semelhante ao da Lúcia que internam com uma condição semelhante à dela correm muitos riscos. Como a gente já conversou, os próprios tratamentos podem gerar novos problemas, como o contraste fazer mal ao rim e o remédio para afinar o sangue acabar facilitando que aconteça um sangramento. No entanto, pode acontecer que a situação dela se estabilize e até mesmo comece a melhorar lentamente. Ela consegue fazer a diálise e retirar líquido, isso facilita a respiração, a gente consegue diminuir a falta de ar e a quantidade de oxigênio que damos para ela. Este é o nosso melhor cenário, o que nós desejamos que aconteça. Mesmo nesse melhor cenário, esta recuperação deve ser lenta e numa condição um pouco diferente do que era antes. Faz sentido?*

A: *A senhora está querendo dizer que ela vai pra casa com oxigênio, com diálise, com isso tudo?*

J: *Da forma que vejo, este momento da alta hospitalar está ainda um pouco distante. Pode ser que ela permaneça usando o oxigênio ou não, assim como o rim pode se recuperar totalmente, em parte ou não se recuperar. Mas certamente ela terá mais dificuldade de fazer algumas coisas que fazia antes, como tomar banho e caminhar*

V: *Sim, aqui no hospital estão fazendo tudo pra ela. Isso é o melhor cenário, né, doutora. Qual o pior?*

J: *Em um pior cenário, pode acontecer de, apesar de tudo que está sendo feito, a D. Lúcia comece a piorar. Ela pode ficar mais sonolenta, não responder aos antibióticos, ter quedas de pressão e mesmo novos sangramentos.*

Faz uma pausa.

J: *Infelizmente, pode ser que a D. Lúcia acabe morrendo durante essa internação. Eu sinto muito.*

Ana e Carlos choram. Vera se levanta e olha para a janela em silêncio. Walter fica pálido.

Juliana opta por retornar para a etapa anterior, de sincronia emocional e vínculo, lembrando que a transparência faz parte do compromisso assumido com eles.

J: *Não consigo nem imaginar como deve estar sendo difícil para vocês ouvir tudo isso.*

A: *Não posso pensar em perder minha mãe... Ela é tudo para a gente.*

J: *Sim, dá pra sentir o quanto ela é importante para vocês.*

Retornando para o pacto feito no início da conversa, Juliana acrescenta:

J: *Eu sinto muito. Tudo isso é difícil de falar e deve ser muito mais difícil de ouvir. Mas nós combinamos que eu diria toda a verdade para vocês, independentemente do que seja. E que estamos aqui para buscar o melhor para ela.*

W: *Sim, doutora. É isso que a gente espera da senhora, de todos vocês.*

Valores e sofrimento – o que é prioridade e o que deve ser evitado?

O paciente lúcido e capaz internado em UTI possui o direito de ser o primeiro a ser comunicado e de participar das decisões. É importante também lembrar que nem todos desejam participar, embora a maioria queira. Nesses casos, lembramos que receber informações e participar das decisões é um direito, não um dever.

Em muitos casos, como o de Lúcia, o paciente se encontra incapacitado para tomar decisões, portanto cabe a nós explorar quais são seus valores: o que é importante para ela, quais são suas prioridades e o que lhe causa sofrimento. Neste caso, o papel dos familiares não é indicar e contraindicar intervenções individuais, e sim representar o paciente, buscando decisões que respeitem seus valores e minimizem seu sofrimento. A pergunta muito utilizada "O que você acha que ele/ela escolheria" pode ser útil pontualmente em algumas situações, mas muitos desses temas são tradicionalmente evitados no dia a dia e na maioria dos casos o paciente não havia expressado instruções ou diretivas específicas para sua condição de saúde atual.

J: *Gostaria que vocês falassem um pouco mais sobre a D. Lúcia. O que nós precisamos saber sobre ela, como pessoa, para cuidar dela da melhor forma possível?*

A: *Doutora, minha mãe é uma mulher muito alegre, muito vaidosa, que gosta muito de viver. Ela cozinha maravilhosamente, gosta de reunir a família em casa, ficar com os netos. Ela é muito católica, adorava ir à missa, mas nos últimos tempos tinha ficado um pouco mais difícil.*

J: *Entendi... E como foi para ela lidar com essa piora da doença e essas novas dificuldades?*

C: *Ela ficava muito irritada. De vez em quando, ela tava com muita falta de ar e não queria de jeito nenhum ir pro hospital. E quando a gente conseguia levar, ela já chegava querendo ir embora. A senhora não tem ideia do tanto de alta "a pedido" que ela já assinou, meus irmãos já assinaram.*

Tabela 2 Valores relevantes ao cuidado de fim de vida

Longevidade	▪ Viver o máximo possível ▪ Viver até um momento em especial (nascimento de um filho/neto, retorno de alguém que está longe)
Manutenção da integridade do corpo	▪ Não ter partes do corpo amputadas ou ser ligado a máquinas ▪ Não ter a vida sustentada por aparelhos por um período prolongado
Manutenção da função física	▪ Manter deambulação e independência física ▪ Preservar atividades específicas como dirigir, se exercitar, tocar um instrumento musical
Manutenção da função cognitiva	▪ Manter a habilidade de raciocinar e desempenhar as tarefas que dependem de cognição
Autonomia e independência	▪ Poder decidir sobre a própria vida ▪ Viver na própria casa ▪ Não depender de cuidados físicos, emocionais ou financeiros que sobrecarreguem familiares ou amigos ▪ Capacidade de aceitar e se adaptar a limitações que possam vir a acontecer
Engajamento social e emocional	▪ Participar das relações familiares e de amizade ▪ Contribuir para seu grupo social
Evitar sofrimento físico	▪ Evitar dor, náusea, dispneia e outros sintomas
Espiritualidade e/ou religiosidade	▪ Garantir que o tratamento seja compatível com os preceitos religiosos

Fonte: tradução livre adaptada de: Scheneuman et al., 2012.

J: *Então tanto ter a falta de ar como permanecer no hospital, para sua mãe, sempre foram fontes de sofrimento.*

V: *Com certeza!*

Objetivo de cuidado

Nas situações de tomada de decisão em saúde, devemos focar em objetivos, não em condutas específicas. Intuba ou não intuba, faz ou não faz diálise, vai ou não para a UTI? Para quem não sabe onde deseja chegar, não há caminho correto. Enquanto condutas são intervenções técnicas específicas, os objetivos são mais amplos e envolvem os valores discutidos anteriormente.

São exemplos de objetivos de cuidado:

- Tentar inicialmente todas as intervenções possíveis para reverter ou controlar a doença, independentemente de seu impacto no sofrimento e da sua chance de recuperação.
- Tentar todas as intervenções que possam reverter ou controlar a doença, mas que não causem algo que o paciente considere um sofrimento adicional ou ainda que proporcionem uma chance razoável de recuperação de funcionalidade ou de cognição.
- Priorizar o que o paciente considera como conforto e qualidade de vida, reconhecendo a fase final da vida e permitindo a evolução da doença de forma mais natural e menos sofrida para o óbito.

J: *Levando em consideração o que vocês me disseram sobre a D. Lúcia, nós poderíamos dizer que a convivência com a família, especialmente com os netos, preservar ao máximo possível a independência dela e ficar a maior quantidade de tempo possível em casa são coisas importantes para ela?*

A: *Sim, são.*

J: *Então faria sentido definirmos como objetivo usar todos os recursos para reverter a situação atual da D. Lúcia, desde que eles não resultem em desconforto físico ou em uma internação excessivamente prolongada?*

C: *Sim, faz sentido para mim. Mas como isso funcionaria na prática?*

J: *Essa é uma ótima pergunta. Vamos manter a D. Lúcia na UTI, manter a diálise que ela já está fazendo e as medidas clínicas que podem ajudá-la a melhorar. Vamos observar como ela reage nas próximas horas e dias. Nosso plano A é que ela responda a essas medidas, melhore devagarinho e consiga até ter alta da UTI.*

C: *Mas e se ela não melhorar?*

J: *Se ela começar a piorar e os órgãos começarem a parar, apesar de tudo que está sendo feito, precisamos ter um plano B. Tudo bem conversarmos sobre isso?*

V: *Sim, nós precisamos falar.*

J: *Caso ela não melhore apesar de tudo que está sendo feito, levando em consideração a gravidade do quadro dela e o que ela traz como sofrimento, nosso entendimento seria de uma situação de final de vida e a recomendação seria priorizar a presença de vocês perto dela, o controle de sintomas como dor e falta de ar e, se ela vier a morrer, que seja da forma mais digna e natural possível.*

Os familiares se emocionam em pensar nessa possibilidade e Juliana acolhe e reforça a sincronia emocional.

Plano de cuidado

J: *Então, agora que definimos nosso objetivo para o cuidado da Dona Lúcia, podemos falar mais sobre o plano de cuidados, sobre as estratégias que vamos utilizar?*

A: *Sim, pode ser.*

J: *Para buscar o nosso plano A, a melhora do quadro clínico dela, vamos utilizar medicações para melhorar o sangramento, dar sangue para corrigir a anemia, o oxigênio em altos fluxos que ela já está usando para facilitar a respiração. Ela também está utilizando antibióticos para tratar uma infecção pulmonar. Esperamos que com todas essas medidas ela responda com alguma melhora. A equipe da UTI também a reavaliará diariamente para ajustar essas medidas da melhor forma possível.*

C: *Tá certo, doutora, mas e se ela não melhorar? E se acontecer que nem tem sido até aqui?*

J: *Precisamos falar sobre isso também, Carlos. E se ela não melhorar apesar de tudo?*

Juliana faz uma pausa.

J: *Nesse caso, em que as medidas para reverter a doença não funcionaram, nosso plano seria mudar as prioridades. Colocar o conforto dela em primeiro lugar. Podemos controlar os sintomas com medicação e liberar os horários de visita que ainda possuem alguma restrição para que vocês possam ficar com ela durante todo o tempo que quiserem.*

W: *Nesse caso, ela poderia ir para o quarto?*

J: *Sim, poderia. No quarto podemos proporcionar todo o cuidado que fará bem a ela neste cenário. Para ser muito transparente, quero compartilhar com vocês as coisas que a gente entende que não fariam bem nesse cenário de piora e que poderiam trazer sofrimento adicional e, portanto, não estão nos nossos planos. Pode ser?*

A: *Sim, a gente não quer nada escondido. A gente quer saber tudo.*

J: *Neste plano B, neste caso de piora apesar de todas as tentativas, entendemos que intubá-la e colocar no respirador ou tentar fazer o coração voltar caso ele pare são coisas que não a ajudariam a melhorar e podem trazer sofrimento adicional a ela ao prolongar um processo de morte que, nesta situação, nos parece inevitável.*

Juliana faz uma pausa.

W: *Mas vocês não vão desistir dela não, né?*

J: *Nunca, Walter. Não importa o que aconteça, vamos sempre cuidar dela e de vocês da melhor forma que pudermos.*

PONTOS IMPORTANTES

- A etapa cognitiva de tomada de decisão, para ser realizada da melhor forma, tem como pré-requisitos o estabelecimento de um vínculo de confiança e de sincronia cognitiva.
- O processo de tomada de decisão em pacientes incapazes de fazê-lo de forma autônoma é complexo e deve contemplar o conhecimento técnico, as incertezas, a biografia e os valores do paciente representado por seus entes queridos e os conceitos bioéticos mais atualizados.
- Nem sempre será possível realizar todas essas etapas em uma mesma conferência familiar. Em algumas situações, a etapa inicial em que alinhamos os conceitos de situação atual e prognóstico chega como um choque, tornando improdutivo prosseguir. Nesse caso, uma estratégia possível é dar tempo para que as más notícias sejam absorvidas e processadas e continuar em um próximo encontro.
- Comportamentos percebidos por nós como hostis podem ser a expressão de um intenso sofrimento. Nesses momentos, o autocontrole emocional e a escuta ativa podem ser ferramentas essenciais para estabelecimento e manutenção do vínculo.
- No entanto, o sofrimento não é justificativa para abusos e violências contra os profissionais de saúde que, neste caso, devem se preservar, interrompendo o contato e buscando o suporte institucional adequado.

REFERÊNCIAS BIBLIOGRÁFICAS

1. Forte DN, Stoltenberg M, Ribeiro SCDC, de Almeida IMMO, Jackson V, Daubman BR. The hierarchy of communication needs: a novel communication strategy for high mistrust settings developed in a Brazilian COVID-ICU. Palliat Med Rep. 2024 Feb 9;5(1):86-93.
2. Scheunemann LP, Arnold RM, White DB. The facilitated values history: helping surrogates make authentic decisions for incapacitated patients with advanced illness. Am J Respir Crit Care Med. 2012 Sep 15;186(6):480-6.
3. Vidal EIO, Kovacs MJ, Silva JJD, Silva LMD, Sacardo DP, Bersani ALF, et al. Position statement of ANCP and SBGG on shared decision-making in palliative care. Cad Saude Publica. 2022 Sep 23;38(9):e00130022.

4. Forte DN, Kawai F, Cohen C. A bioethical framework to guide the decision-making process in the care of seriously ill patients. BMC Med Ethics. 2018 Aug 20;19(1):78.
5. Dadalto L, Guirro U. Bioética e cuidados paliativos volume 2. São Paulo: Editora Foco; 2024.
6. Rosa Ramos JG Vasconcelos C, Dadalto L. Practical approaches to the tasks of preserving autonomy and respecting vulnerability among critically ill adult patients: a narrative review. Crit Care Sci. 2025 Mar 24;37:e20250234.
7. Michalsen A, Long AC, DeKeyser Ganz F, White DB, Jensen HI, Metaxa V, et al. Interprofessional shared decision-making in the ICU: A systematic review and recommendations from an expert panel. Crit Care Med. 2019 Sep;47(9):1258-66.

31

Interação entre equipes e definição de papéis

Juliana Mandato Ferragut

COMO OCORRE A INTEGRAÇÃO ENTRE CUIDADOS INTENSIVOS E PALIATIVOS?

O cuidado paliativo é compreendido na atualidade como a abordagem terapêutica voltada para o alívio ao sofrimento grave relacionado à saúde, ou seja, o sofrimento vivenciado por um paciente e sua família que está vinculado a uma condição de adoecimento grave e que não pode ser controlado sem a intervenção de uma equipe médica e multiprofissional direcionada a este fim.[1]

Reafirmando o conceito da Organização Mundial da Saúde (OMS) que, desde 2002, desvincula essa prática somente ao contexto de doenças incuráveis ou em cenário de final de vida, mas sim destinada a toda condição ameaçadora à vida;[2] desde 2014 a OMS também define o cuidado paliativo como um direito humano,[3] e para nós, profissionais de saúde que prestamos assistência a condições de adoecimento grave, trata-se de um dever implícito na nossa prática profissional.[4]

No ambiente da terapia intensiva, onde a totalidade dos pacientes e famílias vivenciam condição de adoecimento grave, o cuidado paliativo é parte essencial dos tratamentos e do plano de cuidado de todos os assistidos.

Para abordarmos de forma responsável essa temática, devemos levar em conta que os cenários de terapia intensiva são heterogêneos, existindo UTIs especializadas como: cardiológicas, neurológicas, infectológicas, pneumológicas, de assistência ao trauma, pós-cirúrgicas ou voltadas para assistência clínica em geral.

Sendo assim, em cada cenário existem características específicas da população assistida em suas doenças graves e também existem especificidades em suas necessidades em alívio ao sofrimento grave relacionado à saúde, ou seja, nas necessidades em cuidados paliativos.

Portanto, a integração entre cuidados intensivos e cuidados paliativos deve absorver questões particulares das dinâmicas de cada serviço e especialmente se apropriar de suas fragilidades no que tange ao tratamento adequado e à prevenção de sintomas e de sofrimento.[5]

Sabemos que, independentemente do perfil de doença grave, alguns fatores em comum acontecem com pacientes em todos os cenários de terapia intensiva, e eles definem por si só necessidades básicas em cuidados paliativos a serem abordadas no plano de cuidado ao doente crítico.

Fatores gerais que definem necessidades primárias em cuidados paliativos nas UTIs

- Os pacientes em geral são frágeis.
- Possuem alto risco de mortalidade.
- O prognóstico imediato é muitas vezes incerto.
- Apresentam-se altamente dependentes para cuidados em geral.
- Frequentemente são submetidos a procedimentos invasivos desagradáveis, aumentando a carga de desconforto e sofrimento como dor e outros sintomas.

Além dessas necessidades a serem abordadas centradas no paciente, o plano de cuidados paliativos também possui aspectos comuns no que diz respeito à atenção voltada aos membros da família, que em geral:

- Estão sob grande pressão.
- Não compreendem em detalhes a complexidade dos vários tratamentos concomitantes envolvidos na terapêutica do paciente.
- Frequentemente não permanecem no ambiente da terapia intensiva como acompanhantes, não podendo constatar a complexidade do adoecimento e dos cuidados de forma concreta.
- Muitas vezes são obrigados a se envolver nos processos de tomada de decisão.[6,7]

A ATUAÇÃO INTEGRADA DAS EQUIPES DE INTENSIVISTAS E PALIATIVISTAS NO PLANO DE CUIDADOS

Quando começar?

Não há dúvidas de que o melhor momento para o início integrado dos cuidados intensivos e paliativos seja na admissão à UTI, ocorrendo aumento gradativo de sua intensidade conforme as necessidades do doente e sua família, sendo esta uma abordagem básica em cuidados paliativos necessária para todo paciente crítico.[4,8]

Por onde começar?

Um dos principais desafios para uma adequada interface entre os cuidados intensivos e os cuidados paliativos é a própria percepção da cultura paliativa pela equipe da UTI.

A fomentação do conhecimento dos princípios básicos de cuidados paliativos deve ser o primeiro passo para que a interface de cuidado ocorra, desmistificando conceitos equivocados e atualizando todos os profissionais atuantes na unidade.[9-12]

Os pilares que norteiam a interação entre ambas as equipes, paliativistas e intensivistas, são:

1. Definição clara de que a abordagem paliativa (ou cuidados paliativos primários) necessariamente faz parte do plano terapêutico de todos os pacientes nas unidades de terapia intensiva.
2. A implantação dessa abordagem deve ocorrer independente da presença ou não de um paliativista na equipe ou com interface de forma interconsultora na instituição.
3. A construção de uma cultura e uma dinâmica assistencial dentro da unidade de terapia intensiva que possibilite essa abordagem de forma integrada para todos os pacientes é de responsabilidade do setor de terapia intensiva, podendo receber assessoria do serviço de cuidados paliativos conforme pactuações específicas para cada instituição.
4. O nível de complexidade para implantação desse plano de cuidados voltado ao alívio do sofrimento grave, quando elevado, pode definir a necessidade de assistência conjunta com a equipe especializada em cuidados paliativos ou até mesmo a transferência para uma unidade específica de cuidados paliativos quando disponível.[5,13,14]

QUAIS AS ESPECIFICIDADES NO CENÁRIO DE CUIDADOS DE FINAL DE VIDA NA UTI?

A depender do cenário, em média de 15 a 30% dos pacientes internados em uma unidade de terapia intensiva morrerão durante a internação na unidade.[15]

No entanto, não é infrequente que, no momento da admissão na UTI, a gravidade e a extensão das doenças crônicas preexistentes, bem como o prognóstico da doença aguda, sejam muitas vezes desconhecidos, tornando difícil prever a resposta ao tratamento e, por essa razão, o tratamento inicial na unidade de terapia intensiva geralmente envolve uma tentativa de grandes esforços para salvar vidas.

Esses esforços muitas vezes não conseguem estabilizar o paciente e, com o tempo, torna-se cada vez mais evidente que ele morrerá ou permanecerá vivo apenas com sistemas de suporte à vida contínuos, como ventilação permanente.

Por isso, a tomada de decisão em relação aos cuidados no final da vida é extremamente importante e frequente dentro do cenário da terapia intensiva.[5]

> Os cuidados de final de vida também fazem parte dos cuidados paliativos primários, devendo ser implantados pelos intensivistas de forma geral. As necessidades de alívio ao sofrimento grave relacionado à saúde (necessidades em cuidados paliativos) devem ser identificadas e contempladas no plano de cuidados da própria equipe intensivista, inclusive sob os aspectos dos cuidados de final de vida quando essa condição de desfecho é diagnosticada.

COMO ORGANIZAR A INTERAÇÃO ENTRE AS EQUIPES?

Por vezes, a equipe da unidade de terapia intensiva contará com a equipe especializada em cuidados paliativos para assessorar a implantação do plano de cuidados multidimensional voltado para alívio ao sofrimento grave, independentemente do prognóstico e desfecho apresentado e nos diferentes níveis de complexidade em assistência paliativa, seja porque o processo de capacitação naquela determinada unidade ainda segue em implantação e a UTI apresenta fragilidades para disponibilizar os cuidados paliativos primários adequados; seja pelo nível elevado de complexidade para implantação do plano de cuidado para um determinado doente.

Desta forma, de maneira bastante individualizada para a realidade de cada serviço, deverá ser definido o papel da equipe especializada em cuidados paliativos nesta interface, podendo variar entre:

1. Auxiliar na implantação de uma política de cuidados paliativos primários na UTI;
2. Realizar consultoria especializada com as devidas sugestões para condução de casos específicos solicitados pela equipe intensivista com necessidades em cuidados paliativos em geral; e/ou
3. Apoiar a equipe na condução de casos específicos quando houver nível elevado de complexidade para implantação de um plano de cuidado efetivo ao alívio ao sofrimento grave, com ou sem transferência para uma unidade de cuidados paliativos.

Portanto, os cuidados paliativos podem e devem ser prestados por todos os profissionais que cuidam de pacientes em ambientes de terapia intensiva, seguindo as diretrizes da OMS, por se tratar de um ambiente que assiste a pacientes portadores de doenças graves.[2,4]

Esses cuidados também podem ser prestados por especialistas em cuidados paliativos quando disponíveis, sendo a atuação desses especialistas especialmente necessária quando a condição do paciente e/ou de sua família apresentar maior complexidade para implantação de um plano de cuidados eficaz no alívio ao sofrimento.

A seguir, diferenciaremos os cenários em seus níveis de complexidade, definindo os papéis de cada equipe.

COMO DEFINIR OS PAPÉIS NA INTERAÇÃO ENTRE AS EQUIPES DENTRO DO PLANO DE CUIDADOS PALIATIVOS?

A equipe especializada em terapia intensiva e a equipe especializada em cuidados paliativos possuem diferentes responsabilidades no que compete à garantia ao alívio do sofrimento grave relacionado à saúde dos pacientes internados no ambiente de terapia intensiva.

É importante que esses papéis estejam claros dentro do serviço e pactuados com a gestão da instituição, com o intuito de garantir que o profissional especializado não se aproprie de condutas na assistência que competem à prática rotineira da própria unidade, retardando tratamentos básicos voltados para aliviar sintomas e sofrimento que somente serão instituídos no momento da interconsulta especializada, por exemplo.

Competências da equipe intensivista

Os cuidados paliativos básicos disponibilizados pela própria UTI devem incorporar:

- A habilidade de comunicação empática.
- A capacidade de prognosticar e tomar decisões.
- A mediação de conflitos.
- O cuidado centrado no paciente e familiares.
- O controle de sintomas.
- O planejamento de cuidados de fim de vida.
- A abordagem psicológica e espiritual.

Existe amplo consenso sobre a necessidade de competências em cuidados paliativos entre os profissionais da UTI, sendo que várias autoridades publicaram documentos e padrões de políticas e diretrizes sobre este assunto.[16]

Mas como promover essa capacitação?

A Fundação Robert Wood Johnson propõe que a mensuração da qualidade do atendimento de cuidados paliativos aos pacientes críticos seja organizada pela formação em diferentes domínios:

- Tomada de decisão interdisciplinar e centrada no paciente e família.
- Comunicação dentro da equipe e com paciente e familiares.
- Planejamento e continuidade do cuidado.
- Gerenciamento de sintomas e cuidados de conforto.
- Suporte psicológico para pacientes e familiares.
- Suporte espiritual para pacientes e familiares.
- Suporte emocional para equipe multidisciplinar.

Em cada domínio são usadas ferramentas de qualidade e segurança do paciente como rondas e visitas multidisciplinares, reuniões de equipe e reuniões familiares, criação de fluxos e protocolos, coleta de dados e aferição de indicadores, organização e documentação dos processos,[17] com apoio dos líderes e gestores da instituição.

A rotina em comunicação com as famílias precisa ocorrer de forma precoce e sistemática, fazendo parte da integração entre a equipe de terapia intensiva e o paciente e sua família.

As reuniões familiares subsequentes devem ser realizadas quando ocorre uma mudança no estado clínico do paciente, quando os médicos assistentes acreditam que os objetivos do cuidado devem ser reavaliados, ou quando existem conflitos entre os membros da família ou entre a família e os médicos assistentes.[18,19]

Uma boa comunicação e reuniões familiares regulares não só melhoram o bem-estar psicológico dos membros da família, mas também podem estar associados a um menor tempo de permanência na UTI.

> Ao intensivista, portanto, competem os cuidados paliativos primários, conhecidos como abordagem em cuidados paliativos, que devem ser praticados com o embasamento de políticas institucionais e fluxos de atendimento que incorporem o cuidado paliativo à rotina do cuidado da unidade, integrando métodos e procedimentos de cuidados paliativos em ambientes não especializados em cuidados paliativos.[20]

Competências da equipe paliativista

Além do envolvimento com a unidade de terapia intensiva na implantação dos cuidados paliativos primários do ponto de vista educacional quando necessário, o papel do profissional especializado em cuidados paliativos é de compartilhar com a equipe da UTI, quando assim solicitado, o conhecimento técnico dentro do escopo de sua especialidade que se faz necessário para a construção do plano de cuidados do paciente específico e sua família.

Sendo assim, trata-se de uma avaliação complexa e ampliada para as multidimensionalidades do paciente e sua família, além da competência em identificar o sofrimento entre os membros da própria equipe da unidade de terapia intensiva que vivencia a assistência daquele doente, promovendo sugestões de intervenções específicas de forma empática e colaborativa.

Por outro lado, é necessário que ele saiba reconhecer quando as necessidades do paciente e sua família são de alta complexidade de manejo, cabendo, portanto, à equipe paliativista compartilhar a assistência de forma integral deste doente na própria unidade ou, quando disponível e possível, transferi-lo para unidade especializada.

Os pontos-chave a serem avaliados pela equipe paliativista que irão direcionar o parecer especializado nas UTIs são:

- Os valores e prioridades do paciente e o que significa sofrimento para ele.
- A realização de abordagem mais detalhada das necessidades para além da dimensão física: espiritual, social, psicológica.
- As comorbidades prévias e doenças crônicas graves com prognóstico e proporcionalidade de cuidados previamente estabelecidos ou não.
- O evento agudo atual que determina a condição crítica do doente com suas disfunções orgânicas passíveis de intervenções em terapia intensiva.
- As metas em *trials* terapêuticos alcançados até o momento e/ou programados.
- Os prejuízos funcionais e de qualidade de vida estabelecidos na condição atual e a expectativa de recuperação ou de limitações dentro da trajetória de adoecimento do paciente, com a reflexão sobre as metas de cuidados.
- A presença ou ausência de fragilidade e outras condições que possam impactar a probabilidade de recuperação do paciente.
- Os indicadores prognósticos.

À equipe paliativista, portanto, compete, após avaliação multidimensional, atuar como facilitador de um processo de diálogo entre a equipe da UTI, paciente e familiares que resultará na construção de um objetivo de cuidado e elaboração de um plano de cuidados centrado em seus valores e preferências, que seja compatível com sua biografia e que contemple a melhor terapêutica para seu processo de adoecimento grave, com adequações para as variáveis complexas que ele apresente enquanto doente crítico. Este plano tem caráter dinâmico e deve ser reajustado de acordo com a evolução do quadro clínico e das necessidades do paciente.

QUAIS SÃO OS MODELOS DE ATENDIMENTO DA EQUIPE ESPECIALIZADA EM CUIDADOS PALIATIVOS NO AMBIENTE DE TERAPIA INTENSIVA?

Uma variedade de modelos tem sido proposta para aumentar o envolvimento dos cuidados paliativos no cuidado de pacientes de UTI. O projeto *Improving Palliative Care in the ICU* identificou três modelos principais de envolvimento de cuidados paliativos em UTIs:[23]

- Modelo consultivo.
- Modelo integrativo.
- Modelo misto (abordagens consultivas e integrativas).

Modelo consultivo

Nesse modelo, os especialistas em cuidados paliativos são acionados pela equipe da UTI, uma vez que esta reconhece necessidades de cuidados paliativos não atendidas. Essas necessidades tendem a ocorrer principalmente quando há conflitos quanto aos objetivos e métodos de cuidado.

Estudos têm demonstrado que um modelo consultivo leva a tempos mais curtos para o primeiro encontro com a família, reduções significativas no tempo de permanência na UTI, aumento de pedidos de "não ressuscitar", redução da utilização de recursos não benéficos após pactuação das metas de cuidados com pacientes e familiares e maior transição para metas focadas no conforto, sem aumentar as taxas de mortalidade.[21, 22]

Um estudo de simulação também mostrou que o planejamento antecipado de cuidados e a consulta de cuidados paliativos podem reduzir significativamente os custos hospitalares totais para pacientes com doenças crônicas que limitam a vida.[22]

Como os especialistas em cuidados paliativos não são os principais coordenadores clínicos no ambiente da UTI, seu envolvimento não deve substituir o dos médicos da UTI, o que pode ser percebido pelas famílias como abandono.

Embora louvável, um problema com o uso atual desse modelo de envolvimento em cuidados paliativos "conforme necessário" é a potencial subutilização de serviços paliativos.[21]

Modelo integrativo

Este modelo promove a integração dos princípios de cuidados paliativos e a educação continuada no cuidado diário de todos os pacientes internados pelas próprias equipes de UTI, contando com assessoria de profissionais paliativistas.

Essa abordagem depende menos de serviços externos de cuidados paliativos ou da disposição da equipe da UTI em encaminhar para especialistas em cuidados paliativos.

Este modelo se concentra em intervenções para aumentar dentro da equipe de intensivistas a conscientização das necessidades de cuidados paliativos do paciente/família, melhorar as habilidades de comunicação e incorporar o treinamento de habilidades técnicas básicas de cuidados paliativos dentro da unidade.

Modelo misto

Um "modelo misto" provavelmente é o mais eficaz em ambientes onde os médicos de UTI estão aptos a proporcionar cuidados paliativos primários e a trabalhar com a interconsulta especializada em cuidados paliativos disponível para atender os pacientes com maior complexidade de cuidados.[16]

Esse modelo de cuidado requer a colaboração entre a UTI e a liderança de cuidados paliativos no desenvolvimento de diretrizes e no treinamento dos intensivistas para promover os cuidados paliativos primários na unidade e direcionar os casos com maior complexidade para o modelo consultivo com possibilidade de assistência compartilhada ou transferência de cuidados.

CONCLUSÕES

- O cuidado paliativo é compreendido na atualidade como a abordagem terapêutica voltada para o alívio ao sofrimento grave relacionado à saúde, não sendo vinculada essa prática somente ao contexto de doenças incuráveis ou de final de vida, mas sim destinada a toda condição ameaçadora à vida. No ambiente da terapia intensiva, onde a totalidade dos pacientes e famílias vivenciam condição de adoecimento grave, o cuidado paliativo é parte essencial dos tratamentos e do plano de cuidado de todos os assistidos.
- O direito dos pacientes ao alívio adequado dos sintomas e sofrimento e o direito dos membros da família a um cuidado compassivo implicam deveres para todos os profissionais que trabalham nesse ambiente, além de obrigações para a instituição em garantir níveis adequados de treinamento em habilidades técnicas, capacitações em comunicação empática e adequações de fluxos, processos e indicadores de qualidade.
- Ao profissional intensivista competem os cuidados paliativos primários, que devem ser praticados com o embasamento de políticas institucionais e fluxos de atendimento que incorporem o cuidado paliativo à rotina do cuidado da unidade. Esses cuidados podem ser prestados unicamente pela equipe da UTI ou combinados com equipes de cuidados paliativos especializadas de diferentes

formas, conforme as necessidades e particularidades de cada serviço e de cada paciente.

- À equipe especializada em cuidados paliativos compete, em sua avaliação multidimensional, identificar as necessidades relativas ao alívio do sofrimento e participar da construção conjunta (com equipe da UTI, paciente e familiares) de um objetivo de cuidado que respeite a biografia, os valores e as preferências do paciente e do desenvolvimento do plano de cuidados mais adequado para atingir esse objetivo, levando em consideração as incertezas e complexidades que caracterizam o paciente crítico.
- O paliativista também deve identificar qual o nível de complexidade envolvido para implantar este plano de cuidados, pactuando conjuntamente com a equipe da UTI o melhor ambiente de assistência para este paciente e sua família e o corpo multiprofissional idealmente envolvido neste plano terapêutico.

REFERÊNCIAS BIBLIOGRÁFICAS

1. Knaul FM, et al. Alleviating the access abyss in palliative care and pain relief – an imperative of universal health coverage: the Lancet Commission report. Lancet. 2018;391(10128):1391-454.
2. WHO – World Health Organization. WHO definition of palliative care. Disponível em: https://www.who.int/cancer/palliative/definition/en/. Acesso em: 22 Fev 2017.
3. WHO. WHA67.19. Strengthening of palliative care as a component of comprehensive care throughout the life course. Geneva: World Health Organization; 2014.
4. Gómez Batiste X, Connor S, et al. Building integrated palliative care programs and services, 2017. [cited 2020 september 12]. Disponível em: https://www.thewhpca.org/resources/building-integrated-palliative-care-programs-and-services.
5. Cherny N, et al. Oxford textbook of palliative medicine. 6. ed. Oxford: Oxford University Press; 2021.
6. Truog RD, Campbell ML, Curtis JR, et al. Recommendations for end-of-life care in the intensive care unit: a consensus statement by the American College [corrected] of Critical Care Medicine [published correction appears in Crit Care Med. 2008 May;36(5):1699]. Crit Care Med. 2008;36(3):953-63.
7. Edwards JD, Voigt LP, Nelson JE. Ten key points about ICU palliative care. Intensive Care Med. 2017;43:83-5.
8. Lanken PN, Terry PB, Delisser HM, et al. An official American Thoracic Society clinical policy statement: palliative care for patients with respiratory diseases and critical illnesses. Am J Respir Crit Care Med. 2008;177(8):912-27.
9. Mercadante S, Gregoretti C, Cortegiani A. Palliative care in intensive care units: why, where, what, who, when, how. BMC Anesthesiol. 2018;18(1):106.
10. Quill TE, Abernethy AP. Generalist plus specialist palliative care – creating a more sustainable model. N Engl J Med. 2013;368(13):1173-5.
11. Strand JJ, Billings JA. Integrating palliative care in the intensive care unit. J Support Oncol. 2012;10(5):180-7.
12. Moritz RD, et al. Terminalidade e cuidados paliativos na unidade de terapia intensiva. Rev Bras Ter Intensiva. 2008; 20(4):442-8.

13. Castilho RK, Silva VCS, Pinto CS (Org.). Manual de Cuidados Paliativos ANCP. 3.ed. São Paulo: s. n., 2021.
14. Bruera E, et al. Textbook of palliative medicine and supportive care. 3. ed. Boca Raton: CRC Press; 2021.
15. Garland A, Olafson K, Ramsey CD, Yogendran M, Fransoo R. A population-based observational study of intensive care unit-related outcomes. with emphasis on post-hospital outcomes. Ann Am Thorac Soc. 2015;12:202-8.
16. Nelson JE, Puntillo KA, Pronovost PJ, Walker AS, McAdam JL, Ilaoa D, et al. In their own words: patients and families define high-quality palliative care in the intensive care unit. Crit Care Med. 2010 Mar;38(3):808-18.
17. Mularski RA, Curtis JR, Billings JA, et al. Proposed quality measures for palliative care in the critically ill: a consensus from the Robert Wood Johnson Foundation Critical Care Workgroup. Crit Care Med. 2006;34(11 Suppl):S404-S411.
18. Kon AA, Davidson JE, Morrison W, Danis M, White DB. Shared decision-making in intensive care units. Executive summary of the American College of Critical Care Medicine and American Thoracic Society policy statement. Crit Care Med. 2016;44:188-201.
19. Zante B, Schefold JC. Teaching end-of-life communication in intensive care medicine: review of the existing literature and implications for future curricula. J Intensive Care Med. 2017;34:301-10.
20. Academia Nacional De Cuidados Paliativos. [ANCP]. Panorama dos Cuidados Paliativos no Brasil. 2018. Disponível em: https://paliativo.org.br/wpcontent/uploads/2018/10/Panorama-dos-Cuidados-Paliativos-no-Brasil-2018.pdf. Acesso em: 20 jan.2019.
21. Wysham NG, Hua M, Hough CL, et al. Improving ICU-based palliative care delivery: a multicenter, multidisciplinary survey of critical care clinician attitudes and beliefs. Crit Care Med. 2017;45:e372-e378.
22. Kyeremanteng K, Gagnon LP, Thavorn K, Heyland D, D'Egidio G. The impact of palliative care consultation in the ICU on length of stay: a systematic review and cost evaluation. J Intensive Care Med. 2018;33:346-53.
23. Strand JJ, Billings JA. Integrating palliative care in the intensive care unit. J Support Oncol. 2012;10:180-7.

32

Reunião familiar: elaborando, comunicando e documentando plano de cuidado

Márcio Veronesi Fukuda
Gisela Biagio Llobet

A reunião ou conferência familiar programada com a equipe é uma das etapas mais importantes do processo de cuidado do paciente com doença grave ameaçadora à vida. Há evidência em literatura relacionando a realização de reuniões multidisciplinares com a família do paciente a uma maior satisfação de familiares, principalmente por possibilitar a identificação de questões previamente não descobertas e garantir maior envolvimento dos entes queridos no processo de adoecimento e morte com redução do sofrimento psicológico e melhor preparo para a oferta de cuidado.[1-4]

Por outro lado, estudos de terapia intensiva demonstram haver frequentemente uma demanda não atendida dos familiares de pacientes identificados como graves por comunicação mais clara e aberta a respeito de prognóstico e de expectativas com o cuidado; as barreiras identificadas para essa comunicação envolvem fatores da família, dificuldades da equipe e a falta de um contexto que possibilite a comunicação mais ampla.[5,6] Além disso, intervenções visando à melhora de comunicação entre equipe de saúde e familiares de pacientes internados em UTIs resultam em tratamento mais concordante com valores e preferências do paciente, além da redução de custos e de utilização de recursos em saúde.[7,8] Estudos são conflitantes em relação ao impacto de conferências familiares no sofrimento de familiares de pacientes internados em UTI. Porém, um estudo que avaliou uma estratégia de comunicação estruturada discutindo limitação ou retirada de medidas de suporte invasivo resultou em melhora de sintomas relacionados a luto prolongado nos familiares.[9] Podemos traçar um paralelo entre esse cenário e o do departamento da emergência e concluir que a realização de uma conferência planejada efetiva pode ser um grande passo no sentido do cuidado integral do paciente.

PREPARAÇÃO E ABORDAGEM INICIAL

Sugere-se que seja considerada a realização de uma reunião familiar planejada próximo à admissão do paciente em UTI (no primeiro ao terceiro dia), para alinhamento quanto ao quadro clínico e expectativas, melhorando a comunicação. Outros momentos oportunos para a convocação de reuniões estruturadas seriam quando houver mudança importante do quadro clínico do paciente, para reavaliação do plano terapêutico após término de um *Trial* predefinido, em situações de conflito entre familiares e a equipe de saúde ou a pedido dos familiares. Antes de proceder à reunião propriamente dita, é fundamental que haja clareza dentro da equipe quanto aos propósitos e metas envolvidos.[10] O contexto não usual e o conteúdo da comunicação podem ser fonte de ansiedade e desgaste emocional, por isso é importante que a convocação da conferência não seja banalizada ou desperdiçada. Portanto, é recomendado que o momento da reunião seja reservado para comunicações de informações importantes e decisões fundamentais a respeito do tratamento, particularmente quando envolve limitação ou suspensão de medidas de suporte de vida.

O primeiro passo a ser tomado sempre deve ser a revisão minuciosa dos dados clínicos do paciente em questão; nenhum planejamento de cuidado adequado pode ser feito sem o conhecimento aprofundado do caso.[10,11] Em um contexto de emergência, grande parte das vezes as informações previamente disponíveis serão poucas e a reunião familiar pode servir justamente para preencher essas lacunas, mas mesmo nesse caso a revisão é importante para definir as principais questões a serem colocadas. Além disso, a partir dessa análise é possível estabelecer os cenários evolutivos mais prováveis (óbito iminente, óbito não iminente, mas esperado na internação ou reversão do quadro agudo e alta hospitalar), com impacto na condução da reunião.

Em seguida, devem ser estabelecidas as metas de cuidado do paciente, de acordo com a avaliação prognóstica e resposta esperada às intervenções médicas, e definidas quais decisões são passíveis de compartilhamento com o paciente e seus familiares, e quais competem exclusivamente à equipe. Ao se discutir sobre realização ou suspensão de um tratamento, a sua indicação, do ponto de vista técnico, deve ser o primeiro quesito a ser avaliado, antes de envolver preferências e valores.[11] É um erro muito frequente perguntar sobre desejos diante de decisões específicas sem esse crivo prévio, o que pode gerar conflitos com familiares e condutas inapropriadas pela equipe. O fluxograma proposto na Figura 1 ilustra esse processo de deliberação.

Uma vez definido o conteúdo da reunião, alguns aspectos práticos devem ser contemplados. Deve-se garantir local silencioso, com capacidade adequada ao número de pessoas envolvidas, considerando-se também a distribuição delas, que

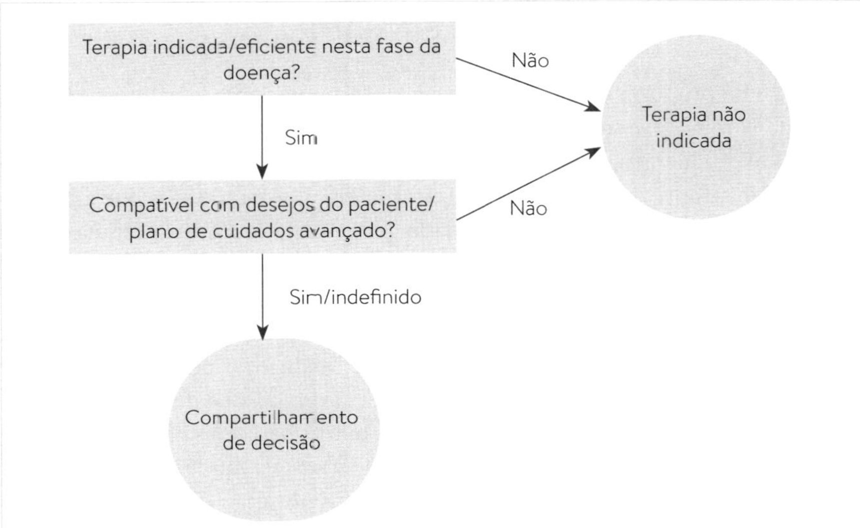

Figura 1 Deliberação técnica: indicação de terapias específicas.

idealmente devem estar sentadas na mesma altura e dispostas de maneira que todos os elementos consigam manter contato visual direto entre si. Se o paciente for participar, deve-se considerar previamente suas necessidades físicas (como espaço para cadeira de rodas, necessidade de oxigênio etc.). Para evitar interrupções, o local deve estar disponível para a equipe por cerca de 1 hora (conferências mais longas tendem a ser exaustivas e improdutivas) e sinalizado na porta da sala o acontecimento da reunião. É, ainda, desejável ter no ambiente prontamente disponíveis água, copos e lenços de papel que possam ser oferecidos aos participantes.

Por fim, é importante definir quem da equipe participa da reunião. Idealmente, deve envolver profissionais de múltiplas áreas (no mínimo um médico e um enfermeiro, mas outros profissionais podem ser fundamentais em situações específicas, como psicólogo ou assistente social) e representantes de outras equipes envolvidas no seguimento do paciente; todos devem estar previamente cientes e alinhados quanto ao conteúdo e planejamento da reunião, e deve estar claramente estabelecido quem será o principal condutor.[10] No caso do envolvimento de equipes médicas diferentes, é essencial o alinhamento prévio entre as equipes quanto à avaliação global do caso, pois impressões e condutas divergentes apresentadas durante a reunião minam a confiança e aumentam o desconforto dos familiares. Ainda, é recomendável que o número de profissionais seja semelhante ao de membros da família, evitando que a conferência torne-se intimidadora para os familiares ou desorganizada para o condutor.

CONHECENDO O PACIENTE E A FAMÍLIA

Dentro da proposta de um cuidado centrado no paciente, idealmente a abordagem da família deve ser feita em conjunto com o paciente. Nos cenários do departamento de emergência e da UTI, porém, frequentemente a condição clínica do paciente é inapropriada para uma comunicação difícil. Assim, ainda que a participação direta seja inviável, o paciente – dado que seu estado mental permita – deve ser comunicado sobre a reunião e envolvido na discussão da maneira que lhe for possível, seja através da nomeação de tomadores de decisão substitutos, seja pela expressão prévia de suas preferências e valores. Nesse sentido, cabe lembrar que a Resolução n. 1995/2012 do Conselho Federal de Medicina, que trata de diretivas antecipadas de vontade, afirma claramente que a expressão de desejo do paciente (desde que autônomo para tal) prevalece sobre outros pareceres não médicos.

É de praxe envolver preferencialmente os membros da família que sejam mais engajados no cuidado do paciente e mais próximos por grau de parentesco (cônjuge, filhos, pais e irmãos). No entanto, não é raro que se observem organizações de cuidado alternativas, em que essas duas condições não se sobreponham (por exemplo, o principal cuidador ser um vizinho ou ex-marido/esposa), ou que o tomador de decisão nomeado pelo paciente não seja um parente. Assim, deve haver uma avaliação prévia mínima da organização familiar, idealmente por parte de um assistente social, para a convocação. Ressalta-se que o próprio conceito de família é heterogêneo entre diferentes fontes e sob diferentes vieses; caso se identifique que essas disparidades geram impasses éticos e legais para o processo de compartilhamento de decisões, é recomendável envolver instâncias apropriadas (como comitês de bioética ou departamento jurídico).

COMUNICANDO DE FORMA EMPÁTICA

A reunião familiar inicia-se com o profissional condutor agradecendo a presença da família e explicando em linhas gerais o motivo da convocação, por exemplo, comunicar sobre uma condição grave, conhecer a família e os valores do paciente ou estabelecer um plano terapêutico compartilhado. Em seguida, solicita-se que cada um dos presentes se apresente pelo primeiro nome e fale qual seu grau de relação com o paciente ou papel na equipe.

Ocasionalmente, os familiares podem desejar fazer registro audiovisual da conferência – se for o caso, isso deve ser autorizado pelo próprio paciente (por questões de confidencialidade de informações de saúde), por todos os envolvidos na reunião e a autorização ser verbalizada no registro; da mesma maneira, a não autorização precisa ser explicitada.

Na primeira parte da reunião, normalmente preconiza-se que o condutor dê abertura para fala dos familiares a respeito de suas percepções e ideias a respeito da situação atual do paciente. Nesse momento, podem ser identificados os entendimentos prévios – adequados ou não –, bem como demandas, questionamentos e reações emocionais mais evidentes. Se necessário, o condutor pode fazer intervenções com perguntas abertas como "o que vocês sabem/entendem em relação à situação de saúde do(a) sr(a) ...." ou "quais são suas maiores preocupações/dúvidas neste momento?".

A partir da fala dos familiares, o condutor deve resumir o quadro clínico, retificando pontos de compreensão inadequada e confirmando entendimentos corretos. Pedir permissão antes de iniciar, sinalizando o que será compartilhado (por exemplo, esclarecimentos a respeito do quadro atual ou preocupações da equipe sobre a resposta que o paciente tem apresentado às intervenções realizadas), pode ajudar a preparar os familiares para notícias difíceis. É importante utilizar linguagem clara e simples, evitando uso de termos técnicos e longas discursões sobre resultados de exames laboratoriais. Neste momento, o objetivo é alinhar os familiares quanto ao prognóstico esperado, circunstância que deve provocar emoções. Deve-se fazer uso de silêncio intencional após o compartilhamento de notícias ruins, deixando que a família assimile a informação e quebre o silêncio quando estiver pronta para prosseguir.

Emoções são parte esperada de reuniões familiares e sua validação alinha a equipe de saúde aos familiares, ajuda a construir confiança e melhora a satisfação com o encontro. O mnemônico NURSE – *name* (nomear), *understand* (entender), *respect* (respeitar), *support* (apoiar) e *explore* (explorar) elenca técnicas para responder à emoção apresentada. Reflexões simples (ecoar ou parafrasear a fala do familiar) e complexas (sugerir o significado ou emoção implícita por trás da fala do familiar) também são formas válidas para reconhecer e validar a emoção. Frases do tipo "eu gostaria que (a situação fosse diferente) e eu me preocupo que ele(a) continue a piorar" ajudam a integrar o princípio da incerteza na avaliação prognóstica e a alinhar a equipe com as expectativas dos familiares, sem oferecer falsas esperanças nem antagonizar os desejos dos familiares.[11] Expor desfechos possíveis como "melhor cenário" ou "pior cenário" auxilia paciente e familiares a imaginarem trajetórias diferentes de evolução, refletindo sobre o que seria mais importante para o paciente em cada caso. O profissional pode oferecer sua impressão clínica em relação ao desfecho mais provável nesse espectro, ou caso esse tipo de informação seja solicitado, discutir riscos em termos de probabilidade, de acordo com a melhor evidência médica disponível (por exemplo: "infelizmente, a cada 100 pacientes internados com condições semelhantes, apenas 10 voltam para casa"). Em circunstâncias de grande incerteza, deve-se programar um período para nova discussão prognóstica, sinalizando aos familiares quais critérios serão avaliados e em quanto tempo (por exemplo, melhora hemodinâmica ou de função renal após 48 h de antibioticoterapia).

Nas situações em que o paciente não tem condições de se comunicar, é importante solicitar à família que fale a respeito dele. É recomendável que o condutor parta de questões mais amplas e gerais sobre o paciente, sua personalidade, gostos, valores e desejos – com questões como "fale-me um pouco sobre sr(a). _____", "o que você diria que são as coisas mais importantes para o(a) _____" – antes de abordar diretamente aspectos relacionados ao adoecimento e ao cuidado de saúde. Pode ser valioso questionar sobre funcionalidade e percepções do paciente a respeito de sua qualidade de vida antes da internação, bem como se já houve alguma conversa mais específica sobre os desejos do paciente em caso de piora clínica. É válido lembrar que os familiares devem representar a voz do paciente, o que reduz um pouco a sobrecarga emocional da responsabilidade pela tomada de decisões. Frases como "caso o tempo fosse curto, o que ele(a) consideraria mais importante?" ou "se sua saúde continuasse a deteriorar-se, apesar dos tratamentos, como ele(a) gostaria de ser cuidado(a)?" ajudam a voltar o foco para os valores do paciente.

PROPONDO UM PLANO DE CUIDADO

Em seguida, deve-se traçar um panorama geral da situação e dos objetivos de cuidado, tentando estabelecer um consenso unindo o planejamento prévio e as colocações da família.[12] Uma fala possível que exemplifica isso é "Infelizmente, atualmente, as chances do(a) sr(a). _____ sobreviver a esta internação são muito baixas. Pelo tipo de pessoa que vocês descrevem que ele(a) é, acredito que ele(a) gostaria que continuássemos fazendo tudo o que puder deixá-lo(a) confortável e que ele(a) não gostaria de ser mantido vivo(a) nestas condições às custas de aparelhos. Vocês concordam com isso?"

Uma questão fundamental a ser colocada nessa discussão é a garantia do cuidado e do manejo de sintomas independentemente da linha de tratamento proposta; é sabido que na maior parte das situações, as preocupações dos pacientes e familiares têm mais relação com medo de abandono ou do sofrimento e com não ter suas preferências valorizadas, do que com o tipo de tratamento propriamente dito.[2,13] Assim, sempre deve-se iniciar a recomendação reforçando as medidas que serão realizadas (como controle de sintomas, manutenção de cuidados, permitir a proximidade da família), para então explicitar medidas que serão renunciadas (como reanimação cardiopulmonar, hemodiálise, ventilação mecânica).

A literatura mostra que a maior parte dos conflitos nas discussões sobre fim de vida gira em torno de informações discordantes por parte da família em relação a preferências do paciente, dúvidas sobre quem tem maior poder de decisão dentro da família e sobre diferenciar o "deixar morrer" do "matar".[14] Assim, é fundamental que haja espaço e acolhimento para as colocações e questionamentos de todos os familiares em relação a essas decisões. Caso não seja possível obter um consenso completo, o condutor pode optar por estabelecer um ponto comum e planejar uma rediscussão em segundo momento.

Por fim, deve ser feito o registro no prontuário do paciente acerca das discussões. É importante que constem os nomes de todos os envolvidos e que as conclusões e os motivos das decisões tomadas estejam descritos de maneira breve e clara. Esse registro, desde que adequadamente justificado, constitui o principal respaldo do ponto de vista ético para a limitação ou suspensão de medidas de suporte de vida.

O roteiro proposto na Figura 2 resume as principais etapas para a realização de uma reunião familiar.

1. Preparo

Revisar informações relevantes
Elencar objetivos da reunião
Determinar indicação de intervenções (crivo técnico)
Espaço e condições adequadas
Apresentações e objetivos

2. Conhecendo o contexto

Perguntar à família sobre o(a) paciente [quem ele(a) "é", valores]
Perguntar sobre o processo de adoecimento e conhecimento do quadro atual
Validar informações e corrigir entendimentos
Responder a emoções (NURSE, silêncio, reflexões simples e complexas)
Questionar tolerância do paciente aos cenários de evolução mais prováveis

3. Planejamento

Traçar panorama e validar com familiares
Propor plano de cuidados

- Iniciar com medidas que serão realizadas (como alívio de sintomas, antibioticoterapia, *trial* de UTI)
- Pontuar limitações de suporte (como RCP, DVA, HD)
- Reforçar o compromisso com o cuidado

4. Encerramento

Resumir o plano de cuidados
Verificar compreensão
Agradecer a disponibilidade dos familiares
Registrar em prontuário

Figura 2 Roteiro para reunião familiar.

TRANSIÇÃO DE CUIDADO

A partir do plano de cuidado delineado em conjunto com paciente e família, deve-se decidir a melhor alocação indicada para o paciente. Caso a alta hospitalar não seja viável, sempre que possível deve-se procurar um contexto de internação que possa propiciar melhor contato e interação do paciente com a sua família.

Sempre que houver transferência de cuidado entre setores ou equipes, deve ter destaque no prontuário o plano de cuidado previamente estabelecido, de maneira a garantir seu seguimento. Da mesma maneira, caso haja condições de alta hospitalar, pode-se considerar a formulação desse plano em um relatório cuja cópia deve ficar em mãos do paciente.

CONSIDERAÇÕES ESPECIAIS: REUNIÃO FAMILIAR VIRTUAL

A pandemia de COVID-19 viu crescer alternativas para comunicação à distância, em contrapartida à restrição da presença de familiares e acompanhantes de pacientes internados que foi prática comum durante os primeiros meses da crise. Mesmo com a redução do número e gravidade dos casos e flexibilização de visitas a pacientes internados, a incorporação de recursos de telemedicina à prática clínica e ao ambiente hospitalar tem perdurado. Equipes de saúde estão se adaptando aos desafios e oportunidades da comunicação não presencial.

Alguns pontos são peculiares à comunicação por telemedicina e devem ser considerados no planejamento das interações. Proteção da privacidade dos profissionais de saúde por meio do uso de equipamentos institucionais; mitigação de dificuldades tão diversas quanto baixo acesso a internet, inexperiência com uso de tecnologias, baixa acuidade visual ou hipoacusia; restrição à linguagem não verbal, entre outros, são questões relevantes. Porém, não são objeto de análise deste capítulo. No que tange às reuniões familiares, o aspecto mais importante é a possibilidade de ocorrência por videochamada, que traz algumas particularidades.

A videoconferência permite a participação de múltiplos membros da família geograficamente distantes. Isso pode ser benéfico para aqueles envolvidos com o cuidado, porém, pode prejudicar a fluidez da comunicação, devido a atrasos na condução do sinal e falas simultâneas. É importante realizar pausas durante a conversa e, de preferência, reafirmar a escuta através de acenos de cabeça ou interjeições curtas. Especial atenção deve ser dada ao contato visual – que é realizado ao olhar para a câmera, e não a tela –, assim como ao tom de voz, expressão facial e silêncio intencional, que podem auxiliar na formação de vínculo e demonstração de empatia. Sempre que possível, o paciente deve ser incluído na reunião, ou consentir em sua realização. Quando houver esse contato, deve-se tomar o cuidado prévio de preparar os familiares para a visualização de seu ente querido em situação crítica. Assim como reuniões presenciais, as eletrônicas devem obedecer a um planejamento, porém, usualmente com objetivos reduzidos devido a restrições de tempo.[15] Assim como em reuniões presenciais, após a conclusão da conferência virtual, deve ser realizado registro no prontuário quanto aos temas abordados e planejamento alinhado.

REFERÊNCIAS BIBLIOGRÁFICAS

1. Powazki R, Walsh D, Hauser K, Davis MP. Communication in palliative medicine: a clinical review of family conferences. J Palliat Med. 2014;17(10):1167-77.
2. Virdun C, Luckett T, Lorenz K, Davidson PM, Phillips J. Dying in the hospital setting: A meta-synthesis identifying the elements of end-of-life care that patients and their families describe as being important. Palliat Med. 2017;31(7):587-601.
3. Stapleton RD, Engelberg RA, Wenrich MD, Goss CH, Curtis JR. Clinician statements and family satisfaction with family conferences in the intensive care unit. Crit Care Med. 2006;34(6):1679-85.
4. Hudson P, Girgis A, Thomas K, Philip J, Currow DC, Mitchell G, et al. Do family meetings for hospitalised palliative care patients improve outcomes and reduce health care costs? A cluster randomised trial. Palliat Med. 2021 Jan;35(1):188-99.
5. Azoulay E, Chevret S, Leleu G, Pochard F, Barboteu M, Adrie C, et al. Half the families of intensive care unit patients experience inadequate communication with physicians. Crit Care Med. 2000;28(8):3044-9.
6. Gay EB, Pronovost PJ, Bassett RD, Nelson JE. The intensive care unit family meeting: making it happen. J Crit Care. 2009;24(4):629.e1-12.
7. Lilly CM, De Meo DL, Sonna LA, Haley KJ, Massaro AF, Wallace RF, et al. An intensive communication intervention for the critically ill. Am J Med. 2000;109(6):469-75.
8. Ahrens T, Yancey V, Kollef M. Improving family communications at the end of life: implications for length of stay in the intensive care unit and resource use. Am J Crit Care. 2003;12(4):317-23; discussion 24.
9. Kentish-Barnes N, Chevret S, Valade S, Jaber S, Kerhuel L, Guisset O, et al. A three-step support strategy for relatives of patients dying in the intensive care unit: a cluster randomised trial. Lancet. 2022 Feb 12;399(10325):656-64.
10. Curtis JR, White DB. Practical guidance for evidence-based ICU family conferences. Chest. 2008;134(4):835-43.
11. Baran CN, Sanders JJ. Communication skills: delivering bad news, conducting a goals of care family meeting, and advance care planning. Prim Care. 2019 Sep;46(3):353-72.
12. Forte DN, Kawai F, Cohen C. A bioethical framework to guide the decision-making process in the care of seriously ill patients. BMC Med Ethics. 2018;19(1):78.
13. Kirchhoff KT, Song MK, Kehl K. Caring for the family of the critically ill patient. Crit Care Clin. 2004;20(3):453-66, ix-x.
14. Hsieh HF, Shannon SE, Curtis JR. Contradictions and communication strategies during end-of-life decision making in the intensive care unit. J Crit Care. 2006;21(4):294-304.
15. Flint L, Kotwal A. The new normal: key considerations for effective serious illness communication over video or telephone during the coronavirus disease 2019 (COVID-19) pandemic. Ann Intern Med. 2020.

33

O paciente potencial doador de órgãos e tecidos para transplante

Edvaldo Leal de Moraes
Leonardo Borges de Barros e Silva

INTRODUÇÃO

A temática sobre doação e transplante encontra-se cada vez mais presente na vida de muitas famílias brasileiras, seja pela necessidade de decidir sobre o destino que darão aos órgãos e tecidos do parente falecido ou pela necessidade de um órgão para transplante. Essa modalidade terapêutica produz um impacto positivo, tanto na sobrevida como na qualidade de vida de pacientes. O profissional de saúde está inserido nesse contexto, seja por meio de sua atuação na otimização de órgãos e tecidos para a realização dos transplantes, seja como cidadão sujeito a experienciar a perda de um familiar.[1]

Nesse cenário, percebe-se que muitas famílias de potenciais doadores apresentam compreensão inadequada sobre a definição de morte encefálica (ME), pois ao acompanhar o ente querido com esse diagnóstico, ficam confusos em relação ao estado de saúde do parente. A condição do corpo quente e com o coração batendo contrasta com a ideia de que o indivíduo seja um corpo sem vida. No imaginário dos familiares, e mesmo de alguns profissionais que prestam assistência ao doador elegível em morte encefálica, de alguma forma, a pessoa ainda pode ser percebida como viva.

Assim, a família emerge como elemento central nesse processo; de um lado, ela é vista como o principal entrave à efetivação dos transplantes, de outro, ela é percebida como a vítima em todo o processo, acrescendo-se a dor da perda brusca e traumática e o grande estresse que representa a decisão de doar. Portanto, é de fundamental importância que os profissionais de saúde conheçam os aspectos técnicos, legais e éticos referentes à doação de órgãos e tecidos para transplantes de pacientes potenciais doadores.

ASPECTOS TÉCNICOS, LEGAIS E ÉTICOS REFERENTES À IDENTIFICAÇÃO, NOTIFICAÇÃO E DIAGNÓSTICO DE MORTE ENCEFÁLICA DO PACIENTE POTENCIAL DOADOR DE ÓRGÃOS PARA TRANSPLANTE

Antes do diagnóstico de ME ser confirmado, muitos pacientes apresentam-se na condição de "morte encefálica iminente" e podem evoluir para possível doador de órgãos. Essa situação deve ser claramente definida e reconhecida na UTI e emergência, sendo importante enfatizar que o paciente nesse estado não está morto e deve ter todos os cuidados intensivos mantidos e garantidos até que se confirme o quadro de irreversibilidade.[2]

Portanto, a nomenclatura recomendada pela Organização Mundial da Saúde (OMS) e pela The Transplantation Society (TTS) é a seguinte:[3]

- Possível doador: paciente que apresenta lesão encefálica grave e necessita de ventilação mecânica.
- Potencial doador: um paciente é considerado potencial doador a partir do momento que se inicia o protocolo de morte encefálica.
- Elegível para a doação: quando se confirma o diagnóstico de morte encefálica e não há contraindicação, conhecida previamente, para a doação.
- Doador efetivo: quando se inicia a cirurgia para a remoção dos órgãos.
- Doador com órgãos transplantados: quando pelo menos um dos órgãos explantados é transplantado.

Uma vez identificado o paciente (possível doador) que apresente coma não perceptivo, ausência de reatividade supraespinal e apneia persistente, iniciam-se os procedimentos adequados (técnicos e protocolares) que confirmarão o diagnóstico de ME.[4-5]

Diante dessa situação, a equipe médica deve esclarecer aos familiares do paciente sobre a hipótese diagnóstica de morte encefálica e os procedimentos que irão confirmar essa condição, objetivando oferecer subsídios que os auxiliem na compreensão do diagnóstico, além de proporcionar tempo para a reflexão e aceitação da morte do parente. Além desse cuidado, que é de extrema importância, caso a família do paciente solicite, será admitida a presença de médico de sua confiança no ato do diagnóstico de ME.[4,6]

No Brasil, o diagnóstico de morte encefálica é confirmado por meio de dois exames clínicos e um exame complementar, conforme determinam o Decreto n. 9.175/2017 e a Resolução do Conselho Federal de Medicina (CFM) n. 2.173 de 2017. Os médicos capacitados podem realizar os exames neurológicos para a determinação da ME.[6-7]

A morte encefálica nem sempre é compreendida pela população, que muitas vezes tem dificuldade em reconhecer como falecida uma pessoa que ainda apresenta batimentos cardíacos e temperatura corporal preservada. Esse desconhecimento e a resistência à aceitação da ME são compreensíveis, uma vez que, culturalmente, a morte costuma ser associada à parada de todas as funções do corpo.[1-5]

O conceito de ME encontra resistência não apenas na sociedade, mas também entre profissionais de saúde que prestam assistência ao doador falecido. Essa dificuldade representa um obstáculo significativo para a aceitação da doação de órgãos por muitas famílias. O entendimento e a aceitação da ME como morte, tanto por profissionais quanto pela população, é fundamental para o sucesso do processo de doação.[8]

Nesse cenário, destaca-se o papel essencial dos profissionais que atuam em UTIs e emergências, especialmente na comunicação em situações críticas. A forma como o diagnóstico de ME é transmitido aos familiares do doador elegível é determinante para que compreendam que morte encefálica é morte.[9]

Portanto, é imprescindível que os familiares compreendam esse conceito e aceitem o falecimento do ente querido. Assim, a habilidade do médico na comunicação torna-se um fator-chave para garantir clareza e objetividade na transmissão da informação, facilitando a aceitação e o processo de decisão sobre a doação de órgãos.[9]

Segundo a Resolução do CFM n. 2.173/2017, o papel da equipe assistente é de comunicar de forma clara, objetiva e inequívoca sobre o quadro clínico e a sua gravidade, sobre o significado da ME e como será o processo para determiná-la, além de expor os resultados obtidos em cada etapa do processo. Isto é, a equipe assistente deverá focar no cuidado do paciente, no acolhimento familiar e na comunicação prognóstica e sobre a ME. O número de conferências familiares dependerá das demandas familiares.

Na Figura 1, sugerimos aspectos específicos de cada fase do paciente potencial doador, com o objetivo de tornar a comunicação um processo progressivo, fornecendo à família as ferramentas necessárias para sua adaptação ao contexto da ME e à tomada de decisões.

Cada vez mais, os profissionais de saúde estão preparados tecnicamente para cuidar e curar as patologias mais graves. Entretanto, poucos médicos e enfermeiros foram preparados para algo que faz parte de seu cotidiano de trabalho: a comunicação de más notícias e a relação de ajuda oferecida aos familiares do doador falecido no início do luto. Durante o período inicial, a família sente-se desorientada, impotente e vulnerável. Nesse momento, o profissional de saúde pode ser de grande ajuda aos familiares se for capaz de reconhecer e manejar as possíveis respostas diante do luto.[10]

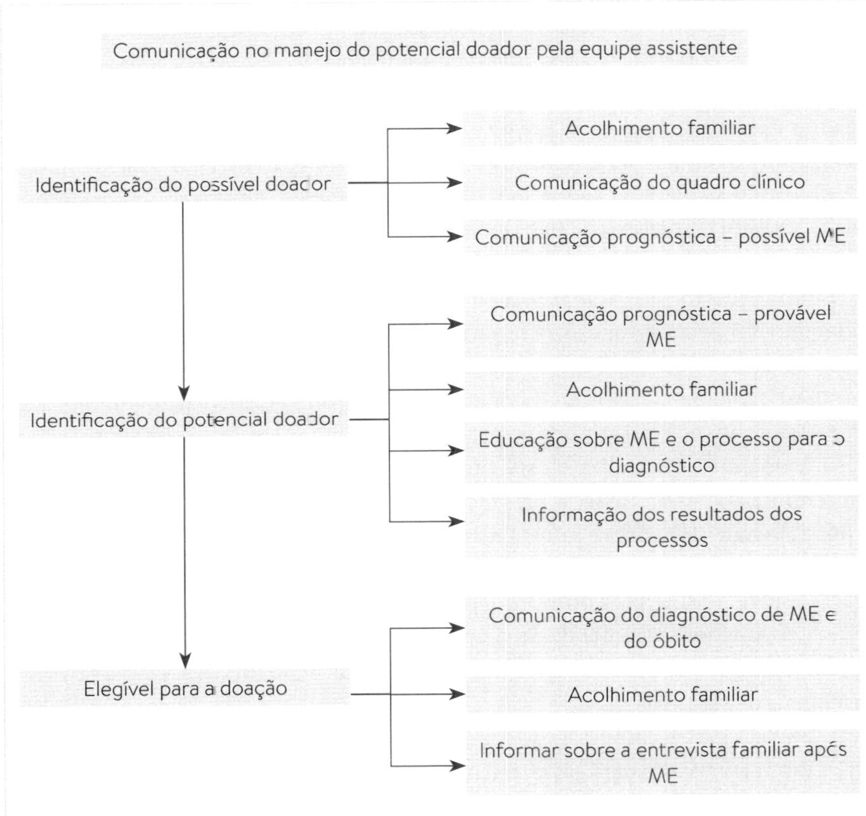

Figura 1 Sugestão de comunicação no paciente possível doador e nas etapas subsequentes no diagnóstico de morte encefálica (ME) para a equipe assistencial.

As considerações apresentadas anteriormente são importantes no momento de comunicar a ME e têm como meta preparar os familiares do doador para que o coordenador intra-hospitalar de transplante possa realizar a entrevista familiar.

FATORES PSICOSSOCIAIS QUE INTERFEREM NO PROCESSO DE TOMADA DE DECISÃO

O processo de tomada de decisão para a doação de órgãos é influenciado por diversos fatores psicossociais que podem facilitar ou dificultar a aceitação por parte dos familiares do potencial doador. Entre esses fatores, destacam-se as crenças religiosas, o conhecimento prévio sobre o processo de doação e a forma como a comunicação é conduzida pelos profissionais de saúde. A literatura aponta que a falta de compreensão sobre a morte encefálica e a confusão entre esse conceito e estados como coma ou estado vegetativo podem gerar resistência à doação. Além disso, crenças religiosas podem representar um obstáculo significativo, sobretudo quando associadas à necessidade de integridade do corpo após a morte ou ao determinismo divino sobre o destino do indivíduo. A experiência prévia e o grau de confiança no sistema de saúde também desempenham um papel importante na decisão, sendo que relatos de falhas na comunicação ou percepções negativas sobre o atendimento recebido pelo paciente podem levar à recusa da doação.[14]

Outro aspecto relevante é a carga emocional vivenciada pelos familiares no momento da decisão, que ocorre em um período de grande vulnerabilidade e luto. A literatura sugere que a maneira como a solicitação é feita pode impactar significativamente a aceitação da doação. Estratégias que envolvem comunicação empática, sensível e estruturada, separando claramente a informação sobre o diagnóstico de morte encefálica da solicitação de doação, podem aumentar a taxa de consentimento. Além disso, a presença de apoio psicológico para os familiares e a possibilidade de receber informações sobre o impacto da doação, incluindo o benefício gerado aos receptores, são fatores que contribuem para uma experiência mais positiva. Assim, para otimizar o processo de decisão e minimizar o sofrimento dos envolvidos, recomenda-se o aprimoramento da comunicação médica e a implementação de diretrizes que considerem as necessidades emocionais e informacionais das famílias.[14]

ENTREVISTA FAMILIAR PARA POSSIBILITAR A DOAÇÃO DE ÓRGÃOS E TECIDOS PARA TRANSPLANTE

A entrevista familiar é definida como uma reunião entre os familiares do doador de órgãos e um ou mais profissionais da equipe de doação ou outro profissional treinado, a fim de possibilitar o consentimento da família do doador falecido.[11-12] Além disso, essa etapa tem por objetivo esclarecer dúvidas sobre o processo de doação de órgãos e tecidos para transplante e proporcionar aos familiares do doador elegível em ME uma tomada de decisão baseada na autonomia.

No território brasileiro, a família do doador é quem autoriza a doação dos órgãos e tecidos para transplante. O Decreto n. 9.175 de 2017 definiu o consentimento livre e esclarecido como forma de manifestação à doação. A autorização deverá ser do cônjuge, do companheiro ou de parente consanguíneo, maior de idade e juridicamente capaz, na linha reta ou colateral, até o segundo grau, e firmada em documento subscrito por duas testemunhas presentes à verificação da morte.[6]

Apresentar a possibilidade da doação dos órgãos a um familiar que acabou de perder um ente querido é um ato que requer preparo por parte dos profissionais de saúde. O encontro deve ser realizado em um local privativo e apropriado, longe da presença do doador e com todo o conforto possível, onde a família sinta-se segura e acolhida. É também uma das etapas de maior complexidade no processo de doação de órgãos e tecidos para transplante, pois envolve aspectos técnicos, éticos, legais e emocionais. É a oportunidade que o coordenador intra-hospitalar de transplante tem para elucidar dúvidas, compartilhar sentimentos e viabilizar o processo de doação [13]

Vale lembrar que o papel do coordenador intra-hospitalar de transplante não é convencer a família, mas sim esclarecer sobre a possibilidade da doação, além de oferecer apoio e conforto diante da perda. A doação não deve adicionar mais sofrimento aos familiares que estão vivenciando a trágica situação de perder um ente querido. Cada família reage de forma diferente diante da perda e solicita tempos diferentes para a tomada de decisão sobre a doação dos órgãos e tecidos do familiar falecido. Respeitar o tempo da família também faz parte do trabalho desses profissionais.[1]

Para que a entrevista seja conduzida de forma adequada, faz-se necessário que o entrevistador siga um roteiro norteador, como o modelo apresentado no Quadro 1.[13]

Dessa forma, pode-se afirmar que a entrevista é o momento oportuno que o coordenador intra-hospitalar de transplante possui para ajudar os familiares do doador na escolha do caminho perante a ME, possibilitar a reflexão familiar sobre a vontade do falecido manifestada em vida e esclarecer dúvidas sobre o processo de doação e transplante.

CONSIDERAÇÕES FINAIS

A escassez de órgãos para transplante justifica as iniciativas que têm como meta primordial estimular a doação. Os transplantes objetivam salvar ou melhorar a qualidade de vida de muitos pacientes com falência terminal do órgão. Para que isso seja uma realidade, é imprescindível que os profissionais de saúde ofereçam aos familiares do paciente potencial doador a oportunidade de conhecer e decidir em relação ao destino que darão aos órgãos e tecidos do ente querido.

É importante ressaltar que, no processo de doação, possivelmente os aspectos mais importantes não estejam relacionados apenas à efetivação da doação, mas também aos que conduzem a família a um caminho que possibilite mobilizar mecanismos de enfrentamento e superação do sofrimento, seja por meio da autorização da doação, ou da negação do consentimento familiar.

A família é o elemento principal e a transparência desse processo só ocorre quando os familiares são devidamente esclarecidos sobre o quadro do ente querido, pois a falta de esclarecimento é percebida como uma condição que gera dúvida, angústia, dor, medo e desespero. A equipe deve oferecer apoio aos familiares do falecido, independentemente da decisão tomada em relação à doação. A postura

Quadro 1 Roteiro para viabilizar a entrevista familiar

Quando realizar a entrevista?
Após a confirmação do diagnóstico de morte encefálica, avaliação do doador falecido e avaliação das condições emocionais da família.
Onde realizar a entrevista?
Em um local privativo e tranquilo com todo o conforto possível. Preferencialmente fora da UTI, emergência e recepção.
Quem deve realizar a entrevista?
O coordenador intra-hospitalar de transplante da Organização de Procura de Órgãos (OPO) ou da Comissão Intra-hospitalar de Doação de Órgãos e Tecidos para Transplante (CIHDOTT).
Quem deve participar da entrevista?
A entrevista familiar para possibilitar a doação de órgãos e tecidos para transplante deverá ser feita com a presença do cônjuge, companheiro, parente de primeiro ou de segundo grau do doador elegível em morte encefálica.
Como realizar a entrevista?
O médico do paciente deverá fornecer as informações e esclarecer as dúvidas sobre a evolução do tratamento e estado atual, incluindo o diagnóstico de morte encefálica.
Tratar o tema da doação de maneira simples.
Conhecer as condições do doador elegível em morte encefálica e as circunstâncias que cercaram a sua morte.
Informar-se sobre as condições emocionais da família.
Conhecer o que o médico do doador elegível em morte encefálica disse à família e o que ela compreendeu.
A família deve entender que morte encefálica é morte.
Não dizer o que eles devem fazer.
Não esperar que a família tenha reações lógicas, ou seja, objetivas.
A família necessita de tempo para aceitar a perda e para considerar a opção de doação.
Fornecer à família atendimento humanizado e diferenciado.
Estabelecer formas de contato entre a família e a OPO e vice-versa.
Não deixar de estar por perto após a entrevista sobre doação.
Ser honesto e não prometer o que não se pode cumprir.
Permitir que a família permaneça o tempo necessário com seu ente querido.
Aceitar e apoiar a decisão da família.
Não ter medo de demonstrar suas emoções.

ética e o respeito diante do sofrimento da família são deveres do profissional de saúde que presta assistência ao doador elegível em ME.

Além disso, é essencial a implementação de programas de educação permanente direcionados aos profissionais da saúde quanto ao processo de doação e às implicações decorrentes do desconhecimento desse processo.

REFERÊNCIAS BIBLIOGRÁFICAS

1. Moraes EL, Santos MJ, Merighi MAB, Massarollo MCKB. Experience of nurses in the process of donation of organs and tissues for transplant. Rev Latino-Am Enfermagem. 2014;22(2):226-33.
2. Groot YJ, Jansen NE, Bakker J, Kuiper MA, Aerdts S, Maas AIR, et al. Imminent brain death: point of departure for potencial heart-beating organ donor recognition. Intensive Care Med. 2010;36:1488-94.
3. Domínguez-Gil B, Delmonico FL, Shaheen FAM, Matesanz R, O'Connor K, Minina M, et al. The critical pathway for deceased donation: reportable uniformity in the approach to deceased donation. Transplant International. 2011;24:373-8.
4. Moraes EL, Massarollo MCKB. Family refusal to donate organs and tissue for transplantation. Rev Latino-Am Enfermagem. 2008;16(3):458-64.
5. Moraes EL, Massarollo MCKB. Recusa de doação de órgãos e tecidos para transplante relatados por familiares de potenciais doadores. Acta Paul Enferm. 2009;22(2):131-5
6. Brasil. Decreto n. 9.175, de 18 de outubro de 2017. Regulamenta a Lei n. 9.434, de 4 de fevereiro de 1997, para tratar da disposição de órgãos, tecidos, células e partes do corpo humano para fins de transplante e tratamento. Brasília: Diário Oficial da União; 19 out. 2017.
7. Conselho Federal de Medicina (CFM). Resolução n. 2.173, de 23 de novembro de 2017. Define os critérios do diagnóstico de morte encefálica. Brasília: Diário Oficial da União; 15 dez. 2017. Seção I, p.274-6.
8. Lago PM, Piva J, Garcia PC, Troster E, Bousso A, Sarno MO, et al. Morte encefálica: condutas médicas adotadas em sete unidades de tratamento intensivo pediátrico brasileiras. J Pediatr. 2007;83(2):133-9.
9. Santos MJ, Moraes EL, Massarollo MCKB. Comunicação de más notícias: dilemas éticos frente à situação de morte encefálica. O Mundo da Saúde. 2012;36(1):34-40.
10. Díaz FG. Comunicando malas noticias en medicina: recomendaciones para hacer de la necesidad virtud. Med Intensiva. 2006;30(9):452-9.
11. Santos MJ, Massarollo MCKB. Fatores que facilitam e dificultam a entrevista familiar no processo de doação de órgãos e tecidos para transplante. Act Paul Enferm. 2011;24(4):472-8
12. Santos MJ, Massarollo MCKB, Moraes EL. Entrevista familiar no processo de doação de órgãos e tecidos para transplante. Act Paul Enferm. 2012;25(5):788-94.
13. Moraes EL, Santos MJ, Silva LBB, Pilan LASL, Lima EAA, Santana AC, et al. Family interview to enable donation of organs for transplantation: evidence-based practice. Transplant Proc. 2018;50(3):705-10.
14. Carola V, Morale C, Vincenzo C, Cecchi V, Errico L, Nicolais G. Organ donation: psychosocial factors of the decision-making process. Front Psychol. 2023 May 26;14:1111328.

34
Comunicação de óbito

Ionara de Medeiros
Glauco Cabral Marinho Plens

Um homem de 42 anos, hígido, operário em construção civil, é levado à sala de emergência por insuficiência respiratória aguda, febre, icterícia e disfunção renal, compatíveis com o diagnóstico de leptospirose em forma íctero-hemorrágica. Os sintomas haviam começado há 5 dias. É submetido a intubação orotraqueal por hipoxemia refratária; entretanto, o paciente apresenta hemorragia alveolar com hemoptise, parada cardiorrespiratória e evolui a óbito apesar de reanimação cardiopulmonar prolongada.
A esposa aguarda na sala de espera por notícias do marido.

CESSAR ESFORÇOS

A comunicação da morte de um paciente é uma das tarefas mais difíceis dentro da profissão médica, assumindo peculiaridades dentro do pronto-socorro potencializadoras de sofrimento. Frequentemente, a família guarda recordações deste dia por anos, e a maneira como é feita pode ter impacto profundo no luto e na saúde dos familiares. Estudos prévios demonstram incidência aumentada de transtorno de estresse pós-traumático e doenças cardiovasculares após notícia de morte súbita (suicídio, trauma automobilístico, arritmias) de um familiar.[1,3]

A esposa do paciente que aguarda na sala de espera, dentre as muitas angústias, frequentemente não considera a morte de seu amado como uma possibilidade. Trazê-la para essa realidade em poucos minutos é o que caracteriza o peso do súbito. Nesse cenário do pronto-socorro, o tempo restrito define a própria relação médico-familiar; o emergencista raras vezes possui algum vínculo e depende desse contato único para estabelecer confiança. Além disso, a comunicação com os familiares é frequentemente permeada pela urgência das condutas dos demais pacientes, característica que aumenta a ansiedade do médico e dificulta ter empatia com o processo de compreensão do evento.[5]

Por outro lado, o avanço significativo das tecnologias médicas permitiu que atualmente a complexidade das terapias de suporte ofertadas aumentasse significativamente a sobrevida destes pacientes. Entretanto, isso leva também a um aumento significativo no risco da prática de distanásia e o reconhecimento da fronteira entre uma terapêutica adequada e um tratamento obstinado é complexo. Um aspecto, no entanto, é indiscutível: a participação do paciente e da família nos processos de tomada de decisão acarreta menor sofrimento a todas as partes envolvidas no cuidado, especialmente quando se trata de pacientes em fim de vida. A possibilidade de ver o paciente e permanecer ao menos alguns minutos perto dele (mesmo que o ambiente seja uma sala de emergência lotada) tanto permite que os familiares compreendam melhor o processo e todas as intervenções que a equipe está realizando como pode ser a última oportunidade para uma troca de palavras ou despedida.

Assim, em pacientes que se encontram em unidades de terapia intensiva a construção precoce de vínculo através de reuniões familiares e o fortalecimento contínuo de confiança entre as partes permite que a entrega de más notícias saia do local do súbito ou inesperado. Essa trajetória de cuidado que a família atravessa tem o potencial de reduzir ansiedade, depressão e transtorno de estresse pós-traumático pela perda de uma pessoa amada.

"PRECISAMOS AVISAR A FAMÍLIA": PREPARAÇÃO PARA DAR A NOTÍCIA

No departamento de emergência, a equipe envolvida na comunicação da morte passa por uma difícil transição em que seus esforços, antes destinados a evitar o desfecho de óbito na sala de emergência, agora devem ser redirecionados para comunicá-lo de modo que traga conforto à família. Essas duas tarefas são extremamente diferentes em natureza, e é importante que os envolvidos na comunicação tomem alguns minutos para se preparar e para permitirem essa transição antes da reunião com a esposa.

É fundamental que a equipe revise os dados do caso, organize de forma cronológica os acontecimentos e busque o máximo de informações à disposição sobre quem era o paciente e quem é a esposa que aguarda notícias sobre ele. Essa etapa de organizar as informações ajuda a transmitir a notícia de modo mais eficaz à família e a tornar a comunicação mais pessoal. Por exemplo, é importante se referir à pessoa pelo nome, e evitar o uso de termos genéricos como "paciente" para designá-lo.[1,2,6]

Depois de alinhadas as informações, a equipe deve buscar um local adequado para a reunião com a esposa do paciente. É importante conversar em um ambiente reservado, em que a esposa tenha espaço seguro para demonstrar seus sentimentos e expressar suas reações à notícia do óbito. O local escolhido deve permitir que a conversa se dê com todos os participantes sentados, inclusive o médico. Estar de pé pode passar a impressão de pressa.[7]

Sempre que possível, esteja acompanhado de uma equipe multiprofissional para a comunicação de óbito, com profissionais da equipe de enfermagem e da assistência social, para auxiliar na comunicação e para acolher melhor os familiares; frequentemente são eles os responsáveis por iniciar os trâmites burocráticos da alta óbito.

"SEU ESPOSO ESTÁ MORTO." COMUNICANDO O MAIS DIFÍCIL

Ao iniciar a reunião, a equipe deve se apresentar à esposa, e em casos com mais familiares presentes, a todos que estão ali. Após essa apresentação, a equipe deve solicitar à esposa que dê sua impressão sobre o que aconteceu com o paciente. Isso é importante para que sejam compreendidas as expectativas, angústias e pensamentos da esposa até aquele momento. Entender onde está o sofrimento da família não tornará a notícia menos difícil, mas pode ajudar a adequar melhor a forma de comunicá-la.[3,5,6]

Na UTI esta etapa pode ser menos rigorosa, caso a equipe e a família já tenham um vínculo de confiança estabelecido e a notícia do óbito já seja um desfecho esperado. Entretanto, é fundamental garantir que todos os presentes conheçam a equipe e se sintam acolhidos. Iniciar o encontro com frases como "Nós temos conversado bastante ultimamente. Como você está se sentindo hoje?" pode dar abertura para que o familiar traga à tona seus medos e expectativas para aquele momento.

O médico então deve contar à esposa, de modo gradual, os acontecimentos durante o atendimento ao paciente. É importante usar linguagem simples, sem terminologia técnica, e relatar apenas o fundamental para que a esposa compreenda o ocorrido com informações que possam ajudá-la a lidar com o luto. Um dado importante que pode ajudar os familiares a ter um processo de luto menos árduo é o bom controle de sintomas do paciente nos momentos antes da morte – ausência de dor, por exemplo.

Antes de dar a notícia do óbito, pode ser adequado dar alertas, utilizando frases como "é difícil dizer isto à senhora, mas..." ou "gostaríamos que fosse diferente, mas...". Especialmente em casos como o descrito, em que a morte é um desfecho inesperado e súbito, a comunicação gradual com alertas oferece maior tempo para a família receber a notícia. Nesta interação, devemos utilizar os princípios da hierarquia da comunicação, estabelecendo ou fortalecendo o vinculo e conectando com as emoções antes de fornecer as informações, retornando a estes passos sempre que for necessário.

Ainda que gradual, faz-se necessário o fechamento da notícia de forma direta e sem eufemismo. Termos vagos podem gerar interpretações sobre o estado atual do paciente e aumentar o desconforto da comunicação. Atente-se para sua linguagem não verbal, mantenha contato visual e saiba que não há fraseamento fácil: é necessário usar os termos morte/falecimento.[2,6,7]

O luto da esposa do caso relatado começará quando ela receber a notícia da morte. Portanto, é importante que a equipe de saúde dê espaço para que a família expresse suas emoções. Para isso, faz-se necessário o silêncio. Imediatamente após receber uma notícia difícil como essa, a esposa provavelmente não será capaz de receber nenhuma informação adicional, e necessitará de tempo e espaço para expressar suas angústias. Nesse momento, após as primeiras reações da família, expressar compaixão sincera pode contribuir para o acolhimento dos familiares, por meio de palavras ou mesmo de um toque gentil, se adequado.[1,6] Cuidado com expressões como "eu sei o que vocês estão passando", afinal cada experiencia é única, ou "foi melhor assim". Se não souber o que falar, a presença atenta e em silêncio pode ser uma boa forma de acolhimento.

Em pacientes que já se encontram internados em unidades críticas e já estão em cuidados de fim de vida, o luto da família pode já estar sendo construído. Isso, entretanto, não diminui a necessidade de atenção e acolhimento no momento do óbito.

A primeira reação de uma família à notícia de óbito pode ser extremamente variável. Alguns familiares podem expressar tristeza, atordoamento, choque, enquanto outros podem reagir inicialmente com raiva, culpa e acusações à equipe. Neste último caso, os profissionais não devem assumir postura defensiva. Manter uma postura calma e atenciosa, além de validar o sofrimento dos familiares e buscar mitigar qualquer sensação de culpa que possa existir, ajuda a família a lidar melhor com sua perda na maioria dos casos.[6]

"FIZEMOS TUDO QUE ERA POSSÍVEL" – ALÉM DA SALA DE ESPERA

Será que a esposa poderia ter participado em algum momento do atendimento?

Ainda é controverso, mas a presença da família na sala de emergência durante ressuscitação cardiopulmonar poderia ter facilitado a comunicação do óbito. É justo imaginar que durante os momentos iniciais, para o estabelecimento de medidas de suporte, não haveria tempo para essa conduta, no entanto, uma vez estabelecidas as manobras de ressuscitação, comunicar a família e convidar para assistir talvez seja a melhor maneira de demonstrar e poupar o clichê "fizemos tudo que era possível".

Além de conter a suspeita sobre os esforços de ressuscitação a portas fechadas e as expectativas irrealistas de tais esforços, a presença do membro da família pode oferecer a oportunidade de um último adeus e ajudar essa pessoa a entender a realidade da morte, na esperança de que o processo de luto não seja prolongado ou complicado por luto patológico ou transtorno de estresse pós-traumático (TEPT).[3,4]

A presença do familiar deve ser feita de forma segura em todos os cenários. É importante que um profissional da equipe esteja dedicado a este familiar, explicando os procedimentos que estão sendo realizados e prestando auxílio caso necessário.

As vantagens e desvantagens de ter um familiar presente durante os esforços de ressuscitação têm sido discutidas desde que foi proposta em 1987. Mais recentemente, em 2013, um grande estudo randomizado, multicêntrico e controlado concluiu que tal presença é associada a resultados positivos em variáveis psicológicas e não interferiu nos esforços médicos, nem aumentou o estresse na equipe de saúde ou resultou em conflitos médico-legais.[4] Uma meta-análise publicada em 2023 não chegou a uma resposta definitiva sobre o benefício da presença familiar durante a RCP, no entanto, não foram identificados riscos ou efeitos deletérios que contraindiquem essa participação, caso haja demanda dos familiares e os requisitos de segurança e assistência próxima descritos sejam preenchidos.

ANDAMENTOS PRÁTICOS – DECLARAÇÃO DE ÓBITO

Na caso descrito no começo do capítulo, os achados clínicos floridos e um tempo de assistência mínimo possibilitaram levantar a hipótese de leptospirose. No entanto, frequentemente pacientes graves chegam ao departamento de emergência e evoluem a óbito sem que um diagnóstico de *causa mortis* possa ser estabelecido, gerando questões sobre o encaminhamento do corpo e realização da declaração de óbito.

De modo sumário, deve-se procurar por sinais de causa externa, perante os quais a necrópsia é um procedimento obrigatório e o corpo deve ser encaminhado ao Instituto Médico-Legal (IML). Diante de uma morte natural, quando não se consegue estabelecer um diagnóstico, a declaração pode ser emitida pelo Serviço de Verificação de Óbito (SVO), no entanto, é necessário o consentimento da família. A autorização da família já foi mérito de discussão no Conselho Federal de Medicina (CFM), tendo pareceres contraditórios, no entanto, o último do Conselho Regional de Medicina do Estado de São Paulo (CREMESP) sugere que a autorização da família seria a medida mais prudente. Em um cenário de recusa de encaminhamento ao SVO, o plantonista poderá escrever "paciente sem sinais externos de violência. Causa não determinada".[7]

É indispensável que toda a equipe conheça o fluxo do seu serviço após o óbito, pois, inevitavelmente, o familiar, ao processar a notícia, questionará os profissionais sobre o que ainda precisa ser feito. Além de orientar minimamente os próximos passos com o serviço social, se possível, ofereça a possibilidade de ver o morto, e nesse momento, policie-se para não utilizar o termo "ver o corpo"; de preferência, use o nome do paciente.

FAMILIARES SÃO SOBREVIVENTES

Quando se trata de morte súbita, a literatura médica nomeia os familiares como sobreviventes. É importante observar que mesmo quando se trata de pacientes com doenças crônicas e em cuidados paliativos, um evento inesperado ou precoce pode caracterizar morte súbita.[8] É preciso reconhecer a perda de um ente querido como um fator causal de vários transtornos. Como dito, esses familiares estão propensos a se tornarem pacientes ao desenvolverem TEPT ou agudizarem suas condições crônicas.[3,5]

É a perda em si a responsável por tanto dano; reconhecer seu impacto é uma forma dos profissionais de saúde aumentarem a empatia em criar uma comunicação capaz de mitigar o sofrimento.

REFERÊNCIAS BIBLIOGRÁFICAS

1. Bogle AM, Go S. Breaking bad (news) death-telling in the emergency department. Mo Med. 2015;112(1):12-6.
2. Edlich RF, Kübler-Ross E. On death and dying in the emergency department. J Emerg Med. 1992;10(2):225-9.
3. Kaltman S, Bonanno GA. Trauma and bereavement: examining the impact of sudden and violent deaths. J Anxiety Disord. 2003;17(2):131-47.
4. Jabre P, Belpomme V, Azoulay E, et al. Family presence during cardiopulmonary resuscitation. N Engl J Med. 2013;368:1008-18.
5. Iserson KV. Notifying survivors about sudden, unexpected deaths. West J Med. 2000;173(4):261-5.
6. Edlich RF, Kübler-Ross E. On death and dying in the emergency department. J Emerg Med. 1992;10:225-9.
7. Laurenti R, MHPM. Atestado de óbito: aspectos médicos, estatísticos, éticos e jurídicos. São Paulo Conselho Regional de Medicina do Estado de São Paulo; 2015.
8. Hui D. Unexpected death in palliative care: what to expect when you are not expecting. Curr Opin Support Palliat Care. 2015 Dec;9(4):369-74.
9. Afzali Rubin M, Svensson TL, Herling SF, Jabre P, Moller AM. Family presence during resuscitation. Cochrane Database Syst Rev. 2023 May 9;5(5):CD013619.

35

O melhor cenário é aceitável? Acessando valores

Arabella Claudine Soares de Freitas
Rodrigo Lima dos Santos

INTRODUÇÃO

Segundo a ética principialista, a assistência à saúde deve ser norteada por quatro normas: respeito pela autonomia, não maleficência, beneficência e justiça.[1] Na prática clínica, devemos aplicar tais princípios aos casos reais, utilizando métodos deliberativos, que envolvem três momentos – fatos (juízos descritivos), valores (juízos valorativos) e deveres (obrigação moral).[2] Logo, é necessário aos profissionais de saúde saber integrar o entendimento biomédico da situação (fatos) às preferências individuais (valores), sendo tais preferências subjetivas, complexas e dinâmicas.

A despeito dessas premissas teóricas, existe grande dificuldade em efetivamente incluir aspectos valorativos na comunicação em cenários de urgência. Um estudo prospectivo multicêntrico que avaliou o conteúdo de reuniões familiares entre médicos e responsáveis por pacientes sem capacidade decisória internados em UTI identificou que, em mais de um quarto das reuniões, valores e preferências do paciente não foram sequer abordados. Mesmo nas reuniões em que esses temas foram discutidos, em menos da metade houve integração específica dos valores à tomada de decisão, explorando como eles influenciariam o plano terapêutico.[3]

Para ilustrar as dinâmicas relativas à integração dos valores à assistência à saúde, vamos utilizar um caso clínico hipotético.

Jorge, 67 anos, portador de adenocarcinoma de pulmão com metástases ósseas, 4 internações nos últimos 6 meses por tromboembolismo e infecções, em piora progressiva da funcionalidade (há duas semanas em PPS 40%) e sem perspectiva atual de tratamento modificador de doença. Trazido ao departamento de emergência por queda do estado geral, investigação revela hipercalcemia da malignidade. Após uma semana, apesar do uso de calcitonina e ácido zoledrônico, Jorge mantém hipercalcemia grave, evoluindo com progressivo rebaixamento do nível de consciência e hipoxemia. Maria, esposa e principal cuidadora, diz que o médico do plantão noturno perguntou se gostaria que intubassem Sr. Jorge. Achou estranha tal pergunta e diz, enfaticamente, que quer "que façam tudo por ele".

DEFINIÇÃO TÉCNICA DE PERSPECTIVAS DE EVOLUÇÃO: PREMISSA PARA O ACESSO AOS VALORES

Antes de acessar os valores do paciente e/ou familiares com objetivo de tomada de decisão compartilhada, é importante definir do ponto de vista técnico quais condutas são indicadas, contextualizadas ao caso particular de cada paciente. Torna-se imperativo, como passo inicial, avaliar as potenciais intervenções e ponderar os desfechos mais prováveis, para então classificá-las quanto à indicação terapêutica.

No contexto de medicina de emergência e terapia intensiva, é frequente o uso de medidas invasivas de suporte à vida em cenários que podem parecer inadequados ou mesmo fúteis. A literatura apresenta conceitos claros sobre futilidade,[4] sendo que essa discussão tem seu marco histórico em publicação de 1988,[5] que distingue as intervenções que não podem atingir o objetivo fisiológico (intervenção fútil) – juízo descritivo, do campo dos fatos, focado no aspecto biomédico – das intervenções que têm baixa probabilidade de atingir o desfecho biológico ou não cumprem os objetivos de cuidado em cada caso (intervenção potencialmente inapropriada) – juízo valorativo, do campo dos valores, focado na subjetividade dos indivíduos.

Desde então, o debate sobre situações de conflito moral (disputas entre equipe e pacientes/procuradores de saúde em relação à indicação de procedimentos) tem crescido e diversas sociedades internacionais já se posicionaram, trazendo definições diferentes de futilidade.[6] A classificação da Tabela 1 busca classificar os diferentes tipos de intervenções terapêuticas segundo essa ótica. O Cremesp, através da Resolução n. 355/2022, também elucida essas definições de intervenções fúteis ou potencialmente inapropriadas, pontuando que intervenções fúteis não devem ser realizadas, mesmo a pedido da família. Intervenções potencialmente inapropriadas devem ser deliberadas em conjunto com o paciente e/ou familiares e a retirada de medidas de suporte artificial à vida apenas pode ser feita com o consentimento do paciente ou seu responsável.

Tabela 1 Classificação de intervenções em cenários de conflito moral

Classificação	Definição	Exemplo
Intervenções fúteis	Situações raras em que uma intervenção não pode atingir o objetivo fisiológico	Realizar ressuscitação cardiopulmonar em paciente com rotura de ventrículo esquerdo
Intervenções proscritas	Tratamentos proibidos por leis, precedentes jurídicos ou resoluções específicas	Admitir paciente em UTI e iniciar dobutamina apenas para garantir melhor posição em lista de transplante
Intervenções discricionárias	Tratamentos que podem não ser oferecidos conforme definido por leis, precedentes jurídicos ou resoluções específicas	Alguns países têm leis que permitem a limitação ou retirada de medidas de prolongamento artificial de vida em estado vegetativo persistente, independentemente da opinião de familiares. Obs.: no Brasil, até o momento, não existe nenhuma legislação vigente nesse sentido
Intervenções potencialmente inapropriadas	Tratamentos que têm alguma chance de atingir o objetivo biológico, porém os médicos acreditam que outras considerações éticas justificam a não realização	Passagem de sonda nasoenteral em paciente com demência avançada ou realização de ressuscitação cardiopulmonar em paciente com câncer avançado, em cuidados de hospice

Adaptada de Cherny et al.[6]

Antes de acessar os valores do paciente, é necessário definir quais intervenções são biologicamente fúteis, quais são proscritas ou discricionárias e quais são potencialmente inapropriadas. Então, avaliamos se o paciente tem capacidade de exercer sua autonomia e entendemos quais são os objetivos de cuidado, para construir em conjunto um plano de cuidado individualizado.

Considerando o caso de Jorge, entendemos que ele tem uma doença avançada, incurável e progressiva, com alguns marcadores de fase de terminalidade. Levando em conta o diagnóstico de hipercalcemia da malignidade, sem possibilidade de terapia modificadora de doença, entendemos que ele se encontra em fase final de vida, com prognóstico estimado em semanas. Logo, medidas invasivas de suporte avançado de vida podem não beneficiar o paciente. Porém, não é possível afirmar que intubação orotraqueal e ventilação mecânica não poderiam atingir o objetivo fisiológico (proteger via aérea e melhorar trocas gasosas), ficando definidas como "potencialmente inapropriadas".

PROTAGONISMO DO PACIENTE: DESAFIOS PARA OBTENÇÃO DOS VALORES

Ao se propor um plano de cuidados centrado no paciente é imperativa a busca por conhecê-lo como indivíduo, explorar o que qualidade de vida significa para ele e acessar quaisquer preferências de cuidados previamente declaradas. Alguns objetivos comuns são passar tempo com a família, manter a independência enquanto se envolve nas atividades da vida diária, voltar para casa ou viver o maior tempo possível.

Dessa maneira, propomos a organização didática das independências individuais do ser humano em quatro condições (diagrama dos 4Cs), fomentando uma escuta ativa direcionada, a fim de obter de maneira tempo-efetiva informações que impactem de maneira relevante no planejamento de cuidados.

Entretanto, não basta obter de maneira livre as informações referentes aos 4Cs. É necessário guiar a reflexão do interlocutor (paciente ou procurador de saúde) a fim de qualificar a importância proporcional entre as quatro condições, pontuando os valores que primariamente devem ser protegidos, especialmente em situações de piora funcional temporária ou permanente, em que não seja possível garantir todas elas.

Exemplo: paciente com doença do neurônio motor diagnosticada há 6 meses, evoluindo com tetraparesia flácida e mobilidade atual confinada à cadeira de rodas. Apresenta também disfagia progressiva nos últimos 2 meses, com aceitação de dieta pastosa, evoluindo com sarcopenia e dispneia aos esforços habituais por fraqueza muscular. Declínio funcional mais significativo no último mês, após 2 internações por sepse de foco pulmonar, em que precisou de suporte ventilatório não invasivo. Chega ao setor de emergência lúcida, em insuficiência respiratória tipo I e II por sepse de foco pulmonar superajuntada à hipoventilação pela sarcopenia. Seu desafio é traçar o planejamento de cuidados avançados deliberando com base nos fatos e valores.

Contexto A – Mulher analfabeta e do lar, tem como principais realizações a criação dos filhos e a manutenção de um lar acolhedor, preparando o ambiente e cozinhando para a família.

Avaliação dos 4Cs:

CORPO – independência para autocuidado, tolerando pequenas ajudas para se vestir, mas não desejando ter sua vida prolongada se acamada.

COGNIÇÃO – manter capacidade de vocalização e linguagem para ter conversas costumeiras com os filhos e expressar o que deseja em escolhas simples.

CIVIL – não se importaria com total dependência para gestão de bens e perda da capacidade de votar.

Corpo	▪ Independência para ABVD parcial ou plena (avaliar nuances de preferência; p. ex.: Não me importo que me deem comida na boca, mas jamais gostaria de usar fraldas) ▪ Independência para AIVD parcial ou plena ▪ Aceitaria ter dependência completa se outro valor mais importante estivesse preservado
Cognição	▪ Linguagem preservada com independência plena para interlocução verbal ▪ Linguagem preservada com independência para interlocução verbal adaptada através de dispositivo fonatório, leitura labial, complementada com mímica ou escrita ▪ Linguagem preservada com independência para interlocução não verbal, gestos mínimos ou inteligência artificial
Civil	▪ Independência completa para gestão financeira e de bens e/ou ▪ Independência completa para votar ▪ Independência civil plena (participar da deliberação sobre aceite ou recusa de tratamentos ou intervenções sobre seu próprio corpo) ▪ Ex.: solicitação de eutanásia ou suicídio assistido; requerimento de sedação profunda e prolongada para abreviação da consciência; solicitação de instalação de medidas artificiais prolongadoras das funções biológicas, mesmo que não sejam ponte para reabilitação funcional, interpretando como prolongamento do processo de sofrimento como caminho para redenção e transcendência
Comer	▪ Manter alimentação via oral exclusiva como fonte de prazer independente de metas nutricionais ou risco de broncoaspiração ▪ Manter nutrição artificial exclusiva, para aumento de sobrevida mesmo que não seja ponte para reabilitação física ▪ Manter nutrição artificial exclusiva, para aumento de sobrevida desde que seja ponte para reabilitação física parcial ▪ Manter nutrição artificial para aumento de sobrevida desde que associada a estímulo gustativo mínimo

Figura 1 Diagrama dos 4Cs. ABVD: atividades básicas da vida diária; AIVD: atividades instrumentais da vida diária.

COMER – manter apenas ingesta oral, mesmo que adaptada, com sabores que remetem boas lembranças dos almoços em família, independentemente do volume ingerido, valor nutricional ou do risco de broncoaspiração.

Plano de cuidado – indicado protocolo de sepse, suporte com VNI em cenário de enfermaria, proximidade com familiares, controle de dispneia com opioide, cuidados com a boca e retorno de dieta assistida; estímulo gustativo por via oral precoce se melhora do desconforto respiratório. Em caso de ausência de resposta ou piora clínica, considerando que a paciente não desejaria prolongar a vida em uma situação em que estivesse completamente acamada, instituir cuidados de fim de vida, considerando que o melhor cenário – ter a vida prolongada por ventilação artificial por tempo indefinido – é inaceitável para a paciente.

Contexto B – Mulher solteira, sem filhos, possui pós-doutorado em física quântica, tem como principal realização o trabalho como pesquisadora e professora acadêmica, atividades que ainda exerce de maneira plena em casa, com auxílio de inteligência artificial. Indicada ao prêmio Nobel com resultado previsto para o próximo mês.

Avaliação dos 4Cs:

CORPO – toleraria dependência completa para autocuidado, se mantivesse capacidade de raciocínio preservada para exercício do seu trabalho através de inteligência artificial.

COGNIÇÃO – manter capacidade de comunicação mesmo que não verbal.

CIVIL – manter capacidade plena para atividades de vida civil.

COMER – toleraria uma vida em jejum oral completo, com nutrição artificial a fim de manter sua capacidade de raciocínio preservada para exercício do seu trabalho através de inteligência artificial.

Plano de cuidado – indicados internação em UTI, protocolo de sepse, instalação de medidas artificiais de suporte como IOT e ventilação mecânica com TQT precoce, droga vascativa e diálise se indicado, com definição de tempo de reavaliação para resposta ao *trial* Dieta por via artificial precoce e guiada por metas proteico-calóricas. Em caso de piora inexorável com perda da capacidade de interlocução por via artificial, suspender suportes artificiais e respeitar evolução natural do processo de morte, não estando indicada reanimação cardiopulmonar.

Contudo, no cenário de emergência e terapia intensiva existem condições que dificultam a obtenção dos valores diretamente com o paciente, impactando na sua autonomia e envolvimento na tomada de decisão:

- **Fatores ambientais:** ausência de privacidade, ruído ambiental, isolamento e restrição de visitas.
- **Fatores clínicos:** sintomas agudamente descompensados, estresse físico por sono não reparador, rotina frequente de procedimentos dolorosos, restrição ao

leito, acesso difícil a água repercutindo em xerostomia e dificuldade de fonação, alteração do nível de consciência, alteração no ciclo sono-vigília, estresse emocional agudo com postura de hipervigilância e medo.

Assim, ao cuidar de pacientes com doenças ameaçadoras à vida, a avaliação de risco-benefício das intervenções deve ser mais criteriosa, a fim de garantir que o paciente receba os cuidados adequados, porém evitando medidas que possam prolongar um processo de morte inevitável às custas de sofrimento (distanásia), sem possibilidade de atingir os objetivos de cuidado. Assim, as principais vias para obtenção dos valores do paciente são:

- **Acesso direto contextualizado**: a *entrevista com o paciente* potencialmente é a maneira mais fidedigna de acessar os valores, visto que a capacidade de qualificar um cenário de vida muda ao passar pela experiência de adoecimento, sendo também dinâmica durante o processo de adoecimento. Nesse cenário, incomumente pode ocorrer o *paradoxo da incapacidade,*[7] sendo comum pacientes em situações de funcionalidade limitada referirem altos níveis de qualidade de vida[8,9].
- **Acesso direto planejado**: o *testamento vital* é um documento regulamentado que registra as *diretivas antecipadas de vontade relativas aos cuidados de fim de vida* (Resolução CFM n. 1995 de 09/08/2012). Estas são o conjunto de desejos, prévia e expressamente manifestados, sobre cuidados e tratamentos que o indivíduo portador de doença grave e incurável quer, ou não, receber no momento em que estiver incapacitado de expressar, livre e autonomamente, sua vontade. As diretivas antecipadas do paciente prevalecerão sobre qualquer outro parecer não médico, inclusive sobre os desejos dos familiares.
- **Acesso indireto delegado:** as *entrevistas e conferências familiares* buscam acessar os valores através de terceiros, quando é inviável a participação direta do paciente. Estimula-se a narrativa através de uma ótica empática ao paciente, discorrendo sobre como ele se sentiria em relação ao prognóstico, incluindo as perspectivas de hospitalização prolongada e problemas cognitivos e funcionais. É a estratégia com mais vieses, visto que o ser humano tem psiquê autocentrada e comprometida em defender-se do próprio sofrimento. Assim, torna-se um desafio identificar durante o discurso os valores do paciente entremeados aos do representante, devendo-se escalonar a análise às instâncias apropriadas em caso de impasses éticos e legais.

Voltando ao caso de Jorge, já que o paciente encontra-se com nível de consciência rebaixado, devemos acessar seus valores através dos procuradores (acesso indireto delegado), entendendo sua biografia e a trajetória da doença, para inferir as melhores decisões diante do cenário atual.

ESTRATÉGIAS DE COMUNICAÇÃO PARA ACESSAR OS VALORES

Utilizando-se de estratégias de comunicação empática[10] (convite para conversa, escuta ativa e validação de emoções), é possível acessar o que é importante para cada paciente (por exemplo: passar tempo em casa, estar próximo a familiares ou comer certos alimentos) e o que seria sofrimento (por exemplo: ser dependente para cuidados básicos, ter dor incontrolável ou incapacidade de interação com o meio externo).

Prioritariamente, devemos acessar diretamente o paciente, se possível. Porém, o paciente pode delegar a tomada de decisão para terceiros, ou podemos entender que o paciente não tem condições físicas (insuficiência respiratória franca) ou psíquicas (crise de pânico severa) para participar de deliberações.

Ao conversar com procuradores (familiares e outros entes queridos), é importante ressaltar que queremos acessar os valores do paciente através de seus procuradores e não o valor dos procuradores. Algumas estratégias podem ser utilizadas, conforme a Tabela 2.

É frequente que essa etapa de acessar valores a partir do ponto de vista do paciente seja omitida e que o profissional de saúde conduza o diálogo baseado em procedimentos, oferecendo opções ao paciente ou familiar como um "cardápio" ("Você quer ser intubado?", "Seu pai gostaria que tentássemos reanimação cardiopulmonar?", "Quer que façamos tudo?"). Esse tipo de questionamento é inadequado, gerando dúvidas, angústias gera dúvidas, angústias e um peso decisório inadequado, uma vez que os desejos do paciente/familiar muitas vezes estão dissociados das possibilidades biomédicas para o quadro. Para chegar à tomada de decisão compartilhada, primeiramente é necessário tentar conhecer o paciente como indivíduo, utilizando perguntas abertas e curiosidade para tentar elucidar seus valores. Perguntas abertas sobre expectativas, preocupações e sentido podem ser utilizadas para iniciar a conversa. Entretanto, podem gerar respostas vagas ou superficiais. Continuar essa exploração ("Conte-me mais", "Por quê?", "O que mais?") pode ajudar a equipe de saúde a conhecer melhor o paciente, não só acessando se viver mais é um valor, mas, principalmente, de que forma essa vida teria sentido.[11]

Guiar a conversa elencando a importância das independências individuais (4 Cs), de acordo com a perspectiva do paciente, pode auxiliar na recomendação de um plano terapêutico que respeite o que o paciente mais valoriza.

Tabela 2 Abordagens para tomada de decisão por procuradores

Tipo de abordagem	Objetivo	Implementação
Padrão	Fazer como o paciente faria	Escolher a opção que o paciente escolheria, se estivesse competente
Vida autêntica	Continuar a vida que o paciente viveu	Escolher a opção que prioriza a autenticidade da vida do paciente
Interesses substitutos	Promover os melhores interesses do paciente	Escolher a opção que promove os interesses do paciente, baseada nas suas preferências
Vida endossada	Promover a vida que o paciente valorizava	Escolher a opção que levaria à vida que o paciente valorizava para si mesmo

Adaptada de Phillips et al.[12]

Ao conversar com Maria e seu filho Pedro, percebemos que a intenção da solicitação da familiar é realizada no sentido de tentar restabelecer a funcionalidade e qualidade de vida de Jorge. Durante a conferência familiar, a esposa e o filho trazem que em internações anteriores Jorge chegou ao hospital grave, porém se recuperou e conseguiu voltar para casa para celebrar momentos importantes com a família e assistir aos jogos do seu time de futebol. Dizem também que Jorge sempre teve muita esperança do tratamento, mas percebia que sua saúde estava mais debilitada e dizia não querer ficar dependente para autocuidados (como seu tio, que faleceu por complicações de câncer de pâncreas há 7 anos).

ALIANDO OS VALORES AOS FATOS E REGISTRANDO AS DECISÕES

Por vezes, existem cenários em que as causas de sofrimento são maiores que fontes de prazer e, na literatura, definem-se "cenários piores que a morte". Por exemplo, em uma pesquisa com 3.000 voluntários americanos saudáveis, cerca de 75% dos participantes relataram que ficar em um estado vegetativo persistente seria "pior que a morte" e 50% relataram que a necessidade de supervisão contínua (24 horas por dia) seria "pior que a morte".[13]

No caso de Jorge, durante a conferência familiar, fica claro que a solicitação de intubação orotraqueal foi feita com intuito de tentar reestabelecer um cenário de qualidade de vida (recuperação funcional). Segundo relatos dos familiares, estar em situação de alta dependência se aproximaria de um "cenário pior que a morte".

ALINHANDO EXPECTATIVAS EM CENÁRIOS DE URGÊNCIA

Em cenários de urgência, por vezes é necessário construir com rapidez o plano de cuidado e, por vezes, desfazer problemas de comunicação prévios. Tais comunicações são repletas de carga emocional, muitas vezes com sentimentos aparentemente ambíguos. É comum observarmos um movimento pendular[14] entre um polo de esperança e otimismo (muitas vezes irreal) e outro de resignação (mais próximo da realidade). Nesses momentos, é importante "pendular junto" com o paciente e familiares, validando seus sentimentos, mas conduzindo no sentido dos desfechos mais prováveis e permitindo a elaboração do luto. Frases do tipo "Nós também gostaríamos que isso fosse possível (pausa) e nos preocupamos que talvez não aconteça" oferecem acolhimento, validando o sentimento de esperança, porém, mantendo o tom de gravidade. Responder a expressões otimistas com mais informações técnicas e prognósticas, sem ressonância emocional, habitualmente não é produtivo em busca de um plano consensual.

Durante as conversas sobre potenciais benefícios e malefícios de medidas invasivas, muitas vezes pacientes ou familiares compreendem cognitivamente os cenários, porém expressam sofrimento em "carregar o peso" de uma decisão. Uma estratégia muito útil é a de não dissentimento,[15] onde o médico, após revisar o caso e acessar os valores, expõe uma recomendação e explica que seguirá tal plano, a menos que o paciente ou familiar discorde. Após a definição em relação ao plano de cuidado é importante registrá-lo de forma clara e concisa.

> No caso de Jorge, após expor, de forma calma e clara, aos familiares que o uso de medidas invasivas não seria capaz de atingir os objetivos de cuidado e garantindo que o paciente receberá os tratamentos para controle de sintomas e preservação da dignidade, é entendido que a intubação orotraqueal e o uso de ventilação mecânica são tratamentos inapropriados. É realizada a recomendação de um plano de cuidado focado no conforto, que é aceito pela família. Tal plano é registrado em prontuário e substanciado pelos dados médicos e com valores acessados.

CONSIDERAÇÕES FINAIS

O uso de estratégias de comunicação empática melhora os desfechos, sem aumentar de modo significativo o tempo gasto com a conversa.[16,17] Ao acessar valores, devemos levar em consideração as diferentes esferas da existência humana e o processo de elaboração do luto dos pacientes e familiares, a fim de construirmos o plano de cuidado mais adequado possível.

REFERÊNCIAS BIBLIOGRÁFICAS

1. Beauchamp TL, Childress JF. Principles of biomedical ethics. 8. ed. New York: Oxford University Press; 2019.
2. Zoboli EL. Bioética clínica na diversidade: a contribuição da proposta deliberativa de Diego Gracia. Bioethikos. 2012 Jan;6(1):49-57.
3. Scheunemann LP, Ernecoff NC, Buddadhumaruk P, Carson SS, Hough CL, Curtis JR, et al. Clinician-family communication about patients' values and preferences in intensive care units. JAMA Intern Med. 2019 May 1;179(5):676-84.
4. Kon AA, Shepard EK, Sederstrom NO, Swoboda SM, Marshall MF, Birriel B, et al. Defining futile and potentially inappropriate interventions: a policy statement from the Society of Critical Care Medicine Ethics Committee. Critical Care Medicine. 2016 Sep 1;44(9):1769-74.
5. Youngner SJ. Who defines futility?. JAMA. 1988 Oct 14;260(14):2094-5.
6. Cherny NI, Fallon M, Kaasa S, Portenoy RK, Currow D (eds.). Oxford textbook of palliative medicine. 6. ed. Oxford: Oxford University Press; 2021.
7. Albrecht GL, Devlieger PJ. The disability paradox: high quality of life against all odds. Social Science & Medicine. 1999 Apr 1;48(8):977-88.
8. van Loon AM, Depla MF, Hertogh CM, Huisman M, Kok AA. The disability paradox? Trajectories of well-being in older adults with functional decline. Journal of Aging and Health. 2022 Jun 17:08982643221108660.
9. Ubel PA, Loewenstein G, Schwarz N, Smith D. Misimagining the unimaginable: the disability paradox and health care decision making. Health Psychology. 2005 Jul;24(4S):S57.
10. Daubman BR, Bernacki R, Stoltenberg M, Wilson E, Jacobsen J. Best practices for teaching clinicians to use a serious illness conversation guide. Palliative Medicine Reports. 2020 Jul 1;1(1):135-42.
11. Nakagawa S, Callahan ME, Berlin A. Patient values: Three important questions – Tell me more? Why? What else? BMJ Support Palliat Care. 2023 Sep;13(3):363-4.
12. Phillips J, Wendler D. Clarifying substituted judgement: the endorsed life approach. Journal of Medical Ethics. 2015 Sep 1;41(9):723-30.
13. Wilson JE, Shinall Jr MC, Leath TC, Wang L, Harrell Jr FE, Wilson LD, et al. Worse than death: survey of public perceptions of disability outcomes after hypothetical traumatic brain injury. Annals of Surgery. 2021 Mar 1;273(3):500-6.
14. Sand L, Olsson M, Strang P. Coping strategies in the presence of one's own impending death from cancer. Journal of Pain and Symptom Management. 2009 Jan 1;37(1):13-22.
15. Kon AA. Informed nondissent rather than informed assent. Chest. 2008 Jan 1;133(1):320-1.
16. Can 40 seconds of compassion reduce patient anxiety?. Journal of Clinical Oncology. 1999 Jan;17(1):371.
17. Kennifer SL, Alexander SC, Pollak KI, Jeffreys AS, Olsen MK, Rodriguez KL, et al. Negative emotions in cancer care: do oncologists' responses depend on severity and type of emotion?. Patient Education and Counseling. 2009 Jul 1;76(1):51-6.

36

Comunicação suplementar alternativa nos distúrbios neurológicos adquiridos

Fabiola Aureliano Carvalho
Sabrina Corrêa da Costa Ribeiro

Pedro, 49 anos, programador, casado, 2 filhos, estava trabalhando quando teve um acidente vascular isquêmico de circulação posterior com oclusão da porção anterior da ponte. Na avaliação neurológica foram evidenciadas dupla hemiplegia; oftalmoplegia horizontal; alteração do afeto pseudobulbar; disfagia e anartria. Esses sinais e sintomas são característicos da síndrome do encarceramento (*locked-in*).

Pedro foi internado em unidade de terapia intensiva. Foi realizada avaliação fonoaudiológica especializada em que foi possível observar que, além da disfagia grave e da anartria já citadas anteriormente, o paciente apresentava uma comunicação limitada ao olhar vertical (para cima e para baixo) e piscar de olhos.

No ponto de vista da fonoaudiologia especializada em linguagem, como podemos ajudar Pedro a se comunicar com os profissionais que o assistem e seus familiares? Que recursos podem ser utilizados por todos para que haja uma comunicação efetiva e funcional?

Utilizamos como ilustração a síndrome do encarceramento ou síndrome de *locked-in* (LIS), pois é uma condição complexa que se apresenta tipicamente com quadriplegia, paralisia bulbar e perda sensorial de todo o corpo devido a lesões no tronco cerebral, mais frequentemente na ponte anterior. O diagnóstico desta síndrome muitas vezes é difícil por conta da semelhança com condições como o mutismo acinético e o coma.

No entanto, a cognição, o movimento ocular vertical, o pestanejar e a audição estão preservados nos pacientes que sofrem dessa doença, o que pode se tornar algo extremamente angustiante, pois o paciente compreende tudo o que ocorre ao seu redor, mas muitas vezes não consegue se fazer compreender ou mesmo demonstrar que se encontra com a consciência preservada.

O QUE É COMUNICAÇÃO SUPLEMENTAR ALTERNATIVA E QUANDO ELA É NECESSÁRIA?

A palavra comunicação deriva do termo latino "*communicare*", que significa "partilhar, participar algo, tornar comum". Os seres humanos **partilham** diferentes informações entre si, tornando o ato de comunicar uma atividade essencial para a vida em sociedade.

É a comunicação que garante a expressão de nossas:

- Necessidades.
- Ideias.
- Sentimentos.
- Vontades e "não vontades".
- Sofrimentos em todas as esferas.

Segundo a American Speech-Language Hearing Association:

> TODAS AS PESSOAS, independentemente da extensão ou gravidade de suas deficiências, têm O DIREITO básico de fazer diferença, por meio da COMUNICAÇÃO, nas condições de sua própria existência.

Neste sentido, podemos definir como comunicação suplementar alternativa (CSA): "é uma área de atuação clínica, educacional e de pesquisa que objetiva compensar e facilitar de forma temporária ou permanente os prejuízos ou incapacidades, de indivíduos com severas desordens da comunicação expressiva e/ou desordens de compreensão da linguagem".

- A CSA pode ser necessária para indivíduos que demonstrem prejuízos nos modos de comunicação gestual, oral e/ou escrita. Para muitas pessoas com necessidades complexas de comunicação, a comunicação suplementar alternativa é a única possibilidade de garantir o direito de se expressar.
- Quando uma desordem de comunicação fragmenta papéis estabelecidos durante anos, o desafio do terapeuta em CSA é encontrar uma abordagem com estratégias que permitam ao usuário uma interação significativa em sua função individual, familiar e social (Panhan, 2020).

O QUE É ANARTRIA?

É a incapacidade de articular as palavras, levando à ausência de fala.

O fonoaudiólogo é o profissional habilitado para desenvolver junto ao paciente estratégias efetivas de CSA por meio de recursos tangíveis ao ambiente intra-hospitalar e domiciliar (abrir e fechar os olhos; piscar os olhos; olhar para cima e para baixo; símbolos gráficos etc.), favorecendo a motivação do paciente em se comunicar e se engajar com os profissionais e os familiares.

O fonoaudiólogo deve trabalhar em conjunto com a equipe da unidade crítica com o objetivo de esclarecer para o paciente as implicações de seu diagnóstico que, entre outros, resulta no comprometimento da fala, o que impacta sua comunicação, condição que pode em algumas situações ser permanente.

Algumas estratégias que podem ser desenvolvidas para facilitar a interação entre o sujeito e os parceiros de comunicação:

- O piscar de olhos para "SIM" e não piscar os olhos para "NÃO" ou olhar para cima para "SIM" e olhar para baixo para "NÃO".
- O movimento de cabeça de sim e não, caso o paciente preserve o movimento cervical.
- O terapeuta poderá usar objetos concretos, símbolos, fotografias, letras, números, desenhos, gestos, tablet que "convidem o paciente a falar".

Importante
É preciso que a linguagem se "materialize", "ganhe forma" para que a comunicação aconteça.

Os métodos de comunicação podem variar de CSA sem tecnologia, baixa tecnologia e alta tecnologia. A CSA sem tecnologia não requer o uso de materiais adicionais à comunicação, sendo obtida unicamente por meio do uso de movimentos corporais. Nessa modalidade, movimentos específicos têm um propósito comunicativo específico e, durante as trocas comunicativas, os parceiros de comunicação devem estar cientes dos métodos e meios de comunicação do indivíduo (ex.: movimentos de piscar os olhos, para cima, para baixo, para a direita, para a esquerda; movimento de extremidade; gestos).

Na CSA de baixa tecnologia é usado um sistema de piscadas e movimentos oculares por meio dos quais indivíduos com LIS podem soletrar palavras, selecionar opções em quadros de comunicação e responder a perguntas de "SIM" ou "NÃO". Esse método, embora lento em comparação com a comunicação típica, capacita os indivíduos com LIS a preencher a lacuna entre seus pensamentos internos e o mundo exterior, fornecendo-lhes um meio de se expressar e manter conexões vitais com seus entes queridos e cuidadores (ex.: quadro para escrever; dispositivo de saída de voz/mensagem simples; placa de transferência de olhos).

Já na alta tecnologia, a CSA é mais complexa e envolve tecnologia de olhar fixo, como sensores oculares baseados em tela, sistema de rastreamento ocular e interruptores externos modificados para controlar aplicativos em dispositivos (ex.: tablet, computador). Um aplicativo chamado Vocable, disponível gratuitamente para Android e na Apple Store, utiliza a câmera de um smartphone comum para detectar movimentos da cabeça e permitir que pacientes com restrições de mobilidade consigam comandar através desses movimentos e se comunicar com uso de pranchas com letras e frases prontas.

Tabela 1 Interfaces para CSA

Sem uso de tecnologia	Tecnologias simples	Tecnologias de alta complexidade
▪ Movimentos oculares (piscar, movimento vertical ou horizontal) ▪ Movimentos faciais ▪ Movimentos de extremidades ▪ Linguagem de sinais	▪ Placas de comunicação com letras ou frases ▪ Dispositivo de saída de voz de mensagem única	▪ Equipamentos como *tablet* e computadores ▪ Interfaces cérebro-computador

Fonte: adaptada de Voity et al., 2024.

Durante o processo de avaliação para a escolha de estratégias funcionais, o fonoaudiólogo deve observar e levar em consideração aspectos importantes como os descritos na Figura 1.

Quanto ao paciente Pedro, a nossa primeira preocupação foi estabelecer um sistema de comunicação mais fácil, consistente e assertivo para ele que ele comunicasse o "SIM" e o "NÃO" por meio do movimento ocular vertical.

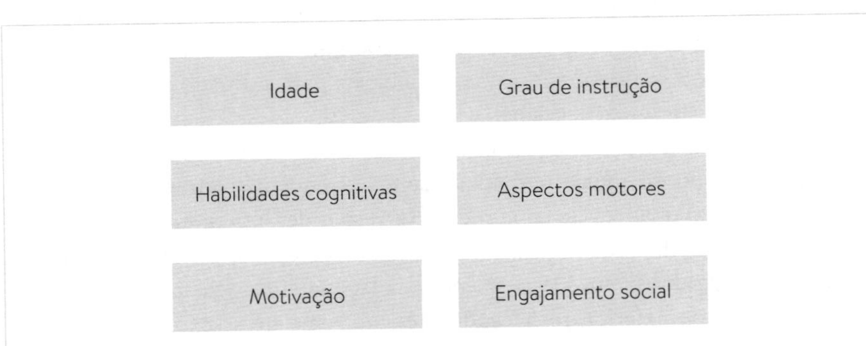

Figura 1 Aspectos a serem levados em consideração na escolha da interface.

A	B	C	D	E	F	G
H	I	J	K	L	M	N
O	P	Q	R	S	T	U
V	W	X	Y	Z		

Figura 2 Prancha de comunicação alfabética desenvolvida durante internação do paciente.

Diante dos aspectos analisados, foi escolhida em comum acordo com o paciente, a família e a equipe multiprofissional a estratégia de olhar para cima significando o "SIM" e olhar para baixo significando o "NÃO ", condicionando esses comandos.

As letras foram distribuídas em ordem alfabética, em quatro linhas e sete colunas. Cada linha recebeu um número, com o objetivo de facilitar o rastreio das letras, que acontecia da seguinte forma: o paciente então era questionado se a letra que desejava indicar estava na primeira linha. Em caso de resposta afirmativa, questionávamos letra por letra, até o paciente indicar aquela de seu desejo, e assim, seguíamos até a formação da palavra desejada. Um bloco de folhas foi anexado à prancha para registro das palavras.

Após a confecção da prancha foi realizado treino intensivo junto ao paciente para uso efetivo do dispositivo e, posteriormente, realizada capacitação dos familiares e demais membros da equipe de assistência.

Durante os atendimentos com Pedro houve a necessidade de acrescentar uma prancha de símbolos gráficos preestabelecidos (de acordo com a necessidade do paciente) à prancha alfabética que pudesse representar várias outras situações que viessem a ocorrer com ele. A fonoaudióloga lhe mostrava a prancha, apontava para o símbolo e Pedro respondia olhando para cima (SIM) ou para baixo (NÃO).

Podemos concluir que as pranchas de comunicação utilizadas por Pedro foram muito importantes durante todo o processo de internamento hospitalar, permitindo que expressasse seus medos, questionasse seu quadro clínico, solicitasse a presença de seus familiares, assim como as trocas afetivas com os mesmos.

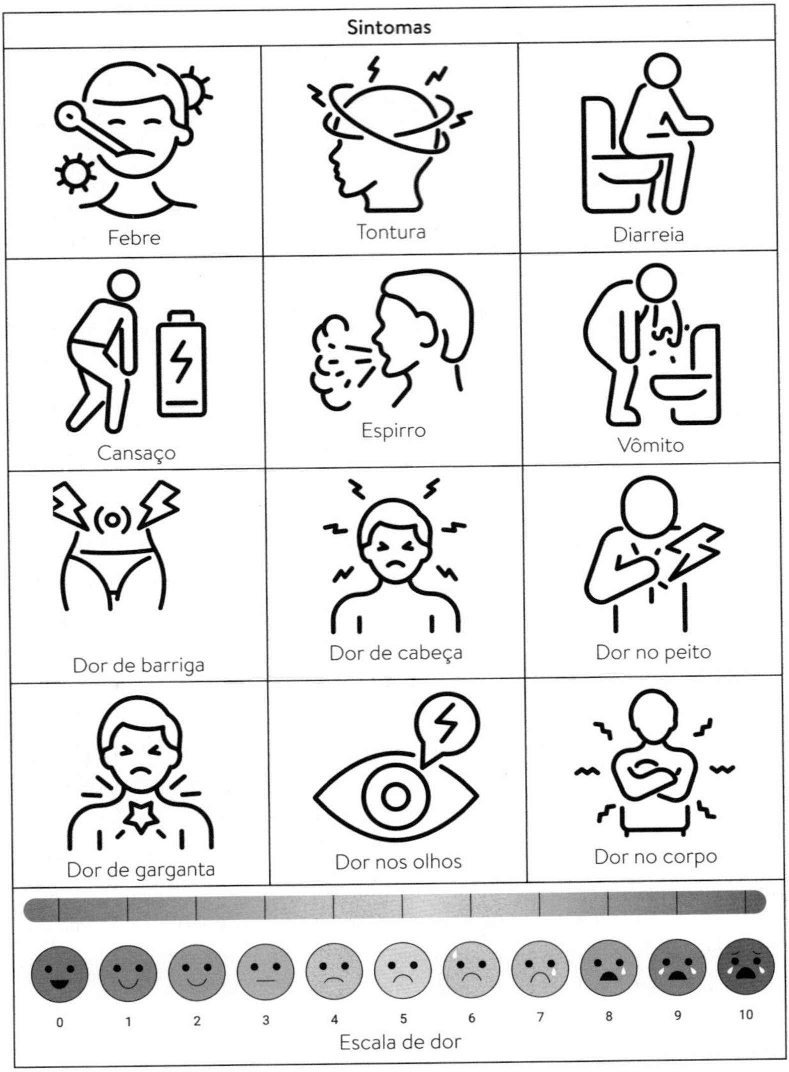

Figura 3 Exemplo de prancha de comunicação com símbolos gráficos.

Fonte: sintomas: Skyline – stock.adobe.com; escala de dor: Yanka – stock.adobe.com.

Com o passar dos dias, podemos observar que o paciente apresentou redução nos episódios de agitação e passou a permitir que os demais profissionais da equipe realizassem intervenções e procedimentos com mais tranquilidade, uma vez que eram devidamente explicados, melhorando significativamente sua colaboração nos atendimentos e interação com a equipe.

A incapacidade de se expressar pode ser extremamente angustiante, fazendo com que algo que seria de simples resolução por parte da equipe se torne um incômodo e fonte de enorme angústia para o paciente.

O primeiro passo no cuidado de um paciente agitado é identificar se há algo que o incomoda: dor, dispneia, bexigoma, fecaloma, sofrimento psíquico. A CSA pode ser extremamente útil nessa situação, evitando inclusive o uso de medidas como contenção mecânica. Um estudo recente incluindo pacientes que falavam apenas espanhol (em um hospital nos Estados Unidos) demonstrou que esses pacientes, quando contavam com profissionais de saúde capazes de se comunicar com eles em sua língua nativa, apresentaram menor incidência de *delirium* e agitação e redução no uso de contenção mecânica.

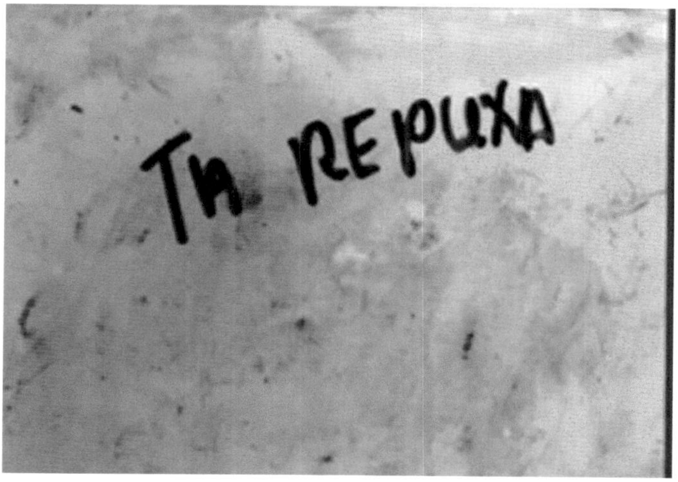

Figura 4 Paciente com Guillan-Barré apresentando agitação. Foram fornecidas placa e caneta, que ela utilizou para comunicar à equipe que o posicionamento do tubo orotraqueal estava inadequado e incomodando: "TÁ REPUXA (NDO)". As quatro primeiras sílabas foram o suficiente para que a equipe observasse a paciente com mais cuidado e identificasse o que estava ocorrendo: realmente, o circuito estava tensionando o tubo orotraqueal e machucando a paciente. Uma vez identificado o problema através da comunicação da paciente, ele foi rapidamente resolvido.

Fonte: arquivo pessoal.

No caso de Pedro, a utilização do sistema de CSA permitiu a ampliação de suas habilidades comunicativas, proporcionando a oportunidade de uma melhor interação com a equipe e familiares. Lembrando que as pranchas de CSA foram adaptadas às necessidades e à realidade contextual do paciente, capacitando-o a comunicar-se de maneira eficiente. É importante frisar que a otimização das habilidades comunicativas promove maiores chances de inclusão social, otimizando, concomitantemente, a qualidade de vida de Pedro junto aos familiares e amigos.

PONTOS IMPORTANTES

- A comunicação é um direito do paciente e é um dever da equipe tentar viabilizá-la, mesmo em situações clínicas desafiadoras.
- Estratégias de comunicação suplementar alternativa estão disponíveis para facilitar essa comunicação e devem ser adotadas tanto por profissionais de saúde como por familiares e entes queridos. Essas estratégias devem ser adaptadas *às* potencialidades e necessidades de cada paciente.
- A presença de agitação em um paciente com dificuldade de comunicação deve sempre contemplada como potencial indício de dor ou alguma outra causa de sofrimento. Estratégias de comunicação alternativa podem possibilitar que o paciente indique para a equipe o que o está incomodando ou preocupando, trazendo alívio e conforto.

REFERÊNCIAS BIBLIOGRÁFICAS

1. Deliberato D, Ferreira-Donati GC, Montenegro ACA (orgs.). Fonoaudiologia na comunicação alternativa: Compartilhando saberes. São Paulo: ABarros; 2023. Disponível em: https://www.sbfa.org.br/portal2017/pdf/csa-compartilhando-saberes.pdf.
2. Gershengorn HB, Patel S, Mallow CM, Falise J, Sosa MA, Parekh DJ, et al. Association of language concordance and restraint use in adults receiving mechanical ventilation. Intensive Care Med. 2023 Dec;49(12):1489-98.
3. Voity K, Lopez T, Chan JP, Greenwald BD. Update on how to approach a patient with locked-in syndrome and their communication ability. Brain Sci. 2024 Jan 17;14(1):92.
4. Kuruppu NR, Ranse K, Tobiano G, Abayadeera A, Chaboyer W. Acceptability of implementing a communication board for mechanically ventilated patients in intensive care units: A cross-sectional substudy of the intervention arm of a pilot randomised controlled trial. Aust Crit Care. 2025 Jan 10;38(3):101153.
5. Vocable. Disponível em: https://www.vocable.app/.
6. Chun RY. Augmentative and alternative communication: scope and peculiarities of terms and concepts in Brazil. Pro Fono. 2009 Jan-Mar;21(1):69-75.
7. Pereira ET, Montenegro ACA, Rosal AGC, Walter CCF. Augmentative and alternative communication on autism spectrum disorder: impacts on communication. Codas. 2020 Nov 13;32(6):e20190167.

37

Falando sobre prognóstico na UTI

Flávia Vanessa Carvalho Sousa Esteves
Daniel Neves Forte

O paciente João, de 78 anos, interna na unidade de terapia intensiva por um acidente vascular cerebral agudo em território de artéria cerebral média esquerda extenso (ASPECTS 4 na admissão), sem reperfusão por ter chegado fora de janela de trombólise e sem indicação de trombectomia, com mecanismo cardioembólico por ter uma fibrilação atrial e trombo no átrio esquerdo. João foi intubado na sala de emergência por rebaixamento do nível de consciência e ao exame físico está sem sedação, abre os olhos, mas não interage com examinador e faz movimentos inespecíficos com braço esquerdo, mas não localiza a dor. Foi contraindicada craniectomia descompressiva pela equipe de Neurologia. A equipe da UTI está cuidando do sr. João no quarto dia pós-evento isquêmico e se prepara para conversar com a família sobre o prognóstico para entender melhor o objetivo de cuidado. O núcleo familiar mais próximo de João é formado por sua esposa Maria e suas filhas Lúcia e Márcia, que moram na mesma casa.

A comunicação sobre prognóstico na UTI é em geral um momento desafiador para o intensivista. O primeiro ponto é que **é difícil prognosticar pacientes** com a opinião e o senso comum, para isso os escores prognósticos e a literatura devem ser o principal suporte científico da equipe.

O prognóstico tem um papel central na tomada de decisão da equipe, desde o nível ambulatorial ao de UTI, limitando muitas vezes as estratégias e **direcionando o objetivo de cuidado**. Para os pacientes, compreender o prognóstico é importante desde para o planejamento financeiro até pela possibilidade de rever familiares distantes (mesmo por videochamada) ou fazer despedidas. Entretanto, a incerteza do prognóstico, não saber o que o futuro trará, agrega grande sofrimento emocional ao doente, situação comum do paciente internado em unidade de terapia intensiva (lugar que já traz medo), que sabe da gravidade da sua doença de base e frequentemente não tem ninguém para conversar diretamente sobre a complicação atual/doença atual e sobre as perspectivas futuras.

PASSOS NA CONVERSA SOBRE PROGNÓSTICO

É frequente que o intensivista baseie sua avaliação em escores prognósticos associados à doença atual que levou o paciente à UTI (trabalhos específicos sobre prognóstico individual da doença), nas graves intercorrências (ex.: choque refratário, terapia renal substitutiva, SOFA máximo) durante a internação e nas estatísticas da unidade (ex.: mortalidade de pacientes em ventilação mecânica, mortalidade de pacientes em terapia renal substitutiva contínua, *standardized mortality ratio* – SMR). É importante também ressaltar que escores prognósticos não têm especificidade suficiente para, sozinhos, guiarem qualquer predição individual e muito menos condutas. Mas têm importante função de oferecer uma taxa-base, ou seja, o que é mais comum acontecer com pacientes em situações similares, para que quem assiste ao paciente possa partir desta taxa-base e ajustar probabilidades de desfechos possíveis.

Por exemplo, os principais trabalhos de *Trial* de UTI publicados com pacientes oncológicos mostram que apesar de a funcionalidade prévia e as doenças de base serem importantes, talvez os principais determinantes de mortalidade sejam a gravidade da doença atual, o número de disfunções orgânicas agudas na admissão e nos primeiros dias de UTI.

O segundo problema é a **frequente discordância** entre os especialistas que cuidam do paciente sobre possibilidades terapêuticas e reversibilidade do quadro. Sabendo-se que as equipes têm o objetivo comum de trazer o melhor cuidado para o paciente, talvez os fatores que mais agreguem conflitos sejam: as experiências prévias diferentes de cada equipe, gerando desde vieses de disponibilidade de memória ou mesmo atenção seletiva para determinada doença em detrimento de outras, além do desconhecimento de valores do paciente (como a pessoa lida com aquela situação, o que é importante e o que é sofrimento para ela).

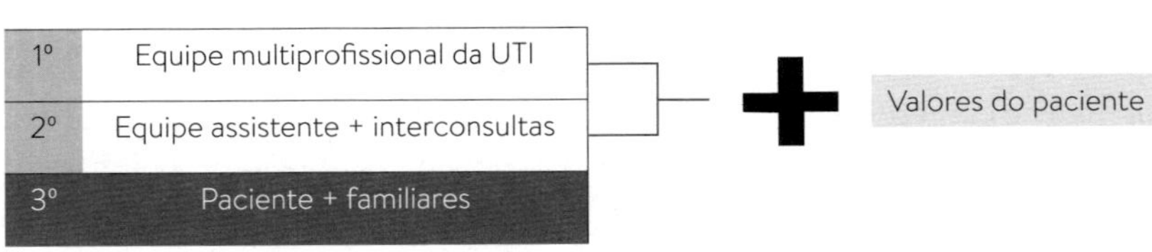

Figura 1 Sequência de alinhamento e concordância de opiniões com equipes que cuidam do paciente que deve anteceder a conversa central com o paciente e/ou familiares, que deve sempre valorizar os valores trazidos pelo paciente em cada etapa. Não devemos avançar de etapa sem ter a anterior concordante.

E provavelmente o momento que mais traz medo e receio é a conversa com o paciente em si, que por vezes é realizada com os familiares em momentos de perda de autonomia. Pensando nesses três desafios, é impossível conversar com os principais interessados sem antes resolver cada problema **nesta ordem**. Primeiro a equipe da UTI, depois equipes assistenciais e interconsulta e, por fim, a família e o paciente.

Após concordância entre a equipe multiprofissional da UTI, **é fundamental conversar com todas as equipes que prestam assistência**, quer seja como médico assistente direto ou como equipes de interconsulta. De forma organizada, verbalizar que deseja conversar sobre as propostas de tratamento para o paciente e entender qual o prognóstico visualizado pela equipe. Nesse momento, há dois cenários possíveis: concordância ou não de avaliação. Em caso de discordância, deve-se tentar entender em que evidência ou valores a equipe está embasada e da mesma forma apresentar a preocupação da equipe da UTI conforme valores e escores padronizados.

Por vezes, a conversa com a equipe assistente pode ser o maior desafio da conversa sobre prognóstico. Durante a conversa, o tom deve sempre ser de respeito e de escuta ativa, avaliando, conforme reações de afeto, se a conversa deve ou não ser continuada neste momento. Em situações difíceis, às vezes um prazo de reavaliação de evolução (por exemplo, reavaliar o número e a gravidade das disfunções orgânicas em 72 horas) ou exames complementares pode ser uma estratégia útil, com tempo estabelecido; quando o problema é incompatibilidade de proposta de intervenções com valores do paciente, os mesmos devem ser apresentados.

Após ter sido estabelecido um prognóstico para o paciente que todos concordem, devemos sempre perguntar ao paciente com autonomia preservada **se ele quer saber ou se quer delegar a um familiar** (*inviting*). Evidências atuais mostram que a maioria dos pacientes quer conversar sobre esse assunto; e que a informação não é um fator que aumenta incidência de depressão no paciente.

Neste momento, o médico tem medo de responder perguntas e os pacientes/familiares têm medo de perguntar e de escutar. É essencial que exista confiança e vínculo, que podem até ser criados em uma primeira conversa. O vínculo parte do momento em que os principais medos são assegurados: garantia de cuidado e de transparência/verdade. Isso pode ser feito como um pacto: "Senhora Maria, nós estamos nos conhecendo agora, mas eu queria lhe dizer que tem duas coisas que eu posso garantir para a senhora e para o senhor João que não são negociáveis: a gente vai sempre falar a verdade para a senhora e a gente vai cuidar bem do senhor João".

Tabela 1 Frases e perguntas frequentes que pacientes e familiares trazem na conversa sobre prognóstico

▪ Quanto tempo vou viver?
▪ Tenho medo de sentir dor/falta de ar
▪ Não quero sofrer
▪ Vou poder ficar com minha família?
▪ Não há outro tratamento possível? Vou ser abandonado?
▪ Eu acredito em milagre, doutor
▪ Doutor, faça todo o possível para o meu pai, não desista dele
▪ Mas ele é forte, Doutor, já passou por tanta coisa e está bem
▪ Ele não gostaria de passar por tudo isso
▪ Ele não gostaria de voltar para casa dependente

Um dos maiores erros do médico ao se comunicar diante das perguntas e afirmações da Tabela 1 é a surpresa diante de frases de esperança e tentar combater isso com reafirmações sobre gravidade. Diante de uma situação difícil, o ser humano tende a oscilar entre **o medo e a esperança**, como descrito no *modelo dual de lidar com o luto* de Stroebe e Schut; e isso não significa falta de compreensão sobre o quadro. Exemplo: "Após receber a notícia, Maria diz ter esperança de um milagre e que ele vai melhorar e vai acordar". Nesse momento, devemos validar a esperança respondendo "é tudo que eu mais quero". Quando Maria diz que acredita em um milagre, ela está lhe dizendo também que ela sabe que é tão grave a situação, que ela espera por um milagre. Provavelmente, na sequência ela dirá algo como "mas é difícil a situação, não é, doutor?" e você validará novamente o sentimento "é difícil mesmo"; oscilando entre medo e esperança.

Quanto à pergunta sobre tempo de vida, deve ser sempre explorado se há algum evento específico ou algo direcionado que a pessoa esteja preocupada se estará ou não viva até lá. Muitas vezes a dúvida do médico está em poucos anos e a preocupação do paciente está em poucos meses. Já o "fazer todo o possível" é algo que deve ser bem analisado e não combatido; **a equipe fará sempre todo o melhor pelo paciente e todo o possível**, apesar de isso não querer dizer um cuidado obstinado e que potencialmente agregaria sofrimento; deve-se entender, por exemplo, medidas clínicas não invasivas como prioridade de cuidado, como "todo o possível" que acreditamos que seja o melhor para o paciente neste momento, se entendermos na situação que medidas invasivas até possam reduzir a sobrevida do paciente frágil.

Após a percepção de que há vínculo, podemos fazer ajuste de "onde estamos", ou seja, verificar com a família a compreensão de tudo que fez a pessoa chegar até este momento na doença atual, incluindo funcionalidade, e a real situação de como ela está agora. É muito importante a clareza nas palavras, sem hesitação para falar sobre falência orgânica e gravidade.

A ideia de que a família/paciente compreenderam o "onde estamos" vem com uma pergunta logo na sequência: "e agora, doutor? O que vai acontecer?". E essa vai ser a deixa para iniciarmos a conversa sobre possibilidades de curso da doença.

Neste momento, uma sugestão de como iniciar a conversa é **normalizando a incerteza**: "Dona Maria, eu tenho que ser sincero com a senhora, **eu não sei** o que vai acontecer com o senhor João", prosseguindo com "o que eu posso lhe dizer é o que aconteceu com pessoas que a nossa equipe cuidou que tinham a doença dele e que tiveram situação parecida". E esse é o momento em que você pode (e deve) usar conhecimento técnico prognóstico com a família de forma objetiva. Quer seja baseado em estatística de estágio avançado de doença oncológica ou de doença renal, por exemplo, quer seja por gravidade por número de disfunções orgânicas. É o momento de apresentar as principais preocupações sobre o "onde estamos" já conversadas, podendo inclusive usar as palavras receio/medo/preocupação neste momento, por exemplo: "a nossa maior preocupação com o AVC do senhor João é de que ele não acorde ou acorde sem conseguir falar ou andar". Para muitos pacientes, uma estimativa subjetiva de probabilidade é suficiente. Outros preferem receber a informação em forma de números e porcentagens, como no exemplo a seguir. Essa preferência deve ser explorada e respeitada durante a comunicação.

> Exemplo: "Dona Maria, eu tenho que ser sincero com a senhora, eu não sei o que vai acontecer com o senhor João. (Pausa) O que eu posso lhe dizer foi o que aconteceu com pessoas que a gente já cuidou que tiveram doenças parecidas com a do senhor João... (Em geral, a pessoa diz que quer saber o que houve com os outros nesse momento.) Tantos % de pessoas com essa doença que internam em UTI com tal complicação, morrem na internação".

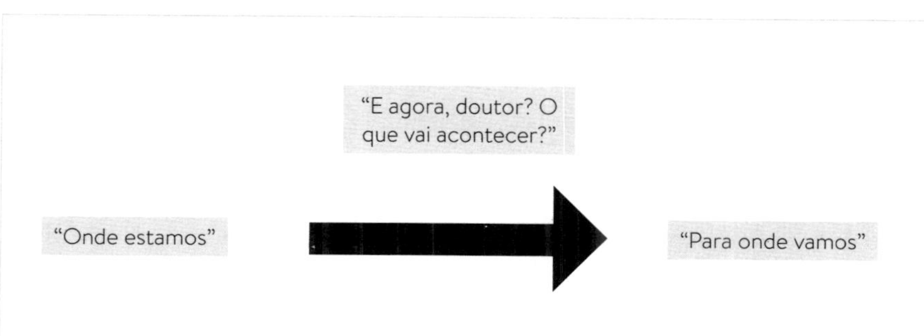

Figura 2 Pergunta de transição entre etapas da comunicação de "onde estamos" para "para onde vamos".

Em geral, esse é um momento de permitir silêncio e de sentir a família/paciente sob o que está sendo requerido, ou seja, se há desejo de saber mais ou não e ceder informações à medida que estão sendo solicitadas, assegurando que independentemente do curso seguido pelo paciente, será garantido sempre o melhor cuidado, a dignidade e o conforto (reforçando o pacto de confiança feito no início); que se possível a situação atual será revertida, mas caso não seja, que é uma possibilidade, e que o senhor João faleça durante a internação, não deixaremos de tratá-lo sempre com muita dignidade e respeito, e que isso é inegociável (reforçando mais uma vez a confiança sobre o cuidado).

PREOCUPAÇÕES DO PROFISSIONAL DE SAÚDE ANTES DE UMA CONVERSA SOBRE PROGNÓSTICO

Tabela 2 Principais preocupações da equipe antes de conversar com a família sobre prognóstico

▪ Receio de falar de forma inapropriada que acrescente ainda mais sofrimento para a família
▪ Medo de que seja uma família que não compreenda a real gravidade e o alto risco de óbito
▪ Preocupação de que a família não consiga dissociar os próprios interesses dos valores do paciente
▪ Medo de que a família não tenha quase nenhuma informação sobre o "onde estamos"
▪ Medo de transmitir muitas informações em uma só conversa e que elas não sejam todas compreendidas
▪ Medo de usar o "mediquês" ao invés de português
▪ Não conseguir lidar com o "medo" e a "esperança" em seu processo dual
▪ Medo de que a família perceba que está nervoso
▪ Medo de não ter se preparado adequadamente para a conversa
▪ Sentimento de falha por não conseguir curar o paciente

Depois do exposto sobre estratégias de comunicação, pouco se discute sobre os principais medos do médico ao se preparar para a conversa sobre prognóstico. O receio da falta de compreensão da família e do "medo/esperança" podem ser lidados a partir do momento em que você entende que isso **vai acontecer,** e que isso é normal, sem tentar ir contra isso, mas validando o sentimento dentro de sua própria oscilação. A técnica da conversa estruturada, ler o prontuário e ter conversado com a equipe multiprofissional e equipe assistente ajudam a reduzir de forma considerável o medo de não ter se preparado adequadamente para a conversa e o medo de acrescentar sofrimento por falar de forma inapropriada. Um recurso que pode ser útil para conciliar a incerteza inerente à avaliação prognóstica com o desejo do paciente e familiares por informação é falar em termos de melhor e pior cenário.

O medo de transmitir muitas informações só reduzirá com o tempo e com escuta ativa, a experiência ao longo das conversas o fará perceber os limites de cada vínculo e as necessidades de cada família, que não são fixos e podem mudar inclusive durante a conversa; mas as emoções e o afeto vão ajudar a entender se há vínculo de confiança e o momento de evitação da conversa, indicando um provável limite; bem como o tempo de conversa até então e a densidade das informações já abordadas.

A preocupação de que a família não consiga dissociar os próprios interesses dos valores do paciente é real e cotidiana. Em geral acontece, por exemplo, quando o paciente já fez diretivas antecipadas de vontade, mas a família muda diante da intercorrência aguda, ou quando houve uma conversa insuficiente no passado. **O medo do médico é de distanásia e o medo da família é de eutanásia**. Neste momento, escutar as preocupações da família, assegurar que o nosso maior objetivo é garantir o cuidado, validar as preocupações e criar um vínculo de confiança, talvez seja o melhor caminho de alinhamento de objetivo de cuidado; não é fácil.

O médico e a equipe multiprofissional assistente não precisam esconder (e nem vão conseguir) seu afeto e isso é reconhecido pelo paciente e pela família. Você pode, sim, transmitir suas emoções, desde que sejam concordantes com as emoções da família – sintonia emocional – e que isso flutue durante a conversa conforme as emoções da própria família.

CONSIDERAÇÕES FINAIS

O profissional de saúde tem medo da conversa sobre prognóstico, por ser em geral uma conversa difícil, embora na maioria dos casos o que o paciente e a família desejam são a honestidade e a segurança de bons cuidados; mesmo que para isso você tenha de assumir a insegurança de não saber a evolução que terá cada paciente. Normalizar a incerteza é uma forma de se colocar mais próximo da família sobre dúvidas e esperança e sair do papel de superioridade muitas vezes imposto pela sociedade na relação médico-núcleo paciente/família. A técnica em sequência lógica de alinhar a compreensão de todas as equipes e fazer uma conversa pautada em vínculo de confiança, clareza e transparência, seguida de "onde estamos", "para onde vamos", valores, prognóstico e objetivo de cuidado pode ajudar o médico a melhorar o cuidado integral do paciente na UTI.

REFERÊNCIAS BIBLIOGRÁFICAS

1. Forte DN, Kawai F, Cohen C. A bioethical framework to guide the decision-making process in the care of seriously ill patients. BMC Med Ethics. 2018 Aug 20;19(1):78.
2. Lecuyer L, Chevret S, Thiery G, Darmon M, Schlemmer B, Azoulay E. The ICU trial: a new admission policy for cancer patients requiring mechanical ventilation. Crit Care Med. 2007.
3. Stroebe MS, Schut H. The dual process model of coping with bereavement: Rationale and description. Death Studies. 2019;23:197-224.
4. Smith AK, White DB, Arnold RM. Uncertainty – the other side of prognosis. N Engl J Med. 2013.
5. Weissman DE. Determining prognosis in advanced cancer. Journal of Palliative Medicine. 2003.
6. Shrime M, Ferket BS, Scott DJ, Lee J, Barragan-Bradford D, Pollard T, et al. Time limited trials of intensive care for critically ill patients with cancer – How long is long enough? JAMA Oncology. 2016.
7. Kopar PK, Visani A, Squirrell K, Brown DE. Addressing futility: a pratical approach. Crit Care Explor. 2022.
8. Forte DN, Stoltenberg M, Ribeiro SCDC, de Almeida IMMO, Jackson V, Daubman BR. The hierarchy of communication needs: a novel communication strategy for high mistrust settings developed in a Brazilian COVID-ICU. Palliat Med Rep. 2024 Feb 9;5(1):86-93.

38

Conversando com crianças e adolescentes familiares de pacientes críticos

Paula da Silva Kioroglo Reine
Juliana dos Santos Batista

Escutar é desistir de todas as nossas expectativas e prestar atenção, de maneira completa e renovada, ao que está diante de nós, sem realmente saber o que ouviremos ou o que isso significará. Na prática de nossos dias, ouvir é inclinar-se suavemente, com vontade de ser mudado pelo que ouvimos.

Mark Nepo

Estratégias abordadas neste capítulo

Crianças e adolescentes:
- Avaliação da criança e adolescente para participação no plano de cuidados do paciente crítico.
- Estratégias para comunicação e acolhimento.

Família:
- Estratégias para identificação e manejo das necessidades das crianças e adolescentes.
- Ativação da família na inclusão e participação da criança e adolescente.

Profissionais:
- Instrumentalização para identificação das necessidades de famílias com crianças e adolescentes.
- Estratégias de comunicação no contexto pediátrico.
- Orientações práticas para realização de visita infantil.

INTRODUÇÃO

O ambiente hospitalar, em especial as unidades críticas, são lugares com potencial ansiogênico para paciente e família. Isso acontece por diversos fatores, como: complexidade do quadro clínico dos pacientes, ambiente cercado por aparelhos e alarmes, necessidade de procedimentos invasivos, constante movimentação da equipe de saúde e o afastamento da família ou outros componentes que trazem segurança e conexão com o externo.

O paciente crítico, quando consciente, pode passar por muito sofrimento e em diferentes dimensões. No físico, pela constante manipulação do seu corpo, perda de autonomia nos cuidados básicos, medo de danos a partes do corpo e privação de sono, entre outros. No campo social e espiritual, o sofrimento pode ser suscitado pela proximidade da morte e por vezes por questionamentos sobre suas crenças ou preocupações com questões práticas da vida, as quais, pelo adoecimento e internação, encontram limitação nas resoluções. Por fim, o sofrimento psíquico advindo do próprio adoecimento, do tratamento e do prognóstico, da ansiedade pelo ambiente e da suspensão, temporária ou não, da própria vida conhecida pelo paciente antes de adoecer.

Por estar imerso em inúmeras possibilidades de perdas e sofrimento, o paciente crítico, além de contar com o cuidado intenso de toda a equipe de saúde, idealmente também conta com o cuidado da família (mesmo quando as políticas de visitação são restritas), que é muitas vezes sua conexão com o mundo, fonte de amparo e segurança. Todavia, é importante salientar que a família fonte de cuidado ao paciente também precisa ser fonte de cuidado da equipe, pois está vivenciando o sofrimento pela separação, o medo da perda e o estresse e a sobrecarga inerentes ao momento.

Quando a equipe de UTI está lidando com a família, há componentes conhecidos sobre como se comunicar e acolher, pois em geral são familiares adultos. Mas e quando a fonte de cuidado são as crianças e adolescentes? A partir de agora, compreenderemos melhor os desafios e as possibilidades de cuidado na comunicação com os pequenos familiares do paciente crítico.

FAMÍLIA COM CRIANÇAS E/OU ADOLESCENTES: DESAFIOS E POSSIBILIDADE DE CUIDADOS

No cenário de adoecimento e possibilidade de morte, as crianças e os adolescentes também são confrontados com situações incertas e mobilizadoras emocionalmente. Assim, a equipe precisa estar preparada tecnicamente para informar, mas também para cuidar e amparar. Não existe a intenção de tornar uma situação complexa e difícil em algo fácil ou fazer com que emoções intensas não sejam suscitadas. Nossa pretensão é cuidar e estar ao lado da família, sendo "continente" às emoções e comportamentos esperados ou não nessa vivência. Assim como os adultos, as crianças precisam de oportunidades para construir um sentido e significado para essa experiência de vida.[1]

Reiteradamente, a equipe encontra a unidade familiar em circunstâncias emocionais complexas. É prevista uma vulnerabilidade emocional diante de três momentos singulares nessa trajetória: diagnóstico de uma doença elegível para cuidados paliativos (CP), progressão da doença e fim de vida. Essa vulnerabilidade familiar evidencia a imprescindibilidade de uma relação entre a equipe e a família baseada em uma comunicação efetiva, clara e dinâmica. A construção de um vínculo entre equipe e família pode ser um fator protetivo de sofrimento e de luto complicado ao longo do processo.

A família é a principal fonte de suporte para crianças e adolescentes que enfrentam dificuldades. Quando ocorrem doenças na família, com hospitalizações frequentes, isso afeta o funcionamento da dinâmica familiar e as interações entre seus integrantes, levando a alterações nos papéis, nas expectativas e nas responsabilidades das atividades cotidianas. As crianças e adolescentes enfrentam essas consequências, tanto de maneira direta quanto indireta, mesmo com os esforços da família para protegê-los desse cenário.

Mesmo as crianças mais novas são sensíveis às mudanças no ambiente familiar e podem perceber alterações no comportamento familiar ou na rotina doméstica. Elas podem não entender completamente a gravidade da situação, mas sentem que algo está diferente. A falta de informação pode levar a equívocos e aumentar a ansiedade, já que as crianças podem imaginar cenários piores do que a realidade. Dessa forma, todos são impactados por essas condições estressantes, o que demanda uma adaptação familiar e promove um processo de resiliência. Assim, fornecer informações adequadas à idade é essencial para ajudá-las a lidar com a situação.[2] Portanto, a questão não é mais se devemos ou não incluir a criança, mas, sim, como integrá-la e apoiá-la nesse contexto adverso de adoecimento e tratamento de quem ela ama e com quem se preocupa.

Crianças e adolescentes que enfrentam o adoecimento e piora progressiva de um familiar necessitam de informações e apoio emocional durante essa experiência. No entanto, muitas famílias encontram obstáculos para incluir esses jovens não apenas no contexto hospitalar, mas também no planejamento de cuidados e nas comunicações, sejam elas más notícias ou não. A família se sente insegura e sem recursos sobre como conversar com as crianças e adolescentes sobre diagnósticos e prognósticos. Há uma preocupação em proteger do sofrimento, o que muitas vezes resulta em omissão de informações. Ao buscarem apoio nos profissionais de saúde sobre como lidar com essas comunicações, nem sempre recebem orientações claras e eficazes.[2]

Essa dificuldade familiar e dos profissionais da saúde é reflexo de um problema social, influenciado por crenças disfuncionais que veem a criança como alguém completamente incapaz de compreender e lidar com situações adversas.

Entretanto, também é reflexo de uma lacuna significativa na formação de profissionais de saúde para lidar efetivamente com as necessidades de famílias com crianças que vivenciam um processo de adoecimento de um familiar, uma vez que há uma variabilidade nos treinamentos em relação a duração, conteúdo e métodos pedagógicos, além de serem escassos para o público pediátrico.[3] Os profissionais de saúde não se sentem preparados tecnicamente, seguros emocionalmente e com o tempo necessário para orientar os familiares e incluir as crianças.[4]

Desse modo, esses jovens acabam se tornando espectadores distantes de um processo que os envolve profundamente, sofrendo impactos significativos, especialmente em situações de perda. Nessas circunstâncias, eles enfrentam um choque ao precisar absorver tudo, desde uma enfermidade grave até a perda efetiva, sem a possibilidade de uma compreensão gradual ou até mesmo de uma despedida, que são elementos protetores do luto infantil.

Apesar da preocupação tanto de familiares quanto de profissionais de gerar sofrimento nas crianças e adolescentes, existe uma maior percepção da necessidade de comunicação por parte dos familiares comparados aos profissionais que tendem, pela falta de competência técnica, a desconsiderar seu papel na comunicação e nos cuidados com as crianças e adolescentes.

COMUNICAÇÃO NO CONTEXTO PEDIÁTRICO

Em um cenário de adoecimento e prognóstico incerto, as comunicações usualmente envolvem notícias difíceis que envolvem uma ameaça à vida e, consequentemente, à família como existia até então. A complexidade envolta no contexto de más notícias, compartilhamento de decisões e objetivos de cuidados, principalmente quando remetem à vida e à morte, tem impacto emocional significativo na unidade de cuidados, mobilizando intensas emoções. Em CP, o sofrimento emocional é potencialmente universal, e escuta ativa, empatia, construção de conexões significativas e validação emocional são elementos centrais para continência e amparo emocional.

A necessidade da família vai além da informação: é preciso colaboração, parceria e conexão, tanto entre seus membros quanto entre os profissionais de saúde. A comunicação clara e compassiva é fundamental em um contexto de gravidade para que as famílias, incluindo as crianças, se sintam ouvidas, compreendidas e respeitadas em suas necessidades.

A compreensão da criança diante de um processo de adoecimento e possibilidade de morte depende do seu desenvolvimento cognitivo e socioemocional, sua biografia e história familiar e das competências do profissional que está realizando a comunicação. Portanto, é um processo complexo que exige da criança, da família e dos profissionais de saúde.

Para uma compreensão baseada no desenvolvimento cognitivo da criança, sugere-se que a transmissão de informações seja adequada ao nível de maturidade, utilizando uma linguagem simples, evitando jargões médicos, fazendo uso de histórias e analogias para explicar a condição. A qualidade e a quantidade das informações fornecidas aumentam conforme a idade. O uso de materiais gráficos pode ser um recurso adicional e facilitador da explicação.[5]

Estratégias práticas: o profissional de saúde pode desenhar ou pedir para a criança desenhar um coração e explicar que todos temos um coração que bate forte no nosso peito, porém o coração do familiar está muito cansado (incluir no desenho uma expressão de cansaço no coração) e que ele está parando de bater. Nesse momento, sugere-se inclusive perguntar para a criança o que ela acha que acontece quando o coração para de bater e, assim, saberemos o grau de compreensão que a criança possui sobre o que é estar gravemente doente e morrer.

Outros recursos facilitadores podem ser brinquedos (inclusive da própria criança), jogos, histórias e filmes. Quanto mais jovem a criança, mais lúdico é seu mundo, e os recursos lúdicos e projetivos são uma porta aberta para a comunicação. Por meio do lúdico podemos informar e explorar a compreensão e a vivência emocional da crianca a respeito da experiência.

Um **ponto de atenção** é o desenvolvimento socioemocional da criança e adolescente, uma vez que uma comunicação pode mobilizar uma variedade de reações emocionais, incluindo medo, raiva e tristeza. Essas emoções são esperadas e contextualizadas e torna-se essencial validar esses sentimentos e oferecer um espaço seguro para que os jovens possam expressar suas preocupações.[5]

Os familiares/pais desempenham um papel fundamental na comunicação. Dessa forma, recomenda-se investigar o que já foi comunicado, a percepção dos pais sobre reações e preocupações específicas que eles podem ter a partir da história da criança, e posteriormente incluí-los nas conversas, garantindo que eles saibam o que foi conversado e possam apoiar seus filhos, ajudando a facilitar a compreensão.[2,5]

Existem três fatores essenciais que devem permear as comunicações que incluem crianças:

- **Ambiente:** priorizar um espaço protegido de muitos estímulos (realizar a comunicação em uma sala privativa e não no corredor da UTI), assim como uma aproximação cuidadosa e apresentação acolhedora do profissional. Buscar construir um vínculo de confiança.

Estratégias práticas: incluir perguntas neutras que expressem interesse pela criança, como: "Quantos anos você tem?", "Onde você estuda?", "Qual seu brinquedo/jogo preferido?".

- **Expressão de sentimentos, pensamentos e emoções:** é fundamental facilitar e permitir que a criança faça perguntas e expresse seus sentimentos. Além disso, momentos de silêncio também ajudam a criança a perguntar ou expressar suas emoções, pois elas demandam mais tempo para se comunicar comparadas aos adultos, portanto, silêncios devem ser respeitados e "apoiados" pelo profissional de saúde.

Estratégias práticas: "Como você está se sentindo?", "Você quer conversar sobre o que você está pensando ou sentindo?", "Percebi que você ficou triste, não queríamos que isso estivesse acontecendo também".

- **Informar gradualmente:** informações em etapas ajudam a criança a processá-las cognitivamente e emocionalmente. É necessário respeitar o tempo de compreensão oferendo informações de qualidade, ou seja, verdadeiras. Além de informar, é preciso compreender qual o nível de envolvimento e participação desejado pela criança.

Estratégias práticas: "O que você está entendendo do que estou explicando?", "Tem mais alguma coisa que você gostaria de me perguntar hoje?" (pode ajudar a criança a compreender que é uma conversa e que ela também pode expressar o que sabe e suas dúvidas). "Você pode me falar a qualquer momento se não quiser mais vir ao hospital e conversar comigo, está bem?"

Estudos apontam que, frequentemente, os pais optam por omitir a verdade das crianças, acreditando que isso as protegerá do sofrimento. A omissão está relacionada à dificuldade dos adultos em aceitar a morte iminente e à subestimação das capacidades cognitivas e emocionais das crianças. Portanto, é fundamental considerar a capacidade da criança de compreender e processar informações sobre a morte, promovendo uma comunicação honesta e sensível.[6] Além disso, compartilhar sentimentos e oferecer apoio social são aspectos que contribuem positivamente para a elaboração do luto infantil. Embora desafiadora, a comunicação sobre a morte é imprescindível e deve ser conduzida por alguém com quem a criança possua vínculo afetivo.[7]

Uma comunicação adequada e de suporte pode, inclusive, reduzir o sofrimento emocional e sintomas ansiosos. Isso ocorre porque a compreensão da vivência fornece uma sensação de controle que por sua vez mitiga o medo.[8] Esses dados evidenciam os benefícios da comunicação, enquanto a omissão de informações e cuidados resulta em prejuízos emocionais e mentais para a criança e adolescente.[2,5]

Além disso, crianças frequentemente querem ser informadas sobre a condição do familiar e participar das discussões familiares, o que está associado à sensação de segurança, conforto, apoio emocional e maior confiança na equipe de saúde.

Tabela 1 Compreensão de crianças e adolescentes sobre finitude e morte

Até 2 anos	A criança tem consciência da ausência dos pais e pode se angustiar com separações. A comunicação deve ser feita por meio de toques e tons de voz suaves.
3 a 4 anos	Compreendem a morte como algo temporário e reversível. Precisam de explicações concretas e repetidas.
5 a 6 anos	Começam a entender a irreversibilidade da morte, mas podem ter pensamentos mágicos, associando a doença a castigos. Comunicação clara e sem ambiguidades é essencial.
7 a 11 anos	Já possuem noção mais avançada de doença e morte, mas lidam melhor com informações concretas e visíveis (exemplo: queda de cabelo na quimioterapia).
Adolescentes	Buscam autonomia e podem focar em impactos imediatos da doença. Valorizam explicações diretas e participação nas decisões, mas também enfrentam maior vulnerabilidade emocional.

Fonte: adaptada de Stein et al., 2019.[5]

POSSIBILIDADES DE INCLUSÃO DE CRIANÇAS E ADOLESCENTES NA UTI

Considerando todo o exposto sobre a importância de informar os familiares que são crianças e adolescentes sobre o que está acontecendo, abordaremos a seguir possibilidades de inclusão dessa população no ambiente de terapia intensiva e nos cuidados ao paciente. A primeira premissa a se considerar é que os pequenos familiares são bem-vindos em UTIs adulto ou pediátricas, mas necessitam de cuidados específicos que devem envolver a família e a equipe.

Quando a criança ou adolescente não desejam ou não podem visitar o paciente na UTI

Para uma visita acontecer de forma satisfatória, o primeiro passo não é identificar a condição da criança, e sim o desejo dela. A depender de como a família vai construindo a narrativa sobre o adoecimento, internação e possibilidade de morte do familiar, algumas crianças manifestarão ativamente o desejo de ver o paciente e outras não. Diante desse cenário, alternativas de participação a distância podem ser eficazes para que a criança sinta que está presente de alguma forma.

Estratégias práticas: estimular que a criança faça um **desenho**, escreva um **bilhete ou uma carta**, escolher com ela um **objeto pessoal** que ela quer que fique próximo ao paciente no leito da UTI, **gravar um vídeo ou um áudio**. Todas essas possibilidades devem acompanhar a ideia de que a produção da criança poderá ajudar o paciente a se sentir melhor, a deixar o seu quarto mais bonito e a protegê-lo neste momento em que estão separados, dando à criança espaço no cuidado ao outro mesmo que ela não queira ou não possa visitá-lo.

Caso o paciente tenha o desejo de receber a visita, mas a criança ou o adolescente mostrem resistência, é muito importante respeitar e, dentro do tempo disponível, ajudar a família a compreender o que pode estar por trás da recusa. Perante esse cenário, o psicólogo hospitalar pode ser acionado para ajudar no manejo.

Quando a criança ou adolescente desejam visitar o paciente na UTI

Tabela 2 Estratégias práticas para cuidados em visita de crianças e adolescentes em UTI

Antes	Durante	Depois
Identificar se há desejo pela visita ou se o desejo é dos adultos	Perceber a movimentação de aproximação ou afastamento e estimular quando possível tanto o toque quanto a fala	Valorizar a visita. "Foi muito importante sua visita hoje"
Identificar o que se sabe sobre o quadro do paciente e sobre o ambiente de UTI	Acolher as reações e sentimentos	Perguntar como foi a experiência. "Como foi visitar seu familiar e como você está se sentindo?"
Explicar de forma simples o quadro do paciente e como a criança vai encontrá-lo no leito	Responder as dúvidas e curiosidades de forma honesta e com linguagem adequada à idade	Orientar os pais ou responsáveis sobre reações possíveis após a visita (podem ficar mais introspectivos ou ansiosos, por exemplo)
Preparar o ambiente. Dentro do possível, deixar os dispositivos cobertos, optar por horários diferentes da visita diária, providenciar uma cadeira ou abaixar a cama e as grades	Identificar quando a criança precisa de um espaço sozinha para se despedir e monitorá-la do lado de fora	Orientar que os pais ou responsáveis peçam suporte psicológico quando se preocuparem com reações posteriores
Identificar quem é a figura de segurança que entrará com a criança e perguntar ativamente como esse adulto está para a visita	Interromper a visita com sutileza em caso de reações muito intensas de desconforto da criança ou do paciente	Caso o paciente esteja consciente, verificar como ele está se sentindo após a visita e acionar suporte psicológico quando necessário

CONSIDERAÇÕES FINAIS

Existe uma resistência cultural, social, familiar e profissional em incluir as crianças no processo de adoecimento e morte de um familiar. A tentativa de proteção tem como resultado expô-las ao desamparo e à possibilidade de adoecimento mental, principalmente quadros ansiosos. As crianças e adolescentes têm a necessidade de serem questionados quanto à inclusão e sobre como podem participar e contribuir. A família muitas vezes percebe essa necessidade, porém não encontra uma equipe preparada tecnicamente e emocionalmente para lidar com a inclusão. Assim, profissionais da saúde precisam se capacitar tanto em comunicações com crianças e adolescentes quanto na condução de uma visita infantil que só trará benefícios a todos os envolvidos: paciente, família, criança e o próprio profissional que terá a certeza de estar fazendo um cuidado familiar qualificado em um ambiente crítico.

REFERÊNCIAS BIBLIOGRÁFICAS

1. Chin LE, Loong LC, Ngen CC, Beng TS, Shireen C, Kuan WS, et al. Pediatric palliative care: using miniature chairs to facilitate communication. Am J Hosp Palliat Care. 2014 Dec;31(8):833-5.
2. Dalton L, Rapa E, Ziebland S, Rochat T, Kelly B, Hanington L, et al.; Communication Expert Group. Communication with children and adolescents about the diagnosis of a life-threatening condition in their parent. Lancet. 2019 Mar 16;393(10176):1164-76.
3. Frerichs W, Geertz W, Johannsen LM, Inhestern L, Bergelt C. Child and family specific communication skills trainings for healthcare professionals caring for families with parental cancer: A systematic review. PLoS One. 2022 Nov 9;17(11): e0277225.
4. Fearnley R, Boland JW. Communication and support from health-care professionals to families, with dependent children, following the diagnosis of parental life-limiting illness: A systematic review. Palliat Med. 2017 Mar;31(3):212-22.
5. Stein A, Dalton L, Rapa E, Bluebond-Langner M, Hanington L, Stein KF, et al.; Communication Expert Group. Communication with children and adolescents about the diagnosis of their own life-threatening condition. Lancet. 2019 Mar 16;393(10176):1150-63.
6. Emer M, Moreira MC, Haas SA. A criança e a iminência de morte do progenitor: o desafio dos pais na comunicação das más notícias. Revista da Sociedade Brasileira de Psicologia Hospitalar. 2016;19(1):21-. Disponível em: https://revistasbph.emnuvens.com.br/revista/article/view/409.
7. Lima VR, Kovács MJ. Morte na família: um estudo exploratório acerca da comunicação à criança. Psicologia: Ciência e Profissão. 2011;31(2):390-405. Disponível em: https://pesquisa.bvsalud.org/portal/resource/pt/psi-61206.
8. Molinari PCC. A criança, o adolescente e suas vozes. In: Barbosa SMM, Molinari PCC. Cuidados paliativos pediátricos: auxílio na atuação do pediatra. 1.ed. Rio de Janeiro: Atheneu; 2024.

Seção VI

Ajuste de suporte vital

39

Identificando situações de refratariedade

Sabrina Corrêa da Costa Ribeiro

> Alma, 78 anos, está internada por uma colangite aguda. Ela tem um tumor obstrutivo de vias biliares e apesar da antibioticoterapia e drenagem realizadas há 72 horas, encontra-se em piora progressiva, com insuficiência renal anúrica, hipotensão a despeito do uso de noradrenalina 1,5 mcg/kg/min e vasopressina em dose máxima, com disfunção hepática, hematológica, acidose metabólica e agora piora do desconforto respiratório. Você, paliativista, é chamada na UTI cirúrgica com urgência, pois, apesar da piora progressiva, os familiares pediram reiteradamente que se "fizesse tudo". "Doutora, não é melhor a gente intubar?"

COMO PODEMOS SABER SE UM PACIENTE CRÍTICO ESTÁ MORRENDO?

A definição proposta por Iwashyna em 2020 é:

Um paciente que está morrendo de uma condição aguda é um paciente cuja morte parece inevitável em um período relativamente curto de tempo, mesmo que ele receba todas as medidas prolongadoras de vida medicamente aceitáveis.[1]

POR QUE ESTE DIAGNÓSTICO É IMPORTANTE?

Perceber quando uma situação clínica se torna refratária permite que:

- A presença dos familiares seja priorizada, dando a eles e ao paciente a oportunidade de reconciliações, despedidas e evitando que ele morra sozinho.
- Sejam evitados novos tratamentos e invasões que tenham uma baixa probabilidade de beneficiar o paciente ou sejam incompatíveis com seus valores.
- Evite-se o estresse moral relacionado à percepção da equipe de que as medidas que estão instituindo são fúteis e só estão trazendo sofrimento adicional.[2]

QUE CAMINHOS LEVAM O PACIENTE A UMA SITUAÇÃO IRREVERSÍVEL OU DE REFRATARIEDADE?

- Uma situação é o paciente que sofre agudamente uma grave lesão tecidual e, mesmo que o suporte de vida dê tempo para uma potencial recuperação e reversão, se torna impossível recuperar a homeostase.[1] O exemplo dado no caso clínico se enquadraria nesse caminho. Em algumas situações, infelizmente a refratariedade acaba sendo definida por falta de disponibilidade de uma terapia de suporte ou modificadora, por exemplo, hipoxemia refratária em um paciente com COVID em serviço que não dispõe de ECMO (terapia de oxigenação extracorpórea por membrana) ou transporte para um centro em que esse recurso esteja disponível.
- Outra situação se desenvolve quando a vida do paciente poderia ser mantida de forma artificial, mas essa situação levaria a um desfecho inaceitável para o paciente em relação à qualidade de vida. Um exemplo seria o paciente com esclerose lateral amiotrófica que entra em insuficiência respiratória após definir que prolongar a vida através de ventilação mecânica invasiva é algo intolerável para ele.
- Uma terceira situação é a progressão irreversível de uma doença crônica. Poderíamos exemplificar com um paciente com um glioblastoma multiforme refratário a tratamento cirúrgico, radio e quimioterápico que se apresenta com rebaixamento. Na ausência de causas reversíveis (como distúrbios eletrolíticos ou infecção), a instituição de medidas de suporte avançado levaria simplesmente a um prolongamento do processo de morte.

Tabela 1 Aspectos relevantes do cuidado do paciente que entra em refratariedade

Físico	Tratamento de dor, dispneia, ansiedade Interrupção de monitorização ou medicações não benéficas
Alimentar	Dieta de conforto Cuidado com constipação/diarreia
Dispositivos	Podem ser retirados? Incomodam? Pensar em via para medicação (hipodermóclise?)
Social	Presença (física ou virtual) de entes queridos Suporte físico (estrutura para banho, descanso) e psicológico para familiares/amigos
Outros	Cuidado espiritual/religioso Música/pets Documentação Doação de órgãos

(continua)

Tabela 1 Aspectos relevantes do cuidado do paciente que entra em refratariedade *(continuação)*

Cuidados com equipe de saúde	Autocuidado Realização de *debriefing* e suporte à equipe Planejar um momento de pausa após a morte Reconhecer e cuidar do luto

Adaptada de Iwashyna, 2020.[1]

COMO PODEMOS MELHORAR NOSSA ACURÁCIA AO FAZER ESTE DIAGNÓSTICO?

- O diagnóstico de uma situação de irreversibilidade, dada a importância e o impacto sobre o planejamento terapêutico, deve ser feito de forma cuidadosa (idealmente em consenso com as demais especialidades envolvidas e sempre com avaliação de mais de um membro da equipe) e integra múltiplas variáveis:
  - **Reserva fisiológica:** Qual a condição prévia da pessoa que está sofrendo com uma doença aguda? Variáveis com impacto prognóstico como fragilidade, baixa funcionalidade e multimorbidade impactam negativamente a possibilidade de recuperação.
  - **Diagnóstico:** O que está acontecendo? Qual o prognóstico e potencial de reversibilidade da situação aguda? Existe tratamento? O paciente tem condição clínica para receber o tratamento?
  - **Evolução:** Houve deterioração clínica apesar do tratamento instituído? O paciente está acumulando disfunções?
  - **Valores:** O tratamento possível para esta condição é condizente com o objetivo de cuidado e os valores do paciente? Caso o paciente sobreviva à estadia na UTI, existe uma possibilidade razoável de que ele volte a ter a qualidade de vida que julga aceitável?
- A inclusão dos valores do paciente na elaboração do plano de cuidado dentro da terapia intensiva é relativamente recente. Dados do estudo SUPPORT coletados nas décadas de 80 e 90 sugeriam que, uma vez que o paciente era transferido para a terapia intensiva, as preferências do paciente eram desconsideradas, assim como qualquer outro objetivo de cuidado que não fosse a alta da UTI.[4]
- Hoje o papel da terapia intensiva inclui outros objetivos para além do prolongamento da vida de forma sistemática, como controle de sintomas físicos e espirituais e, em sua melhor prática, o planejamento de cuidado inclui necessariamente os valores do paciente.[5,6]

Um estudo recente baseado em times de resposta rápida compostos por intensivistas avaliou a viabilidade de cuidar de pacientes críticos com doença avançada fora da unidade de terapia intensiva. Esses times faziam reuniões para definição de objetivo de cuidado e ofereciam medidas de suporte de vida (inclusive ventilação mecânica invasiva) se compatíveis com os valores e preferências do paciente e se julgadas tecnicamente aceitáveis pela equipe.

- Vocês não vão intubar minha mãe? Precisa fazer alguma coisa, ela está muito mal!

A filha de Alma chora à beira-leito, em desespero.

- A senhora está certa, a situação da sua mãe é muito grave. O médico da equipe da cirurgia chegou a conversar com a senhora sobre o que aconteceu nas últimas 24 horas?
- Chegou, doutora. Ele disse que o rim dela tá parando também.
- Ele contou por que isso tudo está acontecendo?
- É o câncer, né, doutora? Entupiu a via biliar e eles passaram o dreno. Tá tomando antibiótico também.
- É isso. A senhora entendeu tudo direitinho. Posso ser muito honesta com a senhora?
- Por favor. É tudo que eu quero.
- A infecção da sua mãe está sendo tratada há dois dias. Nossa esperança era de que ela melhorasse. Infelizmente, isso não está acontecendo. Os órgãos estão parando. A pressão dela está muito baixa e não melhora, mesmo com medicação na dose máxima.
- Minha mãe tá morrendo, doutora?
- Eu te prometi que seria honesta. Ela está, sim. E pela minha experiência, pelos pacientes que vi em situação parecida com a dela, o melhor que podemos fazer é ficar ao lado dela e cuidar da dor e da falta de ar.
- Mas se intubar não ajuda?
- Só as medicações que precisaríamos fazer para intubá-la, nessa condição, poderiam fazer o coração parar. Ela poderia morrer mais rápido. E isso não mudaria o que está acontecendo com os outros órgãos ou resolveria a infecção.
- Eu entendo, doutora. E agora?
- Agora a senhora chama as pessoas mais próximas dela. E a gente vai continuar aqui do lado, cuidando dela.
- Posso chamar um padre? Tem um que ela conhece desde novinho, fez meu casamento.
- Pode chamar, sim. Você gostaria de perguntar mais alguma coisa?
- Não, acho que é isso.
- Quer ir vê-la agora?
- Quero, sim. Por favor.

CONSIDERAÇÕES FINAIS

A identificação da evolução de um paciente para uma situação irreversível é essencial para o planejamento de cuidados, possibilitando que seja priorizada a presença da família nos momentos finais, permitindo a realização de despedidas e rituais e evitando a instituição de procedimentos fúteis ou indesejados.

Para o diagnóstico de irreversibilidade é necessário um grau razoável de certeza, sendo prudente discutir a situação do paciente entre vários profissionais de diferentes saberes e, em caso de discordância ou incerteza, aguardar e reavaliá-lo após mais algum tempo de evolução.

REFERÊNCIAS BIBLIOGRÁFICAS

1. Iwashyna TJ. Recognizing a patient is acutely dying. Ann Am Thorac Soc. 2020 Oct;17(10):1195-8.
2. Borhani F, Mohammadi S, Roshanzadeh M. Moral distress and perception of futile care in intensive care nurses. J Med Ethics Hist Med. 2015 Feb 23;8:2.
3. Ribeiro S. Cuidados paliativos na emergência. 1. ed. Barueri: Manole; 2020.
4. The SUPPORT Principal Investigators. A controlled trial to improve care for seriously ill hospitalized patients: the study to understand prognoses and preferences for outcomes and risks of treatments (SUPPORT). JAMA. 1995;274:1591-8.
5. Turnbull AE, Bosslet GT, Kross EK. Aligning use of intensive care with patient values in the USA: past, present, and future. Lancet Respir Med. 2019 Jul;7(7):626-38.
6. Oliveira AR. Manual da residência de medicina intensiva. 6. ed. Barueri: Manole; 2020.
7. Bass K, Gupta R, Wells C, Ortiz Muriel S, Hackett A, et al. Managing end of life care for the critically ill: a novel program to deliver bedside critical care without transfer to the intensive care unit. Am J Hosp Palliat Care. 2025 Jan;42(1):41-7.

40

Antibioticoterapia em cuidados paliativos

Juliana Mandato Ferragut
Carolina Neiva Guedes da Silva

Há um contexto desafiador para profissionais em saúde quando o uso de antibióticos está em pauta. Dados da literatura corroboram: cerca de 90% dos pacientes internados com câncer avançado estão em antibioticoterapia na sua última semana de vida, fato semelhante em 42% dos pacientes institucionalizados com demência avançada nas suas duas últimas semanas de vida.[1,2] Em pacientes assistidos em serviços de cuidados paliativos, a realidade não é muito diferente: 27% receberam pelo menos um antibiótico na última semana de vida, e 1,3% três ou mais antibióticos. No grupo de pacientes em antibioticoterapia, apenas 15% tinham uma infecção diagnosticada.[3-5]

Um estudo com 303 pacientes em uma instituição de longa permanência demonstrou que apenas 14% dos pacientes utilizavam opioides para dor, ao mesmo tempo em que 53% estavam em uso de antibioticoterapia sistêmica.[6] Ao longo dos 15 anos de dados revisados, observou-se uma tendência ao aumento de uso de analgésicos, tanto opioides como não opioides. No entanto, não houve decréscimo no uso de antibióticos durante esse mesmo período.

A eficácia da antibioticoterapia tanto em relação a aumento de sobrevida como em relação a controle de sintomas é questionável. Uma revisão sistemática publicada em 2013 analisou a melhora de sintomas com uso de antibioticoterapia em pacientes em cuidado paliativo e observou uma taxa de resposta entre 21,4% e 56,7% dos casos.[3] Houve melhora com mais frequência em infecções urinárias (60% a 92% de taxa de resposta) do que em infecções respiratórias (0-53% de resposta). Não foi observada melhora de sintomas em pacientes com bacteremia.

Uma revisão de 2020 apresentou estudos mostrando que o tratamento com antimicrobianos foi considerado não benéfico em 10 a 55% dos casos (quadro clínico piorou ou os sintomas pioraram) e um mostrou, inclusive, piora de sintomas em pacientes tratados com pneumonia. Outros efeitos indesejáveis relatados nesta revisão foram o aumento do tempo de internação, aumento da incidência de organismos multidrogas-resistentes, aumento de infecção por *Clostridioides difficile*, desconforto familiar com as medidas de precaução e isolamento nas infecções relacionadas à assistência de saúde, além de efeitos colaterais indesejáveis como diarreia, náusea e vômito, *delirium* hiperativo.[7]

Esses dados têm validade limitada pela ausência de estudos controlados e pela heterogeneidade na forma de avaliar sintomas. É importante lembrar que outras intervenções podem aliviar os sintomas relacionados à infecção, como antitérmicos para febre e antitussígenos em infecções pulmonares (ver Capítulo "Outros sintomas respiratórios no paciente crítico em cuidados paliativos").

Em pacientes com prognóstico estimado de semanas a meses, há pouca evidência de benefício de sobrevida com o uso de antibióticos.[8] Por outro lado, quando o tempo de sobrevida estimada é maior (meses a um ano), pode haver ganho de sobrevida com o uso de antibioticoterapia conforme demonstrado em um estudo prospectivo com 323 pacientes institucionalizados com demência avançada, em que o uso de antibióticos para o tratamento de pneumonia resultou em aumento de sobrevida. No entanto, os pacientes tratados apresentavam pior controle de sintomas em relação aos não tratados.[9]

A ideia da antibioticoterapia como uma medida relativamente menos onerosa comparada a outras intervenções potencialmente prolongadoras da vida (p. ex.: intubação orotraqueal) não pode nos levar a desconsiderar os riscos, principalmente em pacientes assistidos pelo cuidado paliativo, em sua maioria frágeis, com doenças graves associadas a um sofrimento de caráter multidimensional (físico, socioemocional e espiritual).[10-12] Uma revisão de 2017 com um total de 1.488 pacientes internados demonstrou a ocorrência de eventos adversos em até 20% dos pacientes.[13] Uma revisão de 2024 traz, entre outros dados, que antimicrobianos são mantidos em 41-77% dos pacientes mesmo após a transição para cuidados de conforto. O mesmo artigo reforça que, com exceção de pacientes com infecção urinária e disúria (que apresentam até 79% de melhora sintomática com antimicrobianos), não existe evidência robusta de que haja impacto positivo sobre outros sintomas.

O processo de tomada de decisão quanto ao uso de antibióticos muitas vezes assume caráter de dilema ético, entre iniciar ou não iniciar ou mesmo suspender a terapia. Nesse sentido, as duas principais razões para se instituir devem ser os objetivos a serem perseguidos nesse processo deliberativo proposto neste capítulo: maior sobrevida e alívio de sintomas, onde a antibioticoterapia não implique em maior sofrimento do que o próprio processo de adoecimento.

PRIMEIRO PASSO: DEFINIR O CONTEXTO, AS CIRCUNSTÂNCIAS E OS VALORES

O processo deliberativo de tomada de decisão para antibioticoterapia proposto aqui compreende três etapas. A ideia é possibilitar ao profissional deliberar de forma

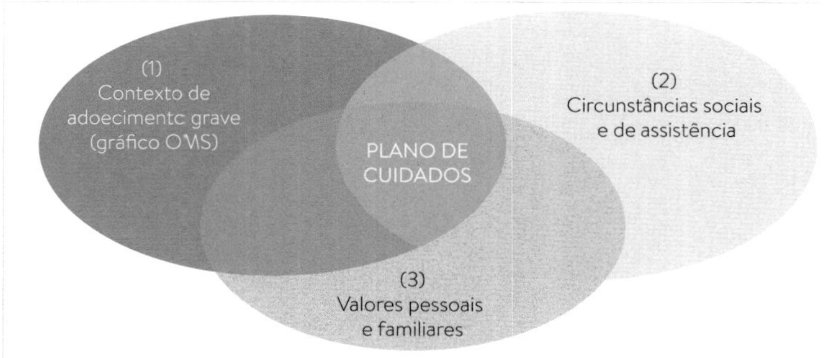

Figura 1 Etapas do raciocínio para tomada de decisão em antibioticoterapia.

técnica e assertiva contemplando aspectos individuais e subjetivos da unidade de cuidado (paciente e família) também envolvidos no processo.

O raciocínio sistemático deve se iniciar pela identificação do contexto de adoecimento em que o paciente se encontra, ou seja, em que fase da doença ele se localiza no gráfico de funcionalidade *versus* tempo (etapa 1); em quais circunstâncias sociais e de serviço assistencial está inserido (etapa 2); e quais são os valores pessoais e familiares implicados que podem contribuir para a construção do plano de cuidados (etapa 3).

Todas as etapas são indispensáveis durante o processo de tomada de decisão para qualquer paciente que apresente uma doença grave e sofrimento. Deve-se ressaltar que a segunda e a terceira etapas devem obrigatoriamente ocorrer de forma consecutiva à primeira, ou seja, o direcionamento principal para escolha técnica parte da interpretação do processo de adoecimento grave (etapa 1) e as demais (etapa 2 e etapa 3) seguem para complementar com dados relevantes na decisão do plano terapêutico.

A primeira etapa possui maior relevância, portanto, na indicação ou não da antibioticoterapia, e as duas etapas sequenciais devem contribuir com o raciocínio desenvolvido na etapa 1, além de facilitar a comunicação e o vínculo com o paciente e sua família no momento da partilha do plano de cuidados com os mesmos.

Somente em alguns casos em que há maior complexidade para definição técnica durante a etapa 1 é que as etapas sequenciais irão exercer papel decisório sobre a indicação do tratamento.

Para melhor compreender a aplicação desse raciocínio sistemático para antibioticoterapia racional em contexto de cuidados paliativos, seguem três casos clínicos.

Caso 1

Etapa 1

Homem, 92 anos, com demência avançada, 100% dependente para todas as atividades básicas de vida diária (ABVDs), PPS (*Palliative Performance Scale*) 20/10. Ter-

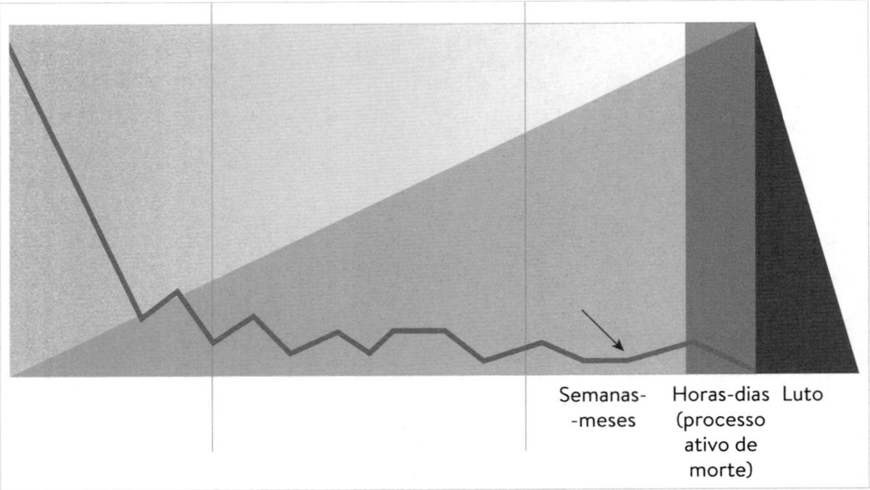

Figura 2 Funcionalidade x tempo em condição de síndrome demencial avançada.

ceiro episódio de pneumonia broncoaspirativa em 6 meses associada a infecção do trato urinário de repetição por *Klebsiella pneumoniae* multirresistente, com padrão de resistência a carbapenêmicos. Fez uso recente de amicacina, e no momento evolui com insuficiência renal aguda. Sem sintomas genitourinários.

Etapa 2

O paciente é cuidado em contexto domiciliar, sua cuidadora principal é sua esposa, também idosa, sobrecarregada de cuidados físicos e emocionais. Atualmente tem dificuldades para mudança de decúbito do paciente, que já apresenta múltiplas lesões por pressão em região sacral, trocantérica e calcâneo.

Etapa 3

Trata-se de um homem previamente muito forte, provedor da família, que, segundo a esposa, não "suportaria viver nesta situação".

Caso 2

Etapa 1

Mulher, 45 anos, com neoplasia de mama avançada com metástases para pulmões, ossos e sistema nervoso central, internada para cuidados de final de vida, com sinais de processo ativo de morte, PPS 10, tem lesão ulcerada com infecção secundária em mama esquerda de odor fétido e secreção purulenta em grande quantidade.

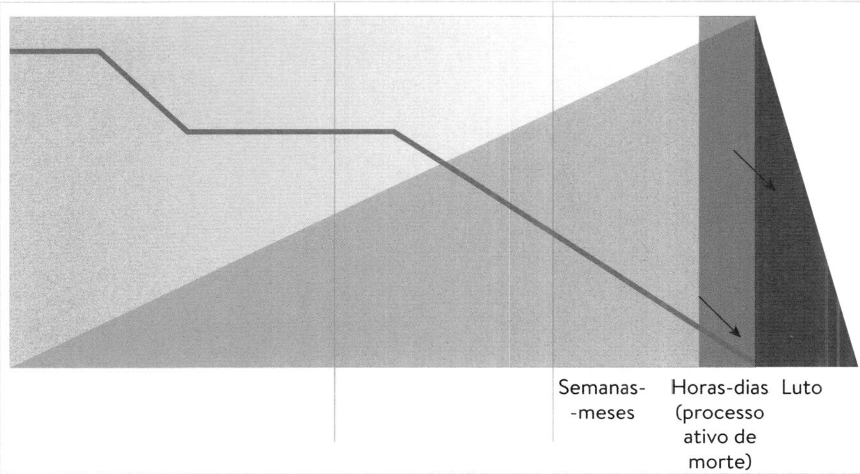

Figura 3 Funcionalidade x tempo em condição de doença neoplásica avançada.

Etapa 2

Paciente assistida em ambiente hospitalar, onde é cuidada por seu marido e dois filhos que se revezam. Todos bastante incomodados com o odor da ferida e a aparência dos curativos quando trocados pela enfermagem.

Etapa 3

Trata-se de uma mulher muito vaidosa que, segundo seu marido, estava muito triste nos últimos meses com a deformidade de seu corpo e sua condição frágil.

Caso 3

Etapa 1

Homem, 72 anos, com doença pulmonar obstrutiva crônica (DPOC) GOLD IV, oxigênio-dependente, PPS 40, internado por dispneia em agudização da DPOC.

Etapa 2

O paciente é assistido ambulatorialmente. Nas agudizações da insuficiência respiratória crônica é internado na Unidade de Pronto Atendimento (UPA) de referência. Sua filha sempre o acompanha, é sua cuidadora principal.

Etapa 3

Trata-se de um homem 100% dependente para ABVDs, porém com atividades intelectuais preservadas, responsável pelas decisões financeiras da casa e, segundo sua filha, é seu grande conselheiro no lar.

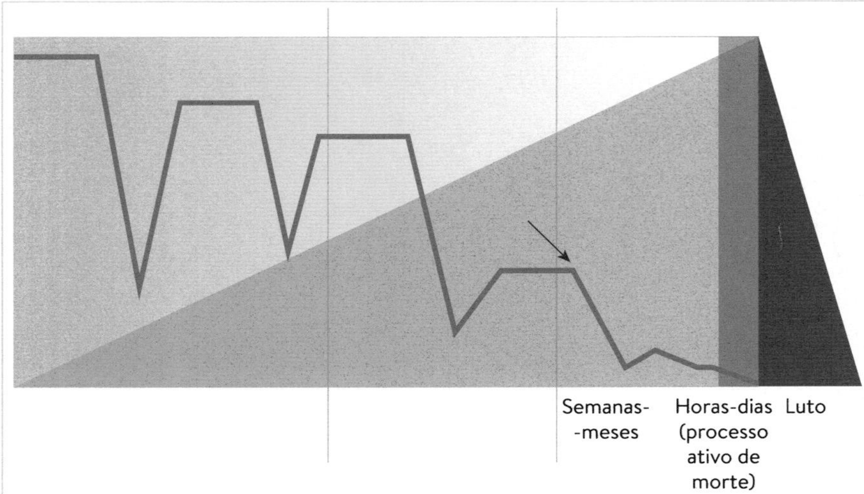

Figura 4 Funcionalidade x tempo em condição de disfunção orgânica avançada.

CONSTRUINDO A TOMADA DE DECISÃO EM ETAPAS

Caso 1

Etapa 1

Neste primeiro caso, o paciente está na fase final de vida devido à síndrome demencial avançada, com critérios de intratabilidade clínica para infecção urinária vigente, após múltiplos ciclos de antibioticoterapia com caráter de elevada toxicidade e, neste caso particularmente, com malefício concreto em lesão renal atribuída ao fármaco. Deve-se destacar a fase final comum em condições crônicas não oncológicas em que múltiplos eventos infecciosos compõem a história natural de final de vida desse paciente, onde invariavelmente a proliferação bacteriana em via urinária e a broncoaspiração farão parte da cadeia de eventos até o processo ativo de morte. Neste contexto, o malefício da antibioticoterapia sobrepõe-se ao seu suposto potencial benefício na condição atual. Deve-se ao mesmo tempo, no plano de cuidados, assegurar que este paciente terá seus sintomas, caso presentes (p. ex.: dispneia, secreções respiratórias, febre, *delirium*), adequadamente abordados por outras medidas, quer sejam farmacológicas, quer não (p. ex.: antipiréticos para febre, opioide para dispneia, posicionamento no leito).

Etapa 2

Pode-se inferir que o deslocamento do paciente para unidade hospitalar para instituição da antibioticoterapia de amplo espectro implicaria em maior sofrimento para ele e para sua esposa, já em sobrecarga física e emocional enquanto cuidadora principal...

Etapa 3

E que os valores expressos pelo paciente em momentos prévios à perda de autonomia, segundo sua esposa, refletiam a incompatibilidade de seus desejos com o cenário do processo de finitude prolongado.

Caso 2

Etapa 1

É uma paciente jovem, com uma doença oncológica avançada em processo ativo de morte. Neste caso, a antibioticoterapia não possui o objetivo de reverter o quadro infeccioso, tendo em vista o processo inexorável da morte instalado, mas sim de controle de sintoma: minimizar o desconforto com o odor e a secreção presentes na lesão neoplásica.

A via de administração do antibiótico de escolha deve estar em consonância com o objetivo. Assim, o uso de metronidazol de forma tópica será o mais eficaz e adequado para o controle do odor e da secreção, uma vez que o uso parenteral apresenta maior toxicidade e a necessidade de um acesso venoso, o que poderia trazer mais desconforto e riscos.

Etapa 2

O controle da secreção e do odor possibilitará para o marido e os filhos partilharem desse momento com menos dificuldade ao lado da paciente...

Etapa 3

Além de individualizar o cuidado, respeitando a dignidade humana relevante para esta família e esta mulher vaidosa no seu processo de morrer.

Caso 3

Etapa 1

É um paciente idoso, com DPOC grave e avançada, com limitação significativa para ABVDs (PPS 40), em uso contínuo de oxigenoterapia domiciliar. Essa condição de adoecimento grave crônico, não oncológico, pode seguir por meses a poucos anos. As exacerbações por infecções respiratórias costumam impactar na qualidade de vida desses pacientes e fazer parte da evolução da doença até o processo ativo de morte.

A antibioticoterapia neste caso pode estar adequadamente indicada com o objetivo de aliviar sintomas (dispneia, secreção, febre e tosse) e reverter o quadro infeccioso agudo. Ela deverá ser constantemente reavaliada pesando riscos e benefícios dentro do plano de cuidados instituído. Por vezes, inicia-se a antibioticoterapia por 48-72 h ("*trial* de 48-72 h") para observar a permanência da indicação do tratamento e o resultado alcançado. Deve-se atentar quando o processo infeccioso determinar outras disfunções orgânicas e/ou falência respiratória; neste caso pode configurar o início da fase final de vida, tendo em vista a irreversibilidade do quadro no contexto de uma evolução desfavorável.

Etapa 2

O paciente tem uma funcionalidade reduzida (PPS 40), o que dificulta seu deslocamento para atendimento multiprofissional e para atuação da equipe em tempo adequado durante eventos de agudização da doença de base. Por tudo isso, é essencial, durante o tratamento, considerar a transição do plano de cuidados para assistência domiciliar e adotar estratégias facilitadoras para atendimento e terapêuticas como a antibioticoterapia, quando adequada e indicada, no contexto domiciliar.

Etapa 3

Deve-se identificar o momento ideal para conversar e elaborar as diretivas antecipadas de vontade do paciente, uma vez que tem preservada sua cognição e algum grau de autonomia. Essas decisões podem auxiliar a equipe assistencial e a sua família na construção de planos de cuidados mais individualizados.

CONSIDERAÇÕES FINAIS

Seguem alguns elementos fundamentais no processo deliberativo quanto à antibioticoterapia em cuidados paliativos:

- A decisão pelo uso de antibióticos em condição de adoecimento grave e sofrimento deve sempre compreender os princípios básicos da bioética (principialismo): autonomia, beneficência, não maleficência e justiça, implicados a um processo deliberativo individualizado.
- A tomada de decisão para se instituir antibióticos dentro do plano de cuidados desse perfil de pacientes é apresentada resumidamente na Figura 5 e necessariamente deve estar alinhada com: (1) o contexto do adoecimento grave (gráfico funcionalidade x tempo); (2) as circunstâncias sociais e de assistência; e (3) os valores do paciente e de sua família, garantindo sempre um plano de cuidado individualizado e centrado na pessoa.

- A antibioticoterapia para este perfil de pacientes pode atender a dois diferentes objetivos: produzir impacto na história natural da doença (aumentar a sobrevida) e/ou promover controle de sintomas.
- Como toda estratégia de intervenção terapêutica, a antibioticoterapia também não possui caráter inócuo, podendo promover toxicidade, piora de sintomas e alteração da história natural da doença de forma deletéria quando mal indicada.

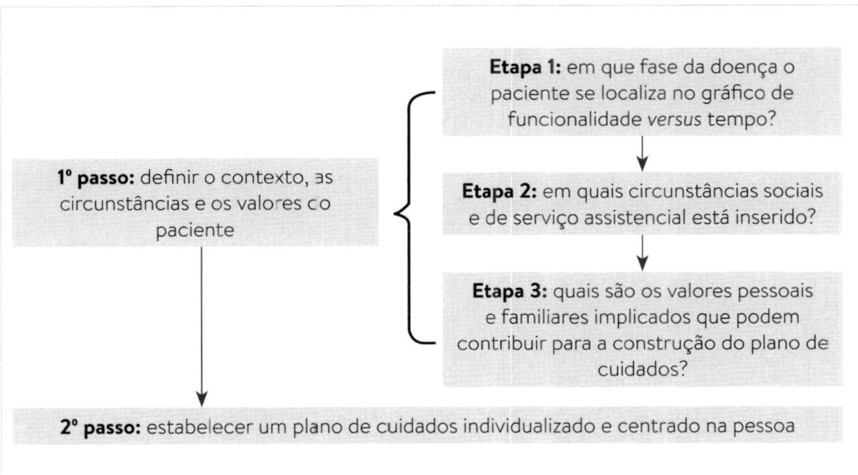

Figura 5 Processo de tomada de decisão para antibioticoterapia em cuidados paliativos.

REFERÊNCIAS BIBLIOGRÁFICAS

1. Clayton J, Fardell B, Hutton-Potts J, Webb D, Chye R. Parenteral antibiotics in a palliative care unit: prospective analysis of current practice. Palliative Medicine. 2003;17(1):44-8.
2. White P, Kuhlenschmidt H, Vancura B, Navari RM. Antimicrobial use in patients with advanced cancer receiving hospice care. J Pain Symptom Manage. 2003;25:438-43.
3. Rosenberg JH, Albrecht JS, Fromme EK, et al. Antimicrobial use for symptom management in patients receiving hospice and palliative care: a systematic review. J Palliat Med. 2013;16(12):1568-74.
4. Juthani-Mehta M, Malani PN, Mitchell SL. Antimicrobials at the end of life: an opportunity to improve palliative care and infection management. JAMA. 2015;314(19):2017-8.
5. Albrecht JS, McGregor JC, Fromme EK, Bearden DT, Furuno JP. A nationwide analysis of antibiotic use in hospice care in the final week of life. J Pain Symptom Manage. 2013;46(4):483-90.
6. Evers M, Purohit D, Perl D, et al. Palliative and aggressive end-of-life care for patients with dementia. Psychiatr Serv. 2002;53(5):609-13.

7. Fairweather J, Cooper L, Sneddon J, et al. BMJ Supportive & Palliative Care. Epub ahead of print. 2020;0:1-9.
8. Baghban A, Juthani-Mehta M. Antimicrobial use at the end of life. Infect Dis Clin North Am. 2017 Dec;31(4):639-47.
9. Givens JL, Jones RN, Shaffer ML, et al. Survival and comfort after treatment of pneumonia in advanced dementia. Arch Intern Med. 2010 Jul 12;170(13):1102-7.
10. Thompson AJ, Silveira MJ, Vitale CA, Malani PN. Antimicrobial use at the end of life among hospitalized patients with advanced cancer. Am J Hosp Palliat Care. 2012;29(8):599-603.
11. Knaul FM, Farmer PE, Krakauer EL, De Lima L, Bhadelia A, Jiang Kwete X, et al. Alleviating the access abyss in palliative care and pain relief – an imperative of universal health coverage: the Lancet Commission report. Lancet. 2018;391(10128):1391-454.
12. Twycross R, Wilcock A, Howard P. Palliative Care Formulary. PDF version, PCF5+. United Kingdon: www.palliativedrugs.com; 2016.
13. Tamma PD, Avdic E, Li DX, et al. Association of adverse events with antibiotic use in hospitalized patients. JAMA Intern Med. 2017;177(9):1308-15.
14. Kang M, Wang WS, Chang Z. Antibiotic use at the end of life: current practice and ways to optimize. Am J Hosp Palliat Care. 2025 Jun;42(6):610-15.

41

Transfusão de hemocomponentes em cuidados paliativos

Mariana Magnus
Paulo de Mello Novita Teixeira

INTRODUÇÃO

Hemocomponentes são os produtos oriundos do sangue total ou do plasma obtidos a partir de processos físicos, enquanto hemoderivados são produtos oriundos do sangue total ou do plasma obtidos por meio de processamento físico-químico ou biotecnológico.[1] Concentrado de glóbulos vermelhos (CGV), concentrado de plaquetas (CP), plasma fresco congelado (PFC) e crioprecipitado são os hemocomponentes extraídos a partir do sangue total.

O princípio do cuidado paliativo é o tratamento e a prevenção de sofrimento, focando nos sintomas físicos e melhora de qualidade de vida. Esse princípio carrega consigo uma reflexão: não manter ou iniciar terapias consideradas fúteis, ou seja, incapazes de modificar o curso natural da doença ou promover o bem-estar do paciente. Dessa forma, o papel das transfusões sanguíneas vem sendo discutido na literatura, e não devem ser realizadas com base em um único sintoma ou um único valor de exame laboratorial, e sim dentro de um contexto que envolve a fase da doença em que o paciente se encontra, qual o objetivo dessa transfusão e qual o risco desse procedimento.

O Cuidado Paliativo é uma abordagem direcionada a um grupo de pacientes muito diverso, que possuem doenças, tratamentos, funcionalidades, comorbidades, religiosidades e objetivos de fim de vida bastante variados e colocados sob uma mesma categoria: pacientes em cuidados paliativos. Essa heterogeneidade talvez seja a razão que torna essa área de atuação tão apaixonante e, ao mesmo tempo, torna muito complexa a missão de encontrar evidências que se adequem às particularidades destes indivíduos.

Não existem, até o momento, ensaios clínicos randomizados comparando benefícios e riscos de diferentes estratégias transfusionais em pacientes em cuidados paliativos. A grande maioria dos trabalhos nessa área envolve pacientes com doenças oncológicas e geralmente são questionários, estudos observacionais ou coortes, não controlados.

ANEMIA E TRANSFUSÃO DE CGV EM PACIENTES EM CUIDADOS PALIATIVOS

Embora os dados sejam escassos, a anemia é muito mais comum em pacientes com câncer (seja de órgãos sólidos, seja hematológico) do que em pacientes com diagnóstico não oncológico. Em um estudo, essa proporção foi de 90,5% de pacientes com câncer e 9,5% de pacientes com diagnóstico não oncológico.[2]

Nos pacientes oncológicos, a causa da anemia é comumente multifatorial, levando a uma diminuição da produção eritroide na medula óssea. O mecanismo dessa diminuição envolve a produção de citocinas inflamatórias, especialmente a IL-6 (interleucina 6), que interfere no metabolismo do ferro com maior produção de hepcidina e diminuição da eritropoiese.[3]

Nas doenças onco-hematológicas, a anemia provém frequentemente da infiltração direta da medula óssea e consequente diminuição das células precursoras hematopoieticas, como os precursores eritroides.[3]

- Segundo a OMS, anemia é definida como hemoglobina (Hb) < 12,0 g/dL em mulheres e Hb < 13,0 g/dL em homens.
- Estima-se que a prevalência de anemia em pacientes de hospices chegue a 70% nas mulheres e 80% nos homens.[2]
- Mais de 50% dos pacientes com câncer avançado **não são investigados corretamente em relação às causas da anemia** e 75% são tratados apenas com transfusões sanguíneas.[4]
- A intensidade de sintomas de fadiga não se correlaciona adequadamente ao nível de hemoglobina.[5]
- As principais razões que levam médicos a indicar transfusão de CGV em pacientes em cuidados paliativos são: sintomas de anemia (97%), sangramento (62%), níveis baixos de hemoglobina (52%) e pressão de familiares (48%).[6]
- Geralmente utiliza-se o gatilho de hemoglobina < 7 g/dL, quando a indicação é por níveis baixos de hemoglobina.[6]
- Pacientes com diagnósticos não oncológicos têm menos indicação de transfusão.[6]
- Existe uma percepção de melhora subjetiva de sintomas após transfusão, tanto por pacientes quanto por médicos, muito embora, quando escalas de avaliação de sintomas são usadas como ferramentas objetivas para verificação de melhora clínica antes e após receber CGV, não apresentem mudanças significativas.[7]

- Pacientes com melhor *performance-status* APKS (*Australia-Modified Karnofsky Performance Scale*) entre 40-50%, têm melhora do sintoma que motivou a transfusão com maior frequência do aqueles com menor *performance-status*. Isso sugere que pacientes mais desfuncionais (geralmente acamados) provavelmente se beneficiam menos de transfusão do que pacientes mais ativos.[8]
- Uma revisão sistemática recente com 13 estudos sobre este tema confirma que a melhora clínica é subjetiva, não existem gatilhos transfusionais abaixo dos quais estaria indicada a transfusão para esses pacientes e confirma a falta de estudos de alta qualidade para a avaliação deste tema.[9]
- Uma coorte retrospectiva investigou 6.980 pacientes que passaram consulta em cuidados paliativos em relação à transfusão de hemácias. Desses pacientes, 12,7% receberam transfusão. Idade mais jovem, melhor *performance-status*, doença oncológica (especialmente onco-hematológica), hemoglobina basal mais baixa (sugerindo maior benefício com correção rápida) e transfusões prévias foram considerados fatores relacionados a maior indicação de transfusão. Nesse mesmo estudo, pacientes que transfundiram tiveram o dobro de chance de falecerem hospitalizados.[10]

É importante ressaltar, das observações acima, que a maior parte das indicações de transfusão de CGV neste grupo de pacientes é por sintomas de anemia, que muitas vezes se confunde com fadiga. A grande discussão, portanto, mais do que o valor de hemoglobina *per si*, deve ser a investigação adequada de fadiga nestes pacientes. Em um estudo recente,[11] o sintoma de fadiga, embora reconhecido como sendo comum em pacientes recebendo cuidados paliativos, foi considerado um sintoma de difícil manejo por 77% dos entrevistados e menos da metade dos participantes (46%) se sentiam confortáveis para avaliação e manejo deste sintoma.

Fadiga é definida como um sintoma subjetivo e desagradável, que incorpora sensações que variam de cansaço a exaustão, criando uma condição geral implacável que interfere com a capacidade dos indivíduos de funcionar em sua normal capacidade.[12] Raramente fadiga é um sintoma único e pode estar relacionado a outras causas que não anemia isoladamente, como dor, estresse emocional (depressão), ansiedade, déficit nutricional, disfunção cardíaca, endocrinopatias, infecção, lesão renal, dentre outras.[13]

Uma revisão sistemática da Cochrane, publicada em 2012, analisou o uso de transfusões sanguíneas em pacientes com câncer avançado que apresentavam sintomas como anemia, fadiga ou dispneia, sem relação com sangramentos ou com o tratamento oncológico em curso. O estudo concluiu que, antes de indicar a transfusão, é fundamental considerar estratégias alternativas de manejo, pois os benefícios são limitados. Cerca de um terço dos pacientes não apresenta melhora após a transfusão, e mesmo entre os que melhoram, os efeitos são geralmente de curta duração – com os níveis de fadiga retornando ao padrão anterior em aproximadamente duas semanas. Além disso, em pacientes frágeis e em fase final de vida, a transfusão pode até causar piora clínica, possivelmente devido à hiperviscosidade sanguínea ou à sobrecarga circulatória.

TRANSFUSÃO DE PLAQUETAS E DE PLASMA FRESCO CONGELADO PARA PACIENTES EM CUIDADOS PALIATIVOS

- A escassez de trabalhos que avaliam a utilização destes hemocomponentes é ainda maior do que a de trabalhos que avaliam CGV.
- CP são mais comuns em pacientes hematológicos em cuidados paliativos, sendo mais frequentes do que as transfusões de CGV.[15]
- A maioria dos autores não indica transfusões profiláticas, mas sim terapêuticas (associadas a sangramentos ativos com diferentes níveis de plaquetas).[15]
  - Dois aspectos práticos a serem considerados nas transfusões de plaquetas: risco maior do que o do CGV de causar reações transfusionais e, também, a meia-vida curta das plaquetas, o que implica em transfusões mais frequentes.[15]
- Não há estudos relacionados à transfusão de PFC. Vale relembrar, entretanto, conforme as boas práticas transfusionais, as indicações de uso deste hemocomponente:[16]
  - Indicações: 1) sangramentos causados pela deficiência de múltiplos fatores da coagulação; 2) sangramento grave causado por anticoagulantes orais inibidores da vitamina K ou necessidade de reversão urgente destes anticoagulantes; 3) transfusão maciça com sangramento por coagulopatia; 4) sangramento por deficiência de único fator de coagulação quando não há produto com menor risco de contaminação viral; 5) como tratamento da púrpura trombocitopênica trombótica.
  - Contraindicações: como expansor volêmico e em pacientes com hipovolemias agudas (com ou sem hipoalbuminemia); em sangramentos sem coagulopatia; para correção de testes anormais da coagulação na ausência de sangramento; e em estados de perda proteica e imunodeficiência.

RISCOS TRANSFUSIONAIS

- Toda transfusão pressupõe o risco de uma reação transfusional.
- As reações transfusionais podem ser agudas, até 24 h após a transfusão, ou tardias, quando ocorrem depois desse período.[16]

Tabela 1 Reações transfusionais potencialmente fatais e suas frequências

Reação transfusional imediata	Frequência
Reação hemolítica aguda imune	1:38.000-70.000 unidades transfundidas
Reação alérgica grave (anafilática)	1:20.000-50.000 unidades transfundidas
TRALI (lesão pulmonar aguda associada a transfusão)	1:5.000-190.000 unidades transfundidas
Contaminação bacteriana	1:3.000-123.000 unidades transfundidas
Sobrecarga volêmica (TACO)	< 1% das transfusões

Adaptada de Bastos F.[16]

- Na população geral, a ocorrência de uma reação transfusional fatal é rara, na ordem de uma para cada 1.800.000 unidades transfundidas a 2,3 por milhão de unidades transfundidas.[17]
- Existem reações transfusionais imediatas que podem ser potencialmente fatais na população geral e que, dados o perfil de fragilidade e a falta de reserva funcional do paciente em cuidados paliativos, podem levar a quadros desastrosos.
- A frequência das reações transfusionais, entretanto, parece ser a mesma da população de pacientes fora de cuidados paliativos.[18]
- Parece existir uma associação entre taxas de mortalidade de pacientes em cuidados paliativos e transfusão sanguínea em até 30 dias após a transfusão, sendo maior na primeira semana que se segue à transfusão. Isso pode refletir tanto a gravidade do paciente quanto pode estar relacionado a algum evento adverso relacionado à transfusão.[18]
- Em uma coorte prospectiva multicêntrica envolvendo 5 países e 17 centros de cuidados paliativos/hospices com 141 pacientes:
  - 49% dos pacientes experimentaram melhora subjetiva de sintomas para os quais foi indicada a transfusão.
  - 78% dos pacientes apresentam melhora em algum sintoma (fadiga, falta de ar, fraqueza generalizada e vertigem).
  - Em relação a riscos e/ou potenciais danos, foram raros (12%) e de gravidade leve (reações alérgicas tardias, reações infusionais, dentre outras).

CONSIDERAÇÕES ÉTICAS A RESPEITO DE TRANSFUSÃO EM CUIDADOS PALIATIVOS

- Apenas uma minoria de pacientes apresenta diretrizes antecipadas de vontade e, entre aqueles que possuem, não é padrão haver posicionamento a respeito desse assunto,[11] o que acaba levando a decisões tomadas por substitutos.

- Há dados mostrando queda nas doações sanguíneas nos EUA[19] e isso nos traz à discussão eticamente desafiadora de racionalizar o uso de recursos finitos, em estoque (como hemocomponentes), para situações de emergência e outros grupos de pacientes.[20]

CONSIDERAÇÕES FINAIS

A decisão de transfundir este grupo de pacientes é complexa e deve ser alinhada com pacientes e familiares dentro dos objetivos de cuidados definidos. Deve-se ter em mente, entretanto, algumas informações:

- A melhora clínica em relação à fadiga é mais subjetiva do que objetiva.
- Não existe uma correlação clara entre intensidade da fadiga e níveis de hemoglobina nos pacientes com câncer avançado.
- Quanto pior a *performance-status* desses pacientes, menor será a melhora do sintoma que motivou a transfusão, provavelmente.
- Até 1/3 dos pacientes não apresentam qualquer tipo de resposta à transfusão de CGV. Nos que apresentam, essa resposta é de curta duração, voltando aos escores basais de fadiga em aproximadamente 2 semanas.
- Em pacientes frágeis e doentes com câncer avançado no fim da vida, a transfusão de CGV pode estar associada a dano.
- Sempre que possível, avaliar causas tratáveis de cansaço, fadiga, sintomas de anemia, principalmente em pacientes com expectativa de vida maior que dias.
- Os riscos transfusionais são similares aos de outros grupos de pacientes.

Dada a falta de estudos que indiquem os subgrupos que mais se beneficiariam de transfusões sanguíneas, Raval[18] sugere a utilização da seguinte estratégia que, em resumo, se fundamenta nas boas práticas transfusionais baseadas em evidências:

1. Para pacientes com estimativa de sobrevida > 7 dias, investigar e corrigir causas de citopenias e tratá-las conjuntamente ou em substituição à transfusão.
2. Considerar riscos e benefícios da transfusão e explicar aos pacientes as possíveis reações transfusionais.
3. Oferecer alternativas às transfusões: suplementação de oxigênio em pacientes com hipoxemia associada, antifibrinolíticos em caso de sangramentos.
4. Definir claramente o objetivo da transfusão e determinar objetivos perceptíveis que ajudem a tomar a decisão de continuar ou não com esse procedimento.
5. Preferir estratégias restritivas de uso de hemocomponentes, usando gatilhos transfusionais baseados em recomendações de alta qualidade:

- Pacientes sem doença cardiopulmonar, quando Hb < 7,0 g/dL.

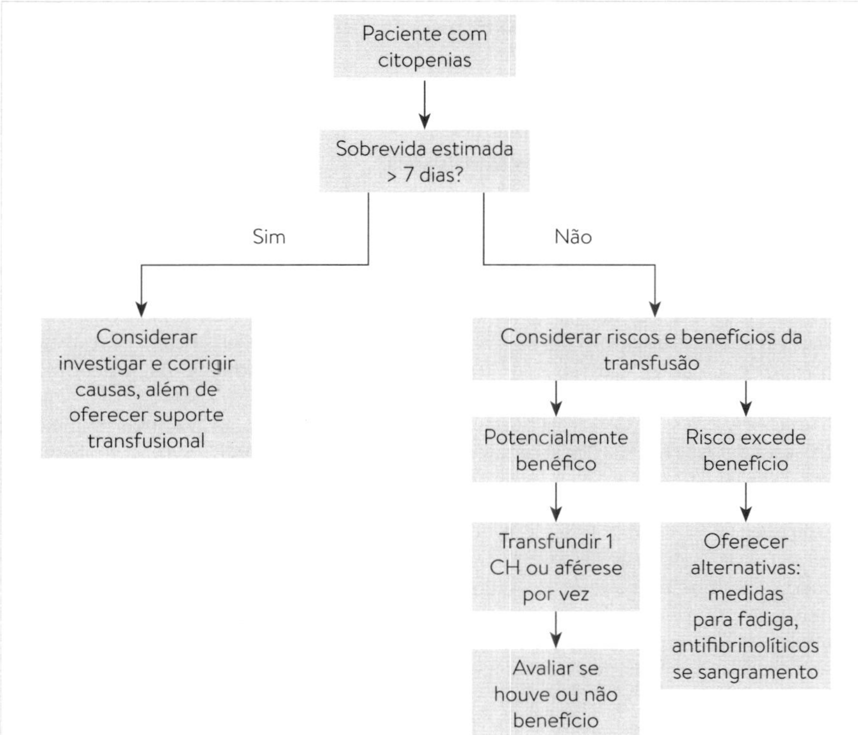

Figura 1 Fluxograma sugerido para transfusões no paciente em cuidado paliativo. CH: concentrado de hemácias.

- Pacientes com doença cardiopulmonar, considerar de forma individualizada quando Hb 7-10 g/dL.
- Considerar transfusão profilática de plaquetas quando < 10.000/mm³.
- Em pacientes com sangramento ativo, considerar transfusão quando plaquetas entre 20.000-50.000/mm³.
- Discutir estratégias de segurança transfusional em pacientes com risco de sobrecarga circulatória:
  - Doses apropriadas para o peso e transfusões em até 4 horas.

6. Transfundir apenas uma unidade por vez e avaliar os objetivos após cada unidade.
7. Reavaliar objetivos após as transfusões:

- Repetir testes laboratoriais após 24 h de transfusão de CGV e 1 h após transfusão de CP.

- **Procurar definir se a transfusão trouxe benefício e, em caso contrário, parar de realizá-la.**

8. **Realizar avaliação de funcionalidade após 7-14 dias da transfusão e assim que possível após transfusões de plaquetas.**
9. **Reavaliar necessidade de mais transfusões.**

REFERÊNCIAS BIBLIOGRÁFICAS

1. Brasil. Ministério da Saúde. Resolução RDC n. 34, de 11 de junho de 2014. Dispõe sobre as boas práticas no ciclo do sangue. 2014. Disponível em: http://portal.anvisa.gov.br/documents/10181/2867975/RDC_34_2014_COMP.pdf/283a192e-eee8-42cc-8f06-b5e5597b16bd?version=1.0.
2. Dunn A, Carter J, Carter H. Anemia at the end of life: Prevalence, significance, and causes in patients receiving palliative care. J Pain Symptom Manage. 2003;26(6):1132-9.
3. Gaspar BL, Sharma P, Das R. Anemia in malignancies: pathogenetic and diagnostic considerations. Hematology. 2015;20(1):18-25.
4. de Putter R, Geboes K, De Man M, Van Belle S. Treatment of anemia in patients with solid tumors receiving chemotherapy in palliative setting: usual practice versus guidelines. Acta Clin Belgica Int J Clin Lab Med [Internet]. 2018;73(4):251-6.
5. Munch TN, Zhang T, Willey J, Palmer JL, Bruera E. The association between anemia and fatigue in patients with advanced cancer receiving palliative care. J Palliat Med. 2005;8(6):1144-9.
6. Chin-Yee N, Taylor J, Downar J, Tanuseputro P, Saidenberg E. Red blood cell transfusion in palliative care: A survey of palliative care physicians. J Palliat Med. 2019;22(9):1139-42.
7. To THM, To LB, Currow DC. Can we detect transfusion benefits in palliative care patients? J Palliat Med. 2016;19(10):1110-3.
8. To TH, To LB, Currow DC. Can we detect transfusion benefits in palliative care patients? J Palliat Med. 2016;19(10):1110-3.
9. Chin-Yee N, Taylor J, Rourke K, Faig D, Davis A, Fergusson D, et al. Red blood cell transfusion in adult palliative care: A systematic review. Transfusion. 2018;58(1):233-41.
10. Chin-Yee N, Scott M, Perelman I, Pugliese M, Tuna M, Fitzgibbon E, et al. Red blood cell transfusion and associated outcomes in patients referred for palliative care: A retrospective cohort study. Transfusion. 2021;61(8):2317-26.
11. Ingham G, Urban K. How confident are we at assessing and managing fatigue in palliative care patients? A multicenter survey exploring the current attitudes of palliative care professionals. Palliative Medicine Reports. 2020 May 1;1(1):58-65.
12. Ream E, Richardson A. Fatigue: A concept analysis. Int J Nurs Stud. 1996;33:519-29.
13. Preston NJ, Hurlow A, Brine J, Bennett MI. Blood transfusions for anaemia in patients with advanced cancer. Vol. 2016, Cochrane Database of Systematic Reviews. John Wiley and Sons Ltd; 2012.
14. Jankowski C, Aranha O, Banerjee C, Breitbart WS, Carpenter KM, et al. NCCN Guidelines Version 2. 2022 Cancer-Related Fatigue NCCN Guidelines Panel Disclosures Continue [Internet]. 2022.

15. Torres MEU, Rodríguez JNR, Ramos JLS, Gómez FA. Transfusion in palliative cancer patients: A review of the literature. J Palliat Med. 2014;17(1):88-104.
16. Bastos F. Guia para uso de hemocomponentes [Internet]. Brasília: Ministério da Saúde; 2015. 136 p. Disponível em: http://bvsms.saude.gov.br/bvs/publicacoes/guia_uso_hemocomponentes_2ed.pdf.
17. Vamvakas EC, Blajchman MA. Transfusion-related mortality: The ongoing risks of allogeneic blood transfusion and the available strategies for their prevention. Blood. 2009;113(15):3406-17.
18. Raval JS. Transfusion as a palliative strategy. Curr Oncol Rep. 2019;21(10).
19. Jones JM, Sapiano MRP, Savinkina AA, Haass KA, Baker ML, Henry RA, et al. Slowing decline in blood collection and transfusion in the United States – 2017. Transfusion. 2020;60(S2):S1-9.
20. Raval JS, Cooling LL. Red blood cell transfusion in palliative care: What are we doing and why are we doing it? Transfusion. 2018;58(1):3-4.

42

Tomada de decisão quanto à via de alimentação e hidratação do paciente crítico elegível aos cuidados paliativos

Cristina Bueno Terzi
Danielle Brito-Rodrigues

A terapia intensiva e a emergência são locais de cuidado que têm a missão de restabelecer o equilíbrio do corpo que chega nas condições mais adversas e nem sempre com um "manual" da história prévia. As respostas neste ambiente de cuidado devem quase sempre ser rápidas, uma vez que o limiar entre a vida e a morte é tênue.

Desta forma, a individualização do cuidado é fundamental no processo de tomada de decisão compartilhada sobre a via de alimentação/hidratação, que deve levar em conta:

- Diagnóstico atual.
- História clínica prévia.
- Preferências de cuidado do paciente.

Neste sentido, a decisão pela melhor via de alimentação/hidratação (e de administração de medicamentos) é comumente feita com base nas condições clínicas que envolvem:

- Estado de alerta.
- Capacidade (e desejo) que a pessoa tem de mastigar, engolir e tossir.
- Condição do trato gastrointestinal (trajeto do alimento/líquido).

DISFAGIA

É um sintoma que evidencia um desarranjo no mecanismo de transporte seguro do bolo alimentar da boca ao estômago, com risco de desvio para os pulmões. Desidratação, desnutrição, pneumonia aspirativa, comprometimento pulmonar crônico, asfixia, recusa ou diminuição da ingesta alimentar/hídrica e até mesmo a proximidade da morte podem estar associados à disfagia. No entanto, é importante salientar que não há relação linear entre a disfagia e pneumonia aspirativa.[1]

A pneumonia por broncoaspiração pode ocorrer pela combinação dos seguintes fatores:[2,3]

- Oscilações ou rebaixamento do nível de alerta.
- Déficit no mecanismo de tosse e deglutição.
- Déficits na mastigação.
- Higiene oral precária.
- Falta de próteses ou falhas dentárias.
- Feridas na cavidade oral.
- Dependência de outras pessoas para assistência ao comer e beber.
- Necessidade de suporte para posicionamento durante as refeições.

CASO CLÍNICO 1

Sra. Maria Joana, 67 anos, internada com AVC isquêmico na UTI de um hospital. Como antecedentes, ela tem hipertensão arterial e diabetes; a Escala de Performance Paliativa (PPS) prévia é de 100%. Apresentou durante a internação sepse de foco pulmonar, sendo iniciadas: antibioticoterapia e alimentação/hidratação artificiais (AHA), via sonda nasoenteral, pela queda do nível de consciência e risco de broncoaspiração. A paciente evoluiu bem, com a retirada da sonda nasoenteral, porém no dia da alta da UTI teve novo evento neurológico grave, sendo necessária a realização de intubação orotraqueal e ventilação mecânica.

Perguntas

1. A indicação da AHA foi adequada no primeiro e segundo eventos neurológicos?
2. Quem deve decidir sobre a indicação da AHA? A equipe multidisciplinar (EMD), paciente ou familiares/responsáveis?

Discussão

1. A indicação da AHA foi adequada em ambos os eventos neurológicos. No primeiro evento, embora a paciente tivesse um PPS prévio bom, não estava alerta para comer/beber por via oral e no segundo evento a AHA acompanhou o pacote da ventilação mecânica. A AHA foi indicada pelo prognóstico incerto a curto prazo, aguardando a evolução da doença neurocrítica. Em ambos os cenários se considerou haver um bom potencial de recuperação e a paciente não

possuía diretivas prévias que trouxessem o entendimento de que a AHA seria incompatível com seus valores.

2. A indicação sobre a via de alimentação/hidratação é responsabilidade da EMD, incluindo o fonoaudiólogo e nutricionista, a partir da avaliação criteriosa da capacidade do paciente de comer/beber por via oral, bem como dos riscos, benefícios e objetivos do uso da AHA, que pode ser ou não compatível com o objetivo de cuidado definido. Pacientes, bem como familiares/responsáveis, devem ser consultados e esclarecidos sobre os riscos para assim opinarem sobre a indicação da AHA. A decisão final deve ser compartilhada entre EMD, paciente e/ou familiares/responsáveis, lembrando que o paciente crítico tem uma evolução dinâmica e que as decisões podem e devem ser revisitadas ao longo do tempo.

CONTINUAÇÃO DO CASO CLÍNICO 1

Após cinco meses de internação e inúmeras sepses, paciente tem diagnóstico de estado vegetativo crônico.

Perguntas

1. Nesta nova condição, há necessidade de repactuar a continuidade do uso da AHA?
2. Como abordar a família/responsáveis?
3. Quais aspectos fundamentais devem ser estabelecidos no Plano Avançado de Cuidados (PAC)?

Discussão

1. Sim. Diante desta nova condição de estado vegetativo crônico, a EMD precisa reavaliar e repactuar a indicação, continuidade ou suspensão da AHA.[4-6] O processo de tomada de decisão deve basear-se em evidências e melhores práticas. A Academia Nacional de Cuidados Paliativos (ANCP) fornece os 5 posicionamentos:[7]

- A renúncia à AHA (não instalação ou retirada), diante de situação de estado vegetativo crônico comprovado por EMD experiente e de acordo com os valores do paciente, é ética, legal e não corresponde à eutanásia nem ao suicídio.
- A suspensão/não introdução de AHA pode ser realizada mediante o consentimento esclarecido do representante legal do paciente.
- Cada caso deve ser avaliado individualmente considerando todas as particularidades, grau de incerteza do prognóstico de sobrevivência, recuperação de consciência, funcionalidade e melhor interesse do paciente em cada situação.

- O acordo sobre a retirada ou não implementação da AHA deve ser pautado na comunicação proativa e compassiva, em um processo de decisão compartilhada.
- A fim de contribuir para a tomada de decisão compartilhada, a EMD deve: (a) promover conversas sobre os valores e preferências de cuidados de seus pacientes enquanto estes têm capacidade mental e de comunicação, (b) encorajar a identificação de um representante que advogue pelos seus interesses de saúde e (c) documentar as diretivas antecipadas de vontade de pacientes em seus prontuários.

2. Familiares/responsáveis devem ser esclarecidos do real quadro clínico e prognóstico de seu ente querido, bem como dos riscos e benefícios do uso da AHA. Devem participar do processo de decisão compartilhada.
3. O PAC deve ser guiado por princípios e valores do paciente, sendo pactuado com a família/responsáveis na conferência familiar. Deve ser registrado em prontuário e conhecido na rede de cuidados do paciente.

CASO CLÍNICO 2

Sr. Antônio, 79 anos, diagnóstico de demência avançada, com FAST 7. Entra na emergência de um hospital com infecção urinária. Após 3 dias de internação, o paciente evolui com agitação psicomotora e é transferido para a UTI, onde a EMD observa que o paciente alimenta-se pouco e sugere a AHA na tentativa de nutrir, prevenir broncoaspiração e evitar lesões por pressão. Com o uso da sonda nasoenteral houve necessidade de contenção química e física, pois o paciente a retirou 3 vezes.

Perguntas

1. A AHA em pacientes com demência em fase avançada pode estar associada a eventos indesejados?
2. Como definir a melhor conduta?

Discussão

1. Sim. A AHA em pacientes com demência em fase avançada é frequentemente associada a eventos indesejados como: agitação, *delirium*, necessidade de uso de contenção química e física, maior risco de desenvolvimento de lesões por pressão e broncoaspiração. Além disso, impede a percepção de sabores e da interação social da alimentação, que poderia acontecer através da alimentação cuidadosa por via oral de forma cuidadosamente assistida.[7]
2. É fundamental para definição da conduta:

- Garantir a atuação do fonoaudiólogo, nutricionista, dentista na emergência/UTI para avaliação clínica da deglutição e elaboração do plano alimentar singularizado.
- Realizar diagnóstico diferencial entre disfagia, inapetência e/ou recusa alimentar. Muitas vezes elas acontecem juntas, e o psicólogo auxilia quanto às questões que apontam para o sentido da vida.
- Em condições de doença grave, limitante e situações de incerteza, ampliar o olhar para detalhes que podem fazer diferença na decisão:
  - Manter o paciente com acompanhante.
  - Identificar medos e angústias.
  - Respeitar os valores, princípios e desejos do paciente.
  - Estar atento às preferências alimentares.

RISCOS NA EMERGÊNCIA E UTI

O termo "riscos" no contexto da saúde tem uma conotação negativa, de algo a ser evitado.[1] Entretanto, no atual cenário de envelhecimento da população e aumento das doenças crônicas, o risco precisa ser reconhecido e encarado como um fato da vida, que não deveria ser evitado ou negado. Nosso desafio como profissionais da saúde é identificar o risco para poder minimizar seus efeitos, levando em conta o cuidado centrado na pessoa.

COMER E BEBER COM RISCOS RECONHECIDOS

Comer e beber com riscos reconhecidos (CoBeRR) diante de doença limitadora da vida pode ser uma opção quando existe o risco de broncoaspiração, porém o foco do cuidado se afasta das intervenções fúteis e/ou de suporte avançado de vida, como a AHA. Nesses casos, com o propósito de maximizar a qualidade de vida assume-se o risco da alimentação por via oral e opta-se pela oferta/ingestão cuidadosa de alimentos/líquidos.

ALIMENTAÇÃO DE CONFORTO

Compreendida como alimentação cuidadosamente assistida por via oral em consistência, qualidade e quantidade com foco no conforto do paciente e não sobre a oferta de determinado volume/meta de nutrientes. Estabelecida como alternativa nos casos de renúncia ou não indicação da alimentação e hidratação artificiais.[8]

HIDRATAÇÃO ARTIFICIAL NO FINAL DE VIDA

A hidratação artificial é considerada uma intervenção médica, não um cuidado comum. Assim, não há imperativo legal ou ético para fornecê-lo, a menos que os benefícios superem os danos/riscos.

Embora a disfagia e redução de apetite, comuns em pacientes adultos que se aproximam do final de vida sejam com frequência fonte de angústia para familiares e profissionais de saúde, o desconforto da retenção de líquidos é significativamente maior nos pacientes que recebem hidratação e a sobrevivência é a mesma dos que não recebem. As principais questões a serem consideradas ao determinar o papel da hidratação artificial incluem o seguinte.

As pessoas que estão morrendo não sentem fome e sede, porque seus corpos estão diminuindo suas funções e não necessitam de alimentos e líquidos. É como a natureza oferece conforto, sabendo que uma pessoa não será capaz de consumir alimentos ou água. Algumas situações podem causar a xerostomia, inclusive em pacientes inconscientes e naqueles temporariamente incapazes de comunicar suas sensações, como os acometidos pelo *delirium*. Essa condição deve ser avaliada diariamente, assim como seus fatores causadores, como as medicações. Sato et al. recentemente descreveram que a persistência da sensação de boca seca por mais de 24 horas foi significativamente associada ao aumento do risco de *delirium*.[9] Neste sentido, sugerem-se cuidados com a boca, mantendo-a úmida com lascas de gelo, esponja ou gazes umedecidas.

Nas decisões sobre indicação de hidratação artificial deve-se considerar:

- Carga de sintomas: sintomas relacionados ao excesso de água corporal total podem piorar com a hidratação.
- Um estudo recente demonstrou associação da administração de fluidos intravenosos nos últimos dias de vida com piora no controle de náusea e dispneia, além de ser um marcador de menor qualidade de cuidado em geral.
- Sobrecarga para o paciente e cuidadores de manter a via artificial de hidratação.
- Desconforto familiar em manter hidratação/nutrição.
- Em caso de dúvida, um teste de hidratação (*trial*) por tempo limitado pode ser realizado.
- Autorreflexão do clínico e da equipe em cuidar de um paciente que não está mais se alimentando – nutrição é culturalmente associada com cuidado e a opção por não intervir sem compartilhamento do processo de decisão e comunicação adequada pode ser confundida com negligência ou descaso.

Finalmente, é importante reconhecer que os profissionais de saúde geralmente têm preconceitos a favor ou contra a nutrição artificial perto do fim da vida. A autorreflexão sobre esses vieses é crucial para ajudar pacientes e familiares a tomar decisões baseadas nas melhores evidências disponíveis e nos melhores interesses e objetivos da unidade paciente/família.[10]

PROCESSO DE TOMADA DE DECISÕES

O processo de tomada de decisão pode diferir de acordo com o ambiente de cuidado, mas deve garantir que todos os aspectos do cuidado sejam incluídos. O Royal College of Speech Therapist[1] sugere os passos da Figura 1 na tomada de decisões a respeito da escolha da melhor via de alimentação/hidratação.

Na Figura 2, um fluxograma[11] orienta os profissionais nos processos iniciais de tomada de decisão clínica sobre a alimentação/hidratação por via oral ou artificial nos casos de risco de broncoaspiração.

CONSIDERAÇÕES FINAIS

Além dos fluxogramas, protocolos e esquemas da indicação da melhor via da alimentação/hidratação nas doenças graves e limitadoras da vida, também devem ser levados em conta:

- Biografia alimentar e pessoal.
- Impactos pessoais da doença.
- Estilo de vida e preferências.
- Princípios e valores.
- Potenciais riscos e malefícios.

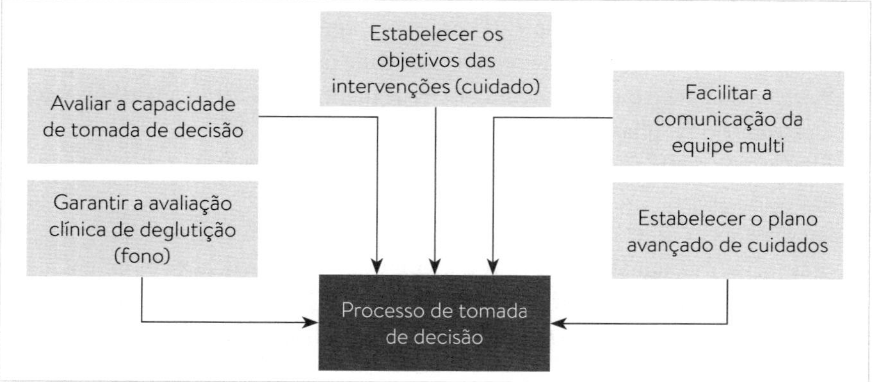

Figura 1 Hidratação e nutrição artificial (não oral) em pacientes que se aproximam do final de vida.

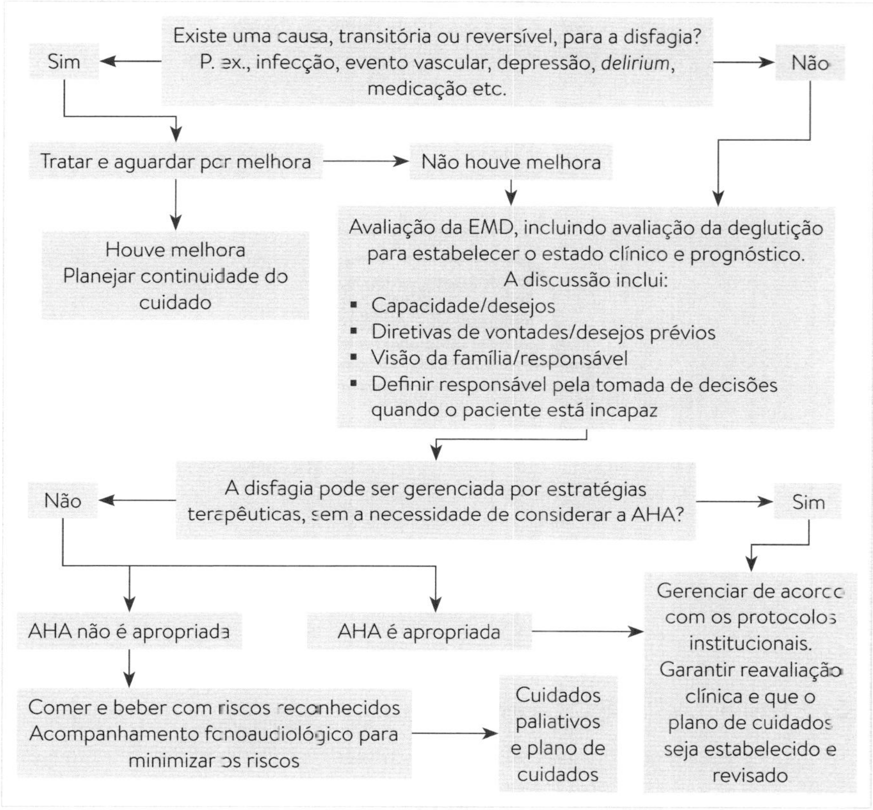

Figura 2 Processos iniciais de tomada de decisão clínica sobre a alimentação/hidratação por via oral ou artificial nos casos de risco de broncoaspiração. AHA: alimentação/hidratação artificial; EMD: equipe multidisciplinar.

A EMD no cenário das doenças graves e limitadoras da vida:

- Deve ter conhecimento técnico de que a AHA tem indicações limitadas em situações como: coma, nível de consciência diminuído; demência avançada; câncer; distúrbios alimentares; e doença terminal.[5]
- Deve esclarecer pacientes, familiares e responsáveis sobre os riscos e benefícios da alimentação/hidratação oral e AHA.
- Deve recomendar preferencialmente o CoBeRR e alimentação de conforto, diante do risco de broncoaspiração, quando o foco do cuidado for a qualidade de vida.
- Pode indicar o teste terapêutico de uso da AHA com objetivos específicos, sempre que houver incerteza do prognóstico e a garantia de reavaliação do uso.

A Figura 3 sintetiza o processo de tomada de decisões da via de alimentação/hidratação nas doenças graves e limitadoras da vida, apontando para a elaboração do PAC.

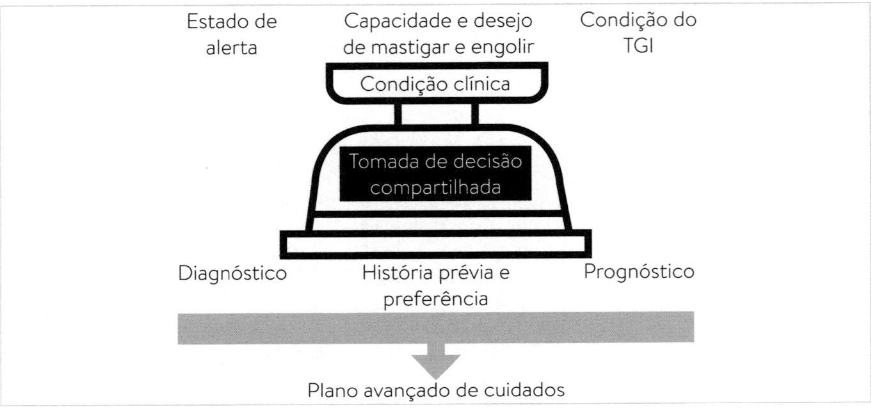

Figura 3 Balança do processo de tomada de decisões da via de alimentação /hidratação nas doenças graves e limitadoras da vida. TGI: trato gastrointestinal.

REFERÊNCIAS BIBLIOGRÁFICAS

1. Rcslt.org. Eating and drinking with acknowledged risks: Multidisciplinary team guidance for the shared decision-making process(adults) [Internet]. [citado 7 de agosto de 2022]. Disponível em: https://www.rcslt.org/wp-content/uploads/2021/09/Eating-and-drinking-with-acknowledged-risks-guidance.pdf.
2. Langmore SE, Skarupski KA, Park PS, Fries BE. Predictors of aspiration pneumonia in nursing home residents. Dysphagia. 2002;17(4):298-307.
3. Hibberd P. Review: Strategies to deliver dementia training and education in the acute hospital setting. J Res Nurs [Internet]. 2013;18(6):594-5.
4. Druml C, Ballmer PE, Druml W, Oehmichen F, Shenkin A, Singer P, et al. ESPEN guideline on ethical aspects of artificial nutrition and hydration. Clin Nutr [Internet]. 2016;35(3):545-56.
5. Schwartz DB, Barrocas A, Annetta MG, Stratton K McGinnis C, Hardy G, et al. Ethical aspects os artificially administred nutrition and hydration. An ASPEN Position Paper. Nutr Clin Pract. 2021;36(2):254-67.
6. ANCP, SBN. Não implementação ou retirada de dieta em paciente em estado vegetativo crônico. [citado 7 de agosto de 2022]. Disponível em: https://paliativo.org.br/ancp-nucleo-cuidados-paliativos-abn-publicam-posicionamento-sobre-dieta-paciente-vegetativo-cronico.
7. Vidal EIO. Nutrição e hidratação em pacientes portadores de demência em fase avançada (livro eletrônico). 1. ed. São Paulo: Comitê de Bioética da Academia Nacional de Cuidados Paliativos; 2020.

8. Palecek EJ, Teno JM, Casarett DJ, Hanson LC, Rhodes RL, Mitchell SL. Comfort feeding only: a proposal to bring clarity to decision-making regarding difficulty with eating for persons with advanced dementia. Journal of the American Geriatrics Society. 2010;58(3):580-4.
9. Sato K, Okajima M, Taniguchi T. Association of persistent intense thirst with delirium among critically ill patients: a cross-sectional study. J Pain Symptom Manage. 2019;57(6):1114-20.
10. Baillie J, Anagnostou D, Sivell S, Van Godwin J, Byrne A, Nelson A. Symptom management, nutrition and hydration at end-of-life: a qualitative exploration of patients', carers' and health professionals' experiences and further research questions. BMC Palliat Care [Internet]. 2018;17(1):60.
11. Smith HA, Kindell J, Baldwin RC, Waterman D, Makin AJ. Swallowing problems and dementia in acute hospital settings: practical guidance for the management of dysphagia. Clinical Medicine. 2009;9(6):544.
12. Lindskog M, Mogensen H, Tavelin B, Eknert J, Lundström S, Strang P. Fluid therapy is associated with lower care quality and higher symptom burden during last days of life of patients with cancer – a population-based register study. BMC Palliat Care. 2024 Jul 18;23(1):178.

43

Oxigenoterapia e suporte ventilatório não invasivo nos pacientes em cuidados paliativos

Fernanda Palmas Fernandes Greco

A suplementação de oxigênio é uma prática importante no tratamento de inúmeras doenças, utilizada para o controle de hipoxemia e dispneia no ambiente intra e extra-hospitalar. Consiste em administrar oxigênio acima da concentração do ar ambiente, e tem por objetivo garantir a oxigenação dos tecidos.

O objetivo fisiológico é corrigir hipoxemia e, consequentemente, promover a diminuição da sobrecarga de trabalho cardiorrespiratório. No entanto, no que se refere ao alívio de sintomas subjetivos, a suplementação de oxigênio ainda é controversa na literatura.[1] Indivíduos com doença em fase avançada podem apresentar sintomas que acarretam internação hospitalar, e entre os mais prevalentes encontra-se a dispneia.

Descrita na literatura como uma sensação subjetiva de desconforto respiratório, podendo variar em sua intensidade, a partir da interação entre fatores fisiológicos, psicológicos, sociais e ambientais, podendo induzir respostas comportamentais e fisiológicas diferentes em cada indivíduo.[2]

Estudos realizados com profissionais envolvidos no cuidado de pacientes com doenças avançadas destacam o sentimento de frustração no manejo da dispneia e que se sentem mais efetivos quando prescrito e administrado O_2 suplementar.[3]

Mas a oxigenoterapia é a melhor conduta para pacientes com doenças em fases avançadas que apresentam dispneia? Existe um papel para o cateter nasal de alto fluxo (CNAF) e para a ventilação não invasiva (VNI) no paciente com doença avançada?

O uso de O_2 é comprovado na literatura como uma alternativa para o tratamento da dispneia apenas em pacientes que apresentem hipoxemia como causa dos sintomas ($SpO_2 < 88\%$ em ar ambiente ou $PaO_2 < 55$ mmHg em ar ambiente)[4].

Mesmo em pacientes com doenças respiratórias avançadas, como doença pulmonar obstrutiva crônica (DPOC), neoplasia pulmonar e doença pulmonar intersticial (DPI), suplementação de oxigênio para pacientes não hipoxêmicos não mostrou benefício em sobrevida, controle de sintomas ou necessidade de internação hospitalar.[4]

Em outros casos, o uso de ar comprimido ou ar ambiente em indivíduos com dispneia, mas não hipoxêmicos, demonstrou algum benefício na redução e controle de sintomas,[5] isso porque a estimulação de receptores faciais e orais modula a sensação de falta de ar.[6]

OXIGENOTERAPIA DE BAIXO FLUXO

São considerados dispositivos de baixo fluxo aqueles que ofertam até 15 L/min de O_2. São uma alternativa para pacientes sintomáticos com o objetivo de manter a SpO_2 acima de 88%. A titulação desses dispositivos deverá ser realizada a partir da SpO_2 e controle de sintomas.[7]

Tabela 1

Dispositivo	Utilização	Vantagem	Desvantagem
Cateter nasal (CNO_2)	1 L/min a 6 L/min	Grande disponibilidade nos serviços, prático e simples de utilizar	Ressecamento da mucosa nasal e aparecimento de lesão
Máscara de Venturi (MV)	24% a 50%	Único dispositivo possível de quantificar exatamente a FiO_2 entregue	Maior dificuldade de ajuste devido à necessidade de troca das válvulas de FiO_2
Máscara não reinalante (MNR)	10 L/min a 15 L/min	Oferta valores próximos a 100% de O_2 se bem acoplada ao rosto	Fluxos menores que o recomendado geram risco de reinalação de dióxido de carbono (CO_2)

É importante ressaltar que o uso de dispositivos orofaciais acarreta outras implicações aos pacientes, como dificuldade para alimentação, comunicação e higiene oral; isso pode diminuir a adesão e, consequentemente, dificultar o controle da dispneia. Em pacientes em processo ativo de morte, o controle farmacológico da dispneia é prioridade e o fornecimento de oxigênio suplementar pode ser interrompido, especialmente se o paciente parece desconfortável com a interface utilizada. Nesta situação, sugerimos retirada da monitorização com oximetria e vigilância estrita dos sinais de desconforto respiratório, que vão guiar o tratamento a partir desse momento.

A utilização de oxigenoterapia de baixo fluxo mostrou-se pouco eficaz no controle da dispneia, mesmo com a melhora da hipoxemia.[9,10]

CATETER NASAL DE ALTO FLUXO

O cateter nasal de alto fluxo (CNAF) é um dispositivo cuja utilização mais ampla em adultos é relativamente recente e a maior parte das evidências está na pediatria. Trata-se de um suporte não invasivo que consiste de uma fonte de oxigênio, uma de ar comprimido e um sistema de aquecimento e umidificação. Pode-se ofertar FiO_2 precisa de 100% e fluxo de ar de até 60 L/min.[11]

Os benefícios do CNAF variam desde o âmbito clínico, como a fácil adaptação para o paciente e a facilidade de utilização do dispositivo, até o fisiológico, redução de espaço morto, aumento do *clearance* de secreção e possibilidade de titulação de FiO_2.[12] Apesar das evidências ainda serem limitadas, estudos mostram que o CNAF é uma alternativa mais confortável e tolerável quando comparada com a oxigenoterapia de baixo fluxo e a VNI.[12]

Com o CNAF, há menor mistura do ar inspirado com o ar ambiente que qualquer outro dispositivo de oxigenoterapia, isso devido ao alto fluxo de gás, permitindo uma entrega de FiO_2 mais precisa e, por vezes, maior. O alto fluxo de gás também libera dióxido de carbono (CO_2), reduzindo espaço morto anatômico e impedindo o fluxo expiratório total. Desta maneira, é possível dizer que o CNAF, quando bem acoplado ao paciente, pode ofertar baixos valores de pressão positiva no final da expiração.[13]

Clinicamente pode-se verificar a diminuição da frequência respiratória e da dispneia quando comparado com suplementação de oxigênio de baixo fluxo.[12] Vale ressaltar que o CNAF é descrito como mais confortável para o paciente devido ao aquecimento e à umidificação da via aérea, o que permite tolerar fluxos mais altos sem lesionar a mucosa.

Essas características tornam o CNAF especialmente favorável em pacientes com doença avançada, particularmente quando o paciente não chega com diretivas claras em relação à intubação e ao plano de cuidado. O CNAF pode permitir (associado ao uso de opioides para controle de dispneia) uma estabilização inicial do paciente, o que nos possibilita compreender seus valores e prioridades, entender o que significa sofrimento para ele, conversar com familiares e tomar uma melhor decisão embasada nos valores do paciente, em conjunto com a doença de base e intercorrência atual.

A estabilização inicial com o CNAF também pode permitir melhor ajuste das medidas farmacológicas e permitir uma despedida (caso isso seja apropriado), sendo possível a retirada do dispositivo posteriormente, quando o controle farmacológico estiver otimizado.

Em pacientes cujo objetivo de cuidado inclui a reversão de condições agudas potencialmente tratáveis, como pneumonia, embolia pulmonar ou edema agudo pulmonar, o CNAF e a VNI podem fornecer alívio de sintomas e suporte não invasivo até que as causas da dispneia sejam tratadas clinicamente.

Já em pacientes com internação mais prolongada, a capacidade de comunicação com a equipe de saúde e com familiares torna-se algo essencial, e alimentação por via oral é geralmente desejada; o CNAF é um dispositivo interessante, sendo mais bem tolerado por períodos mais longos que a ventilação não invasiva.

Para o profissional de saúde, pode-se ofertar um fluxo de ar de até 60 L/min e mesmo assim manter a FiO_2 de 21% devido ao sistema de mistura de gases. Isso possibilita a utilização do dispositivo para controle da dispneia em indivíduos sem hipoxemia associada. A titulação no paciente em cuidado paliativo visa mais a melhora subjetiva da dispneia (ou dos sinais de esforço respiratório e desconforto em pacientes que não podem se expressar) que uma meta específica de saturação de oxigênio.

As limitações do CNAF esbarram na necessidade de o indivíduo estar em ambiente hospitalar, com disponibilidade de O_2 e AC, e no custo da terapia, uma vez que os circuitos são descartáveis e com tecnologia superior a qualquer outro dispositivo de oxigenoterapia.

No cenário dos cuidados paliativos, ainda há pouca evidência sobre o uso do CNAF no controle de sintomas em fase final de vida. Porém, estudos pequenos apontam para a tolerabilidade e potencial superioridade do dispositivo, quando comparado à VNI, para controle de dispneia em pacientes oncológicos e portadores de DPI.[4]

Apesar de não ter descrito na literatura contraindicações absolutas para o uso do CNAF, é importante reavaliar a segurança do uso em casos de pacientes com traumas ou fraturas de face, epistaxe e lesão de mucosa nasal em vigência da utilização prévia.

VENTILAÇÃO NÃO INVASIVA

A ventilação não invasiva é um bom recurso para o controle e tratamento de insuficiência respiratória, tanto em indivíduos internados quanto em tratamento domiciliar. Trata-se de um dispositivo com pressão positiva em interfaces não invasivas, como máscara nasal, oronasal e facial total. Pode ser utilizado em duas modalidades, um único nível pressórico (CPAP) e com dois níveis pressóricos diferentes, um para inspiração e outro para expiração (BIPAP).[14]

Devido à retenção crônica de CO_2, é indicado em casos de doenças neuromusculares, parede torácica e doenças pulmonares obstrutivas, porém apenas em pacientes com DPOC os estudos mostram aumento de sobrevida com o uso da VNI.

O uso no cenário de cuidado paliativo é controverso, porém instituições como a European Respiratory Society (ERS) e American Thoracic Society (ATS) apoiam o uso de pressão positiva não invasiva no controle de dispneia e, consequente, diminuição do trabalho respiratório em diversas patologias, considerando a utilização na modalidade BIPAP.[15]

Estudos demonstram que pacientes portadores de DPOC interpretam o uso de VNI mais como uma medida prolongadora da vida do que como uma intervenção para controle de sintomas. Porém, raramente os pacientes são incluídos no processo de tomada de decisão sobre o uso dessa modalidade terapêutica.[16] Assim como descrito com o CNAF, o uso desse dispositivo pode ser útil na estabilização do quadro clínico, controle da dispneia e insuficiência respiratória até o esclarecimento e determinação dos objetivos de cuidado e da presença ou não de reversibilidade da condição aguda, evitando assim a instituição de procedimentos potencialmente inapropriados. Por ser um dispositivo com limitações, pode gerar desconforto, medo e lesões por pressão, portanto a aceitação do paciente é crucial para o sucesso da terapêutica.

Uso de VNI em pacientes com doenças respiratórias avançadas tem forte evidência para DPOC e doença do neurônio motor (DNM), resultando em melhora de sobrevida e controle de sintomas, além de melhor qualidade do sono em pacientes com DNM. Porém, deve-se levar em conta se o potencial prolongamento da vida com essa intervenção é compatível com os valores e objetivos do paciente.[4]

É importante lembrar que uma vez estabelecido um objetivo de controle de sintomas como prioridade e realizado o controle farmacológico adequado, deve-se considerar a retirada da VNI (assim como do CNAF) para que não se torne motivo de prolongamento desnecessário do processo de morte.

A maioria das contraindicações para a utilização da VNI são relativas, porém podem ser considerados contraindicação absoluta casos de lesão facial, pneumotórax não drenado e casos de êmese sem estabilização.

DISCUSSÃO CLÍNICA

Maria José, 74 anos, casada e mãe de três mulheres. É nascida no interior da Bahia e viveu até os 45 anos em sua cidade natal. Iniciou uma dispneia progressiva aos 57 anos e veio para São Paulo com sua família para procurar tratamento. Aos 66 anos foi diagnosticada com fibrose pulmonar idiopática. Durante os 8 anos após diagnóstico, teve 5 internações prolongadas e se tornou dependente de O_2 domiciliar, utilizando CNO_2 2L/min.

A Sra. Maria José deu entrada no departamento de emergência devido à piora da dispneia, associada à piora do aspecto do escarro e hipoxemia.

Na admissão, antes que qualquer pergunta fosse feita, ela exclamou com veemência para a equipe: "*Filha, eu sei da minha doença, sei que é ruim, mas, sabe, eu não tenho medo de morrer, nunca tive. Meu único medo era esse, que eu ficasse sem*

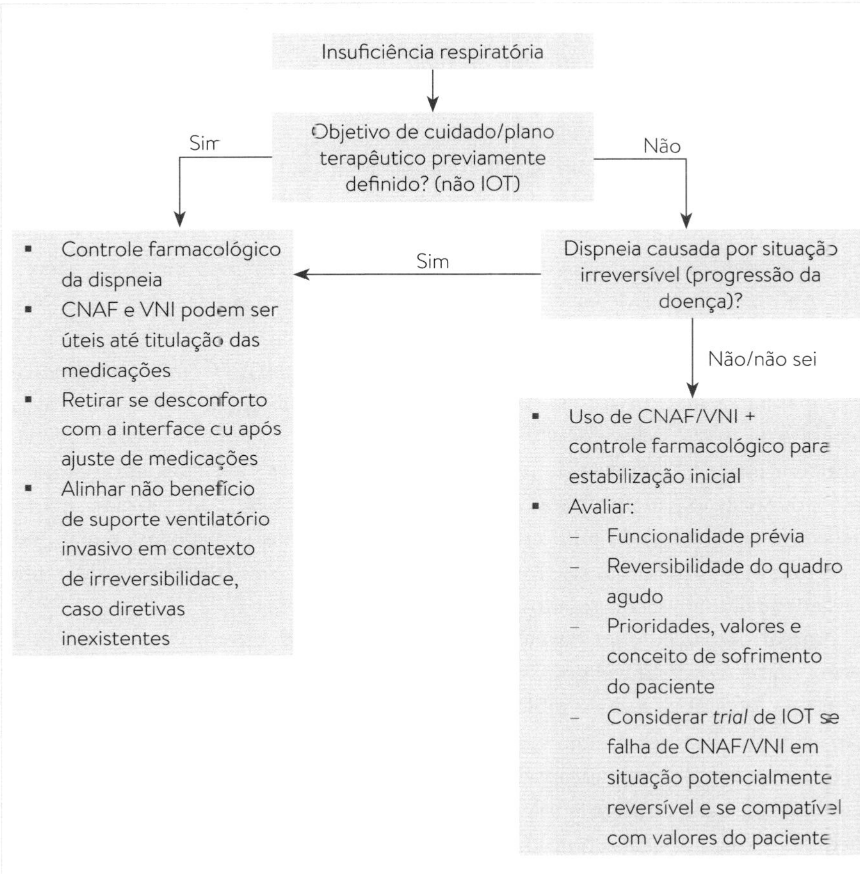

Figura 1 Fluxograma proposto para o uso de interfaces não invasivas em pacientes em cuidado paliativo. CNAF: cateter nasal de alto fluxo; IOT: intubação orotraqueal; VNI: ventilação não invasiva.

ar, parece que estou afogada. Por favor, só faz com que a falta de ar melhore. Na outra internação, colocaram uma máscara que jogava um ar muito forte, acho que o nome era BIPAP, mas era muito ruim, eu sentia mais falta de ar ainda".

Prontamente instalado MNR em 15 L/min e iniciado controle de dispneia com opioide, além de antibioticoterapia e corticoterapia empíricas, porém a equipe mostrava-se desconfortável com a situação, um sentimento de impotência de não conseguir garantir a única coisa importante para a paciente naquele momento. Ela foi transferida para a UTI da emergência, onde foi transicionada para um CNAF, com 60 L/min e FIO_2 de 100%. "*Nossa, Dra., que aparelho milagroso, melhorou muito a minha falta de ar! Não tem como ter um desse em casa, né? Eu consigo comer sem passar mal, até ligar para minha filha. Acho que os remédios que passaram também estão ajudando. Sabe, Dra., agora o que me dói é ficar sem minhas filhas e meu esposo, queria tanto estar perto deles."*

Com a melhora do sintoma que mais afligia a paciente, a equipe relatou um sentimento de satisfação, mesmo sabendo que a evolução da senhora Maria José parecia irreversível e ela em breve entraria em processo ativo de morte. Mas ainda era importante que a família estivesse ao lado, para isso era necessária a transferência para uma unidade de baixa complexidade do hospital, já que devido ao CNAF não seria possível a alta domiciliar.

Paciente foi encaminhada para enfermaria com o uso do CNAF, teve direito a acompanhante durante o final da internação. Na transferência, mostrava-se agradecida com os cuidados: *"Muito obrigada por terem me ouvido!"*. A paciente evoluiu com piora progressiva da insuficiência respiratória, teve ajuste de opioide e início de sedação paliativa para controle de dispneia. O CNAF foi retirado quando ela estava confortável do ponto de vista respiratório, mas já torporosa e não pôde mais interagir com familiares. Evoluiu a óbito junto de seus familiares, com sintomas adequadamente controlados.

Apesar da paciente ter falecido, o que era inevitável, este processo ocorreu de forma digna e confortável graças à preocupação da equipe com o controle de sintomas da paciente e à disponibilidade de recursos avançados como CNAF. Caso não estivesse disponível, uma vez que a paciente já teve experiência negativa com VNI, a intervenção mais apropriada seria ofertar oxigênio suplementar por cateter nasal ou máscara, conforme tolerância, além de otimização de posicionamento e medidas farmacológicas como opioide e benzodiazepínicos em infusão contínua, se dispneia refratária. Nesse contexto, seria avaliada a rápida transferência para ambiente de enfermaria (após controle adequado de sintomas), sempre prezando pela manutenção da proximidade dos familiares.

CONSIDERAÇÕES FINAIS

- Em pacientes hipoxêmicos, o uso de O_2 suplementar está associado à melhora do controle de sintomas.
- Apesar da evidência atual ser limitada em relação ao paciente em cuidado paliativo, considerar o uso do CNAF em casos de hipoxemia grave para maior conforto do paciente.
- O uso da VNI ainda é controverso na maior parte dos pacientes com doença avançada; em indivíduos com DNM, dispneia secundária a alterações de caixa torácica e DPOC pode haver algum benefício em controle de sintomas e tempo de sobrevida.

- As interfaces não invasivas podem ser úteis emergencialmente em pacientes com doença avançada e falência respiratória, pois podem permitir uma estabilização inicial (associadas à terapia farmacológica para dispneia) que nos traz tempo para:
  - rever a história do paciente;
  - avaliar funcionalidade;
  - verificar reversibilidade (ou não) do quadro agudo;
  - revisar seus valores e, finalmente, compreender se a instituição de ventilação mecânica invasiva pode ser ao mesmo tempo tecnicamente adequada e compatível com o objetivo de cuidado do paciente.

REFERÊNCIAS BIBLIOGRÁFICAS

1. Thomas P, Baldwin C, Bissett B, Boden I, Gosselink R, Granger CL, et al. Physiotherapy management for COVID-19 in the acute hospital setting: clinical practice recommendations. J Physiother. 2020;66-2:73-82.
2. American Thoracic Society. Dyspnea: mechanisms, assessment, and management: A consensus statement. Am J Respir Crit Care Med. 1999;159:321-40.
3. Kelly CA, Brien MR. Difficult decisions: An interpretative phenomenological analysis study of healthcare professionals' perceptions of oxygen therapy in palliative care. Palliative Medicine. 2015;29-10;950-8.
4. Spinazzola G, Ferrone G, Michi T, Torrini F, Postorino S, Sbaraglia F, et al. Focus on the ROLE of Non-Invasive Respiratory Support (NRS) during palliative care in patients with life-limiting respiratory disease. J Clin Med. 2024 Aug 30;13(17):5165.
5. Abernethy AP, McDonald CF, Firth PA, Clark K, Herndon, JE, Marcello J, et al. Effect of palliative oxygen versus room air in relief of breathlessness in patients with refractory dyspnoea: a double-blind, randomized controlled trial. Lancet. 2010;376-4:784-93.
6. Simon PM, Basner RC, Weinberg SE, Fencl V, Weiss JW, Schwartzstein RM. Oral mucosal stimulation modulates intensity of breathlessness induced in normal subjects. Am Rev Respir Dis. 1991;144-2:419-22.
7. Ruangsonboon O, Dorongthom T, Chakorn T, Monsonboon A, Praphruetkit N, Limsuwat C, et al. high-flow nasal cannula versus conventional oxygen therapy in relieving dyspnea in emergency palliative patients with do-not-intubate status: a randomized crossover study. Ann Emergency Med. 2020;75-5:615-26.
8. College of Respiratory Therapists of Ontario. Oxygen therapy clinical best practice guideline. 2013.
9. Xia M, Li W, Yao J, Jin Y, Du G, Xu Q, et al. A postoperative comparison of high-flow nasal cannula therapy and conventional oxygen therapy for esophageal cancer patients. Ann Palliative Care. 2021;10-3:1520-39.
10. Cranston J, Crockett A, Currow D. Oxygen therapy for dyspnea in adults. Cochrane Database System. 2008;3:CD004769.
11. Oczkowski S, Ergan B, Bos L, Chatwin M, Ferrer M, Gregoretti C, et al. ERS clinical practice guidelines: high-flow nasal cannula in acute respiratory failure. European Respiratory J. 2022;59:2101-574.

12. Shah N, Mehta Z, Mehta Y. High-flow nasal cannula oxygen therapy in palliative care. J Palliat Med. 2017;20-6:679-80.
13. Frat JP, Thile AW, Mercat A, Girault C, Ragot S, Perbet, S, et al. High-flow oxygen through nasal cannula in acute hypoxemic respiratory failure. N Engl J Med. 2015;372:2185-96.
14. Yeow ME, Szmuilowicz E. Practical aspects of using noninvasive positive pressure ventilation at the end of life. J Palliat Med. 2010;13:1150.
15. Quill CM, Quill TE. Palliative use of noninvasive ventilation: navigating murky waters. J Palliat Med. 2014;17:657-62.
16. Steindal SA, Hofsø K, Aagaard H, Mariussen KL, Andresen B, Christensen VL, et al. Non-invasive ventilation in the care of patients with chronic obstructive pulmonary disease with palliative care needs: a scoping review. BMC Palliat Care. 2024 Jan 29;23(1):27.
17. Rochwerg B, Brochard L, Elliott MW, et al. Official ERS/ATS clinical practice guidelines: noninvasive ventilation for acute respiratory failure. Eur Respir J. 2017;50.
18. Hui D, Morgado M, Chisholm G, Witers L, Nguyen Q, Finch C, et al. High-flow oxygen and bilevel positive airway pressure for persistent dyspnea in patients with advanced cancer: a phase II randomized trial. J Pain Symptom Manage. 2013;46-4:463-73.

44

Extubação paliativa

Lívia de Kássia Leal Interaminense Olsen
Fernando Kawai

INTRODUÇÃO

A introdução de ventilação mecânica em um paciente com doença progressiva e irreversível ou de forma discordante dos valores e desejos expressos do paciente nos leva a uma situação em que o prolongamento da vida através de suporte artificial pode ser inadequado ou indesejado. A extubação paliativa pode ser uma solução para essas situações, permitindo a morte natural a seu tempo.

Neste capítulo vamos abordar a indicação, o manejo e os preceitos éticos-legais da extubação paliativa, além da condução e encaminhamentos pós-procedimento em casos de pacientes sobreviventes.

ASPECTOS ÉTICOS E LEGAIS

Com o intuito de regularizar a extubação paliativa e outros procedimentos de retirada de suporte avançado à vida em pacientes candidatos, o Conselho Federal de Medicina publicou a Resolução n. 1.805/2006,[2] que dispõe em seu art. 1º a permissão ao médico de limitar ou suspender procedimentos e tratamentos que prologuem a vida do doente, em fase terminal, de enfermidade grave e incurável, respeitada a vontade da pessoa ou de seu representante legal, com as seguintes observações:

> § 1º O médico tem a obrigação de esclarecer ao doente ou representante legal as modalidades terapêuticas adequadas para cada situação;
> § 2º A decisão deferida no *caput* deve ser fundamentada e registrada no prontuário;

> § 3º É assegurado ao doente ou representante legal o direito de solicitar segunda opinião médica;
> § 4º Em se tratando de doente incapaz, ausente o representante legal, incumbirá ao médico decidir sobre as medidas mencionadas no caput deste artigo.

Já o nosso Código de Ética Médica de 2019[3] segue com as mesmas disposições da versão anterior, com as seguintes recomendações:

> [...] Parágrafo XXII – Nas situações clínicas irreversíveis e terminais, o médico evitará a realização de procedimentos diagnósticos e terapêuticos desnecessários e propiciará aos pacientes sob sua atenção todos os cuidados paliativos apropriados. [...]
> Art. 41, Parágrafo único – Nos casos de doença incurável e terminal, deve o médico oferecer todos os cuidados paliativos disponíveis sem empreender ações diagnósticas ou terapêuticas inúteis ou obstinadas, levando sempre em consideração a vontade expressa do paciente ou, na sua impossibilidade, a de seu representante legal.

Em 2023, o Conselho Regional de Medicina do Estado de São Paulo (CREMESP) publicou a Resolução n. 299, que estabelece critérios éticos e técnicos para a suspensão de suporte artificial de vida em pacientes em fase terminal. A norma reconhece que, diante da futilidade de determinadas intervenções, sua manutenção pode representar obstinação terapêutica, prolongar o sofrimento e violar a dignidade do paciente. O objetivo do documento é orientar a tomada de decisão médica, reforçando que a retirada do suporte, quando bem indicada e conduzida, constitui uma prática ética, legal e compatível com os princípios da medicina centrada na pessoa.[4]

A resolução também diferencia intervenções fúteis daquelas potencialmente inadequadas. Procedimentos fúteis são definidos como aqueles que "não apresentam qualquer possibilidade de êxito fisiológico", mesmo quando corretamente aplicados. Por serem ineficazes, não devem ser iniciados nem mantidos. Já os tratamentos potencialmente inadequados são aqueles que podem até alcançar um objetivo fisiológico, mas cuja indicação se torna desproporcional diante do contexto clínico, do prognóstico e dos valores do paciente. Nesses casos, é necessária uma análise individualizada, sustentada por deliberação ética e decisão compartilhada.[4]

Para que a retirada de suporte artificial de vida seja considerada eticamente aceitável, o art. 3º da Resolução define cinco pré-requisitos, que devem estar simultaneamente presentes:[4]

I – O paciente em questão deve estar em fase terminal de enfermidade grave e incurável, identificada pelo seu médico responsável. Estas condições devem também ser diagnosticadas por outros dois médicos, sendo um destes médicos necessariamente especialista na área que causou a doença terminal e o segundo, médico atuante em área de cuidados paliativos;
II – O objetivo da retirada do SAV é permitir a evolução da doença de maneira natural e com menor sofrimento até o momento do óbito;
III – A retirada do SAV é considerada tecnicamente adequada por dois médicos, além do médico responsável pelo paciente, o qual indicou os cuidados paliativos;
IV – A retirada do SAV está de acordo com a vontade do paciente, ou na sua impossibilidade, de seu representante legal;
V – Todos os cuidados paliativos apropriados serão mantidos ou intensificados, visando o conforto do paciente e de sua família.

Apesar de haverem críticas à resolução, esses critérios respaldam a equipe de saúde na condução desses casos.

A Academia Nacional de Cuidados Paliativos (ANCP), por meio de seu Comitê de Bioética, publicou um posicionamento detalhado sobre a suspensão e a não implementação de intervenções de suporte de vida. O documento estabelece que, do ponto de vista bioético, não há distinção entre retirar e não iniciar um tratamento, desde que a decisão esteja alinhada com os valores, objetivos e preferências previamente pactuados com o paciente ou seu representante legal. O texto reforça que não é ético iniciar ou manter medidas de suporte de vida em desacordo com esses valores, sobretudo quando compreendidas como mais danosas que a própria morte.[5]

A ANCP também diferencia tratamentos fúteis – ineficazes em seu objetivo fisiológico – dos tratamentos potencialmente inapropriados, que exigem deliberação cuidadosa e compartilhada. O posicionamento destaca ainda a importância da humildade cultural no diálogo clínico, reconhecendo que os valores sobre sofrimento e qualidade de vida variam entre indivíduos e culturas, e que o processo de decisão deve respeitar essa diversidade. Além disso, ressalta que a objeção de consciência do profissional não pode comprometer o acesso do paciente a cuidados adequados, e que o alívio do sofrimento deve ser garantido independentemente da decisão por instituir ou não medidas de suporte. O documento adverte, ainda, contra o uso de uma linguagem que limite indevidamente as opções terapêuticas, e reitera que a retirada de suporte não se confunde com eutanásia, pois a causa da morte permanece sendo a evolução natural da doença subjacente.[5]

PROGNÓSTICO E AVALIAÇÃO DE IRREVERSIBILIDADE PARA INDICAR EXTUBAÇÃO PALIATIVA

Em pacientes adultos, existe extenso número de doenças crônicas que ameaçam a vida, mas em muitas delas a realidade da proximidade da morte é ainda maior, como, por exemplo:[6] esclerose lateral amiotrófica (ELA); demências e *delirium* hipoativo persistente; insuficiências orgânicas não passíveis de substituição por máquina ou transplante; doença pulmonar obstrutiva crônica (DPOC); encefalopatia anóxica; neoplasia maligna avançada ou metastática.

Para reconhecer a terminalidade em pacientes críticos internados na unidade de terapia intensiva (UTI) ou emergência, devemos saber os seguintes dados:[7]

1. História natural da doença ou grupo de doenças.
2. Capacidade funcional/avaliação da fragilidade do doente.
3. Progressão da doença apesar do tratamento instituído.
4. Reversibilidade pode levar a um sofrimento inapropriado.
5. Presença de fatores de mau prognóstico: choque refratário; piora clínica apesar de otimização terapêutica; sem condições de desmame de tratamentos invasivos.
6. Evidência de doença extensa ou presença de duas ou mais falências orgânicas irreversíveis.

COMUNICAÇÃO EQUIPE/PACIENTE/FAMÍLIA

Com o objetivo de otimizar a comunicação de más notícias na saúde, atualmente existem vários protocolos. Um dos mais utilizados e difundidos é o protocolo SPIKES,[8] que pode ser utilizado como base para orientar a estruturação da conversa sobre más notícias e tomada de decisões no fim de vida. Recentemente, foi elaborada por uma equipe brasileira durante a pandemia da COVID-19 a estratégia de comunicação baseada em estabelecer confiança, ressonância emocional e consonância cognitiva – a anatomia da comunicação – que está detalhada em dois capítulos deste livro.[9]

Deve-se discutir com a família ou com o paciente a interrupção de outros tratamentos não associados a medidas de conforto, como drogas vasoativas, nutrição/hidratação artificial, antibióticos e diálise. Também assegurá-los que não há nenhuma razão médica ou ética para continuar esses tratamentos, uma vez que a retirada da ventilação mecânica for considerada.[10]

Para a retirada do suporte ventilatório, as seguintes questões devem ser abordadas com a família e com o próprio paciente, quando esse for capaz:[11,12]

1. O resultado potencial da retirada do ventilador: morte em poucos minutos, em horas a dias ou até mesmo estabilização do quadro, que inclui a possibilidade de alta hospitalar. Geralmente, pela natureza da doença e da dependência que o paciente está da ventilação mecânica, é possível prever qual categoria será esperada, porém algum grau de incerteza prognóstica sempre existirá.
2. Descreva o procedimento de retirada do ventilador em termos claros, simples e responda a quaisquer perguntas, além de fornecer orientações sobre o uso de oxigênio e medicações para controle dos sintomas. Deve-se falar sobre a possibilidade de sinais de falta de ar, mas que esses serão gerenciados. Informe também da necessidade de manutenção da sedação para controle de sintomas e que a respiração ruidosa, irregular ou ofegante não reflete necessariamente em sofrimento ao paciente, pois pode fazer parte do processo de morte e que o ajuste de sedação não cessará o mesmo.
3. A decisão tomada em conjunto com o paciente/família deve ser apoiada, pois a decisão definitiva para a retirada do ventilador é sempre carregada de emoção. O apoio de toda a equipe multiprofissional é crucial, já que os membros da família poderão questionar os profissionais sobre a decisão, a fim de assegurar-lhes que estão "fazendo a coisa certa".

Todas as discussões de equipe, definições de plano terapêutico e reuniões familiares devem ser registradas em prontuário com o objetivo de detalhamento. As ações paliativas e o manejo dos sintomas devem ser também anotados de forma clara e com suas respectivas justificativas. O nome dos participantes das reuniões, quer seja da equipe, quer seja da família, devem ser registrados, junto à sua função (equipe) ou grau de parentesco (família). Se representante legal, seu nome e função também devem ser anotados.[13]

AVALIAÇÃO DOS SINAIS DE DESCONFORTO

- Dor: devem ser utilizadas para monitorização da dor no ambiente de UTI/emergência (Anexo 1):
  - Escala Analógica da Dor (EAD):[14] avalia a dor em pacientes conscientes e cooperativos.
  - Escala Comportamental da Dor (ECD, inglês BPS):[15] pouco conhecida, detecta prováveis sinais de dor em pacientes sedados e inconscientes, os quais representam a grande maioria dos enfermos que serão submetidos à extubação paliativa.
- Agitação: pode ser uma das expressões para a sensação de dor ou desconforto respiratório, por isso sua presença denota necessidade de correção da provável causa de desconforto ao paciente. A detecção e o registro da agitação devem ser

feitos por meio da Escala de Sedação e Agitação de Richmond, mais conhecida pela sua abreviação em inglês, RASS[16] (Anexo 2).

- Desconforto respiratório: a *Respiratory Distress Observation Scale* (RODS) é uma escala utilizada internacionalmente para avaliação do desconforto respiratório no ambiente de UTI.[10] Ainda sem validação para a língua portuguesa, seu uso é simples e denota sofrimento respiratório a partir da pontuação (0-2) de cada um dos seguintes sinais: frequência cardíaca, frequência respiratória, inquietação, expressão facial de medo, uso de musculatura acessória, respiração paradoxal, grunhido no final da expiração e batimento de asa de nariz. A pontuação total vai de 0 – ausência de desconforto, até 16, que denota desconforto gravíssimo (Anexo 3).[17]

PREVENÇÃO E TRATAMENTO DOS POSSÍVEIS SINAIS DE DESCONFORTO ASSOCIADOS À RETIRADA DO TUBO OROTRAQUEAL (TOT)

Analgesia

Tabela 1 Analgesia: doses de ataque e manutenção

Recomendações	Observações
Se em uso de midazolam ou propofol e/ ou com analgesia contínua com morfina ou fentanil, caso esteja confortável, esses medicamentos devem ser continuados.	
Virgens de opioides ou sem uso dos mesmos, iniciar:[18] Morfina 0,05-0,1 mg/kg ou 2-10 mg/dose,[19] endovenosa (EV), a cada 15 minutos, até analgesia satisfatória e controle da dispneia Fentanil 1-2 mcg/kg ou 25-100 mcg/dose; os *bolus* devem ser intervalados a cada 5 minutos até o controle sintomático	
Manutenção: Morfina: dose total que foi eficaz para o controle dos sintomas, administrada em *bolus* a cada 4 h. Se optado por infusão contínua, a dose total das 24 h deve ser diluída em soro fisiológico e então infundida a uma vazão que corra em 24 h Fentanil: a dose eficaz na indução deve ser mantida em infusão contínua a cada hora	Se em uso de opioide e ainda com desconforto, corrigir a dose para 25% a mais ou trocar um opioide por outro, mantendo-se a equivalência

(continua)

Tabela 1 Analgesia: doses de ataque e manutenção *(continuação)*

Recomendações	Observações
Sinais de intoxicação de opioide: miose pupilar, bradipneia e sonolência excessiva.[6] Em pacientes que apresentem sinais de intoxicação ainda com desconforto associado, devemos associar os sedativos e considerar redução da dose do opioide assim que eles estejam confortáveis	Em pacientes comatosos, a percepção sensitiva é questionada e o uso de analgésicos e sedativos pode ser fútil e acelerar o processo de morte. Nesses casos, o uso preventivo dessas drogas não é recomendado e só deve iniciado caso o paciente apresente sinais de desconforto[20]

Sedação

Tabela 2 Sedação: doses de ataque e manutenção

Recomendações	Observações
Considerar quando persistência do desconforto respiratório com o uso adequado do opioide, presença de ansiedade ou desejo de adormecer	
Benzodiazepínicos:	
Midazolam 1-3 mg/dose,[18] EV, em *bolus*, com intervalos de 5 minutos, até sedação adequada Manutenção: infusão contínua de 1 mg/h, com ajustes que devem ser feitos de acordo com os sintomas do paciente: se foram necessários dois *bolus* em 1 hora por desconforto, recomenda-se dobrar a vazão da solução de manutenção	
Propofol	Paciente já em uso ou o profissional da unidade tem mais experiência com o medicamento
Propofol 1% 20-40 mg/dose, EV lento, titulando com 10 mg a cada 5 minutos até sedação adequada Deve ser mantido em infusão contínua, com 25% da dose efetiva para a sedação a cada hora	

Em nenhuma dessas classes de drogas descritas deve haver uma dose-teto, pois mesmo que ocorra instabilidade hemodinâmica ou bradipneia, justifica-se o seu uso em doses elevadas até que o paciente esteja confortável.[10,18,19]

Bloqueadores neuromusculares

Os bloqueadores neuromusculares devem ser desligados antes da extubação. Conforto e analgesia devem ser otimizados com sedativos e opioides.[10,18] A paralisia provocada pelos curarizantes incapacita o enfermo de expressar sinais de desconforto, como inquietude, taquipneia ou comunicação verbal.[21] Se os efeitos desses agentes persistirem após a suspensão do fármaco (que pode circular na corrente sanguínea por dias, principalmente nos casos de falência renal e hepática associadas) ou após administração de antídoto (neostigmina ou atropina), deve ser protelada a suspensão da ventilação mecânica.[10,20]

Prevenção do "ruído da morte" e estridor laríngeo - iniciar 12-24 horas antes da retirada do TOT

Tabela 3 Controle de secreções e congestão pulmonar

Recomendações	Observações
Suspender ou reduzir dietas e fluidos parenterais	Se for manter, máximo de 21 mL/h[18]
Congestão: Furosemida 40-80 mg[18] divididos em 2-3 doses ao dia	Em pacientes hipotensos, explicar o benefício > risco
Secreção pulmonar moderada a intensa e/ou sialorreia:[18] Escopolamina (20 mg EV de 8/8 h até 4/4 h) Atropina colírio SL (1-2 gt SL de 8/8 h até 6/6 h) Aspiração das vias aéreas inferiores minutos antes da retirada do TOT	A aspiração prévia à extubação, apesar de desconfortável, é mais efetiva e evita aspirações futuras frequentes
Prevenção do estridor laríngeo pós-extubação Dexametasona 4 mg EV 6/6 h Uso de ar umidificado entre a desconexão do ventilador mecânico (VM) e a retirada do TOT	Opção: hidrocortisona 100 mg EV 8/8 h ou metilprednisolona 40 mg EV 12/12 h (*off label*)

RETIRADA DO SUPORTE VENTILATÓRIO/TOT

A retirada do suporte ventilatório pode se dar de duas formas:

1. Desmame terminal, no qual há redução progressiva do suporte ventilatório, até a cessação dele, via oferta mínima da concentração de oxigênio (filtração de oxigênio [FiO_2] ambiente a 21%), pressão de suporte (PS) de 0 cmH_2O e pressão expiratória final positiva (PEEP) de 5 cmH_2O. O TOT pode ser mantido com tubo T acoplado ou retirado ao final do desmame.[20]
2. Extubação terminal/paliativa: é feita a retirada do TOT ou da máscara de ventilação não invasiva (VNI), geralmente sem desmame prévio dos parâmetros ventilatórios.[22]

Não existe uma opção melhor que a outra, mas acreditamos que a manutenção do TOT para o paciente e seus familiares seja mais desconfortável e não previne os demais sinais de desconforto associados à retirada do suporte ventilatório.[20] Por isso, é preconizado o uso de drogas e manobras pré-retirada do VM para prevenir todos os sintomas e sinais de desconforto esperados nesse procedimento.

O desmame da ventilação mecânica assistida (VMA) também pode ser tentado, para parâmetros mínimos toleráveis pelo paciente, levando-se em conta para avaliação dessa tolerância os sinais clínicos apresentados pelo paciente, conforme descrito no item "Avaliação dos sinais de desconforto". Espera-se que pacientes que não toleram desmame ou são dependentes de altos parâmetros ventilatórios, principalmente FiO_2, morram em um menor intervalo de tempo após a retirada da VMA se comparados aos pacientes neurológicos em suporte ventilatório mínimo.[23]

No dia da retirada do suporte ventilatório, há 2 momentos principais:

Seis horas antes:

1. Ambiente e monitorização:
   - Desligar monitores e alarmes que tornam o ambiente ruidoso.
   - Retirar cabos e manguitos que podem estar causando desconforto ao paciente.
   - Permitir a presença dos familiares para despedidas e orações.
   - Tentar manter o ambiente o mais privado e confortável possível, até mesmo com a presença de itens pessoais do paciente, caso isso o deixe mais confortável e familiarizado com o ambiente.
   - Permitir a presença de líderes religiosos e a realização de rituais, conforme as demandas apresentadas pelo paciente ou seus familiares (em respeito à Constituição Federal de 1988).[24]
   - Reúna a equipe e ajuste os últimos detalhes, retire dúvidas e esclareça aos que não participaram do planejamento terapêutico do que trata o procedimento e o que deve ser feito na detecção de sinais de desconforto ou do óbito do enfermo.
2. Dietas e fluidos:
   - Devem ser suspensos.[10,19]
   - Só devem retornar caso o paciente sobreviva e não tenha sido discutida sua retirada previamente, quando o paciente esteja confortável e estável e se a manutenção desse suporte for compatível com o objetivo de cuidado.

Trinta minutos antes – reavaliação e prevenção:

1. Após ajustes na VMA para suporte mínimo tolerável pelo paciente, deve-se nesse momento reprogramar o ventilador para valores mínimos, semelhantes àqueles empregados para o teste de respiração espontânea (TRE), com FiO_2 21%, PEEP de 5 cmH_2O[18] e PS de 7 cmH_2O.[10]
2. Se ainda congesto: administrar até 250-500 mg de furosemida em uma hora.[18]

3. Recomenda-se administrar uma nova dose de escopolamina (20 mg EV) para prevenção do ruído da morte, além de uma nova dose de dexametasona 4 mg EV para prevenção do estridor laríngeo.
4. Deixar disponíveis à beira do leito possíveis drogas que poderão ser usadas (midazolam, morfina, furosemida, dexametasona, escopolamina) já preparadas em seringas para possível administração de urgência em caso de recorrência ou aparecimento desses sintomas.

Retirada da VMA/TOT

1. Como as equipes das unidades com frequência são relativamente inexperientes com o processo de extubação paliativa, a presença de familiares durante o procedimento é aconselhável, apenas caso a equipe sinta-se confortável e a família queira acompanhar o processo.
2. Checar o desligamento de monitores.
3. Desconexão da VMA e acoplamento ao ar umidificado via tubo T.
4. Aspiração das vias aéreas inferiores.
5. Retirada do TOT e colocação de máscara de ar umidificado, sem suporte de O_2.
6. Em casos de ocorrência do estridor laríngeo, apesar do uso preventivo do corticoide, a epinefrina racêmica, via inalatória, pode ser usada:[10,19] 3-5 mL via nebulização e manutenção da dexametasona por mais 24 h.

Em todo o processo de desmame e retirada de suporte, devemos fazer os ajustes necessários na analgesia e sedação para correção dos possíveis sinais de desconforto. A vigilância desses sinais à beira do leito se faz prioridade e não devem ser menosprezados caso ajustes já tenham sido feitos e o paciente continue desconfortável. A titulação das drogas pode ser realizada a cada hora ou até mesmo a intervalos menores, além da administração dos sintomáticos que também deve ser realizada conforme demanda.

FLUXO DO PACIENTE SOBREVIVENTE PÓS-EXTUBAÇÃO PALIATIVA

De acordo com a patologia de base, o tempo entre a retirada do suporte ventilatório e o óbito varia grandemente, com registros de até 25% dos casos de extubação paliativa receberem alta hospitalar, principalmente em centros de referência.[25] Devido a essa variação, não há um tempo predeterminado para a manutenção ou transferência do paciente, caso ele sobreviva às primeiras horas.

É de extrema importância que haja uma rotina de vigilância e monitorização de sinais e sintomas de desconforto nas unidades de internamento que recebem os pacientes após a extubação paliativa para garantir controle absoluto desses sintomas, além do acolhimento de familiares, garantindo a ordem de não reintubar o paciente em caso de descompensação clínica ou sintomatológica.

Deve-se manter os cuidados paliativos de forma integral, mesmo no ambiente da terapia intensiva ou da emergência, com flexibilização dos horários para acompanhantes do paciente, focando na espiritualidade, no apoio psicológico e um ambiente favorável para despedidas, sem esquecer do bem-estar do paciente e seus familiares.

CONSIDERAÇÕES FINAIS

Extubação paliativa é um processo que inclui múltiplos passos: determinação de prognóstico de irreversibilidade, reunião familiar, registro no prontuário, interrupção de nutrição artificial, drogas/vasoativas/diálise, tratamento da dor,

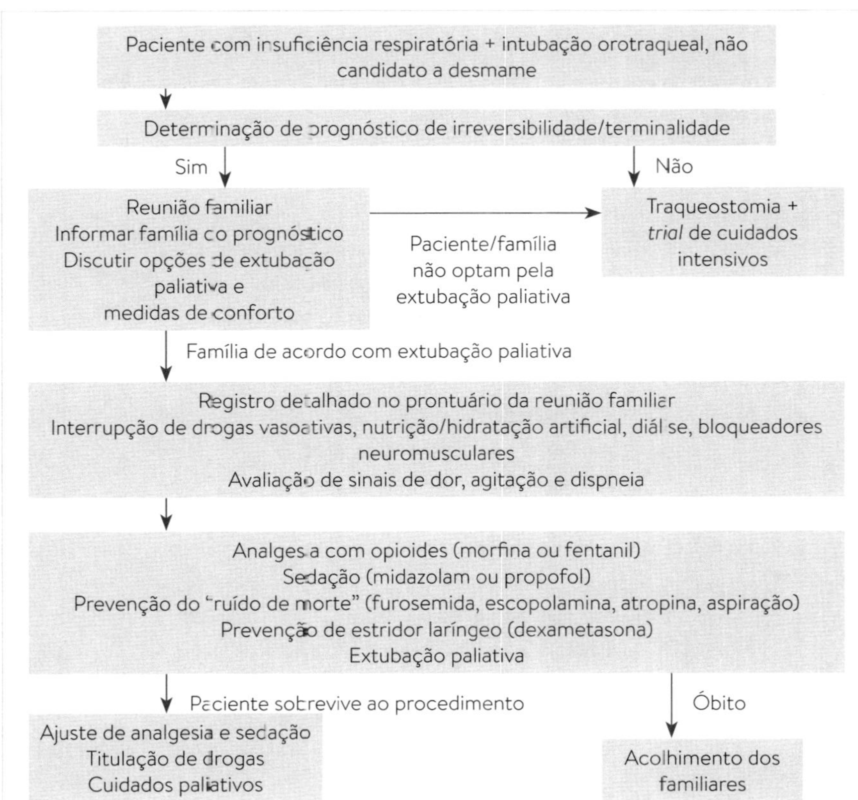

Figura 1 Extubação paliativa.

dispneia e agitação, extubação paliativa, titulação das drogas pós-procedimento, cuidados paliativos e acolhimento dos familiares (Figura 1). O processo de deliberação deve ser feito e documentado de forma transparente e a extubação realizada em alinhamento com a equipe interdisciplinar, sempre com assistência de profissional experiente em manejo de sintomas.

ANEXOS

Anexo 1 Avaliação da dor

Sem dor ______________________________ Dor máxima

Escala Visual Analógica de Dor (EAD). Portugal. Ministério da Saúde. Direcção-Geral da Saúde. Circular Normativa n. 9/DGCG de 14/6/2003.

Escala comportamental de dor (BPS). Tradução e adaptação da versão portuguesa (Brasil) da escala de dor *Behavioural Pain Scale* (2014)

Item	Descrição	Escore
Expressão facial	Relaxada	1
	Parcialmente tensa (p. ex., abaixa a sobrancelha)	2
	Totalmente tensa (p. ex., fecha os olhos)	3
	Faz careta: presença de sulco perilabial, testa franzida e pálpebras ocluídas	4
Membros superiores	Sem movimento	1
	Com flexão parcial	2
	Com flexão total e flexão de dedos	3
	Com retração permanente: totalmente contraído	4
Adaptação à ventilação mecânica	Tolera movimentos	1
	Tosse com movimentos	2
	Briga com o ventilador	3
	Incapaz de controlar a ventilação mecânica	4
Total		

Anexo 2 Avaliação da agitação

Escala RASS (*Richmond Agitation-Sedation Scale*)

Pontos	Termo	Descrição
+4	Combativo	Claramente combativo, violento, representando risco para a equipe
+3	Muito agitado	Puxa e remove tubos ou cateteres, agressivo verbalmente
Pontos	**Termo**	**Descrição**
+2	Agitado	Movimentos desapropriados frequentes, briga com o ventilador
+1	Inquieto	Apresenta movimentos, mas que não são agressivos ou vigorosos
0	Alerta e calmo	
-1	Sonolento	Adormecido, mas acorda ao ser chamado (estímulo verbal) e mantém os olhos abertos por mais de 10 segundos
-2	Sedação leve	Despertar precoce ao estímulo verbal, mantém contato visual por menos de 10 segundos
-3	Sedação moderada	Movimentação ou abertura ocular ao estímulo verbal (mas sem contato visual)
-4	Sedação intensa	Sem resposta ao ser chamado pelo nome, mas apresenta movimentação ou abertura ocular ao toque (estímulo físico)
-5	Não desperta	Sem resposta ao estímulo verbal ou físico

Fonte: adaptado de Faria RSB, Moreno RP.[13]

Anexo 3 Avaliação do desconforto respiratório

Variável	0 ponto	1 ponto	2 pontos	Total
Frequência cardíaca (bpm)	< 90 bpm	90-109 bpm	> 110	
Frequência respiratória (ipm)	Até 18 ipm	18-30 ipm	30 ipm	
Inquietação (movimentos sem objetivo)	Ausente	Ocasionais, discretos	Frequentes	
Padrão paradoxal (abdominal) de respiração	Ausente		Presente	
Uso de musculatura acessória (elevação da clavícula)	Ausente	Discreto	Importante	
Gemência ao fim da expiração	Ausente		Presente	
Movimento involuntário das narinas	Ausente		Presente	

(continua)

Variável	0 ponto	1 ponto	2 pontos	Total
Olhar aparente de medo	Ausente		Olhos muito abertos, tensão facial, boca aberta, dentes cerrados	
Total				

Adaptado de RDOS (Respiratory Distress Observation Scale). Tradução livre, não validada. Valores iguais ou acima de 3 indicam necessidade de tratamento sintomático de dispneia.

Instruções para uso:

1. A RDOS não substitui o relato do paciente em relação ao sintoma, se ele for capaz de fazê-lo.
2. A RDOS é uma ferramenta de avaliação para pacientes adultos.
3. A RDOS não pode ser utilizada quando o paciente estiver em uso de bloqueador neuromuscular.
4. Conte a frequência respiratória e cardíaca em um minuto. Utilize ausculta se necessário.
5. Gemência ocasionalmente pode ser percebida em pacientes intubados por meio da ausculta.

REFERÊNCIAS BIBLIOGRÁFICAS

1. Zandomenighi RC, Mouro DL, Oliveira CA de, Martins EAP. Intensive care in hospital emergency services: challenges for nurses. REME Rev Min Enferm. 2014;18(2):404-14.
2. Resolução CFM n. 1.805/2006. Cons Fed Med [Internet]. 2006 [cited 2018 Aug 21]; Disponível em: https://sistemas.cfm.org.br/normas/visualizar/resolucoes/BR/2006/1805.
3. Conselho Federal de Medicina. Código de Ética Médica. Resolução CFM n. 2217, de 27 de setembro de 2018, modificada pelas Resoluções CFM n. 2.222/2018 e 2.226/2019. Disponível em: https://portal.cfm.org.br/images/PDF/cem2019.pdf.
4. Conselho Regional de Medicina do Estado de São Paulo. Resolução CREMESP n. 299/2023. Dispõe sobre os critérios éticos para a retirada de suporte artificial de vida em situações de futilidade terapêutica ou tratamento potencialmente inapropriado. São Paulo: CREMESP; 2023. Disponível em: https://www.cremesp.org.br/library/modulos/legislacao/versao_impressao.php?id=20041.
5. Vidal EIO, Ribeiro SCDC, Kovacs MJ, Máximo da Silva L, Sacardo DP, Iglesias SBO, Silva JJD, Neves CC, Ribeiro DL, Lopes FG. Position statement of the Brazilian Palliative Care Academy on withdrawing and withholding life-sustaining interventions in the context of palliative care. Crit Care Sci. 2024 Sep 9;36:e20240021en.
6. Carvalho RT, Parsons HA. Manual de cuidados paliativos ANCP [Internet]. 2012. Disponível em: http://biblioteca.cofen.gov.br/wp-content/uploads/2017/05/Manual-de-cuidados-paliativos-ANCP.pdf.

7. Forte DN, Stoltenberg M, Ribeiro SCDC, de Almeida IMMO, Jackson V, Daubman BR. The hierarchy of communication needs: a novel communication strategy for high mistrust settings developed in a Brazilian COVID-ICU. Palliat Med Rep. 2024 Feb 9;5(1):86-93.
8. Moritz RD. Cuidados paliativos nas unidades de terapia intensiva – AMIB [Internet] 2012 [cited 2018 Aug 21]. 136 p. Disponível em: https://atheneu.com.br/cuidados-paliativos-nas-unidades-de-terapia-intensiva-amib.
9. Buckman RA. Breaking bad news: The S-P-I-K-E-S strategy. Community Oncology 2005.
10. Downar J, Delaney JW, Hawryluck L, Kenny L. Guidelines for the withdrawal of life-sustaining measures. Intensive Care Med [Internet]. 2016 Jun 8 [cited 2018 Aug 26];42(6):1003-17. Disponível em: http://link.springer.com/10.1007/s00134-016-4330-7.
11. Hinderer KA, Friedmann E, Fins JJ. Withdrawal of life-sustaining treatment: Patient and proxy agreement: A secondary analysis of "contracts, covenants, and advance care planning. Dimens Crit Care Nurs. 2015;34(2):91-9.
12. Zivot JB. The withdrawal of treatment is still treatment. Can J Anesth Can d'anesthésie [Internet]. 2014 Oct 5 [cited 2019 Jan 9];61(10):895-8. Disponível em: http://link.springer.com/10.1007/s12630-014-0216-8.
13. D'Avila RL, Batista e Silva H. Resolução CFM n. 1.995/2012 [Internet]. Brasilia; 2012 [cited 2018 Sep 13]. Disponível em: http://www.portalmedico.org.br/resolucoes/cfm/2012/1995_2012.pdf.
14. Normativa C, Afonso AD. Ministério da Saúde. Direcção-Geral da Saúde Para: Administrações Regionais de Saúde e Serviços Prestadores de Cuidados de Saúde. I-NORMA [Internet]. [cited 2018 Sep 17]. Disponível em: http://www.myos.com.pt/files/circular5sina vital.pdf.
15. Morete MC, Mofatto SC, Alves PC, Paula SA, Odiema MT. Tradução e adaptação cultural da versão portuguesa (Brasil) da escala de dor Behavioural Pain Scale. Rev Bras Ter Intensiva [Internet]. 2014 [cited 2018 Sep 17];26(4):373-8. Disponível em: http://www.scielo.br/pdf/rbti/v26n4/0103-507X-rbti-26-04-0373.pdf.
16. Faria RSB, Moreno RP. Delirium na unidade de cuidados intensivos: uma realidade subdiagnosticada. Rev Bras Ter Intensiva [Internet]. 2013 [cited 2018 Sep 17];25:137-47. Disponível em: http://www.scielo.br/pdf/rbti/v25n2/v25n2a12.pdf.
17. Campbell ML, Templin T, Walch J. A respiratory distress observation scale for patients unable to self-report dyspnea. J Palliat Med [Internet]. 2010 Mar [cited 2018 Oct 19];13(3):285-90. Disponível em: http://www.liebertpub.com/doi/10.1089/jpm.2009.0229.
18. Kompanje EJO, Van Der Hoven B, Bakker J. Anticipation of distress after discontinuation of mechanical ventilation in the ICU at the end of life. Intensive Care Med. 2008;34(9):1593-9.
19. Lanken PN, Terry PB, DeLisser HM, Fahy BF, Hansen-Flaschen J, Heffner JE, et al. An Official American Thoracic Society Clinical Policy Statement: Palliative care for patients with respiratory diseases and critical illnesses. Am J Respir Crit Care Med [Internet]. 2008 Apr 15 [cited 2018 Sep 13];177(8):912-27. Disponível em: http://www.atsjournals.org/doi/abs/10.1164/rccm.200605-587ST.
20. Campbell ML. How to withdraw mechanical ventilation. AACN Adv Crit Care [Internet]. 2007;18(4):397-403. Disponível em: http://content.wkhealth.com/linkback/openurl?sid=WKPTLP:landingpage&an=01256961-200710000-00009.

21. Brody H, Campbell ML, Faber-Langendoen K, Ogle KS. Withdrawing intensive life--sustaining treatment – recommendations for compassionate clinical management. N Engl J Med. 1997;336:652-7.
22. Billings JA. Humane terminal extubation reconsidered: The role for preemptive analgesia and sedation*. Crit Care Med. 2012;40(2).
23. Huynh TN, Walling AM, Le TX, Kleerup EC, Liu H, Wenger NS. Factors associated with palliative withdrawal of mechanical ventilation and time to death after withdrawal. J Palliat Med [Internet]. 2013;16(11):1368-74. Disponível em: http://online.liebertpub.com/doi/abs/10.1089/jpm.2013.0142.
24. Senado Federal. Secretaria-Geral da Mesa. Sumário. Constituição Federal de 1988 [Internet]. [cited 2018 Oct 17]. Disponível em: http://www.saude.am.gov.br/planeja/doc/constituicaofederalde88.pdf.
25. Pan CX, Platis D, Maw MM, Morris J, Pollack S, Kawai F. How long does (s)he have? Retrospective analysis of outcomes after palliative extubation in elderly, chronically critically ill patients. Crit Care Med. 2016;44(6).

45

Indicação ou não da diálise no contexto de cuidados paliativos

Giordano Floripe Ginani
Jessica de Freitas Orsolin Borges
Yuri Amorim Braga

Juarez tem 88 anos e portador de hipertensão arterial sistêmica (HAS), *diabetes mellitus* tipo 2 (DM2), insuficiência cardíaca (IC) com fração de ejeção reduzida, faz uso de um marca-passo, apresenta sequela motora e cognitiva devido a acidente vascular cerebral isquêmico (AVCi) prévio (necessita de ajuda para se movimentar, higiene e alimentação) e possuía "problemas nos rins". Há 1 mês sofreu uma queda da própria altura e machucou a perna. Para controle da dor, fez uso de anti-inflamatórios não esteroidais. Há 10 dias evoluiu com quadro de edema generalizado, dispneia e chegou ao pronto-socorro trazido por seu filho com quadro de confusão mental e dificuldade respiratória. Ao exame apresentava níveis tensionais elevados, edema e possuía uma lesão corto-contusa no pé direito que evoluiu com erisipela em terço distal da perna direita, além de cianose fixa nos pododáctilos. Após avaliação médica, foi identificado que possuía um quadro de IC descompensada associada a insuficiência renal aguda (creatinina basal: 2,3 mg/dL, CKD-EPI: 24,4 mL/min), KDIGO 3 (creatinina atual 6,5 mg/dL) e sepse (erisipela evoluindo com isquemia digital), e por isso foi transferido para a UTI. O Sr. Juarez possui indicação de fazer hemodiálise? Qual o benefício para ele? Quais os riscos? Como definir o papel desse suporte no cuidado dele?

INTRODUÇÃO

Pacientes críticos com insuficiência renal aguda (IRA) apresentam elevada mortalidade, proporcionalmente ao grau de perda da função renal, independentemente da causa.

Assim, em situações nas quais a reserva funcional dos rins não é mais capaz de atender a demanda metabólica do organismo e a opção escolhida é lançar mão da terapia renal substitutiva (TRS), devemos ter em mente que estamos diante de uma mortalidade estimada de mais de 50% (em 60 ou 90 dias a depender do estudo) na maior parte dos casos.[1] Interessante reconhecer que há séries que mostram mortalidade similar entre pacientes críticos em diálise quer seja por IRA ou por doença renal crônica estágio clínico 5d (DRC 5d).[2-4] Apesar disso, a TRS, que surgiu de fato nos anos 60 (e mudou a mortalidade absoluta da IRA), vem evoluindo bastante e com perspectivas de melhora.[5]

Diante de um paciente crítico com indicação de terapia renal substitutiva (TRS), dois aspectos devem ser considerados: o avanço tecnológico permite assistir pacientes cada vez mais graves, mas ainda há limitações importantes na reversão de muitos quadros clínicos. Assim, faz parte do cuidado avaliar tanto a indicação quanto a eventual suspensão da diálise, especialmente quando ela se torna fútil ou potencialmente danosa.

Entre os pacientes crônicos a não indicação (ou a retirada da diálise) recebe grande atenção desde a sua primeira descrição ainda nos anos 80. Em 2019, nos EUA, a suspensão do tratamento respondeu por 19,6% das mortes em TRS.

Já entre pacientes críticos com IRA esse tema é pouco debatido, talvez pela maior complexidade devido à fragmentação do cuidado, falhas na habilidade de comunicação, a frequente incapacidade do paciente em participar das decisões do plano de cuidados, eventual falta de consenso entre cuidadores/familiares, a incerteza natural do processo de prognóstico e a perspectiva de recuperação da função renal.[6] Apesar disso, após a tomada de decisão pela suspensão de medidas invasivas, é comumente a diálise o primeiro suporte vital a ser suspenso.

FRAGMENTAÇÃO DO CUIDADO

O paciente citado é um modelo tão complexo quanto comum em nosso dia a dia: idoso, com várias comorbidades e lesões de órgãos-alvo, fazendo uso de polifarmácia e sofrendo efeitos colaterais graves desta. Por intercorrências múltiplas, mas entrelaçadas, desenvolve falência renal, sendo indicada TRS. Realmente, tendo o foco na patologia, o papel da TRS não é questionável.[1]

Mas, como toda intervenção, a diálise deveria objetivamente atender as necessidades do paciente (fazer sentido dentro de um plano de cuidados individualizado). Neste caso específico, o de atingir equilíbrio metabólico e volêmico para permitir melhor controle de sintomas e reabilitação.

Mas a IRA pode estar associada a outras disfunções orgânicas e ser mais um indicativo da perda de capacidade de recuperação daquele indivíduo; assim sendo, a TRS é fútil ou deletéria. Da mesma forma, deve-se ter em mente que entre os sobreviventes de uma IRA com necessidade de diálise haverá aqueles que necessitarão manter a TRS após a alta da UTI[7,8] e essa dependência pode não estar alinhada a seus valores.

Por isso a importância de, antes de indicar a diálise, estarmos munidos do diagnóstico da condição atual, do prognóstico do paciente e conhecer seus valores. De fato, todas as tomadas de decisão, não somente a instituição ou não de TRS, deveriam estar centradas no paciente e para isso a comunicação efetiva (inclusive entre os profissionais) é fundamental.

Estudos reforçam o papel central da comunicação estruturada com pacientes e seus representantes no contexto da TRS. Em um ensaio clínico randomizado, a intervenção SPIRIT – composta por duas sessões de planejamento antecipado de cuidados com paciente e representante legal – resultou em maior congruência entre os desejos do paciente e as decisões do representante, além de maior confiança deste último para atuar como decisor no fim de vida. Surpreendentemente, a intervenção também se associou a menor prevalência de sintomas de ansiedade, depressão e estresse pós-traumático nos representantes após o óbito do paciente. Esses achados reforçam que o investimento em comunicação não apenas melhora a qualidade do cuidado, mas também reduz o sofrimento dos familiares enlutados. No entanto, os efeitos benéficos tendem a diminuir com o tempo, o que destaca a necessidade de que essas discussões sejam revisitadas ao longo da trajetória do paciente.[9]

PROGNÓSTICO

Diante de um paciente com IRA e necessidade de diálise, o impacto dessa intervenção depende de vários aspectos, como a sobrevida do paciente, a capacidade de recuperação da função renal e sua funcionalidade após a alta.

Como a definição prognóstica possui um grau elevado de incerteza, a tomada de decisão sobre o papel da TRS em UTIs é particularmente difícil. Se por um lado não indicar a TRS pode limitar a sobrevida do paciente, o seu início pode prolongar seu sofrimento.

De modo consistente, temos visto nos últimos 30 anos que pacientes que requerem TRS no cenário de terapia intensiva possuem maior mortalidade intra-hospitalar, menor sobrevida após isso e persistente limitação para atividades de vida diária.[6]

A expectativa quanto à recuperação da função renal ao se indicar a TRS é algo bastante questionado por pacientes e familiares. De fato, é esperado que haja recuperação ao menos parcial da função renal. Porém, a combinação dos desfechos de independência de diálise e sobrevida ocorre na minoria dos pacientes mais graves.[3]

Quanto à mortalidade intra-hospitalar, é habitual utilizarmos escores prognósticos como o SAPS 3 ou SOFA. Entretanto, precisamos avaliar a mortalidade para um cenário de continuidade da TRS em um paciente crítico e para isso é interessante reconhecer como funcionam ferramentas validadas no cenário da DRC[10] como:

- Pergunta surpresa: pergunta simples e útil, uma resposta negativa sugere o desfecho.
- KPS (*Karnofsky Performance Scale*): por meio da avaliação do *status* funcional.
- Charlson escore de comorbidades: relacionando comorbidades (9 no total) e idade.
- REIN escore: validado acima dos 75 anos, estratifica mortalidade de 3 meses em TRS.
- Cohen escore: combina a pergunta surpresa com quatro variáveis (idade, albumina sérica, presença de demência e doença vascular periférica).

TOMADA DE DECISÃO

O processo da tomada de decisão em relação à TRS é muito complexo e envolve inúmeras variáveis biológicas e biográficas. De maneira geral, este processo analisa o diagnóstico, o prognóstico e os valores do paciente. Com essas informações, podemos ficar diante de três cenários distintos: no primeiro a TRS é considerada adequada e útil; no segundo ela é tida como fútil ou inadequada; e, entre ambos, há um espectro de situações em que o papel da TRS é incerto (Figura 1).[5,6]

Analisando diagnóstico, prognóstico e valores do paciente, podemos ficar diante de três cenários distintos: no primeiro a TRS é considerada adequada, no segundo ela é tida como fútil e entre ambos há um cenário de incerteza sobre o papel dela[5,6] (Figura 1).

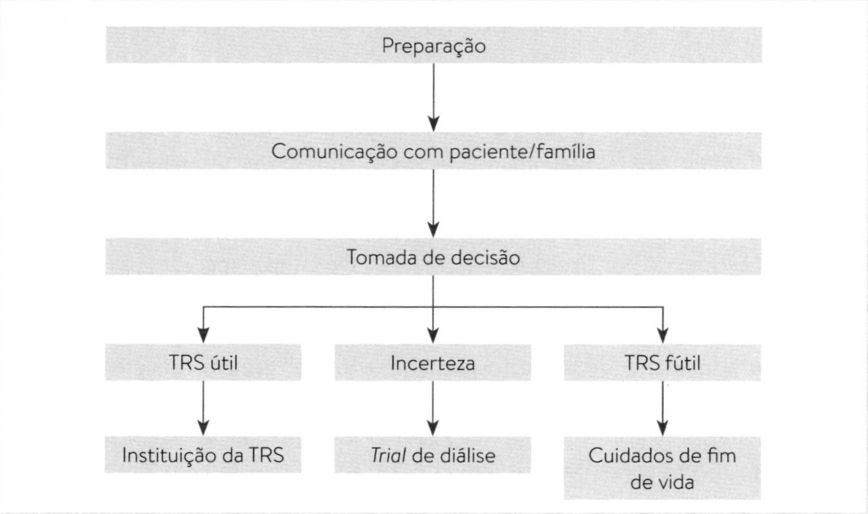

Figura 1 Resumo do processo de tomada de decisão sobre instituição de terapia renal substitutiva (TRS).

Uma melhor descrição de cada etapa segue na Tabela 1.

Tabela 1

Preparação
▪ Definir com todas as equipes assistentes o prognóstico da IRA, necessidade de diálise e mortalidade estimada ▪ Identificar os marcadores clínicos de curto e longo prazo que vão identificar melhora ou piora (ex.: necessidade de droga vasoativa, ventilação mecânica, a funcionalidade ou o surgimento de complicações da assistência) ▪ Conhecer a história biográfica do paciente, avaliar seu sofrimento nas diversas dimensões (física, social, psicológica e espiritual), entender sua definição de qualidade de vida e identificar precocemente as situações de conflitos ▪ Avaliar a capacidade de tomada de decisão do paciente.
Comunicação com paciente/família
▪ Esclarecer dúvidas sobre a IRA/diálise, o prognóstico e os riscos/benefícios esperados com a TRS ▪ Relacionar os valores do paciente e avaliar o impacto percebido por ele/família da TRS (acesso ou mesmo rotinas) ▪ Esclarecer sobre os sintomas físicos que virão e discutir as possibilidades para amenizá-los, com ou sem TRS ▪ Verificar a compreensão dos envolvidos, assim como reforçar a continuidade do cuidado independentemente da decisão tomada
Tomada de decisão
▪ Diante de um prognóstico que esteja alinhado com os valores do paciente, a TRS deve ser instituída ▪ Em um cenário de incerteza e tendo sido considerada a TRS como adequada, propor um *trial* de diálise ▪ Documentar em prontuário esse alinhamento e os objetivos com sua janela de tempo para avaliações ▪ Definir um plano de cuidados para depois do *trial:* caso o paciente melhore, a TRS pode ser interrompida por recuperação da função renal ou continuada para a rotina de tratamento do paciente com DRC 5d, mas também deve haver atenção para os casos nos quais a diálise não se mostre útil (ou mesmo deletéria), para que sejam instituídos cuidados adequados de fim de vida ▪ Caso a diálise seja considerada fútil ou deletéria, garantir a continuidade de cuidados paliativos e esclarecer também a desproporcionalidade de outras medidas invasivas obstinadas nesse cenário de cuidados de fim de vida

IRA: insuficiência renal aguda; TRS: terapia renal substitutiva.

TRIAL DE DIÁLISE

Diante de um cenário no qual não há consenso sobre a relação risco-benefício da diálise, no qual o prognóstico não está claro e o plano de cuidados não conseguiu ser bem definido, é razoável propor um *trial* de diálise. Nele, a TRS é focada em desfechos objetivos e centrados no paciente (não apenas o controle de alterações metabólicas ou balanço hídrico).

Assim, antes do início da TRS são definidos os objetivos e os períodos de reavaliação (habitualmente 5-7 dias). A cada janela de tempo a evolução é revista e o impacto da TRS avaliado (positivo ou negativo), para enfim definir pela suspensão ou continuidade da diálise.

O *trial* é diferente de dois outros conceitos importantes: diálise incremental e diálise paliativa. Na primeira leva-se em conta a função renal residual para reduzir a dose de diálise e atingir indicadores de qualidade padronizados. Na segunda, a TRS foca nas necessidades de cada paciente para otimizar a qualidade de vida e minimizar desconfortos do tratamento (a meta clara é a de controle de sintomas, como dispneia) em cuidados de fim de vida.

QUANDO NÃO INDICAR A TRS

De fato, há situações em que mesmo um *trial* é fútil ou deletério, assim, é apropriado não iniciar a TRS em pacientes com IRA nas seguintes situações bem definidas:

- Paciente com capacidade de tomar decisão, que estando apropriadamente informado e capaz de tomar decisões voluntárias recuse (ou solicite a descontinuação) a diálise.
- Paciente sem capacidade de tomar decisão, mas que tenha previamente informado, de forma oral ou escrita, a opção por renúncia à diálise ou cujo representante legal constituído recusa (ou solicita a descontinuação da diálise).
- Paciente com distúrbio neurológico grave e irreversível, sem sinais de pensamento, sensações, comportamento intencional ou consciência do ambiente e de si próprio (importante possuir uma avaliação de um segundo profissional médico).[11]

QUANDO DISCUTIR A SUSPENSÃO DA TRS

Para pacientes que já estão em diálise, é apropriado considerar a suspensão do tratamento quando este tiver sido iniciado em um contexto de prognóstico muito reservado ou quando não for possível oferecer a diálise de forma segura. Enquadram-se nessa categoria pacientes nas seguintes situações:

- Condição médica que impeça o processo técnico da diálise por incapacidade de cooperação (p. ex., pacientes com demência avançada que puxam as agulhas de diálise) ou por instabilidade clínica (p. ex., hipotensão grave);
- Doença terminal de causa não renal (com a ressalva que alguns indivíduos podem perceber benefício potencial e decidir pelo tratamento com diálise).[11]

Do ponto de vista ético, a decisão de não iniciar ou de suspender a TRS deve considerar os objetivos terapêuticos pactuados e os valores do paciente. O recente posicionamento da Academia Nacional de Cuidados Paliativos destaca que, sob o prisma da bioética, não existe distinção entre não implementar e retirar medidas de suporte de vida, como a TRS, quando estas se mostram incoerentes com o plano de cuidado definido de forma compartilhada. A diálise, quando indicada em contextos fúteis – isto é, sem qualquer chance de alcançar seu objetivo fisiológico –, não deve ser iniciada nem mantida. Já nos casos classificados como de tratamento potencialmente inapropriado, a decisão deve sempre envolver deliberação clínica estruturada e respeitar os valores e preferências do paciente.[12]

CUIDADOS DE FIM DE VIDA DE UM PACIENTE COM IRA DIALÍTICA

Após a suspensão da TRS (ou a não introdução desta) deve-se ter em mente um cuidado focado na terminalidade, sendo a sobrevida dependente da função renal residual.[6] Em pacientes com DRC 5d que suspendem a diálise espera-se uma média de 7-10 dias de sobrevida. Na IRA o mais provável é o óbito ocorrendo ainda na internação ou poucos dias após a alta hospitalar (caso ocorra recuperação parcial da função renal este desfecho pode mudar). Nos pacientes mais graves nos quais outras medidas de suporte são retiradas, a morte ocorre mais precocemente (entretanto, mesmo após uma extubação paliativa, pode ocorrer sobrevida de meses).[6]

Nesta etapa do cuidado o foco é o controle de sintomas físicos do paciente e aqui existem alguns desafios, como a enorme quantidade de sintomas advindos da falência renal e a mudança de farmacocinética das drogas.

Um paciente com DRC 5d possui em média 20 sintomas físicos/psicológicos diferentes no seu último ano de vida (isso é muito mais que um paciente com neoplasia estágio clínico 4).[6] A importância percebida de cada sintoma é diretamente proporcional à sua frequência, tendo como exceção a dispneia (com impacto muito maior que sua prevalência nessa fase).[6,10]

Como não seria possível exaurir o tema do ajuste de drogas para a falência renal, acreditamos ser importante salientar esse aspecto e apontar para a redução do índice terapêutico de opioides. Devemos por isso ter preferência por aqueles que não necessitem de ajuste para função renal, como fentanil, metadona e buprenorfina (a morfina pode ser usada em doses muito baixas com a vigilância mais rigorosa). Importante salientar que os opioides fracos (tramadol e codeína) dificilmente serão a melhor opção nesta etapa pela quantidade de efeitos colaterais e pouco controle de sintomas.[6,10]

CONCLUSÃO

Pacientes críticos com indicação de diálise são frequentes na prática hospitalar e esse grupo possui uma elevada mortalidade a despeito de nosso avanço tecnológico. A boa prática deve abordar, além da factibilidade da terapia, seu real impacto. A manutenção da vida e o alívio do sofrimento são atitudes que se complementam e as decisões de cuidado devem ser baseadas em quatro princípios fundamentais: autonomia, não maleficência, beneficência e justiça.

Em pacientes com condição clínica muito limitada, a diálise pode ser usada por um curto espaço de tempo para melhor definição de plano de cuidados ou apenas para controle de sintomas. Paralelo a isso, ou em continuidade à suspensão da TRS, uma abordagem que leve em consideração a perda de função renal (drogas, intervenções e cuidados) deve ser utilizada.

É importante que se compreenda que os cuidados de fim de vida para um paciente com falência renal não são focados na suspensão de TRS, mas sim na construção de um plano de cuidados útil e de valor ao paciente.

REFERÊNCIAS BIBLIOGRÁFICAS

1. Gaudry S, et al. Extracorporeal kidney-replacement therapy for acute kidney injury. N Engl J Med. 2022 Mar 10;386(10):964-75.
2. Kao C-C, et al. Factors associated with poor outcomes of continuous renal replacement therapy. PLoS ONE. 2017;12(5).
3. Allegretti AS, et al. Continuous renal replacement therapy outcomes in acute kidney injury and end-stage renal disease: a cohort study. Critical Care. 2013;17(3):R109.
4. Levey AS, et al. Definition and classification of chronic kidney disease: a position statement from Kidney Disease Improving Global Outcomes (KDIGO). Kidney International. 2005;67(06):2089-100.
5. Waikar SS, et al. Declining mortality in patients with acute renal failure, 1988 to 2002. J Am Soc Nephrol. 2006;17:1143-50.
6. Koncicki HM, et al. Kidney Supportive Care: Core curriculum 2020. Am J Kidney Dis. 2020 Maio;75(5):793-806.
7. BEAd-DKD Consortium. The relationship between AKI and CKD in patients with type 2 diabetes: an observational cohort study. JASN. 2020;31:ccc–ccc.
8. Parikh CR, et al. Chronic kidney disease after acute kidney injury: a systematic review and meta-analysis. Kidney Int. 2012 March;81(5):442-8.
9. Song MK, Ward SE, Fine JP, Hanson LC, Lin FC, Hladik GA, et al. Advance care planning and end-of-life decision making in dialysis: a randomized controlled trial targeting patients and their surrogates. Am J Kidney Dis. 2015 Nov;66(5):813-22.

10. Tavares APS, et al. Cuidados de suporte renal: uma atualização da situação atual dos cuidados paliativos em pacientes com DRC. Jornal Brasileiro de Nefrologia. 2021;43(1):74-87.
11. Suassuna, et al. Renúncia à terapia renal substitutiva: descontinuação e sonegação. J Bras Nefrol. 2017;39(3):312-22.
12. Vidal EI, Ribeiro SC, Kovacs MJ, Silva LM, Sacardo DP, Iglesias SB, et al. Posicionamento da Academia Nacional de Cuidados Paliativos sobre suspensão e não implementação de intervenções de suporte de vida no âmbito dos cuidados paliativos. Crit Care Sci. 2024 36:e20240021pt.

46

ECMO e cuidados paliativos

Gabriel Afonso Dutra Kreling
Livia Maria Garcia Melro

CASO CLÍNICO

João Carlos, 58 anos, procurou o pronto-socorro por dor torácica em aperto associada a dispneia e redução do nível de consciência. Foi diagnosticado com infarto agudo do miocárdio com supradesnivelamento do segmento ST da parede anterior. Foi encaminhado com urgência para a hemodinâmica, onde apresentou parada cardíaca por taquicardia ventricular logo após a recanalização da artéria descendente anterior, sendo revertido após desfibrilação e dois minutos de ressuscitação cardiopulmonar, porém com necessidade de doses altas de dobutamina, noradrenalina e vasopressina. Optou-se por iniciar suporte ventricular com ECMO VA e balão intra-aórtico.

ECMO

A oxigenação por membrana extracorpórea (ECMO – *extracorporeal membrane oxygenation*) compreende um circuito de circulação extracorpórea que permite a oxigenação e a retirada do gás carbônico a um elevado fluxo de sangue.

Esse dispositivo permite um suporte respiratório, quando em sua configuração venovenosa (ECMO VV). O sangue é drenado por uma veia, passa pelo dispositivo e é devolvido oxigenado por outra veia ao átrio direito. A sobrevida mundial é de cerca de 58% nos adultos segundo o registro dos últimos cinco anos da ELSO (Extracorporeal Life Support Organization).

A tecnologia permite, ainda, um suporte cardíaco com ou sem o suporte respiratório quando em configuração venoarterial (ECMO VA). O sangue é drenado por uma veia, da mesma forma que na ECMO VV, passa pelo dispositivo e o sangue oxigenado é entregue em uma artéria, contribuindo para a perfusão tecidual. A sobrevida mundial é de cerca de 50% nos adultos segundo o registro dos últimos cinco anos da ELSO.

O suporte respiratório e/ou cardiovascular pode ser total ou parcial a depender das necessidades do paciente.

Atualmente, o suporte de vida extracorpóreo é considerado um dos suportes mais avançados e complexos em terapia intensiva. Diferentemente de outros substitutos orgânicos, como hemodiálise e ventilação mecânica, a ECMO só pode ser realizada em ambiente de terapia intensiva com profissionais capacitados nesta tecnologia. De maneira geral, os pacientes em ECMO são os pacientes mais graves de uma unidade.

Em alguns casos, a ECMO permite que pacientes muito graves e dependentes de muito suporte artificial sejam despertados. Esse é um benefício importante tanto para a reabilitação física e psicológica, como também uma oportunidade valiosa para acessar os valores do paciente, permitindo que ele participe ativamente da trajetória da sua doença, compreenda as circunstâncias envolvidas em sua condição e antecipe possíveis desfechos. Além disso, possibilita identificar sintomas de sofrimento diretamente com o paciente, otimizando o tratamento e a avaliação do controle dos sintomas. No cuidado de fim de vida desses pacientes, é possível identificar desejos relacionados a esse momento, reconhecer ritos culturais ou espirituais e proporcionar encontros pessoais.

Por se tratar de uma estratégia de suporte orgânico e não de tratamento, a ECMO é uma ponte para algum destino: pode ser a melhora do quadro clínico inicial ("ponte para a melhora"); pode ser para aguardar ou dar possibilidades clínicas para um transplante ("ponte para transplante"); pode ser para aguardar ou dar possibilidades clínicas para um dispositivo de assistência ventricular nos casos da ECMO VA ("ponte para dispositivo"); pode ser para ganhar tempo para decisão, seja para adquirir mais dados prognósticos, seja para elucidar um diagnóstico ("ponte para decisão").

Quando não há possibilidade de melhora do quadro clínico e já existem dados prognósticos suficientes que sustentem essa conclusão com baixo grau de incerteza, além da ausência de indicação para transplante ou uso de dispositivos de assistência ventricular, os profissionais podem se deparar com uma situação de suporte como "ponte para lugar algum" – um cenário eticamente desafiador e com múltiplas implicações para o paciente, a família, a equipe assistencial, o hospital e o sistema de saúde.

Recentemente, houve um aumento significativo do uso da ECMO VA em situações de parada cardiorrespiratória, chamada de ECPR. Neste contexto, pelo curto tempo para o início do suporte, o objetivo inicial é de ser uma ponte para decisão – isto é, dar a possibilidade de tempo para o diagnóstico e o tratamento de uma causa potencialmente reversível (tromboembolismo pulmonar, síndrome coronariana etc.). Porém, caso haja dano neurológico pós-parada importante ou caso não haja reversão da função cardíaca após o tratamento, esse suporte passa a ser "ponte para lugar algum".

Em situações de "ponte para lugar algum" a ECMO pode ser interpretada como um procedimento fútil, isto é, não cumpre o papel de alcançar o objetivo fisiológico desejado. Neste contexto são levantadas questões de sofrimento físico e emocional do paciente, angústia familiar e da equipe de saúde, bem como a alocação inadequada de recursos escassos.

Quanto mais unidas, empáticas, coerentes e habilidosas forem as equipes em suas interações com as famílias, maior a chance de que estas compreendam que, apesar das medidas heroicas adotadas, existem limites para o que os cuidados médicos podem oferecer.

ECMO E CUIDADOS PALIATIVOS

O paciente com indicação de ECMO é um paciente que tem indicação de cuidados paliativos. Por mais contraditória que possa parecer essa afirmação de que uma das mais invasivas condutas em terapia intensiva se associa aos cuidados paliativos, há que se refletir sobre os benefícios dessa abordagem. Em alguns serviços – de pacientes pediátricos ou adultos – existe o acompanhamento da equipe de Cuidados Paliativos a partir do momento em que se indica a terapia extracorpórea. Em outros serviços, existe o acompanhamento de especialistas em bioética desde o início do suporte.

A ECMO é indicada, em todas as situações, para doenças que ameaçam a continuidade da vida, com potencial de causar sofrimento, além de ser associada a alto tempo de internação hospitalar. Em uma internação de um paciente em ECMO estão presentes situações como: tomadas de decisão complexas; conversas e comunicação difíceis; sintomas de difícil controle (dor, dispneia, *delirium*); sofrimentos psicológico e espiritual inerentes à ameaça à vida; dificuldades sociais e financeiras intrínsecas às internações prolongadas; discussões e decisões de fim de vida; discussão de retirada de suporte; cuidados de fim de vida. Essas são algumas das necessidades de atenção paliativa que esses pacientes apresentam.

Levando em consideração a complexidade desses pacientes e de todo o caminho a ser percorrido pela unidade paciente-família, além das grandes mudanças possíveis durante esse tempo, é de suma importância que as expectativas da equipe e da família estejam alinhadas em todas as etapas do processo de cuidado.

Nesse contexto, evidências reforçam a importância do envolvimento precoce e contínuo da equipe de Cuidados Paliativos em pacientes sob ECMO. Essa atuação contribui para alinhamento de expectativas, suporte à família e à equipe, manejo de sintomas e construção de um plano de cuidado coerente com os valores do paciente. Além disso, facilita decisões em cenários de "ponte para lugar nenhum" e reduz o sofrimento moral dos envolvidos.

Apesar disso, estudos mostram que a consulta à equipe de Cuidados Paliativos ainda é subutilizada. Em uma coorte recente, menos da metade dos pacientes em

ECMO recebeu esse tipo de acompanhamento, mesmo diante de altas taxas de mortalidade e retirada de suporte. A maior duração do suporte, ECMO VV, e a condução por médicos clínicos foram fatores associados à maior taxa de consulta, indicando a necessidade de protocolos institucionais que garantam acesso equitativo a esse cuidado.

A seguir sugerimos alguns pontos-chave a serem discutidos em diferentes momentos do cuidado de um paciente em ECMO.

TOMADA DE DECISÃO NO INÍCIO DA TERAPIA

A ECPR é muito mais invasiva e exige muito mais recursos que as medidas tradicionais de RCP, além de ter a capacidade de prolongar o sofrimento consideravelmente sem, necessariamente, mudar o desfecho final em alguns casos.

Apesar do prognóstico de sobrevida com a ECPR ser incerto, algumas situações devem permear a decisão sobre não iniciar uma ECPR: presença de múltiplas comorbidades, disfunção orgânica múltipla, doença neurológica grave, idade muito avançada, tempo de parada cardiorrespiratória (PCR) e ritmo não chocável.

Nos centros capacitados para ECPR, recomenda-se haver critérios muito bem definidos para indicação e contraindicação do suporte nas situações de emergência em uma PCR, além de critérios objetivos e claros para desencadear a retirada do suporte em caso de futilidade ("ponte para lugar algum").

Na insuficiência respiratória com necessidade de ECMO VV não existem dispositivos de assistência que a substituam, como pode ocorrer na ECMO VA e que possibilitaria a alta hospitalar. Por isso, é imperativo avaliar se o paciente apresenta alguma contraindicação ao transplante antes de iniciar o suporte extracorpóreo, o que diminuiria a chance de o paciente evoluir para um cenário de "ponte para lugar algum"; isto é, no pior cenário passaria da "ponte para recuperação" à "ponte para transplante".

Caso um paciente com insuficiência respiratória crônica grave e avançada com indicação de ECMO não apresente condições para recuperação ou para transplante, esse suporte não deve ser iniciado, mesmo se solicitado pelo paciente ou pela família. É geralmente aceito que a autonomia do paciente não pode ditar a utilização das intervenções que proporcionarão um prolongamento mínimo da vida às custas de recursos materiais e humanos.

TOMADA DE DECISÃO NA EVOLUÇÃO DO QUADRO DURANTE A TERAPIA

Apesar de todos os esforços para a indicação adequada do suporte extracorpóreo, algumas circunstâncias na evolução do paciente podem modificar o prognóstico ou o quadro clínico a ponto de inviabilizar os objetivos terapêuticos, como recuperação ou transplante. Nesses casos, o paciente torna-se dependente da ECMO, sem condições de alta da UTI, de melhora clínica ou de ser submetido a transplante. Muitas vezes, ao se atingir esse ponto, o paciente encontra-se desperto e plenamente consciente da situação, configurando um cenário especialmente desafiador para a condução do caso.

Como a ECMO é uma tecnologia de alta complexidade e de alto investimento econômico e de recursos humanos, muitas vezes a própria equipe de saúde tem dificuldade em reconhecer a refratariedade e a futilidade terapêutica. Um estudo qualitativo unicêntrico evidenciou que apesar de os pacientes e os familiares serem bem informados sobre tratamento, prognóstico e objetivos, eles não eram envolvidos em conversas sobre a tomada de decisão.[20]

Na análise desse estudo, os autores fazem uma reflexão de que o consentimento da família para iniciar o suporte extracorpóreo era visto pela equipe de saúde como um compromisso para a realização de um tratamento agressivo sustentador da vida, incluindo quaisquer outras terapias. Essa postura da equipe pode, muitas vezes, incorrer na obstinação terapêutica, além de afetar a garantia da autonomia do paciente e impedir o reconhecimento dos limites aceitáveis ou não, considerando técnica e valores.

Isso evidencia a necessidade de critérios objetivos definidos no início do cuidado do paciente em ECMO que facilitem às equipes perceberem a refratariedade e rediscutirem os objetivos de cuidado e o alinhamento aos valores do paciente.

No estudo citado, a transição entre a manutenção do suporte e a possibilidade de retirada dele foi muito abrupta, o que ocasionou desconforto nas famílias. Uma estratégia para evitar isso é realizar uma comunicação mais realista, que retome as perspectivas clínicas e prognósticas e a reflexão constante, a cada complicação, se a terapia proposta faz sentido para os valores do paciente.

A COMUNICAÇÃO DURANTE TODO OS PROCESSOS NO SUPORTE EXTRACORPÓREO

Uma comunicação sincera, baseada em expectativas realistas durante todo o percurso do suporte, apresentando todas as possíveis evoluções desde o princípio pode facilitar o processo de entendimento dos pacientes e familiares.

A comunicação durante o suporte em ECMO deve otimizar a relação equipe-paciente-família. Os objetivos maiores dessa comunicação são: alinhar o entendimento do paciente e da família sobre o papel da ECMO e sobre as expectativas de desfechos realistas; aliviar o estresse moral da equipe antecipando e lidando com situações complexas como retirada de suporte e o cenário de "ponte para lugar algum".

Uma equipe multidisciplinar deve estar integralmente envolvida no cuidado do paciente em ECMO, além de, usualmente, muitas especialidades acompanharem tais pacientes. A presença de todos esses profissionais permite o cuidado integral. Por outro lado, em momentos de tomada de decisão, na presença de tantos membros envolvidos, é importante delinear responsabilidades na gestão e coordenação do cuidado.

Alguns serviços utilizam *checklists* para confirmar que a família foi apropriadamente atualizada e informada e para garantir que as decisões foram tomadas no momento adequado.

A seguir apresentaremos algumas especificidades da comunicação em cada momento do processo de suporte extracorpóreo.

COMUNICAÇÃO NO INÍCIO DO SUPORTE

Muitas vezes não é possível educar e preparar a família adequadamente para a ECMO devido à natureza de indicação emergencial do suporte. Porém, a equipe de ECMO deve tentar fornecer os principais elementos do consentimento informado apropriado. É necessário buscar ferramentas para construir uma relação sólida e de confiança entre equipe e família.

A comunicação na iniciação da ECMO deve ser baseada na descrição da natureza, do propósito e dos riscos da terapia, além de informar explicitamente que a ECMO é uma intervenção de tempo limitado e que não pode sustentar a vida por períodos prolongados e fora do ambiente de UTI, principalmente quando não há perspectivas de recuperação ou de transplante.

Outro papel da comunicação neste momento é oferecer explicação sobre a trajetória atual do paciente e os possíveis cenários que podem ser esperados com a evolução do quadro: seja o cenário de melhora ou transplante, seja o cenário em que a trajetória pretendida não ocorre e a situação de "ponte para lugar algum" se instaura. Introduzindo isso desde o início, mostram-se quais as expectativas reais diante do suporte instituído, permitindo preparo e adaptações para o caso de a evolução clínica favorecer o pior cenário e que a retirada do suporte é a medida mais adequada nesses casos.

Quando a ECMO é indicada em uma situação de "ponte para decisão", é imprescindível elucidar de maneira clara e objetiva quais informações são esperadas e necessárias para contribuir para o processo decisório.

COMUNICAÇÃO NA CONTINUAÇÃO DA ECMO

Com a evolução do quadro, a decisão sobre a continuação da ECMO deve ser compartilhada periodicamente, demonstrando os critérios objetivos que permeiam as possibilidades de melhora para o transplante e que justificam a decisão de continuar ou não com o suporte.

Sugere-se envolver a equipe de Cuidados Paliativos desde esse momento.

É papel da equipe que coordena o cuidado garantir que todas as outras equipes interconsultoras e multidisciplinares estejam alinhadas com o quadro atual e com as perspectivas realistas futuras, mantendo um discurso linear e coerente entre toda a equipe e entre equipe e família/paciente.

Nesta fase, as famílias e o paciente, se possível, devem receber as atualizações clínicas e a probabilidade de recuperação ou de transplante. Em algumas situações, a educação sobre o papel da ECMO deve ser fracionada para facilitar a compreensão da tecnologia, haja vista a complexidade do cuidado desses pacientes, sendo para alguns familiares uma situação de difícil entendimento.

Durante a evolução do caso, a equipe deve compartilhar com a família a impressão clínica sobre qual dos cenários inicialmente considerados – melhora clínica com possibilidade de transplante ou ausência de recuperação configurando uma "ponte para lugar algum" – o paciente parece estar se aproximando.

Em casos identificados de dificuldade de alinhamento de expectativas, seja entre equipes, seja entre equipe-família/paciente, deve-se marcar conferências dedicadas ao tema para evitar futuros conflitos relacionados à falta de entendimento e consenso.

Neste momento é importante explicitar critérios objetivos que identificariam o cenário de "ponte para lugar algum" e que, caso isso ocorra, a discussão sobre descontinuar o suporte será iniciada. Além disso, pode-se determinar uma limitação de tempo para observar resposta ou recuperação com base em casos anteriores ou em relatos de literatura para a etiologia do paciente. Esse tempo e esses critérios objetivos podem ser compartilhados com a família para que a discussão de retirada de suporte não seja uma surpresa e nem que pareça uma decisão arbitrária. Isso permite que as famílias comecem a aceitar a condição do paciente e se preparem para avançar em direção às considerações de fim de vida.

Se os critérios objetivos de melhora não forem alcançados no tempo estipulado, ou se os critérios que caracterizam a situação de "ponte para lugar algum" forem preenchidos, a equipe deve reavaliar a estratégia terapêutica. Da mesma forma, se as perspectivas futuras estiverem em desacordo com os valores do paciente, é necessário planejar a transição dos objetivos de cuidado, com foco no controle de sintomas, acolhimento familiar, retirada do suporte e cuidados de fim de vida.

Assim como em outras situações de tomada de decisão no cuidado ao paciente crítico, esses critérios objetivos devem ser analisados pela equipe. Uma vez alcançado o consenso entre os profissionais sobre o plano de cuidados, ele deve ser discutido com a família e com o paciente. O objetivo é construir um plano que equilibre expectativas clínicas realistas com os valores e desejos do paciente.

COMUNICAÇÃO NA DESCONTINUAÇÃO DA ECMO

Quando estiver claro, com base nos critérios objetivos previamente estabelecidos, que o paciente não é mais candidato a transplante ou não terá recuperação suficiente para sair do suporte da ECMO, a equipe deve reavaliar os objetivos de cuidado. Se houver consenso entre os profissionais e os valores do paciente já tiverem sido acessados, uma reunião familiar deve ser agendada para discutir a descontinuação da terapia extracorpórea.

Pode ser necessária ou desejável uma segunda opinião para determinar a futilidade terapêutica.

Nesta conferência, uma estratégia possível é convidar a família a relembrar o caminho percorrido pelo paciente ao longo de todo o processo. É importante retomar os cenários que foram apresentados no início do suporte e os critérios previamente definidos para indicar a falência terapêutica, que justificam a retirada do suporte.

Tabela 1 Comunicação nos diferentes períodos do suporte extracorpóreo

Período do suporte ECMO	Objetivos de comunicação
Iniciação	▪ Explicar os objetivos da ECMO ▪ Explicar as trajetórias possíveis do paciente em ECMO – expor os cenários possíveis (recuperação/transplante ou futilidade – "ponte para lugar algum") ▪ Expor a probabilidade de recuperação e/ou transplante
Continuação	▪ Atualização clínica: estado atual e impressão clínica dentro da trajetória dos cenários possíveis ▪ Estabelecimento de critérios objetivos e claros para refratariedade terapêutica, bem como de tempo para avaliar resposta/recuperação ▪ Evidenciar quais critérios objetivos o paciente apresenta durante a trajetória e evolução ▪ Entender os valores do paciente ▪ Identificar dificuldades de alinhamento de percepção e planejamento entre equipes e entre equipe-família/paciente e resolvê-las precocemente
Descontinuação	▪ Reunião entre equipes para determinar a refratariedade terapêutica baseada nos critérios previamente estabelecidos e alinhar expectativas e planos ▪ Conferência familiar para apresentar e recomendar a mudança nos objetivos de cuidados ▪ Enfatizar o que será feito a partir da mudança nos objetivos de cuidados ▪ Educar sobre o processo da retirada do suporte

Deve-se também explicar com clareza o que será feito a partir daquele momento e quais serão os principais objetivos: garantir a dignidade, o controle dos sintomas, a presença da família e das pessoas que o paciente ama, respeitar seus valores e assegurar que não haverá abandono, mas sim presença e cuidado.

CASO CLÍNICO

Mesmo após quatro dias, João Carlos não apresentou recuperação da função cardíaca, com ausência de abertura da válvula aórtica ao ecocardiograma e fração de ejeção do ventrículo esquerdo menor do que 15%. Optou-se, em decisão compartilhada, por realizar a retirada do suporte, uma vez que o paciente não cumpria critérios para dispositivos de assistência ventricular e nem de transplante cardíaco.

COMO REALIZAR A RETIRADA DO SUPORTE

A Academia Nacional de Medicina dos Estados Unidos define boa morte como "*livre de desconforto evitável e sofrimento para pacientes, familiares e equipe de saúde; em geral de acordo com os desejos e valores do paciente e da família; e razoavelmente consistente com os padrões clínicos, culturais e éticos*". O momento de fim de vida pode impactar na adaptação ao luto e na ressignificação dos familiares e da equipe.

Para uma experiência de boa morte em ECMO, alguns preceitos devem ser cumpridos para o cuidado de fim de vida: ser concordante com os valores; ser concordante com os objetivos de cuidado; garantir conforto e dignidade; permitir o contato familiar e de amigos conforme desejado pelo paciente; garantir a manutenção da segurança; garantir o bem-estar físico, psicológico e espiritual da equipe.

Um estudo retrospectivo unicêntrico indicou que consultas de Cuidados Paliativos podem ser necessárias para pacientes com maior complexidade na decisão de retirada do suporte. Neste estudo, com ECMO VA em choque cardiogênico a sobrevida foi de 40%. Dos 60% que faleceram, 14% faleceram por retirada de suporte da ECMO. Os principais motivos para a retirada do suporte foram, em ordem decrescente: desejo do paciente; sofrimento; futilidade; qualidade de vida; dignidade. O auxílio da equipe de cuidados paliativos foi relacionado a acessar os valores do paciente, ajudar na garantia da autonomia do paciente, auxiliar nas medidas de conforto, qualidade de vida e dignidade que se alinhavam com os objetivos do paciente e da família.

Em outro estudo em um centro de alto volume de ECMO, 3,4% dos pacientes com um dispositivo de assistência ventricular, incluindo ECMO VA, tinham capacidade de decisão e foram submetidos à retirada de suporte. As principais razões para a retirada de suporte foram: a presença de dor total – controle inadequado apesar de doses altas de analgésicos; o sentimento de encarar o caminho longo, árduo e incerto para a recuperação como demasiado para eles; além de incompatibilidades com os valores de vida. Todos esses pacientes necessitaram do envolvimento de equipes diversas como especialistas em ética, psiquiatria e cuidados paliativos.

DESCONTINUAÇÃO COMPASSIVA DA ECMO

Como já apresentado, a descontinuação da ECMO é considerada quando o paciente evolui para uma situação de "ponte para lugar algum", ou seja, diante da refratariedade terapêutica, o suporte extracorpóreo é fútil. Outra situação em que se considera a retirada do suporte é quando, mesmo em situações de "ponte para a recuperação, para o transplante ou para dispositivo", a trajetória de doença do paciente não está alinhada aos valores dele.

Algumas particularidades do cuidado de fim de vida e diferenças entre os tipos de ECMO estão apresentadas na Tabela 2.

Tabela 2 Particularidades da ECMO VA e da ECMO VV no cuidado de fim de vida

	ECMO VA	ECMO VV
Sintomas	Associados ao baixo débito: ▪ Convulsões ▪ Agitação	Associados a hipoxemia e/ou hipercapnia: ▪ Dispneia ▪ Agitação
Especificidades no manejo de fim de vida	▪ Se débito cardíaco nativo baixo, prescrever medicações analgésicas e sedativas, caso indicadas, previamente à retirada do suporte para garantir nível sérico e neurológico ▪ A extubação prévia à retirada do suporte extracorpóreo pode precipitar edema pulmonar	▪ Antes de proceder a extubação é necessário garantir que os sintomas respiratórios poderão ser manejados adequadamente pela equipe ▪ Secreção e hemorragia alveolar devem ser antecipadamente avaliadas e tratadas ▪ Educação da família sobre secreções, padrão respiratório e garantia do tratamento da dispneia e redução da percepção do sofrimento
Especificidades da desconexão do circuito	▪ Cessação do fluxo de sangue é necessária, seja por clampeamento, corte do circuito ou decanulação	▪ Uma opção é a desconexão da fonte de gás da membrana

O cuidado de fim de vida em pacientes em ECMO envolve quatro etapas fundamentais, que contemplam aspectos contextuais, fisiológicos, farmacológicos e técnicos específicos desse tipo de suporte: discussões e conferências familiares, aspectos clínicos, aspectos técnicos e o processo de luto. Esses tópicos estão apresentados na Figura 1 e serão detalhados a seguir de maneira estruturada e pragmática para melhorar a experiência dos pacientes, famílias e profissionais da saúde.

Discussões e conferências familiares no planejamento da descontinuação compassiva da ECMO

Como dito anteriormente, as conversas anteriores a este momento devem cultivar a consciência prognóstica, suscitar os valores do paciente, fornecer cuidados psicológicos, sociais e espirituais, desenvolver uma relação de confiança e respeito, facilitando a tomada de decisão, principalmente em relação à descontinuação do suporte quando a morte é esperada.

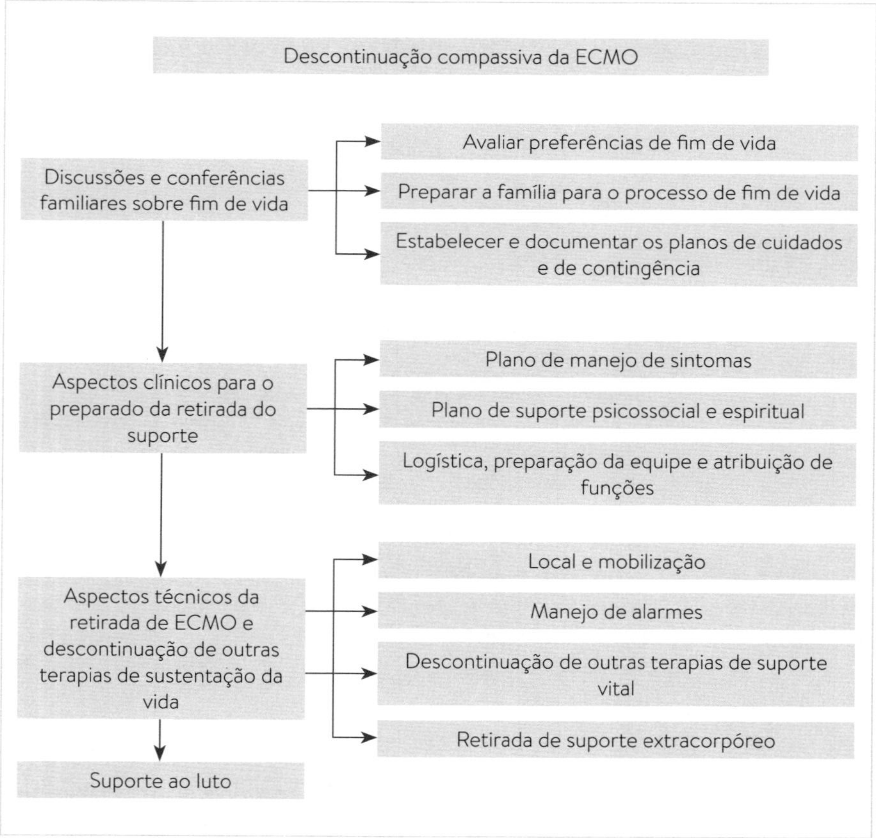

Figura 1 Descontinuação compassiva da ECMO. Baseada em Machado DS, et al., 2022.

Essas reuniões facilitam o entendimento do fim de vida e do planejamento terapêutico dessa fase de acordo com os objetivos e valores do paciente. Isso proporciona segurança em torno das medidas de conforto, garantia da dignidade e prepara os pacientes e os familiares para o processo de morte.

Algumas particularidades das conversas sobre fim de vida em ECMO são:

Avaliar preferências de fim de vida

- Acessar necessidades espirituais, religiosas e culturais (ritos, orações).
- Identificar quais membros da família estarão presentes, caso seja o desejo do paciente/família.
- Avaliar o local mais adequado, roupas e objetos que façam sentido no fim de vida.
- Determinar preferências para liberação de ECMO e outros suportes artificiais de vida, incluindo a ordem em que devem ser descontinuados – atentar aos detalhes para facilitar a interação com paciente e família; por exemplo, a extubação antes da interrupção da ECMO, mesmo em pacientes em que o desmame de sedação não foi possível, proporciona aos familiares o contato com a face do paciente, preservando sua identidade no último momento.
- Definir data, horário e local.

Preparar a família para o processo de fim de vida

- Educar a família sobre os sinais esperados no processo de fim de vida.
- Explicar a imprevisibilidade do momento da morte (minutos, horas, dias).
- Explicitar que o controle de sintomas e a garantia do conforto são prioridades.
- Explicar as medidas não farmacológicas para conforto caso sejam utilizadas.
- Introduzir recursos para apoio familiar ao luto.
- Discutir os cuidados após a morte se essa for uma demanda da família neste momento.

Estabelecer planos de cuidados e de contingência e documentá-los

- Identificar os membros da equipe que estarão presentes e avaliar o quão confortável essa equipe está para realizar o procedimento.
- Documentar todo o processo e os envolvidos na tomada de decisão.
- Documentar o plano para descontinuação com aspectos técnicos e medidas de contingência para o controle dos sintomas e sofrimento.

Aspectos clínicos do planejamento da descontinuação compassiva da ECMO

Descontinuar um suporte extracorpóreo envolve complexidades no manejo dos sintomas, na necessidade de apoio psicossocial e na logística técnica. Isso exige um planejamento impecável e uma abordagem multidisciplinar bem integrada.

Plano de gerenciamento de sintomas

O controle de sintomas é essencial para alcançar a "boa morte". A vigilância e a avaliação frequentes devem ser feitas de maneira interdisciplinar, com atenção aos pequenos detalhes a fim de realizar o manejo integral do controle de sintomas.

Os sintomas com alta probabilidade de serem apresentados pelo paciente, principalmente dor e dispneia, devem ser antecipados e tratados. Recomenda-se que a terapia farmacológica seja iniciada antes da retirada do suporte, principalmente no caso da ECMO VA, pois a circulação insuficiente pode impedir a entrega dos fármacos e consequentemente impedir a ação adequada dos medicamentos, principalmente analgésicos e sedativos.

Recomenda-se utilizar uma estratégia multimodal com medidas farmacológicas e não farmacológicas. Nos casos de pacientes em ECMO-VA, a fisiopatologia da insuficiência cardíaca pode ser usada a favor do controle de sintomas: se o suporte for desmamado ao invés de ser interrompido abruptamente, a diminuição do débito cardíaco resultará em redução gradual do nível de consciência, o que pode evitar o sofrimento por si só.

- Planejar e revisar com a equipe a estratégia de controle de sintomas e medidas de contingência.
- Antecipar doses adicionais conforme necessário, bem como tratar sintomas e sinais possíveis como sialorreia pós-extubação, náuseas e prurido com o aumento das doses de opioides.
- Acrescentar métodos não farmacológicos de conforto (música, massagem, ventilador ou abrir as janelas para dispneia).

Plano de suporte psicossocial e espiritual

Com o apoio de equipe de cuidados paliativos, serviço social, psicologia e capelania, a equipe pode proporcionar a realização de ritos espirituais ou culturalmente desejados pelo paciente e/ou família.

Logística, preparação da equipe e atribuição de funções

Considerar o envolvimento de profissionais de saúde específicos com os quais o paciente/família estabeleceu um bom relacionamento. Reunir os principais membros da equipe e comunicar ao time os objetivos importantes alinhados com a família e com o paciente, apresentar o plano de cuidado, o processo de retirada de suporte, a estratégia de avaliação e de controle de sintomas, as estratégias para manter a privacidade da família se for do interesse deles e do paciente, além de explicitar aspectos técnicos do circuito e da descontinuação de outras terapias.

Aspectos técnicos da retirada de ECMO e descontinuação de outras terapias de sustentação da vida

Local e mobilização

Sempre que possível, realizar em um quarto privativo e aconchegante, em que todos os recursos para o manejo impecável de sintomas estejam facilmente acessíveis. Além disso, um lugar que permita a presença de familiares conforme as vontades do paciente.

A depender da situação do paciente e da disponibilidade de equipes, a descontinuação da ECMO pode ser realizada na UTI ou em outros ambientes, inclusive não hospitalares. É imprescindível garantir de que exista estrutura suficiente para o controle de sintomas.

- Imediatamente antes da descontinuação: examinar o paciente, avaliar e tratar qualquer desconforto.
- Avaliar e garantir um acesso intravenoso patente.
- Remover as contenções e itens médicos desnecessários para facilitar o movimento (bota de compressão pneumática, sonda nasoenteral, manguito).
- Realizar o transporte para o local escolhido e garantir toda a estrutura para o manejo de sintomas.
- Avaliar as condições de preparo psicológico da família e do paciente e garantir tempo para despedidas.

Manejo de alarmes

- Silenciar alarmes do ventilador.
- Desligar alarmes do monitor multiparamétrico.
- Desligar alarmes da ECMO.

Descontinuação de outras terapias de suporte vital

Recomenda-se retirar outros equipamentos não essenciais do quarto neste momento. Outras intervenções de cuidado médico que não se encaixam no objetivo de cuidado de manutenção de conforto e alívio de sintomas, como dispositivos de monitoramento e dispositivos de alimentação, devem ser retiradas previamente (sonda nasoenteral, cateter de pressão arterial invasiva etc.).

Antes de retirar o paciente do suporte extracorpóreo, recomenda-se a retirada de outros suportes artificiais, como diálise, tubo endotraqueal e ventilação mecânica, infusões de drogas vasoativas, anticoagulação sistêmica e desativar dispositivos cardioversores e desfibriladores implantáveis (CDI) – caso não haja tempo hábil, pode-se inativá-lo colocando um ímã sobre o dispositivo, atentando-se que caso o ímã se desloque, o CDI será reativado.

Ao retirar o paciente da ventilação mecânica, a dispneia pode ser inicialmente manejada com o aumento do fluxo de gás da ECMO, medida utilizada até a administração de opioides e benzodiazepínicos conforme a resposta do paciente.

Retirada do suporte extracorpóreo

Técnicas para a descontinuação da ECMO

- Clampeamento do circuito: o clampeamento com a interrupção da bomba é muito simples e evita perda de sangue, mas exige que a máquina permaneça no quarto.
- Desconexão do circuito – abordagem com *clamp*: realiza-se o clampeamento proximal das cânulas com a desconexão do circuito após a região clampeada. Isso permite a separação completa do suporte e a remoção da máquina do quarto. Em antecipação ao sangramento nas proximidades da cânula, deve-se embrulhar as cânulas e o circuito com campos cirúrgicos ou compressas, de preferência de cores escuras para mascarar o sangue.
- Desconexão do circuito – técnica de "fundo cego": essa técnica envolve a inserção de conectores onde o circuito foi cortado possibilitando a retirada dos clamps. Após o clampeamento e a retirada do circuito, a extremidade do tubo é fixada colocando um conector de fundo cego ou dobrando o tubo em volta de si mesmo e prendendo firmemente com duas braçadeiras. Essa técnica facilita a manipulação do tubo, a mobilização do paciente e permite maior proximidade física com a família.
- Remoção completa das cânulas: nesta abordagem, há o risco de o paciente falecer no procedimento, que geralmente é realizado sem a presença dos familiares pelo risco de sangramento profuso e potencialmente traumatizante para os entes queridos do paciente, a não ser em casos individualizados, nos quais se recomenda que um profissional de fora de campo fique explicando ao familiar as etapas da retirada. Como existem outras formas de realizar a retirada de suporte, sugerimos a realização de outras estratégias, uma vez que até mesmo a retirada das cânulas pode ser um procedimento invasivo e doloroso para o paciente em um momento que o objetivo maior é o conforto, o manejo de sintomas e a presença dos familiares.

- Desconexão do gás da membrana em pacientes em ECMO VV: esse procedimento evita a perda de sangue, mas a máquina deve ser mantida ao paciente e no leito. Além disso, o risco de sintomas respiratórios permanece, exigindo avaliação intensiva de sintomas e manejo farmacológico e não farmacológico.

Suporte ao luto

O atendimento de alta qualidade de vida melhora não apenas a experiência de morte em geral, mas facilita o processo de luto e ressignificação, proporcionando aos familiares utilizarem ferramentas adaptativas, diminuindo o risco de luto complicado e influenciando positivamente a qualidade de vida futura das famílias.

- Continuar a garantir o silêncio respeitoso próximo ao quarto do paciente.
- Fornecer os cuidados após o óbito conforme as demandas da família (ritos, orações, trajes específicos).
- Permitir o tempo necessário para a família.
- Fornecer apoio ao luto à família por meio da equipe multidisciplinar.

Apoio da equipe: o atendimento de fim de vida desses pacientes é um gatilho frequente de sofrimento moral e *burnout* para a equipe de saúde. Isso por inúmeros motivos: geralmente o paciente está com internação prolongada e houve a criação de uma relação entre equipe e família/paciente muito intensa, além de poder estar associado a dilemas éticos ou religiosos pessoais do profissional de saúde.

CONSIDERAÇÕES FINAIS

As habilidades de cuidados paliativos são extremamente necessárias para a condução do cenário complexo envolvido nos pacientes em ECMO. Uma sistematização da comunicação baseada nas etapas do cuidado pode auxiliar a equipe a formar uma relação de confiança com a família e com o paciente. A presença de uma equipe de Cuidados Paliativos desde o início do suporte pode auxiliar na tomada de decisões e no controle de sintomas complexos.

REFERÊNCIAS BIBLIOGRÁFICAS

1. Abrams D, Curtis JR, Prager KM, Garan AR, Hastie J, Brodie D. Ethical considerations for mechanical support. Anesthesiol Clin. 2019 Dec;37(4):661-73.
2. Abrams D, Pham T, Burns KEA, Combes A, Curtis JR, Mueller T, et al.; International ECMO Network (ECMONet). Practice patterns and ethical considerations in the management of venovenous extracorporeal membrane oxygenation patients: an international survey. Crit Care Med. 2019 Oct;47(10):1346-55.

3. Abrams DC, Prager K, Blinderman CD, Burkart KM, Brodie D. Ethical dilemmas encountered with the use of extracorporeal membrane oxygenation in adults. Chest. 2014;145(4):876-82.
4. Carey MR, Tong W, Godfrey S, Takeda K, Nakagawa S. Withdrawal of temporary mechanical circulatory support in patients with capacity. J Pain Symptom Manage. 2022 Mar;63(3):387-94.
5. Doorenbos AZ, Starks H, Bourget E, McMullan DM, Lewis-Newby M, Rue TC, et al.; Seattle Ethics in ECLS (SEE) Consortium. Examining palliative care team involvement in automatic consultations for children on extracorporeal life support in the pediatric intensive care unit. J Palliat Med. 2013 May;16(5):492-5.
6. Enumah ZO, Carrese J, ChoiCW The ethics of extracorporeal membrane oxygenation: revisiting the principles of clinical bioethics. The Annals of Thoracic Surgery. 2021;112(1):61-6.
7. Fernando SM, Qureshi D, Tanuseputro P, Fan E, Munshi L, Rochwerg B, et al. Mortality and costs following extracorporeal membrane oxygenation in critically ill adults: a population-based cohort study. Intensive Care Med. 2019 Nov;45(11):1580-9.
8. Godfrey S, Sahoo A, Sanchez J, Fried J, Masoumi A, Brodie D, et al. The role of palliative care in withdrawal of venoarterial extracorporeal membrane oxygenation for cardiogenic shock. J Pain Symptom Manage. 2021 Jun;61(6):1139-46.
9. Hadler RA, Clapp JT, Chung JJ, Gutsche JT, Fleisher LA. Escalation and withdrawal of treatment for patients on extracorporeal membrane oxygenation: a qualitative study. Ann Surg. 2021 Mar 4.
10. Jaramillo C, Braus N. How should ECMO initiation and withdrawal decisions be shared? AMA J Ethics. 2019 May 1;21(5):E387-393.
11. Joong A, Derrington SF, Patel A, et al. Providing compassionate end of life care in the setting of mechanical circulatory support. Curr Pediatr Rep. 2019;7:168-75.
12. Kim JM, Godfrey S, O'Neill D, Sinha SS, Kochar A, Kapur NK, et al. Integrating palliative care into the modern cardiac intensive care unit: a review. Eur Heart J Acute Cardiovasc Care. 2022 Jun 14;11(5):442-9.
13. Kurniawati ER, Rutjens VGH, Vranken NPA, Delnoij TSR, Lorusso R, van der Horst ICC, et al. Quality of life following adult veno-venous extracorporeal membrane oxygenation for acute respiratory distress syndrome: a systematic review. Qual Life Res. 2021 Aug;30(8):2123-35.
14. Machado DS, Garros D, Montuno L, Avery LK, Kittelson S, Peek G, et al. Finishing well: compassionate extracorporeal membrane oxygenation discontinuation. J Pain Symptom Manage. 2022 May;63(5):e553-e562.
15. Machado DS, Hollander SA, Murray J, Philip J, Bleiweis M, Kittelson S. Ventricular assist device deactivation in children: preparedness planning and procedural checklist. J Heart Lung Transplant. 2019
16. Makdisi T, Makdisi G. Ethical challenges in extra corporeal membrane oxygenation use. Ann Palliat Med. 2017;6(Suppl 2):S128-S131.
17. Mulaikal TA, Nakagawa S, Prager KM. Extracorporeal membrane oxygenation bridge to no recovery. Circulation. 2019 Jan 22;139(4):428-30.
18. Rao A, Zaaqoq AM, Kang IG, Vaughan EM, Flores J, Avila-Quintero VJ, et al. Palliative care for patients on extracorporeal membrane oxygenation for COVID-19 infection. Am J Hosp Palliat Care. 2021 Jul;38(7):854-60.
19. Schou A, Mølgaard J, Andersen LW, Holm S, Sørensen M. Ethics in extracorporeal life support: a narrative review. Crit Care. 2021 Jul 21;25(1):256.

20. Stephens AL, Bruce CR. Setting expectations for ECMO: improving communication between clinical teams and decision makers. Methodist Debakey Cardiovasc J. 2018 Apr-Jun;14(2):120-5.
21. Zaaqoq AM, Pottash M, Ahlstrom E, Brodie D. Postcardiotomy extracorporeal membrane oxygenation: narrative review navigating the ethical issues. Journal of Cardiothoracic and Vascular Anesthesia. 2022;36(8, Part A):2628-35.
22. Grouls A, Dobbie K, Neuendorf K, Nakagawa S, Young A, Rosa WE, et al. Top ten tips palliative care clinicians should know about working with adults receiving extracorporeal membrane oxygenation. J Palliat Med. 2023 Sep;26(9):1270-6.
23. Peeler A, Davidson PM, Gleason KT, Stephens RS, Ferrell B, Kim BS, et al. Palliative care utilization in patients requiring extracorporeal membrane oxygenation: an observational study. ASAIO J. 2023 Nov 1;69(11):1009-15.

Seção VII

Controle de sintomas

47

Dor no departamento de emergência: avaliação inicial e uso de opioides

Mirlane Guimarães de Melo Cardoso
Jerocílio Maciel de Oliveira Júnior

INTRODUÇÃO

Em 2020, a International Association for the Study of Pain, após uma força-tarefa com especialistas, revisou o conceito de dor histórico (1979). A dor foi então definida como "uma experiência sensorial e emocional desagradável associada ou semelhante à associada a dano tecidual real ou potencial do tecido".[1] Nas últimas décadas, tem se confirmado a importância do conceito de "dor total" introduzido por Cicely Saunders, para inúmeros pacientes com doenças ameaçadoras da vida que não respondem à terapia analgésica, frequentemente porque o foco é a dor física. Ela foi a primeira a reconhecer as dimensões física, psicológica, social e espiritual na percepção da sensação dolorosa (Figura 1) e os efeitos multidimensionais que tem sobre a vida do doente e de sua família.

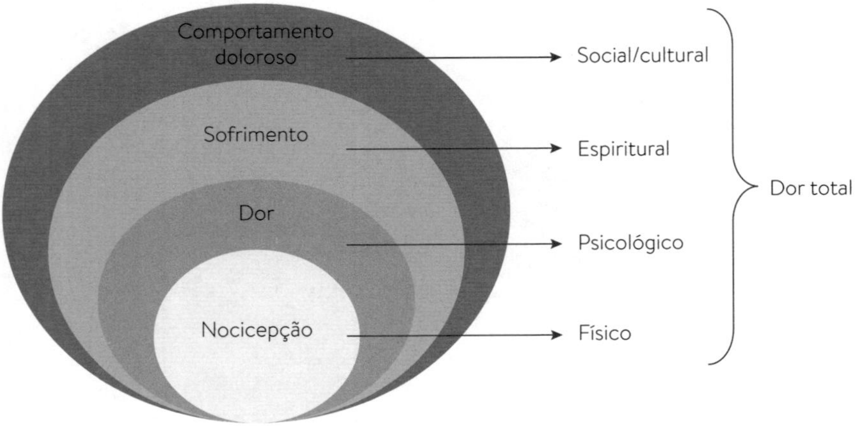

Figura 1 Relação dos componentes da dor com as dimensões da dor total.

DADOS EPIDEMIOLÓGICOS: DOR NO PACIENTE CRÍTICO

- A dor aguda é o sintoma mais frequente na emergência e tem impacto socioeconômico importante.[2]
- A dor crônica agudizada (oncológica e não oncológica), frequente nos pacientes elegíveis para cuidados paliativos, apresenta elevada prevalência (35-95% no câncer; 63-80% no HIV/AIDS; 41-77% na doença cardíaca; 33-77% na doença pulmonar obstrutiva crônica [DPOC] e 47-50% na doença renal).[3-6]
- Na unidade de terapia intensiva, dor também é um sintoma prevalente. Em um estudo com pacientes críticos com elevado risco de mortalidade, 40% relataram dor. Pacientes e familiares relatam dor como a experiência mais estressante na UTI após a alta.[7]
- A "dor total" é reconhecida como uma sensação única, multifatorial e subjetiva: não há analgesia ideal e não existe uma terapêutica padrão-ouro, pois cada caso deve ser analisado e planejado individualmente.
- Na emergência há grandes demandas para curto espaço de tempo em razão do fluxo excessivo de pacientes. Essa situação pode ocasionar prejuízo na avaliação da dor como quinto sinal vital, sendo necessária a sistematização.
- Na UTI, a avaliação desse sintoma é frequentemente prejudicada pelo comprometimento da capacidade de comunicação de grande parte dos pacientes críticos.
- O manejo direcionado para dor física, negligenciando a dor total nos pacientes em cuidados paliativos, não impede que eles sofram devido a dores intensas, pois isso envolve fatores inter-relacionados, principalmente em situação de emergência, como: oligoanalgesia, opiofobia, falha na avaliação dos fatores desencadeantes e amplificadores envolvidos, diagnóstico sindrômico e monitoramento da terapia opioide crônica ou a iniciada na emergência.[3,4]
- Para todos os pacientes críticos, é importante que a dor seja avaliada, investigada e gerenciada adequadamente, preferencialmente com avaliação sistematizada.[8]

> "A dor é o que o paciente diz ser, e existe quando ele diz existir."
> McCaffery

FISIOPATOLOGIA: QUALIDADE DA DOR

Na dor nociceptiva, as vias nociceptivas se encontram preservadas e os nociceptores (neurônios sensoriais primários de alto limiar) de tecidos cutâneos (dor somática) ou profundos (dor visceral) são ativados por estímulos mecânicos intensos, com aumento da sensibilidade no local da lesão (hiperalgesia primária). Esses estímulos não são suficientes para desencadear a dor em locais sadios. Na dor inflamatória, identificamos uma hipersensibilidade à dor (hiperalgesia primária) na presença de mediadores inflamatórios, patógenos ou inflamação estéril (doenças autoimunes).[9]

> Receptores opioides são expressos em células imunes e neurônios sensitivos de tecidos periféricos após lesão ou inflamação, assim como na medula espinal, no tálamo, sistema límbico e no córtex somatossensitivo. Alvo terapêutico para dores de intensidade crescente: opioide.

Na dor neuropática, as vias nociceptivas apresentam alterações na estrutura e/ou função, resultantes de lesão seletiva do trato neoespinotalâmico (dor central) ou de lesões no sistema nervoso periférico (dor periférica). Na fase aguda temos uma hipersensibilidade e atividade neural aberrante espontânea a uma variedade de estímulos (mecânicos, isquemia tecidual, adrenalina, noradrenalina, prostanoides e citocinas). Posteriormente, as unidades neuronais dos cornos posteriores medulares passam a reagir também a estímulos de baixa intensidade. Clinicamente destacamos como descritores de dor neuropática "queimação" nas neuropatias infecciosas (herpes-zóster) e metabólicas (neuropatia diabética) e "choque elétrico" na neuralgia idiopática do trigêmeo.[10]

A dor nociplástica não é totalmente explicada por mecanismos nociceptivos ou neuropáticos e envolve sensibilização central e/ou periférica da dor, cursando com alodínea e hiperalgesia. Não há dano estrutural detectável, a despeito de haver evidências crescentes sobre processamento anormal da dor nesse padrão. A dor nociplástica está presente em pacientes com condições de dores crônicas como fibromialgia e síndrome dolorosa complexa regional e geralmente há associação com sintomas como fadiga, alterações do sono e do humor. Não responde bem a opioides e seu manejo deve ser multimodal.[12]

> Os mecanismos de dor não são mutuamente exclusivos e a coexistência de mais de um é provavelmente a regra e não a exceção. A dor oncológica é considerada mista, pois temos o componente inflamatório resultante do crescimento do tumor e das metástases, e o neuropático resultante da compressão do tumor em estruturas neurais ou por citotoxicidade de quimioterápico.

AVALIAÇÃO INICIAL DA DOR NO PACIENTE CRÍTICO

Estrategicamente, deve-se diagnosticar antes de tratar, procurando caracterizar os aspectos básicos da dor, avaliando suas características e atribuindo uma intensidade. Para pacientes com capacidade de comunicação, pode-se usar a escala visual analógica (EVA) ou verbal numérica (EVN) ou de faces (Figura 2). Para pacientes com demência, existe a escala PAINAD-Br (Tabela 1).[13] Ainda, para pacientes na

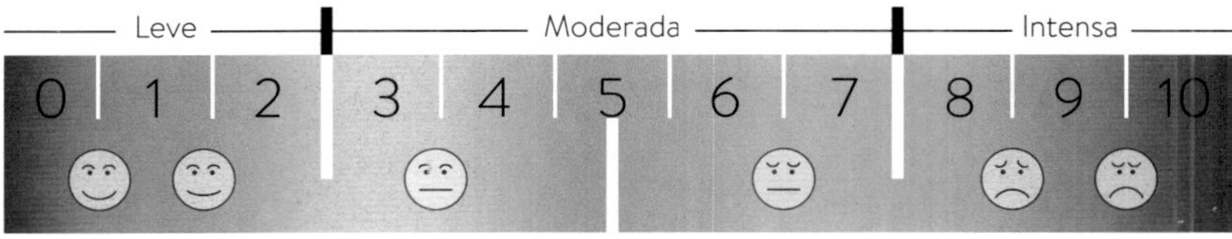

Figura 2 Escalas de dor.

Tabela 1 Escala PAINAD-Br para avaliação da dor no paciente com demência[11]

Instruções: observe o paciente por cinco minutos antes de pontuar os comportamentos dele. Pontue os comportamentos de acordo com a tabela abaixo. O paciente pode ser observado em diferentes condições (p. ex., em repouso, durante uma atividade agradável, durante recebimento de cuidados, após receber medicação para dor).

Comportamento	0	1	2	Pontuação
Respiração Independente de vocalização	▪ Normal	▪ Dificuldade ocasional para respirar ▪ Curto período de hiperventilação	▪ Respiração ruidosa e com dificuldades ▪ Longo período de hiperventilação ▪ Respiração de Cheyne-Stokes	
Vocalização negativa	▪ Nenhuma	▪ Resmungos ou gemidos ocasionais ▪ Fala baixa ou em baixo tom, de conteúdo desaprovador ou negativo	▪ Chamados perturbadores repetitivos ▪ Resmungos ou gemidos altos ▪ Choro	
Expressão facial	▪ Sorrindo ou inexpressiva	▪ Triste ▪ Assustada ▪ Franzida	▪ Careta	
Linguagem corporal	▪ Relaxada	▪ Tensa ▪ Andar angustiado/aflito de um lado para o outro ▪ Inquietação	▪ Rígida ▪ Punhos cerrados ▪ Joelhos encolhidos ▪ Puxar ou empurrar para longe ▪ Comportamento agressivo	
Consolabilidade	▪ Sem necessidade de consolar	▪ Distraído(a) ou tranquilizado(a) por voz ou toque	▪ Incapaz de ser consolado(a), distraído(a) ou tranquilizado(a)	
				Total

Pontuação: o total de pontos varia de 0-10 pontos. Uma possível interpretação da pontuação é: 1-3 = dor leve; 4-6 = dor moderada; 7-10 = dor severa. Essas variações são baseadas em uma escala padrão de dor de 0-10, mas não foram comprovadas na literatura para essa avaliação.

UTI podem ser utilizadas as escalas comportamentais *Behavior Pain Scale* (BPS - Tabela 2) ou *Critical Care Pain Observation Tool* (CPOT - Tabela 3).[14,15]

Tabela 2 *Behavioural Pain Scale* (tradução livre)[14]

Item	Descrição	Pontuação
Expressão facial	Relaxada	1
	Parcialmente tensa (p. ex.: abaixamento palpebral)	2
	Completamente tensa (olhos fechados)	3
	Contorção facial	4
Movimentos dos membros superiores	Sem movimento	1
	Flexão parcial	2
	Flexão completa incluindo dedos	3
	Permanentemente contraídos	4
Conforto com o ventilador mecânico	Tolerante	1
	Tosse, mas tolerante à ventilação mecânica na maior parte do tempo	2
	Brigando com o ventilador	3
	Sem controle da ventilação mecânica	4

Tabela 3 *Critical Care Pain Observation Tool* (tradução livre)[15]

Item	Descrição	Pontuação
Expressão facial	Relaxada, neutra (tensão muscular não observada)	0
	Tensa (cenho franzido, pálpebras abaixadas, órbitas contraídas)	1
	Careta (todas as alterações acima e olhos fechados firmemente)	2
Movimentos corporais	Ausência de movimentos (não significa ausência de dor)	0
	Proteção (movimentos lentos, cautelosos, tocando ou esfregando o local doloroso, procurando atenção através dos movimentos)	1
	Inquietação (puxando o tubo, tentando sentar, movendo membros, não obedecendo a comandos, agressão física com a equipe, tentando sair do leito)	2
Tensão muscular (avaliada por flexão e extensão passivas dos membros superiores)	Relaxada (sem resistência a movimentos passivos)	0
	Tenso, rígido (resistência a movimentos passivos)	1
	Muito tenso ou rígido (resistência intensa a movimentos passivos, incapaz de completá-los)	2

(continua)

Tabela 3 *Critical Care Pain Observation Tool* (tradução livre)[15] *(continuação)*

Adaptação ao ventilador mecânico (pacientes entubados)	Tolerando o ventilador mecânico ou movimento (sem ativação de alarmes, ventilação fácil)	0
	Tosse, mas tolerando (alarmes param espontaneamente)	1
OU	Brigando com o ventilador (assincronia, interrupção da ventilação mecânica, alarmes ativados frequentemente)	2
Vocalização (pacientes extubados)	Falando em tom normal ou sem som	0
	Suspirando, gemendo	1
	Chorando, gritando	2

Recomendam-se anamnese completa, exame físico direcionado e uso de ferramentas de avaliação padronizadas:

- Histórico médico incluindo *status* da doença de base e tratamento.
- Histórico da dor: mnemônico PQRST:
  - Fatores Provocadores e Precipitantes (andar, sentar-se, repousar, frio).
  - Qualidade da dor (nociceptiva, inflamatória, neuropática ou mista).
  - Região e Radiação (dor lombar axial ou radicular).
  - Severidade e Sintomas associados (fadiga, cefaleia, dores musculoesqueléticas).
  - Tempo e Tratamento (aguda ou crônica; terapia opioide e/ou adjuvantes).
- Efeitos funcionais e interferência com as atividades da vida diária (AVDs), como caminhada, trabalho, humor, sono, qualidade dos relacionamentos interpessoais e diversão.
- Histórico de medicamentos anteriores e atuais da dor, efeitos adversos limitantes e uso de terapias alternativas.
- História psicossocial: para detectar ansiedade, medos e preocupações do paciente relacionados à dor, assim como sintomas depressivos (rastreio com as perguntas: "Você está deprimido? Você perdeu interesse em coisas ou atividades de que gosta?").
- Histórico social, cultural e espiritual: para identificar fatores de risco para abuso de álcool e de medicamentos (principalmente opioides) por meio de instrumentos de rastreio disponíveis: *Screener and Opioid Assessment for Patients with Pain* (SOAPP) e *Opioid Risk Tool* (ORT).
- No departamento de emergência, pode não haver tempo hábil para essa avaliação completa. Entretanto, identificação de doenças de base, caracterização da dor (especial atenção para qualidade e intensidade) e levantamento de terapias farmacológicas já de uso crônico são passos essenciais para o manejo da dor no cenário de urgência.

- O objetivo da avaliação é identificar a etiologia e o mecanismo da dor para uma maior racionalização no uso de alvos terapêuticos específicos, além de diagnosticar emergências médicas.

SÍNDROMES DOLOROSAS MAIS FREQUENTES EM PACIENTES CRÍTICOS

Dor é um sintoma frequente em UTI, podendo estar associada ao uso de dispositivos (como tubo endotraqueal e acessos vasculares centrais), procedimentos (como aspiração traqueal), imobilismo ou às doenças de base do paciente (como cirrose com distensão de cápsula hepática ou ascite tensa, dor neuropática pós-AVE etc).[8]

A dor oncológica é a mais prevalente e estudada em cuidados paliativos. As síndromes dolorosas mais frequentes nos pacientes com câncer em situações de emergência são descritas a seguir (Tabela 4).[3,16]

Tabela 4 Síndromes dolorosas em Oncologia

Síndromes	Etiologias	Clínica	Tratamento
Compressão medular	Doença metastática para ossos da coluna Cânceres mais comuns: mama, pulmão, próstata, mieloma e linfomas	Dor mais comum em nível torácico (70%), lombar (20%) e cervical (10%). Piora quando se deita. Diagnóstico: RNM/TC	Emergência cirúrgica Opioides e corticoides são base para a dor
Dor óssea	Cânceres mais comuns: pulmão, mama, próstata e melanoma	Dor súbita (invasão do periósteo e sensibilização dos nervos nos tecidos) Pode levar à fratura patológica Diagnóstico: RX/TC	Opioides, corticoides, radioterapia, imobilizações, bisfosfonados
Dor abdominal	Neoplasia de pâncreas, gástrica, hepática e retroperitoneal; linfomas; isquemia intestinal, retenção urinária, ascite e carcinomatose, víscera rota, constipação	Infecções intra-abdominais, obstrução intestinal, hemorragias Diagnósticos: exame físico e de imagem	A depender da etiologia Para a dor: opioides, analgésicos não opioides e adjuvantes

(continua)

Tabela 4 Síndromes dolorosas em Oncologia *(continuação)*

Dor fantasma	Dor no membro amputado, dor no coto (palpação e percussão do coto), *angina pectoris* após amputação do braço esquerdo	Pode desenvolver tolerância a medicação	Não farmacológicos e adjuvantes (anticonvulsivantes em especial)
Dor pós--mastectomia	Neoplasia de mama Na emergência, atentar para recidiva	Dano do nervo intercostobraquial	Opioides e adjuvantes (em especial gabapentinoides e antidepressivos)

RNM: ressonância nuclear magnética; RX: raio X; TC: tomografia computadorizada.

MANEJO FARMACOLÓGICO DA DOR

O manejo da dor segue o princípio da escada analgésica da Organização Mundial da Saúde (Figura 3). De forma geral, há três categorias de analgésicos: os analgésicos não opioides (dipirona, paracetamol, anti-inflamatórios hormonais e não hormonais), os opioides e os adjuvantes (antidepressivos, anticonvulsivantes, benzodiazepínicos, antagonistas NMDA e neurolépticos, sendo que a intensidade da dor é um dos fatores utilizados para guiar a escolha das medicações apropriadas)[17] Para pacientes oncológicos, existe uma tendência a suprimir o segundo degrau, iniciando com doses baixas de opioides fortes mesmo para pacientes com dor moderada, diante de evidências de melhor controle álgico e com tolerância semelhante utilizando essa estratégia.[18]

- Os opioides são a base do tratamento da dor moderada a intensa. A Tabela 5 apresenta características dos opioides mais utilizados no departamento de emergência e nas UTIs no Brasil.
- Para pacientes virgens de opioide no departamento de emergência, morfina na dose de 2-5 mg é a droga de escolha, preferencialmente por via endovenosa (EV). Via subcutânea (SC) é segunda opção, seguida por via oral (VO).[3]
- Doses adicionais (resgates) são administradas na fase de titulação, a cada 10-15 minutos para administração EV, 30 minutos para administração SC e 60 minutos para via oral, até que se obtenha controle álgico adequado.
- Deve-se usar a tabela de equivalência de opioides na mudança de vias e no rodízio dessa classe de medicação (Tabela 6), porém, é importante salientar que há grande discussão quanto à real correlação entre doses de opioides na literatura. Em qualquer rotação, deve-se reduzir a dose calculada como equianalgésica, como estratégia de segurança e para contemplar o mecanismo de "tolerância cruzada incompleta", atribuído à afinidade diferente de subtipos

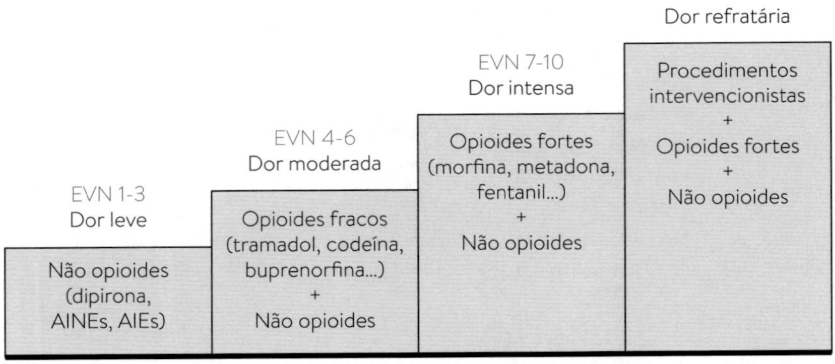

Figura 3 Escada analgésica da Organização Mundial da Saúde.
AINEs: anti-inflamatórios não hormonais; AIEs: anti-inflamatórios hormonais.

Tabela 5 Características de opioides de uso frequente em pacientes críticos

Opioide	Metabolização	Excreção	Particularidades
Codeína	Pelo CYP2D6, em morfina e outros metabólitos	Urinária	Efeito antidiarreico e antitussígeno Baixa potência Variabilidade genética na metabolização Evitar em disfunção renal
Tramadol	Hepática em muitos metabólitos	Urinária	Baixa potência, muito nauseante Boa opção em dor neuropática Inibe recaptação de sertralina e noradrenalina Maior biodisponibilidade por via oral Diminui limiar convulsivo
Morfina	Hepática	Urinária	Fácil titulação Reduz sensação de dispneia Atenção na disfunção renal: risco alto de intoxicação
Metadona	Hepática	Fecal	Meia-vida longa e errática Ação em receptores NMDA Seguro na disfunção renal Interação com muitos medicamentos Boa opção em dor neuropática Equipotência analgésica à morfina não é linear Uso apenas por profissionais com experiência
Fentanil	Hepática	Urinária	Seguro na disfunção renal Na forma parenteral, maior uso em UTI ou para realização de procedimentos como intubação orotraqueal (IOT) Na forma transdérmica, maior utilidade para controle álgico ambulatorial

Tabela 6 Tabela de equipotência analgésica de opioides

Medicamento	Tempo de ação	Taxa de conversão para morfina oral	Dose diária (em 24 h)					
Codeína oral	4 h	10:1	100 mg	200 mg	300 mg	(dose máxima 360 mg/dia)		
Tramadol oral	6 h	10:1	100 mg	200 mg	300 mg	(dose máxima 400 mg/dia)		
Morfina oral liberação rápida	4 h	1:1	10 mg	20 mg	30 mg	60 mg	120 mg	
Morfina oral liberação cronogramada	12 h	1:1		20 mg		60 mg	120 mg	
Morfina parenteral	4 h	1:3	3 mg	7 mg	10 mg	20 mg	40 mg	
Oxicodona oral liberação controlada	12 h	1:1.5			20 mg	40 mg	80mg	(dose máxima 80 mg/dia)
Tapentadol oral	12 h	2.5:1		50 mg	75 mg	150 mg	300 mg	(dose máxima 500 mg/dia)
Fentanil transdérmico	72 h	1:100			12 mcg/h	25 mcg/h	50mcg/h	
Buprenorfina transdérmica	7 dias	1:100		5 mcg/h	10 mcg/h			

Metadona não foi incluída na tabela por não apresentar equivalência linear com a morfina e apresentar meia-vida errática. Seu uso deve ser realizado por médicos experientes. A forma parenteral apresenta potência 2x maior que a oral.

de receptores opioides por opioides diferentes, levando a resposta analgésica diversa. Em geral, sugere-se redução de 25% da dose calculada, ou 50% para pacientes idosos, frágeis, com disfunção renal e/ou hepática ou que vinham em uso de altas doses de opioide.[19]

- Para pacientes na UTI sob ventilação mecânica ou com disfunção renal importante, fentanil é opção segura. Inicia-se a medicação em *bolus* de 20 a 50 mcg EV, seguidos de infusão contínua, EV, na dose de 10-50 mcg/h, titulando até obter analgesia adequada.
- A monitorização dos efeitos adversos e a reavaliação são mandatórias na terapia opioide.
- Deve-se atentar para a ocorrência de efeitos adversos. Náusea, vômitos, constipação, sonolência e prurido são comuns. Recomenda-se prescrição preventiva de laxante (escolha: bisacodil ou picossulfato) e outras medicações conforme necessidade, como antieméticos (escolha: metoclopramida) e anti-histamínicos ou eventualmente antagonistas 5HT-3 para prurido. Os pacientes desenvolvem tolerância à sonolência em poucos dias, usualmente não são necessárias medidas específicas, porém, sugere-se avaliar a suspensão de outras drogas depressoras do sistema nervoso central.[3,17]
- Atenção especial deve ser dada a idosos frágeis, renais crônicos e hepatopatas, por risco de intoxicação. De forma prática, pode-se iniciar com 1 mg de morfina parenteral para pacientes virgens de opioide ou 5% da dose diária total para usuários crônicos.

> Intoxicação por opioide, caracterizada pela tríade rebaixamento do nível de consciência, miose e bradipneia, é mais frequente em pacientes previamente virgens de opioide. Deve ser revertida com naloxone 0,04 mg EV, apenas se FR < 8, sob observação e com novas administrações a cada 2-3 min. Atenção quanto à meia-vida curta do antagonista e possibilidade de abstinência a opioide após reversão da analgesia.

CASO PRÁTICO

Judite, 68 anos, sexo feminino, 70 kg. Portadora de neoplasia de mama com metástases ósseas para coluna lombar e costelas, virgem de opioide. Admitida no pronto-socorro com dor mista axial e radicular intensa (EVA 9).

A conduta inicial é a titulação da dose do opioide: iniciamos com morfina 5 mg EV associada a dipirona 1-2 g EV e corticoide pelos benefícios na dor óssea (dexametasona 4-10 mg EV). À beira do leito observam-se eventuais efeitos adversos (não ocorridos). Com 15 minutos apresenta EVA 6, sendo administrados mais 3 mg de morfina com alívio da dor. Nas próximas 12 horas, recebe mais 3 doses de

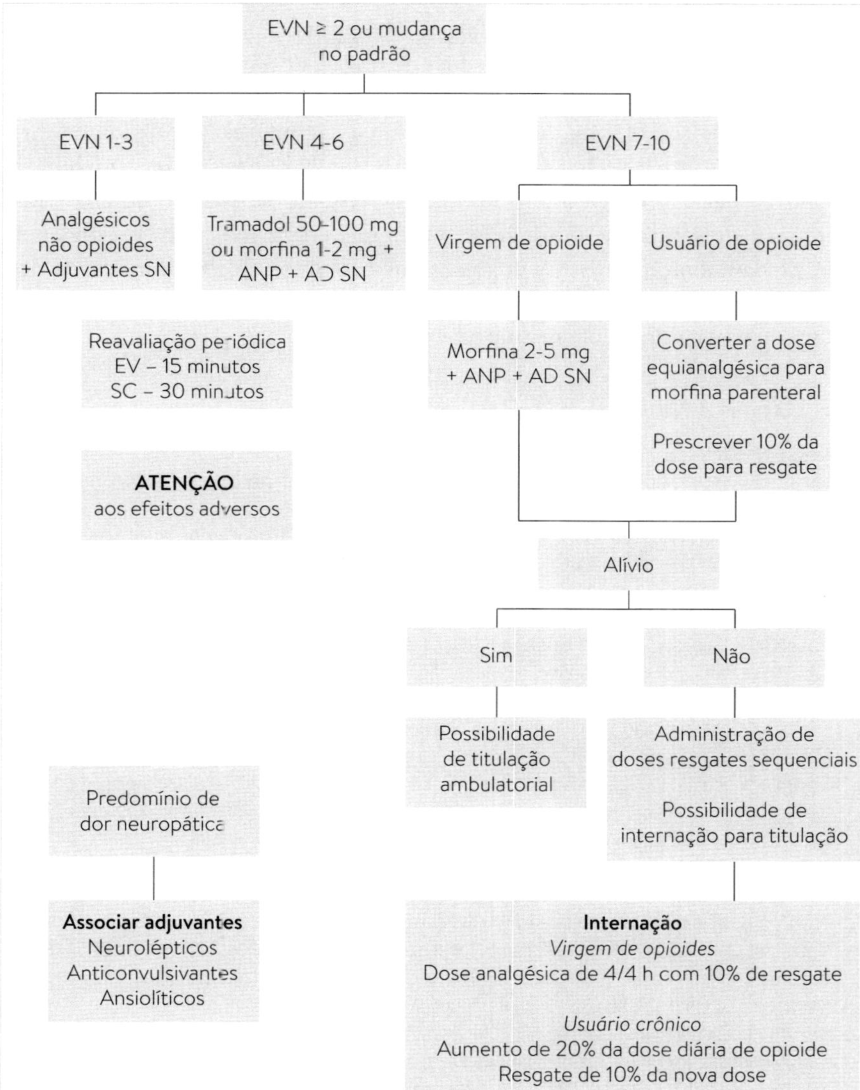

Figura 4 Manejo da dor em pacientes em cuidados paliativos no departamento de emergência.

Adaptada de: Wiermann EG, et al.[16] AD: adjuvantes. ANP: analgésico não opioide. EV: via endovenosa; EVA Escala Verbal Numérica. SC: via subcutânea; SN: se necessário.

8 mg de morfina, com bom controle álgico. Sua prescrição em caso de internação seria morfina 8 mg EV/SC 4/4 h com dose de resgate de 5 mg.

Em caso de alta, a dose de morfina deve ser convertida para oral (multiplicando-se por 3), ou seja, 48 mg/dia EV equivalem a 144 mg/dia VO, divididos em 5 tomadas: 20 mg às 6 h, 10 h, 14 h e 18 h; e 40 mg às 22 h (para preservar o horário de sono do paciente) e 15 mg como dose de resgate. Na prática, porém, não é incomum a prescrição de morfina em doses menores e intervalos maiores pelo benefício da interação sinérgica dos fármacos-base da terapia multimodal da dor. Gabapentinoides, antidepressivos tricíclicos e corticoides devem ser considerados para modular o componente neuropático da dor mista.

REFERÊNCIAS BIBLIOGRÁFICAS

1. Raja SN, Carr DB, Cohen M, Finnerup NB, Flor H, Gibson S, et al. The revised International Association for the Study of Pain definition of pain: concepts, challenges, and compromises. Pain. 2020.
2. Chang HY, Daubresse M, Kruszewski SP, Alexander GC. Prevalence and treatment of pain in EDs in the United States, 2000 to 2010. Am J Emerg Med. 2014;32(5):421-31.
3. Swarm RA, Abernethy AP, Anghelescu DL, Benedetti C, Buga S, Cleeland C, et al. Adult cancer pain. J Natl Compr Canc Netw. 2013;11(8):992-1022.
4. Posso IdP, Grossmann E, Fonseca PRBd, Perissinotti DMN, Oliveira Junior JOd, Souza JBd, et al. Tratado de dor. Publicação da Sociedade Brasileira para Estudo da Dor - SBED. São Paulo: Atheneu; 2017. p. 121-32.
5. Kelley AS, Morrison RS. Palliative care for the seriously ill. N Engl J Med. 2015;373(8):747-55.
6. George N, Phillips E, Zaurova M, Song C, Lamba S, Grudzen C. Palliative care screening and assessment in the emergency department: a systematic review. J Pain Symptom Manage. 2016;51(1):108-19.e2.
7. Puntillo KA, et al. Symptoms experienced by intensive care unit patients at high risk of dying. Crit Care Med. 2010;38:2155–2160.
8. Puntillo K, et al. Palliative care in the ICU: relief of pain, dyspnea, and thirst – a report from the IPAL-ICU Advisory Board. Intensive Care Med. 2014 Feb;40(2):235-48.
9. Vardeh D, Mannion RJ, Woolf CJ. Toward a mechanism-based approach to pain diagnosis. J Pain. 2016;17(9 Suppl):T50-69.
10. Baron R, Binder A, Wasner G. Neuropathic pain: diagnosis, pathophysiological mechanisms, and treatment. Lancet Neurol. 2010;9(8):807-19.
11. Valera GG, Carezzato NL, Vale FA, Hortense P. Adaptação cultural para o Brasil da escala Pain Assessment in Advanced Dementia - PAINAD* [Cultural adaptation of the scale Pain Assessment in Advanced Dementia - PAINAD to Brazil]. Rev Esc Enferm USP. 2014 Jun;48(3):462-8..
12. Kosek E. The concept of nociplastic pain-where to from here? Pain. 2024 Nov 1;165(11S):S50-S57.
13. Warden V, Hurley AC, Volicer L. Development and psychometric evaluation of the Pain Assessment in Advanced Dementia (PAINAD) scale. J Am Med Dir Assoc. 2003;4(1):9-15.

14. Payen JF, et al. Assessing pain in critically ill sedated patients by using a behavioral pain scale. Crit Care Med. 2001;29:2258-63.
15. Gelinas C, et al. Validation of the critical-care pain observation tool in adult patients. Am J Crit Care. 2006;15:420-7.
16. Wiermann EG, Diz MdPE, Caponero R, Lages PSM, Araujo de CZS, et al. Consenso Brasileiro sobre Manejo da Dor Relacionada ao Câncer. Revista Brasileira de Oncologia Clínica. 2014;10(38):132-43.
17. Paice JA, Bohlke K, Barton D, Craig DS, El-Jawahri A, Hershman DL, et al. Use of opioids for adults with pain from cancer or cancer treatment: ASCO Guideline. J Clin Oncol. 2023 Feb 1;41(4):914-30.
18. Bandieri E, Romero M, Ripamonti CI, et al. Randomized trial of low-dose morphine versus weak opioids in moderate cancer pain. J Clin Onco. 2016;34:436-42.
19. Davis MP, Davies A, McPherson ML, Reddy AS, Paice JA, Roeland EJ, et al. Opioid conversion in adults with cancer: MASCC-ASCO-AAHPM-HPNA-NICSO guideline. Support Care Cancer. 2025 Mar 3;33(3):243.
20. Carvalho RT, Souza MR, Franck EM. Manual da residência de cuidados paliativos. Barueri: Manole; 2018.

48

Dor no departamento de emergência e UTI: analgésicos não opioides e medidas não farmacológicas

Gisela Biagio Llobet

INTRODUÇÃO

Dor é um sintoma prevalente no fim da vida, afligindo 75% dos pacientes com câncer avançado e 50% dos idosos com múltiplas comorbidades.[1]

Acomete 45% dos pacientes com necessidade de cuidados paliativos que procuram o departamento de emergência e acima de 50% dos pacientes oncológicos em UTI.[2,3]

É o sintoma mais temido por pacientes com doenças terminais e seu controle inadequado compromete seriamente a qualidade de vida.[4,5]

A dor tem dimensões física, social, espiritual e emocional que frequentemente são negligenciadas.

Assim como há um substrato multifatorial para sua ocorrência, o tratamento também deve ser multimodal. Além da terapia à base de opioide, outros analgésicos, adjuvantes e tratamentos não farmacológicos são importantes para o controle adequado da dor.[6]

DIAGNÓSTICO/EXAMES COMPLEMENTARES

Escapes no controle álgico podem ocorrer por diversos motivos: progressão de doença oncológica com destruição e inflamação tecidual, complicações relacionadas à doença (fraturas patológicas, obstrução intestinal, compressão medular, lesões por pressão), dor episódica ou irruptiva ("*breakthrough pain*"), complicações relacionadas ao tratamento da doença de base, condições agudas ou crônicas não relacionadas à doença de base.[1,4]

A avaliação da dor deve ser ampla, conforme exposto no capítulo anterior, para guiar a escolha de terapêuticas adequadas. No paciente crítico, é de suma importância identificar causas potencialmente reversíveis quando existirem e quando o tratamento for compatível com os objetivos de cuidado.

Suspeita de fratura patológica, obstrução intestinal maligna, compressão medular e perfuração de víscera, entre outros, podem demandar investigação adicional com exames de imagem para confirmação diagnóstica e avaliação de possibilidade de intervenções.

TRATAMENTO

O tratamento da dor deve ser multimodal, mesmo no departamento de emergência e UTI. Dentre o arsenal de medicações disponíveis, os opioides constituem a base da terapia analgésica para pacientes em cuidados paliativos. Sempre deve ser avaliada a prescrição de outros analgésicos e adjuvantes, assim como medidas não farmacológicas cabíveis.

Tratamento farmacológico – analgésicos não opioides

Analgésicos simples

Dipirona

Efeito analgésico, antipirético e antiespasmódico, com pouca atividade anti-inflamatória e mecanismo de ação complexo. Propõe-se que a dipirona atue por meio da inibição da isoforma da cicloxigenase no sistema nervoso central (reduzindo a produção de prostaglandina E2), além da ativação dos sistemas endocanabinoide e opioide endógeno. Promove efeito analgésico adicional com AINHs e opioides.[7] Devido ao risco potencial de induzir agranulocitose, seu uso é proibido nos EUA e em alguns países da Europa e da Ásia.

Uso prático: dipirona 1-2 g EV/SC/VO até de 6/6 horas.

Paracetamol

Propriedades antipiréticas e analgésicas, cujo mecanismo de ação não é completamente elucidado, porém provavelmente mediado por inibição parcial não seletiva e indireta de cicloxigenases. É hepatotóxico quando utilizado em altas doses, recomenda-se o máximo de 3-4 g/dia.[8]

Uso prático: paracetamol 500-750 mg VO de 6/6 horas. Se disponível e paciente sem via oral, considerar acetaminofeno 1.000 mg EV a cada 6 a 8 horas, ou 15 mg/kg/dose se peso < 50 kg.

Anti-inflamatórios não hormonais (AINHs)

Propriedades analgésicas, antipiréticas e anti-inflamatórias. Seu mecanismo de ação ocorre por meio da inibição das cicloxigenases, resultando na redução da pro-

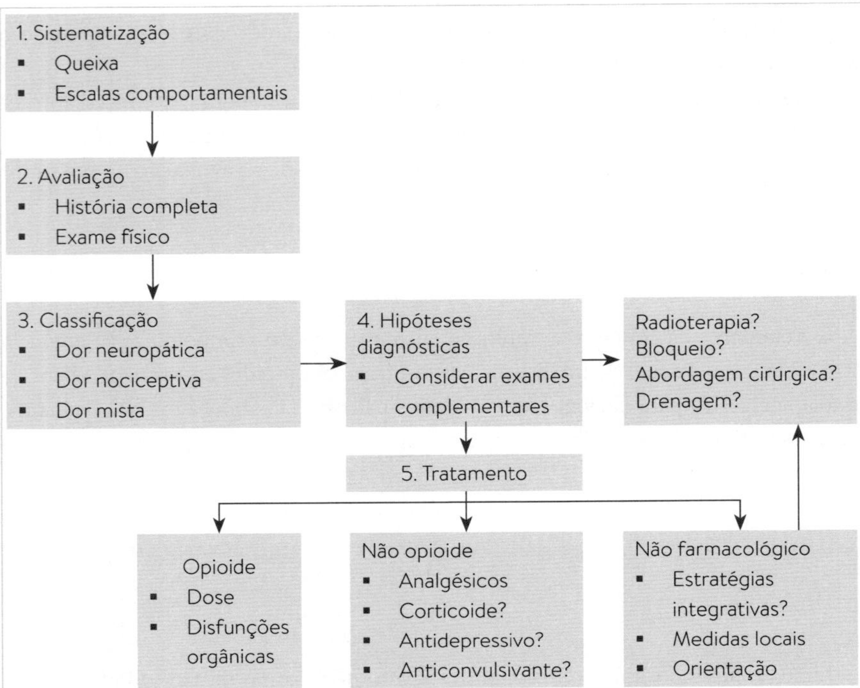
1. Sistematização
▪ Queixa
▪ Escalas comportamentais
2. Avaliação
▪ História completa
▪ Exame físico
3. Classificação
▪ Dor neuropática
▪ Dor nociceptiva
▪ Dor mista
4. Hipóteses diagnósticas
▪ Considerar exames complementares
Radioterapia?
Bloqueio?
Abordagem cirúrgica?
Drenagem?
5. Tratamento
Opioide
▪ Dose
▪ Disfunções orgânicas
Não opioide
▪ Analgésicos
▪ Corticoide?
▪ Antidepressivo?
▪ Anticonvulsivante?
Não farmacológico
▪ Estratégias integrativas?
▪ Medidas locais
▪ Orientação

Figura 1 Avaliação e tratamento da dor no paciente crítico.

dução de prostaglandinas. Inibidores não seletivos (COX-1 e COX-2) apresentam maior risco de sangramento gastrointestinal do que os inibidores seletivos para COX-2.[9] O metabolismo dessas drogas é primariamente hepático e sua excreção é urinária.

Apesar do ótimo efeito analgésico, o uso dessa classe de medicação é limitado na população de pacientes paliativos devido ao risco de sangramento gastrointestinal e nefrotoxicidade. Caso seja prescrita, recomenda-se que seja por curto período (3-5 dias), com associação de inibidor de bomba de prótons e monitoração cuidadosa para efeitos adversos.

Uso prático descrito na Tabela 1.

Tratamento farmacológico – adjuvantes

Adjuvantes são medicações administradas para associar potência analgésica – compreendem drogas de várias classes, como antidepressivos, anticonvulsivantes, corticoides e agentes tópicos. Há maior evidência para seu potencial analgésico na dor neuropática e óssea. Antidepressivos e anticonvulsivantes apresentam curva

Tabela 1 Anti-inflamatórios não hormonais (AINHs)

AINH	Dose	Via	Posologia	Cuidados
Não seletivos				
Ibuprofeno	400-800 mg	VO	8/8 h	Nefrotoxicidade Sangramento gastrointestinal Cardiotoxicidade Menor dose e menor tempo possível Associar inibidor de bomba de prótons
Cetoprofeno	100 mg	EV/SC/VO	12/12 h	
Diclofenaco	50-75 mg	EV/SC/VO	8/8 h	
Naproxeno	250 mg	VO	12/12 h	
Cetorolaco	30 mg 10 mg	EV/SC VO	8/8 h	
Seletivos				
Celecoxibe	200-400 mg	VO	12/12 h	
Parecoxibe	40 mg	EV	1x/dia	

lenta para efeito analgésico e devem ser iniciados em dose baixa, devido ao perfil de vulnerabilidade dos pacientes com doenças avançadas.

Antidepressivos

São considerados tratamento de primeira linha para dor neuropática, especialmente quando houver sintomas associados como depressão, ansiedade ou insônia. Exercem efeito analgésico independentemente da ação no humor, com mecanismo possivelmente mediado por inibição da recaptação de serotonina e noradrenalina.[3]

Antidepressivos tricíclicos (ADTs)

São boa opção em pacientes com insônia associada, porém devem ser usados com cautela em idosos, devido ao amplo espectro de efeitos adversos, como sedação, efeitos anticolinérgicos, cardiovasculares e interações medicamentosas. Possuem teto para dose analgésica inferior a doses usualmente atingidas para efeito antidepressivo. Uma revisão sistemática encontrou número necessário para tratar (NNT) de 3,6 para levar à redução de 50% de intensidade da dor neuropática em um paciente.[9]

Tabela 2

Adjuvante	Dose inicial	Posologia	Dose usual	Indicação	Cuidados
ADTs				Dor neuropática	Efeitos anticolinérgicos Sedação Evitar em idosos e cardiopatas
Amitriptilina	12,5-25 mg	1x/dia	25-50 mg/dia		
Nortriptilina	10-25 mg	1x/dia	50 mg/dia		

(continua)

Tabela 2 *(continuação)*

Adjuvante	Dose inicial	Posologia	Dose usual	Indicação	Cuidados
ISRSNs				Dor neuropática Dor pós-QT	Náusea, tontura Cuidado em hipertensos Ajuste se disfunção renal (venlafaxina)
Duloxetina	30 mg	1x/dia	60-90 mg/dia		
Venlafaxina	37,5-75 mg	1x/dia	75-150 mg/dia		
Anticonvulsivante					
Gabapentina	150-300 mg	1x/dia até 8/8 h	900-3.600 mg/dia	Dor neuropática	Sedação, tontura Ajuste para disfunção renal
Pregabalina	25-50 mg	1x/dia até 12/12 h	150-300 mg/dia		
Carbamazepina	100 mg	12/12 h	400-800 mg/dia	Neuralgia trigeminal	Cuidado em IC, disfunção renal e hepática

ADTs: antidepressivos tricíclicos; IC: insuficiência cardíaca; ISRSNs: inibidores seletivos de recaptação de serotonina e noradrenalina; QT: quimioterapia.

Inibidores seletivos de recaptação de serotonina e noradrenalina (ISRSNs)

Classe de medicações com evidência para tratamento da dor neuropática e fibromialgia, além de alívio da dor induzida por quimioterapia.[8] Em uma revisão sistemática, foi encontrado NNT de 6,4 para redução de intensidade da dor neuropática em 50%.[9]

Anticonvulsivantes

Medicações de primeira linha no controle da dor neuropática. Gabapentina e pregabalina se ligam a canais de cálcio dependentes de voltagem, inibindo a secreção cálcio-dependente de neurotransmissores excitatórios. Gabapentina é o adjuvante mais utilizado para dor neuropática no paciente oncológico, tem bom perfil de segurança e NNT de 7,2 para redução de intensidade de dor neuropática em 50%.[8] Carbamazepina e oxcarbazepina agem em canais de sódio voltagem-dependentes. São primeira linha no tratamento da neuralgia do trigêmeo.[6]

Corticoides

Têm efeito analgésico em dor oncológica de diversas origens: metástases ósseas, dor neuropática por infiltração ou compressão de estruturas nervosas, dor visceral, cefaleia por hipertensão intracraniana. Outros efeitos desejáveis em pacientes terminais incluem melhora de fadiga, náusea e hiporexia. Recomenda-se a prescrição concomitante de inibidor de bomba de prótons para reduzir o risco de sangramento gastrointestinal. Dexametasona é a droga de escolha, por apresentar menor efeito mineralocorticoide e meia-vida longa.[10,11]

Uso prático: dexametasona 4-10 mg EV/SC/VO 1-2x/dia

Evitar administrar à noite (devido à interferência com padrão de sono)

Doses mais altas em compressão medular

Cetamina

Antagonista não competitivo do receptor N-metil-D-aspartato (NMDA) no sistema nervoso central, além de efeito em receptores opioides e vias descendentes inibitórias da dor, tem propriedades analgésicas, dissociativas e amnésicas. Em doses subanestésicas, vem sendo utilizada para controle de dor de diferentes etiologias no departamento de emergência e UTI. Há pouca evidência para dor oncológica, porém parece ser eficaz no controle álgico de pacientes idosos com dor aguda, apesar da maior ocorrência de efeitos adversos leves (tontura, náusea), incluindo psicomiméticos.[12] Não é recomendada em pacientes cirróticos. Pode ser uma boa opção para pacientes que apresentam dor intensa em conjunto com sinais de intoxicação por opioide.

A cetamina pode ser usada em monoterapia ou como adjuvante para poupar opioides. Devido ao perfil de vulnerabilidade dos pacientes em fim de vida, recomenda-se iniciar com doses baixas e titulação lenta, em bomba de infusão contínua (BIC). Em caso de *bolus*, administração lenta pode reduzir efeitos adversos. Considerar associação de benzodiazepínico.

Uso prático: 0,1-0,15 mg/kg em *bolus* lento e iniciar infusão contínua com 0,05-0,1 mg/kg/h, titulando a cada 12-24 h.

Agentes tópicos

Ação local, com possível componente inibitório central da dor e efeitos adversos sistêmicos desprezíveis. Podem provocar irritação da pele, não devem ser usados sobre pele lesionada. Lidocaína tópica tem evidência no tratamento de dor neuropática e oncológica.[4]

Uso prático: lidocaína *patch* 5% tópico até 12 h/dia

Medidas não farmacológicas

Estratégias integrativas

Estratégias complementares para alívio da dor devem ser empregadas sempre que possível.

Existem diversas modalidades terapêuticas, com baixo grau de evidência para sua efetividade. Dentre as possibilidades, incluem-se intervenções físicas, como massagem e acupuntura; cognitivas, como terapia cognitivo-comportamental, técnicas de *biofeedback*, hipnose e meditação; psicossociais e espirituais.[4,8,13] Porém, são recursos de baixa aplicabilidade para pacientes críticos, merecendo papel de destaque durante a internação ou em regime ambulatorial.

Intervenções não farmacológicas relevantes no departamento de emergência e UTI:[14,15]

- Calor local pode aliviar dor miofascial, dor oncológica ou espasmos musculares.
- Gelo local pode reduzir dor, edema e inflamação em locais de injúria aguda.
- Paracentese de alívio pode desempenhar papel analgésico em pacientes com ascite tensa por carcinomatose peritoneal ou hipertensão portal..
- Posicionamento adequado, com especial atenção para evitar decúbito sobre lesões por pressão, pode auxiliar no controle álgico.
- Explicações simples sobre a origem e significado fisiológico da dor podem alterar a percepção de alguns pacientes, contribuindo para o seu controle.
- Quando possível, o toque de familiares e pessoas queridas pode desempenhar papel analgésico para alguns pacientes.
- Técnicas de relaxamento, visualização guiada e controle de respiração são de fácil aplicação e benefício modesto no controle álgico.
- Para pacientes em processo ativo de morte ou com dor agudamente descompensada, considerar a possibilidade de ambiente reservado, mantendo reavaliações frequentes.

Terapias intervencionistas

Durante a internação, pode-se considerar intervenções como bloqueio de plexo nervoso, infiltração com analgésicos, radioterapia antiálgica e radiofrequência, entre outros, em casos selecionados. Esses procedimentos podem ser benéficos para pacientes com expectativa de maior sobrevida e serão detalhados no Capítulo "Anestesia regional periférica na dor aguda".[4,6,15]

SITUAÇÕES ESPECÍFICAS

Dor óssea oncológica

Bisfosfonatos reduzem a reabsorção óssea através da inibição da atividade de osteoclastos. Além de sua importância já estabelecida na osteoporose, também são usados na prevenção ou tratamento de complicações oncológicas relacionadas aos ossos: fraturas patológicas, compressão medular, hipercalcemia. Apresentam efeito analgésico adjuvante em metástases ósseas e reduzem a necessidade de cirurgia ou irradiação. Porém, o maior benefício dessa classe de medicação se dá em pacientes com sobrevida esperada maior que 3 semanas.[4,13]

Em casos de emergência oncológica como fratura patológica, fratura iminente ou compressão medular, avaliar tratamento específico sempre que o paciente tiver condições clínicas para tal.

Uso prático:

Ácido zoledrônico: 4 mg IV em 15 minutos, repetir a cada 3-4 semanas (não utilizar em disfunção renal com ClCr < 30 mL/min)

Pamidronato de cálcio: 60 mg IV em 4 horas, repetir a cada 4 semanas

Dor relacionada a mucosites

Uso de soluções contendo lidocaína ou morfina para bochecho e boa higiene oral fazem parte do manejo, também pode ser considerada solução contendo bicarbonato de sódio, a despeito de pouca evidência científica.[4] Recomenda-se avaliação odontológica quanto à possibilidade de laserterapia.[16]

Dor refratária

Dor refratária em pacientes sob cuidados paliativos, mesmo após revisão de potenciais medicações adjuvantes, procedimentos e ajuste e/ou rotação de opioide, é uma das indicações de sedação paliativa, recurso reservado a pacientes que se encontram nos últimos dias de vida, com sintomas refratários E intoleráveis. Essa situação é abordada em capítulo específico ("Sedação paliativa").

CASOS CLÍNICOS

Caso 1

Marcos, 72 anos, sexo masculino, portador de câncer de próstata metastático para ossos, funcionalidade PPS 70%. Admitido no departamento de emergência por piora de dor lombar irradiada para membro inferior direito, em queimação, intensidade 10/10. Vinha em uso domiciliar de metadona 10 mg 8/8 h, sem controle adequado. Paciente com exames laboratoriais recentes com função renal normal.

Na sala de emergência foi realizada analgesia com dipirona 2 g e morfina 10 mg EV em *bolus*, com resposta parcial (dor 6/10). Realizado novo *bolus* com morfina 5 mg após 15 minutos (dor 4/10). Associada, então, dexametasona 8 mg EV, com bom controle álgico. Novo *bolus* de morfina 5 mg administrado após 3 h.

Optado por internação para controle álgico, com dipirona 2 g EV 6/6 h, dexametasona 8 mg EV 1x/d, morfina EV em BIC a 3 mg/h (72 mg nas 24 h, como medida de segurança), com resgate de 8 mg se dor e gabapentina 300 mg VO à noite. Associado bisacodil 10 mg VO à noite para constipação e metoclopramida 10 mg IV 8/8 h se náusea. Tomografia computadorizada (TC) de coluna lombar evidenciou metástases ósseas, sem evidência de fratura. Durante a internação, foi solicitada avaliação para radioterapia antiálgica.

Caso 2

Ana Claudia, 87 anos, sexo feminino, com demência de Alzheimer FAST 7c. Trazida por familiar ao departamento de emergência devido a quadro de gemência e agitação com piora há 3 dias, associado a urina com odor fétido e recusa alimentar, sem febre. Ao exame físico, paciente sarcopênica, desidratada, com fácies álgica, dor à palpação de andar inferior de abdome, sem sinais de peritonite, lesão por pressão (LPP) sacral grau III sem sinais de infecção associada.

Coletados exames laboratoriais, obtido acesso venoso e realizada expansão endovenosa com soro fisiológico e analgesia com dipirona 1 g EV, sem resposta. Optado por tramadol 100 mg EV, com redução de gemência. Após medidas iniciais e antibiótico para infecção do trato urinário (ITU), paciente recobrou nível de consciência e aceitação via oral. Recebeu alta com término de antibioticoterapia via oral, tramadol 50 mg VO 6/6h e dipirona 1 g VO 6/6 h para dor associada a lesão por pressão (LPP) e imobilismo, além de bisacodil 5 mg VO 1x/dia. Filha orientada quanto a cuidados com LPP e iniciada abordagem de cuidados paliativos.

REFERÊNCIAS BIBLIOGRÁFICAS

1. Schrijvers D, van Fraeyenhove F. Emergencies in palliative care. Cancer J. 2010;16(5):514-20.
2. Solberg LM, Hincapie-Echeverri J. Palliative care in the emergency department. Crit Care Nurs Clin North Am. 2015;27(3):355-68.
3. Nelson JE, Meier DE, Oei EJ, Nierman DM, Senzel RS, Manfredi PL, et al. Self-reported symptom experience of critically ill cancer patients receiving intensive care. Crit Care Med. 2001;29:277-82.
4. Swarm RA, Paice JA, Anghelescu DL, Are M, Bruce JY, Buga S, et al. Adult cancer pain, Version 3.2019, NCCN Clinical Practice Guidelines in Oncology. J Natl Compr Canc Netw. 2019;17(8):977-1007.
5. Gleason LJ, Escue ED, Hogan TM. Older adult emergency department pain management strategies. Clin Geriatr Med. 2018;34(3):491-504.
6. Finnerup NB. Nonnarcotic methods of pain management. N Engl J Med. 2019;380(25):2440-8.

7. Gaertner J, Stamer UM, Remi C, Voltz R, Bausewein C, Sabatowski R, et al. Metamizole/dipyrone for the relief of cancer pain: A systematic review and evidence-based recommendations for clinical practice. Palliat Med. 2017;31(1):26-34.
8. Oxford American handbook of hospice and palliative medicine New York: Oxford University Press; 2011.
9. Finnerup NB, Attal N, Haroutounian S, McNicol E, Baron R, Dworkin RH, et al. Pharmacotherapy for neuropathic pain in adults: a systematic review and meta-analysis. Lancet Neurol. 2015;14(2):162-73.
10. Lim FMY, Bobrowski A, Agarwal A, Silva MF. Use of corticosteroids for pain control in cancer patients with bone metastases: a comprehensive literature review. Curr Opin Support Palliat Care. 2017;11(2):78-87.
11. Lussier D, Huskey AG, Portenoy RK. Adjuvant analgesics in cancer pain management. Oncologist. 2004;9(5):571-91.
12. Motov S, Mann S, Drapkin J, Butt M, Likourezos A, Yetter E, et al. Intravenous subdissociative-dose ketamine versus morphine for acute geriatric pain in the Emergency Department: A randomized controlled trial. Am J Emerg Med. 2019;37(2):220-7.
13. Carvalho RT, Souza MRB, Frank EM, Polastirini RTV, Crispim D, Jales SMCP, et al. Manual da residência de cuidados paliativos. Barueri: Manole; 2018.
14. Dillard JN, Knapp S. Complementary and alternative pain therapy in the emergency department. Emerg Med Clin North Am. 2005;23(2):529-49.
15. Serra S, Spampinato MD, Riccardi A, Guarino M, Fabbri A, Orsi L, et al. Pain management at the end of life in the emergency department: A narrative review of the literature and a practical clinical approach. J Clin Med. 2023 Jun 28;12(13):4357.
16. Elad S, Cheng KKF, Lalla RV, Yarom N, Hong C, Logan RM, et al; Mucositis Guidelines Leadership Group of the Multinational Association of Supportive Care in Cancer and International Society of Oral Oncology (MASCC/ISOO). MASCC/ISOO clinical practice guidelines for the management of mucositis secondary to cancer therapy. Cancer. 2020 Oct 1;126(19):4423-31.

49

Anestesia regional periférica na dor aguda

Rafael Lima Mc Gregor von Hellmann
Ian Ward Abdalla Maia

CASO CLÍNICO A

Carla, 87 anos, portadora de doença pulmonar obstrutiva crônica (DPOC) e *diabetes mellitus*, foi levada para a emergência pelo SAMU por forte dor na perna direita após queda da própria altura durante banho. Na avaliação inicial do emergencista, foram notados rotação externa e encurtamento do membro inferior direito. Apesar do manejo inicial com dipirona e morfina, a paciente persistia com dor.

CASO CLÍNICO B

João, 75 anos, está internado na UTI do hospital intubado há mais de 10 dias após ter sido atropelado por ônibus. Ele sofreu fratura do 3º ao 10º arco costal esquerdo, com contusão torácica extensa, pneumotórax e hemotórax. Apesar da melhora dos parâmetros ventilatórios, ele não consegue ser extubado pela equipe médica.

INTRODUÇÃO

A dor representa a queixa principal na busca por atendimento médico de emergência nos EUA.[1-3] Em um ambiente de alta acuidade, com alto volume de pacientes como o departamento de emergência (DE), a dor pode acabar sendo negligenciada. O resultado da dor tratada inadequadamente é chamado de oligoanalgesia, podendo causar ansiedade, insônia, estresse pós-traumático, isquemia, aumento da chance de trombose e insatisfação do paciente com o serviço de saúde.[4-14]

Embora o uso de opioides seja a base da terapia na dor aguda e crônica, evidências têm sugerido efeitos colaterais deletérios a longo e curto prazo.[15] A anestesia regional periférica (ARP) oferece analgesia rápida e eficaz com controle da dor de forma localizada, evitando assim efeitos colaterais do uso de opioides e outros analgésicos.

O uso da ARP mostrou benefício em morbimortalidade, diminuição do tempo de permanência hospitalar e alta satisfação geral do paciente nos casos de fraturas de costela, quadril e fêmur.[16]

INDICAÇÕES

A ARP é indicada na presença de dor em uma área em que o nervo periférico (ou conjunto de nervos) possa ser bloqueado e que isso seja mais benéfico do que outros métodos de controle da dor. Esse procedimento envolve diversos fatores: conhecimento do médico, disponibilidade de equipamento, disponibilidade de leito para monitorização e preferência do paciente.[17,18]

CONTRAINDICAÇÕES

O procedimento é contraindicado nas seguintes situações:

- Pacientes não cooperativos ou agitados.
- Infecção no local da instilação.
- Alergia ao anestésico local.

Um estudo recente em pacientes anticoagulados com rivaroxabana não mostrou aumento de hemorragias com bloqueio de nervo periférico.[19] Em pacientes com fraturas de alta energia, com sinais de lesão neurovascular e com suspeita de síndrome compartimental, deve sempre ser realizada uma avaliação pela equipe cirúrgica ou ortopédica antes de proceder com o bloqueio. Nos pacientes sedados ou intubados, o procedimento deve ser feito com cautela e sempre com auxílio da ultrassonografia para evitar a instalação do anestésico intraneural.

FARMACOLOGIA DOS ANESTÉSICOS LOCAIS UTILIZADOS

Tabela 1 Medicamentos

Anestésico local	Dose (peso real)	Início de ação	Duração	Contraindicações
Lidocaína	4,5 mg/kg máx.: 300 mg	1,5 min	30 min-3 horas	Bloqueio AV, WPW, síndrome de Adams-Stokes, uso prévio de amiodarona
Lidocaína + adrenalina	7 mg/kg máx.: 500 mg	1,5 min	2-6 horas	

(continua)

Tabela 1 Medicamentos *(continuação)*

Anestésico local	Dose (peso real)	Início de ação	Duração	Contraindicações
Bupivacaína	2 mg/kg máx.: 175 mg	15 min	2-8 horas	Anestesia regional intravenosa e gravidez
Ropivacaína	3 mg/kg máx.: 300 mg	20 min	2-24 horas*	Anestesia regional intravenosa

* Varia conforme local da aplicação. AV: atrioventricular; WPW: síndrome de Wolff-Parkinson-White.

EQUIPAMENTO DO BLOQUEIO

A. **Preparação:** todos os materiais necessários para realizar o bloqueio (Figura 1) e, se necessário, ressuscitar o paciente em caso de intoxicação devem estar presentes. Além disso, a presença de um outro médico ou enfermeiro pode ajudar tanto com o equipamento, auxiliando na infusão das drogas, caracterizando a técnica em 4 mãos (Figura 2), como na ressuscitação desse paciente. Assim, o bloqueio regional deve ser encarado da mesma forma que uma sedação procedimental. Idealmente, o procedimento deve ser realizado da forma estéril, usando o máximo de barreiras assépticas possível e antissepsia no local da instilação.

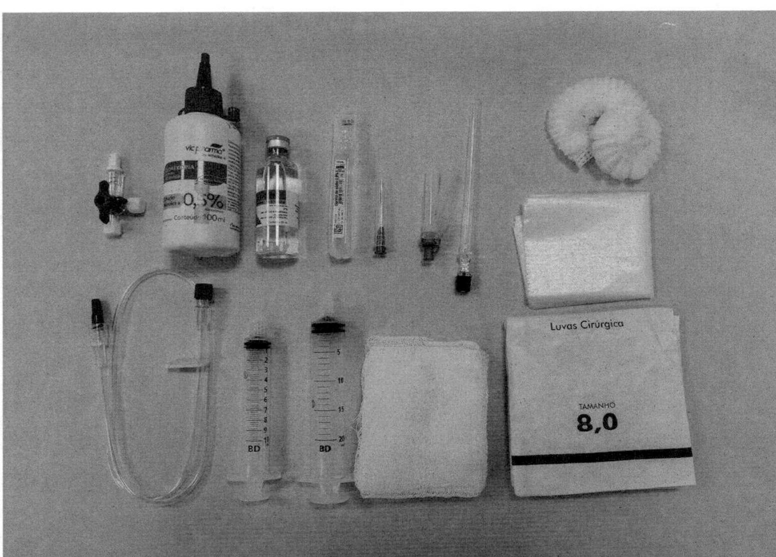

Figura 1 Material mínimo necessário para realizar bloqueio de nervo periférico.

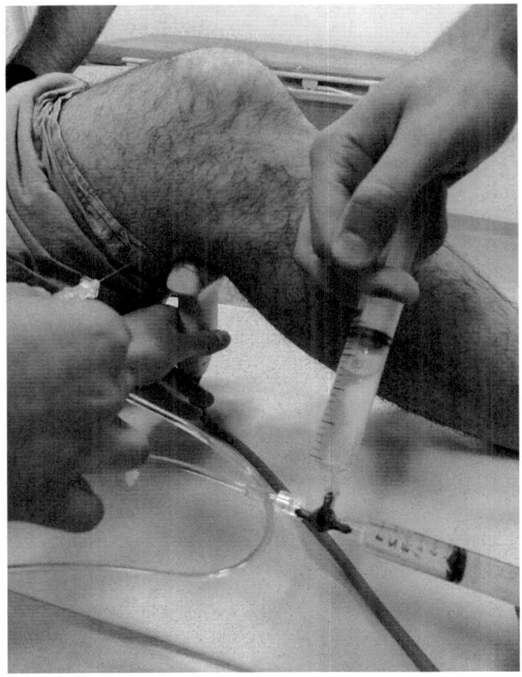

Figura 2 Exemplificação da técnica em 4 mãos.

B. **Documentação:** deve-se escrever em prontuário a decisão e a anuência do paciente em realizar o procedimento. Sinais vitais pré-procedimento, razão do bloqueio, tipo de bloqueio, local em que está sendo realizado, pré-medicações, tipo de agulha utilizada, dose do(s) anestésico(s) local(is) e a hora exata do procedimento.

C. **Agulha:** não existe um consenso na literatura sobre que agulha utilizar. É importante perceber que quanto menor o ângulo do bisel, maior a chance de trauma neuronal. Agulhas não cortantes e Tuohy aumentam a percepção ao perfurar a fáscia, no entanto, a maior força necessária para perfurar a fáscia pode causar perfuração do nervo. No geral, é escolhida uma agulha Quincke (22G) de punção lombar por sua disponibilidade.

D. **Monitorização:** não há um consenso na literatura sobre o tipo de monitorização que esses pacientes necessitam, no entanto, pressão arterial, oximetria de pulso e telemetria devem estar sempre disponíveis. A observação clínica se faz necessária pelo risco de intoxicação sistêmica por anestésico local, além disso, a sensação de formigamento e dor durante o bloqueio pode indicar injeção intraneural.

E. **Ultrassom:** os bloqueios devem ser preferencialmente realizados com a visualização da agulha em plano, ou seja, vendo a agulha por completo. Apesar de não ser um instrumento obrigatório, ensaios randomizados demonstraram uma maior satisfação pelos pacientes, menor tempo de permanência na emergência, menor dose e menos efeitos colaterais com o uso do ultrassom.[20,21]

F. **Monitorização da pressão de injeção:** monitorar a pressão de injeção pode ajudar a diferenciar a localização da ponta da agulha entre o tecido perineural *versus* intraneuronal. Isso é importante, pois diversos estudos mostram que a instilação de anestésico local sob alta pressão, mesmo que em pequena quantidade, pode gerar lesões graves nos nervos periféricos.[22,23] Na falta do equipamento necessário para monitorar a pressão de injeção, o procedimento deve ser realizado com cautela, sempre instilando o anestésico sobre visualização direta com auxílio do ultrassom (USG) e sem resistência durante a administração.

G. **Monitorização pós-bloqueio anestésico:** não há consenso na literatura sobre como avaliar a eficácia do bloqueio. Algumas formas são descritas a seguir:
   - **Teste dos dermátomos:** a avaliação sensorial dos dermátomos se baseia na não percepção do estímulo pelo paciente. No geral, os estímulos envolvem temperatura, como gelo, *swab* de álcool e soro aquecido.
   - **Teste de dor:** as aferições de dor mais comuns são a escala numérica e a escala visual.
   - **Avaliação motora:** o método mais utilizado é a avaliação de força através do escore de Bromage, uma escala que vai de 0 (movimento total) a 3 (sem movimento).

INTOXICAÇÃO POR ANESTÉSICO LOCAL (LAST)

Com uma taxa entre 2 e 2,8/100.000 bloqueios periféricos, a incidência de LAST é baixa, no entanto, dados precisos sobre morbimortalidade são escassos.[24] Pacientes com instabilidade e lesão de órgão-alvo prévias à infusão, doença hepática grave, acidose metabólica, isquemia aguda, insuficiência cardíaca com fração de ejeção reduzida, sarcopenia e gravidez representam fatores de risco independentes para a ocorrência da intoxicação. Os sintomas aparecem nos primeiros 30 minutos da instilação do anestésico em 80% dos casos e somente 10% ocorrem depois de 60 minutos. Os extremos etários são os mais afetados pela intoxicação, principalmente crianças menores de 3 anos de idade.[25]

O tratamento da intoxicação por anestésico local consiste em detecção precoce, suporte ventilatório, controle de convulsões e ressuscitação hemodinâmica. Em pacientes com convulsão e cardiotoxicidade grave (hipotensão, parada cardiorrespiratória e arritmia com instabilidade), a emulsão lipídica 20% endovenosa é a droga de escolha, devendo ser administrada imediatamente. A American Society of Regional Anesthesia and Pain Medicine (ASRA) recomenda uma dose de emulsão lipídica 20% de 100 mL EV em 2-3 minutos, seguida de uma infusão de 200-250 mL em 15-20 minutos, se > 70 kg. Caso o paciente apresente ≤ 70 kg, a dose é de 1,5 mL/kg em 2-3 minutos, seguida de uma infusão de 0,25 mL/kg em 15-20 minutos.

A prevenção é fundamental para evitar a intoxicação por anestésico local. Dessa forma, ao realizar um bloqueio regional, o anestésico deve ser infundido em pequenas alíquotas de 5 mL, associado a aspiração antes e após infusão para avaliar punção venosa.[24-28]

RESOLUÇÃO DOS CASOS

Caso clínico A

Após raio X de pelve da paciente, é evidenciada fratura de colo de fêmur direito. Você opta por realizar o bloqueio da fáscia ilíaca.

Bloqueio da fáscia ilíaca

A instilação de anestésico abaixo da fáscia ilíaca leva ao bloqueio do nervo femoral e nervo femoral lateral cutâneo, sendo o bloqueio de escolha para: fraturas proximais de fêmur (incluindo regiões intertrocantéricas/subtrocantéricas), fraturas proximais da tíbia, lacerações ou abscessos anteriores da coxa.

Com o paciente em decúbito dorsal, coloque o transdutor linear em orientação transversal logo abaixo da prega inguinal seguindo a orientação da prega, conforme a Figura 3.

Inicialmente identificamos a artéria femoral, na altura da região inguinal. Depois, encontramos a veia femoral, imediatamente medial, e o músculo iliopsoas mais profundamente. O nervo femoral deve ser visto lateral à artéria femoral (Figura 4). Movimentando o transdutor lateral alguns centímetros, o músculo sartório é localizado mais anterior, envolto pela sua própria fáscia e pela fáscia ilíaca.

Após encontrar na tela a artéria femoral, o nervo femoral, o músculo sartório e o iliopsoas, se inicia o procedimento. Com a antissepsia feita, faz-se um botão anestésico local com a mesma agulha do bloqueio; sempre com a agulha posicionada em plano com o probe, avançamos com a agulha (Quincke ou Tuohy – 22 G) em um ângulo entre 30-45º; a agulha deve ser visualizada durante todo o procedimento.

Inicialmente o músculo sartório será atravessado pela agulha até que haja resistência da fáscia ilíaca, depois aspiramos e injetamos 10 mL de cloreto de sódio

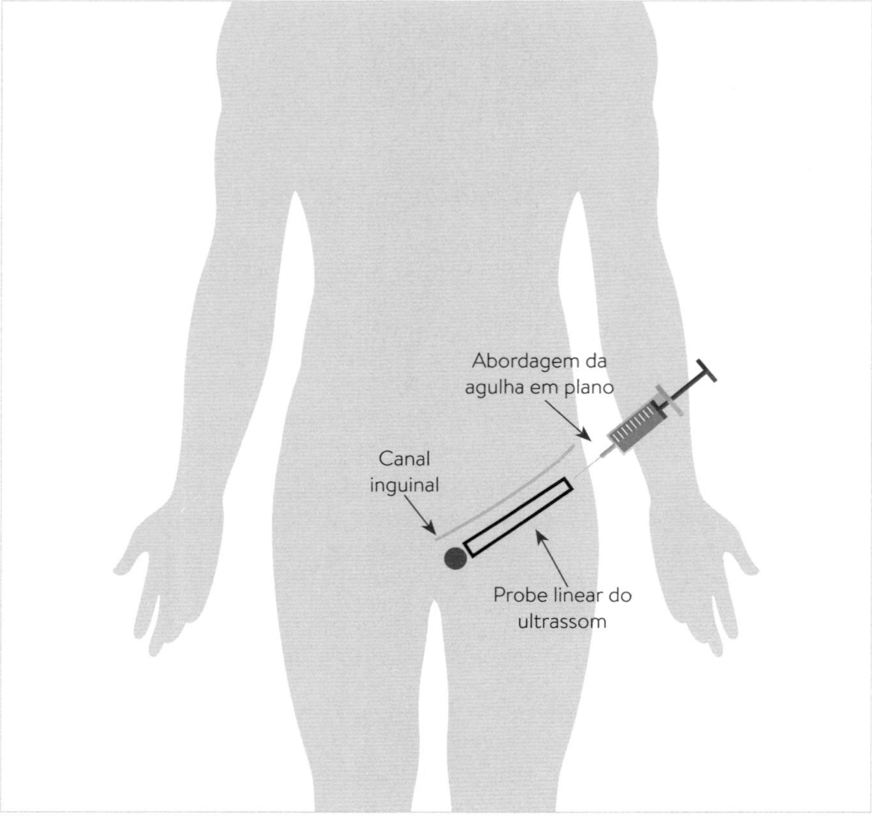

Figura 3 Demonstração do posicionamento do probe.

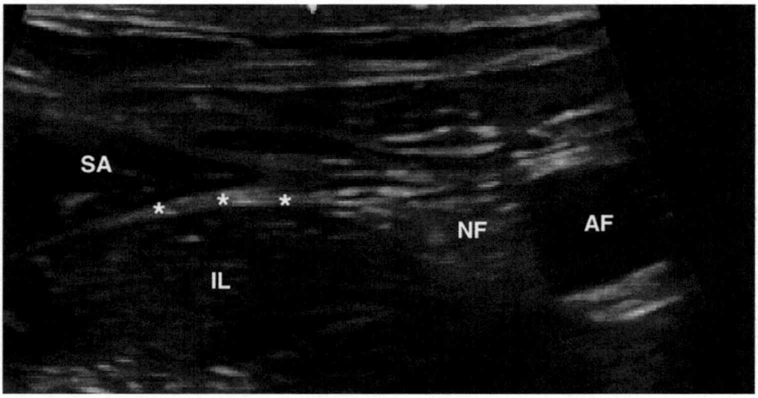

Figura 4 AF: artéria femoral; IL: músculo iliopsoas; NF: nervo femoral; SA: músculo sartório.

0,9%. O objetivo é que haja a hidrodissecção do plano, caso isso não ocorra devemos posicionar novamente a agulha e por fim, a injeção do anestésico pode ser realizada conforme a dose calculada.[1]

Caso clínico B

Depois de analisar causas de falha de extubação, você acredita que a dor possa ser um fator preponderante na dificuldade de desmame desse paciente. Dessa forma, você realiza o bloqueio do serrátil.

Serrátil

Ideal para fraturas anteriores de costela, principalmente na região de T3-T10, o bloqueio da parede torácica anterior ou lateral também pode ser utilizado como anestesia para procedimentos (drenagem de tórax, por exemplo) ou para analgesia de lesões locais (neoplasias invasivas de mama, osteossarcomas, queimaduras etc). Nesses casos, o ultrassom torna-se ferramenta indispensável para garantir a eficácia desse procedimento e reduzir os riscos associados.[30]

O paciente, preferencialmente, deve estar em decúbito lateral conforme a Figura 5, no entanto, pode estar sentado ou em decúbito dorsal conforme a Figura 6. O transdutor linear é colocado na linha hemiclavicular, entre o 4º e 5º espaço intercostal do hemitórax em questão, identificando, assim, o músculo serrátil anterior acima das costelas. Depois, o transdutor é levado até a linha hemiaxilar, sempre identificando o músculo serrátil conforme a Figura 7.

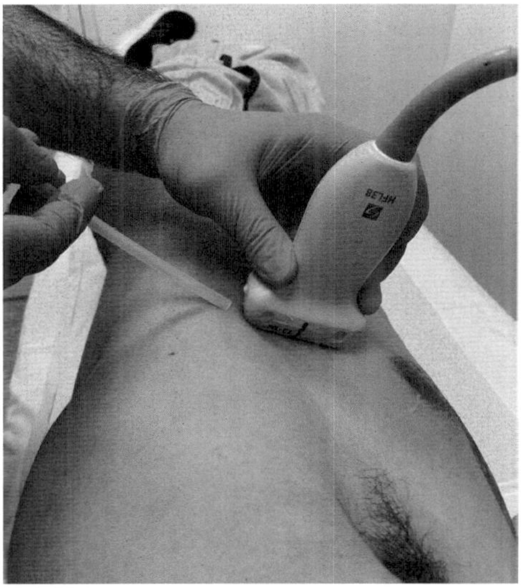

Figura 5 Posição do probe no paciente em decúbito lateral.

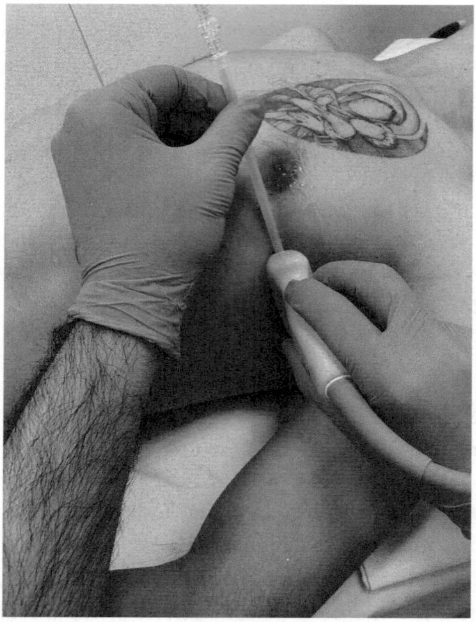

Figura 6 Posição do probe no paciente em decúbito dorsal.

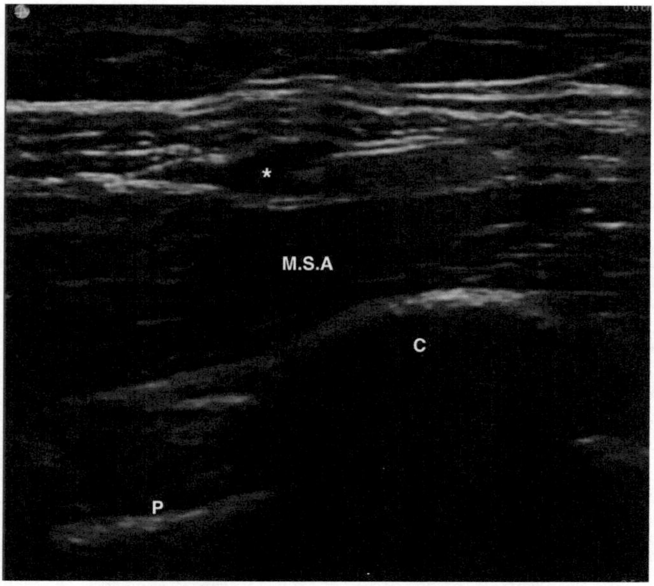

Figura 7 Sonoanatomia do bloqueio serrátil anterior. C: costela; P: pleura; M.S.A: músculo serrátil anterior; *: local do anestésico instilado.

Após realizar a antissepsia, um botão anestésico é realizado no local de inserção da agulha com a própria agulha do bloqueio. A visualização da agulha será "em plano" (22 G – Quincke ou Tuohy). Posicionamos a agulha a 1-2 cm do probe, entrada a 30-45º; devendo ser visualizada durante todo o processo.

A agulha deve ser colocada acima do músculo serrátil anterior, devendo-se aspirar e depois injetar 10 mL de cloreto de sódio 0,9% e observar se há a hidrodissecção dos planos musculares. Existe uma outra variação dessa técnica que consiste em colocar o anestésico abaixo do serrátil anterior, no entanto, no estudo original a *performance* analgésica foi menor do que na colocação anterior.

Após confirmação da hidrodissecção, iniciamos a infusão dos anestésicos locais com a dose para o peso.[29]

CONSIDERAÇÕES FINAIS

Torna-se, portanto, evidente que a anestesia regional é um método de analgesia seguro, custo-efetivo, que reduz o uso de opioide nas unidades críticas. A utilização da ultrassonografia à beira-leito deve fazer parte durante todo o procedimento para aumento da eficácia e redução dos riscos associados. Vários bloqueios periféricos são validados tanto na UTI como na emergência e podem ser realizados com segurança por médicos treinados. Conhecimento dos efeitos adversos, em especial a intoxicação por anestésicos locais, e das melhores técnicas para identificação do nervo e administração do bloqueio, é fundamental.

REFERÊNCIAS BIBLIOGRÁFICAS

1. Hadzic A. Hadzics's textbook of regional anesthesia and acute pain management. 2. ed. The New York School of Regional Anesthesia. McGraw Hill; 2017.
2. Cordell WH, Keene KK, Giles BK, Jones JB, Jones JH, Brizendine EJ. The high prevalence of pain in emergency medical care. American Journal of Emergency Medicine. 2002;20(3):165-9.
3. Janati M, Kariman H, Memary E, Davarinezhad-Moghadam E, Arhami-Dolatabadi A. Educational intervention effect on pain management quality in emergency department; a clinical audit. Adv J Emerg Med. 2018;2(2):16
4. Hedderich R, Ness T.J. (n.d.). Analgesia for trauma and burns.
5. Matot I, Oppenheim-Eden A, Ratrot R, Baranova J, Davidson E, Eylon S, et al. Preoperative cardiac events in elderly patients with hip fracture randomized to epidural or conventional analgesia. Anesthesiology. 2003;98.
6. Chamessian A, van de Ven T, Buchheit T, Hsia HL, McDuffie M, Gamazon ER, et al. Differential expression of systemic inflammatory mediators in amputees with chronic residual limb pain. Pain. 2017;158(1):68-74.
7. Buchheit T, van de Ven T, Hsia HLJ, McDuffie M, Macleod DB, White W, et al. Pain phenotypes and associated clinical risk factors following traumatic amputation: Results from veterans integrated pain evaluation research (VIPER). Pain Medicine (United States). 2016;17(1):149-61

8. Wilson JE, Pendleton JM (n.d.). Oligoanalgesia in the emergency department. Am J Emerg Med. 1989 Nov;7(6):620-3.
9. Chamessian A, van de Ven T, Buchheit T, Hsia HL, McDuffie M, Gamazon ER, et al. Differential expression of systemic inflammatory mediators in amputees with chronic residual limb pain. Pain. 2017;158(1):68-74.
10. Schley MT, Wilms P, Toepfner S, Schaller HP, Schmelz M, Konrad C J, et al. Painful and nonpainful phantom and stump sensations in acute traumatic amputees. Journal of Trauma – Injury, Infection and Critical Care. 2008;65(4):858-64.
11. Kuusniemi K, Poyhia R. Present-day challenges and future solutions in postoperative pain management: results from PainForum 2014. J Pain Res. 2016;9:25-36.
12. Gan TJ. Poorly controlled postoperative pain: prevalence, consequences, and prevention. J Pain Res. 2017;10:2287-98.
13. Zatzick DF, Rivara FP, Nathens AB, Jurkovich GJ, Wang J, Fan MY, et al. A nationwide US study of post-traumatic stress after hospitalization for physical injury. Psychological Medicine. 2007;37(10):1469-80.
14. Radresa O, Chauny JM, Lavigne G, Piette E, Paquet J, Daoust R. Current views on acute to chronic pain transition in post-traumatic patients: risk factors and potential for pre-emptive treatments. J Trauma Acute Care Surg. 2014;76(4):1142-50.
15. Butler MM, Ancona RM, Beauchamp GA, Yamin CK, Winstanley EL, Hart KW, et al. Emergency department prescription opioids as an initial exposure preceding addiction. Annals of Emergency Medicine, 2016;68(2):202-8.
16. Morrison RS, Dickman E, Hwang U, et al. Regional nerve blocks improve pain and functional outcomes in hip fracture: a randomized controlled trial. J Am Geriatr Soc. 2016;64(12):2433-9.
17. Liu SS, Strodtbeck WM, Richman JM, Wu CL. A comparison of regional versus general anesthesia for ambulatory anesthesia: a meta-analysis of randomized controlled trials. Anesth Analg. 005;101(6):1634-42.
18. Vishwanatha S, Kalappa S. Continuous femoral nerve blockade versus epidural analgesia for postoperative pain relief in knee surgeries: a randomized controlled study. Anesth Essays Res. 2017;11(3):599-605.
19. Chelly JE, Metais B, Schilling D, Luke C, Taormina D. Combination of superficial and deep blocks with rivaroxaban. Pain Med. 2015;16(10):2024-30.
20. Ritcey B, Pageau P, Woo MY, Perry JJ. Regional nerve blocks for hip and femoral neck fractures in the emergency department: A systematic review. Canadian Journal of Emergency Medicine. 2016;18(1):37-47.
21. Stone MB, Wang R, Price DD. Ultrasound-guided supraclavicular brachial plexus nerve block vs procedural sedation for the treatment of upper extremity emergencies. American Journal of Emergency Medicine. 2008;26(6):706-10.
22. Kapur E, Vuckovic I, Dilberovic F, Zaciragic A, Cosovic E, Divanovic KA, et al. Neurologic and histologic outcome after intraneural injections of lidocaine in canine sciatic nerves. Acta Anaesthesiologica Scandinavica. 2007;51(1):101-7.
23. Hadzic A, Dilberovic F, Shah S, et al: Combination of intraneural injection and high injection pressure leads to fascicular injury and neurologic deficits in dogs. Reg Anesth Pain Med. 2004;29:417-23.
24. Long B, Chavez S, Gottlieb M, Montrief T, Brady WJ. (2022). Local anesthetic systemic toxicity: A narrative review for emergency clinicians. The American Journal of Emergency Medicine. 2022.

25. Crystal CS, Blankenship RB. Local anesthetics and peripheral nerve blocks in the Emergency Department. Emergency Medicine Clinics of North America. 2005;23(2):477-502.
26. Neal JM, Barrington MJ, Fettiplace MR, Gitman M, Memtsoudis SG, Mörwald EE, et al. The Third American Society of Regional Anesthesia and Pain Medicine Practice Advisory on Local Anesthetic Systemic Toxicity: Executive Summary 2017. Regional Anesthesia and Pain Medicine. 2018;43(2):113-23.
27. El-Boghdadly K, Pawa A, Chin KJ. Local anesthetic systemic toxicity: Current perspectives. Local and Regional Anesthesia. 2018;11:35-44.
28. Taylor A, McLeod G. Basic pharmacology of local anaesthetics. BJA Education 2020;20(2):34-41.
29. Blanco R, Parras T, McDonnell JG, Prats-Galino A. Serratus plane block: A novel ultrasound-guided thoracic wall nerve block. Anaesthesia. 2013;68(11):1107-13.
30. Szamborski M, Janc J, Rosińczuk J, Janc JJ, Leśnik P, Łysenko L. Use of ultrasound--guided interfascial plane blocks in anterior and lateral thoracic wall region as safe method for patient anesthesia and analgesia: review of techniques and approaches during COVID-19 pandemic. Int J Environ Res Public Health. 2022 Jul 17;19(14):8696.

50

Dispneia

Sabrina Corrêa da Costa Ribeiro

Rosa tem 57 anos e é acompanhada por uma fibrose pulmonar. Já foi avaliada pelo grupo de transplante pulmonar e apresenta contraindicações. Rosa usa oxigênio domiciliar há aproximadamente 1 ano.
Há uma semana, relata piora da dispneia e tosse produtiva. Na emergência, recebe antibioticoterapia, broncodilatadores e, após discussão com a paciente e sua família sobre os objetivos de cuidado, é internada para um *trial* da unidade de terapia intensiva, em uma máscara não reinalante a 15 L/min, saturando 88% e relatando falta de ar.
Como podemos avaliar a falta de ar de Rosa? Que exames são adequados? Quais recursos podem ser utilizados para aliviar seu desconforto?

Dispneia é definida como sensação subjetiva de desconforto respiratório, que pode ser descrita como "fome" de ar, aumento de esforço respiratório, desconforto torácico ou sensação de expiração incompleta.

É um sintoma indicativo de gravidade e pode preceder falência respiratória iminente, necessitando de **avaliação imediata** e resposta terapêutica rápida e condizente com os objetivos de cuidado do paciente.

Dispneia é comum em pacientes com doença avançada (ver Tabela 3). Em uma revisão sistemática de prevalência de sintomas em pacientes com diferentes grupos de diagnósticos (DPOC, câncer, doença renal crônica, doença cardíaca, SIDA), dispneia era um dos sintomas presentes em mais de 50% dos pacientes em todos os grupos.

Importante

Não podemos avaliar a presença e severidade de dispneia exclusivamente com base nas alterações clínicas ou laboratoriais. A ausência de taquipneia, alterações radiológicas ou hipoxemia não exclui dispneia e o sintoma deve sempre ser valorizado.

AVALIAÇÃO

Os objetivos da avaliação de dispneia em um paciente em cuidado paliativo são:

- Identificar e quantificar a intensidade da dispneia.
- Diagnosticar fatores potencialmente reversíveis.
- Monitorizar a resposta ao tratamento.

Na investigação do paciente em cuidado paliativo devemos considerar algumas particularidades:

- A coleta de gasometria arterial é dolorosa e de utilidade limitada no paciente com doença grave, a não ser que o uso de ventilação mecânica seja consistente com os objetivos de tratamento do paciente. Hipoxemia pode ser detectada pela oximetria de pulso e hipercapnia com uso de capnógrafo ou estimada por gasometria venosa limitando o desconforto ao paciente. A Tabela 1 mostra como realizar esta estimativa.
- De forma semelhante, a relação entre a saturação de oxigênio (obtida através de oximetria de pulso) sobre a fração inspirada de oxigênio (SpO_2/FiO_2) possui boa correlação com a relação entre pressão arterial de oxigênio sobre fração inspirada de oxigênio (PaO_2/FiO_2) e pode ser utilizada tanto em cenários com recursos limitados como em pacientes em cuidados paliativos (em que desejamos minimizar a coleta de exames dolorosos) para estratificar a gravidade da insuficiência respiratória e a evolução da troca gasosa.
- Exames simples como radiografia de tórax, eletrocardiograma e ultrassonografia *point-of-care* (vide capítulo específico) podem detectar consolidações, derrames pleurais, ascite, arritmias, sinais de congestão pulmonar, identificando condições reversíveis com baixo custo e mínimo desconforto para o paciente. A investigação pode ser complementada com tomografia de tórax sem contraste (na pesquisa de alterações do parênquima) ou com contraste (indicada na investigação de embolia pulmonar).
- Em combinação com exame físico e ultrassonografia *point-of-care*, exames laboratoriais como troponina, dímero-D, BNP, hemoglobina e eletrólitos podem auxiliar no diagnóstico de forma pouco invasiva.

Tabela 1 Estimativa de pH, pCO_2 e HCO_3 arteriais com base nos valores obtidos na gasometria venosa

	Arterial
pH	pH venoso + (0,02 a 0,04)
pCO_2	pCO_2 venoso – (2 a 8mmHg)
HCO_3	HCO_3 venoso – (2 a 3 mEq/L)

Pacientes críticos, inconscientes ou com comprometimento cognitivo podem ser incapazes de relatar dispneia. Nestes pacientes, a escala RDOS (*Respiratory Distress Observation Scale)* pode ser utilizada para avaliar sinais associados à presença e intensidade de dispneia.

Essa escala pode ser utilizada para qualquer paciente incapaz de reportar dispneia, incluindo os que se encontram em ventilação mecânica não invasiva ou invasiva. Uma escala RDOS de valor igual ou acima de 3 indica a necessidade de tratamento sintomático da dispneia.

É importante salientar que mesmo pacientes em ventilação mecânica podem experimentar dispneia. Um estudo com 96 pacientes em ventilação invasiva demonstrou que 47% deles reportavam dispneia, que foi aliviada em 35% dos casos com o ajuste do respirador.

Tabela 2

Variável	0 pontos	1 ponto	2 pontos	Total
Frequência cardíaca (bpm)	< 90 bpm	90-109 bpm	> 110	
Frequência respiratória (ipm)	Até 18 ipm	18-30 ipm	> 30 ipm	
Inquietação (movimentos sem objetivo)	Ausente	Ocasionais, discretos	Frequentes	
Padrão paradoxal (abdominal) de respiração	Ausente		Presente	
Uso de musculatura acessória (elevação da clavícula)	Ausente	Discreto	Importante	
Gemência ao fim da expiração	Ausente		Presente	
Movimento involuntário das narinas	Ausente		Presente	
Olhar aparente de medo	Ausente		Olhos muito abertos, tensão facial, boca aberta, dentes cerrados	
Total				

Adaptada de RDOS (*Respiratory Distress Observation Scale*) – tradução livre, não validada. Valores iguais ou acima de 3 indicam necessidade de tratamento sintomático de dispneia.

Rosa foi acomodada na UTI, em companhia de sua filha e principal cuidadora. Foi realizada radiografia de tórax no leito, que revelou consolidação em base pulmonar. USG pulmonar descartou derrame pleural. Exames laboratoriais foram coletados mediante punção venosa e revelaram leucocitose e piora de função renal.

TRATAMENTO

O melhor tratamento para a dispneia depende dos objetivos de cuidado do paciente, do ponto na trajetória de doença, da sobrevida esperada e da probabilidade de uma boa resposta.

É importante lembrar que como princípio geral deve-se ter o objetivo de diagnosticar a **causa da dispneia** ou de sua piora e que o paciente em cuidados paliativos frequentemente **pode se beneficiar** de tratamento clínico otimizado de condições como doença pulmonar obstrutiva crônica e insuficiência cardíaca ou até de procedimentos como toracocentese ou paracentese de alívio.

Para pacientes com doenças crônicas que causam dispneia, a abordagem inicial deve ser o tratamento intensivo e otimizado da causa de base.

Tabela 3 Causas de dispneia no paciente em cuidado paliativo

Obstrução de via aérea	Obstrução tumoral DPOC, asma Secreção excessiva Apneia obstrutiva do sono
Pulmonar (parênquima)	Metástases/linfangite carcinomatosa Pneumonia/broncoaspiração Pneumonite por quimio/radioterapia Congestão pulmonar/intersticiopatia
Pulmonar (vascular)	Embolia pulmonar Hipertensão pulmonar Síndrome da veia cava superior
Outras (respiratório)	Fraqueza muscular (caquexia, doença neuromuscular, compressão medular) Doença pleural (derrame, pneumotórax) Perda de complacência torácica (ascite volumosa, obesidade)
Outras (sistêmico)	Anemia, acidose, arritmias Neuropsiquiátricas (dor, ansiedade, depressão, pânico)

DPOC: doença pulmonar obstrutiva crônica.

Medidas específicas (tratamento modificador)

Tratamentos que têm como objetivo modificar o curso de doença e estender sobrevida (quimioterapia, antibióticos, suporte ventilatório invasivo ou não invasivo) podem ser considerados dependendo da doença de base, prognóstico e objetivos de tratamento.

Em fase final de vida essas intervenções podem ter mais efeitos colaterais que benefícios. O fato de haver um tratamento modificador disponível não quer dizer que ele deva ser utilizado, quando o custo-benefício e a probabilidade ou o tempo esperado de resposta não são favoráveis.

O momento em que tratamentos modificadores são identificados como não beneficentes e/ou incompatíveis com valores do paciente e portanto interrompidos é delicado e demanda discussão cuidadosa e empática com o paciente e familiares. É importante que o profissional de saúde utilize ferramentas de comunicação adequadas e esclareça todas as dúvidas e questionamentos.

Usualmente, medidas modificadoras não invasivas (diureticoterapia e broncodilatadores) costumam ser mantidas até a fase final. No caso de medicações inalatórias, pode ser necessária a modificação de dispositivo (inalador de pó seco para nebulização) quando há piora do nível de consciência ou do padrão respiratório com consequente perda da capacidade de coordenação para usar o dispositivo.

No caso de Rosa, foi mantida a antibioticoterapia e acrescentada corticoterapia para o tratamento de pneumonia grave. Para alívio da falta de ar, a equipe iniciou uso de morfina, medicação que Rosa ainda não fazia uso.
Após um pequeno intervalo de reavaliação, foi visto que Rosa não apresentou resposta terapêutica aos broncodilatadores e que a sua administração gerava desconforto à paciente; foram então suspensos. As demais medidas foram mantidas.
A fisioterapeuta da unidade discutiu com Rosa sobre o uso da ventilação não invasiva e optaram por fazer um teste terapêutico e de tolerância.

A Tabela 4 descreve intervenções dirigidas para algumas causas de dispneia em pacientes em cuidado paliativo.

Medidas gerais

- **Oxigenoterapia:** pode ser uma medida útil no paciente hipoxêmico. Preferencialmente deve ser administrada por cânula nasal, que tende a causar menos a sensação de "sufocamento" que muitos pacientes relatam com o uso de máscara de oxigênio. A meta de saturação é de 90-94% no geral e 88-92% no paciente em risco de hipercapnia. Não há indicação de oxigenoterapia no paciente dispneico sem hipoxemia (sat. > 90%) – além de não ser superior ao uso de ar comprimido, o fluxo de oxigênio pode ser causa de outros desconfortos (xe-

Tabela 4

Causa de dispneia	Intervenção dirigida
Derrame pleural	Toracocentese, drenagem com "*pigtail*", pleurodese (se sobrevida mínima estimada de semanas)
Obstrução neoplásica de vias aéreas	Intervenção endoscópica ou cirúrgica (argônio, *laser*, *stents*), radioterapia localizada
Ascite	Paracentese de alívio, diureticoterapia (se indicada)
DPOC	Corticoides, broncodilatadores, VNI
Insuficiência cardíaca	Vasodilatadores, diuréticos, pode-se considerar o uso de inotrópicos como dobutamina
Pneumonia	Antibioticoterapia

DPOC: doença pulmonar obstrutiva crônica; VNO: ventilação não invasiva.

rostomia, epistaxe). Oxigenoterapia e suporte ventilatório não invasivo serão abordados no Capítulo "Oxigenoterapia e suporte ventilatório não invasivo nos cuidados paliativos".

- **Ventilação:** o uso de ventiladores pequenos (de mão/portáteis) pode trazer alívio para a sensação de dispneia. Caso indisponível ou não permitido no serviço de saúde, alternativas viáveis incluem abrir janelas, manter o ambiente ventilado e fresco, promover a formação de correntes de ar.
- **Posicionamento:** o posicionamento com a cabeceira elevada, braços elevados e em repouso pode elevar a capacidade vital pulmonar, aliviando a dispneia em pacientes com DPOC. Em doenças pulmonares unilaterais, decúbito sobre o lado afetado pode ser mais confortável. Cada paciente pode perceber de forma individual em que posição se sente mais confortável e é importante compartilhar com a Enfermagem que nesta situação o conforto pode ser mais importante que a recomendação padrão de mudança de posicionamento em horários predeterminados.
- **Balanço hídrico:** evitar hiperidratação/balanço hídrico excessivamente positivo, que pode ter como consequências indesejadas edema, congestão pulmonar, aumento da quantidade de secreções respiratórias e aumento de derrames cavitários. Pacientes nas últimas semanas/dias de vida tendem a apresentar oligúria e edema, o que pode ser minimizado com o uso de diuréticos (p. ex., furosemida 0,5-1 mg/kg). Cabe destacar que soluções "de manutenção" não possuem evidência de benefício e podem ter como consequências hiponatremia, hipercloremia, acidose metabólica e hipervolemia. Um estudo observacional incluindo 41.709 pacientes demonstrou associação positiva entre infusão de fluidos nos últimos dias e presença de dispneia e náusea, além de redução na probabilidade de controle completo

de: ansiedade, dispneia, secreções respiratórias, náusea e dor. Um cuidado em geral de pior qualidade.

- Opioides: nesta classe os medicamentos com eficácia baseada em evidência para tratamento sintomático de dispneia são codeína, morfina e fentanil, em formulação oral ou parenteral. A eficácia de outros opioides como metadona e oxicodona não é tão bem estabelecida. As doses utilizadas são no geral mais baixas do que a dosagem analgésica. É importante ressaltar que pacientes idosos ou com disfunção renal estão sob maior risco de intoxicação por opioides e podem necessitar de doses mais baixas. O fentanil pode ser uma alternativa em pacientes com disfunção renal que apresentarem sinais de toxicidade com o uso de morfina. Dispneia não controlada em cuidado paliativo é uma emergência que demanda avaliação imediata, titulação rápida de opioides e reavaliação frequente em relação ao controle do sintoma.

  Exemplo de titulação de opioide, para pacientes em desconforto muito intenso:

1. Administre uma dose inicial de morfina intravenosa – 1 a 2 mg.
2. Aguarde 10-15 minutos para obtenção do pico de efeito (permaneça próximo ao paciente até que ele esteja confortável).
3. Avalie se existem sinais de redução do desconforto (redução da frequência respiratória, do uso de musculatura acessória, relato subjetivo de melhora).
4. Se houver persistência da dispneia, administre uma segunda dose 50-100% maior que a primeira – 3 a 4 mg.
5. Reavalie a necessidade de novas doses a cada 5-15 minutos.
6. Depois de obter alívio com uma dose em *bolus* inicial, prescreva a dose inicial que foi necessária a cada 4 horas. Por exemplo, se a dose inicial necessária foi de 4 mg, a prescrição deve ser de 4 mg endovenoso a cada 4 horas ou uma infusão contínua de 1 mg/hora (total 24 mg/dia). A prescrição deve contemplar também uma dose de resgate igual a 1/6 da dose total diária (no caso, 4 mg).
7. Quando o paciente estiver confortável, pode-se fazer a transição para medicação por via oral (1 mg de morfina EV equivale a 3 mg VO). Morfina pode ser administrada por via subcutânea na ausência de acesso venoso e incapacidade de uso da via oral.

Importante

No paciente já usuário de opioide, pode ser necessário o aumento em até 25% da dose usual de horário para aliviar o desconforto adicional da dispneia.

- É essencial a monitorização de sinais de intoxicação como sonolência, miose e mioclonias. Esses sinais precedem o efeito colateral mais temido, que é a depressão respiratória.

- **Corticoides:** um estudo randomizado de 2016 demonstrou redução dos escores de dispneia e boa tolerância de dexametasona em 35 pacientes com câncer. Foi utilizada dexametasona na dose inicial de 16 mg por dia via oral por 4 dias, posteriormente 8 mg/dia por mais 3 dias. Corticoides podem também ser usados para linfangite carcinomatosa em pacientes sem indicação de tratamento modificador. As doses utilizadas são variáveis e não há estudo comparativo, podendo ser utilizado 0,5 a 1 mg/kg de prednisona por via oral ou dose equivalente de dexametasona EV ou por via subcutânea.
- **Benzodiazepínicos:** não são eficazes como agente principal para o tratamento de dispneia, mas podem ser úteis em associação com opioides. Considere associação de benzodiazepínicos quando:
  - O paciente necessita de doses frequentes de opioides.
  - O paciente necessita de doses crescentes de opioides.
  - A expressão do sintoma de dispneia é associada a sinais de ansiedade profunda ou medo.

Pode ser utilizado o diazepam por via oral 5-10 mg ou o midazolam 2,5-5 mg por via endovenosa ou subcutânea. Ressalta-se que essa utilização é diferente da sedação paliativa com benzodiazepínicos, que será discutida em mais detalhe posteriormente.

- **Cateter nasal de alto fluxo e ventilação não invasiva:** nos pacientes em fase final de vida, o suporte ventilatório não invasivo pode ser útil no controle de sintomas e para o prolongamento da vida que possibilite objetivos de curto prazo (o encontro de um familiar ou despedida), desde que o paciente não relate sensação de incômodo ou sufocação relacionada ao uso da máscara e que o suporte ventilatório não prolongue o sofrimento e o processo de morte. Esse tema será discutido em maior detalhe no Capítulo "Oxigenoterapia e suporte ventilatório não invasivo nos cuidados paliativos". Já o suporte através de cateter nasal de alto fluxo costuma ser tolerado melhor e por períodos mais longos, uma vez que permite que o paciente se alimente e se comunique. No entanto, mais estudos são necessários para comprovar a segurança e eficácia desse dispositivo em pacientes sob cuidados paliativos.
- **Outras medidas não farmacológicas** (acupuntura, terapia cognitivo-comportamental, técnicas de relaxamento, reabilitação pulmonar) podem ser eficazes, mas dificilmente são disponíveis em situações críticas e não possuem comprovação definitiva de benefício em situações agudas.

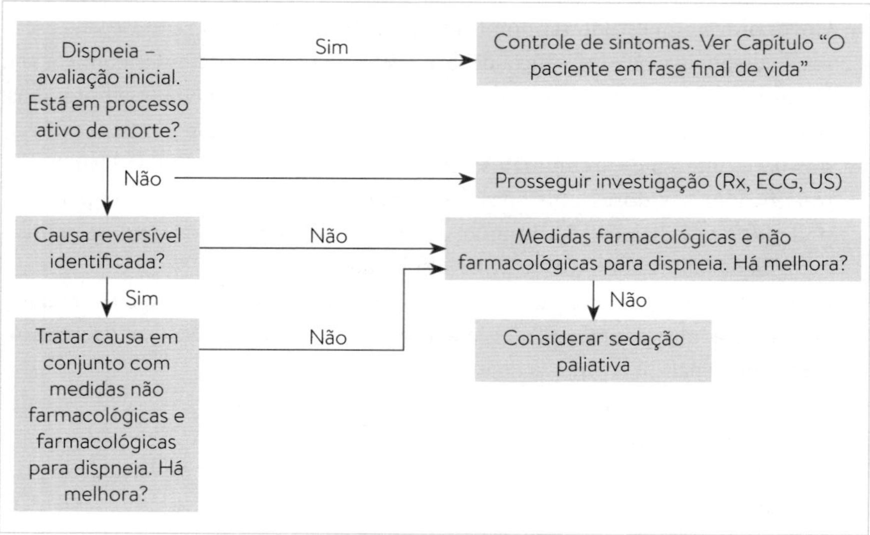

Figura 1 Abordagem do paciente em cuidado paliativo com dispneia. ECG: eletrocardiograma; Rx: raio X; US: ultrassom.

Rosa não teve boa tolerância ao uso da ventilação não invasiva, apresentando agitação e desconforto importantes. A interface foi imediatamente retirada e voltou a ser ofertada oxigenioterapia em máscara não reinalante.

Rosa manteve padrão respiratório desconfortável, com esforço abdominal e inquietude. A equipe reavaliou Rosa e diante do seu desconforto otimizou a prescrição de opioide, optando por fentanil em *bolus* de 20 mcg seguido por uma infusão contínua de 5 mcg/h, com resgates de 20 mcg se necessário, pois Rosa havia previamente apresentado mioclonias que foram atribuídas à toxicidade pela morfina no contexto de insuficiência renal.

Rosa ficou confortável, sem mais queixas de falta de ar. A equipe da UTI, em conformidade com a proposta anterior de realizar um *trial*, conversou com Rosa, sua filha e com a equipe de Cuidados Paliativos. Optaram em conjunto por encaminhá-la à enfermaria para prosseguir os seus cuidados.

REFERÊNCIAS BIBLIOGRÁFICAS

1. Pantilat S, Anderson W, Gonzáles M, Widera E. Hospital-based palliative medicine. A practical, evidence-based approach. Wiley Blackwell; 2015.
2. Desandre P, Quest T. Palliative aspects of emergency care. Oxford University Press; 2013.
3. Parshall M, Schwarztein R, Adams M, et al. An official American Thoracic Society statement: Update on the mechanisms, assessment, and management of dyspnea. Am J Respir Crit Care Med. 2012;185(4):435-52.
4. Carvalho RT, Souza MR, Franck EM. Manual da residência em cuidados paliativos. Barueri: Manole; 2017.

5. Campbell M, Templin T. Intensity cut-points for the Respiratory Distress Observation Scale. Palliat Med. 2015;29(5):436-42.
6. Schmidt M, Demoule A, Polito A, et al. Dyspnea in mechanically ventilated patients. Crit Care Med. 2011;39(9): 2059-65.
7. Siemieniuk R, Chu D, Kim L, et al. Oxygen therapy for acutely ill medical patients: a clinical practice guideline. BMJ. 2018;363:k4169.
8. Dudgeon D, Bruera E. Assessment and management of dyspnea in palliative care. UptoDate, acessado em 3/4/2025.
9. Sharp TJ, Drutz WS, Moisan T, et al. Postural relief of dyspnea in severe chronic obstructive lung disease. Am Rev Respir Dis. 1980.
10. Hui D, Kilgore K, Frisbee-Hume S, et al. Dexamethasone for dyspnea in cancer patients. A pilot, double-blind, randomized controlled. J Pain Sympt Manag. 2016;52(1):8-16.
11. Lin R, Adelman R, Mehta S. Dyspnea in palliative care. Expanding the role of corticosteroids. J Palliat Med. 2012;15(7):834-7.
12. Hui D, Morgado M, Chrisholm G, et al. High-flow oxygen and bilevel positive airway pressure for persistent dyspnea in patients with advanced cancer. J Pain Symptom Manag. 2013;39:463-73.
13. Azoulay E, Kouatchet A, Jaber S, et al. Noninvasive mechanical ventilation in patients having declined tracheal intubation. Intensive Care Med. 2013;14:292-301.
14. Beller EM, Van Driel ML, et al. Palliative pharmacological sedation for terminally ill adults. Cochrane Database of Systematic Reviews. 2015; vol 1.
15. Coppola S, Pozzi T, Catozzi G, Monte A, Frascati E, Chiumello D. Clinical performance of Spo2/Fio2 and Pao2/Fio2 ratio in mechanically ventilated acute respiratory distress syndrome patients: a retrospective study. Crit Care Med. 2025 Mar 3;53(4):e953-62.
16. Lindskog M, Mogensen H, Tavelin B, Eknert J, Lundström S, Strang P. Fluid therapy is associated with lower care quality and higher symptom burden during last days of life of patients with cancer – a population-based register study. BMC Palliat Care. 2024 Jul 18;23(1):178.
17. Takase E, Akamatsu H, Teraoka S, Nakaguchi K, Tanaka M, Kaki T, et al. A phase II study of high-flow nasal cannula for relieving dyspnea in advanced cancer patients. J Pain Symptom Manage. 2024 Mar;67(3):204-211.e1.

51

Outros sintomas respiratórios no paciente crítico em cuidados paliativos

Fernanda Vieira Bastos
Fátima Martins de Oliveira Paula
Lívia Ponte Correia Mota

TOSSE

A tosse é um reflexo protetor complexo e vital, que atua na depuração das vias aéreas e prevenção de aspiração. Sua prevalência pode chegar a 93% nos pacientes com neoplasia pulmonar avançada. A persistência da tosse pode acarretar outros sintomas como dispneia, náusea, dor torácica, cefaleia, síncope, distúrbios do sono, incontinência urinária, fadiga e exaustão. Além disso, pode ter impacto social e emocional, gerando constrangimento público, isolamento social, humor deprimido e até letargia.

Etiologia

Todo paciente com doença avançada está suscetível às mesmas causas de tosse encontradas na população geral (Tabela 1).

Cerca de 20% dos pacientes com tosse crônica apresentam duas ou mais causas concomitantes.

Causas mais prevalentes nos pacientes em cuidados paliativos e nos pacientes oncológicos estão destacadas na Tabela 2.

Tabela 1 Etiologias mais relevantes de acordo com o tempo de duração da tosse

Aguda (< 3 semanas)	Subaguda (3-8 semanas)	Crônica (> 8 semanas)
Virais Corpo estranho Exacerbação das doenças de base (p. ex.: IC, asma, DPOC etc.) IVAS Pertussis Pneumonia TEP Tumores	Bronquite eosinofílica não asmática DRGE Exacerbação das doenças de base (p. ex.: IC, DPOC, asma) Tosse pós-infecciosa Tuberculose	Asma Bronquite eosinofílica não asmática Bronquiectasias Câncer DRGE Medicações (IECA) Pneumopatias crônicas (DPOC, FC, FPI etc.) Rinossinusites Tabagismo Desconhecida (46%)

DPOC: doença pulmonar obstrutiva crônica; DRGE: doença do refluxo gastroesofágico; FC: fibrose cística; FPI: fibrose pulmonar idiopática; IC: insuficiência cardíaca; IECA: inibidor da enzima de conversão de angiotensina; IVAS: infecção de vias aéreas superiores; TEP: tromboembolismo pulmonar.

Tabela 2 Etiologias mais relevantes relacionadas ao câncer e cuidados paliativos

Câncer	Cuidados paliativos
Derrame pleural Derrame pericárdico Fístula traqueoesofágica Infiltração do parênquima pulmonar Linfangite carcinomatosa Tosse pós-radio/quimioterapia Tumor endobronquial ou de via aérea principal	Deglutição ineficaz Neoplasias torácicas (primárias ou secundárias) Neoplasias de cabeça e pescoço Infecções crônicas (em pneumopatias)

Avaliação

É importante discriminar a frequência, intensidade (escore 0-10), período do dia com maior número de crises, se é produtiva ou seca/irritativa, dificuldade de expectoração, fatores desencadeantes e de melhora, além de outros sintomas associados (dispepsia, insônia, incontinência, vômitos etc.). Examinam-se ouvido, orofaringe e tórax.

Exames complementares

A utilização de exames complementares deve ser guiada para investigação da possível causa, se proporcional ao estágio da doença de base do paciente, sobrevida estimada e objetivo de cuidado.

Tratamento

O tratamento geralmente está relacionado à causa subjacente e ao prognóstico do paciente. Se a tosse é severa e o paciente apresenta prognóstico de dias a semanas, talvez não haja tempo para o tratamento da causa da tosse. Nestes casos, opta-se pela introdução precoce das medicações com ação antitussígena.

Na literatura, os estudos clínicos disponíveis são em sua maioria de baixa qualidade, com o nível de evidência das recomendações variando de 2B (eficácia pouco comprovada) a D (opinião de especialista), sendo que há maior evidência de efeito benéfico em dispneia medida em exercícios em laboratório do que em dispneia, tosse ou qualidade de vida avaliadas em cenários de vida real, em domicílio (Tabela 3).

Medicações usadas internacionalmente e novas drogas em estudos (como antagonistas dos receptores TRPV1, TRPA1 e P2X3) não serão apontadas na Tabela 3 por não estarem disponíveis no território brasileiro.

Tabela 3 Tratamento abrangente da tosse

Intervenção	Indicações	Ações ou medicações	Comentários
Não farmacológico			
Apoio emocional	Todos os pacientes com nível de consciência e cognição preservados Cuidadores	Estabelecer um plano de gerenciamento das crises de tosse Aconselhamento psicoeducacional: aceitação da dificuldade do tratamento, estabelecimento de objetivos possíveis	
Fonoterapia	Todos os pacientes com nível de consciência, cognição preservados e colaborativos	Controle voluntário da tosse, identificação dos sinais de aviso Estratégias de redução da tosse: ▪ Substituição da tosse pela técnica modificada de deglutição ▪ Respiração com lábios franzidos ▪ Respiração com garganta relaxada Redução da irritação laríngea: ▪ Aumento da hidratação ▪ Diminuição da exposição a estímulos irritantes	Efeitos maiores observados após 4 semanas de terapia Cuidado com hiper-hidratação

(continua)

Tabela 3 Tratamento abrangente da tosse (continuação)

Intervenção	Indicações	Ações ou medicações	Comentários
Não farmacológico			
Fisioterapia	Tosse produtiva Hipersecretivos	Técnicas manuais de mobilização de secreção: drenagem postural, vibrações mecânicas, percussão cubital	
Xaropes	Tosse aguda IVAS	Mel: 5 mL 3 a 4x ao dia Xaropes fitoterápicos	
Farmacológico			
Suspensão de medicamentos	IECA	Suspensão imediata, optar pela introdução de BRA	15% das tosses crônicas são causadas por IECA Efeito esperado em até 4 semanas
	Sitagliptina	Suspensão imediata e troca por outro antidiabético	Melhora dos sintomas em 1 semana
Causas adjacentes			
Tratamento oncológico e endobronquial	Lesões tumorais endobronquiais, torácicas e em via aérea central em pacientes com sobrevida de meses	Quimioterapia Radioterapia Braquiterapia	Alguns tratamentos podem levar até 6 semanas para ter seu efeito na tosse
Anti-histamínicos	Tosse aguda secundária a resfriado comum Tosse crônica secundária a síndrome da tosse das vias aéreas superiores	Difenidramina 25 mg/dia Loratadina 10 mg/dia por 4 semanas (se tosse associada com rinoconjuntivite)	Apresenta efeito gradual, podendo levar até 2 semanas
Antiácidos e IBP	DRGE com sintomas pépticos significativos	Esomeprazol 20 mg VO 1x ao dia	Não usar se único sintoma for tosse Leva 2-4 semanas para sua ação diminuir a tosse

(continua)

Tabela 3 Tratamento abrangente da tosse (continuação)

Intervenção	Indicações	Ações ou medicações	Comentários
Causas adjacentes			
Broncodilatadores	Asma DPOC	Beta-2-agonistas Anticolinérgicos Glicopirrônico	*Trial* de 2 a 4 semanas. Suspender se não houver resposta
Corticosteroides	Asma Bronquite eosinofílica não asmática Pneumonite por radiação Pneumonite intersticial	Inalatórios: ▪ Beclometasona 50 mcg: 1 a 2 jatos em cada narina 12/12 h ▪ Budesonida 50 mcg: 1 jato em cada narina 1x ao dia ▪ Fluticasona: 2 jatos 1x ao dia ▪ Mometasona: 2 jatos 1x ao dia Oral: ▪ Prednisolona: 30 mg VO diários por 2 semanas	Efeito máximo observado em 2 semanas Se resposta favorável: manter por 3 meses
Expectorantes (aumento do volume do muco)	Tosse produtiva, porém não efetiva IVAS	Guaifenesina	Contraindicados em pacientes com doenças neuromusculares
Mucolíticos (diminuem a viscosidade do muco)	DPOC Tosse produtiva em neoplasias pulmonares Fibrose cística	N-acetilcisteína Carbocisteína Nebulização com solução hipertônica	Contraindicados em pacientes com doenças neuromusculares
Antitussígenos			
Opioides	Tosse crônica refratária Tosse em fase final de vida	Morfina solução oral: 2-3 mg VO 6x ao dia	Se usuário crônico de opioide, aumentar em 20% a dose diária total de morfina Eficácia da morfina para tosse: 1/3 a metade dos pacientes (resposta em até 1 semana)

(continua)

Tabela 3 Tratamento abrangente da tosse (continuação)

Intervenção	Indicações	Ações ou medicações	Comentários
Antitussígenos			
Opioides	Tosse crônica refratária Tosse em fase final de vida	Dextrometorfano: 20 mg VO 3-4x ao dia	Análogo da codeína, não narcótico e sem efeito analgésico. Menos efeitos colaterais, porém pode ser justificada preferência por outros opioides com efeito analgésico ou antidispneico em fase final de vida
		Codeína: 15-60 mg VO 6x ao dia	Geralmente não recomendada pela heterogeneidade na metabolização da droga, tornando resposta e efeitos colaterais pouco previsíveis
Não opioides	Neoplasia com tosse irritativa	Cromoglicato de sódio: 10 mg inalatório 4x ao dia	Efeito em 36-48 h
	Tosse aguda não produtiva	Levodropropizina: 75 mg VO 3x ao dia Cloperastina 35 mg VO 3x ao dia	
Anestésicos locais	Inibir reflexo de tosse no paciente em cuidados paliativos não respondedor a opioide	Bupivacaína nebulizada: 5 mL 0,25% 3x ao dia Lidocaína nebulizada: 5 mL 0,2% 3x ao dia	Ação curta e taquifilaxia, alto risco de aspiração e broncoespasmo
Neuromodula-dores	Tosse refratária a opioides	Gabapentina: dose inicial 300 mg VO por dia (dose máxima 1.800 mg) Pregabalina: dose inicial 75 mg VO por dia (dose máxima 300 mg/dia)	Menores taxas de resposta clínica que opioide e maiores efeitos colaterais (p. ex.: fadiga, alterações cognitivas, náusea, visão embaçada etc.)

BRA: bloqueador de receptor de angiotensina; DPOC: doença pulmonar obstrutiva crônica; DRGE: doença do refluxo gastroesofágico; IECA: inibidor da enzima conversora de angiotensina; IVAS: infecção das vias aéreas superiores; VO: via oral.

SECREÇÕES DE VIAS AÉREAS

A hipersecretividade das vias aéreas faz parte da manifestação clínica de várias doenças pulmonares crônicas e de doenças oncológicas. Pode acarretar desconforto intenso e necessitar de medidas específicas para seu controle. Pode ser manejada através do tratamento da doença de base, uso de agentes mucoativos e técnicas não farmacológicas de higiene brônquica.

Tratamento farmacológico

Medicações mucoativas agem facilitando a expectoração e/ou reduzindo a produção do muco. Os fármacos mais descritos na literatura com essa ação, com variáveis níveis de evidência quanto à sua eficácia, são discutidos a seguir (Tabela 4).

Tabela 4 Características das principais drogas mucoativas

Medicações	Mecanismo de ação	Comentários
Derivados tióis (acetilcisteína, carbocisteína)	Quebra das pontes dissulfeto das mucoproteínas, liquefazendo o muco e reduzindo sua viscosidade Ação antioxidante e anti-inflamatória	Usados em pacientes com DPOC em que há produção copiosa e incômoda de escarro, refratária às terapias rotineiras N-acetilcisteína 600 mg 2x ao dia pode ser iniciada e mantida se houver melhora sintomática
Broncodilatadores	Ação mucocinética: melhoram o fluxo de ar e facilitam o *clearance* de muco em pacientes com DPOC	Agonistas beta-adrenérgicos: aumentam a atividade mucociliar Anticolinérgicos: brometo de ipratrópio melhora a obstrução do fluxo de ar * Atenção: a atropina, considerada um antisialogogo efetivo, reduz o transporte mucociliar
Glicocorticoide inalatório	Ação mucorregulatória quando a hipersecreção de muco se dá por inflamação das vias aéreas	

(continua)

Tabela 4 Características das principais drogas mucoativas *(continuação)*

Medicações	Mecanismo de ação	Comentários
Antibióticos macrolídeos	Possuem efeito mucoativo que independe da ação antimicrobiana Agem como imunomoduladores dos genes envolvidos na produção de muco	
Expectorantes orais	Provocam aumento das secreções respiratórias através de estímulo vagal	Exemplos: guaifenesina e ambroxol Efeito colateral comum: náuseas
Dornase alfa (DNase recombinante humana)	Ação mucocinética: hidrolisa o DNA presente no escarro, reduzindo sua viscosidade	Efetiva na fibrose cística
Nebulização com solução de salina hipertônica	Ação mucocinética: aumento da motilidade ciliar e melhora do *clearance* da tosse	Efetiva na fibrose cística

DPOC: doença pulmonar obstrutiva crônica.

SOROROCA

Conhecida também como ronco da morte (*death rattle*, em inglês), trata-se do som produzido pelo movimento oscilatório de secreções acumuladas nas vias aéreas superiores em associação com as fases da respiração.

Ocorre devido à redução do nível de consciência que acompanha o processo de morte, com comprometimento dos reflexos de tosse e/ou deglutição. É um sinal clínico frequente em pacientes em fim de vida, com sua prevalência variando de 23% a 92%. É um forte preditor de morte, geralmente a antecedendo em 24 a 48 h.

Embora assuma-se que a presença da sororoca não gere desconforto ao paciente, haja vista que seu nível de consciência se encontra reduzido quando ela se instala, pode ser grande fonte de estresse aos familiares e profissionais de saúde que a presenciam.

Classificação

A sororoca pode ser classificada de acordo com o grau de audibilidade do ruído avaliado à beira do leito (Tabela 5).

Tabela 5 Classificação da sororoca

0: Inaudível
1: Audível apenas quando bem próximo ao paciente
2: Claramente audível aos pés da cama do paciente, em um ambiente silencioso
3: Claramente audível na porta do quarto do paciente, em um ambiente silencioso

Tratamento

Em revisão sistemática publicada em 2023, nenhuma medicação anticolinérgica foi superior a placebo no tratamento da sororoca já estabelecida. Entretanto, a análise sugere efeito profilático potencial de butilbrometo de hioscina para a prevenção desse sintoma. Em geral, a presença da sororoca causa um impacto negativo, gerando desconforto aos familiares e à própria equipe de saúde. Os tratamentos mais comumente empregados na prática clínica e descritos na literatura são comentados a seguir.

Tratamento farmacológico

Dentre as medicações anticolinérgicas descritas no tratamento da sororoca, a opção disponível no Brasil e mais amplamente utilizada é o butilbrometo de escopolamina, na dose de 20 mg SC ou EV a cada 4 a 6 horas, podendo ser utilizada também em infusão contínua na dose de 60 a 120 mg/dia. O tratamento parece ser mais efetivo quando iniciado precocemente. Um estudo randomizado, duplo-cego e controlado por placebo (estudo SILENCE) avaliando o uso como profilaxia demonstrou redução significativa da ocorrência do sintoma (grau 2 ou acima) em pacientes tratados profilaticamente com escopolamina subcutânea, 20 mg 6/6 h.

Tratamento não farmacológico

Mais importante que o manejo farmacológico em si é o esclarecimento deste fenômeno junto aos familiares. Explicar sua causa, esclarecer que se trata de um fenômeno natural no processo de morte, acolher angústias e preocupações são medidas vitais no manejo da sororoca.

O reposicionamento do paciente em uma posição lateralizada ou a elevação do decúbito podem ser medidas efetivas por facilitarem a drenagem das secreções, e são em geral recomendadas. Uma vez que as medicações anticolinérgicas não atuam na redução das secreções já existentes, pode-se considerar a realização de sucção gentil da orofaringe. Há de se lembrar que esse procedimento pode ser fonte de desconforto para o paciente, devendo a avaliação para sua realização ser individualizada.

SOLUÇO

É definido como um som característico oriundo da contração espasmódica, involuntária e intermitente do diafragma e, em muitos casos, da musculatura intercostal. Normalmente é uma condição autolimitada e raramente necessita de tratamento farmacológico.

Etiologia

Dentre as mais comuns, podemos citar a distensão abdominal por uma refeição farta e bebidas fermentadas, doença do refluxo gastroesofágico, acidente vascular cerebral (AVC) isquêmico ou hemorrágico, encefalite, traumatismo craniano, bócio tireoidiano, faringite, aumento de linfonodos secundários à infecção ou neoplasia na topografia das estruturas envolvidas no arco reflexo do soluço. Algumas medicações, como dexametasona, diazepam, tramadol e alguns agentes quimioterápicos, também estão associadas ao desenvolvimento de soluços.

Classificação

Os soluços ocorrem normalmente de 4-60 vezes por minuto e a frequência permanece relativamente constante em um determinado indivíduo.

Sua classificação é baseada na duração:

- Intervalo menor que 48 h – ataque agudo.
- Intervalo superior a 48 h – soluços persistentes.
- Intervalo superior a 30 dias – soluços intratáveis.

Avaliação

Para uma investigação básica da causa dos soluços, é importante compreender a história dos fatores que os precipitaram, além de um exame físico voltado para as estruturas envolvidas no seu arco reflexo.

Como distúrbios hidroeletrolíticos e disfunção renal podem ser causa do soluço, exames de triagem devem incluir função renal e eletrólitos. Exames de imagem podem ser solicitados conforme a hipótese diagnóstica sugerida pela história e pelo exame físico. No cenário de cuidados paliativos, é importante localizar em que fase da doença o paciente está para avaliar a necessidade de uma investigação mais aprofundada, uma vez que o tratamento sintomático independe da causa.

Tratamento

Medidas não farmacológicas

Costumam ser estratégias na tentativa de quebrar a sequência do arco reflexo do soluço, normalmente através da estimulação do nervo vago ou da estimulação simpática. Normalmente são efetivas apenas para crises agudas.

As manobras comumente mais efetivas são segurar a respiração, respirar dentro de um saco de papel e realizar a manobra de Valsalva.

Medidas farmacológicas

Como uma das causas mais comuns de soluço é a doença do refluxo gastroesofágico, podemos iniciar tratamento empírico com um inibidor de bomba de prótons, como o omeprazol 20 mg 1x ao dia. Caso não haja resposta, outras opções podem ser utilizadas. As medicações principais estão na Tabela 6.

Tabela 6 Principais medicações no tratamento do soluço

Medicação	Dose	Mecanismo de ação	Principais efeitos adversos	Comentários
Baclofeno	5-20 mg 3x ao dia	Agonista GABA-B com ação inibitória pré-sináptica nos neurônios motores	Sonolência, hipotonia, confusão mental, cefaleia, náusea	Medicação de **primeira escolha** por melhor perfil de efeitos adversos, embora não mostre superioridade em relação às demais. Pode reduzir limiar convulsivo
Gabapentina	300-600 mg 3x ao dia	Liga-se a canais de cálcio voltagem-dependentes, modulando a liberação de neurotransmissores excitatórios	Tontura, sonolência, fadiga, edema periférico, amnésia, astenia	Medicação de **primeira escolha** por melhor perfil de efeitos adversos, embora não mostre superioridade em relação às demais

(continua)

Tabela 6 Principais medicações no tratamento do soluço *(continuação)*

Medicação	Dose	Mecanismo de ação	Principais efeitos adversos	Comentários
Metoclopramida	10 mg 3x ao dia	Antagonista dopaminérgico (D3), agonista 5HT4, ação antiemética central e efeito pró-cinético; atravessa a barreira hematoencefálica	Sonolência, tontura, fadiga, acatisia, confusão mental	Normalmente não é indicada para uso a longo prazo pelos seus efeitos adversos
Domperidona	10 mg 3x ao dia	Antagonista dopaminérgico (D3), não atravessa a barreira hematoencefálica	Xerostomia, cefaleia, aumento da sede	
Clorpromazina	25-50 mg 4x ao dia	Antagonista dopaminérgico (D3)	Discinesia tardia, xerostomia, tontura, sonolência, reação extrapiramidal, constipação, hipotensão postural	Normalmente não é indicada para uso a longo prazo pelos seus efeitos adversos

Carbamazepina, valproato, fenitoína, nifedipina e amitriptilina são outras opções descritas na literatura.

A expectativa de vida do paciente é relevante na escolha da medicação a ser utilizada, considerando-se que os efeitos adversos a longo prazo podem não ser uma preocupação. Deve-se levar em consideração as vias de administração disponíveis e a comodidade para o paciente. O intuito é deixar o paciente confortável, com o menor número de medicações possível. Por exemplo: em um paciente que tenha náuseas por estase gástrica e soluços, a escolha provavelmente será a metoclopramida, e em um paciente que apresente *delirium* e soluços, a escolha deverá ser a clorpromazina.

Na falha do tratamento farmacológico, opções não farmacológicas como a hipnose e a acupuntura podem ser utilizadas.

HEMOPTISE

Hemoptise é definida como expectoração de conteúdo sanguinolento proveniente dos pulmões, e deve ser diferenciada do sangramento advindo na nasofaringe e do trato gastrointestinal.

Tabela 7 Hemoptise maciça*

Perda maior que 500 mL em 24 h OU
Perda maior que 300 mL em um único episódio de hemoptise OU
Perda maior que 100 mL/h de sangue

* Definição sem consenso na literatura.

Etiologia e dados epidemiológicos

Nos pacientes com câncer de pulmão, a hemoptise está presente em 7 a 10% e aproximadamente 20% terão hemoptise durante o curso da doença.

A Tabela 8 apresenta as causas mais frequentes de hemoptise.

Tabela 8 Etiologia da hemoptise

Bronquiectasias	Drogas (p. ex.: bevacizumab)
Câncer de pulmão	Distúrbios da coagulação
Infecções:	Distúrbios plaquetários
Bacterianas (p. ex.: tuberculose)	Fibrose cística
Fúngicas	Vasculites

Manejo clínico da hemoptise maciça

Para qualquer paciente que se apresente com hemoptise, deve-se inicialmente posicioná-lo de forma lateralizada. Caso haja a suspeita de um dos pulmões ser o responsável pelo quadro, este deverá ser voltado para baixo, de forma a impedir que o sangramento vá para o outro pulmão e impeça as trocas gasosas.

Caso o paciente chegue instável ao setor de emergência, e não haja tempo hábil para coleta de informações, deve-se instituir os tratamentos convencionais enquanto se definem mais claramente as metas de cuidado potencialmente considerando via aérea avançada, principalmente se não houver um plano avançado de cuidados previamente estabelecido.

É importante coletar o máximo de informações com a família (ou o paciente, se ele estiver em condições para tal) sobre diagnósticos prévios, tratamentos que vêm sendo instituídos, funcionalidade e valores. Tais informações serão úteis para prognosticar e localizar em que fase da doença o paciente está, além de entender a melhor abordagem para a família/paciente.

A fase da doença em que o paciente está irá nos guiar para os tratamentos a serem instituídos, que podem incluir abordagens invasivas, radioterapia ou tratamento farmacológico, sendo que há mais evidência para a efetividade de ácido tranexâmico inalatório do que endovenoso, especialmente para pacientes com hemoptise leve a moderada. Em casos refratários ou para pacientes em fase final de vida, sedação paliativa com benzodiazepínico ou eventualmente barbitúrico deve ser considerada.

Tabela 9 Tratamento da hemoptise maciça

Pacientes sem sinais de fase final de vida	
Abordagem inicial	Checar sinais de instabilidade Lateralização do paciente (pulmão acometido para baixo) Proteção das vias aéreas Exames iniciais Transfusões sanguíneas (se necessário)
Abordagem específica	
a. Sangramento proximal	Baloramento *Stent* Eletrocauterização Ressecção endobrônquica Coagulação com plasma de argônio
b. Sangramento distal	Radioterapia
Para os casos refratários	Embolização da artéria brônquica Cirurgia
Pacientes em fase final de vida ou processo ativo de morte	
Exames e tratamento invasivo	Riscos superam os benefícios. Não devem ser realizados
Não farmacológico	Usar lençóis e cobertores escuros para diminuir o impacto visual do sangramento Acolhimento familiar Orientar familiares que óbito deverá ocorrer em breve
Farmacológico	Ácido tranexâmico: nebulização 500 mg/5 mL 8/8 h Sedação paliativa

A hemoptise é um sintoma dramático, em que a própria realização de procedimentos para tratamento pode precipitar o óbito. Como nem sempre o caminho a ser seguido será claro, é importante deliberar com o paciente e sua família, ponderando os riscos e benefícios dos tratamentos, qual o melhor cuidado para aquele momento, e que vise o menor sofrimento possível.

CONSIDERAÇÕES FINAIS

- Todo paciente com doença avançada está suscetível às mesmas causas de tosse encontradas na população geral. A identificação e o tratamento de causas subjacentes pode levar ao controle mais efetivo do sintoma.
- Apesar de amplamente utilizada na prática clínica, os estudos vêm enfraquecendo o uso rotineiro da codeína, sendo atualmente a morfina o opioide de escolha no manejo da tosse.
- Ainda não há um tratamento sintomático ideal de primeira escolha para a tosse.
- Sororoca é um fenômeno comum em pacientes em fim de vida, e em geral antecede a morte em 24-48 h. É de fundamental importância em sua abordagem acolher e esclarecer os familiares de que a presença da sororoca não é sinal de desconforto para o paciente.
- O manejo da sororoca inclui: reposicionamento do paciente e uso de drogas anticolinérgicas (embora haja maior evidência para o uso profilático).
- Soluço é condição geralmente autolimitada e que raramente necessita de tratamento farmacológico.
- No tratamento do soluço, existem opções não farmacológicas (respirar dentro de saco, manobra de Valsalva) e farmacológicas. Baclofeno e gabapentina são considerados agentes de primeira escolha. Se houver suspeita de doença do refluxo gastroesofágico como etiologia associada, deve-se optar pelo uso de inibidor de bomba de prótons e, como segunda opção, metoclopramida.
- Para os pacientes com hemoptise que estão em final de vida ou processo ativo de morte, em que não serão realizados procedimentos invasivos, é recomendado o uso de lençóis e cobertores escuros para reduzir o impacto visual do sangramento, nebulização com ácido tranexâmico, acolhimento familiar e avaliar indicação de sedação paliativa.
- Em contexto de cuidados paliativos é importante avaliar o prognóstico da doença e estabelecer os objetivos do cuidado ao paciente, de forma a nos guiar na escolha dos recursos de investigação e tratamento. É importante lembrar que o tratamento farmacológico inicial dos sintomas não deve ser atrasado e deve ser realizado de forma concomitante a essa avaliação.

REFERÊNCIAS BIBLIOGRÁFICAS

1. Morice AH, Millqvist E, Bieksene K, et al. ERS guidelines on the diagnosis and treatment of chronic cough in adults and children. Eur Resp J. 2020;55:1901136.
2. Molassiotis A, Smith JA, Mazzone P, Blackhall F, Irwin RS. Symptomatic treatment of cough among adult patients with lung cancer. Chest. 2017;151(4):861-74.
3. Mollart S, Thomas T, Rosemary W, Booth S. Other respiratory symptoms (cough, hiccup and secretions). In Bruera E, Higginson I, Gunten CF, Morita T (eds.). Textbook of palliative medicine. New York: CRC Press; 2015. p.673-88.
4. Dicpinigaitis PV, Morice AH, Birring SS, McGarvey L, Smith JA, Canning BJ, Page CP. Antitussive drugs – past, present, and future. Pharmacol Rev. 2014;66:468-512.
5. Wee B, Browning J, Adams A, Benson D, Howard PE, et al. Management of chronic cough in patients receiving palliative care: Review of evidence and recommendations by a task group of the Association for Palliative Medicine of Great Britain and Ireland. Palliative Medicine 2012;26(6):780-7.
6. Mercadante S, Marinangeli F, Masedu F, Valenti M, Russo D, Ursini LE, et al. Hyoscine butylbromide for the management of death rattle: sooner rather than later. J Pain Sympt Manag. 2018;56(6):902-7.
7. Bennett M, Lucas V, Brennan M, Hughes A, O'Donnell V, Wee B. Using anti-muscarinic drugs in the management of death rattle: evidence-based guidelines for palliative care. Palliative Medicine. 2002;16:369-74.
8. Hildiers H, Dhaenekint C, Demeulenaere P, Clement PMJ, Desmet M, Nuffelen RV, et al. Atropine, hyoscine butylbromide, or scopolamine are equally effective for the treatment of death rattle in terminal care. J Pain Sympt Manag. 2009;38(1):124-33.
9. van Esch HJ, van Zuylen L, Geijteman ECT, Oomen-de Hoop E, Huisman BAA, Noordzij-Nooteboom HS, et al. Effect of prophylactic subcutaneous scopolamine butylbromide on death rattle in patients at the end of life: The SILENCE Randomized Clinical Trial. JAMA. 2021 Oct 5;326(13):1268-76..
10. Lokker ME, Zuylen L, Rijt CCD, Heide A. Prevalence, impact, and treatment of death rattle: a systematic review. J Pain Sympt Manag. 2014;47(1):105-22.
11. Campbell ML. Assuaging listener distress from patient death rattle. Ann Palliat Med. 2019;8(Suppl 1):S58-S60.
12. Cherny N, Fallon M, Kaasa S, Poternoy RK, Currow DC (eds.). Oxford textbook of palliative medicine. 6.ed. Oxford: Oxford University Press; 2021.
13. Adam E. A systematic review of the effectiveness of oral baclofen in the management of hiccups in adult palliative care patients. Journal of Pain & Palliative Care Pharmacotherapy. 2020;34(1):43-54.
14. Steger M, Schneemann M, Fox M. Systemic review: the pathogenesis and pharmacological treatment of hiccups. Alimentary Pharmacology & Therapeutics. 2015;42(9):1037-50.
15. Hankerson MJ, Raffetto B, Mallon WK, Shoenberger JM. Nebulized tranexamic acid as a noninvasive therapy for cancer-related hemoptysis. Journal of Palliative Medicine. 2015;18(12):1060-2.
16. Pereira J. Management of bleeding in patients with advanced cancer. The Oncologist. 2004;9(5):561-70.
17. Simoff MJ, Lally B, Slade MG, Goldberg WG, Lee P, Michaud GCE, et al. Symptom management in patients with lung cancer. Chest. 2013;143(5):e455S-e497S.

18. Wand O, Guber E, Guber A, Epstein Shochet G, Israeli-Shani L, Shitrit D. Inhaled tranexamic acid for hemoptysis treatment: a randomized controlled trial. Chest. 2018;154(6):1379-84.
19. Aboussouan LS. Role of mucoactive agents and secretions clearance techniques in COPD. UptoDate. Atualizado em 04/03/2020.
20. Smallwood NE, Pascoe A, Wijsenbeek M, Russell AM, Holland AE, Romero L, Ekström M. Opioids for the palliation of symptoms in people with serious respiratory illness: a systematic review and meta-analysis. Eur Respir Rev. 2024 Oct 9;33(174):230265.
21. Taburee W, Dhippayom T, Nagaviroj K, Dilokthornsakul P. Effects of anticholinergics on death rattle: A systematic review and network meta-analysis. J Palliat Med. 2023 Mar;26(3):431-40.

52

Controle de sintomas gastrointestinais: náuseas e vômitos

Millena Gomes Pinheiro Costa
Gisela Biagio Llobet
Sabrina Corrêa da Costa Ribeiro

INTRODUÇÃO

Sintomas gastrointestinais são comuns em pacientes em fase final de vida, representando uma carga importante de desconforto para o paciente e seus familiares, que acarreta piora da qualidade de vida e aumento do uso de recursos em saúde. Náusea, vômitos, constipação, dor abdominal, disfagia e anorexia são os sintomas gastrointestinais mais prevalentes em pacientes em cuidado paliativo.

Náusea é uma experiência subjetiva, podendo ser descrita como uma sensação de mal-estar e incômodo que precede o vômito, sendo este a eliminação forçada de conteúdo gástrico pela boca. Estudos demonstram que até 50-60% dos pacientes com câncer avançado apresentam náusea e 33% vômitos, sendo ambos mais comuns em pacientes acima de 65 anos, mulheres e aqueles que possuem câncer ginecológico, gástrico ou intestinal.[1-4] Em torno de 50% dos pacientes submetidos a quimioterapia e radioterapia apresentam náuseas e vômitos, mesmo em uso profilático de antieméticos.[5] Ao dificultar a ingesta alimentar, podem contribuir para o aparecimento da síndrome de caquexia-anorexia e distúrbios hidroeletrolíticos.

Assim como a dor, todo sintoma é "total". O sofrimento deve ser compreendido e tratado de forma global e as dimensões emocional, espiritual, social podem necessitar de abordagem além do tratamento medicamentoso.

NÁUSEAS E VÔMITOS

Fisiopatologia

Existem diversos mecanismos de desencadeamento desses sintomas. A Figura 1 representa as vias ativadas e os receptores envolvidos. A zona de gatilho quimiorreceptora (principais receptores: dopamina D2 e serotonina 5HT3), o sistema vestibular (principais receptores: histamina H1 e acetilcolina muscarínico AChm), o córtex cerebral (principais receptores: GABA e H1) e o sistema gastrointestinal (principais receptores: serotonina 5HT3 e 5HT4, D2 e AChm) enviam eferências ao centro do vômito (principais receptores: H1, AChm e 5HT), que provoca náusea e/ou vômito. Esse conhecimento é importante para o tratamento, uma vez que a maioria das medicações antieméticas age através do antagonismo de neurotransmissores.

Avaliação

O primeiro passo na abordagem eficiente desses pacientes é uma avaliação ampla, visando à identificação de causas e mecanismos relacionados ao sintoma. Alguns pontos podem ser destacados:

1. História e exame físico detalhados avaliando diagnósticos diferenciais. A história clínica deve focar no início dos sintomas, frequência dos vômitos, fatores desencadeantes, fatores de alívio e de piora, medicações de uso contínuo ou recém-introduzidas (principalmente opioides), doença de base, tratamentos em atividade (como quimioterapia) e sintomas associados. Algumas perguntas mais direcionadas podem guiar o raciocínio para síndromes específicas:[3]

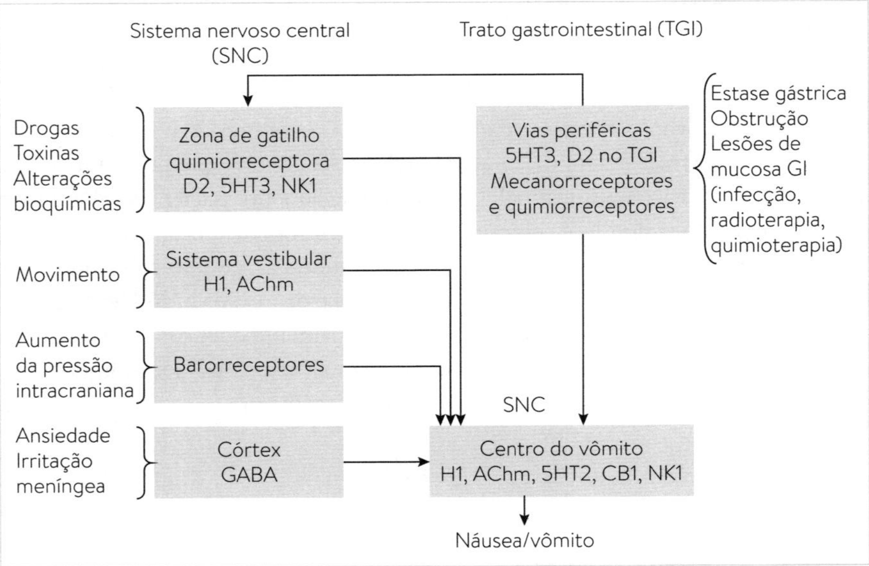

Figura 1 Vias da êmese e neurotransmissores envolvidos. Adaptada de: Baines MJ[1], Glare P et al.[3], Bruera E[7]. CB1: receptor canabinoide 1; NK1: receptor neurocinina 1.

- Sensação de saciedade precoce, regurgitação e alívio do mal-estar após episódio de vômito em pequena quantidade: estase gástrica (35-45%).
- Náusea persistente, sensível a cheiro e gosto de comida, vômito não provoca alívio: causas químicas (ativação da zona quimioceptora) (30-40%).
- Dor abdominal em cólica, alívio da náusea após vômitos com aspecto bilioso ou fecaloide: obstrução intestinal (10-30%).
- Episódios de vômitos não associados a náuseas, cefaleia predominantemente no período matutino: aumento da pressão intracraniana.
- Náuseas associadas a movimentação, incluindo cinetose: distúrbios vestibulares.
- Náusea e vômitos associados a ansiedade importante: mecanismo cortical.

2. Determinar a doença de base e qual o possível neurotransmissor ativado.
3. Escolher o antiemético com ação no receptor envolvido (tópico "Tratamento").
4. Iniciar medicações de horário e titular dose até a máxima recomendada, associando outra droga se necessário.
5. Avaliar possíveis fatores reversíveis coadjuvantes de náuseas:
   - Constipação: uma das causas mais comuns em pacientes idosos e/ou oncológicos.
   - Medicamentos:
     - Irritação gástrica pelo uso de medicações, como anti-inflamatórios não esteroidais.
     - Uso de opioides (considerar rotação).
     - Efeitos colaterais de medicações de uso contínuo.
     - Quimioterapia/radioterapia.
   - Náuseas e vômitos antecipatórios.
   - Distúrbios hidroeletrolíticos.
     - Hipercalcemia: muito associada a malignidade, pode melhorar com o tratamento específico.
     - Hiponatremia: tratar a causa associada.
   - Alterações vestibulares.
   - Alterações de sistema nervoso central (SNC) (especialmente tumores ou sangramentos que levem a hipertensão intracraniana).
   - Ação física tumoral (compressão extrínseca).

Exames complementares, sendo de imagem ou laboratoriais, devem ser indicados conforme a hipótese diagnóstica do paciente. Na obstrução intestinal, por exemplo, a radiografia ou tomografia de abdome pode ajudar na confirmação diagnóstica e avaliação de possibilidade de abordagem cirúrgica.

Tratamento

Intervenções não farmacológicas podem ser úteis no controle de náuseas e vômitos. Algumas das intervenções aplicadas principalmente pela equipe de enfermagem e citadas em uma revisão publicada em 2023 são: massagem terapêutica, acupressão, cuidado paliativo precoce, suporte psicossocial, automonitoramento de sintomas e cuidado coordenado. Um estudo randomizado demonstrou benefício de intervenções comportamentais de baixa intensidade (música relaxante) e alta intensidade (relaxamento baseado em *mindfulness*) em náusea antecipatória e demonstrou benefício em ambos os grupos.

Também foram estudados para esta finalidade: acupuntura, aromaterapia, ioga, gengibre (doses de 1-10 g/dia), aromaterapia. Apesar da evidência limitada, entendemos que o impacto do sintoma na qualidade de vida dos pacientes e o baixo risco dessas intervenções justificam a tentativa de sua utilização, com avaliação individualizada da tolerância e resposta.

A escolha da medicação deve se basear nos mecanismos dos sintomas e alvos dos receptores das drogas. Apesar dos estudos que defendem esse modelo de tratamento serem limitados, a abordagem direcionada pode levar ao sucesso em até 80-90% dos casos.[3]

A Tabela 1 descreve alguns dos antieméticos mais utilizados e seu mecanismo de ação.

Outras intervenções não farmacológicas podem ser consideradas:

- A depender do estágio da doença atual, dos valores e preferências do paciente e do julgamento clínico, podem ser realizados procedimentos visando o conforto do paciente, como passagem de sonda nasogástrica aberta, paracentese de alívio, drenagem gástrica percutânea, *stents* gastrointestinais ou outras abordagens cirúrgicas. Deve-se ter em mente que procedimentos cirúrgicos nessa população têm mortalidade perioperatória entre 9-40% e taxas de complicação entre 9-90%.[7]
- Mudanças em alguns hábitos – como fracionar a alimentação em pequenas porções e evitar desencadeantes (como odores fortes) –, acupuntura, terapia cognitivo-comportamental e outras alternativas podem ser utilizadas.

Um dos maiores desafios no tratamento desses pacientes é a ocorrência concomitante de vários fatores etiológicos. Exemplo: João, 81 anos, com neoplasia de pulmão, em quimioterapia, em uso crônico de opioides para dor e dispneia, em situação de vulnerabilidade social que dificulta idas ao hospital e aderência ao tratamento. Temos interferência de medicação contínua, quimioterapia e possivelmente um componente ansioso. Dificilmente o foco apenas em tratamento medicamentoso irá resolver a náusea do paciente, sendo indicada abordagem multimodal.

Tabela 1

Mecanismo	Receptores	Antiemético	Observações
Zona de gatilho quimiorreceptora (causas químicas, como toxicidade por drogas)	▪ Dopamina ▪ 5HT3 ▪ Neurocinina 1	▪ Haloperidol (1 mg EV/SC/VO 3x/dia – dose máxima 5 mg/dia), metoclopramida (10 mg EV/SC/VO 3x/dia) ▪ Olanzapina (5-10 mg VO/dia) ▪ Levomepromazina (3,125-6,25 mg VO/SC até 2x/dia) ▪ Ondansetrona (4-8 mg VO/SC/EV) até 8/8 h) ▪ Aprepitanto (125 mg VO pré-quimioterapia e 80 mg VO D2 e D3 pós-quimioterapia ou 40 mg VO para prevenção de vômitos pós-operatórios	▪ Risco de efeitos extrapiramidais; risco de hipotensão ortostática com levomepromazina ▪ Risco de constipação com antagonistas de 5-HT3
Vagal – gastrointestinal (estase gástrica ou motilidade reduzida)	▪ Dopamina ▪ 5HT3	▪ Haloperidol, metoclopramida, olanzapina, levomepromazina, domperidona (10 mg VO 3x/dia), mirtazapina (15-30 mg VO/dia) ▪ Octreotide – considerar se obstrução intestinal (100-300 UI EV/SC/dia) ▪ Ondansetrona	▪ Não utilizar metoclopramida em pacientes com obstrução intestinal maligna

(continua)

Tabela 1 *(continuação)*

Mecanismo	Receptores	Antiemético	Observações
Hipertensão intracraniana	▪ Nenhum específico	▪ Haloperidol, metoclopramida, olanzapina, levomepromazina ▪ Dexametasona (4-8 mg EV/VO/SC até 2x/dia)	
Vestibular (efeito direto ou medicações)	▪ Histamina ▪ Muscarínico	▪ Mirtazapina, levomepromazina, dimenidrinato (50 mg VO 6/6 h ou 30 mg EV/SC 8/8 h), difenidramina (25-50 mg VO até 3x/dia ou 50-100 mg EV/SC até 3x/dia) ▪ Escopolamina (20 mg VO/EV/SC até 3x/dia)	
Límbico-cortical	▪ Nenhum específico	▪ Canabidiol (5-10 mg/kg SC), olanzapina, levomepromazina, mirtazapina ▪ Benzodiazepínicos	
Centro de vômito (pode ser estimulado por: alterações gastrointestinais, relacionadas ao sistema nervoso central, vestibular e toxinas)	▪ 5-HT2, 5-HT3 ▪ Muscarínico ▪ Histamina ▪ CB1 (receptor canabinoide 1) ▪ Neurocinina 1	▪ Olanzapina, ondansetrona ▪ Escopolamina ▪ Dimenidrato, difenidramina, levomepromazina, mirtazapina ▪ Delta-9-tetrahidrocanabinol (THC) 1-2 mg VO 2x/dia ▪ Aprepitanto	

Fonte: traduzida e adaptada de Tradounsky, 2024.

CONSIDERAÇÕES FINAIS

A abordagem dos sintomas gastrointestinais pode se caracterizar como um desafio para o médico assistente. Normalmente, existem causas multifatoriais e os sintomas podem se agrupar e influenciar mutuamente. São necessárias anamnese e avaliação clínica detalhada. Porém, esses sintomas são frequentemente negligenciados e conferem carga de sofrimento importante a pacientes e familiares.

Preocupar-se em retirar ou tratar fatores desencadeantes pode ajudar a reduzir a necessidade de medicações. Frequentemente o tratamento mais indicado será multimodal. Educação de pacientes e familiares tem papel benéfico no controle desses sintomas, porém o uso de medicações é regra. O objetivo do tratamento, sendo este invasivo ou não, deve sempre ser o conforto do paciente.

PONTOS IMPORTANTES

- Náuseas e vômitos são sintomas comuns e associados a alta carga de sofrimento em pacientes em cuidados paliativos.
- O tratamento farmacologico deve ser baseado no principal mecanismo e receptores envolvidos.
- A associação de medicações de diferentes mecanismos pode ser utilizada em situações em que os sintomas são de difícil controle.
- Medidas não farmacológicas podem ser utilizadas como adjuvantes ou medida preventiva em caso de náusea antecipatória.
- A sedação paliativa pode ser considerada em caso de náuseas e vômitos intratáveis.
- Antieméticos de diferentes mecanismos podem ser associados e, em conjunto com medidas não farmacológicas, somar efeitos no controle deste sintoma complexo.

REFERÊNCIAS BIBLIOGRÁFICAS

1. Baines MJ. ABC of palliative care. Nausea, vomiting, and intestinal obstruction. BMJ. 1997;315(7116):1148-50.
2. Malec M, Shega JW. Management of gastrointestinal symptoms (nausea, anorexia and cachexia, constipation) in advanced illness. Med Clin North Am. 2020;104(3):439-54.
3. Glare P, Miller J, Nikolova T, Tickoo R. Treating nausea and vomiting in palliative care: a review. Clin Interv Aging. 2011;6:243-59.
4. Davis MP, Walsh D. Treatment of nausea and vomiting in advanced cancer. Support Care Cancer. 2000;8(6):444-52.

5. Aranda Aguilar E, Constenla Figueiras M, Cortes-Funes H, Diaz-Rubio García E, Gascon Vilaplana P, Guillém V, et al. Clinical practice guidelines on antiemetics in oncology. Expert Rev Anticancer Ther. 2005;5(6):963-72.
6. Bruera E, Yennurajalingan S. Oxford American handbook of hospice and palliative medicine. New York: Oxford University Press; 2011.
7. Carvalho RT, Souza MRB, Franck EM, Polastrini RTV, Crispim D, Jales SMCP, et al. Manual da residência de cuidados paliativos. Barueri: Manole; 2018.
8. Hunter JJ, Maunder RG, Sui D, Esplen MJ, Chaoul A, Fisch MJ, et al. A randomized trial of nurse-administered behavioral interventions to manage anticipatory nausea and vomiting in chemotherapy. Cancer Med. 2020 Mar;9(5):1733-40.
9. Kobayashi M, Kajiwara K, Morikawa M, Kanno Y, Nakano K, Matsuda Y, et al. Nursing support for nausea and vomiting in patients with cancer: a scoping review. Cureus. 2023 Nov 3;15(11):e48212.
10. Tradounsky GE. Gastro-intestinal symptoms in palliative care patients. Curr Oncol. 2024 Apr 21;31(4):2341-52.

53

Constipação e diarreia

Paula Damaris Chagas Barrioso
Gisela Biagio Llobet
Millena Gomes Pinheiro Costa

- Constipação é caracterizada por dificuldades, ausência ou atrasos na evacuação, dor abdominal, sensação de evacuação incompleta, passagem de fezes secas e endurecidas e distensão abdominal. É um sintoma comum em pacientes com doenças graves, especialmente aqueles em uso de opioides e com mobilidade reduzida.
- É um sintoma frequentemente subestimado, mas pode levar a complicações graves como fecaloma, obstrução intestinal ou perfuração intestinal. Por isso, requer avaliação imediata e manejo adequado.
- O manejo da constipação em cuidados paliativos visa melhorar a qualidade de vida do paciente, com foco no alívio da dor e desconforto. O tratamento deve ser individualizado, levando em consideração os objetivos do cuidado e a condição clínica do paciente.

CONSTIPAÇÃO

A constipação é um sintoma comum em cuidados paliativos, com prevalência variando entre 40% e 90%, dependendo dos critérios diagnósticos empregados.[1,2] Alguns critérios podem auxiliar no processo diagnóstico como: análise do histórico de constipação e agravamento do quadro clínico, presença de sintomas como distensão abdominal e sensação de evacuação incompleta, além de alterações no padrão intestinal, como redução da frequência e mudança na consistência das fezes.[3] Embora frequentemente transitória, a constipação pode afetar significativamente a qualidade de vida do paciente, comprometendo seu conforto e bem-estar.[1]

Fisiopatologia

A função intestinal depende de um peristaltismo eficiente, motilidade adequada, reabsorção apropriada de líquidos e sais, e funcionamento normal do esfíncter anal. Quando esses mecanismos falham, a constipação pode ocorrer. A constipação primária é comumente associada a hábitos inadequados, como sedentarismo, ingestão insuficiente de líquidos e fibras, além de fatores ambientais. A constipação secundária, por outro lado, é resultado de condições patológicas, como tumores abdominais, doença diverticular, diabetes, fissura anal e hipotireoidismo. O uso de medicamentos, especialmente opioides, anticolinérgicos e antidepressivos tricíclicos, também pode contribuir para o problema.[4,5]

Nas doenças avançadas, a constipação é tipicamente multifatorial, sendo causada principalmente por declínio funcional, perda de mobilidade, anorexia, efeitos colaterais de medicamentos, envelhecimento e fatores psicológicos relacionados à condição clínica.[5,6]

Tabela 1 Potenciais causas de constipação[1]

Fatores orgânicos	Fatores funcionais/sociais
Medicações/tratamento: analgésicos opioides, antiácidos, antitussígenos, anticolinérgicos, antidepressivos, antieméticos, neurolépticos, ferro, cálcio, diuréticos, agentes quimioterápicos.	**Dieta:** baixa ingestão de fibras, anorexia, ingestão insuficiente de alimentos e líquidos, falta de acesso a alimentos.
Causas metabólicas: desidratação, hipercalcemia, hipocalemia, uremia, diabetes *mellitus*, hipotireoidismo.	**Ambiente:** falta de privacidade, necessidade de assistência durante a evacuação, questões culturais e sociais que impeçam acesso a sanitários.
Causas associadas a doenças neurológicas ou neuromusculares: miopatia, disfunção autonômica, tumores cerebrais ou espinais, compressão medular	**Outros fatores:** inatividade, idade, depressão, sedação.
Problemas estruturais: massa abdominal ou pélvica, fibrose por radiação, carcinomatose peritoneal	
Dor: oncológica, óssea, anorretal.	

Avaliação

A avaliação da constipação deve ser feita de maneira cuidadosa e holística, considerando tanto as condições clínicas do paciente quanto suas limitações físicas e cognitivas, além do impacto desse sintoma na qualidade de vida. Para garantir uma avaliação eficaz, é essencial observar os seguintes aspectos:

- Avaliar o uso de medicamentos, histórico prévio de hábito intestinal, mudanças no estilo de vida, comorbidades, estágio da doença, além de questões sociais e culturais que possam influenciar o quadro.
- A percepção do paciente sobre a constipação é fundamental para a avaliação. Perguntas sobre dificuldades para evacuar, sensação de distensão abdominal, dor ou desconforto, além de fatores emocionais como ansiedade e medo, devem ser exploradas. Para pacientes inconscientes ou com limitações cognitivas, é essencial envolver os familiares ou utilizar escalas padronizadas para obter uma avaliação precisa dos sintomas.
- O exame físico, incluindo inspeção e palpação abdominal, é crucial para identificar sinais como distensão, dor localizada e fezes impactadas. Deve-se também verificar a presença de ruídos hidroaéreos, massas abdominais e sinais de ascite. O toque retal pode ser necessário para confirmar a constipação e avaliar a presença de complicações, como impactação fecal ou outras alterações significativas no trato gastrointestinal.
- Exames laboratoriais e radiografia podem ser úteis, principalmente em casos de suspeita de obstrução intestinal, condição grave que exige manejo adequado (para informações aprofundadas, vide capítulo específico). No entanto, nos cuidados paliativos, esses exames complementares têm papel secundário, uma vez que as causas da constipação geralmente são bem compreendidas pela história clínica e exame físico.[7]
- A avaliação contínua da resposta a intervenções, como o uso de laxantes ou ajustes na dieta, é essencial, especialmente para pacientes que não podem expressar seu desconforto verbalmente. Esse acompanhamento regular garante o bem-estar do paciente e previne complicações adicionais.
- Quanto às escalas de avaliação, ferramentas como a *Bristol Stool Form Scale*[8] e Critérios de Roma IV[9] podem ser úteis para complementar a história clínica e o exame físico. Embora essas escalas não forneçam informações adicionais significativas em comparação com a avaliação direta, elas podem ser especialmente úteis no contexto de cuidados paliativos. Elas ajudam a medir a gravidade da constipação e a correlacioná-la com outros aspectos clínicos, contribuindo para um cuidado mais individualizado e centrado nas necessidades do paciente.[7]

> Ao avaliar a constipação, é importante considerar diagnósticos diferenciais como transtornos psicológicos (ansiedade e depressão), obstruções malignas, aderência intestinal pós-cirúrgica, desidratação, íleo paralítico e compressão medular, pois essas condições podem exigir abordagens direcionadas à etiologia específica.

Tratamento

Em cuidados paliativos, as orientações nutricionais devem ser introduzidas precocemente, com ênfase na ingestão adequada de líquidos e fibras. No entanto, ajustes são frequentemente necessários em casos de anorexia ou intolerância às fibras, como distensão abdominal e flatulência, especialmente para pacientes com mobilidade muito reduzida, em que o aumento da ingesta de fibras isoladamente pode estar associado a maior formação de bolo fecal, porém, sem peristalse adequada para promover evacuações mais frequentes. O acompanhamento diário permite adequar as recomendações conforme a resposta do paciente, garantindo a melhor adaptação possível às suas condições.[11]

A prevenção da constipação deve ser uma prioridade, dada sua alta prevalência e o impacto significativo nos sintomas. A educação de pacientes e familiares sobre hábitos que promovam um trânsito intestinal adequado é fundamental, principalmente durante a desospitalização. Medidas não farmacológicas, como o aumento da ingestão hídrica, a prática de atividade física conforme a tolerância e o consumo adequado de fibras, devem ser incentivadas. No entanto, em muitos casos, restrições relacionadas à condição clínica, como imobilidade ou intolerância a volumes, podem limitar a implementação dessas estratégias. Massagens abdominais podem ser úteis, mas têm efeito modesto. Além disso, é importante revisar as medicações em uso e considerar a suspensão de tratamentos que possam contribuir para a constipação, incluindo a avaliação cuidadosa de opioides, considerando a possibilidade de rotação.

Uma vez que a constipação já está estabelecida, a introdução de terapia medicamentosa, como o uso de laxantes, deve ser cuidadosamente considerada. A escolha do tipo de laxante deve ser baseada nas necessidades clínicas individuais de cada paciente, levando em conta fatores como a gravidade da constipação, preferências, condição geral do paciente e suas comorbidades.[12,13]

Tabela 2 Tratamento de constipação[1-4]

Classe	Mecanismo de ação	Exemplos	Observações
Formadores de bolo fecal	Aumentam o volume fecal	Metilcelulose	Em geral não recomendados nessa população, por provocarem empachamento, flatulência e risco de impactação fecal se houver baixa ingesta hídrica
Lubrificantes	Reduzem o tempo de trânsito intestinal e aumentam o conteúdo líquido nas fezes	Óleo mineral e docusato	Pouco utilizados; risco de broncoaspiração levando a pneumonite química ou pneumonia lipoídica com óleo mineral, uso não recomendado em pacientes idosos, acamados ou com disfagia
Agentes osmóticos	Aumentam o conteúdo líquido nas fezes por efeito osmolar	Lactulose, polietilenoglicol (PEG)	Lactulose pode causar distensão abdominal e gases; PEG é mais bem tolerado
Agentes estimulantes (irritativos)	Induzem contrações intestinais por ação no plexo mioentérico	Bisacodil, picossulfato de sódio, senne	Classe de escolha para constipação induzida por opioides e boa opção para imobilismo. Podem causar náusea, dor abdominal e diarreia
Procinéticos	Pequeno efeito na motilidade colônica	Metoclopramida, domperidona, bromoprida	Resultados insatisfatórios se usados isoladamente para constipação
Antagonistas de opioides	Antagonizam receptores *mu* com efeito periférico, sem comprometer analgesia	Metilnaltrexona	Alto custo e baixa disponibilidade no Brasil
Supositórios e enemas	Aumentam o conteúdo líquido nas fezes e estimulam a peristalse	Supositório de glicerina, solução glicerinada	Indicados para constipação refratária a medicações orais

Uso prático

- Bisacodil 5 mg à noite – no máximo 30 mg/dia em 2-3 tomadas.
- Picossulfato de sódio 10 gotas à noite – no máximo 60 gotas/dia em 2-3 tomadas.
- Senne 1-2 cápsulas à noite – no máximo 4 cápsulas/dia.
- Lactulose 15 mL de manhã – no máximo 60 mg/dia em 2-3 tomadas.
- PEG 1-2 sachês de manhã.

- Docusato 60 mg à noite – no máximo 300 mg/dia em 2-3 tomadas.
- Glicerina 12% 500 mL aquecida via retal.

DIARREIA

- A diarreia é caracterizada pela passagem frequente de fezes líquidas e urgentes, sendo definida objetivamente como a eliminação de mais de três fezes não formadas em 24 horas.[14]
- A diarreia aguda ocorre após 24 a 48 horas de exposição ao agente irritante ou evento, geralmente se resolvendo em 1 a 2 semanas, comumente de origem infecciosa. Já a diarreia crônica tem início mais gradual e pode persistir por mais de 30 dias.[3]
- O objetivo do tratamento da diarreia em cuidados paliativos é abordar a causa subjacente, sempre que possível, enquanto se manejam os desconfortos causados pelo sintoma.

Embora muito menos frequente que a constipação, a diarreia também pode ser um sintoma de difícil controle para pacientes com doença avançada, especialmente para pacientes com síndrome da imunodeficiência adquirida (SIDA), neoplasias que infiltram o intestino ou após quimioterapia e radioterapia. É importante observar que impactação fecal ou obstrução intestinal parcial pode se manifestar como alternância entre constipação e diarreia (diarreia paradoxal). Em pacientes idosos, o uso excessivo de laxantes, má absorção ou cirurgias prévias podem ser responsáveis pela alteração na absorção de líquidos no intestino, resultando em diarreia.[15]

Tratamento

Após excluídas causas infecciosas, quando relevantes, algumas medicações podem ser consideradas no tratamento sintomático.

Apesar de não haver indicação de usar medicações cujo alvo principal não é diarreia, para pacientes convivendo com múltiplos sintomas, o que é um cenário frequente na população sob cuidados paliativos, pode-se avaliar a associação de medicações que cursem com constipação como efeito colateral, caso haja outro motivo para seu uso, como adjuvantes no controle de dispneia. Por exemplo, para pacientes com insônia, dor neuropática e diarreia, antidepressivos tricíclicos podem ser incorporados ao esquema terapêutico, sempre com acompanhamento de tolerância, assim como opioides como codeína ou morfina para pacientes com dor oncológica ou dispneia.

Tabela 3 Tratamento sintomático da diarreia[3,16,17]

Abordagem farmacológica	Comentários
Loperamida 4 mg seguida de 2 mg após cada evacuação líquida, até 16 mg/dia	Evitar em caso de diarreia por infecção bacteriana ou toxicidade Boa indicação para incontinência anal
Racecadotrila 100 mg 2-3 x por dia. Dose máxima 400 mg/dia por 7 dias	Uso mais estabelecido para diarreia aguda ou associada a irinotecano.
Colestiramina: 4-16 g/dia. Dose máxima 24 g	Indicado para diarreia colônica caracterizada por fezes aquosas, frequentes e em grande quantidade
Octreotide 100 a 150 µg SC a cada 8 h ou IV 25-50 µg/h (titular até 1.500 µg/24 h)	Indicado para diarreia refratária Custo alto Pode aumentar a frequência das evacuações, causar dor abdominal, náuseas e tontura

Medidas não farmacológicas para o manejo da diarreia em cuidados paliativos incluem abordagens com ênfase na modificação da dieta e na hidratação oral, sempre que tolerada pelo paciente. A reposição de fluidos, por meio de terapia subcutânea ou intravenosa, deve ser considerada quando houver benefícios claros para o paciente, levando em conta a condição clínica do paciente e o estágio da doença. Em pacientes em processo ativo de morte, pode ser observado um quadro de incontinência fecal, o que é frequentemente um reflexo do momento. Esse fato deve ser reconhecido como parte do processo natural do avanço da doença e ser cuidadosamente integrado ao plano de cuidados, respeitando a dignidade do paciente e buscando minimizar o desconforto.[3]

A dieta deve ser ajustada para evitar alimentos irritantes e preferir uma alimentação leve que ajude a acalmar o sistema digestivo. Neste contexto, é importante evitar o consumo excessivo de fibras, alimentos gordurosos e derivados do leite. Porém, para pacientes em processo ativo de morte, é importante ponderar a manutenção de dieta oral de conforto de acordo com as preferências e aceitação do paciente. Além disso, é crucial atentar-se à proteção da pele, especialmente na área perianal, que pode ser irritada devido à frequência elevada das evacuações. O uso de produtos específicos pode ajudar a formar uma barreira protetora, prevenindo lesões e desconforto. Essas estratégias, implementadas de maneira individualizada, visam garantir o conforto e a qualidade de vida do paciente, promovendo um ambiente de cuidados respeitoso e digno ao paciente com doença avançada.

CONSIDERAÇÕES FINAIS

No manejo da constipação e diarreia em pacientes críticos, é essencial uma abordagem personalizada, considerando a gravidade do quadro e as necessidades de cada paciente. O tratamento deve incluir estratégias farmacológicas e não farmacológicas, adaptadas conforme a resposta clínica. A equipe multiprofissional deve trabalhar para proporcionar alívio dos sintomas e garantir conforto, respeitando as limitações da doença e focando na qualidade de vida até o fim.

REFERÊNCIAS BIBLIOGRÁFICAS

1. Larkin PJ, Cherny NI, La Carpia D, Guglielmo M, Ostgathe C, Scotté F, et al. Diagnosis, assessment and management of constipation in advanced cancer: ESMO Clinical Practice Guidelines. Ann Oncol. 2018;29(Suppl 4):iv111-iv125..
2. Erichsén E, Milberg A, Jaarsma T, Friedrichsen MJ. Constipation in specialized palliative care: prevalence, definition, and patient-perceived symptom distress. J Palliat Med. 2015;18(7):585-92.
3. Dahlin C, Patrick JC. Advanced practice palliative nursing. 2. ed. New York: Oxford; 2023.
4. Malec M, Shega JW. Management of gastrointestinal symptoms (nausea, anorexia and cachexia, constipation) in advanced illness. Med Clin North Am. 2020;104(3):439-54.
5. McHugh ME, Miller-Saultz D. Assessment and management of gastrointestinal symptoms in advanced illness. Prim Care. 2011;38(2):225-46, viii.
6. Farmer AD, Drewes AM, Chiarioni G, De Giorgio R, O'Brien T, Morlion B, et al. Pathophysiology and management of opioid-induced constipation: European expert consensus statement. United Eur Gastroenterol J. 2019;7(1):7-20.
7. Zhe H. The assessment and management of constipation among patients with advanced cancer in a palliative care ward in China: a best practice implementation project. JBI Database Syst Rev Implement Rep. 2016;14(5):295-309.
8. Gonçalves CMJVD. Revisão sistemática da literatura: instrumentos de avaliação de sintomas (obstipação, diarreia e vómitos) em cuidados paliativos [dissertação de mestrado]. Lisboa: Universidade Católica Portuguesa; 2019.
9. Riegler G, Esposito I. Bristol scale stool form. A still valid help in medical practice and clinical research. Tech Coloproctol. 2001;5(3):163-4.
10. Aziz I, Whitehead WE, Palsson OS, Törnblom H, Simrén M. An approach to the diagnosis and management of Rome IV functional disorders of chronic constipation. Expert Rev Gastroenterol Hepatol. 2020;14(1):39-46.
11. Brasil. Ministério da Saúde. Instituto Nacional de Câncer. Constipação intestinal no câncer avançado: série cuidados paliativos. Rio de Janeiro: Ministério da Saúde; 2009. Disponível em: https://bvsms.saude.gov.br/bvs/publicacoes/inca/constipacao.pdf.
12. Bruera E, Yennurajalingan S. Oxford american handbook of hospice and palliative medicine. New York: Oxford University Press; 2011.
13. Carvalho RT, Souza MRB, Franck EM, Polastrini RTV, Crispim D, Jales SMCP, et al. Manual da residência de cuidados paliativos. Barueri: Manole; 2018.
14. Organização Mundial da Saúde. Doença diarreica. Ficha informativa n. 330. Atualizada em maio de 2017. Disponível em: http://www.who.int/mediacentre/factsheets/fs330/pt/.
15. Bossi P, Antonuzzo A, Cherny NI, Rosengarten O, Pernot S, Trippa F, et al. Diarrhoea in adult cancer patients: ESMO Clinical Practice Guidelines. Ann Oncol. 2018;29(Suppl 4):iv126-42.

16. Fallon M, O'Neill B. ABC of palliative care. Constipation and diarrhoea. BMJ. 1997;315(7118):1293-6.
17. Cherny NI, Fallon MT, Kaasa S, Portenoy RK, Currow DC. HIV/AIDS. In: Sykes NP (ed.). Oxford textbook of palliative care. 5. ed. Oxford: Oxford University Press; 2015. p. 95-68.

54

Anorexia e caquexia

Paula Damaris Chagas Barrioso
Gisela Biagio Llobet
Millena Gomes Pinheiro Costa

- Anorexia e caquexia, que se referem à redução do apetite ou da ingesta calórica e à perda de massa muscular em contexto de estado inflamatório crônico, são comuns em pacientes com doenças avançadas, sobretudo na fase final de vida e no processo ativo de morte.[1]
- A avaliação da síndrome anorexia-caquexia deve ser abrangente, considerando tanto aspectos objetivos quanto subjetivos, levando em conta os múltiplos fatores que contribuem para o desenvolvimento e agravamento desses sintomas.[1]
- O tratamento da síndrome anorexia-caquexia é multimodal, englobando tanto intervenções farmacológicas quanto não farmacológicas, que visem tratar as necessidades físicas e psicossociais.[1]
- Atualmente, não há intervenções ou medicamentos eficazes para reverter completamente a caquexia. O suporte nutricional precoce e adequado é a principal abordagem terapêutica, enquanto fármacos que atuam na inibição do catabolismo, na proteção celular e na modulação da resposta inflamatória excessiva seguem em estudo.[2]

INTRODUÇÃO

A anorexia refere-se à redução do apetite e/ou da ingesta calórica, condição que gera grande sofrimento para pacientes e familiares, devido ao papel social e cultural da alimentação, além da associação que o ato alimentar possui com a esperança de cura das doenças e com o cuidado dedicado ao paciente.[3] Já a caquexia é uma síndrome multifatorial caracterizada pela perda contínua e significativa de massa muscular, com ou sem perda de gordura, que não pode ser revertida por terapia nutricional. Está associada a resposta inflamatória crônica e hipercatabolismo e resulta no declínio funcional do paciente.[1,3] Embora a anorexia e a caquexia possam ocorrer separadamente, frequentemente são observadas juntas e descritas como uma síndrome única, especialmente em pacientes portadores de doenças graves e crônicas. Nesse contexto, as terapias nutricionais, embora necessárias em outros cenários, geralmente não resultam em ganho de peso ou melhora significativa do estado clínico.

A anorexia é observada em 40% dos pacientes hospitalizados com câncer, enquanto a caquexia atinge 51% desses pacientes.[4] A caquexia também é prevalente em outras condições, como em mais de 67% dos pacientes com doença pulmonar obstrutiva crônica (DPOC), 64% dos com doença renal terminal, 82% dos com HIV/AIDS, e 13% dos com doença de Parkinson.[1] Além disso, está presente em até 80% dos pacientes com neoplasias avançadas e até 15% dos pacientes com insuficiência cardíaca terminal.[5]

O tratamento da síndrome anorexia-caquexia é um grande desafio e, na fase final da vida, muitas vezes não responde às intervenções. Nos últimos dias, os pacientes costumam apresentar pouca vontade de comer ou beber e, somada à caquexia refratária e a diversos sintomas que afetam a nutrição, essa condição leva à perda de peso persistente e ao declínio funcional progressivo.

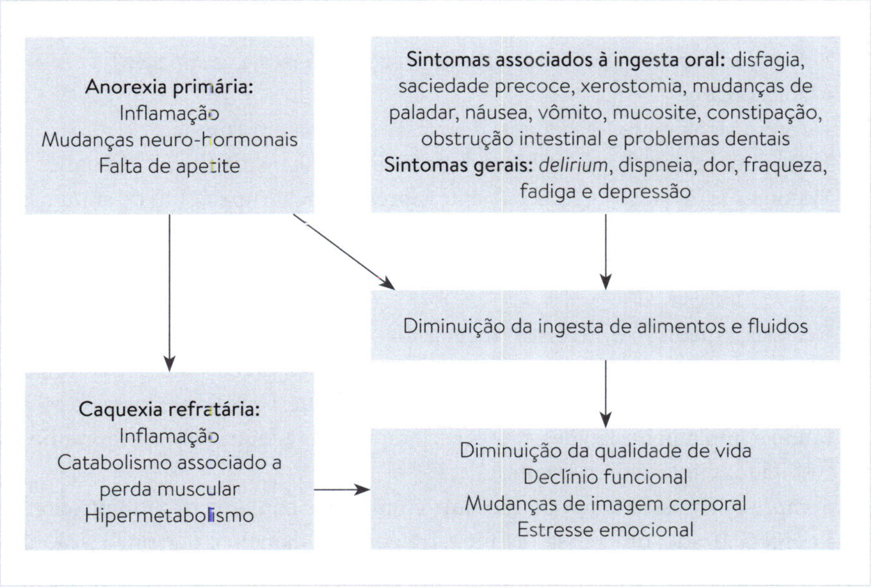

Figura 1 Fatores que contribuem para a redução da ingestão oral nos últimos dias de vida.
Fonte: adaptada de Hui et al., 2015.[6]

FISIOPATOLOGIA

A anorexia em doenças graves resulta de um desequilíbrio entre citocinas pró e anti-inflamatórias (ex.: fator de necrose tumoral alfa, interleucinas 1 e 6) e neuropeptídeos no hipotálamo e tronco cerebral. Hormônios periféricos, como insulina, leptina e grelina, também modulam esse eixo, levando a perda de apetite, saciedade precoce, perda de massa muscular e tecido adiposo, alterações de olfato e paladar, além de náusea e desconforto gastrointestinal.[5]

AVALIAÇÃO

A determinação de anorexia está baseada na percepção do paciente sobre seu apetite. Quando associada à perda não intencional de > 5% do peso corporal, deve instigar a investigação de síndrome anorexia-caquexia. Embora grande parte desse mecanismo seja irreversível, em geral há diversos contribuintes secundários passíveis de intervenção. Atenção especial deve ser dada a contribuintes modificáveis, como:[5]

- Dificuldades com deglutição (lesões orais, próteses dentárias, xerostomia e disfagia).
- Dificuldades com digestão (saciedade precoce, náusea, constipação).
- Malabsorção.
- Fatores psicológicos (ansiedade, depressão, sofrimento familiar).
- Distúrbios metabólicos (diabetes, hipotireoidismo, insuficiência adrenal).
- Sintomas associados: alguns pacientes apresentam agrupamento de sintomas.

Medidas gerais durante avaliação

- Realizar a medição e o registro regular do peso corporal em todos os pacientes de alto risco para caquexia, permitindo a detecção precoce da perda de peso não intencional. Isso facilita o diagnóstico e a intervenção precoce, possibilitando a implementação de estratégias terapêuticas adequadas e melhorando os resultados clínicos do paciente.[3]
- Sempre que possível, a avaliação nutricional deve contar com um nutricionista especializado, que possa definir estratégias de manejo e personalização das dietas, especialmente em pacientes com comorbidades complexas. Caso o nutricionista não esteja disponível, a avaliação pode ser feita por meio de registros alimentares e de sintomas associados do paciente ou cuidador.
- No exame físico, é importante realizar uma avaliação detalhada dos indicadores antropométricos, incluindo perda de gordura subcutânea, desperdício

muscular, edema, ascite e outros sinais clínicos que possam refletir a condição nutricional do paciente. Em pacientes obesos, as fases iniciais da caquexia podem ser mascaradas pelo excesso de tecido adiposo.

- Exames laboratoriais, como níveis de albumina e transferrina, podem ser úteis para a avaliação do estado nutricional e do risco de mortalidade.[1] Contudo, a história clínica e o exame físico continuam sendo indicadores suficientes para o diagnóstico de desnutrição e caquexia.
- Ferramentas como a Escala de Avaliação de Sintomas (ESAS) e *a* ***Palliative Performance Scale*** (PPS), entre outras, são úteis para monitorar o estado geral do paciente e as manifestações clínicas da síndrome anorexia-caquexia. Essas escalas oferecem uma avaliação multidimensional, que abrange aspectos físicos, emocionais e funcionais do paciente, permitindo que os profissionais de saúde compreendam de maneira mais abrangente o impacto da síndrome.

TRATAMENTO

Na síndrome anorexia-caquexia, o sofrimento familiar está presente de forma acentuada. Frequentemente existe a percepção de que o paciente "não quer comer" ou "está desistindo de lutar", situação que provoca desconforto emocional e psicológico intensos. É importante acessar os sentimentos e percepções do paciente e de seus familiares em relação à situação. Acolher e validar o sofrimento, além de fornecer explicações simples sobre o quadro e sua irreversibilidade pode aliviar o peso dessa situação. Informar para a família que o quadro faz parte de uma síndrome clínica grave e esperada para essa fase, associada à própria progressão da doença de base e que independe de escolhas do paciente, pode alinhar expectativas e exigências. Busca-se valorizar o papel social do alimento e das refeições, mais do que o valor nutricional, estimulando o prazer de compartilhar momentos de refeição e o sabor de pequenas porções de alimentos, de acordo com as preferências e tolerância do paciente.[7] Na fase final de vida, forçar o paciente a aumentar a ingesta contra sua vontade não traz o resultado esperado de ganho ponderal ou melhora de qualidade de vida, trazendo riscos quanto à possibilidade de broncoaspiração e piora de náusea. De modo semelhante, raramente há indicação de introdução de dieta enteral ou parenteral, exceto em casos específicos como ponte para reabilitação nutricional de pacientes que ainda irão iniciar terapias modificadoras de doença ou em casos selecionados de obstrução intestinal e possibilidade de abordagem cirúrgica, por exemplo.[8]

O uso de tratamento farmacológico para estimular o apetite tem efeitos modestos em apetite e ganho ponderal, sem impacto em sobrevida ou qualidade de vida, além de estar associado a efeitos adversos. Assim, essa decisão deve ser individualizada, levando em consideração os valores e preferências do paciente, além de prognóstico, comorbidades e objetivos de cuidado.

Para pacientes com sintomas contribuintes associados, metoclopramida pode auxiliar com sintomas de trato gastrointestinal alto, sintomas psicológicos podem se beneficiar de antidepressivos com ação orexígena, como mirtazapina, mas as evidências são limitadas.[1] Sintomas físicos mal controlados, como dor ou náusea, podem acentuar o quadro. Deve-se avaliar prescrição de opioides, antieméticos e corticoides, quando indicados. Atividade física, para pacientes que tolerarem, também pode melhorar os sintomas, a despeito de evidências também limitadas.[5]

Na fase final da vida, especialmente no processo ativo de morte, é comum a redução da ingestão oral de líquidos e alimentos devido às alterações fisiológicas do organismo. Diante disso, familiares e cuidadores, movidos pelo sofrimento, fre-

Tabela 1 Tratamento[1,5,7-9]

Intervenção	Comentários
Olanzapina Dose de 2,5-5 mg uma vez ao dia (noite)	▪ Melhora apetite e peso, reduz náusea e vômitos, em pacientes com síndrome de anorexia-caquexia oncológica. ▪ Risco de sedação, sintomas extrapiramidais e prolongamento de intervalo QTc.[9]
Megestrol Dose inicial de 80-160 mg/dia, podendo ser aumentada até o máximo de 800 mg/dia	▪ Melhora apetite e peso, sem melhora de qualidade de vida. ▪ Uso aprovado para síndrome de anorexia-caquexia relacionada a SIDA, porém, também é opção para pacientes oncológicos. ▪ Aumenta risco de edema, trombose e mortalidade. Os pacientes devem estar cientes dos potenciais efeitos adversos antes da implementação dessa medicação.[8]
Dexametasona Dose de 4-8 mg uma vez ao dia (cedo)	▪ Melhora apetite, não peso.[1] ▪ Uso limitado devido aos efeitos colaterais e eficácia temporária. ▪ Opção para tratamento de anorexia e caquexia em fase final de vida. Sugere-se que seja reservada para pacientes com expectativa de vida próxima de um mês.
Aconselhamento nutricional	▪ Importante para manejo de caquexia em pacientes com câncer avançado e quando oferecido de forma precoce e junto de abordagem paliativa.[10] ▪ Evidência de benefício para pacientes com DPOC, resultando em aumento de ingestão oral, ganho de peso e aumento de força.[1] Importante para pacientes com caquexia associada a DRC.
Cuidados com a boca (ver sintomas e cuidados negligenciados)	▪ Intervenção de baixo custo. ▪ Preventivo de maiores complicações como infecções e lesões. ▪ Melhora da mastigação.

quentemente solicitam hidratação e nutrição por vias alternativas, na esperança de prolongar a vida ou melhorar o estado do paciente. No entanto, cabe aos profissionais de saúde orientá-los sobre a natureza desse processo, esclarecendo que essas intervenções têm benefícios limitados, podem causar desconforto e, muitas vezes, não contribuem para a qualidade de vida.[1,6]

Quando o objetivo é o conforto, pequenas porções de uma dieta de conforto (ou seja, em quantidade, consistência e sabor adaptadas à preferência e tolerância do paciente) podem ser oferecidas, considerando o prognóstico, os desejos do paciente, os riscos e benefícios, e a causa da dificuldade alimentar. Na iminência da morte, a prioridade deve ser o alívio do sofrimento, podendo incluir a suspensão da alimentação e hidratação (ver Capítulo "O paciente em processo ativo de morte").

CONSIDERAÇÕES FINAIS

O manejo da anorexia e caquexia em cuidados paliativos deve priorizar a prevenção de complicações, o controle de sintomas, o conforto e a qualidade de vida. As intervenções devem ser individualizadas, respeitando as necessidades e os desejos do paciente. Na fase final da vida, a redução da ingestão alimentar é um processo natural, e a abordagem deve focar no alívio do sofrimento, garantindo, sempre que possível, uma dieta que proporcione conforto e bem-estar de acordo com as preferências do paciente.

REFERÊNCIAS BIBLIOGRÁFICAS

1. Dahlin C, Patrick JC. Advanced practice palliative nursing. 2. ed. New York: Oxford; 2023.
2. Ni J, Zhang L. Cancer cachexia: Definition, staging, and emerging treatments. Cancer Manag Res. 2020;12:5597-605.
3. Blum D, Vagnildhaug OM, Stene GB, Maddocks M, Sørensen J, Laird BJA, et al. Top ten tips palliative care clinicians should know about cachexia. J Palliat Med. 2023;26(8):1133-8.
4. Vagnildhaug OM, Trude RB, Sigrun SA, Brunelli C, Anne KK, Kaasa S, et al. A cross-sectional study examining the prevalence of cachexia and areas of unmet need in patients with cancer. Supportive Care in Cancer. 2018;26(6):1871-80.
5. Malec M, Shega JW. Management of gastrointestinal symptoms (nausea, anorexia and cachexia, constipation) in advanced illness. Med Clin North Am 2020;104(3):439-54.
6. Hui D, Dev R, Bruera E. The last days of life: symptom burden and impact on nutrition and hydration in cancer patients. Curr Opin Support Palliat Care. 2015;9(4):346-54
7. Carvalho RT, Souza MRB, Franck EM, Polastrini RTV, Crispim D, Jales SMCP, et al Manual da residência de cuidados paliativos. Barueri: Manole; 2018.
8. Roeland EJ, Bohlke K, Baracos VE, et al. Management of cancer cachexia: ASCO Guideline. J Clin Oncol. 2020;38:2438.

9. Poon IO, Ajewole V, Braun UK. A review of olanzapine in the treatment of cancer anorexia-cachexia syndrome. Pharmacy (Basel). 2024 Feb 17;12(1):34.
10. Laviano A, Di Lazzaro Giraldi G, Koverech A. Does nutrition support have a role in managing cancer cachexia? Curr Opin Support Palliat Care. 2016;10(4):288-92.

55

Obstrução intestinal maligna

Juliana Tameirão Cangussú
Lílian Mariane Bresque de Cesar

CASO CLÍNICO

Sra. Mara, 52 anos, portadora de neoplasia ovariana com metástase para fígado e peritônio ao diagnóstico, atualmente em quimioterapia paliativa, dá entrada no departamento de emergência por dor abdominal, náusea e vômitos com piora progressiva. Está sem evacuar há 6 dias e há 2 sem eliminar flatos.

- Como diferenciar a obstrução intestinal maligna da suboclusão?
- Qual o manejo inicial?
- Quando considerar abordagem cirúrgica?

INTRODUÇÃO

- Na doença oncológica avançada, a obstrução ou oclusão intestinal maligna (OIM) é uma complicação que surge em cerca de 3 a 15% de todos os pacientes com doença em fase terminal e está associada a prognóstico reservado. As patologias mais envolvidas são o carcinoma de ovário, com incidência que varia de 5 a 51%, e o carcinoma colorretal, com 10% a 28% dos pacientes podendo apresentar essa complicação.[1-2]
- É compreendida como a não progressão do conteúdo gastrointestinal ao longo do tubo digestivo, por obstrução do lúmen ou por ausência de propulsão, podendo qualquer nível estar envolvido.

FISIOPATOLOGIA

A fisiopatologia da obstrução intestinal é complexa e sua apresentação pode ser de forma parcial ou completa, única ou múltipla, transitória ou persistente, mecânica ou funcional.[1]

A oclusão intestinal pode estar relacionada de maneira direta ou indireta com o câncer, ocorrer por obstrução mecânica devido a tumoração intestinal, de cavidade abdominal ou pélvica, aderências pós-cirúrgicas ou pós-radioterapia, impactação fecal ou mesmo alteração de funcionalidade, como edema de alças intestinais, carcinomatose peritoneal, alteração de motilidade por lesão de nervos do plexo celíaco ou em decorrência do uso de opioides.[1,3-5]

Quando a oclusão se instala, há acúmulo das secreções gástricas, pancreáticas e biliares, cujo volume diário chega a 7 a 8 litros. Há, então, diminuição de absorção de água e sódio no lúmen intestinal e também aumento de secreção de água e sódio pela mucosa colônica, causando assim distensão de alças e perda de fluidos e eletrólitos.[5,6]

Ocorre aumento da atividade peristáltica, de forma a tentar vencer a barreira imposta, causando um círculo vicioso de distensão-secreção-atividade, desencadeando liberação de fatores inflamatórios que favorecem a alteração de circulação sanguínea normal, aumentando o insulto e contribuindo para translocação bacteriana e aumentando o risco de perfuração intestinal por isquemia da parede do cólon.[6]

QUADRO CLÍNICO

Na maioria dos pacientes oncológicos, o quadro de OIM instala-se de maneira progressiva. A oclusão parcial persiste por algum tempo, cursando com cólicas abdominais, náuseas, vômitos e distensão abdominal intermitentes. Esses sintomas são resolvidos de forma espontânea, há eliminação de flatos e episódios de diarreia.[5] Quando a obstrução completa é estabelecida, o trânsito intestinal é totalmente interrompido e a sequência de distensão-secreção-atividade motora do intestino cursa com sintomas intensos relacionados à localização da obstrução (Tabela 1).

Tabela 1 Diferenciação de sintomas de acordo com localização da obstrução intestinal

Sintomas	Gástrica ou intestino delgado proximal	Intestino delgado distal ou intestino grosso
Vômito	Biliosos, aquosos, grande quantidade, pouco ou nenhum odor	Com sedimentos, pequena quantidade, presença de odor, pode não ocorrer

(continua)

Tabela 1 Diferenciação de sintomas de acordo com localização da obstrução intestinal *(continuação)*

Sintomas	Gástrica ou intestino delgado proximal	Intestino delgado distal ou intestino grosso
Dor	Sintoma precoce, periumbilical, intermitente, curtos intervalos, cólica	Sintoma tardio, localizado, dor visceral, intervalos longos entre as cólicas
Distensão abdominal	Pode estar ausente	Presente
Anorexia	Sempre	Pode não estar presente

Fonte: Naylor C.[5]

Auscultam-se borborigmos e peristaltismo de luta e, conforme a obstrução progride, o peristaltismo pode reduzir até sua completa abolição, auscultando-se ruídos metálicos devido à tensão hidroaérea.[6] Pode haver dor contínua, por expansão tumoral que comprime o intestino, distensão intestinal ou hepatomegalia, além da dor tipo cólica, decorrente da atividade peristáltica para sobrepor a obstrução.

Ocorre perda importante de eletrólitos, causando alteração do equilíbrio ácido-base e desidratação. O acúmulo de fluidos e eletrólitos no terceiro espaço pode levar a ascite e lesão renal aguda por hipovolemia persistente. Quando o sítio é mais alto, por perda de secreção gástrica, ocorrem alcalose metabólica, hipocloremia e hipocalemia, resultando em hipoventilação; quando a oclusão ocorre em nível mais baixo, a acidose predomina devido a lesões isquêmicas ou complicações sépticas.

Diarreia paradoxal pode ocorrer em consequência ao escape de secreções pela impactação fecal, secundária à atividade bacteriana (liquefação do conteúdo digestivo) e/ou à hipersecreção intestinal.[6]

No caso clínico, a paciente apresenta OIM, completa, em que a parada de eliminação de fezes e flatos, dor e vômitos incoercíveis determinam a necessidade de atendimento de urgência.

DIAGNÓSTICO

Os sintomas típicos, com antecedente de neoplasia maligna e o exame físico contribuem muito para a suspeita de OIM, cujos critérios diagnósticos são:

- Evidência clínica de obstrução intestinal (história clínica, exame físico e alterações radiológicas compatíveis).
- Obstrução intestinal além do ângulo de Treitz.
- Neoplasia de cavidade abdominal ou diagnóstico de câncer primário com doença intraperitoneal.[3,4]

O uso de métodos de imagem pode auxiliar a confirmar o diagnóstico e identificar o nível da obstrução, contribuindo também para decisão terapêutica.

A tomografia computadorizada (TC) de abdome é considerada padrão-ouro para avaliação, conseguindo mostrar local e causa da oclusão em 70 a 95% dos casos.[1,4,6] Faz diagnóstico diferencial com outras doenças que podem requerer abordagem emergencial, como isquemia intestinal aguda, além de identificar se a oclusão ocorre em único ou múltiplos locais, o comprimento de estenose, causa e gravidade.[2] Caso indisponível, radiografia simples de abdome pode auxiliar na avaliação inicial na suspeita de OIM. Para pacientes com quadros recorrentes de OIM, já com investigação radiológica prévia, sem perspectiva de abordagem cirúrgica e com perda de funcionalidade importante, pode-se considerar não realizar exame de imagem e prosseguir com manejo clínico.

A paciente em questão foi submetida a TC de abdome, que evidenciou distensão importante de alças intestinais, sem sinais de sofrimento, com líquido livre e ausência de ponto único de obstrução identificável.

MANEJO CLÍNICO

Medidas gerais

Pacientes com reserva funcional e sinais de complicações (perfuração, isquemia de alças, peritonite) devem ser avaliados para cirurgia emergencial. Todo paciente com OIM deve ser considerado potencialmente candidato a cirurgia, embora a maioria dos pacientes seja inoperável.[1] O tratamento inicial da OIM concentra-se no manejo clínico, objetivando controle dos sintomas e tentativa de reversão da obstrução completa, que pode ocorrer em até 30-42% dos casos com manejo conservador.[7] Sempre que possível, objetiva-se a alta hospitalar, idealmente com programa de atenção domiciliar. Casos refratários após 48-72 h podem ser considerados para avaliação cirúrgica.[1,8]

Inicialmente, o quadro é manejado com jejum, hidratação e uso temporário de sonda nasogástrica (SNG), para drenagem da secreção gastrointestinal, redução de distensão abdominal e melhora da náusea e vômito, quando esses sintomas não são controlados com fármacos. A SNG pode trazer desconfortos como dor à deglutição, disfagia, tosse ou piora de náuseas, e sua manutenção pode causar danos secundários, como esofagite, refluxo gastroesofágico, erosão de asa de nariz e broncoaspiração. Alguns pacientes preferem não ser submetidos à colocação de sonda, ainda que às custas de persistirem os vômitos incontroláveis.[1]

Para conforto podem ser ofertados alimentos e fluidos em pequena quantidade, conforme o desejo e tolerância do paciente. A sensação de boca seca pode ser contornada com higiene bucal regular, cubos de gelo, pequenos goles de água com intervalos regulares e saliva artificial.[5]

A indicação da nutrição enteral artificial restringe-se aos casos nos quais há possibilidade real de melhora da qualidade de vida, com expectativa de vida de meses a anos. O seu uso em pacientes nas últimas semanas de vida não aumenta a sobrevida e relaciona-se a complicações como infecções, hipersecreção, pneumonias aspirativas, lesões nasais e esofágicas e *delirium*, além de limitar a alta hospitalar. Pode ser considerada em nível distal à obstrução (por exemplo, em casos de obstrução alta com possibilidade de passagem de sonda nasoenteral pós-pilórica, trilumina ou jejunostomia) ou caso haja reversão para suboclusão. A nutrição parenteral para esses pacientes não está associada a aumento de sobrevida nem a melhora de qualidade de vida.[4]

TRATAMENTO FARMACOLÓGICO

O tratamento farmacológico consiste no uso combinado de diversos fármacos ativos no controle dos sintomas e na tentativa de reestabelecer o trânsito intestinal. Os medicamentos podem ser administrados por via subcutânea (preferencialmente) ou endovenosa; ocasionalmente, as vias sublingual, transdérmica e retal também podem ser adequadas.

Dor

O uso de opioides é indicado para controle da dor na OIM, conforme a escala de dor da Organização Mundial da Saúde.[1,5] O controle álgico é prioritário, não havendo justificativa para evitar opioides por receio de piora do quadro obstrutivo. A escolha do opioide a ser utilizado depende de outros sintomas associados e da condição clínica. A escopolamina deve ser associada para adjuvância no controle da dor tipo cólica, nos casos de obstrução completa, analgésicos simples parenterais, como dipirona, também devem ser considerados.[1,9]

Náuseas e vômitos

A abordagem farmacológica desse sintoma é baseada na administração de drogas que reduzem a secreção gastrointestinal e no uso de antieméticos.

Controle de secreções

Anticolinérgicos

O controle de secreções pode ser feito com os anticolinérgicos (hioscina/escopolamina) que exercem sua ação antiemética mediante o bloqueio da acetilcolina em nível central e periférico ou unicamente periférico, causando assim diminuição de produção de líquido entérico.[1,4]

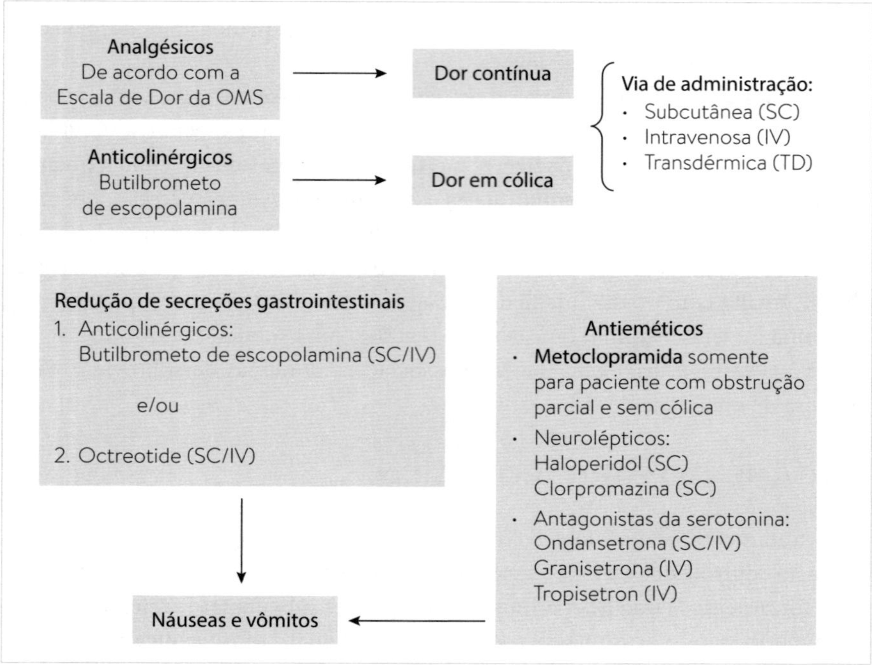

Figura 1 Tratamento medicamentoso.
Adaptada de: Ripamonti CI, et al.[6]

Octreotide

O octreotide é um análogo sintético da somatostatina e é utilizado com sucesso no tratamento da obstrução intestinal maligna.

Administrado por infusão subcutânea ou endovenosa, sua atividade é mediada pela inibição da produção da acetilcolina e bloqueio da liberação do peptídeo intestinal vasoativo (PIV), causando: redução das secreções gástricas, pancreáticas, biliares e intestinais, lentificação da motilidade e aumento da produção de muco intestinal, diminuição do fluxo sanguíneo esplênico, aumento da absorção de água e eletrólitos e redução do edema da parede intestinal, promovendo dessa forma melhor controle da dor tipo cólica, distensão abdominal, náuseas e vômitos, sem efeitos adversos relevantes.[5,10]

É um medicamento caro, e sua relação custo-benefício deve ser cuidadosamente considerada, especialmente para o tratamento prolongado.[11] A dose inicial recomendada é de 0,3 mg/dia por via subcutânea, dividida em 3 tomadas diárias. A dose pode ser titulada para cima até que o controle dos sintomas seja conseguido, podendo chegar até a 0,9 mg/dia. O octreotide pode ser administrado em associação a outros agentes, incluindo morfina, haloperidol e dexametasona. Deve-se atentar para bradicardia como efeito adverso potencial. Um estudo pequeno recente demonstrou a tolerabilidade de um esquema triplo com dexametasona, metoclopramida e octreotide em pacientes com obstrução parcial, cursando com melhora sintomática importante (resolução de náusea e vômitos, melhora de constipação e ingesta oral), a despeito de sobrevida reduzida.[1,10,12]

Antieméticos

Compreendem dois tipos, os antagonistas da dopamina e os antagonistas da serotonina (5HT3).[1]

Antagonistas da dopamina

A metoclopramida bloqueia os receptores da dopamina (D2) em nível central e periférico e em doses altas antagoniza os receptores de serotonina (5HT3). A ação mista confere à metoclopramida efeitos antiemético e procinético. Para pacientes sem cólicas abdominais e com eliminação de flatos, drogas procinéticas podem ser prescritas, porém estão contraindicadas na vigência de cólica abdominal e obstrução completa. Assim, a metoclopramida é a droga de escolha para pacientes com obstrução intestinal parcial.[1,4]

O haloperidol e as fenotiazinas são fármacos neurolépticos que bloqueiam os receptores de dopamina em nível central. Possuem potente ação antiemética, sem ação procinética. Dentre esses fármacos, haloperidol causa menos sonolência e efeitos anticolinérgicos, sendo a droga de escolha para pacientes com náusea e *delirium*.[1]

Antagonistas da serotonina

Frequentemente, a pressão intraluminal está aumentada na obstrução intestinal e esse aumento induz a liberação de 5HT (serotonina) pelas células enterocromafins da parede intestinal. Sendo assim, alguns pacientes se beneficiam do uso de antagonistas 5HT3 (ondansetrona, granisetrona, tropisetron).[1,4]

Corticosteroides

O uso dos corticosteroides tem diversos mecanismos de ação propostos para a OIM: redução de edema peritumoral, diminuição de secreção de água e sal na luz intestinal e ação antiemética. Atuam, ainda, como adjuvantes no controle da dor.[1,4,5]

Dexametasona na dose de 6-16 mg por dia reduz sintomas e melhora a função intestinal em 60% dos pacientes, mas não altera o prognóstico. A resposta a seu uso deve ser avaliada em 4 a 5 dias e o medicamento deve ser suspenso, caso não seja comprovado benefício. É recomendada a associação de protetor gástrico como profilaxia de lesões gástricas secundárias.

Tabela 2 Drogas na obstrução intestinal maligna disponíveis no Brasil

Droga	Dose	Via	Observação
Escopolamina	40-120 mg/dia	SC/IV	
Octreotide	0,2-0,9 mg/dia	SC/IV	
Dexametasona	6-16 mg/dia	SC/IV	Fazer em dose única pela manhã. Avaliar após 3-5 dias o real benefício
Haloperidol	5-15 mg/dia	SC	
Clorpromazina	150-300 mg/dia	SC/VR	Administrar de 8/8 h
Levomepromazina	6,25-50 mg/dia	SC	
Metoclopramida	60-240 mg/dia	SC	Indicado somente se obstrução intestinal parcial, na ausência de dor abdominal
Ondansetrona	4-32 mg/dia	SC/IV	
Ciclizina	100-150 mg/dia	SC/VR	VR: 50 mg 8/8 h
Dimenidrato	50-100 mg/dia	SC	Fazer a apresentação sem frutose

Baseada em Naylor C[5].
IV: via intravenosa; SC: via subcutânea; VR: via retal.

Tratamento invasivo

Procedimentos invasivos podem ser indicados para pacientes selecionados com OIM persistente ou completa. Os que mais se beneficiam são os com menos comorbidades e que apresentam melhor funcionalidade.[11] Uma vez resolvida a obstrução, uma parcela dos pacientes pode até ter indicação de tratamento quimioterápico. Nas últimas décadas, há uma tendência a optar-se por procedimentos menos invasivos, com abordagem endoscópica.[13]

Tratamento cirúrgico

A possibilidade de tratamento cirúrgico deve ser considerada para todos os pacientes que apresentam obstrução completa. Porém, nem todos os pacientes são candidatos ao procedimento – a cirurgia é mais vantajosa para pacientes com boa funcionalidade, nível único de obstrução, ausência de desnutrição.[1-3]

A abordagem cirúrgica desses pacientes está associada a morbidade de até 44% e mortalidade de 6 a 32%. Porém, 45 a 75% dos pacientes submetidos à cirurgia voltam a se alimentar e até 87% conseguem alta para o domicílio.[11]

Tendo segurança de que a cirurgia é indicada, o ideal é que o tumor seja completamente ressecado, deixando margens livres de doença; porém, raramente esse cenário é possível. Outras técnicas cirúrgicas, como o *bypass*, lise de bridas ou mesmo confecção de estomas podem ser mais bem toleradas por pacientes mais debilitados.[3]

Há algumas características que sinalizam que, se submetidos a tratamento cirúrgico, os pacientes podem ter baixo benefício:[1,2]

- Múltiplos sítios de obstrução.
- Baixa funcionalidade.
- Carcinomatose peritoneal difusa.
- Ascite com necessidade de paracenteses de repetição.
- Massas palpáveis ou envolvimento hepático.
- Idade maior que 70 anos.
- Neoplasias ginecológicas e pancreatobiliares.
- Mau estado nutricional.
- Antecedente de radioterapia abdominal ou pélvica.
- Albumina baixa.

Implantação de *stents*

O tratamento de obstrução intestinal com colocação de *stents* tem se tornado mais disponível, sendo opção menos mórbida para pacientes com baixa expectativa de vida e com elevada taxa de sucesso no controle de sintomas.

- *Stents* de delgado: taxa de sucesso em torno de 90%, com melhora significativa dos sintomas e retorno da capacidade de ingestão de alimentos.[14] Tem melhor resultado nos pacientes com doença lentamente progressiva, local único de obstrução, pouco envolvimento peritoneal e maior expectativa de vida.[15]
- *Stents* de cólon: procedimento seguro e que melhora a qualidade de vida de pacientes obstruídos sem proposta cirúrgica.[16] Tem eficácia de 80 a 100% e resolução dos sintomas em até 91% dos casos, sendo mais efetivo em obstruções de cólon esquerdo.[17]

O custo do *stent* comparado ao da cirurgia é significantemente menor e há redução do tempo de internação, pois proporciona um retorno mais rápido da função intestinal, e além disso ocorre diminuição das despesas adicionais ligadas ao cuidado de estoma.[17]

Algumas complicações podem ocorrer após o procedimento, como migração (11%), perfuração (4,5%), reobstrução (12%).[18] A reestenose tardia pode estar relacionada com impactação fecal ou crescimento tumoral e pode apresentar resposta a quimioterapia adjuvante, radioterapia, dilatação ou inserção de novo *stent*. Migração pode estar associada tanto à expansão tumoral quanto à sua redução.[3]

Gastrostomia descompressiva

Pode ser feita por via endoscópica ou por via aberta e deve ser considerada em pacientes com sobrevida esperada maior que algumas semanas e que não obtiveram êxito em reestabelecer o trânsito intestinal. Estudos mostram taxas de sucesso no procedimento de 89,8 a 94%, tanto em neoplasia de origem ginecológica como intestinal. O alívio dos sintomas ocorreu em até 84% dos casos, com retorno da capacidade de ingestão de líquidos e alimentos.[18]

O procedimento pode trazer algumas complicações, como infecção periostomal e obstrução intermitente da sonda, porém eles podem resolvidos com tratamento com antibióticos e tração ou reposicionamento do cateter. Intercorrências mais graves como sangramento e peritonite parecem ser menos frequentes.[19]

Pacientes com neoplasias infiltrativas de estômago, ascite volumosa e carcinomatose peritoneal também podem ser submetidos a gastrostomia, mas o procedimento pode se tornar mais trabalhoso. Nos casos em que há antecedente de gastrectomia total, o tubo pode ser inserido na porção proximal do jejuno. Há evidências de que pacientes com doença extensa e baixa funcionalidade estão mais propensos a complicações e aumento aumentado de mortalidade, podendo se beneficiar mais de tratamento clínico e pouco invasivo. A indicação da intervenção deve ser avaliada individualmente.[19]

A paciente foi submetida a passagem de SNG aberta e foi iniciada hidratação endovenosa, em conjunto com manejo farmacológico: morfina 12 mg/dia, dipirona 4 g/dia, escopolamina 60 mg/dia, omeprazol 40 mg/dia, dexametasona 8 mg/dia, ondansetrona 24 mg/dia, haloperidol 1 mg de resgate se náusea.

Após 5 dias, houve retorno de ruídos hidroaéreos, sem eliminação de flatos, porém, ainda com elevado débito pela SNG e dor em cólica. Neste contexto, foi associado octreotide 0,3 mg/dia.

Após 2 dias, com melhor controle álgico, redução do débito pela SNG e início de eliminação de gases, ondansetrona foi substituída por metoclopramida 30 mg/dia. Iniciado desmame de octreotide e dexametasona, associado laxativo irritativo (bisacodil 5 mg/dia, com aumento para 10 mg/dia uma vez que não houve piora de cólica) e realizado clister glicerinado via retal diário, com retorno de evacuações. Foi liberada dieta, com boa tolerância, retirada SNG e a paciente recebeu alta com laxativos e procinéticos.

PROGNÓSTICO

A OIM frequentemente é um evento terminal para pacientes com neoplasias avançadas. Está associada a sobrevida mediana de 4 meses, com prognóstico pior em pacientes com baixa funcionalidade, desnutridos, com carcinomatose peritoneal e múltiplos pontos de obstrução.[20] Mesmo em casos de reversão, existe elevada taxa de recorrência (até 72%) e alta carga de sintomas, cursando com piora de qualidade de vida.[4]

CONSIDERAÇÕES FINAIS

- A obstrução intestinal é uma complicação gravíssima, geralmente associada à doença oncológica ou secundária a complicações de seu tratamento, podendo impactar muito a qualidade de vida dos pacientes e que está associada a pior prognóstico.
- Pode haver dificuldade na escolha da conduta a ser seguida perante esta patologia, pois ela pode se apresentar de maneiras diferentes e em pacientes com condições clínicas variadas. As escolhas terapêuticas devem ser individualizadas com base na análise criteriosa do caso em questão, envolvendo aspectos técnicos e preferências do paciente.[1]

REFERÊNCIAS BIBLIOGRÁFICAS

1. Laval G, et al. Recommendations for bowel obstruction with peritoneal carcinomatosis. J Pain Symptom Manage. 2014 Jul;48(1):75-91.
2. Henry JC, et al. A scoring system for the prognosis and treatment of malignant bowel obstruction. Surgery. 2012 Oct;152(4):747-56.
3. Krouse RS. Malignant bowel obstruction. J Surg Oncol. 2019 Jul;120(1):74-7.
4. Franke AJ, et al. Management of malignant bowel obstruction associated with GI cancers. J Oncol Pract. 2017 Jul;13(7):426-34.
5. Naylor C. Obstrução intestinal maligna. In: Academia Nacional de Cuidados Paliativos. Manual de cuidados paliativos. Rio de Janeiro: Diagraphic; 2009. p. 224-38.
6. Ripamonti CI, Easson AM, Gerdes H. Malignant bowel obstruction. In: Textbook of palliative medicine. Boca Raton: RCR Press; 2015. p. 587-601.
7. Tuca A, Guell E, Martinez-Losada E, Codorniu N. Malignant bowel obstruction in advanced cancepatients: epidemiology, management, and factors influencing spontaneous resolution. Cancer Manag Res. 2012;4:159-69.
8. Porzio G, et al. Can malignant bowel obstruction in advanced cancer patients be treated at home? Support Care Cancer. 2011;19:431-3.
9. Dolan E. Malignant bowel obstruction: a review of current treatment strategies. American Journal of Hospice & Palliative Medicine. 2011;28(8):576-82.
10. Hisanaga T, et al. Multicenter prospective study on efficacy and safety of Octreotide for inoperable malignant bowel obstruction. Jpn J Clin Oncol. 2010;40:739-45.
11. Paul Olson TJ, Pinkerton C, Brasel KJ, Schwarze ML. Palliative surgery for malignant bowel obstruction from carcinomatosis: a systematic review. JAMA Surg. 2014 Apr;149(4):383-92.
12. Walter M, Hansen E, Hamid S, Carozza D, Mann G, Roche C, et al. Palliative management of inoperable malignant bowel obstruction: Prospective, open label, phase

2 study at an NCI comprehensive cancer center. J Pain Symptom Manage. 2024 Jan;67(1):20-6.
13. Nehemiah A, Sharon C, Tortorello G, Shafique N, Karakousis G, Krouse R. Trends in management of malignant bowel obstructions: A longitudinal analysis of the national inpatient sample. J Surg Oncol. 2024 Dec 3.
14. Atukorale YN, et al. Self-expanding metallic stents for the management of emergency malignant large bowel obstruction: a systematic review. J Gastrointest Surg. 2016 Feb;20(2):455-62.
15. Tsuboi A, et al. Safety and efficacy of self-expandable metallic stents in malignant small bowel obstructions. World J Gastroenterol. 2016 Oct 28;22(40):9022-7.
16. Abelson JS, et al. Long-term postprocedural outcomes of palliative emergency stenting vs stoma in malignant large-bowel obstruction. JAMA Surg. 2017 Jan 11.
17. Zahid A, Young CJ. How to decide on stent insertion or surgery in colorectal obstruction? World J Gastrointest Surg. 2016 Jan 27;8(1):84-9.
18. Zucchi E, et al. Decompressive percutaneous endoscopic gastrostomy in advanced cancer patients with small-bowel obstruction is feasible and effective: a large prospective study. Support Care Cancer. 2016 Jul;24(7):2877-82.
19. Richards DM, et al. Percutaneous endoscopic gastrostomy in cancer patients: predictors of 30-day complications, 30-day mortality, and overall mortality. Dig Dis Sci. 2013;58:768-76.
20. Pujara D, et al. Selective approach for patients with advanced malignancy and gastrointestinal obstruction. J Am Coll Surg. 2017 Jul;225(1):53-9.

56

Delirium

Júlio César Garcia de Alencar
Juliane Garcia de Alencar

> Pedro tem 83 anos, é acompanhado pela equipe de geriatria e tem diagnóstico de hipertensão arterial sistêmica (HAS), *diabetes mellitus* tipo 2 (DM2) e demência vascular. Pedro mora com sua esposa, de quem requer auxílio para atividades instrumentais, porém é independente para as atividades básicas.
> Há uma semana a esposa percebeu que Pedro tem ficado acordado durante a noite e passa a maior parte do dia sonolento. Observou ainda que no dia anterior, durante a madrugada, ele parecia discutir fervorosamente com outra pessoa, mas não havia ninguém no local. Hoje Pedro estava sonolento demais para se alimentar.
> Preocupada com o seu estado de saúde, levou-o ao pronto-socorro.

Delirium é uma síndrome clínica caracterizada por alteração aguda e flutuante do conteúdo da consciência, principalmente do domínio cognitivo da atenção.[1]

A alteração cognitiva angular do *delirium* é a desatenção, habitualmente acompanhada por desorientação, desorganização do pensamento e, por vezes, quadros alucinatórios e delusionais.

Comprometimento do nível de consciência evidenciado por sonolência e torpor é comum, entretanto até 80% dos casos diagnosticados apresentam estados de hipervigilância e agitação.

Pode ser entendido em sua fisiopatologia como um estado de insuficiência cerebral aguda. Diversas teorias foram formuladas, porém nenhuma delas elucida completamente a fisiopatologia do *delirium*. Atualmente é entendido como uma síndrome complexa, multicausal, em que há acometimento do sistema reticular ativador ascendente, além de alterações na disponibilidade de neurotransmissores, notadamente a acetilcolina.[1,2]

Delirium é uma condição comum em pacientes idosos e em fase final de vida atendidos no departamento de emergência e é associado ao aumento de custos, tempo de internação, mortalidade durante e após a internação, além de maiores taxas de institucionalização.[2,3]

Pacientes com *delirium* apresentam maiores taxas de prejuízo cognitivo, com até 85% apresentando sequelas cognitivas na alta hospitalar. Estima-se que até 40% dos pacientes que tiveram diagnóstico de *delirium* desenvolvam alguma forma de síndrome cerebral crônica, além de estarem mais suscetíveis ao desenvolvimento e à aceleração de síndromes demenciais e perda de funcionalidade. Quanto maior a duração do *delirium*, maior o prejuízo cognitivo e funcional.[12]

Apesar da sua elevada prevalência e gravidade, *delirium* é subdiagnosticado, e deve sempre ser considerado em pacientes que apresentem alteração aguda e flutuante da cognição. Além do grau de suspeição elevado, a instituição de medidas preventivas deve ser incentivada.

Em sua avaliação no PS, Pedro se manteve sonolento. Apesar de despertar facilmente com o chamado dos profissionais de saúde, ele não conseguia contar sua história, pois após algumas palavras voltava a dormir. Seus sinais vitais estavam normais e nenhum déficit neurológico focal foi identificado ao exame.
A profissional que o atendeu suspeitou de *delirium* e aplicou o sCAM, que foi positivo.

AVALIAÇÃO

Os objetivos da avaliação do *delirium* em um paciente em cuidado paliativo são:

- Diagnosticar a síndrome *delirium*.
- Diagnosticar e tratar a etiologia do *delirium*.
- Controle da agitação psicomotora do paciente (se necessário).
- Acolhimento familiar.

Na investigação do paciente em cuidado paliativo, devemos considerar algumas particularidades:

- Em 98% dos casos, *delirium* é uma manifestação neuropsiquiátrica de um insulto orgânico subjacente, sendo quadros infecciosos (pneumonia e infecção urinária) os mais comuns; porém, é possível que fatores totalmente ambientais, como isolamento social e restrição física, sejam os responsáveis pela sua precipitação.[4]
- *Delirium* acomete principalmente indivíduos que já possuem comprometimento da reserva cognitiva, sendo o diagnóstico prévio de demência o fator de risco mais comum, acompanhado por fatores como idade acima de 70 anos e polifarmácia.
- Assim, podemos didaticamente dividir os fatores de risco para *delirium* em fatores predisponentes (Tabela 1) e fatores precipitantes (Tabela 2).

Tabela 1 Fatores predisponentes de *delirium*

Idade > 70 anos
Diagnóstico prévio de demência
Perda prévia de funcionalidade
Imobilidade
Múltiplas comorbidades
Polifarmácia
Déficits sensoriais (auditivo, visual)
Acidente vascular cerebral (AVC) prévio
Depressão
Etilismo
Episódio prévio de *delirium*

Tabela 2 Fatores precipitantes de *delirium*

Infecções	Pneumonia, infecção do trato urinário, infecção de pele e partes moles, infecção do trato gastrointestinal, infecção do sistema nervoso central
Distúrbios metabólicos	Distúrbios hidroeletrolíticos, disglicemias, hipoxemia, distúrbios tireoidianos, encefalopatia hepática, uremia, hipercalcemia
Neurológico	Crise convulsiva, traumatismo cranioencefálico, encefalopatia hipertensiva
Cardiovascular	Infarto agudo do miocárdio, arritmias, choque, insuficiência cardíaca
Medicações/ intoxicações	Suspensão abrupta de medicamentos (benzodiazepínicos e inibidores de recaptação seletiva de serotonina), introdução de novos medicamentos (anticolinérgicos, como escopolamina, ou moduladores do apetite com anti-histamínicos), intoxicação crônica por medicamentos de uso regular (lítio, digoxina), intoxicação ou abstinência a álcool e a drogas de abuso
Outros	Contenção física, dispositivos invasivos (sonda vesical de demora, sonda nasoenteral), privação de sono, mudança de ambiente (internação)

Delirium é uma condição clínica que requer elevada suspeição. Minimamente deve-se rastreá-lo nas seguintes situações: 1. alteração da atenção; 2. desorientação; 3. alteração do nível de consciência (sonolência, torpor); 4. alterações comportamentais; 5. mudança no ciclo sono-vigília; 6. distúrbios da percepção (delírio, alucinação e ilusão); ou 7. comprometimento da funcionalidade.

Entretanto, sugere-se que *delirium* seja uma condição ativamente pesquisada, principalmente naqueles pacientes com fatores predisponentes. É importante realizar reavaliações constantes desses pacientes, uma vez que, devido ao caráter flutuante desta condição, o diagnóstico pode não ser realizado em uma primeira avaliação.

O rastreamento de *delirium* pode ser realizado por toda a equipe, utilizando o sCAM – *Short Confusion Assesmente Method* (Tabela 3), ferramenta validada em português para aplicação no departamento de emergência, com sensibilidade de 94% e especificidade de 89%.[4]

É importante, sobretudo, seguir os princípios dos cuidados paliativos,[5] priorizando uma boa comunicação, avaliando funcionalidade prévia e trajetória de doença (além do potencial de reversibilidade da situação aguda), levando sempre em consideração a biografia e os valores do paciente e, em fase avançada de doença (pacientes com critérios de terminalidade – ver SPICT-BR), evitando o uso de medidas potencialmente inapropriadas ou que não trarão benefícios. É preciso considerar que a simples mudança de um ambiente com o qual o paciente tem familiaridade para um novo ambiente, como um agitado departamento de emergência, já é suficiente para desencadear *delirium*.

O diagnóstico dessa síndrome é essencialmente clínico. O objetivo dos exames subsidiários é identificar a causa precipitante e afastar ou confirmar diagnósticos diferenciais.[1,2]

> Ao realizar o exame físico de Pedro, foi identificado que ele referia dor à palpação abdominal, especialmente em baixo ventre. Uma ultrassonografia *point-of-care* evidenciou bexigoma.
> A equipe realizou uma sondagem de alívio, com saída de 800 mL de urina piúrica.
> Foi iniciada antibioticoterapia e Pedro ficou na unidade de decisão clínica aguardando resultado dos exames laboratoriais.
> Sua esposa, muito angustiada, queria saber se nada seria feito para tratar a cabeça de Pedro.

Em pacientes que apresentam história e exame físico sugestivos de alguma patologia, os exames solicitados devem ser direcionados para a doença em suspeita. Na ausência de suspeição clínica da doença subjacente, pode ser realizado rastreio infeccioso e metabólico (hemograma, ureia, creatinina, eletrólitos, glicemia, oximetria, urina 1). A investigação diagnóstica, quando indicada, pode envolver neuroimagem, eletroencefalograma e liquor, especialmente na presença de sinais focais ou febre associada a rigidez de nuca.

É preciso ter em mente, entretanto, que a indicação na realização de exames subsidiários deve sempre respeitar a trajetória de cada paciente.

Tabela 3 *Short Confusion Assessment Method* (sCAM)

1. Início agudo e curso flutuante	Informação pode ser obtida de familiares ou da equipe de enfermagem. ▪ Há evidência de mudança aguda no estado mental basal do paciente (dias a semanas)? ▪ Alteração comportamental variou ao longo do dia? Isto é, apareceu e desapareceu ou mudou de intensidade?

(continua)

Tabela 3 *Short Confusion Assessment Method* (sCAM) *(continuação)*

2. Desatenção	Evidenciada por: ▪ O paciente teve dificuldade em focar a atenção, por exemplo, sendo facilmente distraído ou tendo dificuldade em acompanhar o que estava sendo dito? ▪ > 2 erros em executar: aperto de mão ao ouvir a letra A na frase: S-A-V-E-A-H-A-A-R-T
3. Pensamento desorganizado	Evidenciado por: ▪ O paciente apresenta pensamento desorganizado ou incoerente, como conversação irrelevante ou inadequada, fluxo de ideias ilógico ou mudança imprevisível de assunto?
4. Alteração do nível de consciência	Evidenciado por qualquer resposta diferente de "normal – alerta" ou Escala RASS diferente de 0: ▪ Como você classificaria o nível de consciência deste paciente? • Normal – alerta. • Hiperalerta – vigilante. • Sonolento, facilmente despertável – letárgico. • Dificilmente despertável – torporoso. • Irresponsivo – comatoso.

O diagnóstico de *delirium* requer a presença dos itens 1 e 2 mais 3 ou 4.

O diagnóstico definitivo de *delirium* é realizado utilizando-se os critérios do DSM-V (Tabela 4).

Tabela 4 Critérios diagnósticos para *delirium* (DSM-V)

Distúrbio de atenção (reduzida capacidade de direcionar, focar, manter e desviar a atenção) e consciência
O distúrbio se desenvolve ao longo de um curto período de tempo (geralmente horas a dias), representa uma mudança ao habitual do paciente e tende a flutuar no decorrer do dia
Um distúrbio adicional na cognição (déficit de memória, desorientação, linguagem, habilidade visuoespacial ou percepção)
As alterações não são melhor explicadas por um transtorno neurocognitivo preexistente, em evolução ou já estabelecido, e não ocorrem no contexto de um nível neurológico gravemente reduzido, como coma
Há evidências a partir da história, do exame físico ou de achados laboratoriais de que o distúrbio é causado por uma condição médica, intoxicação ou retirada de substância, ou efeito colateral de medicamentos

Fonte: 5ª edição do *Manual diagnóstico e estatístico* da Associação Americana de Psiquiatria (DSM-V)

A equipe explicou a Júlia sobre o diagnóstico de *delirium*, provavelmente desencadeado por uma infecção urinária. Foi orientada sobre o tratamento daquela condição ser dependente do tratamento da infecção e que medicações para a cabeça não iriam ajudá-lo naquele contexto.

Pedro foi classificado como tendo um episódio de *delirium* predominantemente hipoativo, em que os curtos episódios de agitação, leve, não forneciam riscos a si ou a terceiros.

CLASSIFICAÇÃO

O episódio de *delirium* pode ser classificado de acordo com o nível de consciência do paciente. Pode-se utilizar a escala de RASS para auxiliar essa categorização.

- *Delirium* hipoativo: o paciente apresenta letargia, apatia e pouca reação a estímulos externos (RASS ≤-1).
- *Delirium* hiperativo: caracteriza-se por hiperatividade, labilidade emocional, agitação, pode incluir recusa do tratamento pelo paciente (RASS ≥+2).
- *Delirium* misto: consiste em uma alternância entre os dois primeiros; o paciente pode se mostrar com nível de reatividade normal, mas com alteração de atenção ou flutuação do nível de consciência.

É importante classificar o episódio de *delirium* para guiar aspectos específicos do manejo.

Após os resultados dos exames, que não revelaram sinais de complicação, a equipe discutiu com Júlia qual seria o tratamento adequado. Cientes de que uma internação poderia piorar o quadro de *delirium*, foi decidido por fazer tratamento com antibioticoterapia por via oral, em casa.

Júlia foi orientada a observar o débito urinário de Pedro, assim como sinais clínicos de piora. Pelo seu fácil acesso ao serviço de saúde, ficou tranquila em levá-lo para casa.

TRATAMENTO

Como princípio geral, deve-se ter como objetivo diagnosticar o fator precipitante do *delirium*, seguido por tratamento clínico otimizado de condições potencialmente reversíveis, como infecção, intoxicação, abstinência, desidratação, hipercalcemia etc. Especialmente em caso de agitação/*delirium* hiperativo, deve-se sempre verificar se a causa é algum fator que gere desconforto como dor, dispneia, retenção urinária ou constipação.

Em cuidados paliativos, a comunicação entre a equipe, o paciente e sua família é primordial, privilegiando o uso combinado da escuta ativa e da linguagem clara e compreensível. Um estudo realizado em 2023 demonstrou que, quando pacientes que falavam espanhol contavam com profissionais de saúde aptos a se comunicar com eles, houve redução na incidência de *delirium*, agitação e uso de contenção mecânica. É de extrema importância priorizar a observação, vigilância e proatividade na identificação de causas de desconforto em pacientes com agitação e dificuldades de comunicação (seja por demência, barreiras linguísticas ou por outras causas).

Em pacientes com *delirium* hiperativo, o controle da agitação assume um papel importante no cuidado do paciente e da família. Em pacientes com *delirium* hipoativo não está indicado, via de regra, tratamento sintomático.

O algoritmo ADEPT[7] sistematiza o atendimento inicial ao paciente em *delirium* no departamento de emergência:

- Avaliar – avaliar o paciente pela história clínica completa e exame físico (incluindo sinais vitais e mensuração de glicemia).
- Diagnosticar – rastrear o *delirium* em qualquer paciente agitado ou confuso.
- Evoluir – avaliação focada em fatores predisponentes e precipitantes de *delirium*.
- Prevenir – discutir com familiares e equipe multiprofissional fatores para prevenção do *delirium*.
- Tratar – tratamento não farmacológico e medicamentoso da agitação e dos fatores desencadeantes.

Dentro do tratamento não farmacológico, os fatores ambientais ganham importância ao melhorar a orientação do paciente, e incluem:

- A autonomia do paciente deve ser preservada sempre que possível.
- Promover uma comunicação clara com o paciente, evitando linguagem médica e repetindo sempre que necessário o dia e local.
- Disponibilizar relógios, calendários, uso de óculos e aparelhos auditivos.
- Visitas e envolvimento de familiares para reorientação e conforto – embora sem comprovação cientifica consistente até o momento.
- Manter ambiente calmo e escuro à noite com o uso de protetores de ouvido, ajudando o ciclo circadiano, assim como ofertar um ambiente claro e adequado durante o dia. Protocolos de sono podem ajudar a melhorar os sintomas.
- Controle de dor ou outros sintomas que podem estar incomodando o paciente (como retenção urinária ou obstipação), monitorizando débito intestinal e urinário, preferencialmente sem o uso de sonda vesical de demora ou outros dispositivos invasivos (excetuando-se retenção urinária aguda), e disponibilizar dieta laxativa ou até mesmo uso de laxantes.
- Estimular a deambulação quando esta não indicar perigo ao paciente.
- Evitar a contenção física e, quando indicada, deve ser descontinuada o mais precocemente possível.

O *Bundle* ABCDEF foi proposto na tentativa de melhorar desfechos e otimizar a recuperação de pacientes críticos.

Uma meta-análise publicada em 2023 incluindo oito estudos e 4.376 pacientes críticos demonstrou que, em comparação com o tratamento padrão, o *Bundle* ABCDEF estava associado a redução tanto da incidência como da duração do *delirium*, apesar da conclusão ser limitada pela heterogeneidade dos estudos. Posteriormente, uma coorte observacional multicêntrica demonstrou que a implementação do *Bundle* se associou com redução estatisticamente significativa no tempo de internação, de ventilação mecânica e na prevalência de *delirium*.

O tratamento farmacológico deve ser limitado a pacientes agitados, principalmente quando existe o risco para si, ou em pacientes com sintomas psicóticos e delirantes.[8] A preservação da biografia do paciente é uma solicitação comum de familiares que deve sempre ser levada em consideração.

Muitas drogas têm potencial de causar ou piorar os sintomas de *delirium*. Duas classes de medicação são as mais discutidas dentro do tema: antipsicóticos e benzodiazepínicos.

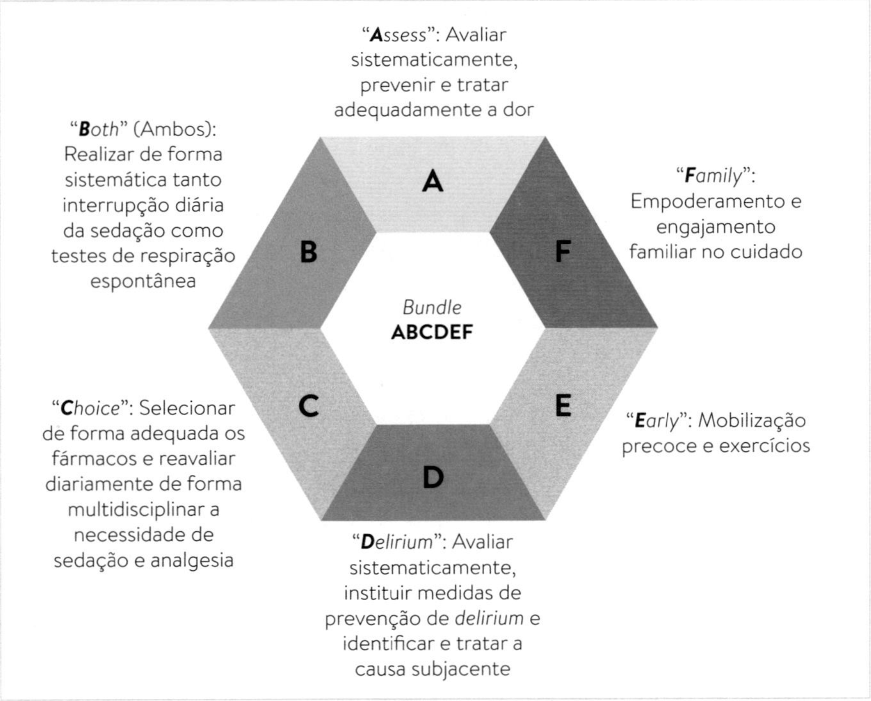

Figura 1 Conjunto de intervenções (*Bundle*) ABCDEF.

Fonte: adaptada de: https://journafy.com/insights/icu-liberation-bundle-abcdef/.

Para o uso de antipsicóticos não existe evidência que essa medicação reduza a incidência, gravidade, mortalidade ou duração e necessidade de cuidados hospitalares do *delirium*. O seu uso está embasado no controle do sintoma de agitação no *delirium* hiperativo, mas mesmo com esse objetivo, o alvo do tratamento não é a sedação, e sim, apenas uma dose suficiente para diminuir esse sintoma.[9,10] Um estudo randomizado em pacientes em cuidado paliativo demonstrou que pacientes no grupo placebo tiveram melhor sobrevida do que os que receberam haloperidol. Não houve melhora de sintomas em relação a placebo com o uso de haloperidol ou risperidona e ambos os grupos tiveram significativamente mais efeitos extrapiramidais que o grupo placebo.[11]

O haloperidol mantém-se como a droga mais utilizada, mesmo não existindo estudos que comprovem sua superioridade. A dose inicial de 1 a 10 mg pode ser o suficiente (dose inicial usual 1-2,5 mg EV/IM ou SC), com possíveis doses adicionais a cada 30 a 60 minutos até o efeito desejado. Por via oral, quetiapina (25-50 mg à noite ou de 12/12 horas, dose máxima diária de 400 mg), olanzapina (2,5 mg 1x/dia, dose máxima 10 mg/dia) e risperidona (1-2 mg 12/12, até 6 mg/dia) também são opções a serem consideradas. Quetiapina e olanzapina não necessitam de ajuste em caso de disfunção renal.[8,9]

Benzodiazepínicos devem ser escolhidos quando o *delirium* tem provável causa na abstinência alcoólica ou no uso dos próprios benzodiazepínicos. Como segunda opção, ainda são indicados em pacientes que não responderam a outras formas de tratamento da agitação. A preferência é para drogas com início de ação e duração pequenos, como o lorazepam.[8,10]

O uso de contenção mecânica está associado a maior incidência de úlceras de pressão, *delirium* persistente e infecções nosocomiais. Um estudo realizado em pacientes hospitalizados[6] demonstrou que até 16,3% deles (890 pacientes) estavam contidos no momento da morte. A contenção mecânica pode ser fonte de sofrimento e perda de dignidade e deve ser utilizada como último recurso, sempre seguida de contenção química para que seja retirada o mais breve possível. A observação próxima por alguém (especialmente um familiar ou cuidador conhecido) pode ser uma alternativa mais digna e eficaz.

Independentemente da escolha, para pacientes em *delirium*, existe uma máxima que devemos seguir: "*start slow, go slow*". Comece com doses menores e observe a condição clínica do paciente, aumentando aos poucos quando possível, sempre revendo possíveis efeitos colaterais.

Quadros de *delirium*, como os descritos anteriormente, costumam gerar ansiedade nos familiares e na equipe de saúde. Deve-se considerar as necessidades físicas do paciente e dos familiares, mas também as psíquicas, sociais e espirituais; contando, preferencialmente, com o apoio de uma equipe multidisciplinar, bem como o uso combinado de práticas não farmacológicas.

Tabela 5 Intervenções que podem ser utilizadas no manejo do *delirium*

Categoria de risco da intervenção	Detalhes
Baixo risco – para todos os pacientes	Tratar condições precipitantes, reintroduzir medicações de uso contínuo se possível Tratamento não farmacológico da agitação
Médio risco – agitação moderada ou para pacientes com risco para si ou para terceiros	Passo 1 – medicações por via oral: preferência por medicamentos que o paciente já utiliza. Opções: ▪ Risperidona 1 mg VO ▪ Quetiapina 25-50 mg VO ▪ Haloperidol 1-2 mg VO – atenção a reações extrapiramidais Passo 2 – medicações parenterais. ▪ Haloperidol 1-2,5 mg IV/SC/IM ▪ Olanzapina 2,5-5 mg EV/IM Passo 3 – medicações intravenosas em bomba de infusão contínua ▪ Dexmedetomidina 0,2-0,7 mcg/kg/h IV
Alto risco	Evitar benzodiazepínicos, pois podem causar sedação profunda, excetuando-se pacientes em uso contínuo dessa classe. Podem ser associados ao antipsicótico em casos de agitação perigosa ▪ Opção: midazolan 2,5-5 mg IV/SC
Evitar	Difenidramina – possui propriedades sedativas e anticolinérgicas

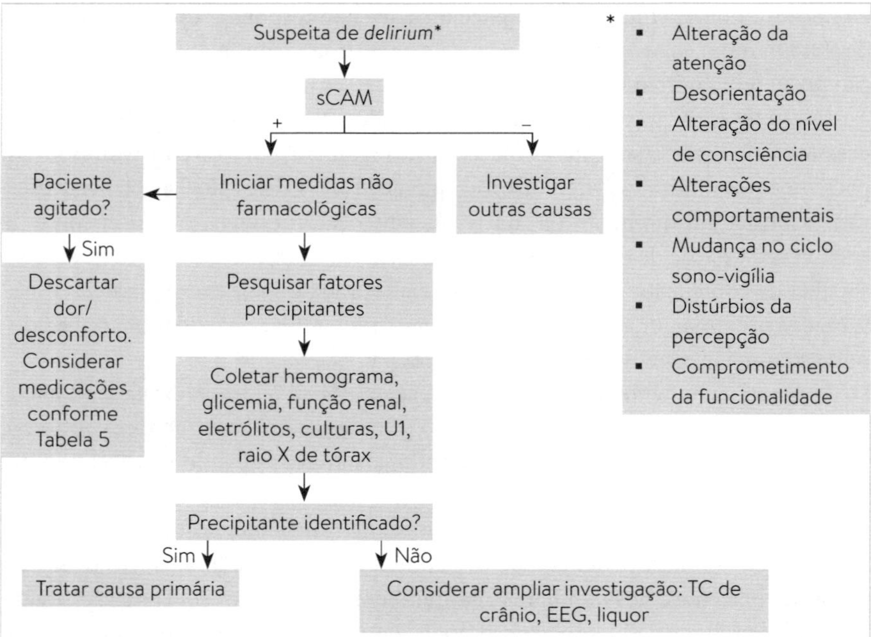

Figura 2 Fluxograma de avaliação de pacientes em *delirium*.

DELIRIUM TERMINAL

O *delirium* afeta uma grande quantidade de pacientes nos últimos dias de vida, com incidência que varia de 42% a 88%. Ao contrário do que ocorre em outras situações, nesta o *delirium* é interpretado como uma disfunção cerebral aguda de caráter em geral irreversível e algumas intervenções não farmacológicas podem ser menos factíveis e eficazes.

Nesta fase é possível proporcionar um ambiente o mais acolhedor possível para o paciente (silencioso ou com música de sua preferência, mais escuro ou com alguma luminosidade durante o dia, com liberação da presença dos entes queridos).

Há escassez de evidências em relação ao tratamento farmacológico do *delirium* terminal. Tanto neurolépticos como benzodiazepínicos podem ser utilizados, isoladamente ou em associação para controle de agitação. É essencial sempre atentar para sinais de sofrimento e garantir que sua causa não seja a presença de sintomas mal controlados como dor e dispneia. Em caso de refratariedade da agitação ou de outros sintomas, a sedação paliativa pode ser utilizada.

REFERÊNCIAS BIBLIOGRÁFICAS

1. Burns A, et al. Delirium. J Neurol Neurosurg Psychiatry. 2004;75:362-7.
2. Oh ES, et al. Delirium in older people. JAMA. 2017;318(12):1161-74.
3. Inouye SK. Delirium in elderly people. Lancet. 2014;383(9920):911-22.
4. Eagles D. Delirium in older emergency department patients. CJEM. 2018;20(6):811-2.
5. Carvalho RT, Parsons HA (org.). Manual de Cuidados Paliativos ANCP. 2.ed. São Paulo: 2012.
6. Kvale E, Dionne-Odom J, Redden D. Predictors of physical restraint use in hospitalized veterans at the end of life – An analysis of data from the BEACON trial. J Palliat Med. 2015;18(6):520-6.
7. Shenvi C, et al. Managing delirium and agitation in the older people emergency department patient: the ADEPT tool. Annals of Emergency Medicine. 2019.
8. Francis J. Delirium and acute confusional states: prevention, treatment and prognosis. In: Post TW. UpToDate. Waltham, MA: UpToDate inc.
9. Wong N. Managing delirium in the emergency department: Tools for targeting underlying etiology. Emergency Medicine Practive. 2015;17(10).
10. Marx JA. Rosen's emergency medicine. Concepts and clinical practice. 9. ed. St Louis: Mosby; 2018.
11. Agar M, Lawlor P, Quinn G, et al. Effect of oral risperidone, haloperidol or placebo for symptoms of delirium in palliative care patients. JAMA Interm Med. 2017;177(1):34.
12. Maldonado JR. Acute brain failure: pathophysiology, diagnosis, management, and sequelae of delirium. Crit Care Clin. 2017 Jul;33(3):461-519.
13. Jennes DAD, Biesbrouck T, De Roo ML, Smets T, Van Den Noortgate N. Pharmacological treatment for terminal agitation, delirium and anxiety in frail older patients Geriatrics (Basel). 2024 Apr 18;9(2):51.
14. Sosnowski K, Lin F, Chaboyer W, Ranse K, Heffernan A, Mitchell M. The effect of the ABCDE/ABCDEF bundle on delirium, functional outcomes, and quality of life in

critically ill patients: A systematic review and meta-analysis. Int J Nurs Stud. 2023 Feb;138:104410.
15. Gershengorn HB, Patel S, Mallow CM, Falise J, Sosa MA, Parekh DJ, Ferreira T. Association of language concordance and restraint use in adults receiving mechanical ventilation. Intensive Care Med. 2023 Dec;49(12):1489-98.
16. Barr J, Downs B, Ferrell K, Talebian M, Robinson S, Kolodisner L, et al. Improving outcomes in mechanically ventilated adult ICU patients following implementation of the ICU liberation (ABCDEF) bundle across a large healthcare system. Crit Care Explor. 2024 Jan 19;6(1):e1001.
17. Marra A, Ely EW, Pandharipande PP, Patel MB. The ABCDEF bundle in critical care. Crit Care Clin. 2017 Apr;33(2):225-43.

57

Reconciliação medicamentosa psiquiátrica em hospital geral e UTI

Luca Schilling Gonçalves
Henrique Gonçalves Ribeiro

CASO CLÍNICO

Carlos, 58 anos, tem diagnóstico psiquiátrico de transtorno afetivo bipolar do tipo 1, em remissão do quadro, em eutimia há 5 anos, quando melhorou do último episódio depressivo. Atualmente está em uso de carbonato de lítio 1.200 mg ao dia e quetiapina 600 mg ao dia. Acompanha também um quadro de neoplasia de pulmão com metástases ósseas, sem possibilidade de tratamento curativo. Atualmente em quimioterapia paliativa, com bom controle de sintomas (dor e dispneia). Há cerca de uma semana foi visto no pronto-socorro por quadro de pneumonia, evoluindo com sepse de foco pulmonar. Foi internado e transferido para UTI, onde iniciou tratamento, proporcional ao plano de cuidados definido anteriormente. No momento encontra-se entubado em desmame ventilatório, com possibilidade de extubação em breve.

- *Devemos manter a medicação psiquiátrica em uma internação hospitalar por motivos clínicos?*
- *Quais medicações devemos pensar em suspender ou manter em uma internação clínica a depender das intercorrências do paciente?*
- *Quais medicações, se mantidas, podem oferecer riscos clínicos ao paciente durante a internação hospitalar?*

INTRODUÇÃO À RECONCILIAÇÃO MEDICAMENTOSA PSIQUIÁTRICA

A reconciliação medicamentosa de psicofármacos é algo rotineiro na prática do médico que trabalha em unidade de internação ou Unidade de Terapia Intensiva devido à alta prevalência de transtornos psiquiátricos na população geral, e tem prevalência ainda maior em populações com comorbidades clínicas e na população que recebe cuidados paliativos.

A ocorrência de quadro psiquiátrico pela primeira vez em pacientes clínicos após descompensação de doença clínica, internação em enfermaria ou UTI não é desprezível, e a chance de piora ou descompensação de um quadro psiquiátrico já existente é maior ainda durante e após alguma dessas situações.

Grande parte dos psicofármacos pode ser mantida durante internação hospitalar sem prejuízo ao paciente, e vale sempre pesar o equilíbrio entre risco e efetividade de interrupção abrupta da medicação psiquiátrica, considerando o risco de piora da evolução clínica por descompensação do quadro psiquiátrico e o risco de piora do transtorno mental de base após a alta.

Importante

Tratamento inadequado de transtornos de saúde mental está associado a piora de prognóstico da imensa maioria de quadros clínicos, piora de controle de dor e outros sintomas, pior comunicação com a equipe de cuidado, além de gerar sofrimento e piora de qualidade de vida aos pacientes – por isso, a reconciliação de medicação psiquiátrica no ambiente hospitalar clínico deve sempre ser pensada com cuidado.

CONSIDERAÇÕES GERAIS SOBRE A MANUTENÇÃO DE PSICOFÁRMACOS NA INTERNAÇÃO

Os objetivos da reconciliação de medicações psiquiátricas no contexto de internação hospitalar são:

- Evitar risco de recrudescimento e diminuir risco de piora do quadro psiquiátrico de base.
- Atentar para possíveis interações medicamentosas, efeitos colaterais e riscos que a medicação, se mantida, pode oferecer ao paciente.
- Estar ciente da importância do tratamento psiquiátrico para o bem-estar do paciente e para o bom andamento do tratamento clínico.
- Avaliar proporcionalidade da manutenção, alteração ou retirada da medicação no momento da internação e ao longo dela.

A prevalência de transtornos psiquiátricos na população geral é estimada em torno de 20%, e parcela significativa dessas pessoas está em tratamento com medicações psiquiátricas. Já a prevalência estimada de transtorno mental grave e persistente é de aproximadamente 5% na população geral. Essa definição tenta agrupar pacientes com quadros psiquiátricos graves, de forma transdiagnóstica, de caráter recorrente ou persistente, com um grau elevado de disfunção social e laboral. De forma geral, são pacientes com expectativa de vida menor que a de seus pares saudáveis, com maior taxa de comorbidades clínicas, em uso de polifarmácia, pouco suporte social, e que sofrerão de situações de adoecimento clínico e intervenções médicas em frequência comparativamente maior. Muitas vezes o cuidado com esse grupo de pacientes fica prejudicado em um cenário de internação hospitalar, pois os médicos psiquiatras e outros profissionais da saúde mental não se sentem confortáveis e aptos a manejar quadros clínicos e intercorrências mais complexas, e os médicos não psiquiatras e demais profissionais das equipes clínicas não se sentem aptos para lidar com questões de saúde mental, comportamentos desafiadores e com a prescrição de psicofármacos. Esse cenário cria um cisma no cuidado a esses indivíduos, fragilizando-os e piorando ainda mais o prognóstico clínico que os trouxe até a internação. Infelizmente, a percepção de que questões de saúde física e clínica são sempre prioridade em relação aos cuidados e tratamentos em saúde mental, e que o tratamento farmacológico e não farmacológico para quadros psiquiátricos é desimportante diante de intercorrências clínicas, leva muitas vezes à suspensão de psicotrópicos na admissão e durante a internação – mesmo sem um motivo plausível que justifique.

Os psicofármacos são divididos tradicionalmente em cinco famílias de medicações: antidepressivos, estabilizadores do humor, antipsicóticos, benzodiazepínicos e psicoestimulantes No entanto, essa divisão é fruto de motivos históricos e convenções, e não reflete de forma adequada os diagnósticos para os quais são utilizados na prática clínica e nem de forma fidedigna o seu mecanismo de ação. Por exemplo, antipsicóticos não são utilizados somente para o tratamento de quadros psicóticos, mas para uma série de quadros psiquiátricos: agitação, *delirium*, depressão, transtorno bipolar, transtornos de personalidade e insônia, entre outros.

Uma nova denominação, NbN (*Neuroscience Based Nomenclature*), procura reorganizar essa denominação, e classifica os psicofármacos de acordo com o neurotransmissor ou sistemas envolvidos, mecanismo de ação (agonista, antagonista, inibidor etc.), além de indicações para as quais cada medicação é aprovada, eficácia e efeitos colaterais, nota prática e neurobiologia. Esse tipo de organização ajuda o profissional que fará a reconciliação das medicações no ambiente hospitalar – quais os efeitos de fato e o mecanismo de ação de cada medicação –, o que facilita o entendimento e manejo do fármaco, em relação à nomenclatura anterior. Além disso, esse conhecimento ajuda a reconhecer para quais outros efeitos clínicos a medicação pode contribuir, como controle de dor neuropática (efeito noradrenérgico ou ligação a canais iônicos), controle de náuseas (bloqueio de receptor 5HT-3 e antagonismo de receptor D2), melhora da dispneia (agonismo GABAérgico), aumento de apetite (efeito anti-histamínico), entre outros. Nas Tabelas 1 e 2, temos exemplos de organização desses fármacos.

Tabela 1 Algumas das principais medicações psiquiátricas vistas na prática clínica de acordo com a classificação tradicional

Antidepressivos	Sertralina, fluoxetina, escitalopram, venlafaxina, duloxetina, nortriptilina, amitriptilina, mirtazapina, bupropiona
Estabilizadores do humor	Ácido valproico, carbamazepina, oxcarbazepina, lítio, lamotrigina
Benzodiazepínicos	Clonazepam, alprazolam, diazepam, lorazepam
Antipsicóticos	Haloperidol, clorpromazina, levomepromazina, risperidona, quetiapina, olanzapina, clozapina, aripiprazol
Psicoestimulantes	Metilfenidato, lisdexanfetamina

Tabela 2 Exemplo de classificação dos psicofármacos segundo seu mecanismo de ação

Ação em inibição de recaptura de serotonina	Sertralina, fluoxetina, escitalopram (potentes); venlafaxina, duloxetina, amitriptilina, nortriptilina, mirtazapina (menos potentes)
Ação em inibição de recaptura de noradrenalina	Venlafaxina, duloxetina, bupropiona, nortriptilina, amitriptilina, mirtazapina
Ação agonista no receptor 5HT2a de serotonina	Sertralina, fluoxetina, escitalopram, venlafaxina, duloxetina, nortriptilina, amitriptilina, mirtazapina, risperidona, olanzapina, quetiapina, clozapina, aripiprazol
Bloqueio do receptor D2 de dopamina	Haloperidol, clorpromazina, risperidona, quetiapina, olanzapina, clozapina, aripiprazol
Ação anti-histamínica	Haloperidol, clorpromazina, risperidona, quetiapina, olanzapina, clozapina, mirtazapina, nortriptilina, amitriptilina
Ação antialfa 1 e antialfa 2	Mirtazapina, trazodona, amitriptilina, nortriptilina, haloperidol, clorpromazina, risperidona, quetiapina, olanzapina, clozapina
Ação antimuscarínica	Mirtazapina, trazodona, amitriptilina, nortriptilina, haloperidol, clorpromazina, risperidona, quetiapina, olanzapina, clozapina
Ação gabaérgica (receptores GABA-A e GABA-B)	Clonazepam, diazepam, bromazepam, alprazolam, lorazepam, zolpidem

Conhecer a forma de ação de cada família de psicofármacos facilita o entendimento dos efeitos colaterais e os cuidados relativos a cada medicação. De forma geral, temos alguns dos efeitos colaterais esperados para cada tipo de mecanismo de ação.

Tabela 3 Principais efeitos colaterais

Bloqueio de receptor D2	Acatisia, efeitos extrapiramidais, apatia
Efeito antimuscarínico	Constipação, retenção urinária, confusão mental, xerostomia, xeroftalmia
Bloqueio de receptor alfa-1 e alfa-2	Hipotensão, tontura, risco de queda, bradicardia
Efeito anti-histamínico	Aumento do apetite, sonolência, risco de queda
Agonismo GABA-A e GABA-B	Sonolência, sedação, rebaixamento de nível de consciência

Além desses efeitos colaterais citados, devemos atentar também para a possibilidade de prolongamento do intervalo QT e *Torsades de pointes*, especialmente com doses elevadas de antipsicóticos e polifarmácia; e interações farmacológicas de medicações clínicas com psicofármacos. Como é difícil memorizar todas as interações possíveis, sempre que possível deve-se utilizar ferramentas de verificação de interações medicamentosas.

Quando um paciente é internado, deve-se verificar, sempre que possível, a sua história clínica, que contém também os antecedentes psiquiátricos e a medicação psiquiátrica em uso atualmente. Deve-se manter a medicação psiquiátrica conforme prescrito, a não ser que haja uma contraindicação formal, possibilidade de interação medicamentosa grave ou avaliação realizada por um psiquiatra ou outro profissional capacitado da equipe que direcione mudanças na prescrição. Caso contrário, a medicação que está colaborando com o tratamento psiquiátrico e proporcionando a estabilidade do paciente deve ser mantida, devendo ser reavaliada ambulatorialmente pelo profissional assistente ou por profissional capacitado da equipe.

Alguns riscos estão associados a uma redução ou retirada abrupta de psicofármacos, como vemos na Tabela 4.

RECEIOS COMUNS DO PROFISSIONAL NÃO PSIQUIATRA

- Síndrome serotoninérgica: a síndrome serotoninérgica é uma entidade clínica que acontece de forma espectral, de leve a grave, cursando com alterações de estado mental (como agitação, ansiedade e *delirium*), hiperatividade autonômica (como diaforese, hipertermia e taquicardia) e alterações neuromusculares (como tremores, mioclonias ou rigidez muscular). Com os ISRSs (inibidores seletivos da recaptura de serotonina), o risco é muito baixo, sendo discretamente maior com os inibidores de recaptura de serotonina e noradrenalina (duais). O maior risco é com os inibidores da monoamino-oxidase (IMAOs), medicações em desuso atualmente. O risco aumenta com polifarmácia e com

Tabela 4 Riscos de retirada abrupta de medicação psiquiátrica

Síndrome de descontinuação/ retirada de antidepressivos	Os antidepressivos, quando retirados muito rapidamente, podem causar uma síndrome de retirada que engloba: piora da ansiedade, tremores, inquietação, cefaleia, sensação de desconforto subjetivo, enjoo, sudorese, sensação de choques na cabeça, irritabilidade, insônia
Síndrome de abstinência	Os benzodiazepínicos e as drogas Z (zolpidem, eszopiclona, zaleplon, zopiclona), quando retirados abruptamente, podem causar uma síndrome de abstinência que consiste em: taquipneia, taquicardia, irritabilidade, tremores, agitação, hiper-reflexia, e em casos mais graves confusão mental e convulsões. Tende a ser mais aguda e intensa com as drogas Z pelo seu menor tempo de meia-vida em comparação aos benzodiazepínicos
Risco de convulsão	Retirada de estabilizadores do humor da família dos anticonvulsivantes pode baixar abruptamente o limiar convulsivo e ocasionar episódios de crise convulsiva mesmo em pacientes sem epilepsia, para os quais essas medicações eram utilizadas para tratamento psiquiátrico
Risco de descompensação psiquiátrica precoce	Os estabilizadores de humor e antipsicóticos, quando retirados abruptamente, mesmo em comparação a uma retirada mais gradual e completa, aumentam a chance de piora e desequilíbrio do quadro psiquiátrico de base, especialmente quadros de transtorno bipolar e quadros psicóticos

doses altas de serotoninérgicos. O manejo deve ser realizado com suporte intensivo, suspensão dos agentes serotoninérgicos e sedação.

- Sonolência excessiva: um dos principais mecanismos de indução de sonolência de antidepressivos e antipsicóticos ocorre através do efeito anti-histamínico e, de forma geral, a ação desse mecanismo chega em um limite em determinada dosagem, e a partir daí pode haver potencialização dos demais efeitos (serotoninérgicos, antidopaminérgicos), mas há pouco ou nenhum aumento da sonolência, e estima-se que cerca de 90% dos receptores anti-histamínicos estão ocupados com uma dosagem de 50 mg de quetiapina, por exemplo. Dessa forma, tende a haver não só uma adaptação do paciente ao efeito anti-histamínico, como também um teto desse efeito.
- Prolongamento de intervalo QT: o prolongamento de intervalo QT está associado a antidepressivos tricíclicos e medicações antipsicóticas, e pode se tornar significativo com polifarmácia ou interação com outras medicações clínicas e com comorbidades cardíacas ou desequilíbrios hidroeletrolíticos. De forma geral, a monoterapia não oferece riscos significativos, mesmo com doses mais elevadas dessas famílias de medicações. As de maior risco são: ziprasidona, haloperidol, clorpromazina, quetiapina em dose alta (> 600 mg/dia), citalopram, escitalopram e tricíclicos. Se for evidenciado prolongamento do intervalo QT

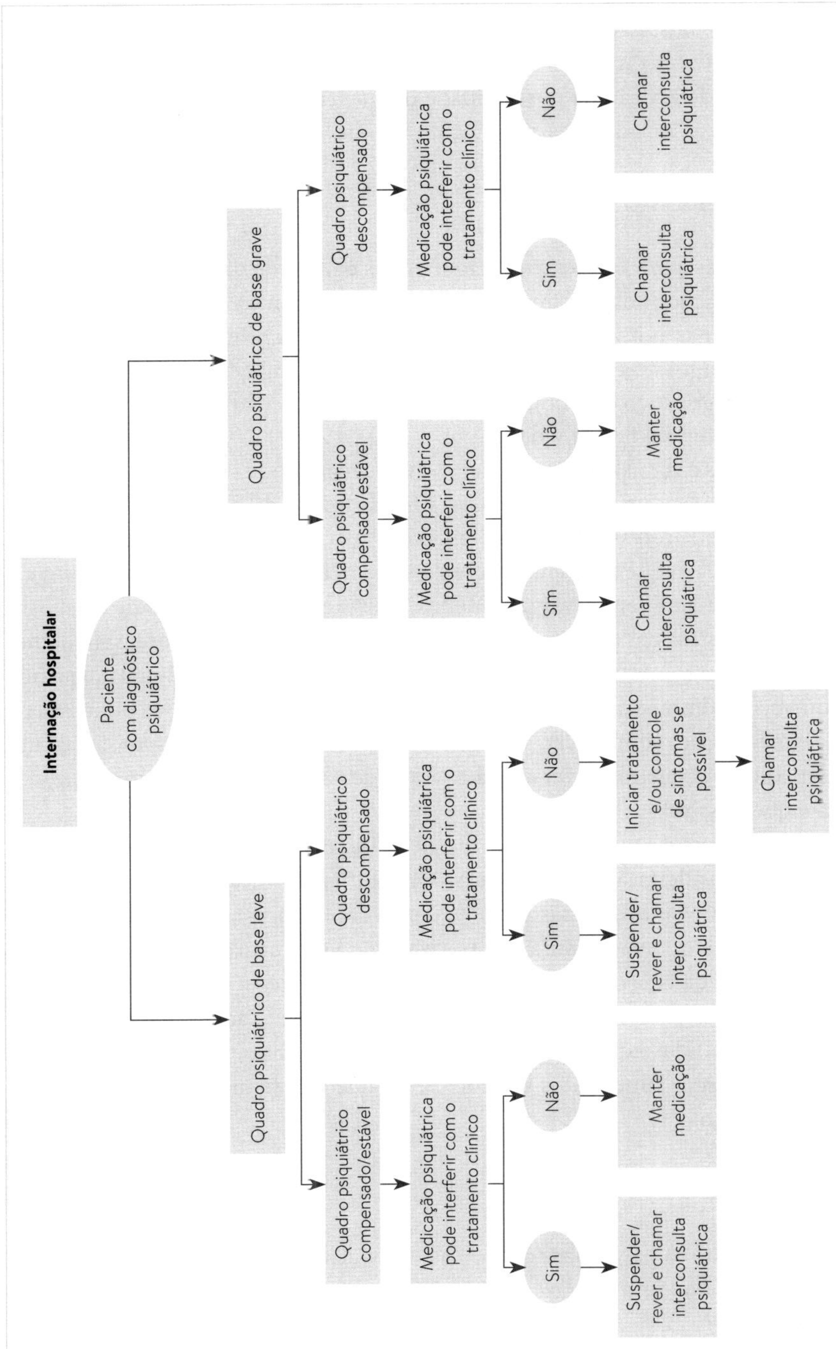

Figura 1 Avaliação e reconciliação medicamentosa dentro da internação.

em paciente hospitalizado, sempre devem ser investigadas e corrigidas causas reversíveis (como hipocalemia, hipomagnesemia, hipocalcemia e hipoglicemia), além de revisão da possibilidade de suspensão ou substituição de outras medicações associadas a essa alteração.

SITUAÇÕES ESPECIAIS

A reconciliação de medicações psiquiátricas é fonte de dúvidas e preocupação durante internações hospitalares, sobretudo para pacientes críticos. É importante, sempre que não houver contraindicações, avaliar a continuidade do uso dessas medicações. Contudo, essa decisão deve considerar também o estado clínico do paciente, o prognóstico e os objetivos de cuidado, particularmente para pacientes que se aproximam do fim da vida.

Em algumas circunstâncias, manter as medicações pode ser inviável, por exemplo, para pacientes sem via enteral para administração de medicações (como em quadros de obstrução intestinal maligna com uso de sonda nasogástrica aberta para drenagem, em que há grande prejuízo à absorção das medicações). Nesses casos, deve-se avaliar alternativas parenterais (por exemplo, possibilidade de substituição de antipsicóticos por alternativas de administração endovenosa, subcutânea ou eventualmente intramuscular, ou antidepressivos por via sublingual, quando disponíveis). Administração por via retal pode ser avaliada para casos pontuais, no caso de medicações compatíveis. Quando houver necessidade de suspensão abrupta de medicações, efeitos adversos da retirada devem ser vigiados e minimizados sempre que possível.

Já para pacientes em cuidados de fim de vida, sem perspectiva de alta hospitalar, deve-se considerar a descontinuação de algumas medicações de uso habitual, especialmente nos últimos dias de vida. Nesse contexto, quando há um plano de cuidados focado exclusivamente na priorização do conforto – e não no prolongamento artificial da vida ou mesmo na reversão de complicações agudas ou controle de comorbidades crônicas –, é apropriado revisar as medicações crônicas em uso. Devem ser mantidas aquelas voltadas ao controle de sintomas e desprescritas as drogas cujos riscos superem os benefícios, ou que não tenham tempo hábil para atingir seu efeito.

CASO EM QUESTÃO

Respondendo às perguntas sobre o caso no início do capítulo:

– Devemos manter a medicação psiquiátrica em uma internação hospitalar por motivos clínicos?

Sim. Sempre que possível devemos manter a medicação psiquiátrica de uso corrente, a não ser que haja claros prejuízos, efeitos colaterais ou interações com o tratamento clínico. No caso do paciente em questão, sabemos que a manutenção da estabilidade para paciente com transtorno bipolar do tipo 1 é um dos maiores preditores de qualidade de vida e prevenção de novos episódios, estando relacionada a melhor aderência a tratamento psiquiátricos e não psiquiátricos e, mesmo que em grande parte dos pacientes seja necessária mais de uma medicação para estabilização do humor, no período de eutimia, uma quantidade menor de medicações pode ser utilizada em comparação com fases depressivas ou maníacas, diminuindo a polifarmácia. Sabemos também que o risco de recaída, quando retirada a medicação, é substancial mesmo em poucos dias.

– *Quais medicações devemos pensar em suspender ou manter em uma internação clínica a depender das intercorrências do paciente?*

O carbonato de lítio tem excreção renal quase que predominantemente, e sua dose terapêutica (0,8 a 1,2 mg/mL) é muito próxima da dose tóxica (acima de 1,8 mg/mL). Variações na ingesta hídrica ou na função renal podem influenciar rapidamente o nível de litemia, por isso é recomendado o monitoramento frequente do nível sérico dessa medicação, e pode ser apropriado rever o seu uso em um contexto de piora clínica. Com relação à quetiapina, além da possibilidade de prolongamento de intervalo QT e da sonolência (sintoma ao qual muitos pacientes se adaptam com mais tempo de uso da medicação), tende a ter poucos efeitos colaterais a curto prazo, no contexto de uma internação, e deve ser mantida, podendo ser ajustada a dose por períodos breves a depender da sonolência do paciente.

– *Quais medicações, se mantidas, podem oferecer riscos clínicos ao paciente durante a internação hospitalar?*

O carbonato de lítio pode oferecer risco caso o paciente apresente desidratação e piora da função renal (secundária a medicações ou ao quadro clínico), podendo evoluir com intoxicação por lítio. A quetiapina pode causar sonolência excessiva em determinados pacientes, especialmente naqueles mais frágeis e com mais fatores contribuintes para a sonolência.

PONTOS IMPORTANTES

- A prevalência de transtornos mentais na população geral é alta, e cerca de 5% da população vai apresentar transtornos psiquiátricos graves e persistentes, compondo um grupo de pacientes para o qual o tratamento psiquiátrico é ainda mais importante e indispensável. Grande parte das pessoas que compõem esses dois grupos fazem uso de psicofármacos de forma contínua.
- Deve haver um motivo clínico ou psiquiátrico para a suspensão de psicofármacos na internação, e a sua suspensão não deve ser o padrão de conduta.

- É preciso conhecer efeitos terapêuticos, efeitos colaterais comuns, vias de funcionamento e vias de administração dos psicofármacos mais utilizados.
- Avaliar a proporcionalidade de manutenção ou retirada dessas medicações também depende do prognóstico, estado clínico e objetivos de cuidado do paciente.

REFERÊNCIAS BIBLIOGRÁFICAS

1. Sivanathan L, Wunsch H, Vigod S, Hill A, Pinto R, Scales DC. Mental illness after admission to an intensive care unit. Intensive Care Medicine. 2019;45:1550-8.
2. Light J, Ruh C, Ott M, Banker C, Meaney D, Doloresco F, et al. The effect of pharmacy-led medication reconciliation on odds of psychiatric relapse at a community hospital. Journal of Pharmacy Practice. 2024;37(2):391-8.
3. National Institute of Mental Health. Mental illness. Disponível em: https://www.nimh.nih.gov/health/statistics/mental-illness.
4. Smolderen KG, Buchanan DM, Gosch K, Whooley M, Chan PS, Vaccarino V, et al. Depression treatment and 1-year mortality after acute myocardial infarction: insights from the TRIUMPH registry (Translational Research Investigating Underlying Disparities in Acute Myocardial Infarction Patients' Health Status). Circulation. 2017;135(18):1681-9.
5. Yohannes AM, Alexopoulos GS. Depression and anxiety in patients with COPD. European Respiratory Review. 2014;23(133):345-9.
6. van Beljouw IM, Verhaak PF, Cuijpers P, van Marwijk HW, Penninx BW. The course of untreated anxiety and depression, and determinants of poor one-year outcome: a one-year cohort study. BMC Psychiatry. 2010;10,1-10.
7. Shalev D, Brewster K, Arbuckle MR, Levenson JA. A staggered edge: end-of-life care in patients with severe mental illness. General Hospital Psychiatry. 2016;44:1.
8. Zumstein N, Riese F. Defining severe and persistent mental illness – A pragmatic utility concept analysis. Frontiers in Psychiatry. 2020;11:648.
9. Zohar J, Stahl S, Moller HJ, Blier P, Kupfer D, Yamawaki S, et al. A review of the current nomenclature for psychotropic agents and an introduction to the Neuroscience-based Nomenclature. European Neuropsychopharmacology. 2015;25(12):2318-25.
10. Stahl SM. Fundamentos de psicofarmacologia de Stahl – Guia de prescrição. 6. ed. Artmed; 2018.
11. Cosci F, Chouinard G. Acute and persistent withdrawal syndromes following discontinuation of psychotropic medications. Psychotherapy and Psychosomatics. 2020;89(5):283-306.
12. Baldessarini RJ, Tondo L, Faedda GL, Suppes TR, Floris G, Rudas N. Effects of the rate of discontinuing lithium maintenance treatment in bipolar disorders. Journal of Clinical Psychiatry. 1996;57(10):441-8.
13. Buckley NA, Dawson AH, Isbister GK. Serotonin syndrome. BMJ. 2014;348.
14. Ali Z, Ismail M, Nazar Z, Khan F, Khan Q, Noor S. Prevalence of QTc interval prolongation and its associated risk factors among psychiatric patients: a prospective observational study. BMC Psychiatry. 2020;20:1-7.
15. Riordan PA, Briscoe J, Uritsky TJ, Jones CA, Webb JA. top ten tips palliative care clinicians should know about psychopharmacology. J Palliat Med. 2019 May;22(5):572-9.

58
Sedação paliativa

Claudia Inhaia
Gabriel Afonso Dutra Kreling

CASO CLÍNICO

Solano homem, 66 anos, casado, portador de fibrose pulmonar idiopática, em uso de oxigênio domiciliar, está em sua terceira internação hospitalar nos últimos dois meses com dispneia progressivamente pior; na semana anterior à última internação, apresentava dispneia ao repouso. É acompanhado ambulatorialmente por uma equipe de Cuidados Paliativos e tem em suas diretivas antecipadas de vontade o desejo de não sofrer medidas invasivas e priorização de qualidade de vida. Procura o pronto-socorro com piora da dispneia e cianose. Na admissão, o paciente estava hipoxêmico, cianótico e com sinais de desconforto respiratório. Após o aumento do suporte de oxigênio, uso de opioides e dose baixa de benzodiazepínicos, bem como a utilização de medidas não farmacológicas, o paciente mantinha-se com queixa de dispneia e dizia estar sofrendo muito.

A maioria dos óbitos no Brasil ocorre em ambiente hospitalar e grande parte desses, em unidades de terapia intensiva. Apesar de não termos dados exatos do cenário brasileiro, a literatura espanhola aponta que cerca de 10% dos óbitos hospitalares ocorrem nas salas de emergência.[1] Desse fato resulta a necessidade de conhecimento, por parte das equipes que trabalham nesses setores, sobre o manejo de pacientes em fase final de vida. Muitos desses pacientes não serão conduzidos dentro dos protocolos clássicos de manutenção e prolongamento de vida, e sim sob a ótica da priorização de conforto. Dentro dessa perspectiva, o conhecimento sobre alívio de sintomas, assim como quando indicar e como realizar a sedação paliativa, é fundamental para garantir que todos os pacientes tenham seu sofrimento aliviado no tempo que preceder a sua morte.

Sedação paliativa é definida pela European Association of Palliative Care (EAPC) como o uso monitorado e proporcional de medicamentos destinados a reduzir a consciência em pacientes com doença limitante da vida, com o objetivo de aliviar sofrimento refratário – seja físico, psicológico ou existencial – de forma eticamente aceitável pelo paciente, seus familiares e a equipe de saúde.

Seu uso não tem por objetivo a morte do paciente, mas sim o alívio de sofrimento refratário; não reduz o tempo de vida,[3,4] mas permite que a doença de base siga seu curso natural, não encurtando nem prolongando o tempo até a morte.[5]

A partir dessa definição, alguns pontos serão esclarecidos e complementados a seguir.

SOFRIMENTO INTRATÁVEL

O sofrimento intratável pode decorrer de questões psicológicas, sofrimento existencial[6] ou de sintomas de difícil controle. Os sintomas que mais frequentemente levam à sedação paliativa são dor, dispneia, *delirium* hiperativo e convulsões.[4]

O sofrimento intratável é um dos componentes do conceito de refratariedade terapêutica que envolve dois componentes: o sofrimento intratável do ponto de vista clínico e intolerável do ponto de vista do paciente.[2]

Consideraremos um determinado sintoma como intratável quando medidas adicionais forem:[7]

1. Incapazes de trazer alívio adequado do sintoma.
2. Incapazes de trazer alívio dentro de um período tolerável.
3. Associadas a efeitos adversos intoleráveis.
4. Associadas a morbidade aguda ou crônica excessiva e intolerável.

É importante reforçar que não é a intratabilidade do sintoma que leva à indicação de sedação paliativa, mas sim o impacto do sofrimento sobre a pessoa que o apresenta. Pacientes com dor refratária, por exemplo, podem preferir submeter-se ao sofrimento do sintoma não controlado para preservar o convívio familiar.

RECURSOS TERAPÊUTICOS

Para considerarmos um sintoma refratário ao tratamento instituído devemos conhecer e saber manejar de forma adequada os recursos terapêuticos (farmacológicos e não farmacológicos) indicados para cada situação.[8] Na emergência, o uso desses recursos, além de representar passo fundamental na indicação da sedação, também permite que a equipe ganhe um tempo precioso para discutir objetivos de cuidado com paciente, familiares ou acompanhantes.

O manejo detalhado de sintomas comuns em pacientes terminais foi abordado em outros capítulos. Antes de optar pela sedação paliativa, deve-se realizar um inventário de medidas cabíveis ou não para aquele paciente, incluindo recursos não medicamentosos. Todas as dimensões do sintoma devem ser avaliadas (física, psicológica, emocional, social e existencial/espiritual), ainda que de forma sucinta. Situações reversíveis e confundidoras devem ser acessadas e tratadas, como retenção urinária, impactação fecal, efeito adverso medicamentoso e abstinência a drogas.[2]

O sofrimento existencial é reconhecido como forma legítima de sofrimento refratário e é um desafio no manejo de pacientes terminais. Desta maneira, sua avaliação e manejo devem ser conduzidos por profissionais capacitados nas dimensões psicológica, social e espiritual, após tentativas terapêuticas apropriadas. A sedação, quando indicada, deve iniciar-se preferencialmente de forma intermitente e com plano de reavaliação.[2]

Finalmente, a indisponibilidade da terapia necessária para alívio do sofrimento também pode tornar um sofrimento refratário, justificando a sedação paliativa. O abandono terapêutico determinado pela ausência de um recurso não deve expor o paciente a um novo abandono, que seria negligenciar o alívio de seu sofrimento.

A Figura 1 sugere o racional para a indicação da sedação paliativa.

Além do uso em situações de sintomas refratários, a sedação paliativa pode ser considerada em casos de eventos catastróficos (por exemplo, em hemorragias graves e incontroláveis), alívio temporário de sintomas extremos (*respite sedation*) e em desmame de suporte ventilatório em fim de vida.[2]

PROXIMIDADE DA MORTE

Outro ponto não explícito na definição é que a sedação paliativa é aplicada na grande maioria das vezes quando a expectativa de sobrevida é de horas, dias ou até poucas semanas.[9] A indicação de sedação paliativa fora desses períodos não é objeto deste capítulo.

CASO CLÍNICO (CONTINUAÇÃO)

Ao reconhecer a dispneia como um sintoma intratável, a equipe conversou com o paciente e sua esposa sobre o quadro clínico de base, a progressão da doença, sobre a intratabilidade do sintoma e propôs o início da sedação paliativa. Após a explicação da equipe, o paciente solicita que não seja sedado, pois gostaria de se despedir da família de maneira consciente. A equipe proporcionou a presença da esposa e das duas filhas do paciente e, após uma breve oração em família, o paciente disse que não tolerava mais a dispneia e que, neste momento, aceitaria ser sedado. Após orientação da equipe e realização do plano terapêutico, optou-se por iniciar sedação contínua, inicialmente superficial, com midazolam. O paciente mantinha um controle inadequado do

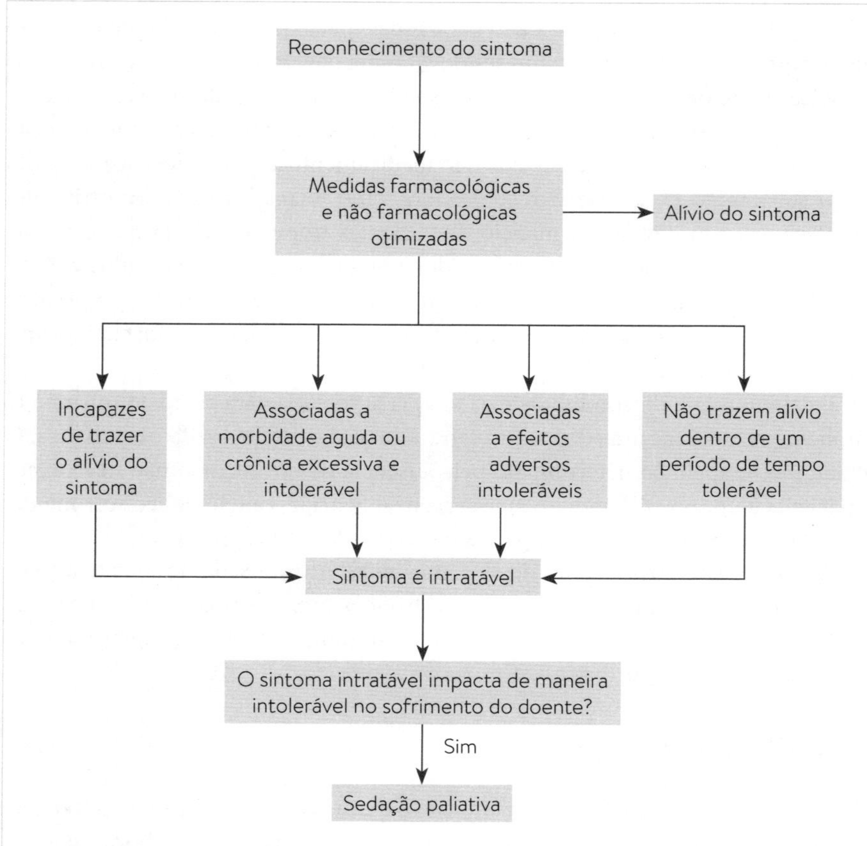

Figura 1 Reconhecimento de sintoma intratável e indicação de sedação paliativa.

sofrimento, sendo necessário aprofundar a sedação, com bom controle após o aumento da dose. A equipe, ao compreender que o suporte de oxigênio já não trazia benefícios ao paciente naquele momento, discutiu com a família a possibilidade de sua retirada. No entanto, diante do desconforto da esposa com essa decisão, optou-se por manter o cateter, uma vez que João não demonstrava incômodo ou desconforto relacionado à presença do dispositivo. Uma vez que o controle da dispneia foi alcançado e o nível da sedação otimizado, o paciente foi encaminhado para um leito reservado na área de observação do pronto-socorro – considerando a ausência de enfermaria de cuidados paliativos no hospital –, com a presença de seus familiares.

CLASSIFICAÇÃO

A sedação paliativa pode ser classificada de acordo com a sua temporalidade e intensidade.

De acordo com a intensidade

- Superficial: também chamada de leve, é aquela que permite ao paciente interagir (verbalmente ou não) com o ambiente e as pessoas ao seu redor. É considerado o nível desejável de sedação. Sempre que for possível controlar o sofrimento com sedação superficial, esta deverá ser preferida.
- Profunda: em algumas circunstâncias, o paciente só ficará confortável quando inconsciente. Nessas condições, que são minoria, teremos de manter o paciente em sedação profunda.

De acordo com a temporalidade

- Intermitente: é aquela realizada em determinados períodos, em geral à noite, visando ao sono mais reparador e mantendo períodos de despertar, que permitem ao paciente convívio familiar e tempo para resolução de assuntos pendentes. Costuma ser utilizada em pacientes com tempo de sobrevida maior, quando existem dúvidas sobre o momento em que o paciente se encontra em sua trajetória de doença e para alívio temporário de sintomas de difícil controle até que outras medidas iniciem seu efeito.[4] Outra indicação é o alívio de sofrimento psicológico ou existencial, situação complexa que foge ao escopo do paciente crítico.
- Contínua: é o uso da sedação de forma contínua, não prevendo períodos de interrupção da infusão após instalação.

O consenso da EAPC de 2024 destaca a importância da proporcionalidade ao escolher o tipo de sedação – leve ou profunda, intermitente ou contínua – e recomenda que sedação profunda seja reservada para situações em que outras modalidades falharam ou em emergências.[2]

COMO PROCEDER

O primeiro passo para iniciar a sedação paliativa é discutir com o paciente e a família sobre essa proposta. Idealmente, essa discussão deve ser iniciada de forma preventiva, para pacientes identificados como tendo alto risco de sintomas refratários ou eventos terminais catastróficos, quando estão conscientes e capazes de comunicar suas preferências. No departamento de emergência, porém, frequentemente não há tempo para esse planejamento, e muitas vezes o paciente não tem condições clínicas para participar da tomada de decisão, que é compartilhada com a família. Em geral, essa discussão passa por esclarecer os objetivos de cuidado, como priorização de conforto, pela revisão dos tratamentos já realizados sem resposta adequada, pela sinalização de sinais de sofrimento[10] e por reassumir o compromisso do cuidado, mesmo que este já não vise tempo, e sim qualidade de vida. O objetivo da sedação paliativa, como única alternativa possível para alívio de sofrimento, deve ser explicado, bem como cuidados e intervenções que serão mantidos nessa fase.

O próximo passo é o esclarecimento da equipe envolvida no cuidado sobre os objetivos da sedação e como ela será realizada. Este é um momento precioso para a educação da equipe e reduz significativamente o desconforto de quem irá manejar o paciente a partir da sedação,[2,11,12] além de reduzir a possibilidade de que informações desencontradas cheguem aos familiares.

A presença da família para o início da sedação, sempre que possível, é desejável. O processo de sedação ocorre com a infusão de dose de ataque, seguida por titulação, que deve ser feita até chegar à menor dose necessária para alívio do sofrimento que motivou a terapêutica. Não há uma meta específica de nível de consciência, a dose é determinada pelo conforto do paciente.[9] No entanto, em geral teremos pacientes confortáveis com níveis de sedação entre –1 e –3 pela *Richmond Agitation Sedation Scale* (RASS), menos comumente –4 e raramente –5.

FÁRMACOS

A European Association for Palliative Care (EAPC), em sua revisão de 2024, propõe uma abordagem escalonada para o manejo farmacológico da sedação paliativa, priorizando a proporcionalidade do tratamento e o uso da menor dose necessária para alívio do sofrimento. O midazolam continua sendo a medicação de primeira escolha, com possibilidade de associação a neurolépticos de baixa potência caso haja resposta insuficiente. O propofol é reservado para situações refratárias às etapas anteriores ou emergências.[2] A sugestão da abordagem escalonada da EAPC de 2024 encontra-se resumida na Figura 2.

Apesar de não ser citado nas recomendações da EAPC de 2024, em alguns contextos da realidade brasileira, o propofol não é uma opção disponível. Nesses casos, são opções ao midazolam os neurolépticos, como a clorpromazina, e nos casos refratários os barbitúricos, como o fenobarbital, sendo boas alternativas e, de maneira geral, amplamente disponíveis.

A escolha do fármaco, a via de administração e o regime posológico devem levar em conta o estado clínico do paciente, com especial atenção a condições como

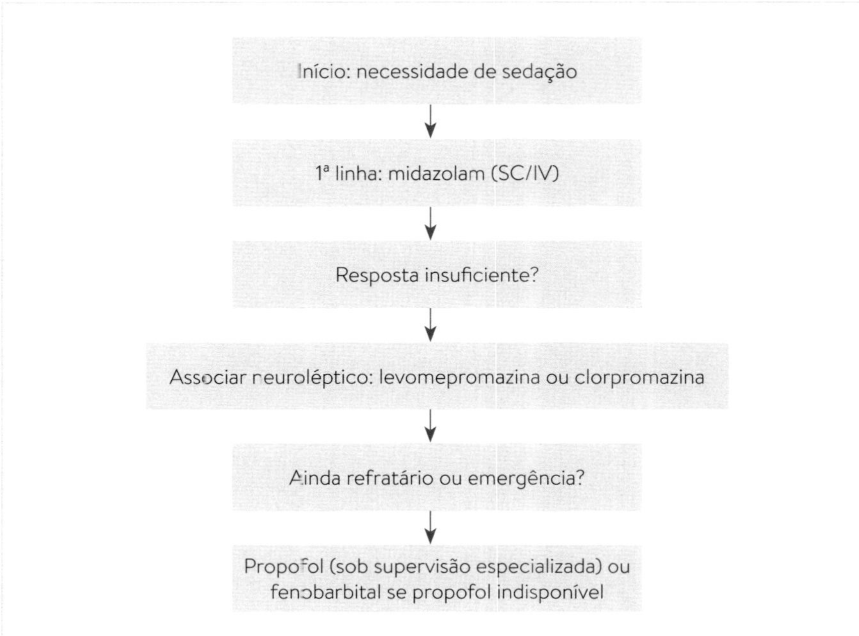
Início: necessidade de sedação
1ª linha: midazolam (SC/IV)
Resposta insuficiente?
Associar neuroléptico: levomepromazina ou clorpromazina
Ainda refratário ou emergência?
Propofol (sob supervisão especializada) ou fenobarbital se propofol indisponível

Figura 2 Sedação paliativa em abordagem escalonada.
Fonte: adaptada de EAPC 2024.

idade avançada, baixo peso, hipoalbuminemia e disfunções hepática ou renal, que exigem ajustes de dose e intervalos mais espaçados. A titulação deve ser cuidadosa e frequente, com monitoramento da resposta clínica e prontidão para intervenções de resgate.[2]

Veja na Tabela 1 como utilizar cada uma dessas medicações.

Para sedação intermitente, a droga recomendada é o midazolam e ela deve iniciar no horário de início do sono e ser interrompida 1 h antes do horário desejado para o despertar.[9]

A cetamina pode ser utilizada na emergência com finalidade sedativa, porém não há evidências que apoiem seu uso para sedação paliativa até o momento. Relatos de caso apontam para uma boa resposta com titulação feita com cetamina 50 mg a cada 15 min.[16]

Tabela 1 Fármacos utilizados em sedação paliativa[4,9,13-15]

Droga	Via	Dose inicial	Manutenção	Dose máxima
Midazolam 5 mg/mL: amp de 3 e 10 mL 1 mg/mL: amp de 5 mL	SC, HDC ou EV	0,03-0,05 mg/kg Repetir se necessário 15/15 min por via SC e HDC ou cada 5 min EV até alívio do sintoma Dose de indução habitual 2,5-5 mg	BIC: 0,02-0,1 mg/kg/h (dose por hora = dose necessária para alívio do sofrimento) Dose habitual 1,5-2,5 mg/h Ajuste de dose a cada 4 horas *Bolus*: 5 mg a cada 4-6 h Idosos, baixo peso, insuficiência renal ou hepática, baixa albumina sérica, reduzir dose para 0,5-1,5 mg/h ou, se *bolus*, aumente intervalo entre as doses para 6-8 h Resgates = dose de indução necessária	20 mg/h
Fenobarbital 100 mg/mL: amp de 2 mL	SC, HDC ou EV	1-3 mg/kg Repetir se necessário 15/15 min	0,5 mg/kg/h Dose usual: 50-100 mg/h	1.600 mg/d
Propofol 10 mg/mL: amp de 10, 20, 50 e 100 mL	EV	20-50 mg	BIC: 20 mg/h com ajuste de 10 mg a cada 15 min até conforto Dose habitual 50-70 mg/h Resgates 10-20 mg a cada 10 min Obs.: estabilidade da solução de 12 h, troca da bolsa não deve demorar mais que 1 min	4 mg/kg/h
Clorpromazina 5 mg/mL: amp de 5 mL	SC, HDC ou EV	12,5 mg	BIC: 3-5 mg/h *Bolus*: 12,5-25 mg a cada 4-12 h	300 mg/d
Dexmedetomidina 100 mcg/mL: amp de 2 mL	EV e relato bem-sucedido de SC	1 mcg/kg por 10 minutos	0,2-0,7 mcg/kg/h	

BIC: bomba de infusão contínua; EV: endovenoso; HDC: hipodermóclise; SC: subcutâneo.

CUIDADOS COM O PACIENTE SOB SEDAÇÃO E ATENÇÃO AOS DETALHES

- Proporcionalidade: um conceito destacado pela atualização das recomendações da EAPC de 2024 é a importância da proporcionalidade. Ou seja, o nível de sedação deve ser ajustado ao mínimo necessário para garantir conforto, evitando sedação excessiva quando possível.[2]
- Registro em prontuário: após tomada a decisão pela sedação paliativa, é importante que todos os passos seguidos sejam descritos em prontuário.[3] Deve ser registrada a doença de base e sua condição de irreversibilidade, o sintoma refratário que levou à sedação paliativa, as medidas adotadas para controle do sintoma que não tiveram resultado, as medicações escolhidas para a sedação, assim como os membros da equipe e da família que participaram da tomada de decisão.[2,3] Não é necessário termo de consentimento específico para dar início ao procedimento, o registro no prontuário médico é suficiente.
- Resgates: a maioria dos pacientes sedados na emergência não será transferida a outros setores do hospital.[1] Logo, a equipe da emergência, além do manejo inicial, deverá acompanhar a evolução dessa sedação. A dose inicial calculada pela titulação nem sempre dará conta da progressão do quadro clínico e ajustes nas primeiras horas são frequentes, devendo-se deixar prescritos resgates na bomba ou em *bolus* pela mesma via utilizada.
- Novos sintomas: é importante atenção a novos sintomas desconfortáveis que podem surgir ao longo da sedação, como impactação fecal, retenção urinária, dor por lesões de pressão. Esses sintomas podem influenciar no conforto do paciente, porém não demandam aumento da sedação, e sim outros cuidados como sondagem vesical, clister e mudança de decúbito ou analgesia. Além disso, pode ocorrer o início de respiração ruidosa conhecida por "sororoca" ou "ronco da morte", que pode levar a grande ansiedade aos familiares e equipe, mas não costuma trazer desconforto para o paciente. O uso de escopolamina para reduzir sua ocorrência, o posicionamento do paciente favorecendo a drenagem da saliva e secreções pulmonares pela boca (p. ex., decúbito elevado com cabeça lateralizada), assim como o adequado esclarecimento da equipe, podem evitar aspirações desnecessárias e desconfortáveis para os pacientes.[17]
- Desprescrição: quando iniciada a sedação paliativa, por definição estamos esperando o desfecho óbito em um período curto. Nessas condições, além de perder seu objetivo terapêutico, muitas medicações perdem a via pela qual são cronicamente administradas, que é a via oral. Sendo assim, após início da sedação deve ser realizada a desprescrição de todas as medicações que não visam controle de sintomas desconfortáveis, como anticoagulantes, hipolipe-

miantes, anti-hipertensivos, hipoglicemiantes etc. Atenção na desprescrição de medicamentos que levam a quadros de abstinência, caso a suspensão seja inevitável em virtude da perda da via de administração. Um exemplo é o baclofeno; deve-se buscar alternativas que possam evitar ou compensar esses sintomas: uma possibilidade é a dexmedetomidina.[18] Medicamentos utilizados para controle de sintomas, como opioides, anticonvulsivantes, antipiréticos, antissecretivos devem ser mantidos.[2]

- Hidratação e nutrição: a decisão sobre hidratação e nutrição deve ser independente da decisão sobre sedação paliativa. O critério principal deve ser o conforto do paciente, considerando riscos e benefícios da intervenção, os desejos previamente expressos e a opinião dos familiares e equipe.[2] É sabido que, no processo ativo de morte, nutrição e hidratação podem levar a aumento de secretividade, edema pulmonar, vômitos, broncoaspiração, distensão abdominal, entre outros sintomas desconfortáveis. Porém, muitas famílias e mesmo equipe entram em grande sofrimento quando essas medidas são restritas. Assim, são importantes o acolhimento e esclarecimento relativo a estas preocupações para prevenir *burnout* e luto complicado.
- Presença da família: emergências em geral e algumas unidades de terapia intensiva são setores de visitação e permanência restritas, no entanto, um paciente em sedação paliativa é um caso que merece flexibilização dos protocolos. A construção de rotinas previamente acordadas com a equipe para estas situações é bastante saudável. A presença de familiares confere transparência ao processo, permite despedidas e reforça a segurança da família em relação às condutas adotadas, devendo ser incentivada sempre que possível. A busca por alternativas como contatos por videochamada em situações que coloquem em risco a saúde dos visitantes, como doenças infectocontagiosas ou contaminação radioativa, deve ser sempre ação das equipes de emergência, apoiadas pela administração das estruturas maiores que as abrigam.
- Cuidados de enfermagem: todas as medidas de higiene e conforto devem ser mantidas, porém o monitoramento dos sinais vitais – principalmente nas últimas horas de vida – deve ser avaliado individualmente. Especial atenção deve ser dada para os cuidados com a pele, vista a má perfusão periférica e o risco de lesões, assim como a impactação fecal e retenção urinária.[13]
- Situações especiais: no cenário da sala de emergência e UTI, muitas vezes a sedação paliativa será prescrita para pacientes com minutos a horas de sobrevida, já em processo ativo de morte. Nessa situação, o início da sedação pode preceder de forma quase imediata a morte e deixar a percepção de que foi o fármaco administrado que levou à morte e não a doença de base. Por esse motivo, a família e a equipe devem ser sempre informadas dessa possibilidade, e o convite às despedidas feito antes do início da sedação. Além disso, a presença do médico durante a

indução e o uso da prática da titulação, iniciando com as menores doses e da forma mais lenta possível, ajudam a minimizar essas ocorrências. Uma metanálise de 2015 que avaliou estudos comparativos entre pacientes sedados e não sedados mostrou evidência de que a sedação NÃO acelerou o processo de morte.[18]

- Eventos catastróficos: a sedação paliativa será um procedimento de emergência quando o sintoma desconfortável for um evento extremamente estressante e agudo, como asfixia, hemorragia (hematêmese e hemoptise volumosas), convulsões ou dispneia súbita grave, mantendo-se o midazolam como a droga de escolha também nessas circunstâncias.[8] Sempre que prevista a possibilidade de algum desses eventos, discussão sobre a sedação de emergência deve ser antecipada com paciente e familiares.[2] Caso as circunstâncias de ocorrência do evento catastrófico não permitam contato com familiares, diante de sofrimento intolerável do paciente, a sedação paliativa deve ser realizada de acordo com o julgamento clínico do médico e da equipe assistentes, considerando que a sedação nessa situação representa a melhor prática clínica.[13]
- Sedação paliativa para extubação: em algumas circunstâncias, o paciente que chega na emergência não tem um histórico claro, ou seus desejos para cuidados de fim de vida não são conhecidos, ou ainda não há clareza do diagnóstico e ocorre a intubação orotraqueal (IOT), que mais tarde é percebida como inadequada para aquela pessoa. Nessas circunstâncias, poderá ser considerada a sedação paliativa, que pode ser um recurso que precede a extubação, visando ao conforto do paciente uma vez fora do suporte ventilatório.

ROTEIRO

A EAPC propõe um roteiro de 10 itens que devem ser analisados no planejamento da sedação paliativa (Tabela 2) que resume o que foi discutido neste capítulo.[2] A sistematização desses pontos importantes visa a garantir o uso adequado dessa modalidade terapêutica, protegendo interesses de pacientes, familiares e equipes de saúde e promovendo a boa prática médica.

Tabela 2 Roteiro para sedação paliativa da European Association of Palliative Care (EAPC)

1.	Discutir de forma preventiva o papel potencial da sedação em cuidados de fim de vida e planejamento de contingência
2.	Descrever a indicação de sedação paliativa
3.	Descrever avaliações e consultas prévias necessárias (garantir avaliação ampla do paciente e da refratariedade dos sintomas)

(continua)

Tabela 2 Roteiro para sedação paliativa da European Association of Palliative Care (EAPC)

4.	Especificar requisitos para obtenção de consentimento (em situações não críticas)
5.	Discutir o processo de tomada de decisão com familiares (após consentimento do paciente)
6.	Indicar a seleção do método de sedação
7.	Indicar titulação de dose, monitoramento do paciente e manutenção de cuidados
8.	Indicar decisões sobre hidratação, nutrição e medicamentos
9.	Indicar necessidades de informação e cuidados da família do paciente
10.	Oferecer suporte para a equipe assistente

CONCLUSÃO

A sedação paliativa é um recurso essencial para garantia da dignidade dos pacientes em sua fase final de vida, quando estiverem enfrentando sintomas desconfortáveis, refratários e intoleráveis. Não deve, portanto, ser considerada recurso de uso corriqueiro, tampouco deve ser retardada quando necessária. Seu uso criterioso, para os pacientes certos e com o preparo adequado de equipe e familiares, conseguirá aos poucos reduzir o estigma associado a esse procedimento, cabendo a todos que se valem dele prezar por isso.

REFERÊNCIAS BIBLIOGRÁFICAS

1. Yuguero-Torres O, López MJ, Cortés E, Boqué C, Navarra M, Jiménez S. Registro MORCAT: descripción de la sedación paliativa y la mortalidad en los servicios de urgencias. Emergencias (Sant Vicenç dels Horts). 2020:118-21.
2. Surges SM, Brunsch H, Jaspers B, Apostolidis K, Cardone A, Centeno C, et al. Revised European Association for Palliative Care (EAPC) recommended framework on palliative sedation: An international Delphi study. Palliat Med. 2024 Feb;38(2):213-28.
3. Verkerk M, van Wijlick E, Legemaate J, de Graeff A. A national guideline for palliative sedation in The Netherlands. J Pain Symptom Manage. 2007;34(6):666-70.
4. Cherny NI. ESMO clinical practice guidelines for the management of refractory symptoms at the end of life and the use of palliative sedation. Ann Oncol. 2014;25(July):iii143-iii152.
5. Beller EM, van Driel ML, McGregor L, Truong S, Mitchell G. Palliative pharmacological sedation for terminally ill adults. Cochrane Database Syst Rev. January 2015.
6. Rodrigues P, Crokaert J, Gastmans C. Palliative sedation for existential suffering: a systematic review of argument-based ethics literature. J Pain Symptom Manage. 2018.
7. Cherny NI, Portenoy RK. Sedation in the management of refractory symptoms: guidelines for evaluation and treatment. J Palliat Care. 1994;10(2):31-8.
8. Santos AFJ, Rodrigues LF (eds.). Manual de terapia de sedação paliativa. 1 ed. São Paulo: Lemar; 2019.

9. KNMG Royal Dutch Medical Association. Guideline for palliative sedation. 2009:1-78.
10. Tursunov O, Cherny NI, Ganz FD. Experiences of family members of dying patients receiving palliative sedation. Oncol Nurs Forum. 2016;43(6):E226-E232.
11. Leboul D, Aubry R, Peter J-M, Royer V, Richard J-F, Guirimand F. Palliative sedation challenging the professional competency of health care providers and staff: a qualitative focus group and personal written narrative study. BMC Palliat Care. 2017;16(1):25.
12. Ziegler S, Merker H, Schmid M, Puhan MA. The impact of the inpatient practice of continuous deep sedation until death on healthcare professionals' emotional well-being: a systematic review. BMC Palliat Care. 2017;16(1):30.
13. Coradazzi AL, Tardelli M, Caponero R. Cuidados paliativos diretrizes para melhores práticas. 1. ed. São Paulo: MG Editores; 2019.
14. Krakauer EL. Sedation at end of life. In: Cherny N, Fallon M, Kaasa S, Portenoy RK. Oxford textbook of palliative medicine. 5. ed. Oxford, United Kingdom: Oxford University Press; 2015.
15. McEwan A, Silverberg JZ. Palliative care in the emergency department. Emerg Med Clin North Am. 2016;34(3):667-85.
16. Shlamovitz GZ, Elsayem A, Todd KH. Ketamine for palliative sedation in the emergency department. J Emerg Med. 2013;44(2):355-7.
17. Tavares de Carvalho R, Afonseca Parsons H (orgs.). Manual de cuidados paliativos ANCP ampliado e atualizado. Acad Nac Cuid Paliativos. 2012:1-592.
18. Laroche J-P. Subcutaneous dexmedetomidine for baclofen withdrawal during palliative sedation. BMJ Support Palliat Care. 2020;10(1):7-9.
19. Beller EM, van Driel ML, McGregor L, Truong S, Mitchell G. Palliative pharmacological sedation for terminally ill adults. Cochrane Database of Systematic Reviews 2015.

59

Sintomas e cuidados negligenciados

Gisela Biagio Llobet
Paula Damaris Chagas Barrioso

Pacientes críticos frequentemente enfrentam uma série de sintomas que, em um cenário ideal, seriam tratados de forma integrada ao controle da doença e ao manejo de seus sofrimentos. No entanto, muitos desses sintomas são negligenciados ou pouco explorados pelos profissionais de saúde, que tendem a priorizar aqueles mais evidentes e descritos na literatura. Isso leva a uma abordagem limitada, na qual sintomas menos frequentes, mas com grande impacto na qualidade de vida e na prevenção de complicações, acabam sendo ignorados.

É essencial que todos os profissionais envolvidos no cuidado do paciente crítico realizem uma avaliação abrangente, identificando e manejando não apenas os sintomas mais comuns, mas também os menos evidentes. Mesmo na ausência de uma equipe especializada, a atenção plena a esses sintomas é fundamental para garantir cuidados completos e adequados.

AVALIAÇÃO E PLANO DE CUIDADOS

- Objetivos da avaliação dos sintomas: identificar, quantificar a intensidade, determinar as causas, incluir no plano de cuidados e reavaliar a resposta ao tratamento.
- Investigação de sintomas menos reportados: deve ser iniciada no diagnóstico, com intervenções incluídas rapidamente conforme necessário para o paciente.
- Anamnese estendida: é crucial para identificar sintomas negligenciados, garantindo que os pacientes possam comunicar seus sofrimentos.
- Pacientes com comprometimento cognitivo ou inconscientes: devem ser avaliados por exame físico detalhado, observação e instrumentos apropriados.

- Revisão das medicações: efeitos colaterais devem ser avaliados como potenciais causas dos sintomas, considerando desprescrição ou substituição quando possível.
- Plano de cuidados: deve priorizar os sintomas mais angustiantes, mas incluir todos os sofrimentos identificados e estratégias de cuidado, tanto durante a internação quanto na alta ou transferência.

SINTOMAS/MANIFESTAÇÕES ORAIS E CUIDADOS COM A BOCA

As manifestações orais em pacientes com doenças crônicas avançadas, em fim de vida ou no processo ativo de morte, são comuns, mas frequentemente negligenciadas pela equipe assistencial. Sintomas como xerostomia, dor orofacial, infecções e alterações no paladar podem impactar diretamente a nutrição, a comunicação e o conforto dos pacientes. A escassez de avaliações sistemáticas e de protocolos institucionais agrava esse cenário, levando à subnotificação e ao manejo inadequado desses sintomas.

A cavidade oral é um local vulnerável, especialmente em pacientes imunossuprimidos, em uso de múltiplas medicações ou submetidos a tratamentos agressivos como quimioterapia e radioterapia. Reconhecer e tratar precocemente as alterações bucais pode melhorar significativamente a qualidade de vida, reduzir sofrimento e prevenir complicações maiores. A Tabela 1 traz os principais sintomas relacionados à cavidade oral e os cuidados sugeridos para aliviá-los.

Tabela 1 Manifestações comuns na cavidade oral e cuidados

Sintomas/manifestação na cavidade oral	Cuidados gerais
Xerostomia: sensação de secura pela diminuição de produção das glândulas salivares e/ou mudança de composição, tornando a saliva mais espessa ou por completa falta de produção.	▪ Avaliação diária que inclua potenciais causadores do sintoma (comorbidades, medicações, regime de higiene oral) e intervenção nos fatores modificáveis. ▪ Manter lubrificação adequada da mucosa oral durante a progressão da doença é essencial para manter a habilidade de comunicação, alimentação, mastigação, deglutição e evitar complicações. ▪ Encaminhar para avaliação multidisciplinar: nutricionistas, dentistas e fonoaudiólogos são essenciais na elaboração do plano de cuidados e intervenções específicas. ▪ Hidratar a boca com pequenos goles de água, uso de gaze embebida em água, chupar gelo, picolé, mascar gomas sem açúcar e hidratar os lábios apresentam efetividade baixa a moderada para controle da xerostomia, porém na prática trazem conforto para o paciente e devem ser estimuladas.
Mucosite oral: é uma inflamação aguda da mucosa oral após quimioterapia e/ou radioterapia. As lesões podem variar desde um eritema a ulcerações irregulares; em casos raros, pode haver necrose do tecido da mucosa oral.	▪ Evitar cafeína, alimentos muito condimentados, álcool e tabaco. ▪ Adaptar a consistência dos alimentos. ▪ A dieta deve ser adaptada de acordo com a queixa do paciente; em pacientes em fase final de vida deve-se priorizar alimentação de conforto e que previna complicações na cavidade oral. ▪ Higiene bucal com escova de cerdas macias 30 minutos depois de cada refeição ou quando necessário, uso de creme dental não abrasivo e fluoretado. Utilização de fio dental quando possível (evitar em pacientes com risco de sangramento).
Infecções: diversas causas (fúngica, bacteriana e viral). Candidíase oral é uma das mais comuns em pacientes com doenças avançadas, chegando a 70%-85% em pacientes com câncer de cabeça e pescoço. O tratamento deve ser proposto de acordo com o agente causador.	▪ Raspadores de língua podem ser uma alternativa para higiene da língua. ▪ Próteses dentárias devem ser removidas e a escovação deve ser feita diariamente com escova apropriada e água morna. Em caso de mucosite/candidíase oral, a dentadura pode ser mergulhada em solução de clorexidina 0,12% ou solução recomendada pelo odontólogo. ▪ Em pacientes inconscientes ou com pouca mobilidade, a higiene bucal deve ser realizada no mínimo duas vezes ao dia ou quando necessário. Pode-se utilizar *swab* ou gaze de algodão embebida em enxaguante bucal com clorexidina 0,12% ou enxaguante sem álcool.

(conrinua)

Tabela 1 Manifestações comuns na cavidade oral e cuidados *(continuação)*

Dor orofacial: é a dor localizada na região da cabeça e do pescoço como consequência de anormalidades em tecidos moles e/ou dentição na cavidade oral. **Alteração de paladar:** mudança do sabor dos alimentos e líquidos, geralmente causada pelo tratamento medicamentoso, cirurgias ou infecções bucais. Em pacientes com câncer pode estar associada ao regime quimioterápico ou radioterápico. Afeta a capacidade de se alimentar, causando perda de peso e perda de apetite.	▪ **Enxaguante bucal caseiro:** pode ser uma alternativa para prevenção de lesões ou cuidado com mucosite oral. Utilizar antes e depois das refeições. **Receita:** 1 colher de chá de bicarbonato de sódio para 240 mL de água morna. ▪ **Chá de camomila**: bochecho do chá de camomila frio 3x ao dia alivia sintomas da mucosite oral pelo potencial anti-inflamatório. ▪ **Medicações:** a xerostomia pode ser tratada com uso de pilocarpina 5-10 mg até 3x ao dia com intuito de aumentar a produção de saliva, especialmente para pacientes que desenvolvem o sintoma como sequela de radioterapia. Lubrificantes orais e saliva artificial podem ser indicados como alternativa para a hidratação da mucosa oral. De modo geral, para pacientes críticos o tratamento não farmacológico da xerostomia tem melhor perfil risco-benefício para essa população. ▪ **Candidíase ou infecções fúngicas:** podem ser utilizados os antifúngicos de forma tópica, como a nistatina ou o miconazol. A nistatina é o fármaco de primeira escolha, pela sua eficácia, baixo custo e poucos efeitos colaterais. Medicamentos, como cetoconazol, fluconazol, flucitosina entre outros, podem ser necessários. ▪ Antibióticos e antivirais devem ser considerados de acordo com a infecção, benefício e fase da doença (ver Capítulo "Antibioticoterapia em Cuidados Paliativos"). ▪ Utilizar analgesia sistêmica e local na presença de dor orofacial ou quando o paciente apresenta incômodo durante a higiene oral. Administrar medicação analgésica 30 minutos antes de qualquer procedimento.

(conrinua)

Tabela 1 Manifestações comuns na cavidade oral e cuidados *(continuação)*

Processo ativo de morte e cuidados com a cavidade oral	▪ Deve se ter como objetivo de cuidado o conforto do paciente e a prevenção de complicações nos últimos dias de vida. ▪ Retirar próteses dentárias para avaliação da cavidade oral, prevenção de lesões e higiene da mucosa oral. ▪ A higiene oral deve ser realizada de acordo com a necessidade e conforto do paciente. Não há mais necessidade de padronizar cuidados, mas sim evitar sofrimentos, portanto, evitam-se atividades programadas durante essa fase. ▪ Pode-se oferecer pequenas lascas de gelo, picolé ou água aos pacientes que estejam acordados. ▪ O paciente que já está nas últimas horas de vida e inconsciente deve estar lateralizado ou posicionado de maneira que promova a drenagem das secreções orais que se acumulam nas vias aéreas e cavidade oral. Uma toalha deve estar próxima ao rosto para absorção das secreções e deve ser trocada sempre que necessário. ▪ Importante que todos os profissionais envolvidos reforcem para familiares e cuidadores sobre os sintomas e sinais comuns do processo ativo de morte, como a sororoca. Posicionamento lateralizado pode auxiliar na diminuição do ruído causado pelo acúmulo de secreção nas vias aéreas. Esse sintoma pode ser angustiante para familiares. ▪ A limpeza do acúmulo de secreções na cavidade oral pode ser realizada com uma gaze de algodão sempre que necessário. Deve-se evitar ao máximo a aspiração das vias aéreas nos últimos dias de vida. O manejo de secreções deve ser feito reduzindo o volume de soluções endovenosas, quando possível, e através de medicações, principalmente anticolinérgicos como a escopolamina. ▪ Os lábios devem ser limpos continuamente e deve-se utilizar lubrificantes à base de água. Deve-se evitar produtos à base de petrolato por serem inflamáveis e terem risco aumentado para aspiração. ▪ Durante os primeiros minutos do óbito a cavidade oral deve ser limpa, próteses dentárias devem ser recolocadas e a cavidade oral deve estar minimamente fechada. Pode ser necessária a utilização de coxim entre a mandíbula e o tórax para manter a boca posicionada de maneira adequada. O paciente deve estar o mais aprazível possível para que a família possa se despedir.

SINTOMAS/MANIFESTAÇÕES OCULARES E CUIDADOS COM OS OLHOS

- Lesões oculares são frequentes em pacientes na unidade de terapia intensiva, com incidência de 3,6 a 60%. Usualmente a exposição excessiva da córnea é o mecanismo envolvido, podendo cursar com olho seco, abrasões da córnea e infecções. Frequentemente negligenciadas no cenário de disfunções orgânicas críticas, tais lesões podem cursar com dano permanente, devendo ser considerado o uso de filmes de polietileno nessa população de pacientes.
- Não há dados na literatura quanto à incidência de lesões oculares em pacientes críticos sob cuidados paliativos. Porém, a atenção ao cuidado com os olhos deve ser incorporada à rotina de controle de sintomas e prevenção de sofri-

Tabela 2 Manifestações oculares e cuidados gerais

Sintomas/manifestações oculares	Cuidados
Diminuição da acuidade visual ou perda de visão: pode ser causada por comorbidades (ex.: glaucoma, diabetes...), utilização incorreta de lentes, acúmulo de secreções, caquexia com perda de massa muscular. **Lesão de córneas:** pode ser causada pela exposição excessiva da córnea sem devida lubrificação ou por inflamação e/ou infecções. **Ressecamento das superfícies dos olhos, córnea e da conjuntiva:** causado pela alteração na qualidade ou falta de produção de lágrimas e ainda na incapacidade de fechamento parcial/total das pálpebras. **Dor ocular:** causada principalmente por comorbidades (ex.: glaucoma), doença de base (ex.: tumores na região dos olhos) ou por procedimentos prévios (ex.: cirurgias) e tratamentos.	▪ Elaborar um plano de cuidados que inclua prevenção de complicações e redução de riscos. ▪ Remover lentes oculares em pacientes internados. ▪ Manter os óculos de grau sempre próximos ao paciente. ▪ Diminuir a luz ambiente e fechar janelas com cortinas pode trazer conforto. ▪ Formas alternativas de comunicação devem ser incluídas como estratégia de cuidado para pacientes com acuidade visual diminuída ou perda total de visão. ▪ Para pacientes com perda de visão e conscientes, sempre que possível manter o mesmo profissional de saúde na prestação de cuidados. O objetivo é favorecer uma relação de confiança. ▪ Utilizar gaze de algodão umidificada com solução de cloreto de sódio 0,9% ou solução indicada pelo oftalmologista para limpeza e remoção do acúmulo de secreções. Utilize gazes de algodão diferentes para cada olho. ▪ Para olhos secos, utilize colírios ou lubrificantes oftalmológicos. A solução de cloreto de sódio 0,9% pode ser uma alternativa para hidratação ocular. ▪ Colírios podem ser aplicados 2-3 vezes ao dia para o ressecamento de córneas.

(continua)

Tabela 2 Manifestações oculares e cuidados gerais *(continnuação)*

	▪ O filme de polietileno pode ser utilizado como proteção em pacientes com risco de lesão ocular e com exposição prolongada da córnea. ▪ **Dor ocular**: uma dose diária de uma solução de 1% de atropina funciona para muitos pacientes, esteroides tópicos também podem ser eficazes; deve-se avaliar custo-benefício devido aos efeitos colaterais. Os anti-inflamatórios tópicos não esteroides podem oferecer alívio, mas também podem causar toxicidade à córnea. ▪ Em casos complexos de dor ocular/tumores, a evisceração e a enucleação podem ser indicadas. Para isso, deve-se levar em consideração a fase da doença, benefícios e desejo do paciente.
Processo ativo de morte: pacientes que se aproximam do óbito podem ter dificuldade de ocluir os olhos, mantendo o seu olhar fixo e as pupilas dilatadas.	▪ Pode ser necessária a oclusão dos olhos com ajuda de gaze de algodão. ▪ A umidificação e a limpeza dos olhos devem ser mantidas até o momento do óbito. ▪ Nos primeiros minutos após o óbito, os olhos devem ser cerrados com delicadeza.

mento. Higiene adequada, uso de colírios lubrificantes simples e manutenção de hidratação suficiente, quando possível, podem ser medidas eficazes para o controle dos sintomas.

- Perda de peso associada à caquexia e significante perda de massa muscular ao redor dos olhos podem causar alteração da posição das pálpebras e consequentemente os olhos podem estar mais ressecados ou se manter abertos até mesmo durante o adormecimento.
- Também é importante avaliar medicações que cursem com ressecamento ocular para sua desprescrição, quando não forem necessárias (embora frequentemente sua suspensão não seja possível, ocasionalmente pode ser considerada redução de dose ou mudança para outra droga).
- Pacientes podem ter sua capacidade visual diminuída com a progressão de algumas doenças e na fase final de vida. É importante que a equipe de saúde esteja atenta, elaborando um plano de cuidados que inclua outras maneiras de comunicação e toque, prevenindo isolamento social desses pacientes.

PRURIDO

- Prurido, ou a sensação desagradável que provoca o desejo de coçar, é um sintoma relativamente pouco prevalente em cuidados paliativos – cerca de 6% de modo geral, porém, até 35% em pacientes internados. Já em pacientes portadores de doença renal crônica em fase terminal, pode ultrapassar os 50%. Devido a seu mecanismo fisiopatológico complexo e natureza frequentemente multifatorial nessa população, seu tratamento pode ser desafiador.

Etiologia

- A etiologia do prurido pode ser dermatológica (como na escabiose e urticária), sistêmica (como na doença renal crônica, neoplasias hematológicas, HIV), neuropática (como o prurido associado à neuralgia pós-herpética), psicogênica ou mista.
- O mecanismo patofisiológico não é totalmente elucidado, mas envolve a transmissão de sinais por fibras C desmielinizadas, tanto sensíveis quanto não sensíveis à histamina e sujeitas a modulação inibitória.
- As causas mais prevalentes são relacionadas à doença renal crônica, síndromes colestáticas, doenças linfoproliferativas, outras neoplasias, imunoterapia para pacientes oncológicos e como efeito adverso de medicações.
- Frequentemente há associação com xerose cutânea, que pode exacerbar o prurido de qualquer natureza.

Importante
Não há abordagem única para o prurido, perante sua natureza multifatorial.

Tratamento não farmacológico

- Para todos os pacientes, são recomendados cuidados gerais com a pele. Deve-se evitar o uso de substâncias contendo corantes, fragrâncias e álcool em contato com a pele. Preconiza-se banho morno, utilizando sabonete neutro, seguido de hidratação com emoliente neutro imediatamente após o banho.
- Deve-se ainda orientar o uso de roupas soltas, com tecidos não irritativos que mantenham a pele seca. A roupa de cama deve estar sempre limpa e esticada para prevenir aumento de prurido e lesões de pele.
- O alívio temporário pode ser obtido a partir de uma compressa fria ou de fluxo de ar direto de um ventilador sobre a pele molhada. Manter a temperatura ambiente fria.

- Emplastro de farinha de aveia: pode auxiliar com prurido causado por dermatite atópica e sensação de pele seca, desde que o paciente não seja alérgico. Receita: utilize uma xícara de farinha de aveia natural sem nenhum aditivo químico para 1 litro de água e aplique a mistura sobre a pele afetada com auxílio de compressa/toalha por 15 minutos. Depois, lave a pele com sabão neutro e água morna, secando a pele com delicadeza.
- Para prurido localizado, podem ser utilizadas soluções contendo cânfora ou mentol. Capsaicina ou lidocaína tópica são alternativas ou, em regiões de pele inflamada, corticoide tópico.
- Manter as unhas curtas ou usar luvas de algodão para reduzir o impacto da fricção e prevenir lesões.
- Secar com tapinhas ao invés de esfregar a pele com a toalha depois do banho.
- Encorajar atividades que forneçam distração do prurido.
- Acupuntura e uso de estimulação nervosa elétrica transcutânea podem ser alternativas como tratamento complementar.

Tabela 3 Causas comuns de prurido e intervenções farmacológicas

Causas	Tratamento farmacológico
Uremia	▪ Paroxetina (5-10 mg) à noite ▪ Mirtazapina (dose inicial 7,5 mg- 15 mg) à noite. Sedativo e possível ganho de peso ▪ Gabapentina (100-300 mg, 3x/semana): eficaz em pacientes sob diálise, mas não para pacientes não candidatos a terapia substitutiva renal (risco de neurotoxicidade) ▪ Alternativas: hidroxizina (10-25 mg/dia) ou sertralina (25-50 mg/dia)
Colestase	▪ Paroxetina (5-10 mg) à noite ▪ Colestiramina (4-16 mg/dia): tratamento inicial para pacientes com prognóstico superior a poucas semanas ▪ Alternativas: ondasetrona; dexametasona (4-8 mg/dia), sertralina (75-100 mg/dia) ou mirtazapina (dose inicial 7,5 mg-15 mg-30 mg/dia)
Doenças hematológicas ou síndrome paraneoplásica	▪ Paroxetina, sertralina ou mirtazapina com ou sem associação a gabapentinoides como tratamentos de primeira linha ▪ Para linfoma, corticoides podem ser benéficos
Prurido psicogênico	▪ Antidepressivos ISRS: paroxetina, fluoxetina, escitalopram ▪ Mirtazapina ▪ Benzodiazepínicos ▪ Risperidona
Prurido neuropático	▪ Gabapentina, pregabalina e capsaicina tópica
Prurido associado ao opioide	▪ Se o prurido for causado pela morfina, pode responder a hidroxizina. Caso o prurido seja intenso e anti-histamínico não seja eficaz, considerar a rotação do opioide

LINFEDEMA E EDEMA

- Edema é o extravasamento de líquido para o interstício, através do desequilíbrio entre a filtragem capilar e a reabsorção venolinfática. Linfedema refere-se ao inchaço crônico devido a acúmulo de líquido rico em proteínas no interstício, secundário a distúrbios na drenagem linfática. É condição com prevalência variável em pacientes portadores de neoplasias, como resultado do próprio câncer ou de seu tratamento.
- O acúmulo de líquidos pode promover sensação de peso ou dor, reduzir a mobilidade do paciente, predispor a infecções, além do impacto negativo para a autoimagem e qualidade de vida do paciente.

Etiologia

- Edema em pacientes portadores de doenças terminais frequentemente é multifatorial, associado a redução de mobilidade, hipoalbuminemia, hipertensão venosa e uso de medicações.
- Linfedema ocorre mais frequentemente em membros inferiores, porém também pode ocorrer nos membros superiores. Ocorre como resultado da própria presença do tumor, após linfadenectomia para tratamento oncológico cirúrgico, como sequela após radioterapia ou após infecções de repetição.
- Deve ser realizada avaliação cuidadosa para identificar causas potencialmente reversíveis, como trombose venosa, insuficiência cardíaca descompensada que possa responder a diuréticos e vasodilatadores, ascite tensa, anemia importante. Caso não seja identificada causa reversível, tratamento medicamentoso com diureticoterapia ou reposição de albumina têm pouco ou nenhum efeito no acúmulo de líquido nessas circunstâncias.
- Contenção mecânica é uma intervenção que deve ser evitada no paciente crítico em geral (por estar associada a piores desfechos clínicos) e especialmente no paciente em cuidado paliativo, podendo agravar o edema e lesar a pele, além de ser extremamente desconfortável e associada a uma percepção de perda de dignidade.

Manejo não farmacológico

- A compressão é uma das melhores alternativas para o manejo de linfedema. Pode ser realizada de várias maneiras: bandagens, peças de vestuário de compressão elástica, envoltórios de compressão de velcro e equipamentos pneumáticos intermitentes como botas pneumáticas.

- Elevação do membro, massagens/drenagem linfática, uso de meias compressivas, estímulo (quando possível) à mobilidade do paciente e cuidados com a pele são intervenções mais indicadas, além da orientação do paciente e do familiar quanto ao caráter muitas vezes crônico e pouco responsivo à medicação do sintoma.
- É importante incluir estratégias de prevenção de lesões devido à fragilidade da pele em membros edemaciados. O cuidado com a pele é essencial.

Importante
Técnicas de compressão devem ser aplicadas com cautela em pacientes com câncer avançado e especialmente os que apresentam hipoalbuminemia. O edema pode ser deslocado para outras regiões, causando complicações.

Farmacológico

- Não há medicações que resultem em melhora expressiva do linfedema.
- Quando houver causa subjacente ou contribuinte potencialmente reversível (como insuficiência cardíaca descompensada, cor anêmico, trombose venosa profunda, hipotireoidismo) e o prognóstico e valores do paciente foram compatíveis com esse tratamento, deve-se medicar a causa associada (considerar diurético, transfusão de hemocomponentes com parcimônia, anticoagulação, reposição de hormônio tireoidiano).
- No caso de celulite ou tinea associadas, está indicado o uso de antibiótico ou antifúngico, conforme o caso.

MIOCLONIAS

- Mioclonia, o movimento involuntário com contração ou perda do tônus de músculos ou grupos musculares, é um sintoma incomum em pacientes sob cuidados paliativos. Porém, mioclonias recorrentes podem ser desconfortáveis para pacientes conscientes ou para familiares e podem ser de difícil manejo.

Etiologia

- Pode ser desencadeada por alterações metabólicas, como insuficiência renal ou hepática ou distúrbios hidroeletrolíticos, doenças neurodegenerativas como doença de Parkinson, tumores primários ou metastáticos para sistema nervoso central, ou uso de medicações como opioides, antidepressivos tricíclicos, antipsicóticos e anticonvulsivantes ou, ainda, em decorrência de determinadas imunoterapias.

Tratamento

- Deve-se avaliar a suspensão de neurolépticos. Neurotoxicidade induzida por opioides deve ser avaliada, sendo preconizada hidratação (para pacientes que tolerem), associada à redução de dose ou rotação do opioide.
- Caso o sintoma seja refratário, pode-se utilizar benzodiazepínicos (clonazepam 0,5 mg ou midazolam em bomba de infusão contínua).

FEBRE

- Febre é a elevação da temperatura corporal acima de valores normais, mediada por citocinas, em resposta a doenças ou condições que alteram o ponto de regulação do termostato hipotalâmico.

Etiologia

- Apresenta prevalência variável em pacientes sob cuidados paliativos, sendo que processos infecciosos são a etiologia mais comum, porém, também pode ser desencadeada por neoplasias, uso de medicações ou, menos frequentemente, abstinência a medicações (como benzodiazepínicos).

Tratamento não farmacológico

- O controle da febre deve iniciar pelo tratamento do fator causal, quando aplicável. A investigação da etiologia da febre deve levar em consideração o diagnóstico da doença de base, prognóstico e objetivos de cuidado do paciente. Caso compatível com seu planejamento de cuidados, a investigação de foco infeccioso ou antibioticoterapia empírica devem ser consideradas.
- Caso a suspeita seja de febre induzida por medicações (como penicilinas, cefalosporinas e fenitoína), deve-se suspender a droga.
- Febre como resultado de síndrome paraneoplásica é diagnóstico de exclusão. Em geral, é responsiva a anti-inflamatório, apresentando defervescência em até 24 h após administração de naproxeno em mais de 90% dos pacientes.
- Medidas não farmacológicas, como resfriamento e ventilação do ambiente, uso de roupas leves e soltas, manutenção de hidratação adequada são úteis.
- Resfriamento com água fria ou bolsas de soro resfriado em geral deve ser evitado, pois, apesar de auxiliar na redução da temperatura, é fonte de desconforto devido a efeitos vasomotores e calafrios.
- É possível que o resfriamento corporal traga mais desconforto ao paciente do que a febre em si, portanto, para pacientes em condições de se comunica-

rem, deve ser avaliado o grau de sofrimento com o sintoma para considerar o tratamento.

- Medidas comportamentais como técnicas de relaxamento e respiração também devem ser consideradas sempre que possível de serem aplicadas.
- A educação e a orientação de pacientes e familiares são essenciais para a redução do sofrimento associado à febre em fim de vida.

Tratamento farmacológico

- Pode ocorrer em paralelo à investigação e tratamento da causa subjacente, quando possível e indicado. Analgésicos simples como dipirona (1 g até de 4/4 h) e paracetamol (até 3 g/dia ou 2 g/dia em pacientes idosos, nefropatas ou hepatopatas) são efetivos. Na suspeita de febre de origem tumoral, o tratamento oncológico é a medida mais eficaz. Porém, quando não indicado ou possível, há preferência no uso de anti-inflamatórios (como naproxeno, 250 mg de 12/12 h) para controle sintomático.

SUDORESE

- Sudorese é a resposta fisiológica do organismo à elevação da temperatura, como modo de promover perda de calor.
- Hiperidrose é definida como sudorese excessiva, além do que seria necessário para a regulação de temperatura.

Etiologia

- A hiperidrose é rara como condição primária, afetando 3% da população. A secundária pode estar associada a alterações neurológicas, endócrinas ou metabólicas, atividade tumoral, infecções e medicações. Para pacientes submetidos a terapias de bloqueio hormonal ou castração, como no câncer de mama e de próstata metastático, a sudorese pode vir associada a taquicardia, rubor, alterações somáticas, comportamentais e emocionais, semelhantes a "fogachos". Sudorese afeta de 5 a 28% dos pacientes sob cuidados paliativos.

Tratamento

- Medidas não farmacológicas semelhantes às utilizadas para o controle da febre, como resfriamento e ventilação do ambiente, uso de roupas leves e soltas preferencialmente de algodão e manutenção de hidratação adequada também devem ser utilizadas.

- Caso a sudorese esteja relacionada a alterações hormonais, uso de antidepressivos ISRS (como paroxetina, fluoxetina ou escitalopram) ou gabapentina pode ser avaliado. O uso de reposição hormonal normalmente não está indicado para este perfil de pacientes.

INSÔNIA

- Insônia, o prejuízo do sono associado à dificuldade em iniciar ou manter o sono ou, ainda, à sensação de que o sono não é reparador, é sintoma frequente em pacientes sob cuidados paliativos (cerca de 70%) e em pacientes hospitalizados, acometendo cerca de 60% dos pacientes admitidos em unidade de terapia intensiva.
- Sono de má qualidade tem impacto negativo relevante, cursando com ansiedade, piora de funcionalidade e redução da qualidade de vida.

Etiologia

- Diversas condições são associadas à piora da qualidade do sono. Sintomas físicos mal controlados (como dor, dispneia e tosse), sintomas emocionais (como ansiedade, medo, raiva e preocupações), fatores ambientais (como excesso de ruído e luminosidade, interrupções noturnas para medicações ou procedimentos) e efeitos adversos de medicações (notadamente corticoides e antidepressivos) podem contribuir para a insônia e devem ser avaliados e ajustados quando possível.

Tratamento

- Tratamento agressivo de sintomas físicos não controlados é passo essencial no manejo da insônia.
- Indica-se o ajuste de horário de corticoides e psicoestimulantes para o período da manhã, para pacientes internados com distúrbios do sono.
- Medidas não farmacológicas, incluindo estratégias já consolidadas para higiene do sono, devem fazer parte do tratamento para todos os pacientes.
- Especialmente para pacientes internados, é essencial reduzir a exposição à luz e ruídos à noite. Deve-se aventar a possibilidade de agrupar medicações e procedimentos para minimizar interrupções no período de descanso. Durante o dia, se possível, estimular o paciente e reduzir a frequência de cochilos também têm impacto na melhora do padrão de sono.
- Quanto aos sintomas emocionais, conversar com os pacientes sobre suas preocupações, oferecendo espaço para compartilharem a sobrecarga dessas questões, pode ter efeito terapêutico.

- O tratamento farmacológico deve ser cuidadosamente ponderado de acordo com a funcionalidade/fragilidade do paciente, sofrimento associado ao sintoma e prognóstico, uma vez que medicações utilizadas para o tratamento da insônia cursam com efeitos adversos importantes. Sempre que possível, deve-se usar o efeito colateral de medicações utilizadas para tratar outros sintomas como aliado no controle da insônia (por exemplo, mirtazapina 15 mg/noite para pacientes com sintomas depressivos e inapetência, gabapentina ou pregabalina com elevação da dose noturna para pacientes com dor neuropática, quetiapina ou clorpromazina para pacientes com *delirium*).
- Benzodiazepínicos cursam com elevação do risco de *delirium*, sonolência diurna e quedas, porém são aliados importantes no tratamento de diversos sintomas em pacientes sob cuidados paliativos. Caso exista indicação em seu uso, pode-se considerar aumento da dose no período noturno ou mesmo sedação paliativa intermitente (por exemplo, das 22 h-6 h) para pacientes com insônia refratária e elevado impacto na qualidade de vida.

CONSIDERAÇÕES FINAIS

Embora a maioria das pessoas prefira falecer em casa, a maioria dos óbitos ainda ocorre em hospitais – muitos em UTIs ou emergências, ambientes pouco adequados para o fim da vida. A falta de preparo em cuidados paliativos e o ambiente hospitalar agitado dificultam um desfecho digno.

Medidas simples podem melhorar essa experiência: oferecer privacidade com biombos ou quartos, permitir a presença de familiares e desligar monitores para reduzir ruídos, explicando que isso visa garantir paz, não reduzir cuidados.

A comunicação deve ser empática e clara, orientando sobre mudanças naturais do processo de morte. O acolhimento e o respeito à dignidade são fundamentais.

Nos últimos dias ou horas, pacientes e famílias enfrentam angústias e necessidades emocionais, sociais e espirituais. A equipe deve se apresentar, acolher e garantir apoio, respeitando práticas culturais e religiosas, com suporte de líderes espirituais, psicólogos e assistentes sociais, quando necessário.

REFERÊNCIAS BIBLIOGRÁFICAS

1. Fleming M, Craigs CL, Bennett MI. Palliative care assessment of dry mouth: what matters most to patients with advanced disease? Support Care Cancer. 2020 Mar;28(3):1121-9.
2. Riley P, Glenny AM, Hua F, Worthington HV. Pharmacological interventions for preventing dry mouth and salivary gland dysfunction following radiotherapy. Cochrane Database Syst Rev. 2017 Jul 31;7(7):CD012744.

3. Alansari MA, Hijazi MH, Maghrabi KA. Making a difference in eye care of the critically ill patients. J Intensive Care Med. 2015 Sep;30(6):311-7
4. Siemens W, Xander C, Meerpohl JJ, Antes G, Becker G. Drug treatments for pruritus in adult palliative care. Dtsch Arztebl Int. 2014 Dec 12;111(50):863-70.
5. Cobbe S, Real S, Slattery S. Assessment, treatment goals and interventions for oedema/lymphoedema in palliative care. Int J Palliat Nurs. 2017 Mar 16;23(3):111-9.
6. Santini D, Armento G, Giusti R, Ferrara M, Moro C, Fulfaro F, et al.; ESMO Guidelines Committee. Management of orphan symptoms: ESMO Clinical Practice Guidelines for diagnosis and treatment†. ESMO Open. 2020 Nov;5(6):e000933.
7. Zhukovsky DS. Fever and sweats in the patient with advanced cancer. Hematology/Oncology Clinics of North America. 2002;16(3):579-88.
8. PDQ Supportive and Palliative Care Editorial Board. Hot flashes and night sweats (PDQ®): Health Professional Version. 2021 Jul 27. In: PDQ Cancer Information Summaries [Internet]. Bethesda (MD): National Cancer Institute (US); 2002. Disponível em: https://www.ncbi.nlm.nih.gov/books/NBK65745/.
9. Medrzycka-Dabrowska W, Lewandowska K, Kwiecień-Jaguś K, Czyż-Szypenbajl K. Sleep deprivation in intensive care unit – systematic review. Open Med (Wars). 2018 Sep 8;13:384-93.
10. Induru RR, Walsh D. Cancer-related insomnia. Am J Hosp Palliat Care. 2014 Nov;31(7):777-85.
11. Dawood M. End of life care in the emergency department. Emerg Med J. 2020 May;37(5):273-8.
12. Cook D, Rocker G. Dying with dignity in the intensive care unit. N Engl J Med. 2014 Jun 26;370(26):2506-14.
13. Hayakawa LY, Matsuda LM, Inoue KC, Oyamaguchi EK, Ribeiro E. Lesão de superfície ocular em unidade de terapia intensiva: ensaio clínico auto-pareado. Acta Paul Enferm. 2020;eAPE20180279.
14. Torres SR, et al. Candidíase oral em pacientes internados em UTI. Rev Bras Odontol. 2014;71(2):176-9.
15. Dias HM, et al. Cuidados paliativos odontológicos a pacientes com câncer de cabeça e pescoço em Unidades de Terapia Intensiva: uma revisão integrativa da literatura. Research, Society and Development. 2021;10(15):e143101522902.
16. Elad, et al. MASCC/ISOO Mucositis Guideline. 2020.
17. Buduhan V, et. al. Symptom management guidelines: xerostomia. BC. Cancer.
18. Mercadante S, Porzio G, Valle A, et al. Orphan symptoms in advanced cancer patients followed at home. Support Care Cancer. 2013;21:3525-8.
19. Cherny N, Fallon MT. et al. (eds.) Oxford Textbook Palliative Medicine. Oxford University Press; 2021.
20. Boehlke C, Joos L, Coune B, Becker C, Meerpohl JJ, Buroh S, et al. Pharmacological interventions for pruritus in adult palliative care patients. Cochrane Database Syst Rev. 2023 Apr;4:CD008320.
21. Campos F. Arsenal farmacoterapêutico para manejo de prurido [Internet]. Instagram. 2023 março 18 [citado em: 2025 abr 7]. Disponível em: https://www.instagram.com/nanda palifarma/?__d=1%3F%2F.

60

Canabinoides em cuidados paliativos

Paula Salvador de Toledo
Márcio Veronesi Fukuda

CASO CLÍNICO

JMC, 48 anos, feminino, portadora de adenocarcinoma de cólon metastático há 3 anos, em quimioterapia paliativa a cada 2 semanas. ECOG 2. Antecedentes pessoais: hipertensão arterial sistêmica.

Paciente em uso de canabinoide como terapia adjuvante no controle de náuseas e vômitos refratários associados a quimioterapia (QT), utilizava entre D0 e D5 da QT (produto *full spectrum* – CBD:THC 2 mg sublingual 3x ao dia). Há 2 meses, refere que percebeu melhora no apetite e na palatabilidade dos alimentos com uso do óleo e passou a fazer uso diário contínuo 2x ao dia.

Admitida no pronto-socorro com quadro de dispneia intensa súbita. Nos exames da admissão, evidenciado tromboembolismo pulmonar, além de ascite volumosa.

Conduta: internação, anticoagulação plena e paracentese de alívio.

Dúvidas da equipe:

– Devo manter o uso do canabinoide durante a internação? Se suspender, há risco de síndrome de abstinência?

– Existe risco aumentado de sangramento para a paracentese ou relacionado a algum outro procedimento?

– Existe alguma interação medicamentosa perigosa que devemos evitar?

IMPORTÂNCIA DE ESTUDAR ESSE TEMA

Um dos princípios fundamentais dos Cuidados Paliativos é a promoção e melhoria da qualidade de vida dos indivíduos que convivem com condições de saúde graves e ameaçadoras à vida. Essas situações, especialmente em fases mais avançadas do adoecimento, costumam trazer uma série de sintomas físicos e psíquicos, bastante variados e potencialmente incapacitantes, de modo que atingir um controle satisfatório deles é ponto central de nossas intervenções. No entanto, na prática cotidiana do cuidado paliativo é frequente nos depararmos com dificuldades em obter sucesso pleno por meio de intervenções farmacológicas, seja por efeitos colaterais, dificuldades de acesso e de adesão, ou mesmo por limitações de uso inerentes às situações clínicas complexas. Além disso, com o envelhecimento populacional e o aparecimento de novas linhas de opções de tratamentos modificadores de doença em diversas áreas da medicina, temos um aumento importante do número de sobreviventes. Infelizmente, nem sempre o aumento na expectativa de vida vem acompanhado do aumento da qualidade de vida.

Desse modo, existe uma demanda grande e crescente pela busca de novas opções terapêuticas que possam de alguma maneira suprir essas necessidades, movimento no qual vem ganhando bastante destaque a exploração do uso medicinal da planta cannabis. Apesar de seu potencial terapêutico ser reconhecido pela humanidade há séculos, seu uso e desenvolvimento foram descartados e rechaçados em especial na primeira metade do século XX, em virtude de movimentos sociais e políticos da época, e só nas últimas décadas têm voltado a ser efetivamente pesquisados.

Como será descrito de maneira resumida a seguir, o racional fisiológico e farmacológico por trás do efeito medicinal dos derivados da cannabis tem algumas distinções importantes da farmacopeia habitualmente usada na Medicina Ocidental, o que traz, além de impactos no seu uso prático, dificuldades na exploração epidemiológica da real eficácia de tais medicamentos. Assim, apesar de na literatura médica ainda existir carência de evidências tradicionais mais robustas (principalmente com base em ensaios clínicos randomizados e controlados), observa-se grande disparidade entre esse corpo de dados e as chamadas "evidências do mundo real". Com isso, existe uma busca cada vez maior pelo uso desses produtos por parte dos pacientes e familiares, e uma necessidade crescente de conhecimentos a respeito por parte dos profissionais da saúde, trazendo inseguranças e potenciais de distorções de ambos os lados.

O QUE SÃO CANABINOIDES, SISTEMA ENDOCANABINOIDE E EFEITO COMITIVA

No Brasil, utiliza-se o termo "produtos baseados em (ou derivados de) cannabis (PBC)" de maneira ampla para designar as formulações contendo substâncias específicas da espécie *Cannabis sativa L.*, sejam extratos totais ou parciais da planta, substâncias isoladas ou análogos sintéticos; já foram identificados nessa espécie mais de 500 tipos de compostos químicos bioativos distintos, sendo os de principal relevância clínica atual o canabidiol (CBD) e o delta-9-tetra-hidrocanabinol (THC).

No final do século XX, a partir do estudo do efeito *in vivo* desses compostos, foram descobertos seus alvos primários de ação celular: receptores de membrana específicos ligados à proteína G, denominados receptores canabinoides, com dois tipos principais (CB1r e CB2r). Essas descobertas levaram ao reconhecimento de uma nova via de comunicação intercelular, mediada por esses tipos de receptores e por ligantes endógenos (anandamida e 2-araquionoil-glicerol), a qual foi denominada sistema endocanabinoide (SEC); convencionou-se chamar de "canabinoides" as substâncias que interagem com esse sistema, sejam elas de origem endógena (endocanabinoides) ou encontradas na planta (fitocanabinoides).

O SEC é um sistema bastante complexo, distribuído quase universalmente nos órgãos e tecidos de mamíferos superiores, e que funciona de modo muito variado e ainda não plenamente compreendido. Em geral, o SEC parece desempenhar uma função pró-homeostática específica relacionada ao papel fisiológico do tecido em questão, levando a uma enorme gama de efeitos potencialmente terapêuticos na sua manipulação (regulação de resposta inflamatória, imunomodulação, ciclo sono-vigília, nocicepção, metabolismo, neurotransmissão/excitabilidade neuronal, entre outros). Como citado, seus principais receptores são o CB1r (presente majoritariamente no sistema nervoso central e periférico, tanto em neurônios quanto em células da glia, especialmente os astrócitos) e o CB2r (presente principalmente em órgãos periféricos relacionados ao sistema imune, incluindo células da micróglia), mas seu grau de expressão e distribuição pode variar de maneira significativa conforme o contexto fisiológico (gênero, idade, composição corporal etc.) e situações fisiopatológicas (inflamação, trauma, desbalanços hormonais), o que em parte explica a grande variabilidade de efeitos dos mesmos canabinoides em situações distintas. Mais recentemente, e com novas descobertas, entendemos o SEC como sistema endocanabinoide expandido, também conhecido como endocanabinoidoma, que vai além dos receptores clássicos CB1 e CB2. Essa ampliação de conceito reflete o reconhecimento de que os efeitos dos canabinoides – tanto endógenos quanto exógenos – envolvem uma rede complexa de receptores – incluindo receptores nucleares (PPAR-α/γ), receptores acoplados à proteína G (GPR55), de canais iônicos (TRPV1), dopaminérgicos, serotoninérgicos (5HT1A) e outros –, enzimas (FAAH, MAGL, COX-2, CYP450) e moléculas bioativas.

Quanto à ação dos principais fitocanabinoides, sabe-se que o THC tem efeito agonista parcial aos CB1r (sendo também o principal responsável pelo efeito psicotrópico da cannabis), e o CBD age de maneira moduladora alostérica negativa sobre os receptores CB1r e CB2r – em certa medida, "contrabalanceando" os efeitos do THC. Além disso, existem dezenas de outros fitocanabinoides (e outras substâncias) presentes na planta, com ações no SEC e interações entre si de maneira análoga à citada acima. Esses fatores têm uma importância prática muito grande, pois são o fundamento teórico pelo qual se explica uma característica observada no uso dos PBC: o chamado efeito comitiva (ou "***entourage***"), que se refere ao efeito amplificado dos extratos completos da planta (que têm, em geral, faixas terapêuticas mais amplas e menor toxicidade) quando comparados ao uso de formulações isoladas para o mesmo fim.

Os PBC apresentam uma enorme variabilidade em termos de composição e vias de administração. Além disso, as demandas de uso e respostas clínicas esperadas são extremamente variadas entre pacientes distintos, de maneira que o racional prescritivo de tais medicamentos é baseado em titulação individualizada de dose conforme resposta e tolerabilidade, e não em alvos pré-fixados de doses terapêuticas. De uma maneira geral, devido ao efeito comitiva, há uma tendência em preferir-se para a maior parte das situações os chamados compostos "*full spectrum*" (contendo todos os derivados da planta, ainda que em diferentes proporções, habitualmente discriminados com base na concentração específica de CBD e THC). Menos comumente, pode haver a prescrição dos produtos "*broad spectrum*" (sem THC, quando há restrição específica para esse uso) ou ainda compostos isolados (naturais ou sintéticos).

Todos esses aspectos, além de representarem um empecilho importante para comparações em análises epidemiológicas, fazem com que na prática clínica possamos nos deparar com situações muito distintas de formas de uso. Considerando as questões práticas e econômicas envolvidas na prescrição e no uso médico de canabinoides no Brasil, bem como os aspectos regulatórios vigentes e na ocasião da confecção do presente capítulo, a maneira de uso mais comum atualmente observada é na forma de óleos *full* ou *broad spectrum,* obtidos via importação, adquiridos nas grandes redes de farmácias ou em associações de pacientes, mas em composições e qualidade muito variáveis de produto para produto.

INDICAÇÕES DE USO EM CUIDADOS PALIATIVOS

Traremos aqui algumas indicações de uso especialmente no cenário dos cuidados paliativos, ressaltando que, até o momento, segundo as evidências atuais, esses produtos podem ser utilizados como terapia adjuvante no controle de sintomas, dificilmente como primeira escolha no tratamento.

Epilepsia refratária

Uma das primeiras publicações a evidenciar as propriedades antiepilépticas dos extratos de *Cannabis sativa* é de 1973, e contou com a colaboração de pesquisadores brasileiros. Infelizmente, essas evidências foram ignoradas por décadas. Atualmente, sabemos que o canabidiol pode ser utilizado por adultos e crianças como terapia adjuvante em síndromes epilépticas refratárias, como síndrome de Dravet, síndrome de Lennox-Gastaut e esclerose tuberosa. Entende-se por epilepsia refratária a persistência de crises após o uso de pelo menos duas classes de medicações devidamente indicadas para o tipo de epilepsia, utilizadas em associação ou não, na dose e tempo adequados. Esse tipo de crise está presente em aproximadamente 30% dos casos. Os estudos variam em relação à dose de canabidiol isolado, de 5 a 50 mg/kg/dia, sempre tendo em mente as possíveis interações medicamentosas com outros anticonvulsivantes mais utilizados, como clobazam e valproato.

Espasticidade

É definida pelo aumento do tônus muscular que varia com a velocidade do movimento, sendo mais notória com movimentos mais rápidos, caracterizada por hipertonia e hiper-reflexia, resultado geralmente de lesões encefálicas ou medulares. É comumente observada em pacientes portadores de paralisia cerebral, traumatismo craniano e/ou raquimedular e acidente vascular cerebral. Geralmente, com a evolução da doença de base, a espasticidade leva ao agravamento da incapacidade e à limitação do desempenho nas atividades diárias e da qualidade de vida.

Diversos ensaios clínicos aleatorizados, fase III, duplo-cegos, foram realizados com pacientes portadores de esclerose múltipla, entre eles *SAVANT Trial*, *MUSEC Trial* e o estudo intitulado "*Efficacy and safety of cannabinoid oromucosal spray for multiple sclerosis spasticity*". Eles revelaram alívio na rigidez muscular após uso de produtos de canabinoides ricos em THC, além de melhorias em desfechos secundários, como dor e qualidade do sono, demonstrando também segurança para seu uso. Para espasticidades relacionadas a outras condições, estudos preliminares apontam para efeitos positivos, mas os dados ainda são limitados e carecem de mais evidências.

Dor crônica

O tratamento da dor, especialmente da crônica, ou seja, aquela que persiste ou recorre por mais de 3 meses e que vai além do tempo normal de recuperação dos tecidos, segue sendo um dos maiores desafios para a prática clínica contemporânea, principalmente diante da limitação de eficácia, fármaco-resistência e dos efeitos adversos associados às terapias farmacológicas disponíveis até o momento (analgésicos simples, anti-inflamatórios, opioides, antidepressivos e anticonvulsivantes). Nesse cenário, os canabinoides surgem novamente como uma alternativa terapêutica, particularmente para pacientes com dor de difícil controle, tanto como terapia adjuvante quanto como poupadora de outras medicações, e possível redutora de danos associados ao uso abusivo de opioides. Diversas revisões sistemáticas e metanálises apontam evidência moderada para o uso de formulações contendo THC e CBD na redução da dor, com os melhores resultados observados em condições como dor neuropática, dor em pacientes oncológicos e/ou dor refratária.

O sistema endocanabinoide, principalmente por meio dos receptores clássicos CB1r e CB2r, desempenha um papel relevante na modulação central da dor, da inflamação e da resposta imune. Ao interagir com esses receptores, os canabinoides exercem efeitos analgésicos e anti-inflamatórios, além de influenciarem vias descendentes e ascendentes de controle da dor, modulação na liberação de neurotransmissores, como glutamato e substância P.

Produtos balanceados em THC/CBD, especialmente na forma de spray oromucoso, vêm demonstrando bons resultados em ensaios clínicos, com impacto positivo na intensidade da dor, na qualidade do sono e, inclusive, na funcionalidade dos pacientes, como revelou Hoggart et al. em um estudo publicado no *Journal of Neurology* em 2015. Esse trabalho avaliou pacientes com dor neuropática refratária de longa duração e demonstrou que o spray de THC/CBD é uma opção eficaz, segura e viável para uso prolongado. Os pacientes incluídos apresentavam quadros avançados e significativamente incapacitantes, e os resultados indicaram melhora sustentada sem necessidade de aumento da dose ou de uso adicional de outros analgésicos ao longo do tempo.

Em 2024, outro estudo importante nessa área publicado no *Journal of Clinical Oncology*, intitulado "*A randomized, double-blind controlled trial of medicinal cannabis vs placebo for symptom management in patients with advanced cancer receiving palliative care*", avaliou o uso de um óleo de cannabis medicinal com proporção 1:1 de CBD e THC em pacientes com câncer avançado recebendo cuidados paliativos. Os resultados indicaram uma melhora estatisticamente significativa na dor no grupo que recebeu o produto à base de cannabis em comparação com o grupo placebo. Contudo, essa melhora na dor foi acompanhada de um aumento nos efeitos adversos psicomiméticos, como tontura e confusão, provavelmente relacionado à alta concentração de THC no produto. Pensando nisso, e na tentativa de avaliar melhora em outros desfechos relacionados aos pacientes oncológicos, o mesmo grupo propôs um novo estudo, com o mesmo desenho, porém utilizando um produto com uma proporção menor de THC em relação ao CBD, de 20:1 de CBD e THC. Esse estudo, intitulado "*MedCan 3*", ainda está em fase de recrutamento e talvez traga novas perspectivas sobre o uso de canabinoides no controle de sintomas de pacientes oncológicos em cuidados paliativos, além do controle álgico.

Náuseas e vômitos induzidos por quimioterapia

Sabe-se que mais de 50% dos pacientes submetidos à quimioterapia com alto potencial emetogênico ainda apresentam náuseas e vômitos não adequadamente controlados, mesmo com o uso de protocolos antieméticos padrão e uso de medicações de classes farmacológicas distintas. Essa falha no controle pode levar a complicações clínicas relevantes, como internações hospitalares, atrasos na administração dos ciclos de quimioterapia e, em alguns casos, até ao abandono completo do tratamento oncológico.

O uso de canabinoides como terapia adjuvante para o controle de náuseas e vômitos induzidos por quimioterapia e/ou radioterapia com alto potencial emetogênico tem sido objeto de estudos há algum tempo. Em 2024, o estudo "*Oral cannabis extract for secondary prevention of chemotherapy-induced nausea and vomiting: Final results of a randomized, placebo-controlled, Phase II/III trial*" revelou que o extrato oral de cannabis, contendo tetraidrocanabinol (THC) e canabidiol (CBD) na proporção 1:1 adicionado ao regime padrão de antieméticos melhorou significativamente a taxa de resposta completa em pacientes que receberam quimioterapia moderadamente ou altamente emetogênica. Especificamente, a taxa de resposta completa foi de 24% no grupo que recebeu THC:CBD, comparada a 8% no grupo placebo, uma diferença absoluta de 16% (IC 95%, 4% a 28%; p = 0,01). Os efeitos adversos encontrados foram, em sua maioria, leves e transitórios.

Em relação aos efeitos dos canabinoides como poupadores de opioides, as evidências atuais são promissoras, mas ainda inconclusivas em termos de robustez científica. Dados de coortes e registros populacionais sugerem que o uso de cannabis medicinal pode estar associado a uma redução no consumo de opioides, especialmente em pacientes com dor crônica de etiologia neuropática e em pacientes com câncer. O estudo intitulado "*The efficacy of medical marijuana in the treatment of cancer-related pain*", publicado no *Journal of Palliative Medicine* em 2019, observou uma diminuição de 33% no consumo de opioides no grupo que utilizou cannabis medicinal associado a opioides. Enquanto isso, no grupo que não utilizou canabinoides, houve um aumento de 23% no uso desses medicamentos. No entanto, o estudo apresenta algumas limitações que devem ser consideradas ao interpretar seus resultados, sendo ainda necessários ensaios clínicos maiores, com uso de produtos padronizados e mais bem controlados para confirmar esse possível efeito e auxiliar a definir protocolos seguros de substituição ou associação.

Neuropatia periférica

É uma complicação frequente em pacientes submetidos a tratamento oncológico. Quando em quimioterapia paliativa, esses pacientes provavelmente serão expostos, em algum momento da sua jornada, a quimioterápicos com potencial de induzir neuropatia e, até o momento, não existem formas de preveni-la. Desses pacientes, até 70% desenvolveram neuropatia induzida por quimioterapia já no primeiro mês de tratamento e em torno de 20-30% poderão desenvolver neuropatia crônica, persistente e altamente fármaco-resistente, com grande impacto negativo no sono, funcionalidade e qualidade de vida. A neuropatia induzida por quimioterapia é hoje um dos maiores motivos de redução e/ou limitação de dose dos quimioterápicos. Nesse cenário, o uso de canabinoides como terapia adjuvante é bastante promissor e pode ser benéfico, visto que a modulação do sistema endocanabinoide desempenha um papel na modulação da dor e da neuroinflamação.

Em 2023, Weiss et al. publicaram um ensaio clínico randomizado fase III, duplo-cego e placebo-controlado, no qual pacientes com diagnóstico de NPIQ (neuropatia periférica induzida por quimioterapia) há menos de 2 anos receberam, no grupo intervenção, produtos à base de canabinoides (*hemp-based*) ricos em canabidiol (135 mg/dia), de 8 a 12 semanas. Pacientes do grupo intervenção apresentaram melhora significativa estatisticamente na função sensorial, com redução da dormência e formigamento, apesar de não evidenciar melhora na função motora e na dor – resultado possivelmente relacionado à baixa concentração de THC na formulação.

Outros trabalhos encontram-se em andamento com diferentes formulações, inclusive trabalhos focados em encontrar ferramentas para prevenção e profilaxia desse problema, e não apenas concentrados no alívio dos sintomas.

Alterações neuropsiquiátricas nas síndromes demenciais

A prevalência dos sintomas comportamentais e psicológicos nas demências, denominados BPSD (*Behavioral and Psychological Symptoms of Dementia*), varia conforme o ambiente, população estudada, o tipo de demência e sua gravidade e até mesmo de acordo com a personalidade prévia do paciente. Estudos indicam que mais de 90% dos pacientes com demência desenvolvem algum BPSD ao longo de 5 anos. Em ambientes comunitários, a prevalência é de aproximadamente 60%, enquanto em instituições de longa permanência pode chegar a 80%. Esses sintomas afetam substancialmente a qualidade de vida dos pacientes, de seus familiares e cuidadores, sendo uma das principais causas de institucionalização. Seu manejo inclui estratégias não farmacológicas, como abordagem ambiental e psicoeducação dos familiares/cuidadores e, quando necessário, intervenções farmacológicas criteriosas, visto que não temos até o momento medicações especificamente aprovadas para esse uso. Algumas delas são amplamente utilizadas na prática clínica (apesar de poderem apresentar efeitos colaterais importantes) e, entre elas, estão antipsicóticos atípicos como risperidona, quetiapina e olanzapina, antidepressivos como sertralina e citalopram (em alguns casos em que a ansiedade e sintomas depressivos estão presentes) e anticonvulsivantes, para casos mais refratários como valproato e carbamazepina. Nesse contexto desafiador, estudos também têm investigado o uso de canabinoides como uma nova opção terapêutica em BPSD, mostrando resultados promissores.

Uma revisão sistemática publicada na *Trends in Psychiatry and Psychotherapy* analisou 15 estudos clínicos originais, a maioria dos quais indicou que o uso de canabinoides médicos resultou em desfechos favoráveis no tratamento de sintomas neuropsiquiátricos relacionados a estágios moderados e avançados de demência, particularmente em sintomas como agitação, comportamento agressivo, distúrbios do sono e desinibição sexual.

Hermush et al. publicaram, em 2022, um estudo com efeitos positivos do uso de um produto denominado "óleo de cannabis Avidekel", um produto rico em canabidiol (CBD) e com baixas concentrações de tetraidrocanabinol (THC), em uma proporção de 30:1. O estudo avaliou os distúrbios comportamentais em pacientes com demência ao longo de 16 semanas de tratamento contínuo, sugerindo redução progressiva na agitação dos pacientes, especialmente entre a 8ª e a 16ª semana, sugerindo que o efeito terapêutico dos canabinoides pode levar algumas semanas para se consolidar.

Outros sintomas

Apesar do benefício dos canabinoides para sintomas como ansiedade, anorexia e distúrbios do sono, ainda carecemos de evidências robustas para validar seu uso. No entanto, lembramos que a tentativa de uso de produtos à base de canabinoides pode ser eventualmente considerada nesses cenários diante da falta de alternativas efetivas, se houver refratariedade às estratégias terapêuticas habituais e/ou uso compassivo.

SITUAÇÃO DO USO DE CANABINOIDES NO BRASIL

Há 10 anos a Justiça Federal brasileira autorizou pela primeira vez, mesmo sem o registro da ANVISA, a importação de um produto à base de canabinoide para uma criança portadora de uma síndrome rara e crises convulsivas refratárias às medicações disponíveis até aquele momento. Nesse momento inicia-se um movimento de famílias de pacientes em busca de tratamentos à base de cannabis, pressionando o Estado por mudanças regulatórias.

A seguir, ressaltamos as principais vias de obtenção de produtos à base de cannabis, recomendados por médicos e possíveis no Brasil atualmente:

- Importação de produtos: permitida para uso próprio, mediante prescrição de profissional médico legalmente habilitado, para tratamento de saúde, regulamentada via RDC n. 660/2022, que define critérios e procedimentos para importação por pessoa física, para pacientes cadastrados na ANVISA.
- Venda em farmácias regulamentada via RDC n. 327/2019, com dezenas de produtos aprovados, apesar de nem todos estarem disponíveis para compra, mediante prescrição em receituário de tipo específico conforme a concentração de THC do produto (receituário tipo A ou B).
- Autocultivo, mediante autorização concedida pela Justiça Federal através de *habeas corpus*.
- Produtos manufaturados por associações de pacientes.
- Fornecimento gratuito em alguns municípios via Secretarias de Saúde.

Para garantir um produto seguro, antes de recomendá-lo procure avaliar sua procedência, garantindo que de preferência tenha grau farmacêutico, certificado de análise emitido a cada lote, confeccionado por laboratórios terceiros credenciados, atestando composição, dosagem dos princípios ativos (como THC e CBD), dosagem de terpenos e a ausência de contaminantes (metais pesados, pesticidas, fungos etc.), teste de estabilidade, validade e rotulagem contendo informações que possibilitem sua identificação durante a dispensação e o uso.

ASPECTOS CLÍNICOS DO USO: SEGURANÇA, INTERAÇÕES MEDICAMENTOSAS E EFEITOS COLATERAIS

O uso dos canabinoides é geralmente bem tolerado e apresenta bom perfil de segurança se respeitarmos as suas principais contraindicações e atentarmos para o uso concomitante com outras substâncias. Pacientes com alteração importante da função hepática devem evitar seu uso, visto que a maior parte dos canabinoides são metabolizados por enzimas hepáticas do complexo CYP 450. Também por esse motivo, sabe-se que os canabinoides podem interagir de maneira significativa com outras substâncias metabolizadas também por essas enzimas. Pacientes com histórico prévio de dependência a cannabis ou a outras substâncias também devem evitar o uso de canabinoides, bem como pacientes com histórico de transtornos psiquiátricos graves, como esquizofrenia e transtorno afetivo bipolar.

Cardiopatas graves também não devem evitar o uso de canabinoides; se indicado, devem ser acompanhados de perto pela equipe, visto que o THC pode apresentar efeitos cardiovasculares agudos como taquicardia e hipotensão postural, geralmente mais proeminentes no início da terapia.

Canabinoides podem interagir de maneira importante com outras medicações, portanto, é fundamental checar possíveis interações medicamentosas antes de recomendar o seu uso. Na Tabela 1 encontramos as principais interações descritas e as recomendações.

Tabela 1 Principais interações medicamentosas dos canabinoides e recomendações clínicas

Medicamento	Mecanismo	Efeito observado	Recomendação clínica
Warfarina	Inibição do CYP2C9 (CBD e THC)	Aumento do INR (até 11,6); risco de sangramento	Evitar associação; ajustar dose e monitorar INR frequentemente.
Anticoagulantes orais diretos (DOACs)	Substrato do CYP3A4 e/ou glicoproteína-P	Potencial aumento dos níveis com CBD (inibição dessas vias)	Monitorar sinais de sangramento. Cautela com uso de CBD.
Buprenorfina	Inibição do CYP3A4 (CBD)	Aumento de até 170% nos níveis; possível abstinência ao suspender cannabis	Ajustar dose e monitorar níveis; evitar uso recreativo de cannabis.
Tacrolimos	Inibição do CYP3A4 (CBD)	Aumento de até 358% nos níveis plasmáticos	Individualizar uso de CBD; ajustar dose e monitorar níveis séricos.
Metadona	Inibição do CYP3A4 e CYP2C19 (CBD)	Aumento de 117% nos níveis; sonolência, fadiga	Ajustar dose de metadona; monitorar níveis e sinais clínicos.
Clobazam	Inibição do CYP2C19 (CBD)	Aumento de 20-60% nos níveis; potencial aumento de sedação	Reduzir dose se necessário; monitorar efeitos adversos.
Valproato	Inibição das enzimas UGT1A9 e UGT2B7 (CBD)	Aumento de AST/ALT; risco de trombocitopenia	Avaliar função hepática e contagem de plaquetas antes e durante o uso de CBD.
Clopidogrel	Inibição competitiva da CYP2C19	Aumento dos níveis séricos do clopidogrel	Risco de sangramento; monitorar efeitos adversos.

Fonte: Lopera V et al., 2022.

Uma série de efeitos adversos são descritos na literatura (Tabela 2), em sua maioria associados com altas doses de THC (efeitos psicoativos), mas também relacionados a possíveis interações medicamentosas com potencialização dos efeitos de outras medicações. Os mais frequentemente mencionados são tontura, sonolência, boca seca, euforia e fadiga, mas que em geral são transitórios.

Tabela 2 Efeitos adversos associados ao uso de canabinoides

Neuropsiquiátricos	Coordenação e habilidades motoras prejudicadas Prejuízo da memória de curto prazo Alteração no julgamento e na tomada de decisões Ansiedade ou pânico Psicose, euforia Sonolência, tontura
Cardiovasculares	Taquicardia Alteração de pressão
Gastrointestinais	Náuseas e/ou vômitos Xerostomia Alteração de apetite Síndrome de hiperêmese associada a canabinoides
Imunológicos	Imunossupressão
Interações medicamentosas	Potencial de inibição CYP450 Potencial interferência com inibidores de *checkpoint* imunológico

Fonte: Troyer J et al., 2024.

Retornando ao nosso caso clínico do início do capítulo:

Optamos por suspender o uso do canabinoide no momento da internação. Monitoramos clinicamente os possíveis sintomas relacionados à síndrome de abstinência, apesar da pequena probabilidade devido à baixa dosagem de THC (4 mg/dia).

A síndrome de abstinência de cannabis é definida por uma gama de sintomas psíquicos e físicos que podem surgir até uma semana após a suspensão abrupta do seu uso. Entre eles, os mais frequentes são: irritabilidade, insônia, humor deprimido e ansiedade. O THC, geralmente, é o fitocanabinoide relacionado a esses sintomas. Sintomas cardiovasculares são raros e, em sua maioria, estão associados ao uso de canabinoides sintéticos. O uso de gabapentinoides e/ou benzodiazepínicos, geralmente, é indicado para tratamento nos casos mais intensos.

Além disso, já sabemos também que há risco aumentado de sangramento relacionado à interação medicamentosa de canabinoides e anticoagulantes orais, que nesse caso também deve ser monitorada, apesar da baixa dosagem diária de CBD que a paciente fazia uso.

REFERÊNCIAS BIBLIOGRÁFICAS

1. Maccarrone M. Phytocannabinoids and endocannabinoids: Different in nature. Rendiconti Lincei Sci Fis E Nat. 2020;31:931-8.
2. Russo EB. The case for the entourage effect and conventional breeding of clinical cannabis: no "strain," no gain. Frontiers in Plant Science. 2019.
3. Doppen M, et al. Cannabis in palliative care: a systematic review of current evidence. Journal of Pain and Symptom Management. 2022;64(5):e260-e284.

4. Carlini EA, Leite JR, Tannhauser M, Berardi AC. JLetter: Cannabidiol and Cannabis sativa extract protect mice and rats against convulsive agents. J Pharm Pharmacol. 1973 Aug;25(8):664-5.
5. Gurgenci T, Hardy J, Huggett G. et al. Medicinal Cannabis (MedCan 3): a randomised, multicentre, double-blind, placebo-controlled trial to assess THC/CBD (1:20) to relieve symptom burden in patients with cancer - a study protocol for a randomised controlled trial. Trials. 2024;25:293.
6. Devinsky O, Jones NA, Cunningham MO, Jayasekera BAP, Devore S, Whalley BJ. Cannabinoid treatments in epilepsy and seizure disorders. Physiol Rev. 2024 Apr 1;104(2):591-649.
7. Zajicek JP, Hobart JC, Slade A, Barnes D, Mattison PG; MUSEC Research Group. Multiple sclerosis and extract of cannabis: results of the MUSEC trial. J Neurol Neurosurg Psychiatry. 2012 Nov;83(11):1125-32.
8. Markovà J, Essner U, Akmaz B, Marinelli M, Trompke C, Lentschat A, Vila C. Sativex® as add-on therapy vs. further optimized first-line ANTispastics (SAVANT) in resistant multiple sclerosis spasticity: a double-blind, placebo-controlled randomised clinical trial. Int J Neurosci. 2019 Feb;129(2):119-28.
9. Patti F, Messina S, Solaro C, Amato MP, Bergamaschi R, Bonavita S, et al.; SA.FE. study group. Efficacy and safety of cannabinoid oromucosal spray for multiple sclerosis spasticity. J Neurol Neurosurg Psychiatry. 2016 Sep;87(9):944-51.
10. Grimison P, Mersiades A, Kirby A, Tognela A, Olver I, Morton RL, et al. Oral cannabis extract for secondary prevention of chemotherapy-induced nausea and vomiting: final results of a randomized, placebo-controlled, phase II/III trial. J Clin Oncol. 2024 Dec;42(34):4040-50.
11. Kwon CY, Lee B. Prevalence of behavioral and psychological symptoms of dementia in community-dwelling dementia patients: a systematic review. Front Psychiatry. 2021.
12. Stella F, Valiengo LCL, Paula VJR, Lima CAM, Forlenza OV. Medical cannabinoids for treatment of neuropsychiatric symptoms in dementia: a systematic review. Trends Psychiatry Psychother. 2021 Oct-Dec;43(4):243-55.
13. Hermush V, Ore L, Stern N, Mizrahi N, Fried M, Krivoshey M et al. Effects of rich cannabidiol oil on behavioral disturbances in patients with dementia: A placebo controlled randomized clinical trial. Front Med (Lausanne). 2022 Sep 6;9:951889.
14. Hoggart B, Ratcliffe S, Ehler E, Simpson KH, Hovorka J, Lejčko J, et al. A multicentre, open-label, follow-on study to assess the long-term maintenance of effect, tolerance and safety of THC/CBD oromucosal spray in the management of neuropathic pain. J Neurol. 2015 Jan;262(1):27-40.
15. Ueberall MA, Essner U, Mueller-Schwefe GH. Effectiveness and tolerability of THC:-CBD oromucosal spray as add-on measure in patients with severe chronic pain: analysis of 12-week open-label real-world data provided by the German Pain e-Registry. J Pain Res. 2019 May 20;12:1577-604.
16. Hardy JR, et al. A randomized, double-blind controlled trial of medicinal cannabis vs placebo for symptom management in patients with advanced cancer receiving palliative care. JCO. 2024;42:12020.
17. Weiss MC, et al. Safety and efficacy of cannabidiol in the management of chemotherapy-induced peripheral neuropathy. JCO. 2023;41:12020.
18. Troyer J, Tanco, K. Review of the use of medicinal cannabis products in palliative care. Cancers. 2024;16:412.
19. Lopera V, Rodríguez A, Amariles P. Clinical relevance of drug interactions with cannabis: a systematic review. J Clin Med. 2022 Feb 22;11(5):1154.

Seção VIII

Tópicos especiais

61

Reabilitação

Janete Maria da Silva

Sr. Adrielli, um homem de 74 anos, procurou o pronto atendimento (PA) com febre e rigidez 2 dias após uma biópsia transretal da próstata guiada por ultrassom. Seus antecedentes de saúde eram a hipertrofia benigna da próstata, insuficiência renal crônica estágio 2, hipertensão arterial sistêmica, dislipidemia e era ex-tabagista de 60 anos-maço. Na entrada no PA foram verificadas hipotensão arterial e convulsões tônico-clônicas generalizadas. Ele foi admitido na unidade de terapia intensiva (UTI) por choque séptico e foi tratado com antibióticos intravenosos de amplo espectro, suporte inotrópico e drogas antiepilépticas. Sua admissão na UTI cursou com insuficiência respiratória tipo 1 devido à pneumonia adquirida no hospital (pneumonia nosocomial). O paciente apresentou múltiplas falhas de desmame ventilatório e extubação, e por isso, foi traqueostomizado 1 mês após a intubação.

Após a traqueostomia o paciente obteve sucesso no desmame ventilatório e foi transferido para enfermaria após 5 semanas de internação na UTI. Na enfermaria ele recebia dieta por sonda nasoenteral. A equipe multidisciplinar que o assistia era composta por médicos, enfermeiras e técnicos de enfermagem, fisioterapeuta, terapeuta ocupacional, nutricionista e fonoaudióloga. Os principais aspectos limitantes da reabilitação do paciente eram a fadiga e as complicações decorrentes da internação na UTI.

O paciente passou por um programa de reabilitação que era composto por exercícios graduais individualizados. O paciente recebeu alta hospitalar 4 meses após a internação, conseguindo deambular com uso de andador. Após 1 ano, foi realizada a decanulação da traqueostomia e o paciente retornou à alimentação oral normal, e em 18 meses, o paciente se recuperou totalmente e conseguiu realizar com independência em todas as atividades da vida diária (AVDs).

Adaptado de Ahmad, Teo, 2021.

INTRODUÇÃO

Pacientes com doenças ameaçadoras à vida apresentam maior chance de internação na Unidade de Terapia Intensiva (UTI) ao longo do curso de evolução da doença, especialmente na fase de terminalidade, momento em que pode ocorrer uma elevada sobrecarga de sintomas, maior risco de eventos e complicações agudas e quando o declínio da capacidade funcional inerente à evolução da doença de base é mais notável.

O comprometimento funcional de pacientes em cuidados paliativos que são hospitalizados advém não somente da evolução da doença, mas também da interação de fatores como internação prolongada e implementação de medidas terapêuticas avançadas de suporte à vida, tais quais as drogas vasoativas, uso de via aérea artificial (tubo ou traqueostomia) associada à ventilação mecânica, diálise e dispositivos de suporte hemodinâmico (a exemplo do balão intra-aórtico).

A funcionalidade é a capacidade do indivíduo de desempenhar atividades da vida cotidiana, de forma independente ou com algum auxílio, e compreende diversos domínios: físico, psíquico, social, espiritual, econômico.

As atividades da vida cotidiana podem ser subdivididas em três grandes grupos: atividades de vida diária (AVDs – deambular, transferir-se, subir escadas, alimentar-se, controlar os esfíncteres vesical e fecal, vestir-se e higienizar-se; atividades para sobrevivência); atividades instrumentais de vida diária (AIVDs – controlar as finanças, realizar telefonemas, fazer compras no supermercado, administrar os medicamentos e utilizar o transporte público; estas dependem da integridade cognitiva da pessoa); e por fim as atividades avançadas de vida diária (AAVDs – realizar alguma prática esportiva, dirigir, viajar; menos descritas em pacientes pós-críticos).

Algumas doenças irão comprometer primariamente uma dessas atividades (exemplos: doenças reumatológicas comprometem primeiro as AVDs e, posteriormente as AIVDs, ao passo que as síndromes demenciais podem comprometer inicialmente as AIVDs e, mais tardiamente, as AVDs).

A prevenção dos prejuízos funcionais advindos da doença de base, das complicações dessa doença e da própria internação em UTI dependerá da abordagem de uma equipe de reabilitação. Essa equipe é constituída por profissionais de diferentes especialidades que assegurarão um olhar integral sobre as necessidades, preferências e valores daquela pessoa e de sua família.

A reabilitação tem sido implementada nos programas de tratamento do paciente pós-crítico cada vez mais precocemente, ainda durante sua permanência na UTI, e a depender do caso assistido pode ser prorrogada por um longo período.

No caso clínico apresentado, o paciente levou 18 meses para retomar sua funcionalidade prévia.

SÍNDROME PÓS-UTI E COMPROMETIMENTO DA CAPACIDADE FUNCIONAL

Pacientes cuja internação em UTI foi prolongada podem desenvolver a síndrome do paciente pós-crítico ou síndrome pós-UTI, que é caracterizada pelo surgimento de novos problemas funcionais ou o agravo dos prejuízos existentes após internação na UTI em um ou mais domínios: cognitivo, físico, social e psíquico.

A Figura 1 aponta quais são as principais consequências funcionais e sintomas da síndrome pós-UTI.

Cerca de 50 a 70% dos pacientes que sobrevivem na UTI apresentam ao menos um prejuízo relacionado à síndrome pós-UTI que pode persistir por muitos anos após a alta.

A família e os cuidadores desses pacientes podem cursar com alguns comprometimentos funcionais, especialmente nos domínios psíquicos, físicos e sociais ao prestarem os cuidados ao paciente dentro da UTI e após a alta.

A Figura 2 aponta quais são os principais fatores de risco para o desenvolvimento da síndrome pós-UTI.

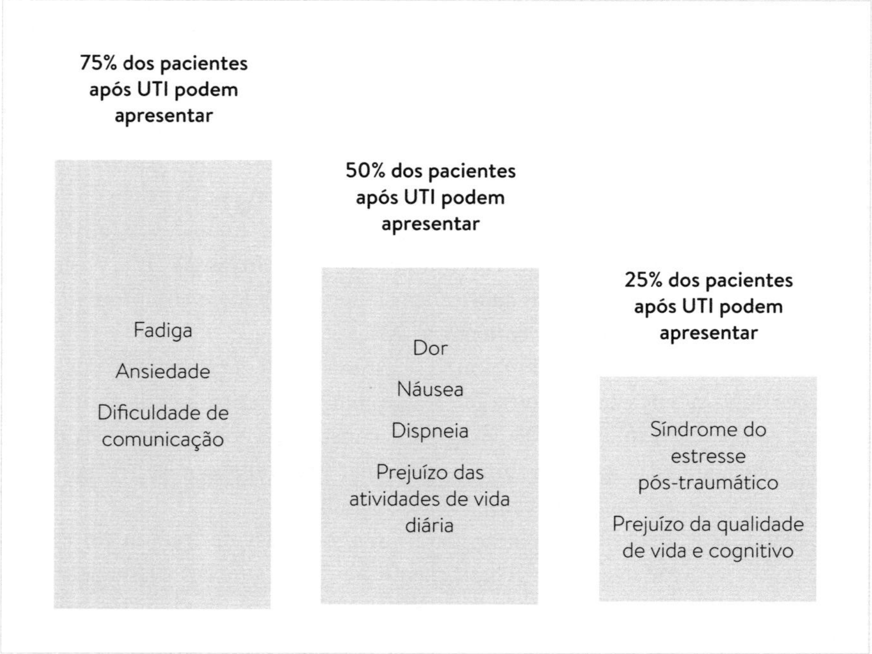

Figura 1 Estimativa da prevalência de sintomas crônicos e prejuízo funcional após internação em Unidade de Terapia Intensiva (UTI). Adaptada de Berlin A.[2]

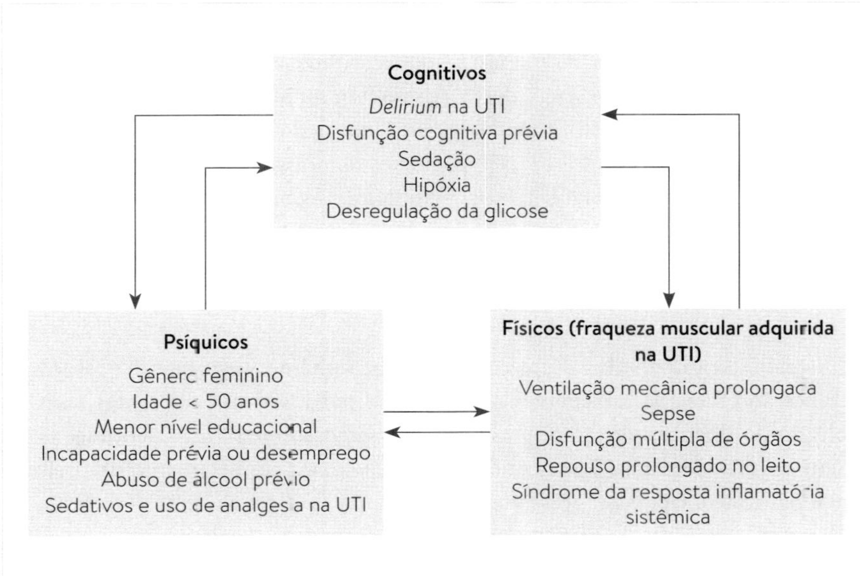

Figura 2 Fatores de risco para o desenvolvimento da síndrome pós-UTI. Adaptada de Ahmad MH et al.[1]

REABILITAÇÃO DO PACIENTE PÓS-CRÍTICO

A reabilitação é uma estratégia de assistência composta por um conjunto de intervenções que auxiliam pessoas com limitações funcionais, ou em risco de adquiri-las, a permanecer ou melhorar sua capacidade funcional com o intuito de interagir mais com o seu ambiente.

A reabilitação não pode ser considerada uma estratégia isolada, mas sim integrada ao tratamento do paciente, por isso, deve ser oferecida o mais precocemente possível.

A reabilitação pode modificar e influenciar em alguns desfechos do paciente, pois pode reduzir a carga de sintomas inerentes à evolução da doença, diminuir a procura por serviços de saúde (especialmente pronto atendimento) e reduzir a mortalidade em alguns casos.

O processo de reabilitação deve contar com o apoio e a expertise de uma equipe multiprofissional que possibilitará uma avaliação integrativa e individualizada. Esse olhar especializado viabiliza a compreensão da situação do paciente, a identificação dos fatores que podem influenciar e determinar a escolha de algumas intervenções e a monitorização dos resultados obtidos no processo.

As intervenções em reabilitação procuram otimizar ou melhorar a condição funcional do paciente, modificar o ambiente para mitigar barreiras arquitetônicas e priorizar facilitadores ambientais, além de aprimorar as estratégias de cuidado adotadas pelos cuidadores, reduzindo a possível sobrecarga física, psíquica e social decorrente dessa atividade. Esses desfechos podem ser alcançados com uso de medidas farmacológicas e não farmacológicas. Uma meta-análise que foi publicada em 2022 e incluiu 60 estudos e 5.352 pacientes demonstrou benefícios da reabilitação física iniciada ainda na UTI nos seguintes desfechos: função física na alta da UTI, tempo de permanência na UTI e tempo de internação hospitalar.

REABILITAÇÃO PALIATIVA

A reabilitação paliativa é um conceito relativamente novo que diz respeito à reabilitação oferecida a pacientes em cuidados paliativos nas diferentes fases de evolução da doença, portanto, pacientes que serão submetidos a abordagens terapêuticas proporcionais à sua condição, a despeito do conhecimento do prejuízo funcional inexorável e progressivo decorrente da doença. Pode ser oferecida na UTI, enfermaria e durante os cuidados de transição desse paciente.

A diferença entre a reabilitação convencional e a reabilitação paliativa está na construção de um plano de cuidados centrado no paciente e família, voltado às preferências e valores do paciente e realista, no sentido de apontar, gradualmente, as perdas funcionais do processo de adoecimento.

A reabilitação paliativa concentra esforços terapêuticos no controle dos sintomas, pois essa é uma estratégia que pode, diretamente, otimizar a capacidade funcional do paciente.

O plano de cuidados em reabilitação paliativa considera os desejos do paciente, a funcionalidade atual e a esperada para o momento de curso da doença, além da qualidade de vida do paciente e família. Ele é dinâmico, flexível e criativo, de forma a oferecer ao paciente experiências funcionais significativas e seguras.

A reabilitação é um momento muito oportuno para que a equipe multiprofissional contextualize ao paciente e família a real condição clínico-funcional do paciente, o que poderá ou não ser modificado, auxiliando-os a definir prioridades, para que tenham mais clareza no processo de tomada de decisão.

A comunicação é um pilar muito importante na reabilitação paliativa, pois o paciente vai apresentar prejuízos funcionais graduais que serão, primeiramente, percebidos por essa equipe. Comunicar os prejuízos evidenciados demandará o uso de estratégias adequadas para comunicação de notícias difíceis.

EQUIPE DE REABILITAÇÃO E ESTRATÉGIAS POSSÍVEIS

A composição da equipe de reabilitação em geral atende as demandas específicas dos pacientes assistidos nos serviços de saúde, contudo deve ser multidisciplinar, compreendendo, por exemplo, os seguintes profissionais de saúde: médico, enfermeiro, fisioterapeuta, terapeuta ocupacional, fonoaudiólogo, nutricionista, farmacêutico, assistente social, psicólogo, dentista e outras áreas que forem necessárias.

Essa composição multiprofissional poderá atuar de forma multi, inter ou transdisciplinar.

A complexidade do paciente pós-crítico demanda o olhar integral e peculiar sobre o seu processo de reabilitação.

Considerando o caso do paciente mencionado no início do capítulo, a nutrição poderia melhorar a condição nutricional dele verificando necessidades nutricionais e os ajustes na dieta enteral; a fisioterapia poderia desenvolver exercícios progressivos para estabilização articular e fortalecimento muscular, estimular trocas posturais, facilitar e treinar transferências para melhorar a independência do paciente, auxiliar no processo de desmame ventilatório e de traqueostomia. A enfermagem ofereceria os cuidados de higiene, enquanto estimularia o autocuidado e preveniria lesões de pele. A equipe médica faria a gestão de cuidados junto aos demais profissionais e auxiliaria no controle farmacológico da dor e outros sintomas. A fonoaudiologia poderia, por exemplo, reverter a disfagia do paciente, prevenir broncoaspirações, propiciar o retorno para dieta por via oral e melhorar o processo de comunicação do paciente com a família e equipe.

O processo de reabilitação é único, sistematizado e discutido em equipe para que o paciente e a família atinjam os melhores desfechos possíveis.

Apesar das necessidades e prioridades na reabilitação serem individuais, um *guideline* publicado em 2023 que aborda reabiltação multimodal traz como principais recomendações com base no grau de evidência:

- Em relação à reabilitação física: mobilização precoce, treinamento da musculatura inspiratória e avaliação sistemática da deglutição em pacientes traqueostomizados.
- No aspecto cognitivo: estimulação multimodal, cognitiva, emocional e sensorial como intervenção para prevenção de *delirium*, intervenções para redução de estressores (dor, ruídos, ansiedade), técnicas com suporte de tecnologia para estimulação cognitiva, de retenção da atenção e otimização da comunicação.
- No aspecto psicológico: trabalho com diários de UTI para redução de ansiedade, depressão e estresse pós-traumático, intervenções psicológicas precoces para paciente e familiares, oferta de suporte no pós-UTI.

CONSIDERAÇÕES FINAIS

Os serviços de saúde atuais devem entender que todo o recurso tecnológico diagnóstico e terapêutico aliado ao recurso humano altamente especializado oferecido sobretudo nas UTIs aumentou a sobrevida de pessoas com doenças graves e incuráveis à custa da alta prevalência de morbidade e declínio funcional. Esse é um grande desafio aos sistemas de saúde e a reabilitação é uma alternativa viável, segura e importante para melhorar a qualidade de vida desses pacientes e de suas famílias.

REFERÊNCIAS BIBLIOGRÁFICAS

1. Ahmad MH, Teo SP. Post-intensive care syndrome. Ann Geriatr Med Res. 2021 Jun;25(2):72-8.
2. Berlin A. Goals of care and end of life in the ICU. Surg Clin North Am. 2017 Dec;97(6):1275-90.
3. Dubin R, Veith JM, Grippi MA, McPeake J, Harhay MO, Mikkelsen ME. Functional outcomes, goals, and goal attainment among chronically critically ill long-term acute care hospital patients. Ann Am Thorac Soc. 2021 Dec;18(12):2041-8.
4. Houchen-Wolloff L, Williams JE, Green RH, Woltmann G, Steiner MC, Sewell L, et al. Survival following pulmonary rehabilitation in patients with COPD: the effect of program completion and change in incremental shuttle walking test distance. Int J Chron Obstruct Pulmon Dis. 2017 Dec 20;13:37-44.
5. McPeake JM, Harhay MO, Devine H, Iwashyna TJ, MacTavish P, Mikkelsen M, et al. Exploring patients' goals within the intensive care unit rehabilitation setting. Am J Crit Care. 2019 Sep;28(5):393-400.
6. Neo HY, Yap CW, Teo LM, Lee LT, Tan HW, Xu HY, et al. Palliative rehabilitation improves health care utilization and function in frail older adults with chronic lung diseases. J Am Med Dir Assoc. 2021 Dec;22(12):2478-2485.e1.
7. Tardini F, Pinciroli R, Berra L. The intensive care unit: How to make this unfriendly environment geriatric-friendly. Eur J Surg Oncol. 2020 Mar;46(3):379-82.
8. Wade DT. What is rehabilitation? An empirical investigation leading to an evidence-based description. Clin Rehabil. 2020 May;34(5):571-83.
9. World Health Organization (WHO). World Report on Disability 2011. Disponível em: https://www.who.int/teams/noncommunicable-diseases/sensory-functions-disability-and-rehabilitation/world-report-on-disability. Acesso em 24/07/2022.
10. Wang YT, Lang JK, Haines KJ, Skinner EH, Haines TP. Physical rehabilitation in the ICU: A systematic review and meta-analysis. Crit Care Med. 2022 Mar 1;50(3):375-88.
11. Renner C, Jeitziner MM, Albert M, Brinkmann S, Diserens K, Dzialowski I, et al. Guideline on multimodal rehabilitation for patients with post-intensive care syndrome. Crit Care. 2023 Jul 31;27(1):301.

62

Hipodermóclise

Fabiana Tomie Becker Chino dos Santos

Trata-se da infusão de fluidos no tecido subcutâneo. É uma técnica antiga, com relatos desde o século XVIII, que tem sido muito utilizada na abordagem dos cuidados paliativos.[1]

A indicação do uso em cuidados paliativos ocorre principalmente pela possibilidade de ser realizada em uma variedade de cenários, desde o domicílio, instituições de longa permanência, unidades de internação e até pronto atendimentos e unidades de terapia intensiva, tornando-se uma interessante via de administração de medicamentos.

Além disso, é uma alternativa relativamente simples, segura, de baixo custo e com reações adversas raras e geralmente reversíveis.[3]

Um consenso publicado em 2023 traz como primeira recomendação que a via subcutânea seja considerada para infusão de fluidos e medicações como uma estratégia para poupar a rede venosa do paciente em qualquer ambiente de cuidado, sugerindo um uso mais amplo desta estratégia, para além do cuidado paliativo.

INDICAÇÕES

- Demência avançada com disfagia.
- Pacientes com náuseas e/ou vômitos por períodos prolongados.
- Intolerância gástrica.

- Obstrução intestinal.
- Diarreia.
- Confusão mental.
- Dispneia intensa.
- Fase final de vida.
- Desidratação que não exija reposição rápida de volume.
- Antibioticoterapia (desde que o fármaco seja tolerado por via subcutânea).
- Situações em que o perfil de absorção do medicamento mais lento seja desejado (opioides para analgesia contínua, furosemida para controle de descompensação por insuficiência cardíaca congestiva).

CONTRAINDICAÇÕES ABSOLUTAS

- Trombocitopenia grave.
- Recusa do paciente.
- Emergências que necessitam de reposição rápida de volume.
- Desidratação severa.
- Anasarca.
- Soluções hipertônicas (concentrações máximas: solução glicosada a 5% e eletrólitos: NaCl 20% até 20 mL e KCl 19,1% até 15 mL por litro de solução).

CONTRAINDICAÇÕES RELATIVAS (GERALMENTE RELACIONADAS AO LOCAL DE PUNÇÃO E ADAPTAÇÃO DA TÉCNICA)

- Caquexia.
- Síndrome da veia cava superior.
- Ascite.
- Locais com inflamação, ulcerações, infecção.
- Proeminências ósseas e articulações.

Observação: devem ser evitadas as regiões irradiadas (radioterapia) por haver deficiência na absorção de grandes volumes e membros onde foram realizados esvaziamento ganglionar ou mastectomia.

Tabela 1 Vantagens objetivas e fatores promotores de uso da via subcutânea

	Vantagens objetivas da via subcutânea	Fatores promotores de uso da via subcutânea
Organização	Antecipação da alta hospitalar, diminuição de custos	Credibilidade, disponibilidade de fármacos e materiais
Profissional	Prestação de melhores cuidados, facilidade técnica, recurso terapêutico domiciliar, recurso em emergência, recurso terapêutico alternativo eficaz, necessidade de menor dispêndio de enfermagem, adaptação segura de materiais e fármacos	Formação, conhecimentos, confiança na técnica, consciência de necessidades em fim de vida, interesse, reconhecimento de benefício, experiência, prática técnica, perícia da equipe, avaliação de recursos e riscos, prognóstico de necessidades, disponibilidade, esclarecimento do cuidador, envolvimento do cuidador nas decisões, confiança no cuidador, evidência científica
Cuidador	Apoio no cuidado, facilidade de aprendizagem, facilidade de manutenção/manipulação, fácil aplicabilidade, controle de intercorrências ao bem-estar do doente, prevenção no controle de emergências, controle e segurança no cuidado, alternativa à via oral, eficácia	Aceitação, satisfação, esperança realista, ultrapassar limites pessoais, papel ativo no cuidado, envolvimento no cuidar, alívio de estresse, gratificante, impacto positivo no processo do luto, apoio da equipe de saúde, preservação da vida familiar, tranquilidade
Doente	Previsibilidade/prevenção de complicações, baixo índice de complicações locais, segurança, promotores de absorção, controle sintomático, alternativa a outras vias invasivas, eficácia, otimização de opioides, prevenção de hospitalização, facilidade de manutenção/manipulação, cuidados no domicílio, resposta à preferência do doente	Cuidados personalizados, benefício, aceitação, dignidade, qualidade de vida, esperança realista, conforto, comodidade, autonomia, satisfação, alívio de estresse, preservação da vida familiar, liberdade de escolha

Adaptada de Lopes[3].

Tabela 2 Desvantagens, dificuldades e entraves ao uso da via subcutânea

	Desvantagens da via subcutânea	Dificuldades e entraves ao uso da via subcutânea
Organização	Necessidade de apoio técnico	Acréscimo de custos, restrições/burocracias relacionadas com uso de opioides, restrições e falta de licenciamento de fármacos para uso por via subcutânea, indisponibilidade de recursos materiais e humanos, falta de programas de apoio
Profissional	Dificuldades técnicas de manipulação/manutenção	Conhecimentos inapropriados relacionados com fim de vida, falta de formação, inexperiência, insegurança, ausência de prescrição clínica, ausência de diagnóstico ou sistematização de necessidades, banalização/uso abusivo, subutilização, preferência de recurso à via endovenosa em emergências, desvalorização da via subcutânea, má *praxis*, falha na uniformização de práticas, escassez de estudos empíricos, falta de confiança nos cuidados terminais em domicílio, incoerência, carência de recursos humanos e materiais, limitações legais, restrição de fármacos, ideias extremistas da não hidratação artificial em fim de vida, controvérsia na administração/suspensão de terapêutica, medo, apoio institucional insuficiente, ideia de sobrecarga adicional de trabalho, insustentabilidade prática por ausência de equipe multidisciplinar, compromisso da estabilidade do medicamento, necessidade de ambiente estéril na preparação de medicamentos, condições sociais ambientais e clínicas do doente
Cuidador	Dificuldade de manipulação/manutenção, contraindicações relativas	Falta de apoio, informação, sobrecarga, insegurança, inquietação, não aceitação, recurso frequente ao hospital, renitência no cuidado, sensação de desvalorização
Doente	Efeitos adversos/complicações, complicações locais, complicações maiores, contraindicações relativas, locais de punção desaconselhados, incidentes	Falta de apoio/informação, manifestação dos efeitos secundários dos opioides, desvalorização de valores, compromisso da visão holística, desconforto, dificuldade na designação de cuidador

Adaptada de Lopes[4].

ESCOLHA DO DISPOSITIVO

Os dispositivos para punção venosa podem ser utilizados em via subcutânea. A escolha do dispositivo será influenciada pela disponibilidade deles nos diversos cenários. Na Tabela 3 é apresentada uma breve descrição e comparação entre os dispositivos mais utilizados no país.

Tabela 3 Calibre e tempo de permanência dos cateteres

Dispositivo	Calibre	Tempo de permanência
Cateter agulhado (escalpe)	21G a 25G	3- 5 dias
Cateter não agulhado de Vialon	20G a 24G	7-11 dias
Cateter não agulhado de poliuretano	20G a 24G	7- 11 dias

Adaptada de Dawkins et al.[5]

Tabela 4 Comparação entre dispositivos

Características	Escalpe	Cateter não agulhado de Vialon	Cateter não agulhado de poliuretano
Material	Níquel, maior propensão a reações alérgicas	Plástico, menor propensão a reações alérgicas	Plástico, menor propensão a reações alérgicas
Mecanismo de estabilização	Possui asas Menor tendência de complicações mecânicas e mais ergonômico para inserir	Possui asas Menor tendência de complicações mecânicas e mais ergonômico para inserir	Sem mecanismos de estabilização Maior tendência de complicações mecânicas
Segurança	Risco de acidente com agulha	Menor risco de acidente com agulha, há dispositivos com sistema de proteção da agulha	Menor risco de acidente com agulha, há dispositivos com sistema de proteção da agulha

Adaptada de Neo et al.[5]

PROCEDIMENTO

Local de punção

O local para punção deve ser escolhido de acordo com o volume a ser administrado, já que cada região tem um volume de capacidade máxima nas 24 h (Figura 1).

Volume por local de punção

- Subclavicular – até 250 mL/24 h.
- Abdominal – até 1.000 mL/24 h.
- Deltóidea – até 250 mL/24 h.
- Interescapular – até 1.000 mL/24 h.
- Anterolateral da coxa – até 1.500 mL/24 h.

Material

- Ampola de SF 0,9%.
- Agulha 40x12.
- Luvas de procedimento.
- Algodão ou gaze com álcool 70° ou clorexidine alcoólico.
- Cateter intravenoso não agulhado de poliuretano ou vialon ou escalpe.
- Seringa 10 mL.
- Película semipermeável transparente.

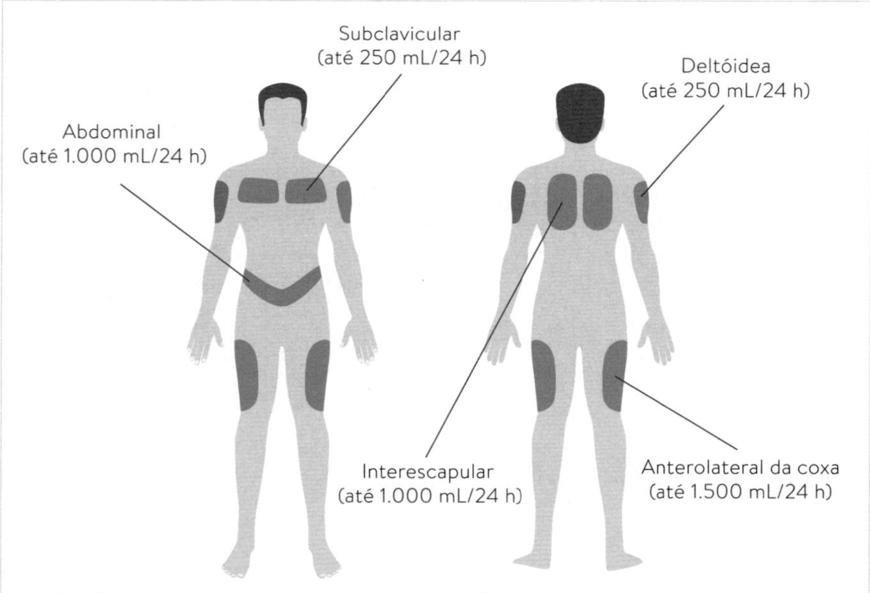

Figura 1 Capacidade volumétrica conforme região para punção.
Adaptada de Azevedo et al.[7]

Descrição do procedimento

- Checar na prescrição médica: nome do paciente, medicamento/soro, dosagem e via de administração, horário.
- Checar na prescrição médica se a medicação prescrita se encontra na lista dos medicamentos indicados por hipodermóclise.
- Verificar a compatibilidade das drogas ao aprazamento.
- Escolher e/ou avaliar o local a ser realizada a punção: coxa, abdome, região escapular e infraclavicular.
- Posicionar o paciente e expor apenas a área de aplicação.
- Realizar antissepsia da pele com *swab* de álcool até que o local esteja limpo.
- Fazer prega e puncionar com cateter não agulhado calibre 22 ou 24, em um ângulo de 30° a 45° abaixo da pele levantada.
- Aspirar com uma seringa para checar a ausência de sangue; em caso de retorno venoso, o dispositivo deve ser retirado e o procedimento deverá ser reiniciado.
- Fixar o cateter com película transparente, identificar com a data e o nome de quem puncionou.
- Realizar *flush* com SF 0,9% 2 a 5 mL.
- Conectar a medicação prescrita.
- Se infusão contínua, controlar gotejamento em bomba de infusão, com velocidade de infusão de até 62,5 mL/h (em caso de infusão noturna em complemento da hidratação oral diurna, esse limite pode ser estendido para 70 a 100 mL/hora em coxa).
- Orientar o paciente a comunicar sempre que sentir dor, queimação, ardência durante a infusão de medicações ou soros, ou quando perceber que o local da punção está inchado, vermelho ou quente.

COMPLICAÇÕES

- Relacionadas à técnica, materiais e cuidados: punções utilizadas por mais de 72 horas são favoráveis ao aparecimento de reações locais como rubor e calor, sendo que entre os dispositivos utilizados, o escalpe contribui mais para o surgimento desses sinais em comparação ao uso do cateter não agulhado.[5]
- Relacionadas às medicações: extremos de pH, ácido menor que 2 e alcalino maior que 11, aumentam o risco de reações/complicações, podendo causar lesões graves com necrose tecidual.[9]
- Relacionadas às soluções: soluções hipotônicas e hipertônicas também podem ser fonte de reações como dor e rubor, devido à diferença com a tonicidade fisiológica. Por isso, a escolha por soluções isotônicas.

Observação: sempre checar se a medicação necessita de sítio exclusivo por incompatibilidade, por exemplo, dexametasona.

MEDICAÇÕES E SOLUÇÕES POR VIA SUBCUTÂNEA'

Tabela 5 Antibióticos administráveis por via subcutânea segundo literatura científica

Classe	Antibióticos
Penicilinas	Ampicilina
Cefalosporinas	Ceftriaxona, cefepime, ceftazidima, cefazolina
Carbapenêmicos	Ertapenem, meropenem
Glicopeptídeos	Teicoplanina
Aminoglicosídeos	Tobramicina, amicacina, netilmicina, gentamicina, sisomicina
Outros	Pipe Tazo

Adaptada de Azevedo EF, Barbosa LA, Cassiani SHB, com acréscimos.

Tabela 6 Medicações em que há um consenso na literatura e que são utilizadas em serviços de cuidados paliativos no Brasil amplamente (ver Guia de Consulta Rápida)

Nome	Dose	Diluição	Orientações para infusão e comentários
Ampicilina	1-2 g a cada 4-6 horas	SF 0,9% 50 mL	Tempo de infusão: 20 minutos
Cefepime	1 g 12/12 h ou 8/8 h	Reconstituir 1 g em 10 mL de água destilada e diluir em SF 0,9% 100 mL	Tempo de infusão: 40 minutos Não há estudos para doses maiores
Ceftriaxone	1 g 12/12 h	Reconstituir 1 g em 10 mL de água destilada e diluir em SF 0,9% 100 mL	Tempo de infusão: 40 minutos
Dexametasona	2-16 mg a cada 24 h	Diluir 1 ampola de dexametasona 1 mL em SF 0,9% 1 mL ou diluir 1 ampola de dexametasona 2,5 mL em SF 0,9% 2,5 mL	Aplicação lenta Administração 1 ou 2 vezes ao dia, pela manhã Sítio exclusivo devido à incompatibilidade com outros medicamentos e risco de irritação local
Dimenidrinato	50-100 mg em 24 h	SF 0,9% 1 mL	
Dipirona	1-2 g até 6/6 h	SF 0,9% 2 mL	Aplicação lenta em *bolus*

(cotinua)

Tabela 6 Medicações em que há um consenso na literatura e que são utilizadas em serviços de cuidados paliativos no Brasil amplamente *(continuação)*

Nome	Dose	Diluição	Orientações para infusão e comentários
Ertapenem	1 g 24/24 h	Reconstituir em 10 mL de água destilada e diluir em 50 mL de SF 0,9%	Tempo de infusão: 30 minutos O protocolo original (Forestier, 2012) propõe alternativa de infusão em *bolus* com diluição de 1 g de ertapenem em 3,2 mL de lidocaína 1% (sem epinefrina)
Escopolamina	20 mg 8/8 h até 60 mg 6/6 h	SF 0,9% 1 mL (*bolus*)	Infusão em *bolus* ou contínua Não confundir com a apresentação combinada com dipirona
Fentanil	A critério médico	Diluir 4 ampolas de fentanil 50 mcg/mL em SF 0,9% 210 mL	Infusão contínua a critério médico
Furosemida	20-140 mg/24 h	SF 0,9% 2 mL (*bolus*) ou volumes maiores (infusão contínua)	
Haloperidol	0,5-30 mg/24 h	SF 0,9% 5 mL	Para idosos frágeis, começar com a menor dose possível Se a solução preparada tiver concentração de haloperidol ≥ 1 mg/mL, recomenda-se usar água destilada como diluente (risco de precipitação com SF 0,9%)
Metadona	50% da dose oral habitual	SF 0,9% 10 mL	Velocidade de infusão: 60 mL/h Mudar o local de punção a cada 24 h pelo alto potencial de irritação cutânea

Tabela 7 Soluções em que há um consenso na literatura e que são amplamente utilizadas em serviços de cuidados paliativos no Brasil

Soluções	Dose	Orientação para infusão e comentários
Soro fisiológico 0,9%	Máximo 1.500 mL/24 h por sítio	SF 0,45% segue as mesmas recomendações Volume de infusão máximo de 62,5 mL/h Coxa é preferencial para volumes maiores
Soro glicofisiológico (2/3 SG 5% + 1/3 SF 0,9%)	Máximo 1.500 mL/24 h por sítio	Volume de infusão máximo de 62,5 mL/h Coxa é preferencial para volumes maiores
Soro glicosado 5%	Máximo 1.000 mL/24 h por sítio	Volume de infusão máximo de 62,5 mL/h Coxa é preferencial para volumes maiores

Fonte: Azevedo et al.

Tabela 8 Compatibilidade de medicamentos em uma mesma infusão

Medicamentos	Cefepime	Ceftriaxona	Dipirona	Escopolamina	Furosemida	Haloperidol	Levomepromazina	Metoclopromida	Midazolam	Morfina	Octreotida	Ondansetrona	Ranitidina	Tramadol	Dexametasona
Cefepime		C	C	C	C	C	C	C	C	C	I	C	I	C	I
Ceftriaxona	C		C	C	C	C	C	C	C	C	I	C	I	C	I
Dipirona	C	C		C	C	C	C	C	C	C	I	C	I	C	I
Escopolamina	C	C	C		C	C	C	C	C	C	I	C	I	C	I
Furosemida	C	C	C	C		C	C	I	I	I	I	C	I	C	I
Haloperidol	C	C	C	C	C		C	C	C	C	I	C	I	C	I
Levomepromazina	C	C	C	C	C	C		C	C	C	I	C	I	C	I
Metoclopromida	C	C	C	C	I	C	C		C	C	I	C	I	C	I
Midazolam	C	C	C	C	I	C	C	C		C	I	C	C	C	I
Morfina	C	C	C	C	I	C	C	C	C		I	C	C	I	I
Octreotida	C	C	C	C	C	C	C	C	C	C		C	I	C	I
Ondansetrona	C	C	C	C	C	C	C	C	C	C	I		I	C	I
Ranitidina	I	I	I	I	I	I	I	I	C	C	I	I		I	I
Tramadol	C	C	C	C	C	C	C	C	C	I	I	C	C		I
Dexametasona	I	I	I	I	I	I	I	I	I	I	I	I	I	I	

C: compatível; I: incompatível. Fonte: Azevedo e Barbosa[1].

CONSIDERAÇÕES FINAIS

A hipodermóclise é uma via de administração segura, eficaz e minimamente invasiva, com grande utilidade nos cuidados paliativos, especialmente quando o acesso venoso se torna limitado ou indesejado. Seu uso favorece o conforto, a autonomia e a dignidade dos pacientes, tanto em ambientes domiciliares quanto hospitalares.

Além de ser indicada para hidratação e controle de sintomas, sua aplicabilidade vem se ampliando com o uso crescente de novos fármacos. A cada ano, estudos científicos atualizam e expandem a lista de medicamentos compatíveis com a via subcutânea, incluindo antibióticos e outros agentes terapêuticos.

A incorporação da hipodermóclise na prática clínica deve ser amplamente estimulada, por meio da capacitação contínua das equipes de saúde e da integração dessa abordagem nos protocolos assistenciais, assegurando assim um cuidado mais humanizado, eficaz e acessível aos pacientes.

REFERÊNCIAS BIBLIOGRÁFICAS

1. Azevedo EF, Barbosa MF. Via subcutânea: a via parenteral de escolha para administração de medicamentos e soluções de reidratação em cuidados paliativos. In: Carvalho RT et al. Manual de Cuidados Paliativos ANCP. 2. ed. Porto Alegre: Sulina; 2012. p. 259-69.
2. Azevedo EF, Barbosa MF, Cassiani SHB. Administração de antibióticos por via subcutânea: uma revisão integrativa da literatura*. Acta Paul Enferm. 2012;25(5):817-22.
3. Humphrey P. Hypodermoclysis: An alternative to I.V. infusion therapy. Nursing. 2011;41(11):16-7. Disponível em: https://pubmed.ncbi.nlm.nih.gov/22005806/.
4. Lopes AP, Esteves R, Sapeta P. Vantagens e desvantagens da terapêutica e hidratação subcutânea. (Dissertação). Portugal: Instituto Politécnico de Castelo Branco; 2012. Disponível em: https://repositorio.ipcb.pt/handle/10400.11/1615. Acesso em: 3 ago. 2020.
5. Dawkins L, Britton D, Johnson I, et al. A randomized trial of winged Vialon cannulae and metal butterfly needles. Int J Palliat Nurs. 2000;6:110-6.
6. Neo SHS, Khemlani MH, Sim LK, Seah AST. Winged metal needles versus plastic winged and nonwinged cannulae for subcutaneous infusions in palliative care: a quality improvement project to enhance patient care and medical staff safety in a Singaporean hospital. Journal Palliative Medicine. 2016;19(3).
7. Azevedo DL, et al. O uso da via subcutânea em geriatria e cuidados paliativos. Rio de Janeiro: SBGG; 2016. Disponível em: https://sbgg.org.br/wp-content/uploads/2016/06/uso-da-via-subcutanea-geriatria-cuidados-paliativos.pdf.
8. Azevedo EF, Barbosa LA, Cassiani SHB. Administração de antibióticos por via subcutânea: uma revisão integrativa da literatura. Acta Paul Enferm. 2012:25(5):817.
9. Neto IG. Utilização da via subcutânea na prática clínica. Rev Soc Port Med Interna. 2008;15(4):277-83.

10. Pereira I. Hipodermóclise. In: Oliveira RA (Coordenação Institucional). Cuidado Paliativo. São Paulo: Conselho Regional de Medicina do Estado de São Paulo; 2008. p.259-72.
11. Sasson M, Shvartzman P. Hypodermoclysis: An alternative infusion technique. American Family Physician. 2001;64(9).
12. Sica DA, et al. Subcutaneous furosemide in heart failure. JACC: Basic to Translational Science. 2018;3(1):25-34.
13. Santos FTBC, et al. Cuidados específicos na administração de drogas oncológicas e medicamentos de suporte. In: Moura VT, et al. MOC ENFERMAGEM. São Paulo: 2, jan./abr. 2019; v. 25, cap. Cuidados de enfermagem na terapia por hipodermóclise. Disponível em: https://mocbrasil.com/moc-enfermagem/cuidados-especificos-na-administracao-de-drogas-oncologicas-e-medicamentos-de-suporte/13-cuidados-de-enfermagem-na-terapia-por-hipodermoclise.
14. Leanza GM, Liguoro B, Giuliano S, Moreal C, Montanari L, Angelini J, et al. The subcutaneous administration of beta-lactams: a case report and literary review – to do small things in a great way. Infect Dis Rep. 2024;16(1):93-104.
15. Broadhurst D, Cooke M, Sriram D, Barber L, Caccialanza R, Danielsen MB, et al. International Consensus Recommendation Guidelines for Subcutaneous Infusions of Hydration and Medication in Adults: An e-Delphi consensus study. J Infus Nurs. 2023 Jul-Aug 01;46(4):199-209.

63

Cuidados com a pele e ferida

Ednalda Maria Franck

INTRODUÇÃO

A pele é o maior órgão do corpo humano. Sua integridade e sua função protetora são modificadas pela idade, por medicações, microclima (temperatura e umidade geradas pelo contato da pele com superfícies de suporte e outras), funcionalidade de outros órgãos e presença de doença(s)/adoecimento(s).

Durante a evolução natural de doença(s)/adoecimento(s) é possível que a pele não consiga manter-se íntegra. Cerca de 1/3 dos pacientes apresentará alguma lesão ou ferida na fase final de vida e processo ativo de morte mesmo que todas as medidas de prevenção estejam adequadamente implementadas.

Em 2023 foi proposta uma definição de cuidado paliativo para feridas, que teria como foco principal controle de sintomas, conforto e dignidade, mas nem sempre a resolução da lesão, que é o principal objetivo do cuidado geral de feridas.

AVALIAÇÃO DA PESSOA E DA FERIDA

- Avaliação da pessoa: anamnese e exame físico que envolvem:
  - Conhecer a(s) história(s) de evolução natural da(s) doença(s) de base e as comorbidades associadas.
  - Tratamentos atuais e já realizados (conhecer resposta aos tratamentos e se são modificadores de doença ou paliativos).
  - Medicações em uso (exemplos: corticoides interferem na regeneração da pele; drogas vasoativas prejudicam a circulação periférica – geram risco de isquemia/necrose em extremidades – dose-dependente; quimioterápicos, esteroides e anti-inflamatórios – comprometem o processo de reparação tecidual; entre outros).

- Alergia: a medicamentos e insumos usados em curativos, como adesivos ou alguma cobertura.
- Exame laboratorial: albumina (se refere à nutrição; se menor que os valores normais, indica desnutrição); hemoglobina (se refere à oxigenação); glicemia/hemoglobina glicada (níveis altos de glicose circulante retardam o tempo de cicatrização).

- Avaliação da ferida:
  - Localização.
  - Tamanho (comprimento x largura x profundidade).
  - Tipo de tecido: no leito da ferida (tipos: desvitalizado [necrose amarela/castanha/marrom ou preta; esfacelo]; tecido rosa pálido liso/estagnado; granulação; hipergranulação; epitelização); na margem da ferida (viável; hiperemiado; macerado; desidratado etc.); na periferida (considerada a área até 4 cm do leito da ferida – viável; hiperemiado; macerado; desidratado etc.).
  - Presença de odor.
  - Umidade/exsudato (avaliar quantidade: ausente, pequeno, moderado e grande; qualidade: fino, viscoso ou espesso; coloração: seroso, sero-hemático, purulento, esverdeado etc.).
  - Sangramento.
  - Dor.
  - Infecção (sinais de infecção local: hiperemia periferida, aumento na quantidade de exsudato ou mudança da coloração e consistência do exsudato, odor, dor, calor, retardo da cicatrização, piora da ferida; sinais sistêmicos: hipertermia, mal-estar geral, leucocitose, linfangite).

Nota: existem vários instrumentos de avaliação de feridas (de risco, de avaliação, de classificação, de tratamento etc.) que norteiam a avaliação de modo fácil, organizado e consistente sem perda de informação significativa, possibilitando maior eficiência e eficácia na avaliação e garantindo confiança Inter observadores. Por isso, devemos utilizá-los em nossa prática profissional.

CUIDADOS COM A PELE E MEDIDAS GERAIS DE PREVENÇÃO DE FERIDAS

- No Quadro 1 estão sugeridos alguns cuidados com a pele e medidas de prevenção para alguns tipos de feridas que são prevalentes em cuidados paliativos.

Quadro 1 Cuidados com a pele e prevenção de lesão por fricção e por pressão

Gerenciamento da hidratação sistêmica e tópica

- Estimular ingestão de líquidos orais/enterais, se possível (é possível saborizar/flavorizar a água, oferecer sucos, chás frios e/ou gelatinas – o sabor pode estimular a ingestão –; atente se há disfagia). No final da vida e/ou processo ativo de morte, diminua a quantidade ofertada por risco de congestão pulmonar, edema e aumento de secreções que acarretarão hipersecreção em vias aéreas.
- Orientar hidratação cutânea com hidratante (umectantes: composto por D-pantenol, ácido hialurônico, ureia ou emolientes: composto por óleos vegetais, ácidos graxos e lipídios não gordurosos), conforme necessidade; realizar uma aplicação logo após o banho, pois terá melhor absorção e também maior umidade da pele.
  - Evitar vários banhos ao dia, banhos em água quente ou demorados, pois retiram a proteção lipídica natural da pele e a deixam suscetível à perda de água por evaporação, ao ambiente e risco de prurido.
- Preferir sabonetes líquidos aos em barra durante o banho e higiene íntima (o pH dos em barra é alcalino e prejudica a integridade da pele). Não é indicado uso de sabonetes antibacterianos em uso diário, por diminuírem a flora protetora da pele (usar somente quando orientado).

Gerenciamento da umidade

- Manter a pele sempre seca. Evitar exposição prolongada ou contato frequente com fontes de umidade (suor, urina, fezes diarreicas, vazamento de dieta enteral ou drenos, saliva, exsudato de feridas, entre outras) por deixar a pele macerada, o que acarreta maior risco de ruptura.
  - Sempre que for trocar o paciente (fralda ou roupa) é necessário realizar higiene da pele local para a remoção dos resíduos da fonte de umidade (só secar manterá algum resíduo e este continuará agindo e danificando a pele).
- Após a higiene íntima, secar, sem fricção, com tecido macio e aplicar um protetor cutâneo (à base de óxido de zinco, creme barreira ou outro) na região inguinal, perineal e perianal para prevenir dermatites.
- Mantenha o ambiente arejado e o paciente com roupas apropriadas ao clima, sempre que possível, para evitar transpiração excessiva e risco de dermatite intertriginosa.

Prevenção de lesão por fricção (*skin tears*)

- Lesão por fricção é uma ferida causada por fricção, cisalhamento e/ou traumática separando as camadas da pele (espessura parcial ou total).
- Realizar hidratação cutânea duas vezes ao dia (melhora resistência da pele ao atrito).
- Usar roupas compridas (blusas com mangas e calças), se o paciente tolerar, pois as roupas sofrerão o atrito e deslocamento caso a pele entre em contato com alguma superfície e às transferências (e não a pele diretamente), mitigando a ocorrência da lesão por fricção.
- Ao realizar transferência do paciente, evitar segurá-lo somente pelas mãos/braços, pois pode haver ruptura da pele pela força exercida, uma vez que a pele é mais fina e frágil (naturalmente devido à idade, mas também pelo adoecimento ao longo do tempo).
- Evitar o uso de adesivos diretamente sobre a pele, se possível. Escolha adesivos mais suaves ou os de silicone. Retire o adesivo, sempre com suavidade, tensionando-o sobre ele mesmo e segurando a pele do lado oposto à retirada (Figura 1); se necessário, utilize removedor de adesivo. Utilize atadura ou malha/rede tubular para fixação, uma vez que não é aplicado adesivo sobre a pele.

(continua)

Quadro 1 Cuidados com a pele e prevenção de lesão por fricção e por pressão *(continuação)*

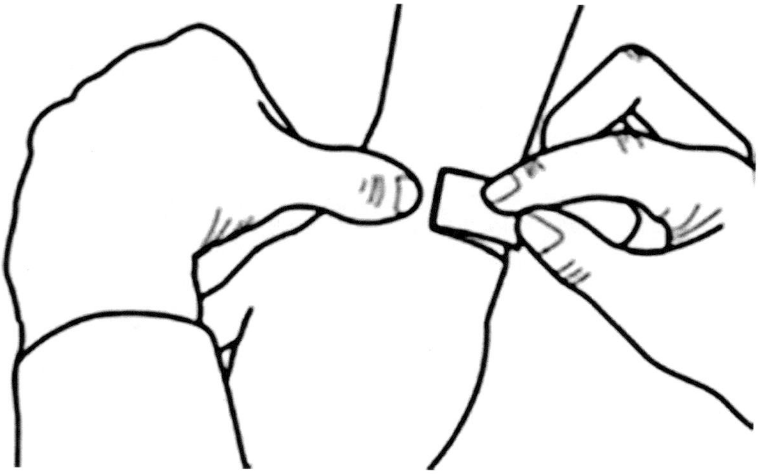

Figura 1 Orientação para remoção de adesivo.

Prevenção de lesão por pressão
▪ Utilizar escala estruturada para avaliação de risco, como a Escala de Braden (por exemplo) e, a partir do resultado de risco, planejar os cuidados preventivos individualizados. ▪ Implementar ações, sempre que possível, para as situações de risco ao paciente: gerenciamento da umidade, reposicionamento (mudança de decúbito e/ou alívio de pontos de pressão – é preciso adequar a frequência ao longo da evolução da doença: alguns precisarão ser reposicionados a cada 30 minutos e outros a cada 4 horas, por exemplo), adequação nutricional e hídrica, gerenciamento de fricção e cisalhamento (usar lençol móvel para facilitar reposicionamento), uso adequado de coxins para proteger as proeminências ósseas, manter calcâneos elevados e hidratação cutânea frequente.   ▪ O uso de cobertura profilática está indicada (atualmente as coberturas de espuma multicamadas com silicone têm maior nível de evidência), porém hidrocoloide, espumas e filme de poliuretano podem ser usados para minimizar o atrito, mas não eliminam a pressão local e por isso é preciso manter o reposicionamento.

SELEÇÃO DE COBERTURA PARA O TRATAMENTO DE FERIDAS EM CUIDADOS PALIATIVOS

A seleção da cobertura segue a mesma orientação que para outro perfil de pacientes: deve-se avaliar o paciente integralmente e a ferida e selecionar uma cobertura que atenda a(s) demanda(s) identificada(s) (Figura 2).

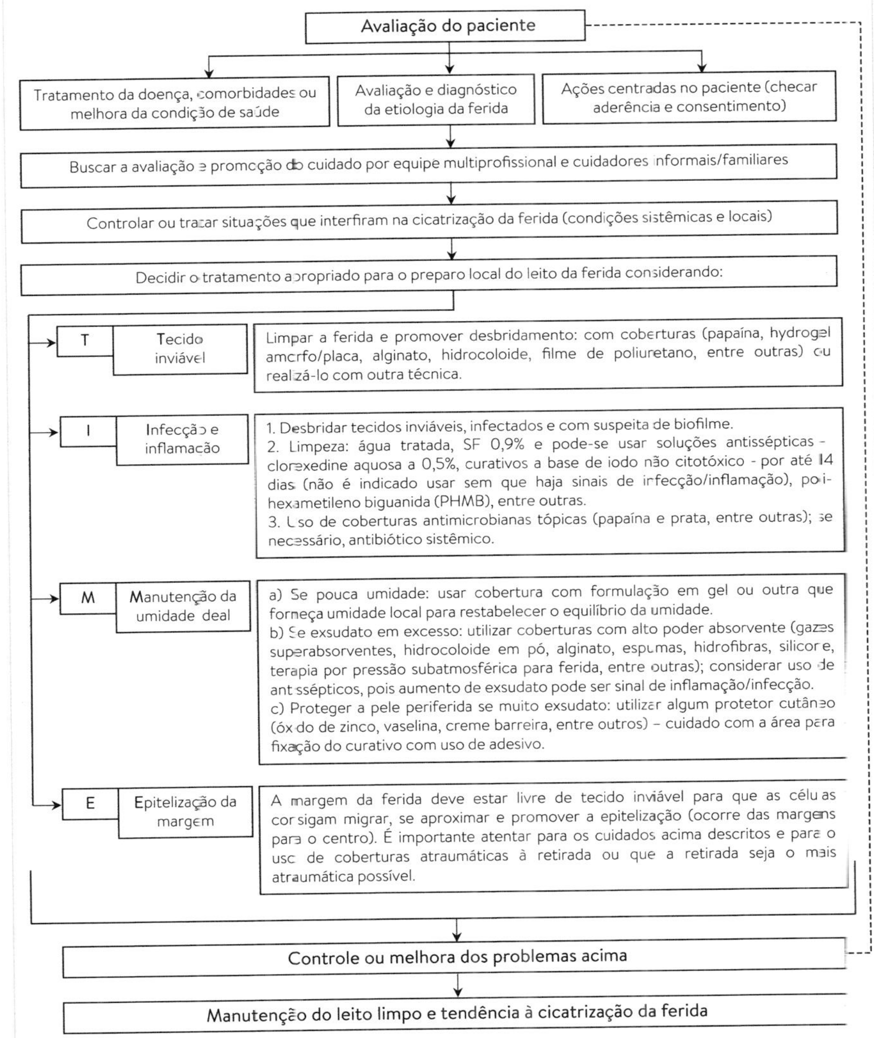

Figura 2 Avaliação da ferida e seleção de cobertura.

Adaptada de: Franck EM, Matuo CM. Cuidados com a pele e feridas. In: Manual da residência de cuidados paliativos: abordagem multidisciplinar. Carvalho RT, Souza MRBS, Franck EMF et al. (eds.). Barueri: Manole; 2018. p. 655-65; e Moore Z, Dowsett C, Smith Glenn, Atkin L, Bain M, Lahmann et al. TIME CDST: an updated tool to address the current challenges in wound care. J Wound Care. 2019;28(3):154-61. Disponível em: https://doi.org/10.12968/jowc.2019.28.3.154. Acesso em 25/06/2020.

O objetivo inicialmente também é a cicatrização, porém, à medida que a doença evolui, a manutenção do leito limpo e tecido viável ganha destaque, e isso possibilitará que a cicatrização aconteça se o paciente tiver substrato para isso (circulação, oxigenação, nutrição e hidratação adequadas, por exemplo).

Na fase final de vida e processo ativo de morte é comum que algumas condutas já não tragam benefício ao paciente e, por isso, é preciso ponderar que conduta tomar para atender aquela demanda a cada fase de evolução da(s) doença(s).

ALTERAÇÕES DE PELE NO FINAL DA VIDA

Devido à evolução natural da(s) doença(s) é esperado que no final da terminalidade, fase final de vida e processo ativo de morte os vários órgãos e/ou sistemas cursem com algum grau de falência – incluindo a pele. Por isso é possível que o paciente apresente alguma lesão ou ferida a partir deste momento (devido à hipoperfusão sanguínea que gera hipóxia da pele), mesmo com todas as medidas preventivas adequadamente implementadas.

Na finitude da vida o paciente apresenta, gradativamente, alteração da ingestão alimentar e hídrica devido à diminuição da necessidade de energia por conta da perda progressiva de funcionalidade. Com isso, o corpo utilizará tecido subcutâneo e músculo para a geração de energia, em algum momento, o que diminui a espessura dessas camadas, o que predispõe à menor tolerância em redistribuir a pressão nos pontos em contato com a superfície de suporte, elevando o risco de lesão por pressão e de outras etiologias.

Existe descrição na literatura de alterações de pele específicas da fase final de vida (nem todas são feridas) e elas devem ser interpretadas como marcadores de final de vida (Tabela 1).

As condutas para o gerenciamento das alterações de pele no final da vida envolvem:

- Identificar que as alterações de pele no final da vida são uma forma objetiva de identificar essa fase e é necessário alterar o plano de cuidados para um plano de cuidados de final de vida que requer a suspensão/alteração/não introdução de algumas condutas, visto não alterarem o processo fisiológico até que o paciente faleça e ainda podendo agregar distanásia.
- Envolver paciente, família, cuidadores e equipe no planejamento dos cuidados e respeitar a autonomia e desejos do paciente/família.
- Prover conforto e limitar o impacto da ferida e focar em manter o leito limpo (se possível).
- Manter conduta conservadora:
  - Não há indicação de desbridamento (exceto se flutuação local e risco de repercussão sistêmica) por não haver substrato suficiente para a reparação

Tabela 1 Alterações de pele específicas da fase final de vida

SCALE *Skin Changes at Lifes End*[11]	São alterações que podem ser objetivas: na cor, turgor ou integridade da pele, ou subjetivas: como dor. Indicam a falência cutânea causada por hipóxia devido à hipoperfusão sanguínea.
Úlcera terminal de Kennedy (UTK)[10]	É um tipo de lesão por pressão com formato característico; coloração vermelha, amarela, preta ou púrpura; com margens irregulares; de início abrupto e piora drástica em 48 h. Após sua ocorrência, estima-se sobrevida de até seis semanas, mas a morte costuma ocorrer em até três semanas.
Lesão tecidual terminal de Trombley-Brennan *Trombley-Brennan Terminal Tissue Injury*[1]	Trata-se de equimose rósea, púrpura ou marrom em extremidades ou tronco e não há perda da integridade da pele. Após seu surgimento estima-se de um dia e meio a três dias de sobrevida.
Sinal de Welam *Welam's sign*[12]	Trata-se de erupção eritematosa azul escura ou púrpura que não fica pálida à pressão geralmente próximo ou ao redor da cicatriz umbilical. Após seu surgimento estimam-se de 10-20 dias de sobrevida.
Alterações de coloração da pele[6]	São alterações da coloração da pele que podem ser observadas em todo o corpo e podem ter coloração: acinzentada, amarelo-esverdeada ou transparente (coloração pálida intensa em que é possível observar alguns microvasos sanguíneos sob a pele ao se aproximar do paciente).

e até tempo de sobrevida e, com isso, se desbridada, haverá nova necrose ou exposição de terminações nervosas, causando dor local.

- Utilizar coberturas que precisem de menos trocas ao dia, visto que a troca de curativo é o período em o paciente sente mais dor quando tem ferida.
- Hidratar a pele, conforme necessário, para tentar mantê-la mais resistente a danos externos e prevenir prurido por ressecamento (xerose).
- Realizar medidas de prevenção sempre, como o reposicionamento, adequando à necessidade e preferência individual do paciente e ao longo da evolução da(s) doença(s).
- Selecionar adequadamente a cobertura para tratar os sinais e sintomas nas lesões, conforme raciocínio clínico descrito na Figura 2.

CONSIDERAÇÕES FINAIS

É importante manter a realização de ações de prevenção à integridade da pele dos pacientes em cuidados paliativos, avaliar e orientar o tratamento de feridas apropriado em cada uma das fases de evolução natural da(s) doença(s) e reconhecer as alterações da pele características do final da vida como marcadores dessa fase e que requerem a implementação do plano de cuidados.

REFERÊNCIAS BIBLIOGRÁFICAS

1. Ayello EA, Levine JM, Langemo D, Kennedy-Evans KL, Brennan MR, Sibbald RG. Reexamining the literature on terminal ulcers, SCALE, skin failure, and unavoidable pressure injuries. Adv in Skin & Wound Care. 2019;32(3):109-21.
2. Bates-Jensen B, Sussman C. Tools to measure wound healing. In: Sussman C, Bates--Jensen B (eds.). Wound care, a collaborative practice manual for health professionals. 4. ed. Baltimore (US): Lippincott Williams and Wilkins; 2012. p. 131-72.
3. Beeckman D, Campbell KE, LeBlanc K, Dunk AM, Harley C., Holloway S, et al. Best practice recommendations for holistic strategies to promote and maintain skin integrity. Wounds International. Disponível em: http://www.skintears.org/wp-content/uploads/2020/06/best-practice-recommendations-holistic-strategies-promote--and-maintain-skin-integrity-ISTAP-2020.pdf.
4. Campbell KE, Baronoski S, Gloeckner M, Holloway S, Idensohn P, Langemo D, et al. Skin tears: Prediction, prevention, assessment and management. Nurse Prescribing. 2018;16(12):600-7. Disponível em: https://www.magonlinelibrary.com/doi/full/10.12968/npre.2018.16.12.600.
5. European Pressure Ulcer Advisory Panel, National Pressure Ulcer Advisory Panel and Pan Pacific Pressure Injury Alliance. Prevention and treatment of pressure ulcers/injuries: quick reference guide. Haesler E (ed.). EPUAP/NPUAP/PPPIA; 2019. Disponível em: http://www.internationalguideline.com/guideline.
6. Franck EM. Alterações de pele em pacientes em cuidados paliativos na terminalidade da doença e final da vida: coorte prospectiva [dissertação]. São Paulo: Escola de Enfermagem, Universidade de São Paulo; 2016. Disponível em: https://teses.usp.br/teses/disponiveis/7/7139/tde-17052017-112324/pt-br.php.
7. Franck EM, Matuo CM. Cuidados com a pele e feridas. In: Manual da residência de cuidados paliativos: abordagem multidisciplinar. 2.ed. Carvalho RT, Souza MRBS, Franck EMF, et al. (eds.). Barueri: Manole; 2022.
8. Franck EM, Santos VLCG. Alterações de pele na fase final de vida: falência cutânea. In: Carvalho RT, Rocha JA, Franck EM (eds.) Cuidados paliativos: falências orgânicas. Barueri: Manole; 2019. p.181-91.
9. Fumarola S, Allaway R, Callaghan R, Collier M, Downie F, Geraghty J, et al. Overlooked and underestimated: medical adhesive-related skin injuries. Best practice consensus document on prevention. J Wound Care. 2020;29(Suppl 3c):S1-S24. Disponível em: https://www.magonlinelibrary.com/doi/full/10.12968/jowc.2020.29.Sup3c.S1?af=R.
10. Kennedy KL. Understanding the Kennedy terminal ulcer. Kennedy Terminal Ulcer website; 2014. [Atualizado 2019; citado 2020 jun. 15]. Disponível em: http://www.kennedyterminalulcer.com/.
11. Krasner D. Skin Changes At Life's End (SCALE): clinical considerations. 2012. Disponível em: http://uploads.documents.cimpress.io/v1/uploads/8fe5582f-626c--4926-ae8f-dcd7825e2d21~110/original?tenant=vbu-digital.
12. McKeown A, Davidson J, Adam J, Welsh J. Pre-morbid skin changes in patients with cancer: using 'Welam's sign' as a new prognostic marker? Int J Palliat Nurs. 2009;15(6):272-3.
13. Woo K, Santos VLCG, Alam T. Optimising quality of life for people with non-healing wounds. Wounds Asia. 2018;1(2):18-26. Disponível em: https://www.woundsinternational.com/resources/details/optimising-quality-of-life-for-people-with-non-healing-wounds.

14. Torres FS, Blanes L, Galvão TF, Ferreira LM. Manual de prevenção e tratamento de lesões por fricção. 2016. Curso de Mestrado Profissional – UNESP. Disponível em: https://proqualis.net/sites/proqualis.net/files/ManualJ%2804_11_2016%29_abril.pdf.
15. Tilley C, Lipson J. Palliative wound care for malignant fungating wounds: holistic considerations at end-of-life. Nurs Clin N Am. 2016;51:513-31. Disponível em: http // dx.doi.org/10.1016/j.cnur.2016.05.006.
16. Sezgin D, Geraghty J, Graham T, Blomberg K, Charnley K, Dobbs S, et al. Defining palliative wound care: A scoping review by European Association for Palliative Care wound care taskforce. J Tissue Viability. 2023 Nov;32(4):627-34.

64

Aspectos espirituais do cuidado do paciente crítico

Sabrina Corrêa da Costa Ribeiro

POR QUE É IMPORTANTE FALAR SOBRE ESPIRITUALIDADE?

Com o envelhecimento populacional e os avanços em tratamentos de doenças crônicas, pacientes muito idosos ou com doenças em fase avançada buscam com cada vez mais frequência o departamento de emergência e internam em unidades de terapia intensiva.[1] Em alguns casos, o principal motivo da procura ao departamento de emergência é a assistência à fase final de vida e o controle de sintomas.[2] Para esses pacientes, um cuidado de fim de vida adequado que considere aspectos multidimensionais pode melhorar desfechos importantes como controle da dor e qualidade de vida.[3] A emergência e a unidade de terapia intensiva como locais tradicionalmente focados em salvar vidas, podem não ter o aspecto multidimensional do cuidado[4] de uma forma estruturada e acabar negligenciando as necessidades espirituais dos pacientes.

Alguns estudos demonstram que, ao prover cuidado espiritual, podemos proporcionar ao paciente uma melhor qualidade de vida[5] e tomar decisões mais alinhadas com os valores e prioridades do paciente. Esse benefício parece se manter inclusive em pacientes com menor expectativa de vida.[6] Uma revisão sistemática da associação entre bem-estar espiritual e qualidade de vida em pacientes com câncer descreveu que a maioria dos estudos demonstrava uma associação positiva entre bem-estar espiritual e qualidade de vida, sendo que o maior impacto positivo era nas dimensões emocional e funcional em relação à dimensão física.[7] Além disso, a integração da espiritualidade como uma dimensão essencial da saúde do indivíduo reduz sofrimento existencial, melhora o bem-estar psicológico, aumenta a satisfação com os cuidados e pode, inclusive, reduzir intervenções fúteis no fim da vida.[8]

A espiritualidade pode ser definida como: o aspecto da humanidade que se refere à forma com que as pessoas buscam e expressam propósito da vida e sentido e a forma com que experimentam a conexão com o momento, consigo mesmo, com os outros, com a natureza e com o sagrado.[9] A religião tem mais a ver com a estrutura formal e os ritos com que um indivíduo expressa sua espiritualidade em sua comunidade. A comunidade religiosa, portanto, se organiza ao redor de crenças, valores, tradições e práticas comuns.

O adoecimento, especialmente no caso de doenças graves, pode nos levar a questionar nossas escolhas, valores e sentido da vida. Ele tem impacto tanto no trabalho como na vida familiar e nos faz temer o desconhecido e a possibilidade de perder o controle sobre as circunstâncias da nossa rotina e da nossa vida.

O sofrimento espiritual é bastante frequente, acometendo até 50% dos pacientes com câncer e 27% dos pacientes que sobrevivem ao câncer. Esse sofrimento pode se manifestar de várias formas, às vezes sendo descrito como conflito consigo mesmo e com o próprio sagrado, como sentimento de ter sido abandonado por Deus ou dificuldade de encontrar sentido. Esse sofrimento está associado a dor física e emocional, além de pior qualidade de vida.[10]

COMO IDENTIFICAR O SOFRIMENTO ESPIRITUAL EM MEU PACIENTE?

Recomenda-se que o *screening* espiritual seja feito por qualquer profissional de saúde treinado[8] e tem como objetivo:

- Avaliar a presença de emergências espirituais, que demandem a presença de um capelão ou outro profissional adequadamente qualificado o mais breve possível.
- Identificar pacientes que se beneficiam de uma avaliação espiritual mais profunda por um profissional qualificado.
- Essa triagem pode ser feita por um profissional de saúde (enfermeiro, médico, assistente social) e ser baseada em algumas perguntas simples.

Um estudo de 2017[10] comparou a acurácia de algumas perguntas utilizadas para *screening* espiritual, chegando à conclusão de que perguntas que abordavam perda da alegria e significado em conjunto com perguntas sobre conflitos religiosos ou espirituais atingiram a melhor sensibilidade na identificação de pacientes com necessidades espirituais. Algumas das perguntas estudadas (tradução livre) foram:

- Você está em paz?

- Você tem sentido que tem tido dificuldade em se alegrar e achar significado na vida?
- No momento você tem algum tipo de sofrimento que descreveria como religioso ou espiritual?
- Qual a importância da religião ou espiritualidade na sua vida (seguida por questionamento de como esses recursos têm ajudado o paciente na lida com a doença)?

Quando a situação emergencial e/ou condição clínica do paciente permitirem que ela seja realizada, a história espiritual deve ser obtida pelo profissional de saúde, como parte da anamnese. Essa avaliação mais detalhada nos permite uma conexão mais próxima com o paciente e uma melhor compreensão dos seus valores e prioridades.

Ao avaliar a história espiritual é importante identificar a importância desses aspectos na vida do paciente e de que forma eles podem ser incorporados como ferramenta de cuidado. Os acrônimos FICA[11] e SPIRIT[12] foram propostos respectivamente por Puchalski e Maugans para essa abordagem. Essas ferramentas não devem ser interpretadas como um *checklist* burocrático, e sim como um convite para que o paciente compartilhe sua espiritualidade e o que é sagrado para ele.

Tabela 1 Instrumento breve para anamnese espiritual FICA

Faith (Fé)	Você se considera uma pessoa religiosa ou espiritualizada? Tem alguma fé? Se não, o que dá sentido à sua vida?
Importance (Importância)	A fé é importante na sua vida? Quanto?
Community (Comunidade)	Você participa de alguma igreja ou comunidade espiritual?
Adress (Abordagem)	Como podemos abordar e incluir essa questão no seu atendimento?

Tabela 2 Instrumento breve para anamnese espiritual SPIRIT

Spiritual belief system (Crença religiosa)	Qual é a sua religião?
Personal spirituality (Espiritualidade pessoal)	Fale mais sobre as crenças e práticas de sua religião ou crenças com as quais você se identifica mais ou menos.
Integration within spiritual community (Integração em comunidade espiritual ou religiosa)	Você participa de alguma igreja ou outra comunidade espiritual? Qual a importância disso na sua vida?
Ritualized practices and restrictions (Rituais e restrições)	Quais são as práticas da sua religião ou comunidade espiritual? Quais os significados dessas práticas? Existe alguma restrição?
Implications for medical care (Implicações no cuidado)	A quais desses aspectos religiosos/espirituais você gostaria que eu dedicasse mais atenção no seu cuidado?
Terminal events planning (Planejamento de fim de vida)	No planejamento do seu cuidado de fim de vida, como seus valores interferem nessas decisões?

Como nos demais aspectos do cuidado paliativo, a colaboração interprofissional é essencial na abordagem da espiritualidade.[12] O capelão pode ser fundamental no aconselhamento e tratamento de questões espirituais, além de orientar os demais membros da equipe sobre como lidar com as questões espirituais e integrá-las ao plano de tratamento. Também pode auxiliar na integração dos líderes ou membros da comunidade a que o paciente pertence.

Importante

A abordagem espiritual deve ser sempre feita de forma respeitosa e que reconheça a diversidade de crenças dos pacientes ou mesmo a ausência delas. A discussão deve ser focada no paciente e na espiritualidade dele, não do profissional de saúde.

A negligência com a espiritualidade pode acentuar desigualdades no cuidado, sobretudo em populações marginalizadas ou culturalmente diversas. Grupos religiosos minoritários, comunidades negras e povos indígenas, por exemplo, tendem a valorizar fortemente a dimensão espiritual e, ao não tê-la reconhecida no cuidado, vivenciam desassistência e sofrimento acrescido. Integrar a espiritualidade ao cuidado não é apenas uma prática compassiva, mas também um imperativo de equidade e justiça.[8]

Eventualmente, um paciente pode pedir ao profissional de saúde que reze com ele ou participe de um ritual específico. Ele deve participar somente caso se sinta confortável. O próprio paciente pode iniciar a oração ou ritual ou isso pode ser feito pelo capelão. Se o profissional não se sente confortável em rezar ou participar do ritual, tem a opção de apenas assistir, sempre de forma respeitosa, ou, se o paciente estiver estável, deixá-lo aos cuidados do capelão durante a duração do ritual.

ESPIRITUALIDADE E FIM DE VIDA – O QUE É UMA BOA MORTE?

Uma revisão de 2017[14] avaliou estudos que definissem o que é uma boa morte, incluindo a visão do paciente, dos familiares e dos profissionais de saúde. Os três temas identificados como principais foram:

- Respeito às preferências de fim de vida.
- Estar sem dor.
- Bem-estar emocional.

No entanto, algumas discrepâncias foram notadas entre os diferentes grupos. Por exemplo, a perspectiva dos familiares incluiu uma vida plena/conclusão de vida (80%), qualidade de vida (70%), dignidade (70%) e presença da família (70%) com mais frequência do que a perspectiva dos pacientes, que trouxeram esses itens em uma proporção de 35 a 55% das ocasiões. Em contraste, a religiosidade/espiritualidade foi mencionada com mais frequência pelos pacientes (65%) do que pelos familiares.

Um estudo realizado com 863 pacientes[15] em cuidado paliativo demonstrou que o lugar em que o paciente desejaria morrer seria um hospice (60%), em casa (37%) ou em uma instituição de longa permanência (2,4%). Por outro lado, apenas 0,7% declararam que gostariam de morrer no hospital. No entanto, mortes na emergência e terapia intensiva não são infrequentes e é importante que a equipe trabalhe tendo o objetivo de que a morte seja uma experiência significativa e dignificada, independentemente do local em que ocorra.

É importante lembrar que devemos buscar uma experiência com significado na visão do paciente, não da equipe. Para alguns pacientes, o significado está em seu legado. Para outros, em uma reconciliação com um poder superior e na ressignificação de momentos importantes em suas vidas. Já outros pacientes não conseguem expressar seus objetivos nestes termos, ou nós não conseguimos compreendê-los adequadamente.

O controle de sintomas e a preocupação com o bem-estar do paciente e dos familiares é uma prioridade nesta fase. A reconciliação com entes queridos ou com Deus pode ser um objetivo adicional neste momento. O objetivo da equipe deve ser de auxiliar o paciente a encontrar seus próprios objetivos e elaborar um plano de cuidado que atenda da melhor forma possível (dentro de sua condição médica, opções de tratamento e o que é viável para o momento) a atingir seus objetivos não só em relação ao bem-estar físico, mas também espiritual e psicossocial.

O paliativista Ira Byock sugere em um livro de 2004 quatro frases simples como instrumentos de reconexão em relações interpessoais. Essas afirmações podem ganhar um significado maior ainda no final da vida: "Me perdoe", "Eu te perdoo", "Muito obrigada" e "Eu te amo".[16]

INTERVENÇÕES ESPIRITUAIS

Nas últimas décadas, diversas intervenções espirituais têm sido avaliadas quanto à sua eficácia em contextos de cuidados paliativos. Uma revisão sistemática em guarda-chuva publicada em 2024 sintetizou evidências de dezenas de estudos e apontou benefícios clínicos consistentes. Entre os efeitos mais frequentemente observados estão a redução do sofrimento espiritual, melhora da qualidade de vida, menor ansiedade e promoção de sentido diante da finitude.[17]

As intervenções variam desde o cuidado espiritual oferecido por capelães, passando por práticas como a terapia da dignidade, logoterapia, *mindfulness* com enfoque existencial e apoio religioso estruturado, conforme apresentado na Tabela 3. Apesar da heterogeneidade metodológica dos estudos incluídos, o conjunto da evidência sustenta que o cuidado espiritual deve ser reconhecido como parte integrante e baseada em evidências, com potencial terapêutico relevante.[17]

Tabela 3 Quadro comparativo de intervenções espirituais em cuidados paliativos

Intervenção espiritual	Objetivo principal	Principais benefícios observados
Sessões com capelão hospitalar	Explorar valores e apoiar espiritualmente	Redução do sofrimento espiritual e aumento da paz interior
Terapia da dignidade (*Dignity Therapy*)	Reforçar legado, sentido de vida e identidade	Melhora da autoestima e enfrentamento da finitude
Logoterapia	Ajudar a encontrar significado no sofrimento	Redução de desespero e sensação de vazio
Mindfulness com foco espiritual	Promover atenção plena com conexão espiritual	Redução de ansiedade e promoção do bem-estar
Oração guiada/grupos religiosos	Oferecer suporte religioso e conexão transcendente	Conforto emocional e espiritual, menor angústia
Grupos de apoio com temática espiritual	Favorecer partilha de experiências e esperança	Aumento da esperança e da coesão social

Fonte: adaptada de Austin et al., 2025.[17]

Profissionais capacitados devem conduzir essas intervenções respeitando a individualidade do paciente, sem proselitismo, promovendo escuta, conexão e sentido.

Elencamos seis pontos essenciais para o cuidados espiritual na doença crítica:[8]

1. Reconhecer a espiritualidade como parte da saúde integral independentemente da religiosidade do paciente.
2. Realizar triagem espiritual de forma sistemática na admissão, em momentos de piora clínica ou durante discussões de plano de cuidados.
3. Considerar encaminhar para avaliação espiritual aprofundada ao capelão ou profissional capacitado quando houver sofrimento existencial, perda de sentido, conflitos espirituais ou solicitação do paciente/família.
4. Integrar o cuidado espiritual ao plano terapêutico.
5. Evitar intervenções proselitistas ou desrespeitosas, evitando julgamentos, imposições ou interpretações religiosas inadequadas.
6. Promover equidade no cuidado espiritual, com atenção aos grupos culturalmente diversos e minorias religiosas através de escuta sensível e atuação inclusiva.

CASO CLÍNICO 1

Fernando, 56 anos, realizava acompanhamento por câncer de cólon metastático e recentemente havia suspenso quimioterapia por piora de funcionalidade. As causas de procura ao pronto-socorro foram dispneia e febre e a suspeita diagnóstica posteriormente confirmada foi de COVID-19. Foi indicada internação em UTI e o paciente aguardava em nossa retaguarda.

Fernando tinha uma fácies de sofrimento, estava gemente e se queixava de dores generalizadas, sem conseguir definir suas características ou localização de forma precisa. Parecia que o sofrimento de Fernando ia além do físico, e após medicação para dor, tentei perguntar o que o incomodava e me colocar à disposição para ouvir. Fernando não quis conversar comigo naquele momento. Respeitei e disse que estaria à disposição caso ele precisasse de mim.

Saí da unidade e retornei três horas depois. Fernando estava deitado com uma expressão de paz, movendo o corpo de forma rítmica, com os olhos fechados e um quase sorriso. Ao lado de seu rosto, um celular tocava baixinho música brasileira.

Perguntei o que havia ocorrido a Sara, médica responsável por ele. Ela me contou que, ao examinar Fernando, havia perguntado do que ele gostava. Ele disse que gostava de música e a partir desse início se abriu.

Contou que era um intelectual, biólogo e autor de dois livros. Não era religioso e levava uma vida boêmia de música e longas conversas com amigos, interrompida pelo diagnóstico e tratamento do câncer. Fernando foi o único a se formar em sua família e tinha uma neta a quem era muito apegado. A neta era estudiosa, amava os livros e Fernando sentia que ele poderia ajudar a conduzi-la para uma vida melhor, de estudos e sucesso acadêmico e profissional. Ele havia prometido à neta que comemoraria com ela seus 10 anos. A menina tinha oito e Fernando sofria. Pela vida que não era mais a mesma, porque não cumpriria a promessa feita à neta e não poderia mais ser inspiração e condutor dos estudos dela.

Sara perguntou se ele gostaria de ouvir um pouco de música e Fernando disse que sim. Ele escolheu uma lista de música brasileira, sua preferida. A música o retirou, mesmo que transitoriamente, do lugar onde só havia sofrimento. E o acompanhamento posterior com cuidados paliativos e uma abordagem muito cuidadosa que incluiu trabalho com os familiares e com a neta ajudou Fernando a morrer em paz, 3 semanas depois.

O caso de Fernando ilustra alguns conceitos importantes

- O sofrimento espiritual pode agravar o sofrimento físico e piorar a qualidade de vida.
- O paciente que não deseja falar naquele momento deve ser respeitado. Coloque-se à disposição e dê espaço no momento em que ele quiser falar.
- Não existe uma fórmula única para abordar a presença de sofrimento.
- O conceito de significado da vida e da transcendência independe de religião e intervenções não religiosas (no caso, a música) podem ser úteis no desenvolvimento de uma conexão com o paciente e alívio do sofrimento.
- A abordagem ao sofrimento espiritual é sempre um processo e um trabalho de equipe, que envolve a tríade paciente/família/equipe assistente.

CASO CLÍNICO 2

Sérgio, 59 anos, foi transferido à UTI após ser internado por insuficiência respiratória devido a uma pneumonia. Apresentava um quadro de fraqueza generalizada e na internação teve o diagnóstico de esclerose lateral amiotrófica (ELA).

Não foi possível o desmame da ventilação mecânica e Sérgio foi traqueostomizado. Ele se comunicava com a equipe através da escrita. Inicialmente, expressava intenso sofrimento e dúvidas em relação ao futuro. Em uma das conversas, fez o desenho da Figura 1, expressando a incerteza em relação a como viveria os próxi-

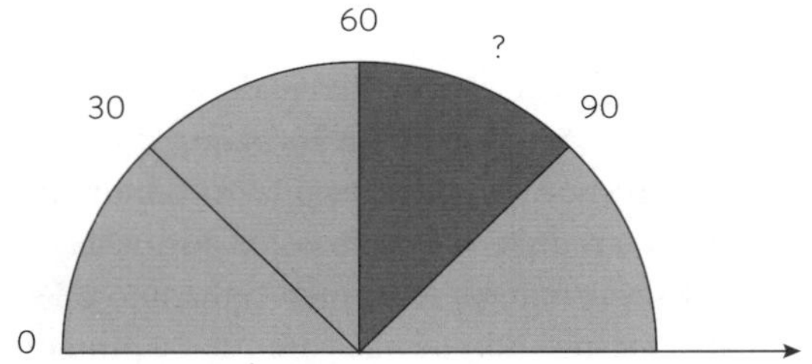

Figura 1 Adaptação de desenho feito pelo paciente, compartilhado com sua autorização. A linha de baixo se refere à passagem do tempo e a área em destaque, à incerteza de Sérgio sobre como seria sua vida a partir do diagnóstico da doença, aos 59.

mos anos. Perguntava se no futuro conseguiria tomar uma taça de vinho, ter uma relação sexual, trabalhar.

Expressava também muito arrependimento em relação a ter priorizado o trabalho em detrimento do convívio familiar.

– Eu estava me preparando para "desacelerar", ter uma vida mais equilibrada e aconteceu o que aconteceu. A sensação que tenho é de nadar, nadar e morrer na pista.

Durante a internação, através da reaproximação com os filhos e elaboração das perdas pelo próprio paciente, a oscilação para o polo da esperança começou a se expressar.

– Tenho muita vontade de viver e em momento algum condenei o acontecimento (sic – a doença). Só penso em formas de adaptação.

Sérgio chegou a expressar a possibilidade de que a doença fosse uma forma de resgate de vidas passadas.

– Na minha ignorância, o resgate é bem pesado, pois recebi uma doença incurável.

Durante a internação, enquanto se adaptava fisicamente ao Bipap que utilizaria após a alta da UTI, começou a demonstrar prazer em pequenas coisas, como um passeio no pátio do hospital, uma conversa com a fisioterapeuta ou a médica. Começou também a planejar o futuro possível.

– Não vou mudar a minha essência. Eu quero ter uma vida normal, seja a adaptação que for. Coisa besta, assistir um jogo, seguir uma liga de preferência.

Conforme a alta da UTI se aproximava, Sérgio planejava o futuro. E trazia, cada vez mais, sonhos "possíveis" em sua condição atual.

– Eu quero ficar perto dos meus filhos. Quero trabalhar. E quero ser útil. Só isso. Me bota na sua pesquisa, no seu livro. Se achar que o que eu escrevo pode ser útil para os outros, isso me realiza.

O caso de Sérgio nos acrescenta outros ensinamentos

- Abordar sofrimento espiritual nos traz um recurso para ajudar o paciente a "*heal*" – cicatrizar, reconstruir, cuidar quando não é possível o "*cure*" de curar. Não tínhamos como curar a doença de Sérgio, mas seu período na unidade intensiva e sua busca por sentido e adaptação a uma nova condição foram profundamente transformadores – para ele e para nós.
- "Sonhos são ajustáveis." Esta frase, cunhada pela paciente-professora Frida Galera, norteou a jornada de Sérgio em direção à esperança de realização e sentido dentro de um futuro possível.
- A possibilidade de ser útil aos outros através de sua experiência em um processo de doença grave trazia sentido para a existência de Sérgio. Ao recolocarmos o paciente no papel de professor, como fazia Elisabeth Kubler-Ross, ele recupera o protagonismo da própria história, tendo a possibilidade de fazer a diferença para o outro.

CONCLUSÕES

- A espiritualidade é um elemento fundamental da experiência humana e é reconhecida internacionalmente como um dos domínios que caracterizam a qualidade do cuidado paliativo.
- Conflitos espirituais são cada vez mais reconhecidos como um fator importante relacionado ao sofrimento do paciente e à qualidade de vida.
- Todo profissional de saúde deve saber utilizar ferramentas de *screening* espiritual. Dentro do plano de tratamento, os objetivos de cuidado e as intervenções direcionadas à espiritualidade devem ser definidos e um profissional da área (capelão) acionado para dar suporte à equipe sempre que for necessário.
- O suporte ao sofrimento espiritual e o acompanhamento do paciente na busca de sentido são habilidades essenciais no cuidado do paciente crítico.
- Uma experiência de morte dignificada e significativa é um objetivo comum da equipe, dos pacientes e familiares. O conceito do que é uma experiência significativa sempre deve ser centrado nos conceitos e valores do paciente, não da equipe.

REFERÊNCIAS BIBLIOGRÁFICAS

1. Quest TE, Asplin BR, Cairns CB, Hwang U, Pines JM. Research priorities for palliative and end-of-life care in the emergency setting. Acad Emerg Med. 2011;18(6):e70-e76.
2. Grudzen CR, Stone SC, Morrison RS. The palliative care model for emergency department patients with advanced illness. J Palliat Med. 2011;14(8):945-50.

3. DeVader TE, Albrecht R, Reiter M. Initiating palliative care in the emergency department. J Emerg Med. 2012;43(5):803-10.
4. Jelinek GA, Marck CH, Weiland TJ, Philip J, Boughey M, Weil J, et al. Caught in the middle: tensions around the emergency department care of people with advanced cancer. Emerg Med Australas. 2013;25(2):154-60.
5. Thuné-Boyle IC, Stygall JA, Keshtgar MR, Newman SP. Do religious/spiritual coping strategies affect illness adjustment in patients with cancer? A systematic review of the literature. Soc Sci Med. 2006 Jul;63(1):151-64. Epub 2006 Jan 19.
6. Lin HR, Bauer-Wu SM. Psycho-spiritual well-being in patients with advanced cancer: an integrative review of the literature. J Adv Nurs. 2003 Oct;44(1):69-80.
7. Bai M, Lazenby M. A systematic review of associations between spiritual well-being and quality of life at the scale and factor levels in studies among patients with cancer. Palliat Med. 2015 Mar;18(3):286-98. Epub 2014 Oct 10.
8. Balboni TA, VanderWeele TJ, Doan-Soares SD, Long KNG, Ferrell BR, Fitchett G, et al. Spirituality in serious illness and health. JAMA. 2022 Jul 12;328(2):184-97. Erratum in: JAMA. 2022 Aug 23;328(8):780.
9. Steinhauser KE, Voils CI, Clipp EC, Bosworth HB, Christakis NA, Tulsky JA. Are you at peace?: one item to probe spiritual concerns at the end of life. Arch Intern Med. 2006;166(1):10.
10. King SD, Fitchett G, Murphy PE, Pargament KI, Harrison DA, Loggers ET. Determining best methods to screen for religious/spiritual distress. Support Care Cancer. 2017;25(2):471. Epub 2016 Oct 6.
11. Fitchett G, Murphy PE, Kim J, et al. Religious struggle: Prevalence, correlates, and mental health risks in diabetic, congestive heart failure, and oncology patients. Int J Psychiatry Med. 2004;34:179-96.
12. Maugans TA. The SPIRITual history. Arch Fam Med. 1996;5(1):11-6.
13. Puchalski C, Ferrel B, Otis Green S. Overview of spirituality in palliative care. Up-to--date. Acesso em 05/07/2022.
14. Meier A, Gallegos J, Montross-Thomas L, et al. Defining a good death (successful dying): literature review and a call for research and public dialogue. Am J Geriatr Psychiatry. 2016 Apr;24(4):261-71.
15. Arnold E, Finucane A, Oxenhan D. Preferred place of death for patients referred to a specialist palliative care service. BMJ Support Palliat Care. 2015;5(3):294-6.
16. Byock I. The four things that matter most. Atria Books; 2004.
17. Austin PD, Lee W, Keall R, Lovell MR. Efficacy of spiritual interventions in palliative care: An umbrella review of systematic reviews. Palliat Med. 2025 Jan;39(1):70-85.

65

Alocação de recursos escassos e a contribuição do cuidado paliativo

Sabrina Corrêa da Costa Ribeiro
Lucas Lentini Herling de Oliveira

O objetivo deste capítulo é sugerir uma orientação sobre a alocação de recursos para pacientes com necessidade de vagas de terapia intensiva, respiradores ou hemodiálise durante uma situação em que uma emergência de saúde pública crie demanda em excesso por esses recursos.

Vale ressaltar que os artigos, referências e documentos gerais abordados neste capítulo dizem respeito, em sua maioria, às técnicas e recomendações desenvolvidas durante o período da pandemia de covid-19. Essas recomendações podem embasar condutas futuras em eventuais situações de escassez de recursos, porém deverão ser utilizadas apenas se:

1. A capacidade de cuidar de pacientes críticos está (ou será em breve) excedida, a despeito de todas as medidas possíveis para aumentar essa capacidade terem sido tomadas.
2. Tenha sido declarado estado de calamidade pública pela autoridade regional.

O modelo proposto na Tabela 1 está embasado em obrigações éticas que incluem o dever de cuidar, o dever de gerenciar recursos, justiça distributiva e transparência. Ele é consistente com recomendações mundiais existentes sobre como alocar recursos escassos para pacientes críticos durante uma emergência de saúde pública e foi amplamente discutido com cidadãos e especialistas em medicina de desastres.

Sugerimos a criação de um responsável ou time de triagem em cada hospital. A separação do papel de triagem do papel de atendimento direto aos pacientes tem o propósito de aumentar a objetividade, evitar conflitos de interesse e minimizar o sofrimento moral da equipe.

Reconhecendo as relações que podem se desenvolver entre profissionais de saúde e as famílias e em um esforço para minimizar a exposição dos profissionais de saúde na comunicação de más notícias, os hospitais devem considerar treinar os profissionais de saúde para comunicar ao paciente e à família as decisões relativas à triagem.

Importante

Em uma situação de catástrofe, as decisões sobre alocação de recursos não devem ser tomadas pela equipe que cuida dos pacientes, e sim por um grupo designado para esse fim e que utilizará critérios previamente validados para essa alocação.

ONDE ENTRA O CUIDADO PALIATIVO?

Em uma situação de calamidade, habilidades de cuidado paliativo podem fazer toda a diferença em relação a alguns aspectos:

- Realizar planejamento avançado de cuidados com seus pacientes e orientar e auxiliar profissionais de outras especialidades a fazer o mesmo.
- Acolher pacientes e familiares e auxiliar na comunicação de más notícias.
- Acolher o sofrimento da equipe que cuida de pacientes que não serão contemplados com recursos de terapia intensiva.
- Garantir o controle intensivo de sintomas aos pacientes não contemplados com recursos de terapia intensiva, mantendo a dignidade e a continuidade de cuidado dentro do melhor que pode ser oferecido com os recursos disponíveis.

EXISTEM PACIENTES QUE DE INÍCIO JÁ NÃO SE BENEFICIARIAM DE TERAPIA INTENSIVA?

Alguns pacientes em fase avançada de doença podem não ter benefício de internação em unidade de terapia intensiva por critérios técnicos, por terem baixa probabilidade de recuperação e grande probabilidade de prolongamento de sofrimento:

- Pacientes com diretivas antecipadas devem atualizá-las contemplando a possibilidade de infecção por covid-19 e outras doenças virais emergentes. Essa atualização pode ser feita por meio de telemedicina e os familiares mais próximos devem ter ciência para comunicar os desejos do paciente caso isso seja necessário.

- Pacientes com doenças graves e avançadas e pergunta-surpresa modificada positiva (o médico não se surpreenderia se ele morresse nesta internação) apresentaram mortalidade hospitalar acima de 50% em estudo realizado em unidade crítica de emergência. O benefício de intervenções invasivas para esses pacientes deve ser cuidadosamente pensado por critérios técnicos, mesmo que não haja diretiva formalizada.
- Pacientes com doenças graves e incuráveis, mas com maior expectativa de vida, continuam a ser candidatos à internação em UTI e medidas invasivas caso seja desejo deles após discussão e esclarecimento dos potenciais riscos e benefícios dessas condutas. Eles serão avaliados conforme escore de prioridade, assim como todos os demais.

QUE CRITÉRIOS DEVEM SER USADOS PARA ALOCAÇÃO DE RECURSOS NESTA SITUAÇÃO?

Em consistência com os padrões aceitos durante emergências de saúde pública, é preciso usar um algoritmo de alocação cujo objetivo é maximizar o benefício aos pacientes, especialmente maximizando a sobrevida até a alta hospitalar e o alcance do maior número de pacientes possível. O uso de uma ferramenta objetiva auxilia o gestor na tomada de decisão.

Referências demonstram que situações de calamidade pública tornam-se área de atuação dos Cuidados Paliativos diante da necessidade de comunicações assertivas, controle preciso de sintomas, planejamentos de plano de cuidado, destinação correta de recursos e suporte aos familiares envolvidos.

Neste livro, trazemos como exemplo o uso do algoritmo desenvolvido como modelo de triagem da Associação de Medicina Intensiva Brasileira/Associação Brasileira de Medicina de Emergência (AMIB/ABRAMEDE), em conjunto com a Academia Nacional de Cuidados Paliativos (ANCP) e a Sociedade Brasileira de Geriatria e Gerontologia (SBGG). Esse documento foi elaborado no contexto da pandemia provocada pelo vírus SARS-CoV-2 e as consequentes sobrecargas do sistema de saúde.

Esse algoritmo leva em conta a gravidade do paciente e sua possibilidade de recuperação. O escore SOFA estratifica pacientes críticos em relação à mortalidade, o que justifica sua inclusão no protocolo no que tange à tentativa de salvar o maior número possível de vidas.

A primeira versão do algoritmo utilizava idade como critério principal, o que foi criticado por um potencial viés discriminatório e porque um número não reflete o processo dinâmico que é o envelhecimento. Após ampla discussão, a variável prognóstica escolhida para estimar benefício de intervenção em um paciente individual foi o ECOG, escore de funcionalidade, que independe da idade cronológica e é um melhor preditor de desfechos.

Um cuidado a ser tomado quando se utiliza ECOG é o grau de adaptação do paciente à sua limitação. Deve-se levar em conta pacientes com deficiência de longa data cuja qualidade de vida é considerada adequada pelo mesmo, lembrando que é um valor subjetivo e individual.

O escore gera um valor numérico, sendo que a prioridade do leito de terapia intensiva deve ser do paciente com a menor pontuação. Outra maneira proposta de se utilizar o resultado do algoritmo é categorizar os resultados numéricos em estratos de prioridade (p. ex.: baixa, média e alta). Ela tem a vantagem de aproximar pacientes de um mesmo estrato, de forma que diferenças marginais na pontuação objetiva não discriminem o desfecho tão significativamente, mas, por outro lado, os cortes a serem definidos para "alta", "média" ou "baixa" prioridade serão inevitavelmente arbitrários, possivelmente incorrendo na mesma discriminação entre pacientes com diferenças numéricas marginais. O algoritmo está disposto no final do capítulo.

Além dos critérios dispostos no texto, existe a possibilidade de incluir variáveis adicionais ao critério de triagem. A Universidade de Pittsburgh, por exemplo, tenta focar em equidade em vez de igualdade, sugerindo priorizar o suporte a pacientes que vivem em áreas carentes (de acordo com um indicador independente preexistente no local). O racional é evitar que os recursos sejam alocados privilegiando os pacientes que residem perto de áreas hospitalares apenas porque tiveram acesso mais fácil.

Outra variável possível é a profissão do paciente, que poderia ser usada como critério de "desempate" em casos em que o paciente tenha função que impacte o bem comum na crise social (p. ex.: trabalhadores da saúde, funcionários hospitalares, da cadeia de alimentação, motoristas de ônibus, agentes carcerários e outros profissionais essenciais).

Vale ressaltar que todos os pacientes serão elegíveis para receber leitos e cuidados intensivos independentemente do escore de prioridade. Porém, nesses casos de calamidade pública, os recursos disponíveis serão alocados de acordo com o escore de prioridade, de forma que a disponibilidade desses serviços determinará quantos dos pacientes elegíveis receberão cuidados intensivos.

É importante a reavaliação constante dos pacientes que recebem cuidados intensivos, no sentido de avaliar o benefício continuado das intervenções. Essa é tarefa a ser realizada em qualquer contexto, uma vez que o quadro clínico e as demandas dos pacientes e familiares são dinâmicos, e que é de suma importância evitar a distanásia em qualquer contexto.

Importante

Pacientes que não receberem leitos de UTI devem receber cuidados que incluem suporte psicossocial e controle intensivo de sintomas, quando disponíveis; equipes de cuidados paliativos deverão trabalhar como consultores e dar suporte adicional.

Tabela 1 Modelo de triagem AMIB/ABRAMEDE (adaptado)

Passos	Pontuação			
	1	2	3	4
1º Calcular o SOFA	SOFA ≤ 8	SOFA 9-11	SOFA 12-14	SOFA > 14
2º Paciente tem comorbidades graves, com expectativa de sobrevida < 1 ano? (utilizar o SPICT-BR: pelo menos 1 indicador de piora geral da saúde + 1 indicador de condição de saúde avançada)	–	–	Sim	–
3º ECOG	0-1	2	3	4

Alocar vagas de UTI e VM conforme pontuação dos critérios acima (priorizar aqueles com menor pontuação total).
Em caso de empate: priorizar o paciente com o menor escore SOFA total.
Se persistência de empate, fica a critério do julgamento clínico da equipe de triagem.

REFERÊNCIAS BIBLIOGRÁFICAS

1. Pantilat S, Anderson W, Gonzáles M, Widera E. Hospital-based palliative medicine. A practical, evidence-based approach. Wiley Blackwell; 2015.
2. Desandre P, Quest T. Palliative aspects of emergency care. Oxford University Press; 2013.
3. Australasian College for Emergency Medicine. Clinical guidelines for the management of COVID-19 in Australasian Emergency departments. Melbourne; 2020.
4. Recomendações da AMIB (Associação de Medicina Intensiva Brasileira), ABRAMEDE (Associação Brasileira de Medicina de Emergência), SBGG (Sociedade Brasileira de Geriatria e Gerontologia) e ANCP (Academia Nacional de Cuidados Paliativos) de alocação de recursos em esgotamento durante a pandemia por COVID-19. Disponível em: https://www.amib.org.br/fileadmin/user_upload/amib/2020/abril/24/VJS01_maio_-_Versa__o_2_-_Protocolo_AMIB_de_alocac__a__o_de_recursos_em_esgotamento_durante_a_pandemia_por_COVID.pdf.
5. Lin CA, Franco JB, da Costa Ribeiro SC, Dadalto L, Letaif LSH. Scarce resource allocation for critically ill patients during the COVID-19 pandemic: A public health emergency in São Paulo Brazil. Clinics (Sao Paulo). 2021 Jan 20;76:e2191.
6. White DB, Lo B. Mitigating inequities and saving lives with ICU triage during the COVID-19 pandemic. Am J Respir Crit Care Med. 2021 Feb 1;203(3):287-95.
7. The Lancet. Palliative care and the COVID-19 pandemic. Lancet. 2020 Apr 11;395(10231):1168.
8. Arya A, Buchman S, Gagnon B, Downar J. Pandemic palliative care: beyond ventilators and saving lives. CMAJ. 2020 Apr 14;192(15):E400-E404.

66

Estresse moral

Bruna Alladio Davini
Mariana Oliveira Tripoli de Mattos
Ionara de Medeiros

CASO CLÍNICO 1

Um residente de medicina intensiva descreveu uma situação em que a ressuscitação hemodinâmica estava falhando há algum tempo em um senhor idoso na emergência: "*O assistente insistia em colocar um cateter venoso central e uma linha arterial para iniciar dobutamina. Ele insistia nisso. E todos nós resmungando, dizendo que não está certo, ele deveria deixá-lo morrer. Eu me aproximei do médico e disse a ele, ouça, doutor, eu não acho que deveríamos. Eu não acho que isso seja certo para este paciente. Ele vai morrer. Por que você não pode deixá-lo morrer em paz? Olha, houve um alvoroço. Ele me atacou pessoalmente. Ele disse que eu não tinha conhecimento*".

CASO CLÍNICO 2

Após a decisão de retirada de suporte discutida em reunião familiar com a presença do médico e dos filhos, a enfermeira encarregada de suspender a noradrenalina relatou o seguinte pensamento: "*Não sei, senti que o momento foi grande, mas... Não sei, é só uma coisa pequena, não é? Desligar a bomba? Então, sim, foi estranho, porque pareceu algo muito grande, mas foi uma ação minúscula*".

CASO CLÍNICO 3

Você admite na UTI um senhor de 76 anos com diagnóstico de câncer de pâncreas metastático que intercorreu com uma hemorragia digestiva alta maciça. Ele já foi reanimado na emergência com hemotransfusão, droga vasoativa, que não faz mais uso, e o sítio do sangramento foi clipado por endoscopia. Você se organiza com a equipe para passagem de cateter venoso central e sonda vesical de demora. Ao explicar para o paciente sobre os procedimentos, ele diz: *"Por favor, doutor, não me machuque mais. Entendo perfeitamente o risco de óbito, tive uma vida muito boa até aqui. Tudo que desejo é estar próximo da minha família agora"*. Depois de se assegurar sobre a capacidade de autonomia de decisão do paciente, você reestrutura o plano de cuidado com o paciente e a equipe e alinha quais medidas invasivas não seriam realizadas, ao que o paciente responde: *"Ainda bem que vocês finalmente entenderam"*. Você convoca a equipe de oncologia clínica a fim de fazer a transição de alta da Unidade de Terapia Intensiva para a enfermaria, compartilhando com a equipe sobre os planos de cuidados traçados. A equipe de oncologia se coloca veementemente contra e afirma que *"enquanto o paciente estiver aos seus cuidados, todas as medidas de reanimação serão indicadas, já que até o momento só foi tentada a primeira linha de tratamento quimioterápico para o paciente"*.

Como podemos reconhecer estresse moral nessas situações? O que contribui para sua manifestação? Como podemos agir para evitar suas causas ou mitigar seus efeitos?

- Estresse moral é um termo guarda-chuva para as respostas de estresse (sintomas físicos, psicológicos, emocionais, espirituais ou relacionais) vivenciadas por profissionais de saúde diante de eventos, decisões ou casos que confrontam valores pessoais ou profissionais profundamente enraizados (Tabela 1).
- Se um profissional de saúde experimenta sofrimento moral, a intensidade do sofrimento pode depender de vários fatores, incluindo: 1. As experiências passadas com eventos semelhantes; 2. A eficácia das práticas de proteção em reduzir o sofrimento (como autocuidado, resiliência moral e autorreflexão); 3. A habilidade de se conectar com os outros para enfrentar coletivamente situações moralmente desafiadoras.
- Entregar um cuidado de excelência envolve oferecer oportunidades para discutir sobre estresse moral e conectar profissionais de saúde a recursos de apoio que ajudem a enfrentar o seu sofrimento moral.

RECONHECIMENTO

É curioso perceber que os relatos anteriores, apesar do profundo desconforto que provocam – tanto ao serem lidos quanto, especialmente, ao serem vivenciados –, ainda estejam tão presentes na realidade dos serviços de saúde no Brasil. Se fosse possível nomear o sentimento por trás dessas experiências, um bom nome seria "estresse moral".

Tabela 1 Tipos de estresse moral

Tipo de estresse	Sentindo-se angustiado porque...	Emoções comuns	
Incerteza moral	Incerteza sobre qual é a melhor ação a tomar	Dividido, conflito, incerteza, frustração	"Não sei qual é a coisa certa a fazer." "Estou incerto se essa é a melhor decisão."
Conflito moral	Conflito sobre qual é a ação mais apropriada	Conflito, frustração, raiva, tristeza	"Sinto que meu ponto de vista não está sendo respeitado." "Sinto que temos diferentes perspectivas morais."
Restrição moral	Restrições lhe impedem de fazer o que acha certo	Raiva, frustração, sentido de injustiça, tristeza	"Sinto que não estou autorizado a fazer o que é certo." "Sinto-me cúmplice em causar sofrimento."
Dilema moral	Dividido entre duas ou mais ações eticamente justificáveis	Culpa, arrependimento, dividido, sentido de injustiça, tristeza	"Sinto que estou fazendo uma má escolha." "Ambas as opções parecem erradas."
Tensão moral	Incapaz de compartilhar suas perspectivas com os outros	Tristeza, raiva, frustração	"Sinto que não posso falar abertamente sobre minhas crenças."

Apesar de ser uma sensação facilmente identificada e comumente presenciada, definir o estresse moral é um desafio. Isso porque a moral leva em consideração os hábitos e costumes da sociedade em que a ação está inserida, de modo que algo que cause grande desconforto aos brasileiros, talvez seja muito bem aceito em outras partes do mundo. Morley et al. ilustram bem isso em sua metanálise na qual estão presentes mais de 20 definições sobre o tema.

Dessa forma, tentar encontrar uma definição universal para o estresse moral parece ser contraproducente. No entanto, elencar fatores necessários e suficientes para seu surgimento permite uma construção mais robusta do conceito. Morley, em sua meta-análise, elenca algumas condições necessárias e suficientes para a ocorrência do estresse moral, entendidas assim por estarem presentes em todas as definições apresentadas:

- A presença de um julgamento moral.
- Restrições institucionais ou de colegas acerca do que se deseja fazer.
- O desfecho desejado não foi ou não pode ser atingido.
- A sensação de que seus valores foram comprometidos.

Pode-se reduzir essas condições a uma frase: "*O estresse moral ocorre quando o profissional de saúde não consegue transformar suas convicções morais em ações*". Ou seja, quando o profissional tem ciência sobre o que seria eticamente correto, mas é impedido de realizá-lo, gerando um conflito moral inconciliável entre seus valores e suas ações, comprometendo sua integridade moral pessoal e profissional.

TIPOS DE ESTRESSE MORAL

Embora 57 a 83% dos profissionais de saúde que trabalham em UTI já tenham vivenciado o estresse moral, apenas cerca de 31% já ouviram falar sobre esse termo. O estresse moral é "o elefante na sala" que muitos não sabem reconhecer e nomear, e que traz consequências individuais e coletivas. E ele é ainda maior no cuidado ao paciente crítico.

O ambiente da UTI e da emergência é dinâmico e de alta pressão. Todos os dias, cerca de 102,3 decisões são tomadas por paciente, que vão desde decisões simples, como a escolha de um antitérmico para controlar hipertermia, até discussões sobre a finitude da vida, o suporte artificial invasivo da vida e o potencial de oferecer cuidados inapropriados.

A tomada de decisão moral depende de nossos valores pessoais e profissionais, e pessoas razoáveis podem discordar sobre quais valores devem receber prioridade. Esse processo pode ser estressante e pode causar sentimentos de culpa ou dúvida por muitos motivos diferentes, incluindo:

- Quando um profissional de saúde percebe que é incapaz de "fazer a coisa certa".
- Quando um profissional de saúde acredita que está testemunhando ou causando sofrimento.
- Quando um profissional de saúde sente que não consegue oferecer um cuidado de alta qualidade ou atuar de acordo com os valores do atendimento centrado no paciente e na família.
- Quando um profissional de saúde não consegue encontrar os serviços, suportes ou recursos necessários para atender às necessidades do paciente.
- Quando um profissional de saúde é forçado a priorizar certos valores essenciais em detrimento de outros ou fazer trocas comprometedoras.
- Quando um profissional de saúde se sente inseguro comunicando suas crenças ou valores a outros.

FATORES ASSOCIADOS

Há algumas evidências de que o estresse moral pode estar associado com fatores individuais e sistêmicos, permeados e perpetuados pelo contexto em que estão inseridos (Figura 1).

Entre os fatores individuais, a orientação moral é um conjunto de valores e crenças que norteiam as nossas tomadas de decisões. Ela é influenciada pela cultura, sociedade, interesses pessoais e dilemas morais. O autoconhecimento sobre nossa orientação moral e a capacidade de resiliência moral estão associados ao estresse moral. Indivíduos com menor treinamento em ética, menor capacidade de expressar sentimentos e dividir situações moralmente desafiadoras e sofrimento empático estão mais suscetíveis ao sofrimento moral. Por outro lado, a resiliência moral, as práticas de autocuidado físico e emocional e uma rede de apoio bem estruturada podem ser fatores protetores.

No que tange aos fatores sistêmicos, há uma grande variedade de condições responsáveis por gerar o estresse moral. Entre os principais, três deles se destacam: equipes de trabalho reduzidas, nas quais o volume de tarefas supera a mão de obra para realizá-lo; cenários com restrição de recursos; e assistir pacientes em fase terminal de vida.

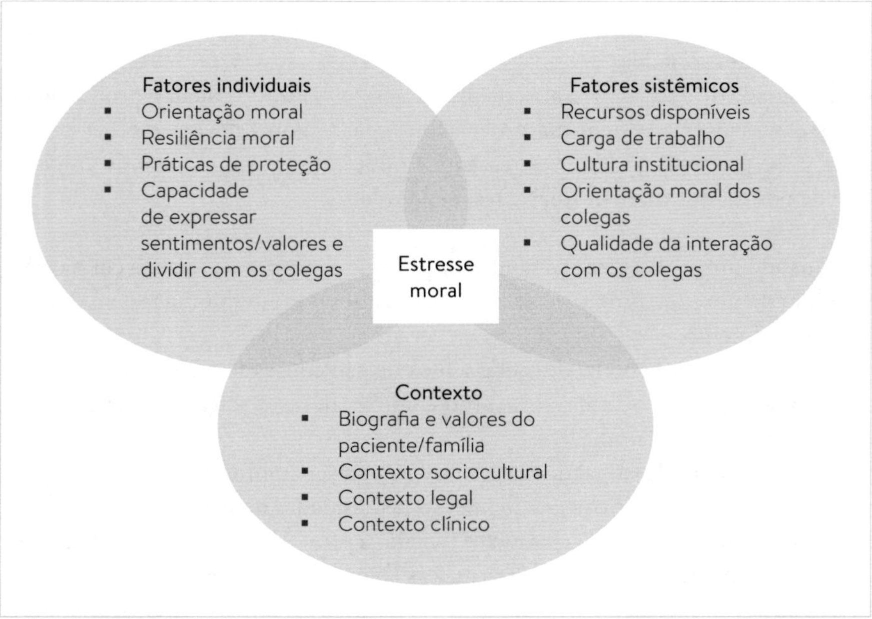

Figura 1 Interação dos fatores associados ao estresse moral.

O estresse gerado pelo trabalho em equipes reduzidas está diretamente relacionado ao aumento da carga horária, à sobrecarga de tarefas e à incapacidade, sentida pelo profissional de saúde, de prestar o atendimento que considera ideal aos pacientes. Somado a isso, em alguns locais em que a rotatividade da equipe é alta ou em que a capacitação não é constante, o profissional pouco capacitado sofre ao não conseguir desempenhar um cuidado seguro e de qualidade ao paciente. Alguns posicionamentos institucionais podem agravar ainda mais a situação, por exemplo, ao cortar verba para novas contratações, de modo que as equipes permaneçam reduzidas e sem perspectiva de ampliação ou ao estabelecer padrões de cuidado em que não há um equilíbrio entre os interesses financeiros da instituição e o melhor cuidado ao paciente. Todos esses cenários distanciam o profissional de saúde de transformar em ações o que sua moral dita como cuidado ideal.

Já o cuidado de pacientes em fim de vida, também apontado como grande fonte de estresse moral, relaciona-se em maior grau com a sensação de ser responsável por prolongar sofrimentos, por apressar a morte ou por retirar as esperanças do paciente em momentos de vulnerabilidade. Realizar procedimentos invasivos ou que prolongassem a vida do paciente terminal foi o principal fator de estresse moral evidenciado por Wilkinson em sua análise, seguido pela angústia ao administrar medicamentos para tratamento de dor ou outros desconfortos que no entendimento do profissional de saúde estariam acelerando a morte do paciente. Por fim, ter de fornecer más notícias ao paciente sobre a sua doença foi entendido por muitos como uma violência ao paciente, impactando na esperança sobre seu tratamento e recuperação.

ESTRATÉGIAS DE ENFRENTAMENTO

Como em muitos aspectos do cuidado ao paciente crítico, poucas decisões são absolutamente "certas" ou "erradas". O cenário raramente é "preto-ou-branco" como gostaríamos. É essencial adotar uma visão plural do cuidado, reconhecendo que mesmo profissionais com a mesma formação e atuando no mesmo local podem ter percepções diferentes – e, por vezes, até opostas – sobre a condução de um caso. O contraste entre frases como "acho que deveríamos parar" e "ainda acredito que devemos continuar intervindo" é mais comum do que se imagina. Se você não ouviu algo assim recentemente da sua equipe, talvez seja hora de refletir se está realmente ouvindo o que eles têm a dizer.

Os modelos de enfrentamento envolvem o diálogo como um princípio norteador comum. Um momento para expressar suas emoções e se conectar com outros profissionais de saúde. Uma ferramenta básica para beira-leito são as visitas multidisciplinares e a explicação do plano de cuidados para todos os profissionais e, de modo mais amplo, com os pacientes e familiares, permitindo que as emoções desencadeadas pelas propostas possam ser nomeadas e planos diferentes debatidos.

A ação para lidar com o sofrimento moral pode ser direcionada para dois resultados: tomar medidas para abordar a(s) fonte(s) do sofrimento moral ou tomar medidas para abordar o(s) sintoma(s) causado(s) pela experiência de sofrimento moral. As maneiras pelas quais indivíduos, equipes e organizações podem tomar medidas para prevenir o sofrimento moral incluem criar ambientes de trabalho éticos, cultivar resiliência moral e comunicar limites pessoais saudáveis.

Se não trabalhado, o estresse moral contribui para três cenários bem conhecidos:

1. Resíduo moral: as emoções negativas que permanecem em nós quando comprometemos nossos valores fundamentais.
2. Efeito crescendo: emoções não resolvidas se acumulam ao longo do tempo, tornando nossas reações mais intensas em situações semelhantes no futuro. Por exemplo, se um profissional de saúde não lida com o resíduo moral, pode se sentir cada vez mais frustrado quando confrontado com dilemas éticos, o que pode afetar seu desempenho e a qualidade do atendimento aos pacientes.
3. *Turnover*: saída de profissionais de saúde do emprego ou da profissão, frequentemente por não conseguirem alinhar o trabalho com seus valores, impactando a continuidade do atendimento.

Várias ferramentas e abordagens foram criadas. Um exemplo de fácil (auto) aplicação é a *Debriefing Tool*, um recurso criado pelo AHS Clinical Ethics Service de Alberta para abordar o estresse moral. Ela pode ser usada individualmente ou por equipes para identificar e refletir sobre os valores que podem estar na raiz do evento moralmente angustiante.

A ferramenta de análise de sofrimento moral ajuda os profissionais de saúde a explorar sua experiência de sofrimento moral por meio de 11 passos (traduzidos e adaptados):

1. Verificar e observar quais sintomas de sofrimento moral se está sentindo.
2. Identificar quais ações se sente impedido de tomar.
3. Identificar as barreiras (internas ou externas) que estão impedindo a ação.
4. Refletir sobre as coisas importantes que se acredita que foram comprometidas.
5. Refletir sobre os valores e as responsabilidades envolvidas.
6. Considerar se tem controle ou influência sobre os fatores envolvidos.
7. Identificar ações disponíveis para abordar o(s) sintoma(s) de sofrimento moral.
8. Identificar ações disponíveis para abordar a(s) fonte(s) de sofrimento moral.

9. Pensar nos recursos ou relacionamentos de apoio que podem ser úteis para agir.
10. Desenvolver um plano para seguir em frente.
11. Identificar outras estratégias em caso de um possível contratempo.

Por fim, PEÇA a si mesmo e aos outros para ficarem atentos ao sofrimento moral e às causas do sofrimento. Somos obrigados a fornecer a mais alta qualidade de cuidado possível, e isso significa gerenciar seu sofrimento de forma eficaz.

Objetivo: preservar sua integridade e autenticidade.

REFERÊNCIAS BIBLIOGRÁFICAS

1. Rodney PA. What we know about moral distress. Am J Nurs 2017;117(Suppl 1):S7-10.
2. Alberta Health Services. Let's talk moral distress. Disponível em: https://www.albertahealthservices.ca/assets/about/msd/ahs-msd-ahs-moral-distress-resource-guide.pdf.
3. Morley G, Ives J, Bradbury-Jones C, Irvine F. What is 'moral distress'? A narrative synthesis of the literature. Nurs Ethics. 2019 May;26(3):646-62.
4. Garros D. Moral distress in the everyday life of an intensivist. Frontiers in Pediatrics. 2016;4. Disponível em: https://www.frontiersin.org/journals/pediatrics/articles/10.3389/fpec.2016.00091.

67
Sofrimento existencial

Ana Cláudia Mesquita Garcia

Sr. Antônio, 70 anos de idade, professor universitário aposentado, mantendo lucidez mental intacta, hospitalizado para o tratamento de câncer de pulmão metastático. Alguns dias depois de sua admissão, em uma conferência familiar junto com a equipe de saúde, Sr. Antônio manifestou claramente seu desejo quanto a "Não reanimar/não intubar". Dois dias depois, em uma segunda reunião de família, Sr. Antônio solicita receber apenas medidas de conforto, dizendo: "Estou com medo da morte, mas é hora de deixar ir". Posteriormente, ele relatou extrema ansiedade pensando nas implicações de sua decisão: "Quanto tempo vai demorar? Estou fazendo a coisa certa? Estou me suicidando? Como será a morte? Eu não tenho ideia... O que vem depois da morte?"*

O que é sofrimento existencial? Como podemos identificar um quadro de sofrimento existencial? Quais recursos podem ser utilizados para aliviar esse sofrimento?

INTRODUÇÃO

Doenças graves, principalmente aquelas avançadas e progressivas, podem causar sofrimento existencial como consequência inevitável da própria doença e de seu tratamento.[1]

O sofrimento existencial é uma das condições mais debilitantes em pessoas com doenças graves e, mesmo assim, trata-se de uma área negligenciada no contexto dos cuidados paliativos devido à confusão sobre definição, falta de compreensão conceitual, escassez de intervenções documentadas e ausência de treinamento adequado para profissionais de cuidados paliativos.[2]

Os profissionais de saúde podem ter um papel importante quanto a nutrir a coragem e manter o senso de significado, valor e propósito de cada pessoa por eles atendida.[1] Neste sentido, o objetivo deste capítulo é orientar profissionais de cui-

* O caso clínico apresentado neste capítulo foi adaptado de Amonoo et al., 2020.[11]

dados paliativos quanto à abordagem clínica do sofrimento existencial de pessoas com doenças graves

SOFRIMENTO EXISTENCIAL: DEFINIÇÃO

Primeiramente, é importante ressaltar que não há uma definição amplamente aceita de sofrimento existencial nem um termo acordado para descrevê-lo, de modo que outros termos podem ser identificados na literatura para se referir a esse fenômeno, como *dor total*,[3] *angústia existencial*, *sofrimento psicoexistencial* e *dor existencial*.[4]

O termo *desmoralização* também está associado ao sofrimento existencial. Contudo, é importante destacar que a desmoralização (ou síndrome da desmoralização) pode ser entendida como uma manifestação clínica de questões relacionadas ao sofrimento existencial em pessoas com doenças graves. A desmoralização pode ser entendida como resultado do conflito existencial – o conflito que surge quando a realidade da existência é enfrentada – quando um indivíduo não tem os recursos para enfrentá-lo.[7,25] Portanto, a desmoralização é uma síndrome que consiste em angústia associada à incompetência subjetiva,[26] é caracterizada clinicamente por desesperança, perda de significado/significância, disforia (um estado de intensa angústia, desconforto ou insatisfação), desânimo, desamparo e sensação de fracasso – geralmente associada a condições estressantes, como no caso de uma doença grave.[27] A angústia se manifesta por meio de sintomas como ansiedade, tristeza, desânimo, raiva e ressentimento.[26]

Uma definição comumente utilizada é a de que o sofrimento existencial é um estado incapacitante de desespero resultante de uma percepção interior de que a vida é fútil e sem sentido,[5] e caracterizado por sentimentos de desesperança e desamparo devido à perda de propósito e significado na vida.[6] Quatro domínios existenciais foram reconhecidos através dos quais o sofrimento existencial pode se manifestar: mortalidade, liberdade, perda de sentido e isolamento.[4,7,8]

Gabl et al.[28] propõem uma diferenciação entre os termos sofrimento existencial (*existential suffering*), angústia existencial (*existential distress*) e desespero existencial (*existential despair*). O termo sofrimento existencial é utilizado como um conceito abrangente que engloba toda a experiência de sofrimento decorrente da perda de conexão com os valores que sustentam a existência. Já a angústia existencial refere-se ao sofrimento vivenciado por pacientes e familiares que enfrentam questões existenciais, embora ainda encontrem algum sentido na vida. Por fim, o desespero existencial diz respeito a um sofrimento insuportável marcado pela vivência simultânea de falta de sentido e desesperança, em que se experimenta um verdadeiro vazio existencial.[28]

As principais questões relacionadas ao sofrimento existencial incluem (1) ansiedade da morte, (2) luto pela perda e mudança, (3) liberdade com escolha ou perda de controle, (4) dignidade do eu, (5) solidão, (6) qualidade alterada de relacionamentos, (7) busca por significado e (8) mistério sobre o que parece incognoscível.[1]

É importante ressaltar que sofrimento existencial e sofrimento espiritual não são sinônimos, embora esses fenômenos muitas vezes se sobreponham.[3] O sofrimento espiritual, definido como angústia relacionada a preocupações espirituais ou religiosas, pode ser conceituado como um subtipo de sofrimento existencial.[3] Ao olhar para o termo existencial, por exemplo, a partir da literatura de enfermagem, algumas raízes filosóficas podem ser encontradas a respeito da natureza do ser humano que existe no mundo e com os outros. Assim, a dimensão existencial, se compreendida nesse contexto, abrange todos os aspectos da vida humana, inclusive o espiritual.[9] Portanto, todo sofrimento espiritual é um tipo de sofrimento existencial, mas nem todo sofrimento existencial se trata de sofrimento espiritual.[3]

ABORDAGEM CLÍNICA DO SOFRIMENTO EXISTENCIAL

Avaliação

- Os profissionais de saúde devem buscar por "pistas existenciais" em todos os pacientes com doenças graves, especialmente quando os sintomas parecem desproporcionais à doença. Essas pistas podem ser expressões de dúvida sobre o significado da vida ou sobre a fé ou a expressão de sentimentos de isolamento (ex.: "*Ninguém entende o que estou passando*").[3] Uma ferramenta particularmente útil envolve simplesmente perguntar ao paciente: "*Você está em paz*?" ou "*O que mais o preocupa em relação à sua doença*?". Vale lembrar que a colaboração entre os profissionais da equipe é vital para entender melhor o sofrimento do paciente.[3]
- Considerando-se os domínios existenciais através dos quais o sofrimento existencial pode se manifestar, também pode-se identificá-lo por meio das manifestações clínicas relacionadas a esses domínios, como apresentado na Tabela 1.

Tabela 1 Manifestações clínicas de acordo com os domínios existenciais

Domínio existencial	Descrição	Manifestação clínica
Mortalidade	Consciência da inevitabilidade da morte e desejo de que a vida continue	Ansiedade sobre a morte ou sobre a vida após a morte; preocupação em se separar dos entes queridos
Liberdade	Realidade de que os seres humanos devem sempre escolher e todas as escolhas têm consequências	Arrependimento sobre escolhas passadas; conflitos não resolvidos consigo mesmo ou com os outros

(continua)

Tabela 1 Manifestações clínicas de acordo com os domínios existenciais (*continuação*)

Domínio existencial	Descrição	Manifestação clínica
Perda de sentido	Luta para encontrar sentido na vida apesar da realidade universal da morte	Perda de propósito; questionando o significado de sua doença, sofrimento ou fé
Isolamento	Sensação de isolamento de parte de uma comunidade maior (ex.: igreja, família etc.)	Sentimentos de abandono pela comunidade ou por Deus; sensação de desconexão

Fonte: adaptada de Grech e Marks.[3]

- **As respostas aos desafios existenciais comuns apresentadas na Tabela 2, bem como os grupos de sintomas mais comuns, também podem auxiliar na identificação do quadro de sofrimento existencial.**

Tabela 2 Respostas aos desafios existenciais comuns

Grupo de sintomas comuns	Natureza do desafio existencial	Ajuste adaptativo	Resposta desadaptativa
Medo do processo/estado de estar morto, incerteza do futuro	Ansiedade da morte	Coragem, mente aberta ao processo de morte/morrer	Pânico, pavor, angústia, transtorno de ansiedade
Momentos de choro, tristeza e emoção	Luto pela perda e mudança	Apesar do luto, mantém foco contínuo em viver	Luto complicado, raiva crônica, depressão
Necessidade obsessiva de controle, medo de dependência	Liberdade e autonomia	Responsabilidade, aceitação dos cuidadores, adesão ao tratamento	Não adesão aos tratamentos, medo de ser um fardo
Vergonha, preocupações com a imagem corporal, constrangimento	Dignidade	Autoestima robusta, autoconfiança, aceitação da fragilidade, sentir-se respeitado	Sentir-se estigmatizado, agorafóbico (ansiedade em resposta a situações que a pessoa percebe como inseguras ou das quais é difícil escapar), evasivo
Retirada social, solidão	Solidão fundamental	Seguro consigo mesmo, integridade pessoal, conectividade	Sentindo-se inseguro, isolado, alienado

(continua)

Tabela 2 Respostas aos desafios existenciais comuns *(continuação)*

Grupo de sintomas comuns	Natureza do desafio existencial	Ajuste adaptativo	Resposta desadaptativa
Conflito/disfunção familiar	Qualidade dos relacionamentos	Família harmoniosa, apoio mútuo	Sentindo-se "quebrado", caótico; falta de apoio da família, apoio insuficiente
Inutilidade, desesperança, futilidade, desejo de morrer	Significado da vida	Sensação de vida realizada, com realizações e legado	Desmoralização, depressão clínica
Culpa, perda de fé, perda de conexão com o transcendente	Mistério e aquilo que é incognoscível	Tranquilidade, fé religiosa, contentamento	Dúvida espiritual, angústia, desespero

Fonte: adaptado de Kissane.[1]

- É importante atentar para o fato de que os termos "espiritual" e "sofrimento existencial" não são termos com os quais os pacientes/familiares normalmente estão familiarizados ou confortáveis. Por isso, à beira do leito, pode ser melhor utilizar o termo "angústia" explicitamente ou refletir a linguagem do paciente que caracteriza o que é sofrimento para ele. Por exemplo: "*Parece que você está tentando entender como isso pôde acontecer com você*" ou "*Você disse que se sentiu muito distante de sua família e de sua comunidade religiosa desde que isso começou. Você pode me contar mais sobre isso?*".[3]
- São possíveis fatores de risco para o desenvolvimento de sofrimento existencial: apoio social deficiente – pacientes solteiros (incluindo divorciados, separados e viúvos) ou desempregados; sintomas físicos ou psicológicos mal controlados, manifestação de autoculpa pela doença; baixo senso de controle da doença; e baixo nível de atividade física.[10]

Diagnóstico

Os filhos do Sr. Antônio, que ficaram visivelmente ansiosos com a angústia do pai, começaram a solicitar medicamentos para diminuir a ansiedade dele. No entanto, Sr. Antônio informou que não queria medicamentos que diminuíssem sua capacidade de estar lúcido, acordado e conversar com sua família pelo maior tempo possível antes de morrer. Sr. Antônio não preenchia os critérios para transtorno depressivo ou de ansiedade e estava com sintomas físicos controlados. Os esquemas psicofarmacológicos usuais para a ansiedade (benzodiazepínicos e antipsicóticos), portanto, não abordariam a raiz de seu sofrimento, que a equipe de consulta psiquiátrica sugeriu ser devido ao sofrimento existencial. A equipe se ofereceu para providenciar cuidados espirituais, que Sr. Antônio e sua família recusaram.

- A falta de uma definição universalmente aceita, déficit de conhecimento clínico e preocupações psicológicas, espirituais ou sociais concomitantes tornam desafiador o estabelecimento do diagnóstico de sofrimento existencial. Além disso, os pacientes podem ter dificuldade em se expressar sobre sua angústia ou podem não estar dispostos a revelá-la se sentirem que seus médicos estão muito ocupados, desinteressados ou resguardados de discutir preocupações existenciais.[3,4]
- Determinar se há doença psiquiátrica subjacente ou sintomas físicos que podem ser tratados é uma etapa importante do processo diagnóstico do sofrimento existencial. Um diagnóstico psiquiátrico subjacente não diagnosticado (delírio, depressão ou ansiedade) pode ser passível de medicação. A dor física também pode ser um gatilho para o sofrimento existencial.[11]
- Em geral, a depressão clínica pode ser definida por uma perda de interesse ou prazer no momento presente, enquanto o sofrimento existencial é tipicamente definido por uma perda de esperança, significado e prazer antecipatório.[6,12] Uma distinção possível entre sofrimento existencial e depressão pode ser feita em relação à motivação.[13] Entendendo a motivação como um conceito que consiste em magnitude e direção, no sofrimento existencial, a incompetência subjetiva é semelhante a uma perda de direção na motivação, enquanto a angústia contribui para a mudança na magnitude da motivação.[14] Com isso considerado, o indivíduo que está desmoralizado mesmo quando tem motivação suficiente pode experimentar uma sensação de inadequação e incerteza sobre o futuro. Na depressão, no entanto, é a diminuição da motivação que resulta em ação inibida, mesmo quando a direção da ação é conhecida. Outra distinção fundamental entre depressão e sofrimento existencial está na experiência do prazer. A depressão resulta na perda do prazer antecipatório e consumatório; no entanto, a experiência do sofrimento existencial resulta apenas na perda do prazer antecipatório.[15] O prazer no momento presente ainda é possível em indivíduos desmoralizados, mas não deprimidos.[13]

Medidas gerais para intervenção nos quadros de sofrimento existencial

Como resultado a ser alcançado, essencialmente, o esperado é que o paciente tenha seu sofrimento existencial erradicado (quando possível) ou ao menos minimizado. No entanto, é importante que o profissional de saúde atente para o estabelecimento de resultados que sejam realistas, ou seja, possíveis de serem alcançados, considerando a individualidade de cada paciente assistido. Haverá casos nos quais não será possível a resolução por completo do quadro de sofrimento existencial da pessoa, uma vez que isso implica em questões extremamente profundas, complexas e que estão enraizadas na história de vida, no modo de ser, no sistema de valores e crenças e na cultura do paciente. Mas, ainda que não seja possível a resolução completa do quadro, mesmo a minimização do sofrimento existencial é algo essencial para a melhora da qualidade de vida do paciente.

Definidos os resultados que se pretende alcançar, faz-se necessário estabelecer as intervenções que possibilitarão o alcance desses resultados. A seguir estão apresentadas algumas possibilidades de intervenções nos casos de sofrimento existencial:

- Evite focar sua avaliação clínica apenas nos sintomas físicos. Como o sofrimento existencial, o sofrimento espiritual, os sintomas físicos e os sintomas psiquiátricos podem exacerbar uns aos outros. Por isso é importante garantir que os pacientes tenham seus sintomas adequadamente controlados, sejam eles de ordem física, espiritual, social ou psicológica. A falha em fazer isso pode resultar em aumentos inadequados de dose de analgésicos, ansiolíticos ou antidepressivos.[17]
- Estabeleça vínculos humanos de qualidade com o paciente: dado que o sofrimento existencial pode sobrecarregar e ameaçar a identidade e as conexões humanas de uma pessoa, ajudar os pacientes a sentir que um profissional de saúde tem empatia e os acompanhará na jornada pela doença pode ajudá-los a perceber que não estão sozinhos ou abandonados.[18,19] Validar as respostas dos pacientes à sua situação e normalizar sua angústia pode diminuir sua sensação de isolamento.[11]
- A perda de identidade ou de um papel definidor na vida é uma parte comum do sofrimento existencial. Ajudar os pacientes a ver que muitas coisas (possivelmente valores fundamentais, relacionamentos, interesses, habilidades) não foram alteradas pelo seu diagnóstico pode ser muito terapêutico. Por exemplo, um pai que sente que não está mais cumprindo seu papel de pai porque sua doença o impede de jogar bola com seu filho pode se beneficiar se auxiliado a perceber como ele está cumprindo outro papel: ensinar para seu filho como passar por uma experiência extremamente difícil.[20]
- Faça uma história narrativa para melhorar a perspectiva: os profissionais de saúde atuam como testemunhas e criam uma realidade compartilhada ao ouvir a história da doença do paciente em relação à sua trajetória de vida.[21] Os pacientes também ganham perspectiva sobre sua situação atual à medida que esses profissionais dão coerência à sua história e os ajudam compreender o significado de seus estressores.[22] Além disso, os pacientes são lembrados de sua identidade como pessoas competentes que já superaram adversidades anteriores.[11,22]
- Analisar junto com os pacientes por que os estressores são tão ameaçadores; estar aberto à revelação do que o sofrimento dos pacientes significa para eles: ajudar os pacientes a expressar suas emoções pode ajudar a esclarecer o que é

confuso ou assustador em sua situação. As circunstâncias desafiam sua autoestima? Eles se sentem com medo, traídos, presos? Eles sentem que estão sendo punidos por algo? Talvez os estressores tenham alterado suas opiniões sobre como o mundo funciona – por exemplo, "*Se eu for uma boa pessoa, nada de ruim vai acontecer comigo*".[11]

- Consultar percepções distorcidas, emocionalmente motivadas e incapacitantes: a sensação de desamparo é comum no sofrimento existencial. Embora, nos casos de doença, muitas vezes o paciente não esteja realisticamente no controle de seu tratamento ou sintomas corporais, o que pode ser abordado são percepções distorcidas, como "nada pode mudar" e a crença de que suas escolhas e ações não fazem diferenças significativas. A técnica de disputa, central para a terapia cognitivo-comportamental[18] (por exemplo, como o paciente chegou a tal crença e quão bem ela se ajusta aos fatos atuais), é útil para abordar crenças irracionais.[11]
- Ajude o paciente a acessar ativamente fontes de resiliência para reformular suas formas de abordagem do sofrimento: listar estratégias e técnicas que os pacientes utilizaram para lidar com momentos de crise existenciais em seu passado pode ser útil. O que lhes dá sentido na vida e esperança? Se os pacientes têm uma tradição religiosa ou espiritual, o que ela oferece? Se eles acreditam que o sofrimento deve ser de alguma forma redentor, ou pode ser a construção do caráter, de que maneira eles entendem isso?[11]
- Decidir sobre um curso de ação a seguir, uma vez que o paciente não esteja mais profundamente desmoralizado: para os pacientes imobilizados pelo sofrimento existencial, formular um curso de ação permite que eles recuperem a sensação de ser um agente ativo. Os pacientes precisam ser solicitados a considerar seus valores centrais, experiências anteriores e o contexto emocional que pode estar influenciando seu julgamento. Quais são suas prioridades e como eles querem redirecionar seus esforços, dadas as novas limitações? O que é mais importante para eles preservarem – talvez um relacionamento-chave, um papel social, um ideal valorizado ou um aspecto de sua identidade?[11]
- Ajudar os pacientes a viver de acordo com seus valores fundamentais: atividades que reforçam um senso de comunidade, transcendência e significado podem ajudar os pacientes a passar de uma postura de recuo do sofrimento existencial para uma postura de resiliência.[11]
- Uma variedade de modalidades psicoterapêuticas pode aliviar o sofrimento existencial, como a terapia da dignidade, a psicoterapia de grupo centrada no significado e a psicoterapia individual centrada no significado, por exemplo.[17]
- Para aqueles pacientes que estão doentes demais para participar da psicoterapia formal, uma presença atenciosa e empática pode aliviar, até certo ponto, o sofrimento existencial que muitos pacientes experimentam.[17] Veja alguns exem-

plos de perguntas clínicas comuns que utilizam os princípios das modalidades psicoterapêuticas para ajudar os pacientes a explorar seu sofrimento existencial e buscar significado em sua doença: "*Parece que você está preocupado com alguma coisa. O que em particular está lhe causando mais preocupação?*"; "*Conte-me um pouco sobre sua vida, especialmente as partes que você mais se lembra ou pensa que são mais importantes.*"; "*Quais são os papéis mais importantes que você desempenhou na vida (papéis familiares, papéis vocacionais, papéis de serviço comunitário etc.)? Por que eles eram tão importantes para você? O que você realizou nesses papéis?*"; "*Existem coisas específicas que você sente que ainda precisa dizer aos seus entes queridos ou que gostaria de dizer mais uma vez?*"; "*Como você quer ser lembrado por seus entes queridos?*".[17]

- Os familiares do paciente também experimentam angústia e precisam de apoio. Todos nós internalizamos aspectos de nossos pais e, quando um dos pais está morrendo, tanto os filhos jovens quanto os adultos podem sentir que os pais são uma parte essencial de si mesmos ou que sua vida está morrendo. Relacionado a crianças que sentem que seu propósito ou valor é "tornar-se" algo para agradar os adultos encorajadores, as crianças podem sentir uma perda de identidade ou propósito com a morte de um dos pais.[20]
- Considerando que a perda de conexão com os outros é um tema comum nos quadros de sofrimento existencial, poucas coisas podem ser mais terapêuticas do que o uso do toque como forma de comunicação não verbal. Segurar a mão de um paciente moribundo que se encontra sozinho pode ser algo profundamente consolador para o paciente.[20] Da mesma forma, colocar a mão gentilmente no ombro de um paciente ao chegar ou ao sair da beira do leito pode comunicar uma conexão que pode ser difícil de se transmitir adequadamente em palavras. Contudo, a melhor prática é sempre observar os limites apropriados na relação profissional-paciente,[20] sempre considerando a individualidade de cada paciente, afinal, o que pode ser um ato de acolhimento para um, pode causar constrangimento a outro.
- Muitos pacientes vivenciam sentimentos de culpa ou remorso relacionados a uma sensação de não ter aproveitado seu tempo de vida até aquele momento. Alguns pacientes também podem sentir que, considerando sua doença, não há mais oportunidade para nada além de morrer. Ajudar os pacientes com sofrimento existencial a perceber que ainda estão vivos é muitas vezes fundamental.[20]
- A sedação paliativa é uma prática indicada para o alívio de sintomas refratários no fim da vida, incluindo, em alguns casos, o sofrimento existencial. Embora seu uso seja amplamente aceito para sintomas físicos como dor, dispneia e *delirium*, sua aplicação diante do sofrimento existencial permanece alvo de controvérsias éticas e clínicas.[29] A indicação da sedação paliativa para a abordagem

do sofrimento existencial está incluída na maioria das estruturas de sedação paliativa e tem sido discutida de forma controversa há décadas. O caráter apelativo do sofrimento existencial, marcado por sofrimento intenso e difícil de suportar, muitas vezes exige alívio rápido, e a sedação pode parecer a melhor – ou mesmo a única – solução.[28]

O sofrimento existencial é uma experiência subjetiva e multidimensional, que compreende sentimentos de perda de sentido, desesperança, medo da morte e isolamento, especialmente intensificados no contexto de doenças graves.[29] Essa condição tende a se transformar em desespero e, por fim, em desejo de morrer, diante da percepção de falta de sentido e esperança.[28] Quando essas manifestações não respondem às intervenções convencionais em tempo adequado e sem efeitos colaterais intoleráveis, são consideradas refratárias, o que pode justificar a indicação da SP como medida terapêutica proporcional.[29,30] No entanto, as definições de "sintoma refratário", "sofrimento psicológico refratário" e "sofrimento existencial refratário" ainda são inconsistentes na literatura,[31] dificultando a padronização dos critérios clínicos.

A ausência de consenso sobre definições operacionais e critérios diagnósticos para o SE e sua refratariedade compromete a tomada de decisão clínica.[29] Essa indefinição contribui para a hesitação de profissionais de saúde em indicar a SP nesses casos, optando frequentemente por intervenções psicossociais, espirituais ou psiquiátricas antes de considerar a sedação. Essa relutância pode estar relacionada a preocupações éticas sobre a distinção entre SP, eutanásia e morte assistida, além da insegurança gerada pela falta de diretrizes clínicas claras.[29,32]

Adicionalmente, o sofrimento existencial desafia os profissionais pela escassez de opções terapêuticas eficazes e pela sobrecarga emocional resultante da empatia diante da angústia alheia. Quando não há uma compreensão holística da condição humana no contexto dos cuidados paliativos, o SE dificilmente pode ser verdadeiramente aliviado, e os pacientes perdem a oportunidade de transformar e mitigar sua condição.[28] O tratamento farmacológico ou a própria sedação, por si só, não são suficientes para atender de forma integral às necessidades das pessoas em sofrimento existencial.[28]

Nesse cenário, destaca-se a importância de capacitação profissional voltada à avaliação e ao manejo adequado do SE refratário. É essencial que os profissionais de saúde recebam treinamento específico em abordagens como a Análise Existencial, que enfatiza a escuta sensível à experiência do paciente e à busca por sentido na vida. Tal formação também favorece a reflexão sobre as próprias questões existenciais e a finitude dos profissionais envolvidos no cuidado.[28] A sedação profunda contínua, nesses contextos, deve continuar sendo vista como medida excepcional – uma opção de último recurso.[28]

Diante desses desafios, torna-se urgente o desenvolvimento de diretrizes clínicas baseadas em evidências, bem como a consolidação de consensos internacionais – como o *Revised EAPC Framework on Palliative Sedation* – que possam orientar práticas seguras, éticas e alinhadas aos princípios dos cuidados paliativos.[29]

> Os profissionais da equipe se concentraram em auxiliar o Sr. Antônio, primeiro estabelecendo um vínculo humano de qualidade com o paciente. Juntamente com o Sr. Antônio, analisaram quais eram os estressores que o acometiam e por que eram percebidos como ameaçadores. Reconheceram o sofrimento do Sr. Antônio e o que esta experiência de sofrimento significava para ele – a profunda perda que a morte e o abandono de sua família acarretaram –, normalizando sua ansiedade de fim de vida. Identificaram ativamente fontes de resiliência para reformular a abordagem do sofrimento por meio da apreciação do amor e do apoio de seus amigos e familiares, e refletindo sobre seu legado para sua família, profissão e comunidade. O aconselhamento da equipe foi bem recebido e, algumas horas depois, o Sr. Antônio faleceu pacificamente durante o sono.

Mediante situações de sofrimento existencial, os profissionais de saúde podem temer estar ocupando o papel de uma autoridade espiritual se oferecerem aos pacientes uma visão do significado potencial de seu sofrimento. Contudo, essa preocupação fala da importância de desenvolver conhecimentos nesta área, de praticar a autoconsciência a respeito de seus próprios valores e crenças e de colaborar com prestadores de cuidados espirituais, como capelães, e profissionais de saúde mental, quando disponíveis.[11]

CONCLUSÃO

Um dos privilégios de ser um profissional de saúde é estar presente em muitos dos momentos significativos dos pacientes assistidos – nascimento, morte, doença que altera a vida, acidentes graves –, mas esses mesmos profissionais geralmente não recebem treinamento formal para lidar com o peso existencial de tais situações, além de não terem definido de forma clara seu papel nas situações de sofrimento existencial.[11] O treinamento de habilidades de comunicação é necessário, mas interações autênticas e compassivas com os pacientes, bem como aprender com uma equipe multiprofissional e interdisciplinar, incluindo prestadores de cuidados espirituais experientes, são essenciais.[11] Esse processo pode ser exigente e muitas vezes desafiador, mas assim como os profissionais de cuidados paliativos têm um papel importante quando a cura não é mais possível, eles têm um papel importante quando o alívio do sofrimento não parece possível.[11]

No entanto, mesmo o cuidado mais atento, qualificado e compassivo pode não ser suficiente para tornar suportável certos tipos de sofrimento, especialmente os de natureza existencial profunda.[33] Há dores que habitam as camadas mais densas da alma humana, que não podem ser totalmente tocadas ou aliviadas pela técnica, pelo cuidado ou mesmo pela compaixão. Em muitos casos, o sofrimento persistirá apesar de todos os esforços terapêuticos, revelando os limites do conhecimento científico, da prática clínica e da própria condição humana.[33] Reconhecer essa limitação não enfraquece o valor do cuidado; pelo contrário, exige dos profissionais humildade, presença e coragem para sustentar o outro em sua dor, mesmo quando não há mais o que fazer, mas ainda há muito a ser compartilhado. Validar o sofrimento, acompanhá-lo com humanidade e escuta, pode não eliminá-lo, mas torna o caminho menos árduo e mais digno para quem o percorre.[33]

REFERÊNCIAS BIBLIOGRÁFICAS

1. Kissane DW. The relief of existential suffering. Arch Intern Med. 2012 Oct 22;172(19):1501-5.
2. Boston P, Bruce A, Schreiber R. Existential suffering in the palliative care setting: an integrated literature review. J Pain Symptom Manage. 2011 Mar;41(3):604-18.
3. Grech A, Marks A. Existential suffering Part 1: Definition and diagnosis #319. J Palliat Med. 2017a Jan 20(1):93-4.
4. Best M, Aldridge L, Butow P, et al. Assessment of spiritual suffering in the cancer context: A systematic literature review. Palliat Support Care. 2015 Oct;13(5):1335-61.
5. Kissane DW. Demoralization: a life-preserving diagnosis to make for the severely medically ill. J Palliat Care. 2014 Winter;30(4):255-8.
6. Kissane DW, Clarke DM, Street AF. Demoralization syndrome – a relevant psychiatric diagnosis for palliative care. J Palliat Care. 2001 Spring;17(1):12-21.
7. Yalom ID. Existential psychotherapy. New York: Basic Books; 1980.
8. Strang P, Strang S, Hultborn R, Arnér S. Existential pain – an entity, a provocation or a challenge? J Pain Symptom Manage. 2004 Mar;27(3):241-50.
9. Mesquita AC, Caldeira S, Chaves E, Carvalho EC. An analytical overview of spirituality in NANDA-I taxonomies. Int J Nurs Knowl. 2018 Jul;29(3):200-5.
10. Robinson S, Kissane DW, Brooker J, Burney S. A systematic review of the demoralization syndrome in individuals with progressive disease and cancer: a decade of research. J Pain Symptom Manage. 2015 Mar;49(3):595-610.
11. Amonoo HL, Harris JH, Murphy WS, Abrahm JL, Peteet JR. The physician's role in responding to existential suffering: what does it mean to comfort always? J Palliat Care. 2020 Jan;35(1):8-12.
12. Clarke DM, Kissane DW. Demoralization: its phenomenology and importance. Aust N Z J Psychiatry. 2002 Dec;36(6):733-42.
13. Robinson S, Kissane DW, Brooker J, Burney S. A review of the construct of demoralization: history, definitions, and future directions for palliative care. Am J Hosp Palliat Care. 2016 Feb;33(1):93-101.
14. de Figueiredo JM. Demoralization and psychotherapy: a tribute to Jerome D. Frank, MD, Phd (1909-2005). Psychother Psychosom. 2007;76(3):129-33.
15. de Figueiredo JM. Depression and demoralization: phenomenologic differences and research perspectives. Compr Psychiatry. 1993;34(5):308-11.
16. Klein DF, Gittelman R, Quitkin F, Rifkin A. Diagnosis and drug treatment of psychiatric disorders: adults and children. Baltimore, MD: Williams & Wilkins Baltimore; 1980.

17. Grech A, Marks A. Existential suffering Part 2: Clinical response and management #320. J Palliat Med. 2017b Jan;20(1):95-6.
18. Cayley B. Comfort always. Fam Pract Manag. 2006;13(9):74.
19. Druss RG. To comfort always. Am J Psychiatry. 2003;160(1):25-6.
20. Bates AT. Addressing existential suffering. BC Medical Journal. 2016;58(5):268-73.
21. Weingarten K. Witnessing, wonder, and hope. Fam Process. 2000;39(4):389-402.
22. Viederman M, Perry SW III. Use of a psychodynamic life narrative in the treatment of depression in the physically ill. Gen Hosp Psychiatry. 1980;2(3):177-85.
23. Ciancio AL, Mirza RM, Ciancio AA, Klinger CA. The use of palliative sedation to treat existential suffering: a scoping review on practices, ethical considerations, and guidelines. J Palliat Care. 2020 Jan;35(1):13-20.
24. Rodrigues P, Menten J, Gastmans C. Physicians' perceptions of palliative sedation for existential suffering: a systematic review. BMJ Support Palliat Care. 2020 Jun;10(2):136-44.
25. Yalom ID. The Yalom reader: selections from the work of a master therapist and storyteller. New York: Basic Books; 1998.
26. de Figueiredo JM, Frank JD. Subjective incompetence, the clinical hallmark of demoralization. Compr Psychiatry. 1982;23(4):353-63.
27. Kissane DW, Wein S, Love A, et al. The demoralization scale: a report of its development and preliminary validation. J Palliat Care. 2004;20(4):269-76.
28. Gabl C, Feichtner A, Weixler D. Sedation indicated?-rethinking existential suffering: a narrative review. Ann Palliat Med. 2024;13(2):397-414.
29. Isidoro GM, Paiva EMC, Terra FS, Garcia AC. Palliative sedation in the treatment of existential suffering in end-of-life patients: An integrative review. Prog Palliat Care. 2024;33(1):1-11.
30. Surges SM, Brunsch H, Jaspers B, Apostolidis K, Cardone A, Centeno C, et al. Revised European Association for Palliative Care (EAPC) recommended framework on palliative sedation: an international Delphi study. Palliat Med. 2024;38(2):213-28.
31. Reich M, Bondenet X, Rambaud L, Ait-Kaci F, Sedda AL, Da Silva A, et al. Refractory psycho-existential distress and continuous deep sedation until death in palliative care: The French perspective. Palliat Support Care. 2020;18(4):486-94.
32. Garcia ACM, Isidoro GM, Paiva EMDC, Silva AE, Costa ICP, Bornemann-Cimenti H. Palliative sedation at home: A scoping review. Am J Hosp Palliat Care. 2023;40(2):173-82.
33. Garcia ACM. "Suffering is only intolerable when nobody cares"... is it? Palliat Support Care. 2025;23:e25.

68

Luto: o sofrimento do paciente crítico e seus familiares

Silvana Maria Aquino da Silva
Erika Pallottino
Cecília Rezende da Silva Cunha
Gabriel Afonso Dutra Kreling

O PROCESSO DA PERDA NO CUIDADO DO PACIENTE CRÍTICO

As unidades de terapia intensiva (UTIs) são ambientes centrais na medicina moderna, marcados por alta complexidade e constante tensão entre a expectativa de recuperação e o risco iminente de morte.[1] Caracterizam-se por uma grande diversidade estrutural e assistencial, exigindo uma equipe multiprofissional atuando ininterruptamente para oferecer cuidados a pacientes em condições clínicas graves – seja por doença aguda, crônica ou trauma.[2] Esse contexto gera uma carga significativa de estresse para todos os envolvidos e demanda não apenas excelência técnica, mas também sensibilidade na condução das relações e na mitigação do sofrimento.[3]

Nesse cenário, a comunicação se destaca como ferramenta fundamental para promover vínculos entre equipe, paciente e familiares. Mais do que a transmissão de informações, ela requer escuta ativa, linguagem clara e manejo cuidadoso do tempo e do conteúdo das mensagens. Quando bem conduzida, pode construir pontes de confiança; quando falha, amplia ruídos, distorções e a sensação de desamparo. O modo como se dá essa comunicação tem impacto direto na experiência emocional dos familiares e pode influenciar o modo como enfrentam, inclusive, o processo de luto.[3]

Considerando o impacto que a condição clínica grave provoca na vida do paciente e de sua família, seja ela de início súbito ou de caráter crônico, é preciso atentar para os modos de relação que permeiam a prática assistencial e considerar os cuidados fundamentais que promovem o melhor manejo possível do sofrimento que se vivencia.

Pacientes críticos podem evoluir para um estado de declínio irreversível, no qual, mesmo diante de intervenções terapêuticas, a trajetória da doença segue inevitavelmente para a morte. Nesses casos, o foco do cuidado se volta para o conforto e a dignidade, por meio da adoção de cuidados paliativos.[3,4] Essa transição é fundamentada em uma decisão clínica consensual, que deve ser comunicada de forma clara ao paciente – quando possível – e aos seus familiares, promovendo um processo compartilhado e humanizado de tomada de decisão. Essa fase impõe perdas múltiplas e a reorganização de papéis no seio familiar, frequentemente marcada por intensa carga emocional.[4,5]

A doença crítica, seja de início súbito ou crônica, desestabiliza o equilíbrio familiar e exige adaptações que vão desde a reestruturação da rotina até o enfrentamento da ameaça concreta de perda. Fatores como o momento do ciclo de vida, a função ocupada pelo paciente no sistema familiar, o histórico de enfrentamento de perdas e o grau de comunicação entre os membros influenciam diretamente na forma como a família vivencia essa crise. Entender o papel social e afetivo exercido pelo paciente é essencial para orientar o suporte necessário à família – que será diferente se o paciente for, por exemplo, uma criança, um cuidador principal ou um ancião referência no núcleo familiar.[5]

Este cenário implica na tomada de consciência sobre a perda iminente, mas aponta para outras lacunas que se abrem e que revelam a vivência da falta, que é a condição que conduz para o processo de luto.

O LUTO

Luto é um processo emocionalmente complexo desencadeado tanto pela perda por morte que mobiliza a pessoa enlutada a integrar a ausência do outro em sua vida cotidiana, quanto pelas perdas simbólicas e concretas que antecedem o evento final e implicam em ruptura e quebra de uma realidade presumidamente conhecida. A essa resposta que antecipa a morte propriamente dita, denomina-se luto antecipatório.

A ameaça de morte ou separação em relação a uma pessoa significativa é, por si só, indutora de reações de pesar, caracterizando-se, portanto, a resposta de luto.

Mais do que tristeza, o luto envolve múltiplas dimensões: cognitivas, comportamentais, espirituais e relacionais. Pode se manifestar de formas variadas, com oscilações entre dor, negação, culpa, raiva, saudade e busca de sentido. No contexto da terapia intensiva, o luto é frequentemente atravessado por experiências traumáticas, como mortes súbitas, processos de fim de vida tecnificados, ausência de despedida e comunicação truncada – o que pode tornar esse luto mais intenso, prolongado ou disfuncional.

LUTO ANTECIPATÓRIO E LUTO PREPARATÓRIO

O termo "luto antecipatório" teve origem na observação de Lindemann (1944) de que as esposas dos soldados que iam para a guerra tinham reações de enlutamento pela separação física de seus maridos e diante da possibilidade que eles morressem em batalha. Esse fenômeno foi considerado adaptativo para essas esposas, que vivenciavam períodos de depressão, raiva, desorganização e reorganização, antecipando o desligamento afetivo deles. Isso acontecia como uma forma de proteção, já que a morte efetiva de seus maridos teria efeitos mais avassaladores ainda.[6]

Foi na obra clássica *Sobre a Morte e o Morrer* que a psiquiatra Elisabeth Kubler-Ross (2008)[7] cunhou o termo "luto preparatório" para descrever o processo através do qual o paciente em fase final de vida se prepara para morrer, descrevendo essa experiência a partir de estágios, até que finalmente o paciente atingisse a aceitação de sua finitude. No entanto, a investigação recente não encontra evidências para essa teoria de fases sequenciais. Pelo contrário, os resultados sugerem que os sintomas frequentemente ocorrem simultaneamente, com tendência para se intensificarem ou desaparecerem.[8]

Profissionais de saúde precisam identificar, diagnosticar e acompanhar adequadamente as respostas de luto preparatório. A condição de intensidade e aumento de sofrimento no luto que antecede a morte pode estar associada a maiores dificuldades de adaptação à doença, aumento de ansiedade, risco de depressão e desesperança.[9] Kissane e colegas (2001) descreveram um quadro clínico grave chamado de síndrome da desmoralização, caracterizado por elevado sofrimento existencial, empobrecimento de valor pessoal, baixa autoestima, perda de propósito e de significado na vida, em pacientes que não encontram na experiência do luto preparatório fatores facilitadores para o ajustamento e adaptação do processo de adoecimento.[10]

Ao longo da trajetória crítica e/ou crônica da doença e do fim de vida do paciente, os familiares experimentam também o processo de luto antecipatório, reativo a diversas perdas, que acontecem pessoalmente e relacionalmente, decorrentes do processo de adoecimento, que culmina na morte do ente querido. Considerando que esse fenômeno é qualitativamente diferente do que é vivido pelo paciente que se prepara para a sua própria morte, a literatura distingue a experiência de luto dos familiares com a designação de luto antecipatório.[11]

Familiares e cuidadores são confrontados com a degradação da imagem do paciente, as alterações na qualidade da relação, restrições à autonomia pessoal e diversas mudanças na rotina. Podem acontecer, concomitantes a esse processo, a consciência da proximidade da morte do ente querido e o despertar para o futuro que não será vivido, o que pode ser gerador de ansiedade de separação, angústia, culpa do sobrevivente e busca intensa por manter a vinculação com o paciente.

Rando (2000) refere a experiência de luto antecipatório dos familiares como um processo complexo e dinâmico, marcado por sentimentos ambivalentes, resultantes de duas posições conflituosas: por um lado, a necessidade de se manter funcional, ativo e manter o vínculo com o paciente; por outro lado, a percepção da proximidade da morte e a necessidade de deixar o paciente partir.[12]

TRAJETÓRIAS DO LUTO

O luto não é um processo linear, e estudos apontam para trajetórias distintas de adaptação após perdas em ambiente crítico. Em geral, três padrões se destacam: o resiliente (baixa carga de sintomas persistentes, que ocorre em aproximadamente 80% dos casos), o recuperado (sintomas inicialmente intensos com melhora gradual, que ocorre em cerca de 15% dos casos) e o angustiado (sintomas graves e prolongados, com risco de transtorno de luto prolongado, que ocorre em 5% dos casos).[16] Fatores culturais, apoio social, religiosidade e o modo como se dá a morte influenciam essas trajetórias. A identificação precoce de familiares em sofrimento intenso pode direcionar intervenções e prevenir desfechos adversos prolongados

LUTO PROLONGADO: O SOFRIMENTO QUE NÃO CESSA

Estudos recentes demonstram que sintomas de luto complicado frequentemente coexistem com manifestações de depressão e estresse pós-traumático (TEPT). Em até 75% dos casos, esses sintomas ocorrem de forma combinada, com trajetórias diversas entre familiares: a maioria apresenta resiliência, mas há grupos com sofrimento crônico ou com início tardio dos sintomas.[16] A depressão no início do luto parece predispor à persistência do luto complicado e do TEPT, enquanto o TEPT sustentado pode dificultar a resolução do luto e perpetuar sintomas depressivos.[16] Esses achados reforçam a importância de uma avaliação multidimensional e prolongada do sofrimento psíquico dos familiares enlutados.

DIFERENCIANDO O LUTO PREPARATÓRIO DA DEPRESSÃO

Compreender a distinção entre luto preparatório e depressão também parece ser essencial. É importante destacar que cada fenomenologia clínica requer intervenções específicas, com abordagens terapêuticas distintas. Utilizamos o modelo de diagnóstico diferencial de Peryakoil e Hallenbeck (2002), citado por Coelho e Brito (2021):[11]

- **Variação temporal:** o luto preparatório manifesta-se através de ondas reativas e perdas específicas cuja intensidade tem tendência a diminuir ao longo do tempo. A depressão, ao contrário, caracteriza-se por humor disfórico persistente, que não melhora sem tratamento adequado.
- **Autoimagem:** no luto antecipatório, verifica-se a manutenção da autoestima, proporcional ao estado de debilidade em que a pessoa se encontra. Na depressão, a autoestima está perturbada e a pessoa não atribui valor a si própria.
- **Capacidade de experimentar prazer:** essa capacidade não se encontra afetada no luto antecipatório, a maioria dos pacientes consegue apreciar pequenos prazeres e obter satisfação em ocasiões especiais. A depressão caracteriza-se pela anedonia.
- **Sentido de esperança:** a pessoa em luto mantém o sentido de esperança, embora ajustado às circunstâncias da doença: a pessoa pode já não ter esperança de cura, mas continua a ter esperança de um pequeno prolongamento da vida ou em seu conforto. Na depressão, verifica-se um estado de desesperança.
- **Resposta ao suporte:** as pessoas em luto preparatório se beneficiam da interação social, embora possam se isolar transitoriamente por necessidade de introspecção. A contrário, na depressão, as pessoas não encontram prazer no contato social e tendem a se isolar permanentemente.
- **Desejo de morte:** no luto antecipatório a morte pode ser considerada momentaneamente como forma de evitar o prolongamento do sofrimento ou a fim de controlar as circunstâncias da morte. O desejo persistente e ativo de morte, por sua vez, é sugestivo de depressão clínica.

O PROCESSO DUAL DE ADAPTAÇÃO AO LUTO

O luto não é uma jornada linear nem uniforme. O Modelo do Processo Dual de Adaptação ao Luto, proposto por Stroebe e Schut, oferece uma perspectiva dinâmica e realista sobre como as pessoas enfrentam a perda. Segundo esse modelo, o processo de luto envolve a oscilação entre dois tipos de enfrentamento: um orientado para a perda (o polo do medo) – que inclui a dor, a saudade e a conexão com quem morreu – e outro orientado para a restauração (o polo da esperança) – que diz respeito à reorganização da vida, aos ajustes práticos e à retomada das atividades cotidianas. A alternância entre essas duas dimensões é considerada saudável e adaptativa, permitindo que a pessoa em luto tenha momentos de enfrentamento e também de alívio emocional. Não se trata de evitar a dor, mas de criar espaços para respirar e reconstruir, ainda que aos poucos.[17]

Essa oscilação entre medo e esperança, no entanto, não ocorre de forma automática ou igual para todos. Especialmente nos primeiros meses após a perda, há uma sobreposição intensa entre a dor emocional e as exigências do cotidiano. Tarefas simples podem evocar sofrimento agudo, e o luto permanece como um pano de fundo persistente, mesmo durante momentos de distração. Com o tempo, muitas pessoas desenvolvem a capacidade de alternar de modo mais fluido entre as duas orientações – reconhecendo que a memória do ente querido pode, inclusive, impulsionar a continuidade da vida. O enfrentamento restaurativo, ao lidar com novas responsabilidades e papéis, não significa esquecimento, mas sim uma forma de integrar a ausência à rotina que se reconstrói.[18]

Importante destacar que o luto não é apenas uma experiência individual, mas também relacional. A forma como os familiares enfrentam a perda pode afetar profundamente uns aos outros, especialmente em contextos conjugais ou familiares próximos. Rigidez em apenas uma das dimensões do modelo – seja o mergulho constante na dor e no medo ou constantemente no polo da esperança com a negação persistente da dor – pode dificultar o processo de adaptação. Por outro lado, a flexibilidade e o reconhecimento da singularidade de cada vivência favorecem a elaboração do luto e a construção de novos significados.[19] Para os profissionais de saúde, especialmente em contextos como a UTI, compreender essa dinâmica pode auxiliar no acolhimento mais sensível às diferentes formas de sofrer e seguir em frente, possibilitando a ressonância emocional entre profissionais e pacientes.[20]

ASPECTOS QUE PODEM TORNAR O LUTO TRAUMÁTICO

Alguns aspectos podem contribuir para que o luto se torne traumático e precisam ser levados em consideração no cuidado ao paciente e seus familiares:

- Surpresa (não antecipação, não poder se preparar).
- Impotência (não poder fazer nada).
- Transbordamento (não poder se autorregular).
- Incompreensão (falta de informação adequada, não poder entender).
- Incerteza (não ser capaz de prever os eventos).
- Rapidez (falta de tempo para assimilar).
- Solidão no momento (não ser sustentado e amparado).
- Solidão posterior (falta de relações restauradoras)[13].

A atenção, o cuidado e a possível prevenção em relação a esses aspectos podem contribuir para um melhor desfecho para o processo de luto dos familiares após a morte de um paciente em Unidade de Terapia Intensiva.

ASPECTOS INSTITUCIONAIS E ESTRATÉGIAS DE CUIDADO

Embora práticas como cartas de condolência ou entrega de lembranças sejam bem intencionadas, evidências apontam que, se aplicadas de forma padronizada e impessoal, podem aumentar sintomas de sofrimento psíquico. É fundamental que ações voltadas ao suporte pós-óbito sejam personalizadas, respeitando o tempo e as necessidades de cada família. A estruturação de modelos de triagem de risco e o seguimento sistemático dos familiares após a perda ainda são lacunas importantes em muitas UTIs.[21]

Um exemplo de prática estruturada e compassiva é o *3 Wishes Program* (3WP), que consiste em identificar e realizar desejos simples e simbólicos para pacientes em fim de vida e seus familiares. Os desejos incluem, tocar músicas favoritas, decorar o quarto, criar lembranças (ex.: chaveiros com digitais, moldes de mãos, EKGs emoldurados). Um estudos mostrou que o 3WP aumenta significativamente a percepção de suporte emocional e espiritual por parte dos familiares, mesmo com baixo custo e sem a necessidade de mudanças estruturais complexas.[22] Esse tipo de intervenção humaniza o processo de morrer e pode mitigar o impacto do luto.

CONSIDERAÇÕES FINAIS

Familiares de pacientes admitidos em Unidade de Terapia Intensiva têm risco de morbidade psicológica durante e após a estadia no hospital.[14] A morte dentro desse cenário é considerada um fator de risco para o processo de luto dos familiares. O ambiente da UTI pode ser uma experiência traumática tanto para o paciente quanto para familiares, uma vez que eventos críticos, entre eles a morte, podem acontecer de maneira rápida e inesperada, sem a chance de os familiares serem informados a tempo ou de se despedirem adequadamente[15].

A atenção à trajetória do cuidado no período que vai do diagnóstico de uma doença grave, crítica e, por vezes incurável, até os cuidados de final de vida do paciente, configura-se em aspecto importante no luto pós-óbito dos familiares cuidadores.

Em cuidados paliativos, os cuidadores familiares são considerados não só como aliados no cuidado ao paciente, mas também como alvo de atenção clínica, sendo esse apoio extensivo a outros elementos da família, quando necessário. Preconiza-se a disponibilidade de suporte e apoio contínuos ao longo da trajetória da doença até o fim de vida e no período de luto pós-óbito.

REFERÊNCIAS BIBLIOGRÁFICAS

1. Aguiar LMM, Martins GS, Valduga R, et al. Perfil de unidades de terapia intensiva adulto no Brasil: revisão sistemática de estudos observacionais. Artigo de revisão. Rev Bras Ter Intensiva. 2021;33(04).
2. Ministério da Saúde. Portaria n. 2.338, de 3 de outubro de 2011.
3. Moritz R, Azevedo N. Terminalidade e cuidados paliativos na unidade de terapia intensiva. Artigos de revisão. Rev Bras Ter Intensiva. 2008;20(4).
4. Australian and New Zealand Intensive Care Society. ANZICS statement on care and decision-making at the end of life for the critically ill. Melbourne: ANZICS; 2014.
5. Carter B, McGoldrick M. As mudanças no ciclo de vida familiar. Porto Alegre: Artmed; 1995.
6. Lindemann E. Symptomatology and management of acute grief. American Journal of Psychiatry. 1944;101(2):141-8.
7. Kubler-Ross E. Sobre a morte e o morrer. Sâo Paulo: Editora WMF Martins Fontes; 2008.
8. Prigerson HG, Jacobs SC. Perspectives on care at the close of life. Caring for bereaved patients: "All the doctors just suddenly go". JAMA. 2001;286(11):1369-76.
9. Mystakidou K, Tsilika E, Parpa E, Katsouda E, Galanos A, Vlahos L. Assessment of anxiety and depression in advanced cancer patients and their relationship with quality of life. Quality of Life Research. 2005;14(8):1825-33.
10. Kissane DW, Clarke DM, Street AF. Demoralization syndrome: A relevant psychiatric diagnosis for palliative care. Journal of Palliative Care. 2001;17(1):12-21.
11. Coelho A, Brito M. Intervenção psicológica na doença crônica e cuidados paliativos em contexto hospitalar e domiciliário. In: Gabriel S, Paulino M, Baptista TM (coord.). Luto: Manual de intervenção psicológica. Lisboa: Pactor; 2021. P. 41-58.
12. Rando TA. Clinical dimensions of antecipatory mourning: theory and practice in working with the dying, their loved ones, and the caregivers. Research Press; 2000.
13. Puygarnau AP. El mensaje de las lagrimas: um guia para superar la perdida de um ser querido. Barcelona: Ediciones Paidos; 2014.
14. Probst DR, Gustin JL, Goodman LF, Lorenz A, Wells-di Gregorio SM. ICU versus non-ICU hospital death: Family member complicated grief, posttraumatic distress, and depressive symptoms. J Palliat Med. 2016;19:387-93.
15. Gesi C, Carmassi C, Cerveri G, Carpita B, Cremone IM, Dell'Osso L. Complicated grief: what to expect after the coronavirus pandemic. Front Psychiatric. 2020;11:489.
16. Wen FH, Prigerson HG, Chou WC, Huang CC, Hu TH, Chiang MC, et al. Comorbid prolonged grief, PTSD, and depression trajectories for bereaved family surrogates. JAMA Netw Open. 2023 Nov 1;6(11):e2342675.
17. Stroebe M, Schut H. The dual process model of coping with bereavement: rationale and description. Death Stud. 1999 Apr-May;23(3):197-224.
18. Larsen LH, Hybholt L, O'Connor M. Lived experience and the dual process model of coping with bereavement: A participatory research study. Death Stud. 2024 May 31:1-12.
19. Albuquerque S, Buyukcan-Tetik A, Stroebe MS, Schut HAW, Narciso I, Pereira M, et al. Meaning and coping orientation of bereaved parents: Individual and dyadic processes. PLoS One. 2017 Jun 1;12(6):e0178861.
20. Forte DN, Stoltenberg M, Ribeiro SCDC, de Almeida IMMO, Jackson V, Daubman BR. The hierarchy of communication needs: a novel communication strategy for

high mistrust settings developed in a brazilian COVID-ICU. Palliat Med Rep. 2024 Feb 9;5(1):86-93.

21. Hope AA, Munro CL. Understanding and improving bereavement support in the intensive care unit. Am J Crit Care. 2024 Mar 1;33(2):77-9.
22. Neville TH, Taich Z, Walling AM, Bear D, Cook DJ, Tseng CH, et al. The 3 Wishes Program improves families' experience of emotional and spiritual support at the end of life. J Gen Intern Med. 2023 Jan;38(1):115-21.

69

Além da doença: compreendendo e abordando a sexualidade no cuidado paliativo

Mariana Lectícia Beraldi
Aline Sardinha
Beatriz Zampar

Neste capítulo, você será convidado a refletir sobre como abordagem da sexualidade do paciente em Cuidados Paliativos (CP) compreende a integralidade do cuidado e sobre como o profissional pode abordar a saúde sexual por meio de diferentes possibilidades de intervenção, de maneira sensível, acolhedora e adequada, ainda que não seja um especialista na área. Serão destaques deste capítulo os seguintes aspectos:

- Como a sexualidade se relaciona com os Cuidados Paliativos.
- Dados de literatura sobre sexualidade e Cuidados Paliativos.
- Abordagem da sexualidade em pacientes em Cuidados Paliativos.
- Modelos de intervenção em sexualidade.
- Sugestões gerais sobre a abordagem da sexualidade.

A definição de Cuidados Paliativos (CP) para a Organização Mundial da Saúde compreende uma abordagem integral do cuidado, reconhecendo que o alívio do sofrimento do indivíduo vai além do controle da dor, mas envolve também a assistência ao bem-estar físico, emocional, espiritual e social e que esses cuidados são reconhecidos pelo direito humano à saúde.[1] Nesse contexto, a sexualidade se insere como um elemento essencial do CP, pois faz parte da qualidade de vida, das necessidades humanas básicas e é parte da identidade humana. Para além da atividade sexual, a sexualidade compreende "sexo, identidades e papéis de gênero, orientação sexual, erotismo, prazer, intimidade e reprodução" e aspectos "psicológicos, sociais, econômicos, políticos, culturais, jurídicos, históricos, religiosos e espirituais".[2]

A Política Nacional de Cuidados Paliativos (PNCP) instituída em 2024 pelo Ministério da Saúde no âmbito do Sistema Único de Saúde também reforça a importância de um cuidado integral, o que pode incluir a abordagem da sexualidade.[3] Isso fica evidente à medida em que os princípios da PNCP, como o do respeito à autonomia, o da humanização, da dignidade e da promoção de um modelo de atenção centrado nas necessidades de saúde do indivíduo, asseguram que as pessoas tenham espaço para expressar seus desejos e preocupações relacionados à expressão afetivo-sexual.

Uma pesquisa publicada em 2024, que trabalhou a sexualidade em pessoas com câncer em CP, comparou a vida sexual de pacientes com alta e baixa funcionalidade, destacando os diferentes impactos e necessidades de cada grupo, como satisfação sexual, libido e os efeitos dos tratamentos na atividade sexual. Independente do estado de funcionalidade e mesmo com as mudanças na vida sexual, o estudo enfatizou sobretudo que a saúde sexual é um aspecto importante na qualidade de vida, reforçando que a temática vai muito além do ato sexual, mas também é expressão de afeto, conexão emocional e parte da identidade humana.[4]

As pessoas que necessitam de CP geralmente convivem com situações de doença em progressão ou doenças graves que as tornam vulneráveis em diversos aspectos, como a capacidade física que fica reduzida, pensamentos e sentimentos distorcidos sobre a autoimagem corporal, sentimentos como medo e tristeza que influenciam na afetividade e na dinâmica do relacionamento, alterações fisiológicas que interferem na função sexual, entre outros.[5]

Ainda que possam enfrentar limitações impostas pela doença ou pelo tratamento, esses pacientes não deixam sua sexualidade de lado. Pelo contrário, sentem desejo de expressar afeto e intimidade, e carregam influências de gênero em suas relações sociais, inclusive na forma como acessam os serviços de saúde e como esse atendimento é oferecido. Além disso, a literatura demonstra que possuem uma necessidade legítima de conversar com profissionais de saúde sobre sua sexualidade.[5]

Embora seja um aspecto fundamental a ser considerado pela equipe de saúde, quando analisadas algumas importantes referências nacionais que norteiam a conduta de profissionais da saúde nos CP, tanto no âmbito do paciente quanto dos cuidadores principais, a sexualidade quase não aparece nesses materiais ou aparece de forma ínfima, configurando a invisibilidade da temática.[6-8] À medida que isso ocorre, os profissionais também acabam não reconhecendo a sexualidade enquanto um aspecto relevante na vida do paciente e seus cuidadores, deixando de perceber suas demandas e necessidades, o que reflete diretamente na maneira como prestam a assistência.

A falta de atenção à sexualidade nos CP é acompanhada por diversas barreiras que os profissionais apontam como dificuldades para discutir esses aspectos com seus pacientes. As barreiras mais comuns para a abordagem da sexualidade se referem a falta de tempo, desconforto pessoal e falta de confiança, dificuldade em observar o paciente enquanto um ser sexual, crenças relacionadas à temática e que interferem no atendimento, suposições sobre a idade, cultura, identidade de gênero e orientação sexual, priorização do tratamento e falta de capacitação na temática, tanto na formação de base, quanto na educação continuada.[9]

Para as pessoas lésbicas, gays, bissexuais, transexuais, transgênero, travestis, queer, intersexo, assexuais, pansexuais, não binárias e demais orientações sexuais e identidades de gênero (LGBTQIAPN+), as barreiras são ainda maiores e, além das que foram citadas, essas pessoas também precisam lidar com discriminação, medo, estigmas relacionados à heteronormatividade compulsória* e falhas na organização das instituições para o acolhimento dessas pessoas e inclusive de suas parcerias, que muitas vezes possuem um luto desprivilegiado.[10,11] Além disso, a idade se torna uma intersecção relevante no contexto dos CP, pois, nesta fase da vida, muitas pessoas necessitam desses cuidados devido a doenças crônicas e progressivas.[10] Para a população LGBTQIAPN+ mais velha, esse desafio se torna ainda maior, pois elas enfrentam questões adicionais, como o medo do isolamento social, da dependência e da exclusão.[12]

Por ser um tema considerado tabu e de difícil abordagem para muitos profissionais de saúde, geralmente uma distorção frequentemente encontrada na relação profissional-paciente quando se trata do tema da sexualidade é a ideia de que o profissional deve esperar passivamente que os pacientes tragam suas preocupações sexuais. Entretanto, o contrário também é verdade: os pacientes esperam que os profissionais iniciem essa conversa, conforme fazem com os demais aspectos da saúde e da vida diária que consideram relevantes, demonstrando abertura e acolhimento para lidar com a temática. É fundamental que o profissional reconheça a sua responsabilidade de criar um espaço seguro, acolhedor e que tome a iniciativa para esse cuidado de forma ética, responsável e com competência cultural.

Nesse sentido, esperam-se da atuação do profissional três pressupostos básicos no que concerne aos aspectos da sexualidade: conhecimento, habilidades e atitude.[13] O conhecimento se refere à compreensão teórica, técnica e prática sobre aspectos da sexualidade e da saúde sexual; as habilidades dizem respeito à capacidade de realizar o trabalho de forma adequada e como o profissional aplica esse conhecimento na prática; e a atitude se relaciona com a postura do profissional diante do paciente e do tema. Importante ressaltar que esses três aspectos se relacionam e se influenciam mutuamente, portanto, um profissional com falta de conhecimento muito provavelmente terá uma atitude inadequada na abordagem

---

* Heteronormatividade compulsória é o conceito que descreve a pressão social e cultural que determina a heterossexualidade como norma e padrão natural para todas as pessoas. Nos serviços de saúde, isso significa que procedimentos, formulários, orientações e a capacitação dos profissionais desconsideram a diversidade de orientações sexuais e identidades de gênero, afastando essa população do acesso à saúde.

da sexualidade. No Quadro 1, há exemplos de cada um desses pilares para que você possa entender as diferenças entre eles e aproveitar para refletir sobre como está a sua atuação profissional.

Quadro 1 Exemplos práticos de conhecimento, habilidades e atitudes na abordagem da sexualidade em contexto de Cuidados Paliativos

Aspectos profissionais	Exemplo 1	Exemplo 2	Exemplo 3	Exemplo 4
Conhecimento	O quanto você sabe **avaliar** aspectos relevantes da sexualidade dos pacientes?	Quanto conhecimento você tem sobre **disfunção sexual e/ou impactos na vida sexual** em pacientes com (nome da doença)?	O quanto você sabe sobre os **efeitos que determinada medicação e/ou tratamento** tem na função sexual do paciente com (nome da doença)?	O quanto você sabe sobre **especificidades** da sexualidade de pessoas LGBTQIAPN+ nos cuidados de saúde?
Habilidades	Realizar **escuta ativa**, fazendo **perguntas abertas** que incentivem o paciente a compartilhar suas preocupações.	Explicar as possíveis alterações na vida sexual do paciente, **usando linguagem clara, acessível e culturalmente sensível** às necessidades do paciente.	**Educar** o paciente sobre os efeitos colaterais dos tratamentos e medicações; **monitorar regularmente** a função sexual do paciente perguntando sobre mudanças percebidas antes e após o tratamento; **trabalhar em equipe** para oferecer um cuidado multidisciplinar.	Conhecer e pensar em formas de acolher pessoas LGBTQIAPN+, proporcionando um atendimento **respeitoso, seguro e livre de discriminação.**

(continua)

Quadro 1 Exemplos práticos de conhecimento, habilidades e atitudes na abordagem da sexualidade em contexto de Cuidados Paliativos (*continuação*)

Aspectos profissionais	Exemplo 1	Exemplo 2	Exemplo 3	Exemplo 4
Atitudes	Atitude negativa: "A sexualidade é um assunto muito **privado e íntimo** para se discutir com os pacientes." Atitude positiva: "Eu **construo uma relação de conforto e confiança** para que o paciente fique à vontade para falar sobre as suas preocupações sexuais e inicio essa discussão."	Atitude negativa: "Sempre que os pacientes me fazem perguntas sobre a saúde sexual, **fico desconfortável e os aconselho a discutir com outro** profissional." Atitude positiva: "Eu **reservo tempo** para conversar sobre as preocupações sexuais dos meus pacientes e, se não sei responder algo, **busco informações de qualidade para orientá-los.**"	Atitude negativa: "A maioria dos pacientes em Cuidados Paliativos está **cansado e sobrecarregado demais para se interessar** sobre os aspectos da sua sexualidade." Atitude positiva: "Eu **explico ao paciente as consequências da doença e do tratamento** na sua vida sexual, porque sei que a sexualidade é um aspecto importante da **qualidade de vida.**"	Atitude negativa: "Tenho medo de que o **paciente fique ofendido** se eu perguntar a sua identidade de gênero e/ou orientação sexual." Atitude positiva: "**Não pressuponho** a identidade de gênero e/ou orientação sexual de alguém **pela aparência** e entendo que perguntar é essencial para oferecer um **cuidado acolhedor e inclusivo.**"

Fonte: elaborado pelas autoras (2025).

Após a leitura do Quadro 1 e da reflexão sobre como está a sua abordagem da sexualidade em relação ao conhecimento, habilidades e atitude, talvez você se encontre em duas situações: sentiu-se preparado para atender demandas relacionadas à sexualidade ou percebeu o quanto precisa se aprimorar para se sentir mais seguro. O objetivo deste capítulo não é que você se torne um *expert* em sexualidade, até porque os CP envolvem muitos domínios que exigem conhecimento e qualificação, mas que você entenda que a sexualidade é também um aspecto importante da qualidade de vida e que merece atenção.

Caso você se sinta inseguro para trabalhar esse tema em sua prática profissional, é importante reconhecer que grande parte dos pacientes não necessita de cuidados complexos e especializados em sexualidade, mas sim de uma abordagem adequada – como visto nos exemplos do Quadro 1 –, escuta ativa e intervenções breves, que podem ser suficientes para que o paciente se sinta acolhido e possa reduzir o impacto negativo da doença na intimidade e nos relacionamentos. Sua responsabilidade pode ser a de abrir espaço para iniciar esse diálogo com os pacientes. Para isso, a seguir serão apresentados alguns modelos, já validados pela literatura, de níveis de intervenção em sexualidade para qualquer pessoa, independente da identidade de gênero e orientação sexual, sendo eles: PLISSIT, Ex-PLISSIT, Brief Sexuality Related Communication, BETTER e KiTOMI. Embora alguns modelos se assemelhem, cada um traz novas perspectivas que podem orientar e aprimorar a sua prática.

O PLISSIT é amplamente referenciado como um dos modelos de melhores práticas que qualquer profissional da saúde pode utilizar para iniciar conversas sobre saúde sexual com pacientes em CP e sua parceria, estabelecendo um plano de cuidados para as queixas sexuais. Ele abrange quatro estágios, destacados no Quadro 2.[14]

Anos depois, Taylor e Davis reformularam o modelo PLISSIT, acrescentando um ciclo contínuo de revisão e reflexão do profissional em cada estágio, com o objetivo de garantir que as necessidades dos pacientes com doenças crônicas e deficiências adquiridas pudessem ser adequadamente atendidas, sendo nomeado Ex-PLISSIT.[16] Além disso, o modelo reformulado propõe uma abordagem não linear e multidirecional entre os quatro estágios, destacando que a "Permissão" deve ser um componente transversal presente em todo o contato com o paciente, e não apenas no início da abordagem. Esse estágio é especialmente valioso para o cuidado e para a construção de uma boa relação terapêutica, pois, na prática, significa que permitir que o paciente fale, se abra, sinta e se comporte de maneira autêntica pode, por si só, ser suficiente para aliviar seus sofrimentos e atender às suas necessidades relacionadas à sexualidade.

O terceiro modelo de intervenção em sexualidade a ser apresentado foi proposto pela OMS, nomeado Brief Sexuality Related Communication (BSC).[17] Desde 1974 há um reconhecimento da OMS da importância da abordagem da sexualidade por profissionais da saúde e que, inclusive, está alinhada com a atual Agenda de Saúde Global, na qual há diversos Objetivos de Desenvolvimento que retratam ações pertencentes à saúde sexual e de igualdade de gênero e que se relacionam com a saúde pública, como a mortalidade materna, violência de gênero, planejamento reprodutivo, síndrome da imunodeficiência adquirida e hepatites, desigualdades de gênero e situações de vulnerabilidade que acarretam em mortalidade.

A partir disso, na década de 2010, após a análise de evidências de estudos de caso, revisões sistemáticas e consultas com especialistas, o Departamento de Saúde Reprodutiva e Pesquisa da OMS recomendou o BSC, que é uma diretriz de aconselhamento sexual para que diferentes profissionais da saúde generalistas possam

Quadro 2 Modelo PLISSIT

Estágios	Objetivo	Exemplo da intervenção profissional
Permission (Permissão)	Oferecer ao paciente e/ou parceria permissão para falar sobre questões sexuais.	"Será que podemos falar sobre o aspecto sexual?" "Se me permite, tem alguma questão relacionada com a sua sexualidade que te preocupa?" "Como a doença, o tratamento, a equipe de saúde/cuidados têm interferido na intimidade de vocês como casal?"
Limited information (Informação limitada)	Fornecer informações concretas em resposta a uma pergunta ou observação sobre a queixa manifestada. Corrigir uma informação errada ou algum mito que o paciente acredite.	"Algumas pessoas com o seu problema de saúde (nome da doença/condição) referem alguns problemas no aspecto sexual (citar o problema, como falha na ereção, perda do desejo sexual). Isso acontece com você?" "É normal que na sua idade aconteça (queixa sexual)." Na sequência, proporcione uma educação sexual básica e precisa.
Specific suggestions (Sugestões específicas)	Conceder uma sugestão específica ao paciente e/ou parceria a partir da sua avaliação da queixa. *Observação:* cuidado para não fazer sugestões com base em suas próprias crenças. São sugestões sensíveis às necessidades do paciente.	"Há várias opções de tratamento, por vezes, basta apenas trocar um dos seus medicamentos." "Em caso de (queixa sexual; ex: dor na relação sexual), você pode (sugestão)." "Agora que a sua mobilidade está reduzida, uma maneira de manter a sua atividade sexual é (sugerir práticas ou posições adequadas)."
Intensive therapy (Terapia intensiva)	Aplicar um tratamento ou encaminhar para um profissional especialista. Este estágio de intervenção é apenas indicado para pacientes cujas necessidades precisam de um nível mais intensivo de intervenções.	"Em relação às suas queixas sexuais, nós iremos realizar (conduta profissional). "Será necessário o encaminhamento a um especialista (ex.: fisioterapeuta, urologista, sexólogo) para tratar a sua queixa sexual."

Fonte: adaptado de Annon, 1976.[15]

incorporar a comunicação breve relacionada à sexualidade nos diferentes níveis de atenção, especialmente na Atenção Primária à Saúde e com diferentes populações, como adolescentes e adultos. Além disso, o documento deixa claro que o seu uso também se aplica ao contexto de Cuidados Paliativos.[17]

Diferente dos modelos anteriores, o BSC não possui estágios formais e sistemáticos a serem seguidos, mas enfatiza uma integração de habilidades e atitudes de comunicação relacionadas à sexualidade, que serão destacadas a seguir. O objetivo é que se fale com o paciente sobre sua saúde sexual de maneira breve e oportunista, priorizando sempre perguntas abertas, ou seja, sempre que surgir uma janela de oportunidade adequada durante uma consulta ou um atendimento, sem um tempo específico. Por exemplo: o profissional pode aproveitar uma avaliação ginecológica ou uma avaliação de problemas urinários para introduzir a temática da sexualidade.

O BSC reforça que se deve levar em consideração o contexto biopsicossociocultural de cada indivíduo ajudando-o a utilizar sua própria história para exercer sua sexualidade com autonomia, satisfação e segurança, por meio de uma abordagem centrada na pessoa, que respeita suas ideias, pensamentos, expectativas e valores e a inclui como protagonista no seu próprio cuidado, em vez de se concentrar apenas na doença, na qual o profissional toma as decisões pelo paciente.[17] No contexto dos CP, cujo foco é proporcionar qualidade de vida, conforto e aliviar o sofrimento, adotar essa abordagem é fundamental para apoiar a pessoa na manutenção de sua autonomia e dignidade, encorajando-a a exercer sua sexualidade de forma satisfatória e segura.

Ressalta-se que o modelo também é bastante alinhado com a PNCP, que enfatiza fortemente os direitos humanos e os princípios de dignidade, assegurando que a sexualidade seja abordada de forma respeitosa e sem discriminação, promovendo o acesso à saúde de qualidade a toda a população, independentemente de sua condição de saúde, gênero ou orientação sexual. No Quadro 3, destacam-se abordagens propostas pelo BSC.

O quarto modelo, o BETTER, foi desenvolvido para pacientes oncológicos e foi recomendado para o uso de enfermeiros na discussão sobre sexualidade.[18] Ele compreende seis estágios individuais e um aspecto diferente dos demais modelos: ele propõe o registro da avaliação, condutas e tratamentos em prontuário, o que é muito interessante, porque enfatiza a abordagem da sexualidade não como uma mera conversa casual, mas uma dimensão legítima e essencial do cuidado, que merece ser reconhecida, documentada e acolhida com a mesma seriedade que qualquer outro aspecto da saúde.

Quadro 3 Adaptação do Brief Sexuality Related Communication (BSC) em contexto de Cuidados Paliativos

Attending – estabelecimento de um relacionamento com o paciente.	Embora o BSC seja moldado conforme o contexto e as necessidades individuais da pessoa, algumas perguntas podem ser feitas para iniciar a comunicação sobre saúde sexual, como "você tem alguma dúvida ou preocupação sobre questões sexuais?"
Responding – fazer perguntas que abram a conversa.	"Como você se sente em relação à sua vida sexual neste momento?" "A sua experiência com a intimidade ou com a sexualidade mudou ao longo do seu tratamento ou com a progressão da sua condição?"
Personalizing – identificar se existe preocupação, dificuldades ou disfunções sexuais.	"Essa doença e/ou esse tratamento provocou mudanças no seu corpo, como isso tem influenciado na sua autoimagem corporal? Como isso influenciou na sua vida sexual?" "Depois que começamos o tratamento, você sentiu algum desconforto na intimidade com a sua parceria?"
Initiating – fornecer informações e, **com o paciente**, identificar as etapas que precisam ou podem ser tomadas.	"Com base no que já conversamos, quais os próximos passos que você acredita para melhorar o seu conforto e bem-estar sexual?" "Há algum apoio adicional que você gostaria de receber para lidar com suas queixas sexuais?"
Por fim, o profissional deve planejar um acompanhamento ou encaminhar o paciente para algum serviço de saúde especializado, quando e se necessário.	

Fonte: adaptado de *Brief Sexuality-Related Communication*, OMS, 2025.[17]

Quadro 4 Modelo BETTER

(B) Bring up – Aborde o assunto	Responsabilize-se por iniciar a conversa sobre sexualidade e não espere o paciente perguntar.
(E) Explain – Explique	Contextualize que a sexualidade faz parte do cuidado integral e que merece ser investigada.
(T) *Tell* – Diga	Diga ao paciente que há possibilidades de intervenções e recursos para as suas queixas.
(T) *Time* – Tempo	Não há um único momento para abordar a sexualidade. O profissional pode ajustar a discussão conforme a preferência do paciente.
(E) *Educate* – Eduque	Eduque os pacientes sobre os efeitos colaterais dos tratamentos, sobre qualquer outro efeito adverso ou sobre informações específicas em relação à queixa apresentada.
(R) *Record* – Registre	Registre a avaliação, o tratamento e os resultados no prontuário do paciente.

Fonte: adaptado de Quinn, Happell, 2025.[19]

O último modelo a ser apresentado, o KiTOMI, foi desenvolvido para auxiliar cardiologistas na orientação do retorno de pacientes cardiopatas à atividade sexual. Embora tenha sido criado com esse propósito, o modelo pode ser adaptado ao contexto de CP de forma especialmente interessante, pois se baseia na ampliação do conceito de atividade sexual, direcionando a atenção do profissional para práticas além do mero coito penetrativo.[20]

A maior contribuição desse modelo é a ideia de que a prática sexual pode ser realizada de diferentes formas, nos diferentes contextos de saúde em que o paciente se encontra. Além disso, o direcionamento do foco do profissional para a prática em si permite transpor sua utilização para as mais diversas configurações de parcerias, orientação sexual e identidade de gênero. O modelo propõe abordar nominalmente comportamentos como beijar (Ki – *Kissing*), tocar (T – *Touching*), sexo oral (O – *Oral sex*), masturbação (M – *Masturbation*) e penetração vaginal ou anal (I – *Intercourse*). Dessa forma, o profissional, após avaliar as práticas sexuais que de fato pertencem ao universo daqueles pacientes, pode discutir de forma colaborativa maneiras de adaptar essas atividades para que sejam realizadas de forma prazerosa e segura, considerando as limitações que a doença e/ou tratamento apresentam.[20]

Com as sugestões e habilidades apresentadas nos modelos anteriores, como a utilização de perguntas abertas, criação de um espaço confortável e seguro, identificação das necessidades dos pacientes, o profissional poderá abrir esse diálogo incorporando a avaliação de cada componente. Por exemplo: a atividade da penetração, a depender de como é realizada, pode envolver maior esforço físico e, portanto, deve-se discutir os possíveis riscos e desconfortos de acordo com a condição do paciente e pensar em práticas que envolvam menor esforço físico, como toques, beijos e masturbação ou até mesmo sugestões de posições mais confortáveis que exigem menor esforço.

Um segundo exemplo é que, por vezes, a doença e/ou tratamento pode acarretar alterações fisiológicas que provoquem alterações na função sexual, como uma falta de ereção. Neste caso, o profissional pode orientar o paciente a encontrar formas de se estimular e se excitar em parceria que não dependa somente dos estímulos e práticas que envolvam as genitálias. Portanto, é um modelo que contribui e orienta para que o profissional converse abertamente sobre os diferentes componentes da atividade sexual. Evidentemente, todos esses diálogos e essas intervenções se referem a um aspecto muito íntimo e privativo do paciente e, portanto, o profissional deve encarar qualquer informação concedida com ética, responsabilidade e sigilo.

Certamente, os conhecimentos adquiridos na leitura deste capítulo não se esgotam aqui. Se ainda surgir insegurança nesta abordagem, é importante lembrar que a busca por novos conhecimentos estimula a prática e que essa, por sua vez, leva ao conforto. Com todos os aspectos trabalhados neste texto, você já terá um bom direcionamento de como conduzir a abordagem da sexualidade com os pacientes. Contudo, uma boa relação terapêutica será fundamental para estabelecer um cuidado colaborativo e efetivo. Para isso, no Quadro 5 estão algumas sugestões para implementar em qualquer modelo ou conduta que você queira seguir.

Quadro 5 Sugestões para aprimorar a abordagem da sexualidade e fortalecer a relação terapêutica

Prefira utilizar linguagem neutra. Exemplos: pênis/vagina (troque por *genitais*), esposo/esposa (troque por *parceria*).	Nunca pressuponha a orientação sexual ou a identidade de gênero de uma pessoa pela forma como ela se veste, pela sua genitália ou por quem se apresenta como seu acompanhante. Pergunte sempre e cuide de termos que possam reproduzir opressões e julgamentos.
Use sempre sugestões baseadas em evidências. Evite fornecer informações com base em crenças pessoais, pois isso pode ser prejudicial à relação terapêutica e à saúde do paciente, consistindo em infração ética. O cuidado em sexualidade deve ser orientado por conhecimento qualificado e não por "conselhos".	A sexualidade é um assunto que merece seriedade, assim como qualquer outro aspecto da saúde. Cuide da postura e da linguagem, garantindo que sejam claras, respeitosas e culturalmente sensíveis.
Utilize uma abordagem baseada na equidade de gênero para avaliar e tratar queixas sexuais.	A linguagem não verbal é essencial na relação terapêutica. Ex. 1: objetos como quadros, imagens ou broches no *setting* de cuidado que representem inclusão podem mostrar que o profissional é acolhedor para pessoas LGBTQIAPN+. Ex. 2: evite piadas desnecessárias, pois podem prejudicar o conforto e o respeito ao paciente.
Priorize a escuta e o acolhimento ao invés de preencher o diálogo com sugestões e perguntas em excesso.	Em situação de hospitalização ou de contexto coletivo, evite comentários desnecessários durante a exposição do corpo do paciente, respeitando sua privacidade.
Quando você propuser esse diálogo, caso o paciente brinque ou falte com respeito, assuma uma postura firme, explicando a ele que a sexualidade faz parte do cuidado.	Em contexto de hospitalização, respeite o direito do paciente à intimidade. Sempre que possível, ofereça um ambiente privado para momentos de afeto com sua parceria ou para práticas de masturbação.

Fonte: elaborado pelas autoras (2025).

CONSIDERAÇÕES FINAIS

A sexualidade é um componente fundamental da identidade humana e da qualidade de vida, mas ainda é frequentemente negligenciada no cuidado em saúde, incluindo nos Cuidados Paliativos. Limitações impostas pela doença ou pelo tratamento não anulam o desejo, o afeto, a intimidade e a conexão emocional, por isso, reconhecer essas dimensões é essencial para um cuidado integral. Entretanto, por falta de conhecimento, habilidade e capacitação, muitos profissionais esperam que os pacientes tragam espontaneamente suas preocupações sexuais, enquanto os pacientes, por sua vez, aguardam uma escuta ativa e uma abordagem acolhedora por parte da equipe de saúde. Diante desse contexto, este capítulo teve como objetivo orientar os profissionais na abordagem da sexualidade por meio de uma comunicação ética, adequada, sensível e competente, de forma a promover espaços seguros para que as questões da sexualidade possam emergir e ser reconhecidas como uma dimensão legítima dos Cuidados Paliativos.

REFERÊNCIAS BIBLIOGRÁFICAS

1. World Health Organization. Palliative care [página na internet]. 2020. Disponível em: https://www.who.int/news-room/fact-sheets/detail/palliative-care. Acessado em: 24 de março de 2025
2. Organização Mundial da Saúde. Saúde sexual, direitos humanos e a lei [e-book]. Porto Alegre: Universidade Federal do Rio Grande do Sul (BR); 2020. Disponível em: https://apps.who.int/iris/bitstream/handle/10665/175556/9786586232363-por.pdf. Acessado em: 24 de março de 2025.
3. Ministério da Saúde (Brasil). Portaria GM/MS n. 3.681, de 7 de maio de 2024. Política Nacional de Cuidados Paliativos – PNCP no âmbito do Sistema Único de Saúde – SUS, por meio da alteração da Portaria de Consolidação GM/MS n. 2, de 28 de setembro de 2017. Diário Oficial da União. 22 mai 2024;Seção 1.
4. Schmalz C, Oberguggenberger AS, Nagele E, Bliem B, Lanceley A, Nordin A, et al. Sexual health – a topic for cancer patients receiving oncological treatment with palliative intent. BMC Palliat Care. 2024;29;23(1):189.
5. Bennett MR. PLISSIT interventions and sexual functioning: Useful tools for social work in palliative care? J Soc Work End Life Palliat Care. 2019;15(4):157-174.
6. Carvalho RT, et al. Manual de residência de cuidados paliativos. Barueri: Manole; 2018.
7. Ministério da Saúde, Secretaria de Atenção à Saúde, Departamento de Atenção Básica (Brasil). Caderno de atenção domiciliar. 2. ed. Brasília: Ministério da Saúde; 2013. p. 79-123.
8. D'Alessandro MPS (ed.), et al. Manual de cuidados paliativos. 2. ed. São Paulo: Hospital Sírio-Libanês, Ministério da Saúde; 2023.
9. Williams M, Addis G. Addressing patient sexuality issues in cancer and palliative care. Br J Nurs. 2021;27;30(10):S24-S28.

10. Haviland K, Burrows Walters C, Newman S. Barriers to palliative care in sexual and gender minority patients with cancer: A scoping review of the literature. Health Soc Care Community. 2021;29(2):305-18.
11. De Jong A, Swerhun K, Brink P, Martin L. Palliative care service provision and use among 2SLGBTQIA+individuals: a scoping review. BMC Palliat Care. 2024;23:243.
12. Kortes-Miller K, Boulé J, Wilson K, Stinchcombe A. Dying in long-term care: Perspectives from sexual and gender minority older adults about their fears and hopes for end of life. J Soc Work End Life Palliat Care. 2018;14(2-3):209-24.
13. McGrath M, Low MA, Power E, McCluskey A, Lever S. Addressing sexuality among people living with chronic disease and disability: A systematic mixed methods review of knowledge, attitudes, and practices of health care professionals. Arch Phys Med Rehabil. 2021;102(5):999-1010.
14. Bennett MR. PLISSIT Interventions and sexual functioning: Useful tools for social work in palliative care? J Soc Work End Life Palliat Care. 2019;15(4):157-74.
15. Annon JS. The PLISSIT model: A proposed conceptual scheme for the behavioral treatment of sexual problems. Journal of Sex Education and Therapy. 1976;2(1):1-15.
16. Taylor B, Davis S. The extended PLISSIT model for addressing the sexual wellbeing of individuals with an acquired disability or chronic illness. Sexuality and Disability. 2007;11;25(3):135-9.
17. World Health Organization. Brief sexuality-related communication: Recommendations for a public health approach. Geneva: World Health Organization; 2015.
18. Mick J, Hughes M, Cohen MZ. Using the BETTER model to assess sexuality. Clin J Oncol Nurs. 2004;8(1):84-6.
19. Quinn C, Happell B. Getting BETTER: breaking the ice and warming to the inclusion of sexuality in mental health nursing care. Int J Ment Health Nurs. 2012;21(2):154-62.
20. Stein R, Sardinha A, Araújo CG. Sexual activity and heart patients: A contemporary perspective. Can J Cardiol. 2016;32(4):410-20.

Guia de consulta rápida

Pedro Henrique Rodrigues Santana

Itens de consulta:

1. Indicando cuidados paliativos – ferramentas de triagem (SPICT BR, *screening* ACEP)
2. Avaliando funcionalidade – ECOG, PPS, KPS
3. Avaliação e manejo da dor – escalas e medicamentos
4. Controlando sintomas além da dor:
   - respiratórios: dispneia, tosse, soluço, sororoca, hemoptise
   - trato gastrointestinal: anorexia, caquexia, constipação, obstrução intestinal, náuseas
   - neuropsiquiátricos: ansiedade, depressão, *delirium*, alterações do sono
   - sintomas gerais: sialorreia, boca seca, prurido, edema, fadiga
5. Sedação paliativa – indicações e medicamentos
6. Manejo de hipodermóclise – sítios e medicamentos

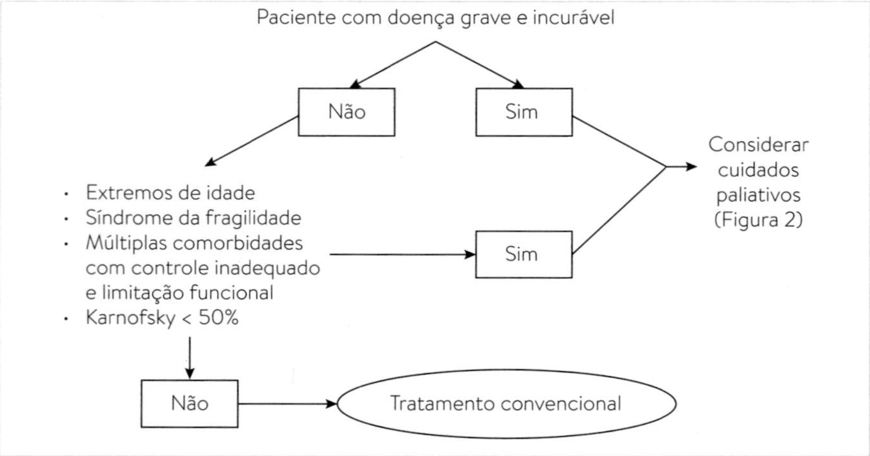

Figura 1 Identificação rápida de pacientes com indicação de cuidados paliativos.

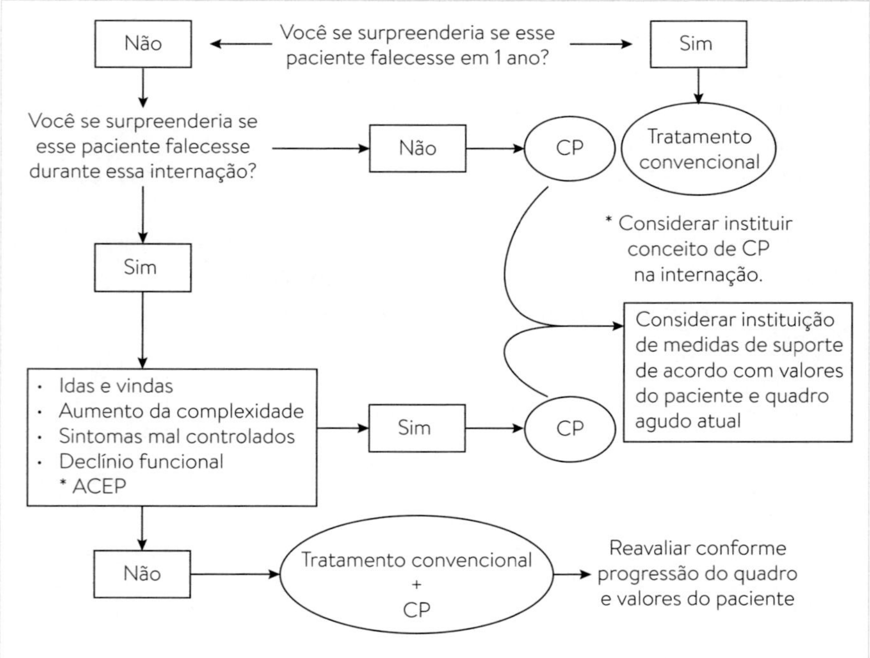

Figura 2 Identificação de pacientes com indicação de cuidados paliativos (CP) através da pergunta surpresa e pergunta surpresa modificada. IMPORTANTE: Pacientes com foco principal de tratamento em cuidados paliativos podem se beneficiar de medidas prolongadoras de vida não invasivas como antibioticoterapia, suporte ventilatório não invasivo e hidratação. Estas decisões devem ser individualizadas de acordo com situação clínica e objetivo de cuidado.

INDICANDO CUIDADOS PALIATIVOS

Tabela 1 SPICT-BR adaptado – critérios para identificação de pacientes com doença avançada em piora clínica

Patologia	Critérios
Critérios gerais	Internações hospitalares não programadas Capacidade funcional ruim ou em declínio com limitada reversibilidade (o paciente passa na cama ou cadeira mais de 50% do dia) Dependente de outros para cuidados pessoais devido a problemas físicos e/ou de saúde mental. É necessário maior suporte para o cuidador Perda de peso significativa nos últimos 3-6 meses e/ou um baixo índice de massa corporal Sintomas persistentes apesar do tratamento otimizado das condições de base O paciente ou sua família solicitam cuidados paliativos, interrupção ou limitação do tratamento ou um foco na qualidade de vida
Cardiovascular	Classe funcional NYHA IV com tratamento otimizado com diuréticos e redução de pós-carga Doença vascular periférica grave e inoperável Arritmias supraventriculares ou ventriculares sintomáticas PCR prévia Síncope não explicada Choque cardiogênico
Oncológica	Doença metastática na apresentação Progressão para doença metastática com declínio persistente apesar de terapia específica Recusa do paciente em seguir terapia específica para doença
Pulmonar	Dispneia incapacitante ao repouso, sem resposta ao tratamento Doença progressiva (FEV1 < 40 mL/ano) ou aumento de visitas ao departamento de emergência *Cor pulmonale* ou ICC direita Hipoxemia em repouso (PaO_2 < 55 mmHg ou Sat < 88% com oxigênio suplementar) Hipercapnia ($PaCO_2$ > 50 mm Hg) Taquicardia em repouso Necessidade prévia de ventilação mecânica por insuficiência respiratória
Demência	Estágio ≥ 7 em escala FAST + incapacidade de deambular, vestir-se ou tomar banho sem assistência + incontinência urinária ou fecal + comunicação verbal não significativa (≤ 6 palavras inteligíveis) Presença de comorbidades com diminuição de sobrevida (aspiração, pielonefrite, sepse, úlceras de pressão) Disfunção nutricional; perda de 10% de peso em 6 meses ou albumina < 2,5 g/L Fratura de fêmur, múltiplas quedas

(continua)

Tabela 1 SPICT-BR adaptado – critérios para identificação de pacientes com doença avançada em piora clínica *(continuação)*

Patologia	Critérios
Hepático	Não candidato a transplante Disfunção metabólica: albumina < 2,5 g/L e INR > 1,5 Ascite apesar de dose máxima de diuréticos PBE Encefalopatia hepática apesar de tratamento Sangramento varicoso recorrente
Renal	*Clearance* de creatinina < 10 mL/min (< 15 se DM) e creatinina sérica > 8 (> 6 se DM) Sinais e sintomas de uremia, hipercalemia ou pericardite Oligúria Hipervolemia refratária Decisão de suspender a diálise devido à piora clínica ou intolerância ao tratamento
HIV	CD4 < 25 apesar de TARV Diminuição de classe funcional em mais um de: linfoma de SNC, caquexia, bacteremia por *Mycobacterium avium*; leucoencefalopatia multifocal progressiva; sarcoma de Kaposi visceral ou linfoma sistêmico resistente a quimioterapia; *Cryptosporidium* ou toxoplasmose resistente a terapia

Adaptada de: Ferreira GD, Mendonça GN[1]; SPICT-BR™.[2]
DM: *diabetes mellitus*; FAST: *Functional Assessement Short Test*; ICC: insuficiência cardíaca congestiva; INR: *international normalized ratio*; NYHA: New York Heart Association; $PaCO_2$: pressão parcial de dióxido de carbono; PaO_2: pressão parcial de oxigênio; PBE: peritonite bacteriana espontânea; PCR: parada cardiorrespiratória; Sat: saturação; SNC: sistema nervoso central; TARV: terapia antirretroviral.

Tabela 2 *Screening* para necessidades de cuidados paliativos no departamento de emergência do ACEP (American College of Emergency Physicians)

A. Doença grave e incurável + B. Qualquer um dos seguintes critérios:
▪ Pergunta surpresa: "Você se surpreenderia se o paciente morresse em um ano ou não chegasse à idade adulta?" (se pediátrico)
▪ *Bounce-back* (idas e vindas): retorna ao DE em um período de meses por uma mesma condição ou sintoma
▪ Aumento de complexidade: aumento de dependência e da necessidade de cuidados a longo prazo
▪ Sintomas mal controlados: procura o DE por sintomas físicos ou psicológicos de difícil controle
▪ Declínio funcional: perda de funcionalidade, intolerância alimentar, perda de peso não intencional ou estresse do cuidador

Adaptada de: American College of Emergency Physicians[3].
DE: departamento de emergência.

AVALIANDO FUNCIONALIDADE

Tabela 3 Escala de *performance* ECOG

Pontuação	Descrição
0	Completamente ativo: capaz de realizar todas as atividades sem restrição (Karnofsky 90-100%)
1	Restrição a atividades físicas rigorosas; é capaz de trabalhos leves e de natureza sedentária (Karnofsky 70-80%)
2	Capaz de realizar todos os autocuidados, mas incapaz de realizar qualquer atividade de trabalho; em pé aproximadamente 50% das horas em que o paciente está acordado (Karnofsky 50-60%)
3	Capaz de realizar somente autocuidados limitados, confinado ao leito ou cadeira mais de 50% das horas em que o paciente está acordado (Karnofsky 30-40%)
4	Completamente incapaz de realizar autocuidados básicos, totalmente confinado ao leito ou à cadeira (Karnofsky < 30%)

Adaptada de: Farias ST, et al.[4]

Tabela 4 PPS (*Palliative Performance Scale*)

PPS	Deambulação	Atividade e evidência da doença	Autocuidado	Ingesta	Nível de consciência
100%	Completa	Atividade normal e trabalho, sem evidência de doença	Completo	Normal	Completa
90%	Completa	Atividade normal e trabalho, alguma evidência de doença	Completo	Normal	Completa
80%	Completa	Atividade normal com esforço, alguma evidência de doença	Completo	Normal ou reduzida	Completa
70%	Reduzida	Incapaz para o trabalho, doença significativa	Completo	Normal ou reduzida	Completa
60%	Reduzida	Incapaz para hobbies/ trabalho doméstico, doença significativa	Assistência ocasional	Normal ou reduzida	Completa ou períodos de confusão
50%	Maior parte do tempo sentado ou deitado	Incapaz para qualquer trabalho, doença extensa	Assistência considerável	Normal ou reduzida	Completa ou períodos de confusão

(continua)

Tabela 4 PPS (*Palliative Performance Scale*) (*continuação*)

PPS	Deambulação	Atividade e evidência da doença	Autocuidado	Ingesta	Nível de consciência
40%	Maior parte do tempo acamado	Incapaz para a maioria das atividades, doença extensa	Assistência quase completa	Normal ou reduzida	Completa ou sonolência +/– confusão
30%	Totalmente acamado	Incapaz para qualquer atividade, doença extensa	Dependência completa	Normal ou reduzida	Completa ou sonolência +/– confusão
20%	Totalmente acamado	Incapaz para qualquer atividade, doença extensa	Dependência completa	Mínima a pequenos goles	Completa ou sonolência +/– confusão
10%	Totalmente acamado	Incapaz para qualquer atividade, doença extensa	Dependência completa	Cuidados com a boca	Sonolento ou coma +/– confusão
0%	Morte	–	–	–	–

©Victoria Hospice Society. Tradução livre de Maciel MG, Carvalho RT.[5]

Tabela 5 *Karnofsky Performance Status* (KPS)

Valor	Capacidade funcional	Definição
100	Normal, sem queixas, sem evidência de doença	Capaz de exercer atividade normal e trabalhar; nenhum cuidado especial necessário
90	Capaz de exercer atividade normal, sinais ou sintomas menores da doença	
80	Atividade normal com esforço, alguns sinais ou sintomas da doença	
70	Cuida de si mesmo, incapaz de exercer trabalho normal ou realizar trabalho ativo	Incapaz de trabalhar; capaz de viver em casa e cuidar da maioria das necessidades pessoais; variados graus de assistência necessários
60	Requer assistência ocasional, mas é capaz de executar a maioria das necessidades	
50	Requer assistência considerável e cuidados médicos frequentes	
40	Incapaz, requer cuidados especiais e assistência	Incapaz de cuidar de si mesmo; requer o equivalente a cuidado institucional ou hospitalar; doença pode estar progredindo rapidamente
30	Severamente incapaz, hospitalização indicada, apesar de morte não ser iminente	
20	Hospitalização necessária, muito doente, necessário tratamento de suporte ativo	
10	Moribundo, processo de morte em rápida progressão	
0	Morto	

AVALIAÇÃO E MANEJO DA DOR

Tabela 6 Escala PAINAD-B* para avaliação de dor no paciente com demência

Instruções: observe o paciente por cinco minutos antes de pontuar os comportamentos dele. Pontue de acordo com a tabela abaixo.

	0	1	2
Respiração	Normal	Dificuldade ocasional para respirar Curto período de hiperventilação	Respiração ruidosa ou com dificuldade Longo período de hiperventilação Respiração de Cheyne-Stokes
Vocalização	Nenhuma	Resmungos ou gemidos ocasionais Fala em baixo tom, conteúdo desaprovador ou negativo	Chamados perturbadores repetitivos Resmungos ou gemidos altos Choro
Expressão facial	Sorrindo ou inexpressiva	Triste Assustada Franzida	Careta
Linguagem corporal	Relaxada	Tensa Andar angustiado ou aflito Inquietação	Rígida Punhos cerrados Joelhos encolhidos Puxar ou empurrar Comportamento agressivo
Consolabilidade	Sem necessidade de consolar	Tranquilizado ou distraído por voz ou toque	Incapaz de ser consolado, distraído ou tranquilizado

Pontuação: 1-3 dor leve; 4-6 dor moderada; 7-10 dor intensa.
* Essas variações são baseadas em uma escala padrão de 0-10, mas não foram comprovadas na literatura para essa avaliação.

Tabela 7 BPS-Br. Escala comportamental de dor

Item	Descrição	Pontuação
Expressão facial	Relaxada	1
	Parcialmente tensa (ex.: abaixa a sobrancelha)	2
	Totalmente tensa (ex.: fecha os olhos)	3
	Careta (presença de sulco perilabial, testa franzida, pálpebras ocluídas)	4

(continua)

Tabela 7 BPS-Br. Escala comportamental de dor *(continuação)*

Item	Descrição	Pontuação
Membros superiores	Sem movimento	1
	Com flexão parcial	2
	Com flexão total e flexão dos dedos	3
	Com retração permanente: totalmente contraído	4
Adaptação à ventilação mecânica	Tolera movimentos	1
	Tosse com movimentos	2
	Briga com o ventilador	3
	Incapaz de controlar a ventilação mecânica	4
Interpretação: 0-3 sem dor; 4-6 dor leve; 7-9 dor moderada; 10-12 dor intensa.		

Tabela 8 Medicações adjuvantes no manejo de dor

Adjuvante	Dose inicial	Posologia	Dose usual	Indicação	Cuidados
Antidepressivos tricíclicos				Dor neuropática	Efeitos anticolinérgicos Sedação Evitar em cardiopatas
Amitriptilina	12,5-25 mg	1x dia	25-50 mg/dia		
Nortriptilina	10-25 mg	1x dia	50 mg/dia		
Inibidores seletivos de recaptação de serotonina e noradrenalina				Dor neuropática Dor pós-QT	Náusea Hipertensão Ajuste em DRC
Duloxetina	30 mg	1x dia	60-90 mg/dia		
Venlafaxina	37,5-75 mg	1x dia	75-150 mg/dia		
Anticonvulsivantes				Dor neuropática	Sedação Tontura Ajuste em DRC
Gabapentina	150-300 mg	1x dia até 8/8 h	900-3.600 mg/dia		
Pregabalina	25-50 mg	1x dia até 12/12 h	150-300 mg/dia		

Tabela 9 Doses equianalgésicas de opioides*

Opioide	Via oral	Via parenteral
Morfina	30 mg	10 mg
Codeína	200 mg	–
Metadona+	20 mg	10 mg
Oxicodona	20-30 mg	10-15 mg
Hidromorfina	7,5 mg	1,5 mg
Fentanil	–	100 mcg

Adaptada de: Minson FP, et al.[16]

* Na mudança de um fármaco por outro, fazer redução inicial de 25-50% da dose equianalgésica.

+ Quando a modificação for feita por metadona, reduzir a dose em 75-90%.

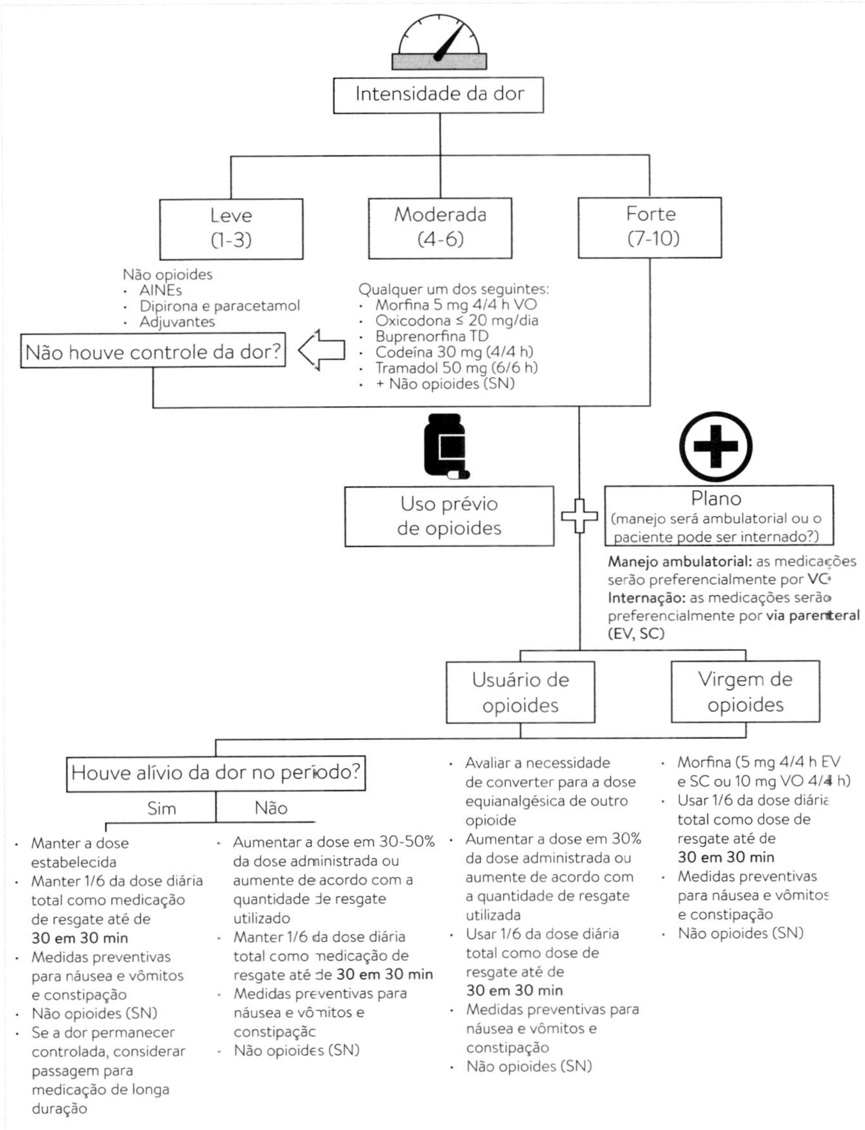

Figura 3 Manejo rápido da dor em cuidados paliativos.

Adaptada de: Ferreira GD, Mendonça GN12.

AINEs: anti-inflamatórios não esteroidais.

Tabela 10 Rotação de opioide: morfina x metadona*

Dose de morfina/dia	Morfina:metadona
< 100 mg	4:1
101 a 299 mg	8:1
> 300 mg	12:1

Adaptada de: Minson FP, et al.[16]
* Relação de equipotência analgésica não linear.

CONTROLANDO SINTOMAS ALÉM DA DOR

Tabela 11 Manejo da dispneia em cuidados paliativos

Intensidade da dispneia	Usuário de opioide	Virgem de opioide
Leve	Considerar manejo não farmacológico inicialmente. Se falhar, considere manejo com opioides segundo intensidade moderada	
Moderada	Morfina 0,5-2 mg EV/SC ou 2,5-5 mg VO 4/4 h Resgate: morfina 5 mg VO/SC até de 1/1 h ou EV/SC 0,5-2 mg até de 15/15 min	Aumentar a dose em 25% se não houver melhora após 2-3 doses de resgate
Grave	Morfina 5-10 mg VO 4/4 h ou 2-5 mg EV/SC 4/4 h Resgate: morfina 5-10 mg VO até de 1/1 h ou EV/SC 2-5 mg até de 15/15 min Se o objetivo de cuidado for conforto em fim de vida, considerar midazolam 2,5-5 mg EV/SC se sintoma refratário à morfina	Aumentar a dose em 25% se não houver melhora após 1-2 doses de resgate Utilizar apenas opioides de ação curta Considere o uso de adjuvantes se necessário (midazolam, prometazina)

Adaptada de: Ferreira GD, Mendonça GN[1].

1

- Oxigenioterapia se hipoxêmico
- Correção de hipervolemia
- Linfangite carcinomatosa – dexametasona 16 mg/dia

2

- MORFINA
  - 1º *bolus*: 0,5-2 mg (reavalie em 15 minutos)
  - Sem melhora 2º *bolus* 0,5-2 mg
  - Se melhora, manutenção:
    - Dose necessária para alívio 4/4 h OU BIC 6-10 mg em 24 h com ajuste de dose posterior a esse período a depender da quantidade necessária de resgates

3

- MORFINA
  - Usuário crônio de opioide
    - 1º *bolus* 10-15% da dose diária de opioide
    - 2º *bolus* 50-100% do primeiro *bolus*

4

- Sem melhora após doses de morfina:
  - Midazolam 2,5-5 mg (até 2x – intervalo 15 minutos)

5

- Sem melhora após morfina e midazolam
  - Considere iniciar sedação paliativa com midazolam contínuo
    - *Bolus*: 0,03-0,05 mg/kg; dose *bolus* usual: 2,5-5 mg (repetir *bolus* até alívio)
    - Manutenção: BIC 0,02-0,1 mg/kg/h OU dose de alívio/hora

6

- Se disfunção renal: reduzir doses em 50%
- Sinais de intoxicação:
  - Rebaixamento de nível de consciência
  - Bradipneia
  - Miose

Figura 4 Fluxograma para manejo de dispneia em paciente em fase ativa de morte.

Tabela 12 Outros sintomas respiratórios

Sintoma	Tratamento não farmacológico	Tratamento farmacológico
Tosse	▪ Revisar uso de medicações como IECA e BRA ▪ Considerar doença de refluxo ▪ Posicionar o paciente de forma confortável	Primeiro investigar e tratar causas se possível. **Tosse seca ou não produtiva:** ▪ Levodropropizina xarope ou solução: 10 mL (75 mg) VO 8/8 h ▪ Morfina: iniciar com ½ cp de 10 mg (5 mg) de 4/4 h VO OU 10 a 20 gotas (2,5-5 mg) de 4/4 h VO ▪ Codeína: 15-30 mg de 4/4 h. Baixa evidência **Tosse produtiva:** ▪ Acetilcisteína: sachês 200 mg de 8/8 h OU 600 mg/dia VO ou 1 ampola de 300 mg diluídos em 3 mL de SF 0,9% uso inalatório **Tosse refratária:** ▪ Gabapentina: 300 mg de 8/8 h. Dose máxima 1.800 mg/dia
Soluços	▪ Respirar dentro de um saco de papel (especialmente se o paciente estiver hiperventilando) ▪ "Segurar" a respiração ▪ Manobra de Valsalva	▪ Baclofeno: 5-20 mg VO 2x ou 3x/dia (evitar interrupção abrupta) ▪ Gabapentina: 100-400 mg 3x/dia ▪ Clorpromazina: 25-50 mg VO/EV/SC 3-4x/dia (pode provocar sedação considerável) ▪ Metoclopramida: 10 mg 4x/dia VO/EV/SC (preferência na presença de distensão gástrica) ▪ Refluxo gastroesofágico: tratar com inibidor de bomba de próton omeprazol 40 mg/dia VO e antiácidos associados à simeticona ▪ Distensão abdominal: simeticona 40 a 125 mg até 4x/dia ▪ Compressão/irritação tumoral: dexametasona 4-8 mg VO/EV/SC pela manhã pode reduzir. Se não houver melhora em uma semana, interrompa o uso

(continua)

Tabela 12 Outros sintomas respiratórios *(continuação)*

Sintoma	Tratamento não farmacológico	Tratamento farmacológico
Respiração ruidosa	▪ Orientação aos familiares ▪ Reposicionamento do paciente: elevação de decúbito e lateralização ▪ Sucção gentil da orofaringe	Escopolamina 20 mg SC ou EV 6/6 h Pode ser utilizada também via nebulização Atropina colírio 1 a 2 gotas via sublingual 6/6 h Propantelina gel 10 mg/g via transdérmica, aplicar em região retroauricular 3x/dia
Hemoptise (em processo ativo de morte)	▪ Orientação aos familiares ▪ Reposicionamento do paciente: elevação de decúbito e lateralização ▪ Se pulmonar: pulmão responsável voltado para baixo ▪ Lençóis escuros: reduzir impacto visual do sangramento	Ácido tranexâmico: nebulização 500 mg/5 mL 8/8 h Considerar sedação paliativa

Tabela 13 Sintomas gastrointestinais

Sintoma	Tratamento não farmacológico	Tratamento farmacológico
Anorexia/ caquexia	▪ Fornecer refeições com pequenas porções, priorizando os desejos do paciente ▪ Suplementos alimentares líquidos são caros, mas podem ser uma opção útil como prevenção na fase pré-caquexia ▪ Comunicação clara, compassiva e contínua sobre evolução da caquexia ▪ Se tolerado, adicionar às refeições complementos com alto teor calórico, como manteiga e queijo ▪ Preferir alimentos fáceis de mastigar, evitando alimentos secos, duros picantes ou ácidos ▪ Avaliar afecções orais, garantir boa higiene oral e fornecer prótese dentária apropriada para proporcionar alimentações mais prazerosas ▪ Estimular exercício físico mínimo, prevenção de perda de massa muscular ▪ Apoio de equipe multiprofissional	Avaliar primeiro funcionalidade, prognóstico e estágio da caquexia: Estimulantes do apetite: dexametasona 4 mg ou prednisona 15 mg VO pela manhã por 2 semanas Acetato de megestrol: dose inicial 160 mg VO/manhã por 4 a 8 semanas. Dobrar dose se necessário a cada 2 semanas Mirtazapina: 15 mg/dia

(continua)

Tabela 13 Sintomas gastrointestinais *(continuação)*

Sintoma	Tratamento não farmacológico	Tratamento farmacológico
Constipação	▪ Apoio de nutricionistas para incorporação de medidas dietéticas ▪ Promover privacidade no momento da evacuação ▪ Orientar importância da regularidade e sempre respeitar o momento de evacuação ▪ Aumentar ingesta líquida ▪ Estimular deambulação e fisioterapia motora de acordo com a funcionalidade	Bisacodil: iniciar em 5 mg VO/dia ao deitar – máximo 30 mg/dia Picossulfato de sódio: 10 a 20 gotas ao deitar. Dose máxima 30 mg/dia (idosos frágeis, reduzir) Senna: 25 mg ao deitar. Dose máxima 90 mg/dia Lactulose: iniciar com 15-30 mL VO/dia – máximo 60 mL/dia divididos em 1-2 doses Macrogol: 1 sachê/dia diluído em 100 mL de água. Dose máxima 1 sachê 2 ou 3x/dia Enema de fosfato de sódio: aplicação pela via retal, orientar retenção de líquido até a vontade de evacuar. Dose máxima 1 aplicação/dia **Atenção! Se o paciente faz uso de opioides, deve haver laxantes de uso regular na prescrição. Prevenção de constipação**
Obstrução intestinal maligna (OIM)	▪ Umidificação de mucosa oral para conforto (p.ex.: geladinhos de sucos ou água) OU uso de lubrificantes em gel ▪ Higienização de cavidade oral ▪ Passagem de sonda nasogástrica (SNG) em sistema aberto em caso de vômitos frequentes ▪ Com presença de SNG, a dieta líquida sem resíduos para conforto do paciente se desejado pode ser indicada ▪ Considerar gastrostomia e dilatação endoscópica com prótese	Haloperidol (atua como antiemético): iniciar 1 mg de 12/12 h ou 8/8 h via SC. Dose máxima 10-15 mg/dia Ondansetrona (antiemético): 4-8 mg 8/8 h via SC/EV. Dose máxima 24 mg/dia Butilbrometo de escopolamina (antissecretor): iniciar de 60 a 120 mg/dia distribuídos de 6/6 h. Dose máxima 240 mg/dia Dexametasona (primeira fase, suspender após 5 dias): 12-16 mg/dia SC/EV sempre pela manhã Octreotide (antissecretor, suspender escopolamina): 600 a 900 mg/dia distribuídos de 8/8 h via SC/EV Atenção: correção de distúrbios eletrolíticos pode ser benéfica em pacientes com obstrução parcial **Avaliar dor e considerar indicação de analgésico correspondente**

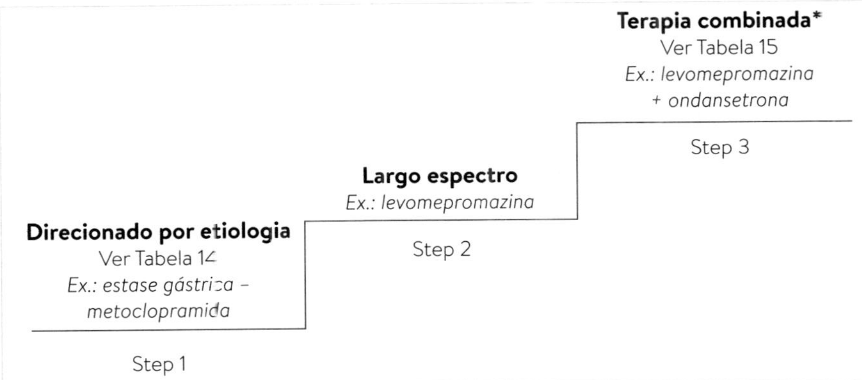
Terapia combinada*
Ver Tabela 15
Ex.: levomepromazina
+ ondansetrona
Step 3
Largo espectro
Ex.: levomepromazina
Step 2
Direcionado por etiologia
Ver Tabela 14
Ex.: estase gástrica –
metoclopramida
Step 1

Figura 5 Escada de tratamento da náusea.

* Combinar drogas com diferentes mecanismos de ação. Adaptado de PFC 7ª ed.[17]

Tabela 14 Controle de náusea por etiologia

Síndrome	Achados	Causas	Mecanismo	Tratamento
Estase/retardo de esvaziamento gástrico	Dor, empachamento, pirose e refluxo, soluço. Melhora após vômito	Medicações (opioides, tricíclicos, anticolinérgicos). Ascite, carcinomatose peritoneal, compressão extrínseca do estômago	Distensão ativando receptores gástricos e via vagal	Metoclopramida 10 mg EV/SC 8/8 h Levomepromazina 6,5-25 mg EV 1x/dia
Químico/metabólico	Náuseas persistentes a despeito de vômito	Quimioterápicos (QT), drogas (opioides, antibióticos), ureia, hipercalemia	Ativação da zona de gatilho quimiorreceptora, receptores D2 e 5HT3	Ondansetrona 4-8 mg EV/SC 8/8 h Haloperidol 1-2,5 mg EV/SC 8/8 h
Obstrução intestinal	Dor em cólica. Vômito alivia náusea. Constipação, distensão abdominal. Aumento de peristaltismo, dor à palpação	Neoplasia primária ou metastática (carcinomatose), bridas/aderências, ascite	Ativação da zona de gatilho (receptores D2, HT3), distensão visceral ativando mecanorreceptores	Haloperidol 1-2,5 mg EV/SC 8/8 h Dexametasona 4-8 mg EV/SC 12/12 h Octreotide 100-300 UI/SC/EV dia, 8/8 h ou em infusão contínua

(continua)

Tabela 14 Controle de náusea por etiologia *(continuação)*

Síndrome	Achados	Causas	Mecanismo	Tratamento
Vestibular	Náusea associada ao movimento. Vertigem	Medicações, acometimento vestibular direto	Ativação do centro vestibular (receptores histamínicos/ muscarínicos)	Dimenidrinato 30 mg EV 6/6 h Levomepromazina 6,2-25 mg EV 1x/dia
Hipertensão intracraniana	Cefaleia, alteração cognitiva ou neurológica focal, papiledema	Tumor cerebral (primário ou metastático), meningite, hemorragia intraparenquimatosa cerebral	Estimulação da zona quimiorreceptora	Dexametasona 4-8 mg IV/SC 12/12 h (pode ser utilizada dose de ataque de 10 mg)
Cortical	Associada a ansiedade	Náusea antecipatória pré-QT		Diazepam 5-10 mg VO/EV

Tabela 15 Mecanismo de ação de fármacos antieméticos

	Antagonista D2	Antagonista H1	Antagonista muscarínico	Antagonista 5HT2	Antagonista 5HT3	Antagonista 5HT4	GABA-mimético
Clorpromazina	+++	+++	++	++			
Domperidona	++						
Haloperidol	+++				+		
Levomepromazina	++	+++	++	+++	+		
Lorazepam							+++
Metoclopramida	++				+	++	
Ondansetrona					+++		
Olanzapina	++	+	++	++	+		
Prometazina	++	++	++				

Atividade farmacológica: intensa +++; moderada ++; leve +.
Adaptada de PFC 7ªed.[17]

Tabela 16 Sintomas neuropsiquiátricos

Sintoma	Tratamento não farmacológico	Tratamento farmacológico
Ansiedade	▪ Psicoterapia ou terapia comportamental ▪ Técnicas de relaxamento ▪ Estimular atividade física conforme funcionalidade ▪ Apoio de psicólogos, terapeutas ocupacionais e capelões ▪ Acupuntura ▪ Musicoterapia ▪ Cuidado espiritual ▪ Grupos de suporte e encaminhamento para suporte especializado	Avaliar a causa e tratar de forma multidimensional ▪ Primeira linha: inibidores seletivos de recaptação de serotonina: sertralina 25-100 mg/dia, escitalopran 5-10/20 mg/dia, paroxetina 10-20 mg/dia ▪ Segunda linha: benzodiazepínicos: clonazepam 0,5-2 mg/dia, divididos em duas doses, alprazolam 1-6 mg/dia divididos em 3-4 doses – muito utilizados quando a ansiedade está associada à dispneia
Depressão	▪ Psicoterapia de suporte individual ou em grupo ▪ Hipnoterapia ▪ Terapia cognitivo-comportamental, terapia de resolução de problemas, terapia existencial e grupo de autoajuda, além de educação de paciente e familiar ▪ O controle adequado da dor contribui significativamente para a melhora dos sintomas depressivos ▪ Apoio de equipe multiprofissional	**Depressão leve:** ▪ Psicoterapia+ antidepressivos tricíclicos em baixas doses. Exemplo: amitriptilina de 12,5 a 25 mg ▪ Benzodiazepínicos devem ser indicados com cautela, de preferência em baixas doses e com supervisão de especialista **Depressão moderada:** ▪ Primeira linha: inibidores da recaptação de serotonina (ISRS); sertralina 25-100 mg/dia, escitalopran 5-10/20 mg/dia, inibidores da recaptação de serotonina e noradrenalina (IRSN) venlafaxina, 37,5-225 mg/dia e duloxetina 10-60 mg/dia (ação em dor neuropática) e atípico mirtazapina 7,5-60 mg à noite (sedativo, beneficia pacientes com insônia e anorexia). Psicoestimulantes são primeira linha em pacientes com menor expectativa de vida pela ação rápida:

(continua)

Tabela 16 Sintomas neuropsiquiátricos *(continuação)*

Sintoma	Tratamento não farmacológico	Tratamento farmacológico
Depressão		• Metilfenidato 2,5-10 mg VO 12/12 h • Dextroanfetamina 5 mg/dia a 15 mg/12/12 h VO • Modafinil 100-200 mg VO 1x/dia ▪ Segunda linha: antidepressivos tricíclicos (ATC); nortriptilina 10-150 mg/dia, amiltriptilina 25-100 mg à noite ▪ Terceira linha: inibidores de monoaminoxidase (IMAOs); menos utilizados pelos efeitos adversos, são reservados principalmente para paciente com resposta anterior favorável **Depressão grave:** deve ser acompanhada por especialista; quetamina pode ser uma opção de ação rápida para depressão grave, especialmente se associada a dor, no entanto há necessidade de mais estudos e a melhor forma de administração e dosagem ainda estão indefinidas

(continua)

Tabela 16 Sintomas neuropsiquiátricos *(continuação)*

Sintoma	Tratamento não farmacológico	Tratamento farmacológico
Delirium	▪ Promover ambiente confortável com pouca luz, redução de ruídos, poucas atividades à beira do leito e presença de uma pessoa do convívio ▪ Garantir o acesso a óculos ou aparelho auditivo se necessário ▪ Oriente periodicamente o paciente quanto ao horário, dia do mês e semana ▪ Evitar acordar o paciente para realizar procedimentos ou administrar medicações ▪ Reajustar o ritmo circadiano ▪ Explique para paciente e familiares a causa dos sintomas e comportamentos ▪ Adaptar dieta e ofertar sempre que o paciente estiver bem acordado ▪ A contenção mecânica está contraindicada e deve ser utilizada como último recurso, pois aumenta a agitação e favorece o surgimento de lesões ▪ Adotar medidas preventivas de *delirium*	Investigar e tratar a causa e promover hidratação de acordo com a necessidade Primeira linha: ▪ Haloperidol: iniciar com 0,5 mg-1 mg VO/SC de 12/12 h ou 8/8 h. Dose máxima 5 mg/dia ▪ Opções: • Risperidona: 0,5-2 mg VO 12/12 h • Olanzapina: 1,25-10 mg/dia VO • Quetiapina: dose recomendada 12,5-150 mg/dia VO (divididos em até 3 doses) ***Delirium* hipoativo:** não há evidência de benefício de tratamento farmacológico para o delirium hipoativo ***Delirium* hiperativo em processo ativo de morte:** ▪ Haloperidol: 0,5-1 mg a cada 2 horas EV/SC até melhora inicial. Com base na dose inicial eficaz, titular a 8/8 h conforme necessidade e deixar resgates de 1 mg até 3x/dia ▪ Midazolam: iniciar com doses de 2,5 mg até 4x/dia em *bolus* SC (controle rápido), manter 7,5-10 mg diluídos em 100 mL de SF 0,9% via SC em 24 h ▪ Clorpromazina (*off-label*): iniciar com 12,5-25 mg/dia via SC. Titular conforme necessidade e deixar doses de resgate de 25 mg 3x/dia (dose total 25-300 mg/dia)

(continua)

Tabela 16 Sintomas neuropsiquiátricos *(continuação)*

Sintoma	Tratamento não farmacológico	Tratamento farmacológico
Insônia	▪ Tratamento de sintomas físicos não controlados ▪ Ajuste de horário de corticoide ▪ Higiene do sono	Ajuste de medicações já utilizadas para manejo de outros sintomas e que cursem com sonolência ▪ Ex.: gabapentina ou pregabalina em dor neuropatica - aumento da dose noturna ▪ Quetiapina 25 mg/noite ▪ Mirtazapina 15 mg/noite
Sonolência	▪ Reajustar o ritmo circadiano ▪ Medidas de higiene do sono ▪ Apoio da Terapia Ocupacional ▪ Organização de rotina com atividades de estímulo	▪ Metilfenidato 5-20 mg pela manhã ▪ Modafinil (100-200 mg) 1x/dia pela manhã

Tabela 17 Sintomas gerais

Sintoma	Tratamento não farmacológico	Tratamento farmacológico
Sialorreia	▪ Elevar decúbito e reposicionar o paciente em decúbito lateral que favoreça a drenagem ▪ Apoio de fonoaudiólogos ▪ Realizar higiene oral e da prótese dentária, se houver ▪ Manter leito e travesseiros protegidos da umidade ▪ Pesar a real necessidade de aspiração das vias aéreas. Procedimento doloroso que causa desconforto ▪ Revisar prescrição para fluidoterapia endovenosa	▪ Atropina 1% colírio: 2 gotas VO ou sublingual de 8/8 h. Dose máxima 4 gotas de 4/4 h ▪ Brometo de propantelina gel 10 mg/g: aplicar nas regiões submandibular e parótida ▪ Butilbrometo de escopolamina: iniciar 20 mg IN/VO/SC de 8/8 h. Dose máxima 120 mg/dia ▪ Amitriptilina: iniciar 10 mg ao se deitar. Se necessário, aumentar depois de 7 dias 25 mg ao se deitar. Dose máxima 150 mg ao se deitar. Pouco utilizada; ver contraindicações

(continua)

Tabela 17 Sintomas gerais *(continuação)*

Sintoma	Tratamento não farmacológico	Tratamento farmacológico
Boca seca	▪ Gel lubrificante e substitutos da saliva para hidratar a cavidade oral 6x/dia em quantidade suficiente para formar uma fina camada ▪ Apoio da Odontologia ▪ Tomar goles de água regularmente ▪ Manter regularidade na higiene oral ▪ Utilizar protetor labial e gel à base de água em cavidade oral	▪ Pilocarpina 4% colírio (40 mg/mL): 3 gotas VO após as refeições e higienização da cavidade oral. Ver contraindicações ▪ Tratar candidíase oral coexistente se presente (p. ex., fluconazol 50 mg VO 1x/dia por 7-10 dias)

(continua)

Tabela 17 Sintomas gerais *(continuação)*

Sintoma	Tratamento não farmacológico	Tratamento farmacológico
Prurido	▪ Apoio de equipe multiprofissional: diminuição de estresse ▪ Promover umidificação do ambiente (p. ex.: umidificadores) ou utilizar compressas úmidas para aliviar desconforto ▪ Hidratar a pele com creme hidratante 2x/dia ▪ Mantenha as unhas cortadas e limpas, evite coçar ▪ Utilize roupas frouxas e confortáveis (de preferência de algodão) ▪ Evite tomar banho com água morna ou quente, utilizar sabão neutro e líquido ▪ Enxugar a pele sem esfregá-la ▪ Avaliar suspensão de fármacos que possam ter causado prurido	**Uso tópico de primeira linha:** ▪ Calamina ou cloridrato de difenidramina + calamina + cânfora: de 3 a 4x/dia ▪ Capsaicina 0,025% loção tópica (prurido urêmico, braquiorradial): 1 a 4x/dia. Evitar áreas lesionadas, sensação de queimação inicial ▪ Lidocaína 2,5% + prilocaína 2,5%: 2x/dia **Uso sistêmico: avaliar a causa. Principais opções:** ▪ Colestiramina (prurido colestático): 4-12 g VO de 6/6 h, não apresenta benefício em obstrução total ▪ Sertralina (prurido colestático): 50-100 mg/dia VO ▪ Naltrexona (prurido urêmico): 50 mg/dia VO. Atenção! Avaliar uso de antagonista de opioides ▪ Ondasentrona (prurido urêmico): 4 mg de 12/12 h VO ▪ Hidroxizina (prurido por uso de opioides ou alergia): 25 mg 2-3x/dia ▪ Prednisona (linfoma de Hodgkin): 10-20 mg/manhã VO ▪ Prednisona (reação medicamentosa ou eritrodermia): 1-2 mg/kg/dia VO, reduzir gradualmente ▪ Dexametasona (linfoma de Hodgkin): 4-8 mg/manhã VO

(continua)

Tabela 17 Sintomas gerais *(continuação)*

Sintoma	Tratamento não farmacológico	Tratamento farmacológico
Edema e hipervolemia	▪ Ajustar controle de líquidos e eletrólitos ▪ Monitorar sinais de desidratação durante o uso de diuréticos ▪ Medidas de prevenção de trombose venosa profunda (TVP), celulite e linforreia ▪ Cuidados com pele e prevenção de lesões ▪ Orientar atividade física de acordo com a funcionalidade	▪ Furosemida: primeiro avaliar a necessidade de acordo com objetivo e funcionalidade. Dose de 20 a 30 mg/dia VO/SC/EV ao dia. Doses mais altas podem ser necessárias em pacientes com insuficiência renal ▪ O uso de albumina e diuréticos em associação não é recomendado
Fadiga	▪ Atividade física e exercício de acordo com a funcionalidade ▪ Acompanhamento de equipe multiprofissional ▪ Manejo de ansiedade e depressão ▪ Terapias de relaxamento ▪ Higiene do sono (evitar estimulantes à noite e tomar bebidas quentes antes de dormir) ▪ Programar atividades prazerosas, realizando-as uma de cada vez ▪ Técnicas de conservação de energia ▪ Organização de atividades de vida diária com menor impacto possível	**Uso off-label** **Psicoestimulantes:** ▪ Metilfenidato: 2,5-5 mg pela manhã. Dose máxima 40 a 60 mg/dia ▪ Modafinila: 200 mg pela manhã. Reduzir para 100 mg no caso de idosos e insuficiência hepática. Dose máxima 400 mg/dia **Corticoides:** ▪ Dexametasona: 4-8 mg pela manhã por 2-4 semanas ▪ Prednisona: 20-40 mg pela manhã por 2-4 semanas

Adaptada de: Twycross R, et al.[9]; Bruera E, et al.[10]; Cherny N[11].
BRA: bloqueadores dos receptores de angiotensina; IECA: inibidores da enzima conversora de angiotensina; IN: inalatório.

SEDAÇÃO PALIATIVA

Tabela 18 Critérios para sedação paliativa

Considerar início de sedação paliativa se:

Sintomas	Exemplos
Sofrimento refratário por condição física com esgotamento de tratamento específico	Hemorragia maciça, asfixia, dispneia terminal grave, crise álgica intolerável etc.
Sintoma físico intolerável apesar de medidas de conforto otimizadas	*Delirium* hiperativo, dispneia, dor, crise convulsiva
Sintomas não físicos intensos associados ao fim de vida	Depressão refratária, ansiedade, desmoralização e crise existencial (indicação não consensual)

Tabela 19 Medicações para sedação paliativa

Droga	Via	Dose inicial	Manutenção	Dose máxima
Midazolam 5 mg/mL: amp de 3 e 10 mL 1 mg/mL: amp de 5 mL	SC ou EV	0,03-0,05 mg/kg (dose de indução habitual 2,5-5 mg) Repetir se necessário de 15/15 min por via SC e HDC ou a cada 5 min EV até alívio do sintoma	BIC: 0,02-0,1 mg/kg/h (dose por hora = dose necessária para alívio do sofrimento) Dose habitual 1-2,5 mg/h Ajuste de dose a cada 4 horas *Bolus*: 2,5 a 5 mg Idosos, baixo peso, insuficiência renal ou hepática, baixa albumina sérica, reduzir dose para 0,5-1,5 mg/h ou se *bolus* aumente intervalo entre as doses para 6-8 h Resgates = dose de indução necessária	20 mg/h
Fenobarbital 100 mg/mL: amp de 2 mL	SC, EV	1-3 mg/kg Repetir se necessário de 15/15 min	0,5 mg/kg/h Dose usual: 50-100 mg/h	1.600 mg/d

(continua)

Tabela 19 Medicações para sedação paliativa *(continuação)*

Droga	Via	Dose inicial	Manutenção	Dose máxima
Propofol 10 mg/mL: amp de 10, 20, 50 e 100 mL	EV	20-50 mg	BIC: 20 mg/h com ajuste de 10 mg a cada 15 min até conforto Dose habitual 50-70 mg/h Resgates 10-20 mg a cada 10 min Obs.: estabilidade da solução de 12 h, troca da bolsa não deve demorar mais que 1 min	4 mg/kg/h
Clorpromazina 5 mg/mL: amp de 5 mL	SC ou EV	12,5 mg	BIC: 3-5 mg/h *Bolus*: 12,5-25 mg a cada 4-12 h	300 mg/d
Dexmedetomidina 100 mcg/mL: amp de 2 mL	EV e relato bem-sucedido de SC	1 mcg/kg por 10 minutos	0,2-0,7 mcg/kg/h	

MANEJO DE HIPODERMÓCLISE

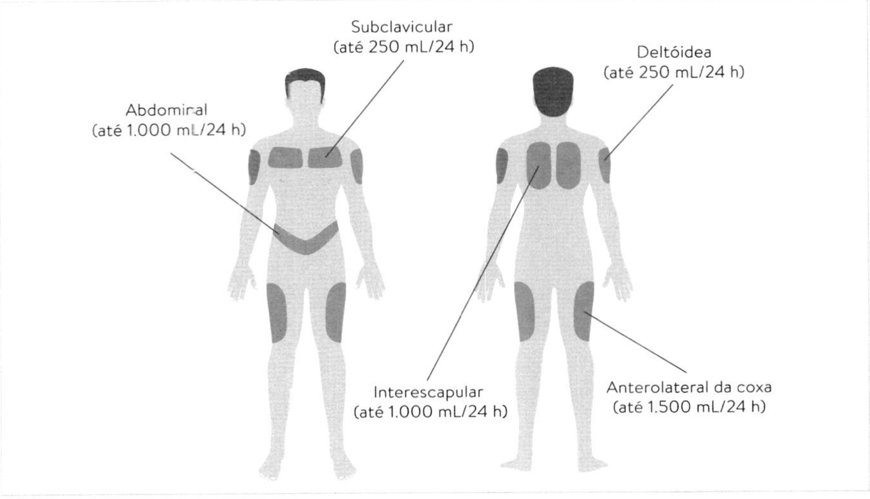

Figura 6 Locais de punção de hipodermóclise.
Adaptada de: Azevedo EF, et al.13; SBGG14.

Tabela 20 Medicações mais utilizadas em hipodermóclise (pacientes com função renal preservada)

Droga	Indicação	Doses	Diluente	Tempo de infusão	Comentários
Ampicilina	Infecções	1-2 g a cada 4-6 horas	SF 50 mL	20 minutos	*
Atropina	*	1,2 mg 1x/dia	*	*	
Cefepima	Infecções	1 g 12/12 ou 8/8 h	SF	40 minutos	*
Cefotaxima	Infecções	1-2 g 8/8 h	SF	30 minutos	*
Ceftazidima	Infecções	1 g 8/8 h	SF	30 minutos	*
Ceftriaxona	Infecções	2 g/dia	SF	30 minutos	*
Cetorolaco	Dor intensa	30-90 mg/dia	SF	*	Via exclusiva
Ciclizina	Náusea e vômitos	25-50 mg a cada 8 h (máximo de 150 mg/dia)	AD	*	Incompatível com SF
Clonazepam	Agitação e ansiedade	5-8 mg/dia	SF ou AD	*	É irritante, diluir o máximo tolerado
Dexametasona	Aumento da pressão intracraniana	4-16 mg/dia	SF ou AD	*	Via exclusiva
	Redução de edema peritumoral	4-20 mg/dia			
	Dispneia	4-16 mg/dia			
	Náusea e vômitos	8-20 mg/dia			
Diclofenaco	Dor	75-150 mg/dia	SF	*	É irritante, diluir o máximo tolerado
Dipirona	Dor	1 g a cada 6 h	SF	*	Via exclusiva
Ertapenem	Infecções	1 g a cada 24 h	SF	30 minutos	
Escopolamina	Cólicas intestinais	60-180 mg/dia. Máximo de 60 mg/dia em infusão contínua	AD	*	*

(continua)

Tabela 20 Medicações mais utilizadas em hipodermóclise (pacientes com função renal preservada) *(continuação)*

Droga	Indicação	Doses	Diluente	Tempo de infusão	Comentários
Fenobarbital	Convulsões	100-600 mg/dia	SF	40 minutos	Via exclusiva, compatível com morfina
Fentanil	Dor	Usual: 100-1.000 mcg/dia Resgate 10 mcg a cada 1 h	SF	1 mL/h = 5 mcg/h (solução de 500 mcg em 100 mL de diluente)	*
Furosemida	Dispneia devido à congestão pulmonar, edema	20-140 mg	SF	*	*
Haloperidol	Náusea e vômitos Sedação, agitação	2,5-30 mg/dia	AD	*	Concentração máxima 2 mg/mL. SF pode precipitar
Levomepromazina	Náusea e vômitos intensos	5-25 mg/dia	SF	*	É irritante, diluir o máximo tolerado
Metadona	Dor intensa	50% da dose oral	SF	60 mL/h	É irritante, variar o local da punção a cada 24 h
Metoclopramida	Náusea e vômitos	30-120 mg/dia	SF	*	É irritante, diluir o máximo tolerado
Meropenem	Infecções	500 mg-1 g 8/8 h	SF	40-60 minutos	

(continua)

Tabela 20 Medicações mais utilizadas em hipodermóclise (pacientes com função renal preservada) *(continuação)*

Droga	Indicação	Doses	Diluente	Tempo de infusão	Comentários
Midazolam	Agitação e confusão em pacientes em fase final	10-60 mg/dia *Bolus* 1-5 mg	SF ou AD	*	É irritante, diluir o máximo tolerado
	Mioclônus multifocal	10-30 mg/dia *Bolus* 2,5-5 mg			
Midazolam	Sedação	Iniciar com 1 mg/h e aumentar até 4 mg/h *Bolus* 1-5 mg			
Morfina	Dor e dispneia	50% da dose oral	SF ou AD	*	A dose de 10 mg/mL pode ser administrada a cada 4 h
Octreotide	Redução de secreção gástrica, motilidade, vômitos e diarreia	300-600 mcg/dia (máximo de 1.500 mcg)	SF	*	*
	Obstrução intestinal	250-500 mcg (máximo de 750 mcg)			
	Diarreia intratável	50-500 mcg (máximo de 1.500 mcg)			
Ondansetrona	Náusea e vômitos	8-24 mg/dia	SF ou AD	*	
Prometazina	Náusea e antialérgico	12,5-25 mg/dia	*	*	*
Tramadol	Dor	100-400 mg/dia	SF	*	*

Adaptada de: Azevedo DL[15].

REFERÊNCIAS BIBLIOGRÁFICAS

1. Ferreira GD, Mendonça GN. Cuidados paliativos: Guia de bolso. 1. ed. São Paulo: ANCP; 2017. p.5-62.
2. SPICT-BR™. Disponível em: https://www.spict.org.uk/the-spict/spict-br/. Acesso em 13/08/2020.
3. American College of Emergency Physicians. Palliative Care Toolkit for EM providers. 2014. Disponível em: www.acep.org.
4. Farias ST, et al. The measurement of everyday cognition (ECog): scale development and psychometric properties. Neuropsychology. 2008;22.4:531.
5. Victoria Hospice Society. A Escala de Desempenho em Cuidados Paliativos versão 2 (EDCP v2). Tradução livre de Maciel MG, Carvalho RT. Palliative Performance Scale (PPSv2). J Pal Care. 2009;9(4):26-32.
6. Baile WK, Buckman R, Lenzi R, et al. SPIKES-A six-step protocol for delivering bad news: application to the patient with cancer. Oncologist. 2000;5(4):302-11.
7. Limehouse WE, et al. A model for emergency department end-of-life communications after acute devastating events – Part II: Moving from resuscitative to end-of-life or palliative treatment. Academic Emergency Medicine. 2012;19:1300-8.
8. Fitchett G, Murphy PE, Kim J, et al. Religious struggle: Prevalence, correlates, and mental health risks in diabetic, congestive heart failure, and oncology patients. Int J Psychiatry Med. 2004;34:179-96.
9. Twycross R, et al. Palliative Care Formulary (PCF5+). UK; 2016.
10. Bruera E, Yennurajalingam S. Oxford American handbook of hospice and palliative medicine. Oxford: Oxford University Press; 2011. xv, 488 p.
11. Cherny N, Fallon M, Kaasa S, et al. Oxford textbook of palliative medicine. Oxford University Press; 2015.
12. Ferreira GD, Mendonça GN. Cuidados paliativos: Guia de bolso. 1. ed. São Paulo: ANCP; 2017. p.5-6.
13. Azevedo EF, Barbosa MF. Via subcutânea: a via parenteral de escolha para administração de medicamentos e soluções de reidratação em cuidados paliativos. In: Carvalho RT, Parsons H (eds.). Manual de Cuidados Paliativos ANCP. 2. ed. Porto Alegre: ANCP; 2012.
14. SBGG. Guia SBGG de uso da via subcutânea em Geriatria. SBGG; 2017.
15. Azevedo DL (org.). O uso da via subcutânea em geriatria e cuidados paliativos. Rio de Janeiro: SBGG; 2016. 60p.
16. Minson, FP, Garcia JBS, Junior OO, Siqueira JTT, Junior LHJ, et. Al. Opioides – Farmacologia básica. In: Carvalho RT, Parsons H (eds.). Manual de Cuidados Paliativos ANCP. 2. ed. Porto Alegre: ANCP; 2012.
17. Wilcock A, Howard P, Charlesworth S. Palliative care formulary. 7. ed. Londres: Pharmaceutical Press; 2020.

Índice remissivo

D

K

L

M

N

O

T

U

V

X